JN262267

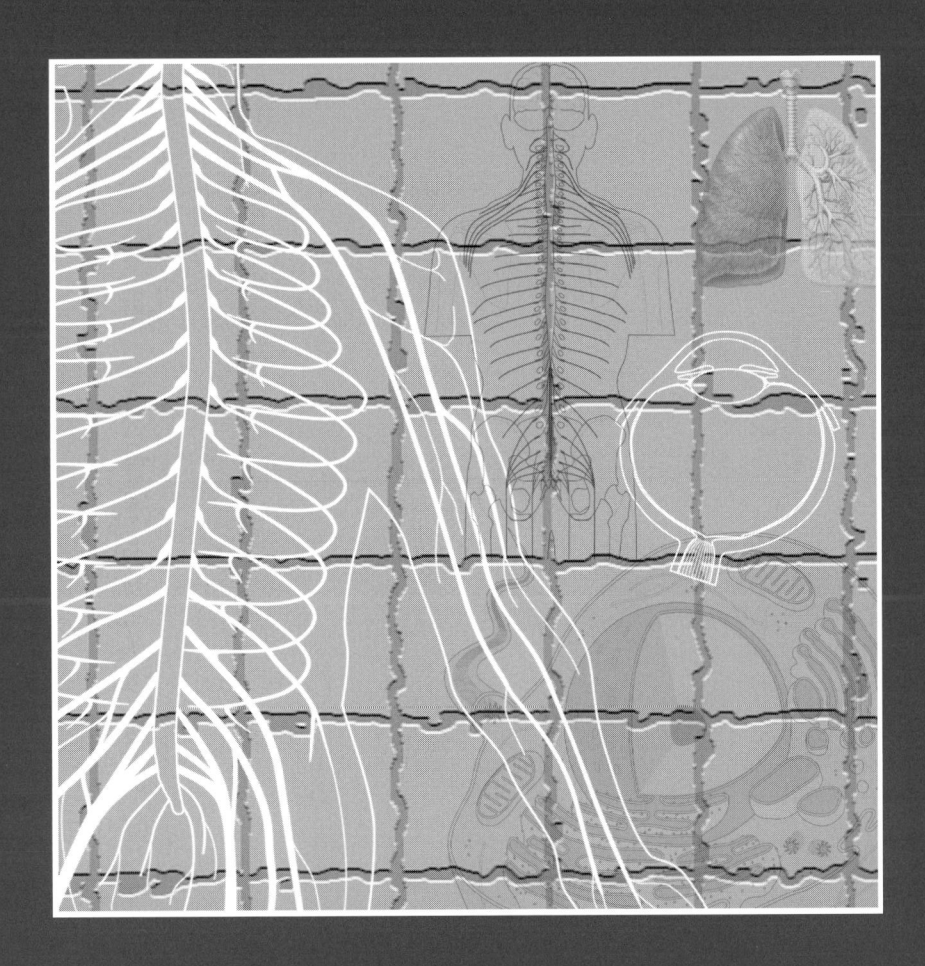

図解生理学

第2版

[編集] 中野 昭一 東海大学名誉教授・日本体育大学名誉教授
[執筆] 中野 昭一 東海大学名誉教授・日本体育大学名誉教授
　　　 吉岡 利忠 弘前学院大学学長・聖マリアンナ医科大学客員教授
　　　 田中 越郎 東京農業大学教授

医学書院

図解生理学

発　行	1981年1月15日　第1版第1刷
	2000年2月15日　第1版第19刷
	2000年10月15日　第2版第1刷Ⓒ
	2020年4月15日　第2版第11刷

編集者　中野昭一
　　　　なかのしょういち

発行者　株式会社　医学書院
　　　　代表取締役　金原　俊
　　　　〒113-8719　東京都文京区本郷1-28-23
　　　　電話　03-3817-5600(社内案内)

印刷・製本　アイワード

本書の複製権・翻訳権・上映権・譲渡権・貸与権・公衆送信権(送信可能化権を含む)は株式会社医学書院が保有します．

ISBN978-4-260-10135-6

本書を無断で複製する行為(複写，スキャン，デジタルデータ化など)は，「私的使用のための複製」など著作権法上の限られた例外を除き禁じられています．大学，病院，診療所，企業などにおいて，業務上使用する目的(診療，研究活動を含む)で上記の行為を行うことは，その使用範囲が内部的であっても，私的使用には該当せず，違法です．また私的使用に該当する場合であっても，代行業者等の第三者に依頼して上記の行為を行うことは違法となります．

JCOPY〈出版者著作権管理機構　委託出版物〉
本書の無断複製は著作権法上での例外を除き禁じられています．複製される場合は，そのつど事前に，出版者著作権管理機構(電話03-5244-5088，FAX 03-5244-5089，info@jcopy.or.jp)の許諾を得てください．

第 2 版の序

　図解生理学も，第1版第1刷を発行してから早くも 20 年余が過ぎた．この間，新しい知見が明らかにされるにしたがい，適宜，加筆訂正して，現在，第 19 刷にも至っている．
　しかし，近年，電子顕微鏡や X 線・CT スキャン，MRI，あるいは免疫学的手法や酵素法など，種々の物理化学的な測定技術の発達に伴い，学問も多岐にわたる急速な進歩を遂げ，従来考えられていた基本的な生理機能にも，ある程度の修正や新知見による加筆が必要となってきている．
　したがって本書も数年前から，単なる加筆，改変のみの対応ではなく，版を新たにして発行することが検討されていたのであるが，しかし，何分にも膨大な資料の棄捨選択に手間取り，ようやく今回，念願であった第 2 版の発行に至ったのである．

　さて，本書の目的とするところは，初版の序にも述べられているように，広汎で多岐にわたるヒトの生理機能全般の基礎的な知識を，正確に，しかも解剖学的，生化学的，栄養学的知識，さらには必要に応じて病態生理学，運動生理学，スポーツ医学などの応用生理学的な知識も加え，ヒトのからだの働きを，多角的に，より理解しやすく解説することにある．また，もう 1 つの目的としては，ヒトの生理機能を理解しなければならない立場にある医学はもとより，看護学，薬学，歯学，栄養学，体育学，保健学などを学ぼうと志す人達，さらには臨床検査，X 線技術，理学・作業療法などに携わる人々が，これから初めて生理学を学ぼうとするときの格好の入門指導書でありたいということにある．

　すなわち，初めて人体生理学を学ぼうとした場合，ヒトの働きすべてを包含する生理学があまりにも膨大で，茫洋としてつかみ所がなく，その目的とするところを探し出す難しさを痛感することが多い．このような場合，まず，このヒトが必要とする生理機能を学ぶための端緒を見出すことが先決である．
　そこで本書は，一般の生理学書と同様に，広汎で多岐にわたる生理機能を系統別に分類して解説しているが，それぞれの機能を，左ページにできる限り簡明な図表として纏め，右ページでそれらを解説する形を取り，その前後のページを解読することによって，少なくともその一連の働きを体得できるように心掛けたのである．

　また，本書は，当然のことながら，ヒトの生理機能全般にわたる基礎的知識を網羅し，さらに前述のようにいくつかの生理機能の変調によって現れてくるであろう種々の症状や症候についても病態生理学的立場から解説し，さらに運動生理学的立場から運動の功罪についても言及

している．また，その解説には，極力，生化学的，栄養学的知識を導入して，でき得る限り総合的な概要の把握が出来るように配慮したつもりであるが，何分にも膨大で多岐にわたる生理学を浅学非才である私たちだけで纏めることの難しさを痛感している．しかし，初心者の生理学への導入，全般的な理解を目的とした本書の趣旨をご理解いただくとともに，今後，諸先生方のご指摘，ご教示を賜り，さらに改訂を加えていきたいと考えている．

　なお，これらの執筆に当たって，第 I，II，IV，V，VI，VII，IX，XI の章を中野が，第 III，X，XII の章を吉岡が，第 II 章の免疫の項，および第 VIII，XIII の章を田中が分担し，全体の編集を中野が行った．

　また，本書は，非常に多くの人々のご好意，ご教示，ご助言を受けており，個々に感謝の意を述べることは不可能に近い．しかし，私を生理学へご教導戴いた東京慈恵会医科大学の故杉本良一教授に感謝の意を捧げるとともに，初版で内科学の阿部正和東京慈恵会医科大学前学長・理事長，名取禮二前学長・理事長に推薦文を戴いたことは望外の喜びであった．

　また，本書の上梓に当たっては，当時東海大学医学部研究室の矢吹千佳子嬢，日本体育大学院研究室の堤葉子嬢の努力に負う所が多い．ここにあらためて感謝するとともに，本書の企画，出版に際し，多大なご助力を戴いた医学書院の当時の編集長室長所沢綾子氏，実際に本書を担当していただいた現医学書院常務取締役七尾清氏，制作部の廣瀬眞氏，板橋俊雄氏，さらには本書の図版を制作していただいた黒岩良和氏に心から謝意を表する次第である．

2000 年 8 月

日本体育大学大学院　体育科学研究科
博士課程　研究科長室にて

中 野 昭 一

初版の序

　ヒトのからだは，高度に分化した細胞から構成される組織，臓器が，それぞれ有機的に結合して独立した系を営み，ある特定の機能を発揮する．さらに，これらの系が相互に関連して，神経性，体液性の全体的な統合がなされて，はじめてヒトとしての機能が形成されることになる．このようにヒトの機能は，きわめて多岐にわたる精密な機能の集積であり，これらの機能を追究し，終局的には，その生命現象を営む機序を解明しようとする学問が生理学といえよう．近年，科学の進歩とともに，この生理学の分野も細分化され，ますます高度の学識が要求されるようになってきている．

　したがって，これから生理学をはじめて学ぼうとする者にとって，生理学が茫洋としてつかみどころがなく，その全般を理解するためには，長年月にわたる勉学と，膨大な知識とが要求される感を与えることは否めない．しかも，ある特定の生理機能を勉学しようとする場合でも，生理学全般をある程度把握し，理解していなければ，生理機能の相互関連性の上からいって，その勉学が成り立たなくなることは必定である．したがって，いわゆる専門的な生理学書は，個々の細胞の機能から説き起こし，微に入り，細を穿って，組織，臓器，さらには種々の系から全般にわたる調節まで，文献を加えて詳しく論述したものが多い．しかし，これらを読破し，理解し，消化して，知識とすることは，専門家にとっても容易なことではない筈である．

　さて，本書の目的とするところは，まず，これからはじめて生理学を学ぼうとする学生諸士，ヒトの生理を理解しなければならない立場にある人達，すなわち，医学，看護学，薬学，歯学，栄養学，体育学，保健学，などを志す学生，さらには臨床病理，X線，理学作業療法などにたずさわる人々にとって，恰好の入門指導書でありたいというところにある．

　本書の特徴は，

　第1に，広汎で多岐にわたる生理機能を，従来の生理学書と同様に，系統別に分類してあるが，各個の機能についてはでき得る限り簡明に図表としてまとめ，視覚的理解を促すことを企図し，その解説を各頁毎にまとめる努力を行った．前後の頁を対照することによって，少なくともその一つの機能を体得できるように配慮したつもりである．

　第2に，個々の生理機能がいくつか集まって総合的な機能として現われてくる現象や，その対応について，たとえば食欲，栄養，運動などについても応用生理学的立場から，その各項目を立てて解説し，一方，臨床生理学的立場からも，症候学的に，たとえば発熱，出血，むくみ，黄疸などが，如何なる生理機能の変化によって出現するかを解説して，その概要を把握できるように考えてある．執筆に当っては，Ⅰ，Ⅱ，Ⅳ～Ⅶ，Ⅸ，Ⅺの章を中野が，Ⅲ，Ⅷ，Ⅹ，Ⅻ，ⅩⅢの章を吉岡が分担し，編集を中野が行った．

なお本書を記述するに当って，この広汎な生理学を，浅学非才の私たちだけで記載する困難さを身をもって感じた．このことは生理学が如何に分化し，各方面の専門的知識を必要とするかを物語っていよう．この点，はじめて生理学を学ぶ人にとって，第1の障壁となっていることは否めない．しかし，このような観点からみると，ごく少人数で生理学という学問をまとめることが，却ってその大要をつかみ，初心者にとって，その理解を深める端緒となり得るのではないかというきわめて身勝手な考えから，あえて専門外の分野まで，私たちのみで記載する冒険を試みたのである．

　また，片面に図表を有機的にまとめ，対称的にその片面で解説を行う形式をとったことも相まって，ある分野では解説の不備，不足あるいは科学の進歩に追従し得ないという誹りを受けることは否めない．この点，著者として恐懼するところである．しかし，本書の目的とする初心者の生理学への導入，全般的な理解という点で御寛容いただき，今後，諸先生方の御指摘，御教示を賜わり，漸次改訂していきたいと考えている次第である．

　したがって，本書を編集するに当り，多くの先輩諸兄姉の論文，著書，その他から多くの御教示を得ている．ここに図表の転載，引用にあたって快く，その掲載の許可を下さった著者ならびに出版社に心から感謝の意を表するとともに，少なくとも座右にあった参考図書を挙げて，これらの図書を，本書よりさらに進んだ教科書，研究書として推薦する次第である．

　また，本書は，非常に多くの人々の御好意を受けており，個々に感謝の辞を述べることは不可能に近い．しかし，私を生理学への道へ御教導いただいた東京慈恵会医科大学の故杉本良一教授に感謝の意を捧げるとともに，東京慈恵会医科大学学長で，生理学の名取禮二教授，内科学の阿部正和教授に推薦文をいただいたことは，望外の喜びである．また，種々御教示をいただいた生理学教室の酒井敏夫，増田允両教授，また，本書を記述するに当り，直接有益な御助言をいただいた東海大学医学部の佐々木正五医学部長をはじめ先輩，同僚の諸教授，諸先生方に感謝の意を表する次第である．

　なお，本書の上梓は，当教室の獣医師矢吹千佳子嬢に負うところが大きい．ここにあらためて深謝するとともに，本書の出版を企画され，出版に際し，多大な御助力と御配慮をいただいた医学書院編集長室室長所沢綾子，山口武彦，七尾清，鶴岡八郎，田辺彰の各氏，さらには，本書の図版製作に当っていただいた現代放映社の倉田武雄，佐々木秀孝，黒岩良和の諸氏に心から謝意を表する次第である．

昭和55年11月

東海大学医学部生理学教室にて

中野　昭一

CONTENTS

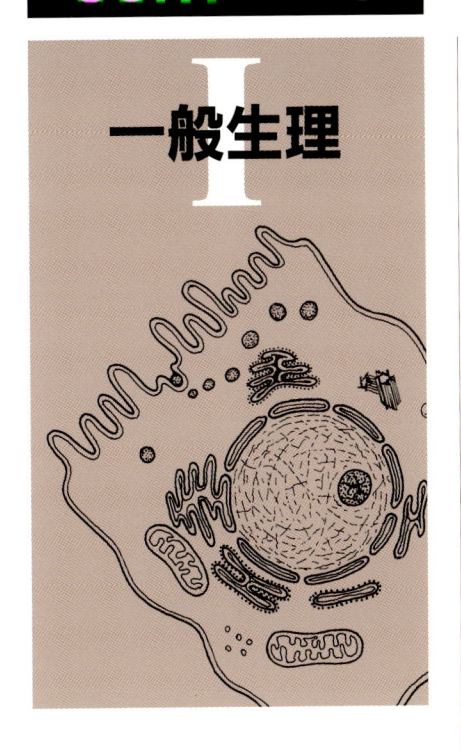

I 一般生理

1 身体の働きと生理学 ——1
1．生理学とは ——1
2．体内の恒常性維持とホメオスターシス ——1

2 細胞と組織 ——3
1．細胞の機能と構造 ——3
2．組織 ——5

3 器官および系統 ——7

4 細胞の一般機能 ——9
1．細胞膜の透過性 ——9
2．細胞膜の構造 ——9
3．膜透過の機序 ——9
4．細胞膜を透過する力 ——11

5 体液の水素イオン濃度と酸-塩基平衡 ——15
1．水の解離 ——15
2．水素イオン濃度 ——15
3．体液における酸-塩基平衡の調節 ——17

6 安静 ——23
1．安静の意義 ——23
2．安静状態の生理機能とその利点 ——23
3．安静の生理的効用のまとめ ——25

II 体液・血液・リンパ

1 体液 ——27
1．体内の水の分布 ——27
2．水の重要性と生理作用 ——27
3．体液と電解質 ——27
4．水の出納 ——29

2 むくみ ——31
1．むくみとは ——31
2．むくみ発生のしくみ ——31
3．むくみの分類とその成因 ——33

3 血液 ——35
1．血液の組成と特性 ——35
2．血液量と，その調節 ——35
3．血液の機能 ——35

4 赤血球 ——37
1．赤血球 ——37
2．血色素—ヘモグロビン ——37
3．血色素の O_2 運搬能 ——39
4．赤血球の生成 ——39
5．赤血球の崩壊 ——39
6．赤血球と Hb の指数 ——41
7．赤血球生成の調節 ——41
8．溶血 ——41

5 貧血 ——43
1．貧血とは ——43
2．赤血球の生成過程と，その障害による貧血 ——43
3．赤血球と貧血の分類 ——43
4．生理機能に及ぼす貧血の影響 ——45

6 白血球 ——47
1．白血球の分類 ——47
2．白血球数とその生理的変動 ——47
3．血球像 ——47
4．白血球の機能 ——47

7 血小板 ——51
1．血小板とは ——51
2．血小板と止血機構 ——51

8 血液凝固と止血 ——53
1．血液凝固 ——53
2．血液凝固の経過 ——53
3．生体の血管内で血液凝固の起こらない理由 ——55
4．血液の凝固時間 ——55
5．出血と止血 ——55

9 血漿 ——57
1．血漿とは ——57
2．血漿蛋白質 ——57
3．非蛋白性窒素（残余窒素） ——59
4．脂質 ——59
5．血糖（血中ブドウ糖） ——59
6．血中無機成分 ——59

10 血液型 ——61
1．血液型とは ——61
2．ABO 式血液型 ——61
3．ABO 式血液型の判定 ——61
4．ABO 式における血液型の遺伝 ——61
5．Rh 因子 ——63
6．ABO 式における血液型不適合 ——63
7．MN 式血液型 ——63

11 液性免疫 ——65
1．免疫とは ——65
2．抗体 ——65
3．補体 ——65

12 細胞性免疫 ——67
1．リンパ球 ——67
2．マクロファージ ——67

13 アレルギー ―― 69
1．アレルギーとは ―― 69
2．肥満細胞・好塩基球・好酸球 ―― 69
3．自己免疫疾患 ―― 69
4．エイズ(後天性免疫不全症候群 AIDS) ―― 69

14 免疫応答のしくみと検査への応用 ―― 71
1．母子免疫 ―― 71
2．非自己への反応 ―― 71
3．モノクローナル抗体 ―― 71
4．免疫反応の検査への応用 ―― 71

III 循環系

1 循環系 ―― 73
1．血液循環の特徴 ―― 73
2．血液循環の経路 ―― 73

2 心臓の構造 ―― 75
1．心臓の解剖学的特徴 ―― 75
2．心室筋・心房筋の性質 ―― 75
3．刺激伝導系 ―― 75

3 心筋の自動性と収縮 ―― 77
1．心筋の自動性 ―― 77
2．心機能の調節 ―― 77
3．心筋の機械的特性 ―― 77

4 心周期 ―― 79
1．心筋の収縮と拡張 ―― 79
2．血流量，内圧の測定 ―― 79

5 心筋細胞の電気現象 ―― 81
1．電気的現象の一般的性質 ―― 81
2．心筋の静止電位と活動電位 ―― 81
3．心筋の不応期 ―― 81
4．ペースメーカー電位 ―― 81

6 心拍出量 ―― 83
1．心拍出量の特徴 ―― 83
2．心拍出量の測定 ―― 83

7 心音 ―― 85
1．心音の性質 ―― 85
2．心音の構成因子 ―― 85
3．心雑音 ―― 85

8 心電図 ―― 87
1．心電図 ―― 87
2．心電図の記録 ―― 87
3．波形の時間的意義 ―― 87

9 心筋の活動と心電図 ―― 89
1．電気的二重極と電気的二重層 ―― 89
2．ベクトル心電図 ―― 89
3．平均電気軸 ―― 89
4．ヒス束心電図 ―― 89

10 心臓の神経支配 ―― 91
1．交感神経支配 ―― 91
2．副交感神経支配 ―― 91
3．心臓の働きの特性 ―― 91

11 循環系の受容器と調節 ―― 93
1．圧受容器と化学受容器 ―― 93
2．心臓反射のプロセス ―― 93

12 不整脈 ―― 95
1．不整脈とは ―― 95
2．不整脈の原因 ―― 95
3．病的な不整脈 ―― 95

13 期外収縮 ―― 97
1．期外収縮の特徴 ―― 97
2．期外収縮の種類 ―― 97

14 心筋傷害 ―― 99
1．冠動脈の特徴 ―― 99
2．狭心症 ―― 99
3．心筋梗塞 ―― 99

15 血管系 ―― 101
1．血管系の機能 ―― 101
2．血管壁の基本的構造 ―― 101
3．血管運動神経支配 ―― 101

16 血管の神経性および体液性調節 ―― 103
1．血管の神経性調節 ―― 103
2．血管自体の調節と体液性調節 ―― 103

17 血圧・血流速度・脈波 ―― 105
1．血圧 ―― 105
2．血流速度 ―― 105
3．脈波 ―― 105
4．動脈血圧の測定 ―― 107
5．正しい血圧の測定 ―― 107
6．正常血圧 ―― 109
7．実験における血圧測定法 ―― 109

18 高血圧および低血圧とその影響 ―― 111
1．高血圧 ―― 111
2．低血圧 ―― 111

19 静脈環流 ―― 113
1．静脈圧 ―― 113
2．筋肉のポンプ作用と呼吸ポンプ作用 ―― 113
3．その他の静脈 ―― 113
4．静脈環流の特性 ―― 113

20 冠循環 ―― 115
1．冠循環系の走行 ―― 115
2．冠循環の性質 ―― 115
3．冠血管の神経支配 ―― 115

21 肺循環 ―― 117
1．肺循環の特徴 ―― 117
2．肺血管内圧 ―― 117
3．肺循環血流の測定 ―― 117
4．肺循環の調節 ―― 117

22 脳循環 ―― 119
1．脳循環の特徴 ―― 119

2．脳循環血液量——119
3．脳循環血流の調節——119

23 腹部循環系 ——121
1．腹部循環系（肝循環）の特徴——121
2．門脈——121
3．肝血流量——121
4．脾循環——121
5．腹部循環の調節——121

24 胎児循環 ——123
1．胎児循環の特徴——123
2．動静脈血の性質——123
3．出生時の循環——123

25 リンパの循環 ——125
1．リンパ流の特徴——125
2．リンパ節——125
3．リンパの性質——125
4．リンパ管系の働き——125

4．肺の神経支配——129
5．肺胞——129

2 呼吸運動 ——131
1．呼吸運動とは——131
2．呼吸運動に伴う胸腔内の変化——131
3．呼吸数——133
4．全肺気量（肺容量）——133

3 換気 ——135
1．換気量と換気率——135
2．換気能力と肺容量——137
3．気道の抵抗——137

4 呼吸機能を変動させる因子 ——139
1．体位による変化——139
2．体格，年齢，性別による変化——139
3．日内運動——139
4．病的状態による変化——139
5．肺換気機能の障害——139

5 ガス交換とガスの運搬 ——141
1．肺胞および組織におけるガス交換——141
2．肺内ガスの交換量——141
3．肺内ガスの分布——141
4．血液によるガスの運搬——143

6 呼吸運動の調節 ——145
1．呼吸運動の調節——145
2．呼吸中枢——145
3．呼吸の神経性（反射的）調節——147
4．呼吸の化学的調節——147

7 ガス交換と血流 ——149
1．換気と血流——149
2．肺内における血流の分布と換気の分布——149
3．肺胞気-動脈血（分圧）較差——149
4．換気（量）/血流（量）比——149

8 呼吸の型とその異常 ——151
1．呼吸の型——151
2．病的な呼吸の型——151
3．呼吸困難——151
4．呼吸と，環境の変化に対する馴化——153
5．V/Q 値とその異常——153

IV 呼吸器系

1 呼吸器系 ——127
1．呼吸とは——127
2．呼吸器の構造——127
3．肺の血管系——129

V 消化器系

1 消化と消化液 ——155
1．消化とは——155
2．消化の生理作用——155
3．消化液の分泌とその機構——155
4．分泌細胞に対する分泌機序——156

2 消化液の一般性状と生理作用 ——157

3 口腔内の消化 ——159
1．唾液腺の種類——159
2．唾液の性状とその組成——159
3．唾液の生理作用——159
4．唾液の分泌機序——161
5．唾液分泌の経過——161
6．唾液分泌の神経中枢——161

4 咀嚼と嚥下 ——163
1．咀嚼と吸引——163
2．嚥下運動——163
3．嚥下困難——163

5 胃における消化 ——165
1．胃腺の種類——165

- 2．壁細胞におけるHClの生成——165
- 3．胃液の成分と性状——165
- 4．胃液の生理作用——165
- 5．胃内で行われる現象——167
- 6．パブロフの小胃法と偽餌法——167
- 7．胃液の分泌の経過——169
- 8．胃液分泌の機序——171

6 胃の運動 —— 173
1．胃内容の充実——173
2．胃の運動——173
3．胃内容の移送——173
4．胃の運動の調節——173

7 嘔気と嘔吐 —— 175
1．嘔気，嘔吐のしくみ——175
2．嘔吐中枢と
　その化学受容器引き金帯——175
3．嘔吐の成因と
　その原因による分類——175
4．嘔吐の随伴症状——175

8 小腸における消化 —— 177

9 膵液による消化 —— 179
1．膵臓と膵液——179
2．膵液の生理作用——179
3．膵腺房細胞における
　膵液の生成——179

10 膵液の分泌機序と胆汁による消化 —— 181
1．膵液の分泌機序——181
2．胆汁の成分——181
3．胆汁の生理作用——183
4．胆汁の分泌機序——183

11 小腸液による消化 —— 185
1．小腸の構造——185
2．小腸液——185
3．小腸液の生理作用——185
4．小腸液の分泌機序——185

12 小腸の運動 —— 187
1．小腸の運動の種類——187
2．小腸内容の移送——187

13 大腸における消化 —— 189
1．大腸における消化——189
2．大腸の運動——189

14 排便 —— 191
1．便意と排便の機序——191
2．糞便——191

15 便秘 —— 193
1．便秘——193
2．生理機能に及ぼす
　便秘の影響——193

16 下痢 —— 195
1．下痢とは——195
2．生理機能におよぼす
　下痢の影響——195

17 吸収 —— 197
1．吸収とは——197
2．小腸壁の構造——197
3．小腸粘膜細胞膜の構成——197
4．絨毛——197
5．門脈系——199
6．吸収の機序——199
7．吸収の部位——201
8．糖質の吸収——203
9．蛋白質，アミノ酸の吸収——203
10．脂肪の吸収——205
11．水および電解質の吸収——205

18 管腔内消化と膜消化 —— 207
1．管腔内消化——207
2．膜消化——207

19 消化管ホルモン —— 209
1．消化管ホルモンとは——209

20 肝臓 —— 211
1．肝臓の構造——211
2．肝臓の機能——211

21 黄疸 —— 213
1．黄疸とは——213
2．ビリルビンの生成と
　その排泄——213
3．黄疸の分類——213
4．溶血性黄疸(肝前性黄疸)——215
5．肝細胞性黄疸——215
6．閉塞性(機械的)
　黄疸(肝後性黄疸)——215
7．ビリルビンの動態と
　それによる疾病——215

VI 栄養と代謝

1 栄養 —— 217
1．栄養とは——217
2．エネルギーとカロリー——217
3．からだの成分——217
4．食物の成分——219

2 糖質 —— 221
1．糖質とは——221
2．糖質の分類——221
3．単糖類の一般性状——221
4．生理機能に
　もっとも関連の深い糖質——221

3 脂質 —— 225
1．脂質とその分類——225
2．単純脂質——225
3．複合物質——225
4．誘導脂質——225

4 蛋白質 —— 227
1．蛋白質とは——227
2．蛋白質の組成と分子量——227
3．アミノ酸の化学構造と
　一般性状——227
4．アミノ酸の種類——227
5．ペプチド結合——227
6．蛋白質の一般性状——227
7．蛋白質の分類——229

5 無機質とビタミン —— 231
1．無機質とは —— 231
2．無機質の共通生理作用 —— 231
3．ビタミンとは —— 231
4．ビタミンという名称-歴史 —— 231
5．ビタミンの分類とその概要 —— 231

6 3大栄養素の栄養学的特徴 —— 235
1．糖質の栄養学的特徴 —— 235
2．脂質の栄養学的特徴 —— 235
3．蛋白質の栄養学的特徴 —— 235

7 蛋白質の栄養価 —— 237
1．蛋白質の必要性 —— 237
2．生物価 —— 237
3．蛋白価，プロテインスコアー —— 237
4．アミノ酸スコアー —— 237
5．蛋白質所要量 —— 237

8 代謝の概念と糖代謝 —— 239
1．代謝とは —— 239
2．栄養素の出納 —— 239
3．中間代謝 —— 239
4．糖（炭水化物）代謝 —— 239

9 脂質代謝 —— 243
1．脂質代謝とは —— 243
2．体内の脂質の分布 —— 243
3．脂質の輸送とリポ蛋白 —— 243
4．脂肪の分解 —— 243
5．脂肪の合成 —— 245

10 蛋白質の代謝 —— 247
1．蛋白質の代謝とは —— 247
2．蛋白質の合成 —— 247
3．蛋白質の分解 —— 247

11 エネルギー代謝 —— 251
1．エネルギーの産生 —— 251
2．エネルギー代謝とは —— 251
3．食物の熱量計算 —— 253
4．人体代謝量の測定 —— 253
5．基礎代謝 —— 255
6．体表面積 —— 255
7．基礎代謝基準値 —— 255
8．基礎代謝率 —— 255
9．基礎代謝率を左右する因子 —— 255
10．食物の特異動的作用 —— 255
11．エネルギー代謝率 —— 257
12．エネルギー所要量 —— 257
13．活動代謝と生活活動指数 —— 257

12 運動と代謝 —— 259
1．運動とは —— 259
2．呼吸によるO_2の摂取 —— 259
3．運動時の血流配分 —— 259
4．運動時の呼吸ガス代謝 —— 259
5．デッドポイントとセコンドウィンド —— 259
6．運動の強度とエネルギーの供給 —— 261
7．O_2摂取量と換気量，心拍出量の関係 —— 261
8．運動時の筋肉におけるエネルギーの産生とその調節 —— 263

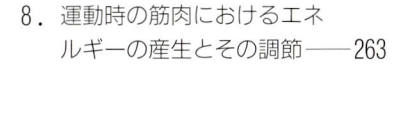

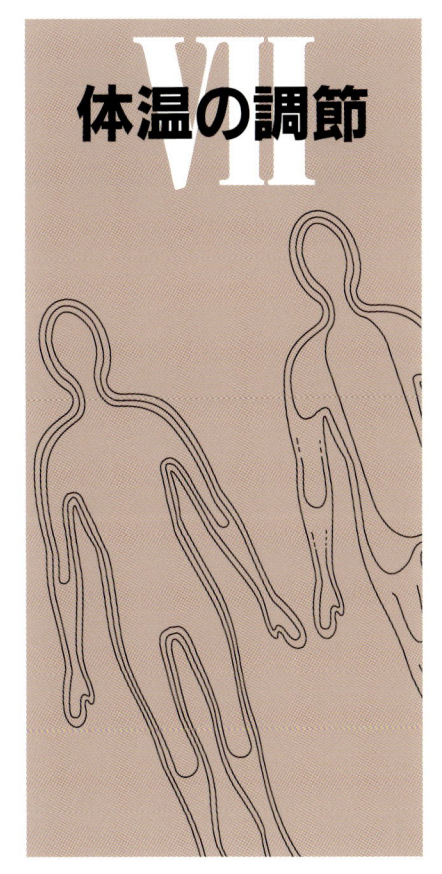

VII 体温の調節

1 体温 —— 265
1．体温の維持と恒常性 —— 265
2．体温とは —— 265
3．正常体温とは —— 265
4．体温の測定 —— 267
5．体温の生理的変動 —— 267

2 体温の平衡とその調節 —— 269
1．体熱の平衡 —— 269
2．体熱の産生 —— 269
3．体熱の放散 —— 269
4．発汗 —— 271
5．体温調節のしくみ —— 273

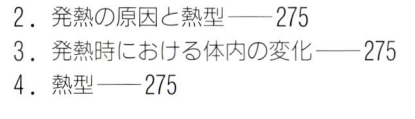

3 発熱 —— 275
1．発熱のしくみ —— 275
2．発熱の原因と熱型 —— 275
3．発熱時における体内の変化 —— 275
4．熱型 —— 275

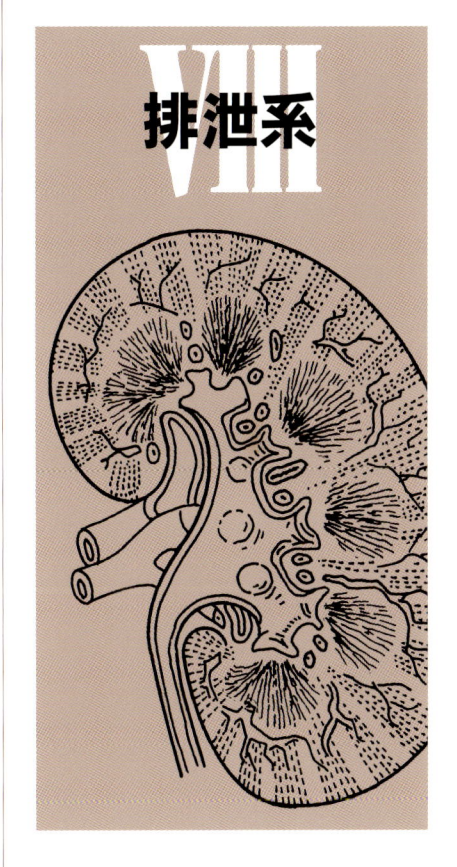

VIII 排泄系

1 腎の構造 —— 277
1．腎臓の機能 —— 277
2．腎臓の位置と構造 —— 277
3．ネフロン —— 277

2 腎小体 —— 279
1．腎小体とは —— 279
2．糸球体での濾過のしくみ —— 279
3．限外濾過 —— 279

- 4．糸球体濾過量——281
- 5．腎の自己調節——281
- 6．解毒——281

3 尿細管 ——283
- 1．受動輸送と能動輸送——283
- 2．再吸収と分泌——283
- 3．Tm——283
- 4．近位尿細管——283
- 5．ヘンレループ——285
- 6．遠位尿細管——285
- 7．集合管——285
- 8．酸の分泌——285

4 腎クリアランス ——287
- 1．腎クリアランスとは——287
- 2．RPFとGFRの測定法——287

5 尿路 ——289
- 1．尿路とは——289
- 2．尿管——289
- 3．膀胱の構造——289
- 4．尿道——289
- 5．膀胱の自浄作用——289
- 6．前立腺——289

6 排尿 ——291
- 1．尿意と排尿——291
- 2．下部尿路の神経支配——291
- 3．シストメトリ——291

7 尿 ——293
- 1．尿検査——293
- 2．尿の性質——293
- 3．排尿後の尿の変化——293
- 4．尿沈渣——293

8 腎不全 ——295
- 1．腎不全とは——295
- 2．慢性腎不全の病期——295
- 3．腎不全の病態生理——295

9 血液浄化法 ——297
- 1．血液浄化法とは——297
- 2．血液透析——297
- 3．腹膜透析——297

10 腎移植 ——299
- 1．腎移植——299
- 2．拒絶反応と免疫抑制薬——299
- 3．移植免疫とHLA抗原——299

IX 体液性調節

1 内分泌 ——301
- 1．内分泌とは——301
- 2．ホルモンとは——301
- 3．ホルモンの作用機序——301

2 甲状腺とそのホルモン ——305
- 1．甲状腺——305
- 2．甲状腺ホルモン——305
- 3．甲状腺ホルモンの生合成と貯蔵——305
- 4．甲状腺ホルモンの分泌と分解——305
- 5．甲状腺ホルモンの分泌機構——307
- 6．甲状腺ホルモンの生理作用——307
- 7．甲状腺ホルモンの異常——309

3 副甲状腺とそのホルモン ——313
- 1．副甲状腺（上皮小体）——313
- 2．パラソルモン——313
- 3．パラソルモンの分泌調節——313
- 4．副甲状腺機能障害——313
- 5．サイロカルシトニン——313

4 副腎とそのホルモン ——315
- 1．副腎——315
- 2．副腎から分泌されるホルモン——315

5 副腎髄質 ——317
- 1．副腎髄質ホルモン——317
- 2．副腎髄質ホルモンの生理作用——317
- 3．副腎髄質ホルモン分泌が促進する場合——319
- 4．副腎髄質ホルモンの異常——319

6 副腎皮質 ——321
- 1．副腎皮質ホルモン——321
- 2．副腎皮質ホルモンの生合成——321
- 3．電解質コルチコイドの生理作用——321
- 4．糖質コルチコイドの生理作用——321
- 5．副腎性性ホルモンの生理作用——323
- 6．副腎皮質ホルモンの代謝，分解——323
- 7．糖質コルチコイドの分泌調節——323
- 8．電解質コルチコイドの分泌調節——323
- 9．副腎皮質ホルモンの異常——325

7 汎適応症候群 ——327
- 1．汎適応症候群とは——327
- 2．ストレッサーと生体内の防衛機構——327

8 膵臓とそのホルモン ——329
- 1．膵臓のホルモン——329
- 2．インスリン——329
- 3．グルカゴン——333

9 血糖と糖尿病 ——335
- 1．血糖の調節——335
- 2．血糖に対する作用からみたインスリン，グルカゴン，アドレナリンの関係——335
- 3．糖尿とは——335
- 4．尿糖発生のしくみ——335
- 5．尿糖陽性の場合，考えるべき事項——337
- 6．インスリンの分泌——337
- 7．細胞膜におけるブドウ糖の取り込み——339
- 8．インスリンの作用機序——339
- 9．インスリン不足をきたすしくみ——339
- 10．糖尿病と，糖代謝異常の成因からの新しい分類——339
- 11．糖尿病の診断基準——341
- 12．糖尿病の自覚症状と，その検査——341

13. インスリン不足の病態——341

10 下垂体 ——343
1. 下垂体とは——343
2. 下垂体前葉ホルモン——343
3. 下垂体中葉ホルモン——346
4. 下垂体後葉ホルモン——346
5. 下垂体ホルモンの異常——347

11 cyclic AMP ——353
1. cyclic AMP とは——353
2. cyclic AMP の生合成と分解——353
3. ホルモンの作用機序と cyclic AMP——353
4. ホルモン作用発揮の機構における cyclic AMP の役割——353
5. cyclic GMP——354
6. サイクリックヌクレオチドと Ca^{2+}——355

12 松果体と胸腺 ——357
1. 松果体——357
2. 胸腺——357

X 生殖系

1 男性生殖器と精巣のホルモン ——359
1. 男性生殖器——359
2. 精液と精子——359
3. 精巣のホルモン——359

2 男性の性的発育とホルモン作用 ——361
1. 男性の性的発育——361
2. 精巣機能の異常——361

3 生殖行動 ——363
1. 勃起現象——363
2. 勃起現象の神経性反射——363
3. 射精現象——363
4. 性行動の調節——363

4 女性生殖器 ——365
1. 解剖学的特徴——365
2. 子宮内膜と卵管——365
3. 卵巣——365

5 女性の性的発育とホルモンの作用 ——367
1. 女性の性的発育——367
2. 女性ホルモン——367

6 卵巣周期と月経周期 ——369
1. 卵巣周期——369
2. 排卵——369
3. 黄体ホルモンの分泌過程——369
4. 月経周期——369
5. 卵胞ホルモンと黄体ホルモン——371
6. 月経の特徴——371

7 妊娠(1) 受精 ——373
1. 受精——373
2. 受精による性の決定——373

8 妊娠(2) 着床と胎盤 ——375
1. 着床——375
2. 胎盤の形成——375
3. 胎児と胎盤の連結——375
4. 胎児の発育——375

9 妊娠(3) 胎盤とホルモン ——235
1. 胎盤の構造と発育過程——377
2. 胎盤の機能——377
3. 妊娠の生物学的診断法——377

10 分娩と乳汁分泌 ——379
1. 陣痛と分娩——379
2. 乳汁分泌とホルモン——379
3. 乳汁の性質——379

XI 脳と神経性調節

1 脳と神経 ——381
1. 神経の働き——381
2. 中枢神経系と末梢神経系——381
3. ニューロン,神経元——381
4. 神経線維—軸索——381
5. グリア(膠)細胞——383

2 神経の興奮と伝導 ——385
1. 細胞膜の電気現象——385
2. 神経の興奮伝導と活動電位——387
3. 神経の興奮,伝導の機序——389

3 シナプス ——391
1. シナプスの構造——391
2. シナプスの伝達——391
3. シナプス回路——391

4 大脳 ——397
1. 脳の発達と分化——397
2. 大脳皮質の構造——399
3. 大脳皮質の機能——399
4. 大脳の連合機能——403

5 大脳辺縁系 ——407
1. 大脳辺縁系とは——407
2. 本能的行動——407
3. 情動と情動行動——407

6 記憶 —— 409
1．記憶とは —— 409
2．記憶の座 —— 409
3．大脳半球と記憶 —— 409

7 脳電図 —— 411
1．脳電図，脳波とは —— 411
2．脳波発生のしくみ —— 411
3．脳波の構成 —— 411
4．正常脳波 —— 411
5．睡眠時の脳波 —— 411
6．異常脳波 —— 413
7．脳波と疾病 —— 413

8 睡眠 —— 415
1．睡眠とは —— 415
2．睡眠の成因 —— 415
3．睡眠のリズムと型 —— 415
4．睡眠の種類 —— 417
5．パラ睡眠(逆説睡眠) —— 417
6．不眠 —— 417

9 大脳基底核 —— 419
1．大脳基底核とは —— 419
2．大脳基底核の機能 —— 419
3．大脳基底核とドーパミンとDOPA —— 419
4．大脳基底核と疾病 —— 419

10 間脳と脳幹 —— 421
1．間脳 —— 421
2．視床 —— 421
3．視床下部 —— 421
4．下部脳幹 —— 423

11 小脳 —— 427
1．小脳の構造と組織学的構築 —— 427
2．小脳の機能 —— 427

12 脊髄 —— 429
1．脊髄とは —— 429
2．脊髄の内景 —— 429
3．上行性伝導路 —— 429
4．下行性伝導路 —— 431
5．脊髄の損傷による障害 —— 433

13 脊髄反射 —— 435
1．反射とは —— 435
2．伸張反射 —— 435
3．屈曲反射 —— 435
4．長経路反射，脊髄節間反射 —— 435
5．相反神経支配 —— 435
6．ガンマ環による調節 —— 437
7．脊髄反射の中枢 —— 437

14 末梢神経系 —— 439
1．末梢神経系とは —— 439
2．体性神経系 —— 439

15 自律神経系 —— 443
1．自律神経系とは —— 443
2．自律神経系支配の特色 —— 443
3．交感神経 —— 445
4．副交感神経 —— 445
5．自律神経の化学伝達 —— 445

XII 運動系

1 骨格筋と運動 —— 449
1．骨格筋 —— 449
2．筋の形態と作用 —— 449

2 骨格筋の発生と神経 —— 451
1．骨格筋の発生と成長 —— 451
2．筋線維と運動神経 —— 451
3．筋線維数 —— 451

3 横紋筋線維 —— 453
1．筋線維の微細構造 —— 453
2．筋原線維 —— 453

4 骨格筋線維の種類 —— 455
1．赤筋・白筋・中間筋 —— 455
2．赤筋線維・白筋線維・中間筋線維 —— 455

5 筋細胞膜の性質 —— 457
1．興奮性細胞 —— 457
2．骨格筋細胞の静止電位 —— 457
3．骨格筋細胞の活動電位 —— 457

6 骨格筋の収縮 —— 459
1．等張性収縮と等尺性収縮 —— 459
2．単一収縮と強縮 —— 459
3．全か無の法則 —— 459

7 骨格筋の力学的性質 —— 461
1．張力-長さ曲線 —— 461
2．荷重(負荷)-速度曲線 —— 461
3．熱の発生 —— 461

8 筋の収縮に至る過程 —— 463
1．興奮-収縮連関 —— 463
2．太・細フィラメントからみた E-C 連関 —— 463

9 筋収縮の制御（筋収縮とカルシウムイオンの動員）—— 465
1．筋細胞内のカルシウムイオン —— 465
2．骨格筋細胞のカルシウムイオンの動き —— 465
3．心筋細胞のカルシウムイオンの動き —— 465
4．平滑筋細胞のカルシウムイオンの動き —— 465

10 筋活動時の化学的変化 —— 467
1．ATPの分解と生成 —— 467
2．エネルギー源と代謝 —— 467
3．筋の疲労 —— 467

11 筋の神経支配 —— 469
1．運動単位 —— 469
2．神経筋接合部 —— 469

3．アセチルコリン——469

12 最大筋力と筋持久力——471
1．筋活動——471
2．最大筋力——471
3．筋持久力——471
4．筋力の強さ，速度，持久力——471

13 筋肉の障害——473
1．筋原性筋萎縮症と神経原性筋萎縮症——473
2．進行性筋ジストロフィー——473
3．重症筋無力症——473
4．特徴的な微細構造——473
5．その他のニューロパチー——473

XIII 感覚系

1 感覚の種類と性質——475
1．感覚受容器——475
2．感覚の分類——475
3．感覚の一般的性質——475

2 体性感覚——477
1．皮膚感覚と受容器——477
2．触圧覚——477
3．温度感覚——477
4．痛覚——477
5．深部感覚——479
6．伝導路——479

3 筋受容器——481
1．筋受容器の種類——481
2．筋紡錘——481
3．ゴルジ腱器官——481
4．伸張反射と腱反射——481

4 内臓感覚——483
1．臓器感覚——483
2．内臓痛覚——483
3．関連痛——483

5 視覚 眼球の構造と眼球運動——485
1．構造の特徴——485
2．眼球の保護——485
3．眼球運動——485

●視覚の調節と屈折異常——487
1．調節——487
2．屈折異常——487
3．輻輳——487

●網膜——489
1．網膜の構造——489
2．杆体と錐体——489
3．眼底——489
4．網膜電図——489

●視野と視覚伝導路——491
1．視野の概念——491
2．視野の種類——491
3．視覚の伝導路——491
4．半盲——491

●視力——493
1．視力とは——493
2．視力と網膜中心窩——493
3．両眼視——493
4．明順応，暗順応——493
5．残像——493

●色覚——495
1．色の一般的性質——495
2．色覚のしくみ——495
3．色覚の異常——495

6 聴覚器の構造——497
1．耳のしくみ——497
2．外耳——497
3．中耳——497
4．内耳——497

●内耳と聴覚中枢——499
1．蝸牛——499
2．蝸牛の電気変化——499
3．聴覚伝導路——499
4．聴覚中枢——499

●聴力——501
1．音の性質——501
2．伝音系と感音系——501
3．オージオメトリ(聴力検査)——501
4．難聴(聴力低下)——501

7 平衡感覚——503
1．平衡感覚受容器——503
2．平衡感覚の伝導路と中枢——503
3．眼振——503
4．めまい——503

8 味覚——505
1．味覚とは——505
2．味覚の性質——505
3．味覚受容器——505
4．味覚伝導路——505

9 嗅覚——507
1．嗅覚の性質——507
2．伝導路と嗅覚中枢——507
3．匂いの識別——507

索引——509

I　一般生理

1　身体の働きと生理学

1. 生理学 physiology とは

　生体の生命現象が正常に営まれるためには，その構造はもとより，生体のもっているすべての機能が健全に働いていなければならない．

　これらのすべてを対象とした学問が生物学 biology であり，その構造を含めて，すべての機能の成り立ち，すなわち生命現象のしくみを追究しようとして生まれた学問が生理学である．

　その後，学問の発達に伴い，主として生体の構造を研究対象とした形態学 morphology，解剖学 anatomy，主として化学変化の過程から生命現象を追究する生化学 biochemistry などが分科し，さらに生体における物理現象を純物理学的な面から解明しようとする生物物理学 biophysics が発展した．また，近年，細胞内の超微細構造や，そのそれぞれの機能が漸次明らかにされ，その分子レベルの研究から分子生物学 molecular biology という分科も形成されてきている．

　現在，生理学は，植物生理学，動物生理学，人体生理学，比較生理学などに分かれ，ことに医学的見地から人体の生理を研究する場合，医科生理学とも呼ばれている．さらに運動や環境の変化などに対する生理的な対応を対象とした運動生理学，および応用生理学，病態時の変化を生理機能の面から追究しようとする臨床生理学，病態生理学などが区分されている．

　生物ことに人体を対象とした生理学は，人体の基本構成単位の細胞およびそれらにより構成される機能単位としての組織を対象とした細胞生理学 cell physiology と，種々の組織の集まりである臓器，器官，さらにはこれらが一群となって一連の機能を営む系統とを対象とした臓器あるいは器官生理学 organ physiology とに大別される．これらはその研究分野，研究方法などの上から便宜的に分けられたもので，ヒトの生理機能を，細胞，組織，臓器，系統など個々の機能の単なる集積と考えるのは早計である．人体の生理機能は，これらの機能が相互に関連し，さらにその構造や，体内の化学的変化とも相まって，初めて発揮される高次の総合的な機能といえよう．

　本書も含め，大方の生理学書は，この基盤に立ち，生体の機能による系統的な分類を行い，その中で細胞生理学的な面から，器官，系統としての機能を論じている．しかし，生体の機能は，これら系統が相互に関連して発揮されるきわめて総合的な作用によって成り立っており，さらに高次の統率が生体全体としてなされている．ヒト，動物を問わず，医学的，応用生理学的に，生体全体としての機能を論ずる場合，個々の生理機能と，その総合作用とを常に念頭において考究する必要があろう．

2. 体内の恒常性維持とホメオスターシス homeostasis

　ヒトのからだは，環境の変化や，からだに加えられる種々の刺激に対応して，体内の諸臓器組織が互いに連絡し，調整し合い，常にからだ全体としての機能を最良の状態に保つような機構を備えている．

　このような機構を総称して co-ordination mechanism と呼んでいる．この調節機構は，自律神経系による神経性の調節（神経性協関 neural co-ordination）と，体液を介して主としてホルモンによって行われる調節（液性協関 humoral co-ordination）の 2 つに大きく分けることができる．

　前者は，無意識のうちに諸臓器の機能，たとえば心臓，血圧，呼吸，消化器系などの働きを調節しているもので，一般に時間的に短く比較的活発な調節を行っている(p. 439，自律神経の項参照)．後者は内分泌系の器官で生成される特殊な化学物質（ホルモン）によって血液やリンパ液を介して行われる調節で，一般に，成長，発育，代謝など，その作用が持続的で長期にわたるものが多い．

　さて，ヒトのからだは，このような機構によって体内の環境（内部環境 internal environment, milieu interieur）を外部環境の変動から守り，また，もし内部環境に変化を生じた場合でも，直ちにこれを正常な状態に引き戻そうとする作用を備えているわけである．これが Claude Bernard のいう内部環境の維持ということになる．

　その後，Cannon は，この内部環境の維持が，絶えず体外から加えられる刺激によって常に動揺し，ある一定範囲内で恒常性 constancy が維持されていることを強調し，いわゆる動的平衡 dynamic balance を保っているという意味から，これらの機能を総称してホメオスターシスと名付けたのである．

　このホメオスターシスとは，体内，体外を問わず，あらゆる環境の変化，刺激に対応して，常にからだの内部の機能をある正常範囲に維持しようとする能力と考えればよいであろう．

図1 細胞

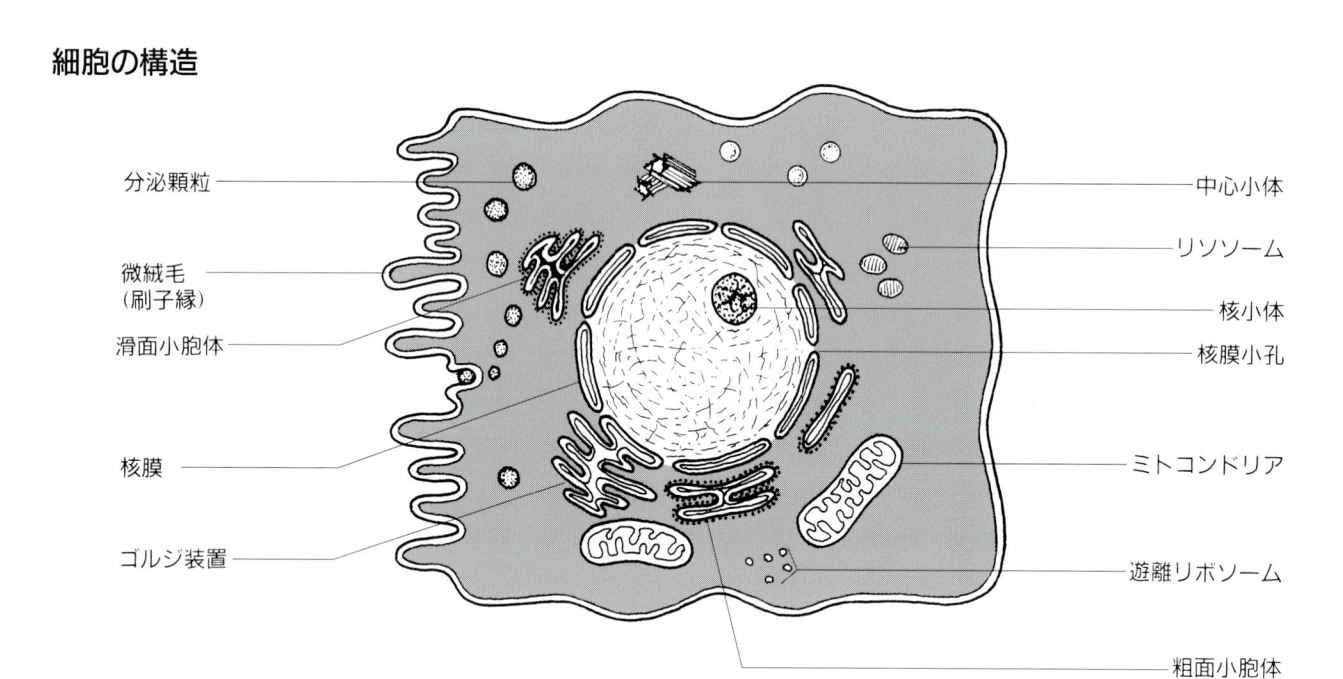

細胞の構造

（図中ラベル）
- 分泌顆粒
- 微絨毛（刷子縁）
- 滑面小胞体
- 核膜
- ゴルジ装置
- 中心小体
- リソソーム
- 核小体
- 核膜小孔
- ミトコンドリア
- 遊離リボソーム
- 粗面小胞体

普通にみられる細胞内小器官と導入体の超微細構造型図 (Bloom & Fawcett)

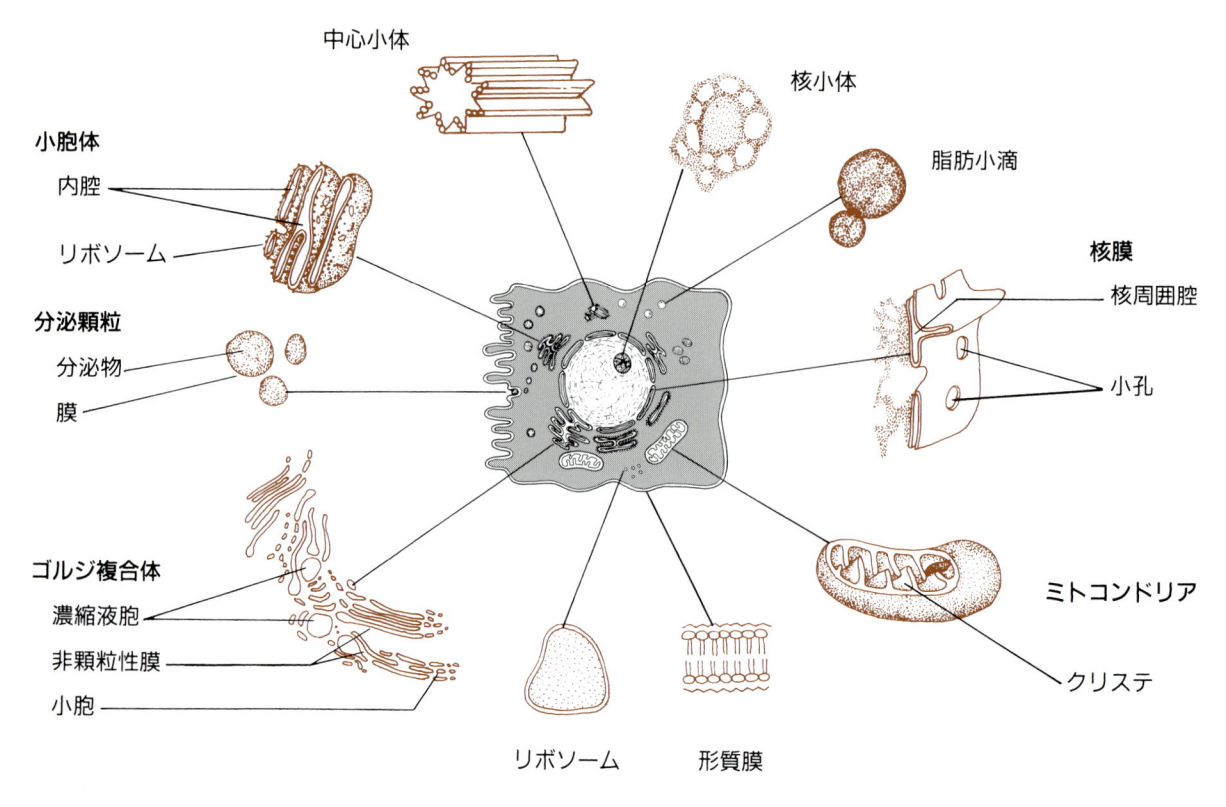

（図中ラベル）
- 中心小体
- 核小体
- 脂肪小滴
- 小胞体
  - 内腔
  - リボソーム
- 分泌顆粒
  - 分泌物
  - 膜
- 核膜
  - 核周囲腔
  - 小孔
- ゴルジ複合体
  - 濃縮液胞
  - 非顆粒性膜
  - 小胞
- リボソーム
- 形質膜
- ミトコンドリア
  - クリステ

図に示す小胞体は顆粒性小胞体であってリボソームが付着している．細胞によってはリボソームの付いていない小胞体をもっている．これは非顆粒性小胞体である．核膜の小孔は薄膜でおおわれている．

2 細胞と組織

1. 細胞 cell の機能と構造

　生体は，種々の細胞の集合からなる組織と，体液によって構成される．したがって，細胞はすべての組織にみられる基本構造単位であり，その細胞の活動が生命現象の基礎となる．人体を構成する細胞の総数は60〜100兆個にも及ぶといわれ，その細胞が営む機能に適応して，形・大きさなどがそれぞれ異なっている．

　しかし，細胞を構成している基本的な要素には共通したものが多く，その表面は細胞膜で覆われ，中に核と半流動性の細胞質 cytoplasm がある．細胞質の中には種々の小器官 organella や，顆粒 granule が存在する．以下，これらについて簡単に述べる．

a. 核 nucleus

　核は核膜と核質とに区分され，中に核小体 nucleolus（仁）がある．核膜は厚さ5〜7 nm程の袋状の二重膜からなり，核膜孔によって細胞質と連なり，一部は小胞体の膜とも通じている．核小体は単位膜をもたず，主としてリボ核酸（RNA）の集合したもので，リボソームの中心となるリボソーム RNA（rRNA），遺伝情報を伝達するメッセンジャー RNA（mRNA），アミノ酸をリボソームに運ぶ転移RNA（tRNA）などがある．これら RNA が核中蛋白の合成を行っている．核質にはデオキシリボ核酸（DNA）や，RNA の重合に関与する酵素，解糖系の酵素などが含まれている．また，DNA とヒストンの複合蛋白である染色糸が存在し，細胞分裂のときに染色体を形成して，遺伝情報を伝達している．

b. ミトコンドリア mitochondria（糸粒体）

　袋状の内膜と，外膜からなる二重の単位膜で覆われた顆粒で，内側に内膜が突出して棚状のクリステ cristae を形成している．その内腔をマトリックス matrix という．クリステには小顆粒が多数付着している．この顆粒には呼吸に関する多くの酵素が含まれ，TCA-サイクル，脂肪の酸化系，電子伝達系など細胞内における酸化的リン酸化の大部分がここで行われ，ATPを産生している．細胞内エネルギー生成の重要部分といえよう．

c. 小胞体 endoplasmic reticulum

　小胞体は細胞質内に存在する扁平な管状あるいは囊状に発達した小器官で，小胞膜と，それによって囲まれた腔からできている．この膜表面にリボソーム顆粒が付着しているものを粗面小胞体 rough surfaced endoplasmic reticulum といい，顆粒が存在しないものを滑面小胞体 smooth surfaced endoplasmic reticulum という．その機能としては，リボソームによる蛋白合成，滑面小胞体における脂質の合成，解糖などの他，小胞体の小管による細胞質内の物質輸送，小胞体内への物質蓄積および細胞内外における物質の交換などを行っていると考えられている．なお，細胞を機械的に破砕し，高速低温遠心して採取した砕片分画をミクロソーム microsome という．小胞体膜構造の破片，リボソーム，種々の顆粒成分が含まれている．

d. リボソーム ribosome

　普通，小胞体膜面に付着している直径約150Åぐらいの顆粒で，rRNA と蛋白質から成り，主として蛋白質の合成を行っている．これらが mRNA によって連鎖状に結合しているものをポリソーム polysome という．mRNA は遺伝情報の担体である．DNA と相補的な構造を示し，蛋白質合成に際し，そのアミノ酸配列を決める鋳型となっている．

e. ゴルジ装置 Golgi complex or apparatus

　分泌性の細胞によく発達しているが，必ずしもすべての細胞に存在するものではない．通常，核の周辺にあって滑面小胞体と類似の膜性の囊状物で，管状，袋状，移行型など種々の形態を示す．その機能は小胞体とも連絡しているところから，小胞体によって合成，運搬されてきた蛋白質その他の分子を化学的に修飾しながら濃縮し，貯蔵し，必要に応じて細胞膜に送り，分泌させるものと推測されている．

f. リソソーム lysosome

　直径250〜750 nmの顆粒で，中にリン酸分解酵素 phosphatase，核酸分解酵素 DNase，RNase，蛋白分解酵素など種々の加水分解酵素を含んでいる．普通，リポ蛋白の膜により包まれているが，食作用によって異物が細胞内に取り込まれると，それに融合してその異物などを消化分解する機能がある．また，細胞の壊死，破壊時などには，それを自己消化して清浄化するといわれる．

g. 中心小体 centrioles

　直径150 nm程度の9対の微管が円筒形に集まった小体で，普通1対ある．細胞分裂に際して2つの相対する分裂極を形成し，その極間に紡錘糸が形成される．

h. 細胞膜 plasma membrane, cell membrane（原形質膜 protoplasmic membrane）

　細胞の表面を包み，細胞の内部と外界とを境している膜で，すべての物質はこの膜を通して移動している．細胞膜は75〜100Åの厚さで，約50〜60%の蛋白質と，約40〜45%の脂質からなり，電子顕微鏡的に表面から約25Åの暗層，約35Åの明層，約25Åの暗層の3層から形成され

図2 上皮組織と腺

小胞体とゴルジ装置の役割とリソソームの働き(伊藤)

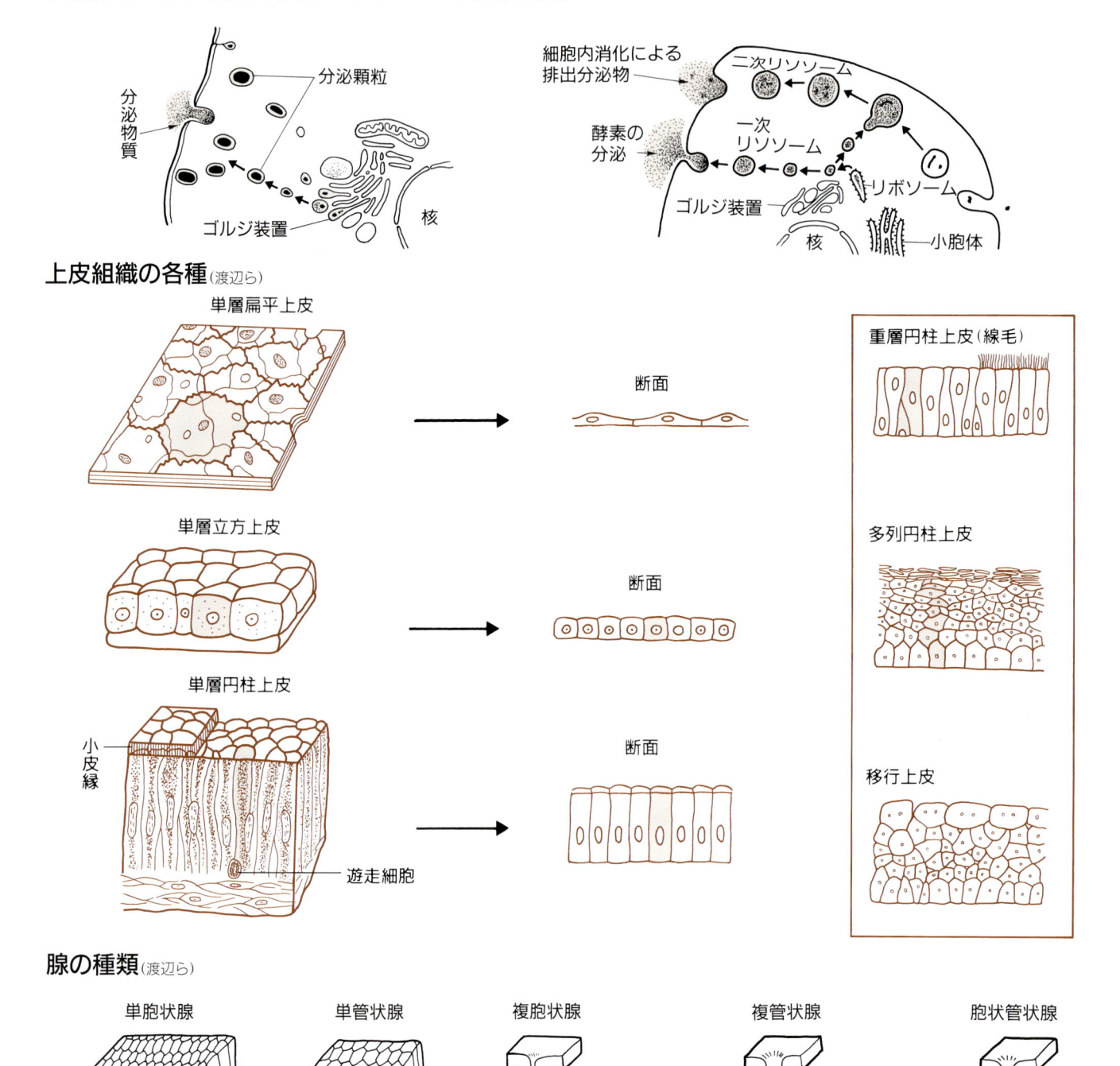

分泌物質 — 分泌顆粒 — ゴルジ装置 — 核

細胞内消化による排出分泌物 — 二次リソソーム — 酵素の分泌 — 一次リソソーム — ゴルジ装置 — 核 — リボソーム — 小胞体

上皮組織の各種(渡辺ら)

単層扁平上皮 → 断面

単層立方上皮 → 断面

単層円柱上皮 → 断面
小皮縁／遊走細胞

重層円柱上皮(線毛)

多列円柱上皮

移行上皮

腺の種類(渡辺ら)

単胞状腺　単管状腺　複胞状腺　複管状腺　胞状管状腺

ている．この3層が膜一般の基本的構成と考えられ，蛋白層，疎水基を内面に向けた二重の脂質層，蛋白層から形成される蛋白－脂質の二重構造であると想定したのがRobertsonらの単位膜 unit membrane という概念である (p.9，細胞膜の項と p.197, 吸収の項参照)．

i. デスモソーム desmosome

接着斑 macula adhaerens ともいわれ，相対した細胞膜の所々に斑点状に存在し，細胞と細胞との接着的役割をしている．

j. その他

細胞内にはグリコーゲンや脂質，色素などが含まれている．

2. 組織 tissue

組織とは，同種の細胞および基質から構成された一定の形態，特定の機能を営む細胞の集合体をいう．当然，その機能の分化に従って種々の変化がみられ，一般に次のように分けられている．

a. 上皮組織 epithelium および腺 gland

上皮組織は，からだの内外両面を覆うもので，このうち，血管，リンパ管の内面を形成するものを特に内皮 endothelium という．なお，上皮細胞が1層の場合，単層上皮，重なり合うと重層上皮といい，その他，多列上皮，移行上皮などがある．また，上皮を形成している細胞の形によって扁平，立方，円柱上皮などに分けられる．上皮細胞のうち，腺分泌機能の発達したものを腺細胞といい，その形によって胞状腺，管状腺に分けられている．

機能的には，以下のようなものがある．
① 被覆上皮：からだの外表や内腔を保護する
② 呼吸上皮：肺胞の上皮
③ 吸収上皮：消化管の上皮
④ 感覚上皮：網膜，舌，鼻粘膜，皮膚などの上皮
⑤ 線毛上皮：気道など
⑥ 胚芽上皮：精巣のセルトリ細胞に分化する
⑦ 血管内皮：食作用がある
⑧ 特殊変形上皮：角化（外皮，爪，毛髪など）
⑨ 分泌上皮：脳室脈絡叢，尿管細胞の上皮，気道や消化管の杯細胞など
⑩ 腺上皮：外分泌腺，内分泌腺などの腺細胞など

b. 結合組織 conective tissue および支持組織

組織や，器官の間に存在する組織で，それらの器官へ栄養を供給したり，老廃物の排出および異物の処理などを行うとともに，組織の固定保護などを行っている．また，その存在部位によっては生体の免疫機構などにも関係している．結合組織を構成する細胞には固定細胞として，線維細胞と細網細胞などがあり，膠原線維や弾性線維などを構成している．一方，自由細胞として組織球，白血球，形質細胞，肥満細胞などが存在する．なお，結合および支持組織としては，膠様結合組織，線維性結合組織，細網組織，液体組織，骨組織，軟骨組織，神経膠組織などがある．

c. その他

独立した組織として，筋組織 muscle tissue，神経組織 nerve tissue，生殖組織などがあげられる．これらについては各項を参照されたい．

細胞小器官の大きさ，数，容積，生理機能

名称	直径(μm)[†]	細胞内個数	細胞内容積(%)	生理機能
核(核膜)	8	1	6%	遺伝情報の保持，表現，情報の感受
ミトコンドリア(内，外膜)	1～2	1665	16%	エネルギー産生，異化代謝，呼吸
リソソーム	0.5～1	250	2%	細胞内外物質の消化(加水分解)
ペルオキソシーム	0.5～1	370	2%	解毒，過酸化水素の形成と処理，核酸代謝
粗面小胞体	(0.05～0.3)[*]	—	10%	蛋白質の生合成(同化代謝)
滑面小胞体	(0.02～0.3)[*]	—	6%	脂質合成，解毒，同化代謝，イオン輸送
ゴルジ装置	(0.08～3)[**]	数個	1%	分泌顆粒形成，多糖，リポ蛋白質，粘液形成
ファゴソーム	0.5～2	不定	<数%	食作用(1μm以上の粒子の膜動輸送)
パイノソーム	0.3～0.8	不定	<数%	細胞飲作用(1μm以下の粒子の膜動輸送)
コーテッドベジクル	0.05～0.1	多数	<数%	細胞内外の物質輸送
多胞体	0.5	不定	<0.1%	細胞飲作用などに関連？
形質膜	—	1	—	外界との隔壁，物質輸送，代謝，情報感受(受容体)，細胞間結合
外皮(糖衣)	—	1		細胞保護，細胞間連絡，特異性

[*]分画中に破壊される連続した網状構造体　　[**]直径数μmの扁平な層板と微小な小胞　　[†]細胞全体の直径は20μm（香川；生体膜，岩波全書，1978より）

図3 系統

骨格系

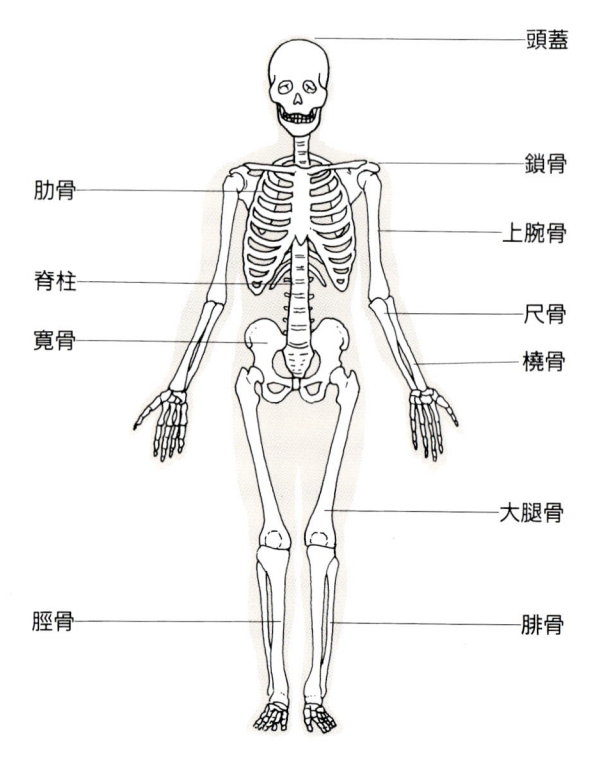

- 頭蓋
- 鎖骨
- 上腕骨
- 尺骨
- 橈骨
- 大腿骨
- 腓骨
- 肋骨
- 脊柱
- 寛骨
- 脛骨

筋肉系

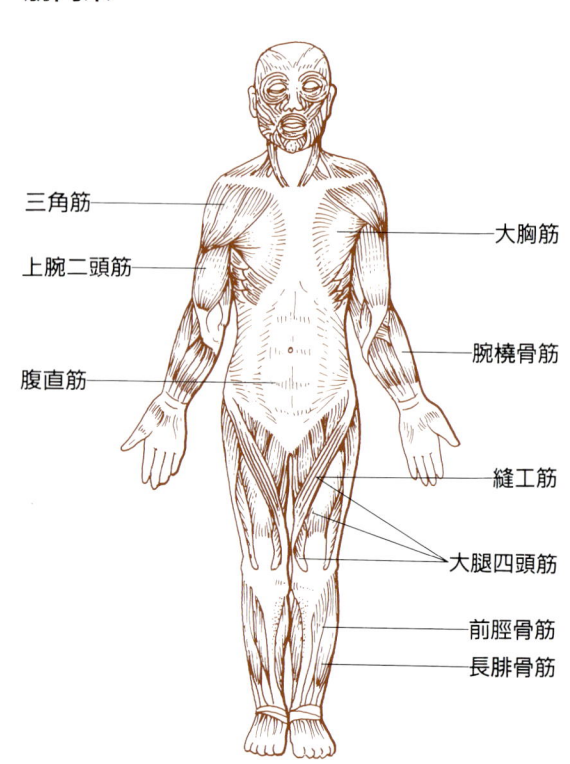

- 三角筋
- 上腕二頭筋
- 腹直筋
- 大胸筋
- 腕橈骨筋
- 縫工筋
- 大腿四頭筋
- 前脛骨筋
- 長腓骨筋

神経系

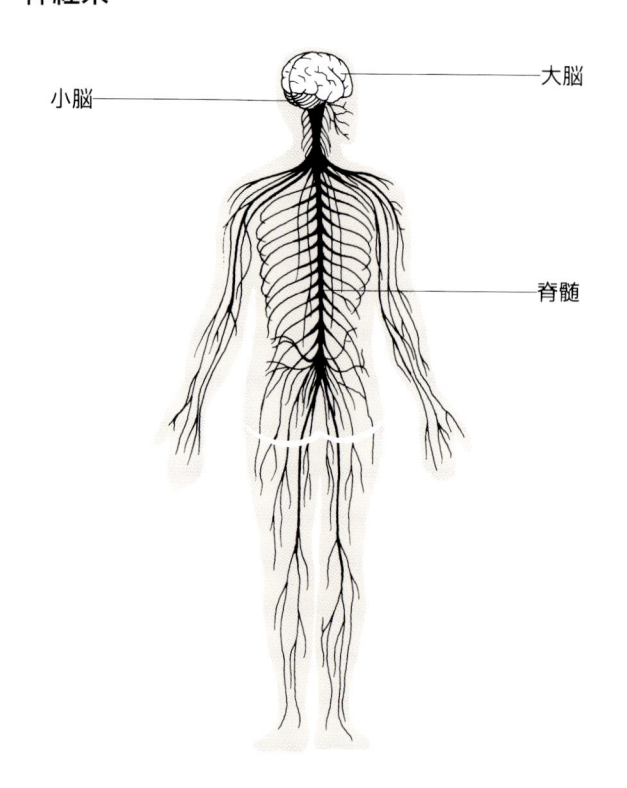

- 小脳
- 大脳
- 脊髄

循環系

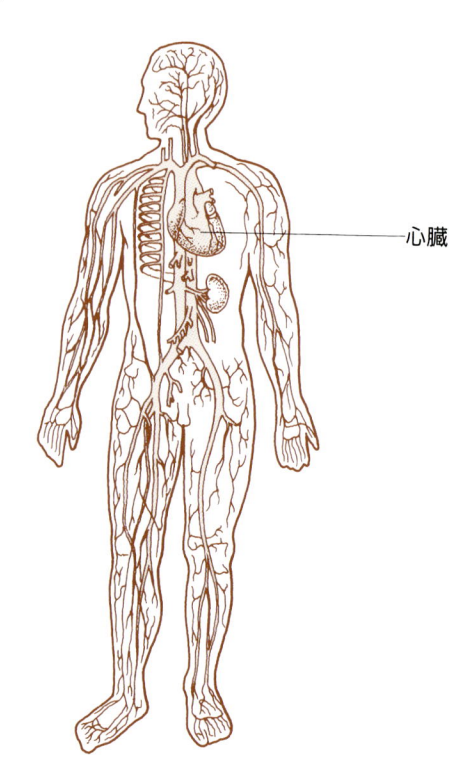

- 心臓

3 器官および系統

　私たちのからだを構成する細胞，組織は，そのいくつかが一定の配列で組み立てられ，1つの器官または臓器を形成し，その器官や臓器が一定の機能を営んでいる．一般に管形の内腔をもった臓器を内腔器官といい，これに対し肝臓，腎臓などを実質器官という．これらの諸器官，諸臓器はそのいくつかが組み合わされてある1つの生理機能を営んでいる．これらをその器官系あるいは系統といっている．たとえば，食物を消化，吸収して栄養とするために必要な，口腔，食道，胃，小腸，大腸および消化に必要な消化腺，さらには吸収された栄養素の代謝に重要な働きをする肝臓など，一連の生理機能を発揮する諸器官を含めて，消化器系というわけである．その主なものをあげると次のとおりである．

1）骨格系 skeletal system
2）循環系 circulatory system
3）呼吸系 respiratory system
4）消化器系 digestive system
5）排泄系 excretory system
6）内分泌系 endocrine system
7）生殖系 reproductive system
8）神経系 nervous system
9）筋肉系 muscular system あるいは運動系 locomotive system
10）感覚系 sensory system

呼吸器系

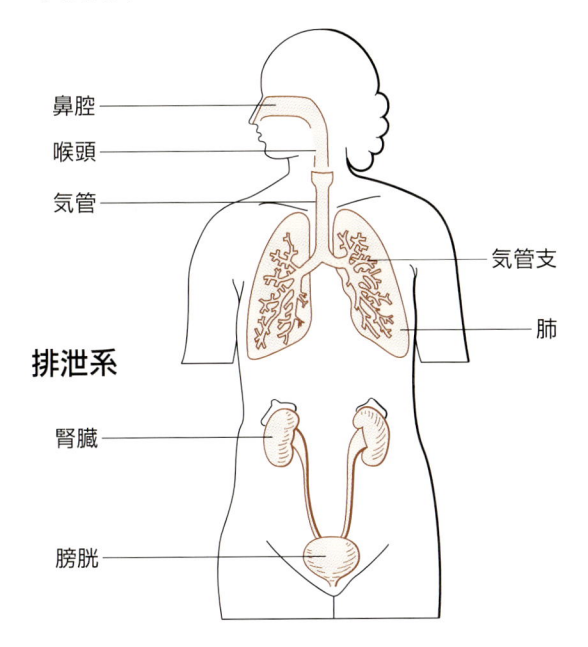

鼻腔
喉頭
気管
気管支
肺

排泄系

腎臓
膀胱

消化器系

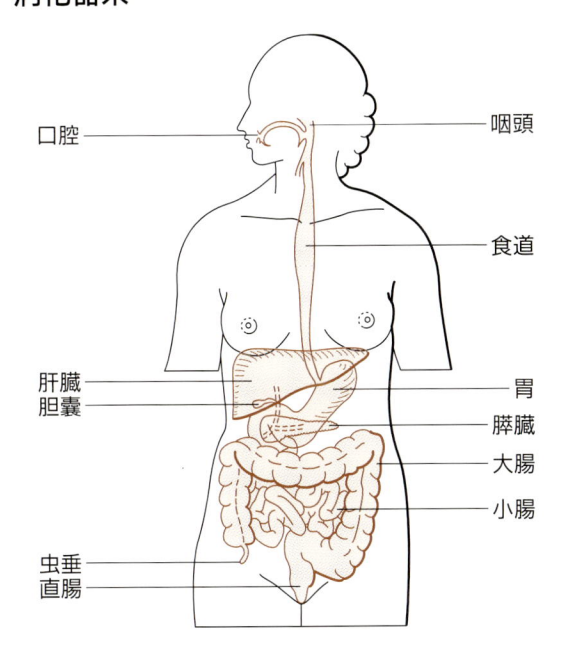

口腔
咽頭
食道
肝臓
胆嚢
胃
膵臓
大腸
小腸
虫垂
直腸

生殖系

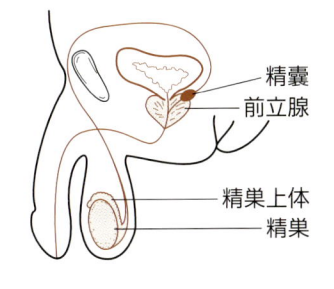

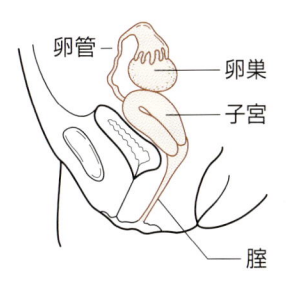

精嚢
前立腺
精巣上体
精巣

卵管
卵巣
子宮
腟

図4 細胞膜の構造

3層単位膜（模式図）

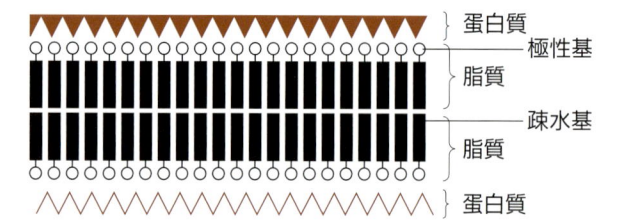

- 蛋白質
- 極性基 } 脂質
- 疎水基
- 脂質
- 蛋白質

脂質2層膜構造（模式図）

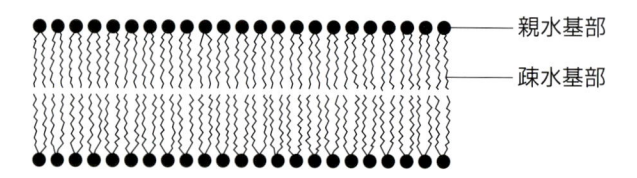

- 親水基部
- 疎水基部

(Danielli, Davson, Robertson)

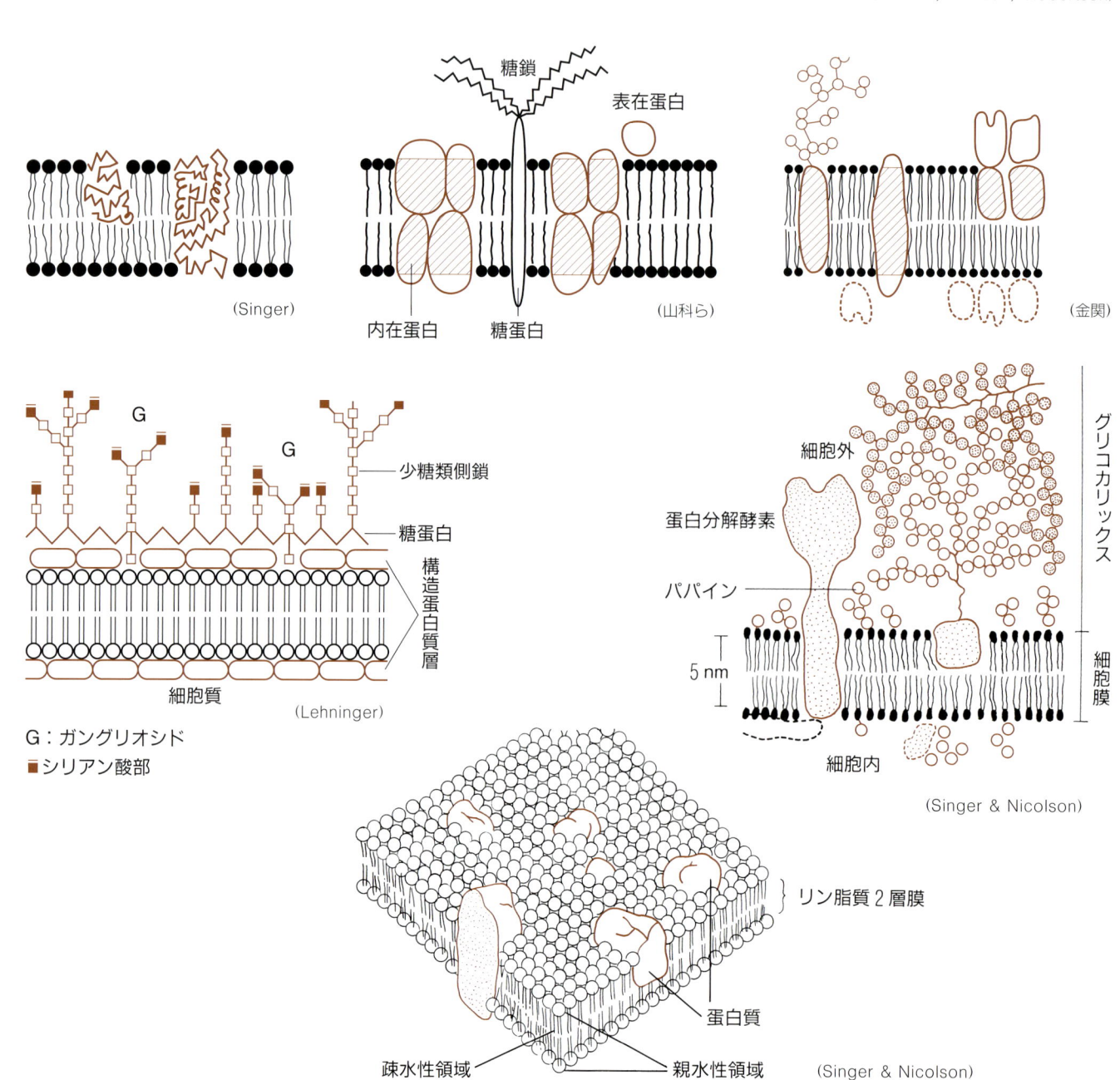

(Singer)

糖鎖　表在蛋白
内在蛋白　糖蛋白
(山科ら)

(金関)

少糖類側鎖
糖蛋白
構造蛋白質層
細胞質
(Lehninger)

G：ガングリオシド
■ シリアン酸部

細胞外
蛋白分解酵素
パパイン
5 nm
細胞内
グリコカリックス
細胞膜
(Singer & Nicolson)

リン脂質2層膜
蛋白質
疎水性領域　親水性領域
(Singer & Nicolson)

4 細胞の一般機能

細胞は，私たちのからだの基本的な構成単位である．この細胞が生きていくためには，それに必要な物質を細胞内に取り込み，代謝によってこれを利用し，老廃物を排出しなければならない．また，ある種の細胞では分泌，興奮などの基本的な生理機能を営む必要がある．これらすべての機能は，すべてその細胞を形作る細胞膜を通して行われる．したがって，この細胞膜の物質透過性が，その細胞の内部環境を正常に維持する第1の因子である．また，一方ではこの細胞膜の興奮や，細胞からの分泌物による体液性の機序などによって，生体内における情報の伝達が行われ，からだ全体としての恒常性が維持されているわけである．これらの細胞および細胞膜の基本的事項の2, 3について述べることにする．

1. 細胞膜の透過性

前述のように，細胞の機能は，基本的にその膜を通して行われる物質の移動によって決定される．

この現象を膜透過といい，その透過性 permeability の程度が，細胞の種類，透過する種々の物質によって著しく異なっているのである．すなわち，細胞膜は，いわゆる半透膜 semipermeable membrane 的な性質をもっていて，種々の物質を溶かしている溶媒は容易に通過させても，それに溶けている物質（溶質）のあるものは通過し，あるものは通過しにくく，あるものは全く通さないなど，きわめて選択的な透過性をもっているのである．たとえば，一般の細胞膜は K^+ イオンを比較的容易に透過させ，蛋白性物質，無機物質などをほとんど透過させず，Na^+ イオンをある程度透過させるなどの性質をもっている．これらの選択性は，透過する物質の種類，大きさ，細胞膜内外の物理化学的性状の違い，あるいは細胞の種類によって異なる膜自体の性質などによって著しく異なっている．この細胞膜の選択的な透過性によって，細胞内液と細胞外液との間に濃度差がつくられ，細胞の生活現象が正常に営まれる状態になっているといえよう．

2. 細胞膜の構造

物質の透過を行う細胞膜の構造は，古くから多くの説があり，たとえば物質が膜の脂質層に溶解して通過するというリポイド説（溶解説），膜におそらく篩のような穴があいていて，その細孔を通して物質が通過するという篩説，さらには脂質層があるもののそれが全体にあるのでなく所々に他の物質が入り込んでいるというモザイク説などである．しかし，1934年 Danielli と Harvey によって lipoprotein leaflet 説が発表されてから，細胞膜は蛋白－脂質－蛋白の3層構造をもっていることが原則的に認められるようになってきている．すなわち，細胞の内側から約25Åの蛋白層，膜の中央で疎水基が相対して非極性面をつくり，親水基を蛋白層に向けて極性面をつくっている約35Åの脂質層，さらにその内側に約25Åの蛋白層があり，膜の所々に蛋白層で内張りされた小孔があるというのである．**図4**では，きわめて対称的に描かれているが，膜には機能的に物質透過に対して方向性がみられる．これは膜内に電気的ポテンシャルの勾配を変化させる装置があり，膜の表裏を決定しているためであると推定されている．この装置としては膜内の酵素の所在と配列，たとえばATPaseの感受性，酸化還元酵素の配列などが電子の輸送を一方向的にしているものと考えられている．なお，消化管の粘膜細胞の表面の膜などでは，その外表に粘液多糖類の層が存在し，その質と量が物質の選択的な移送に重要な働きをしている．また，膜の細孔を通る無機イオンの透過に関しては，細孔壁との干渉によって水和 hydration を起こしているイオンの水分子が遊離して通過するという細孔干渉説などがある．近年，電子顕微鏡的，生化学的検索によって，生体膜の構造は**図4**のように，脂質の2層膜が基本となり，その中に蛋白質が溶けこんだような形態を呈しているものと考えられるようになった．しかも，この構造は何も固定しているものではなく，常に脂質や蛋白質の分子が膜内を自由に移動して，種々の物質，ことにイオンなどの選択的な膜透過に寄与しているものと考えられている．

3. 膜透過の機序

物質の膜透過の機序としては，現在，次の4つの機構が考えられている（p.197，吸収の項参照）．

a. 受動輸送 passive transport

化学的，電気的ポテンシャルの勾配に従って物質が移動する現象をいう．物理化学的法則に従い物質の濃度，電位，機械的圧力，浸透圧などが直接関係する．一般にこれによる輸送は膜内外の濃度や，電位，圧力などが平衡に達するまで継続する．これには，①細孔を通じての輸送(pore route)，②脂質層を通じての輸送(lipoid route)，③電位差による輸送(route of electric potential)などが考えられる．

図5 膜透過の機序

拡散と浸透

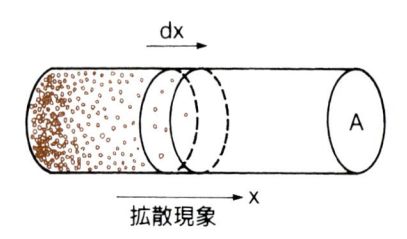

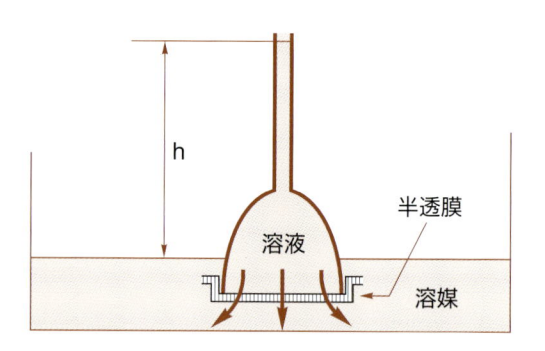

拡散現象

浸透圧と浸透現象

溶液／半透膜／溶媒

促進拡散(星)

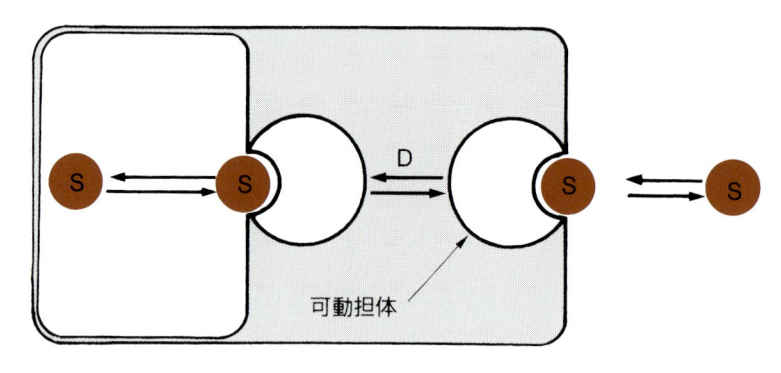

可動担体

能動輸送

非電解質能動輸送における三重複合体仮説(Crane, 星)

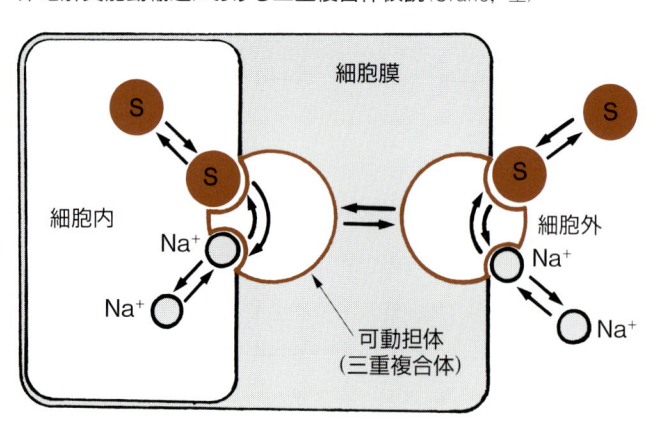

細胞内／細胞膜／細胞外
可動担体（三重複合体）

Na-K交換ポンプ系(星)

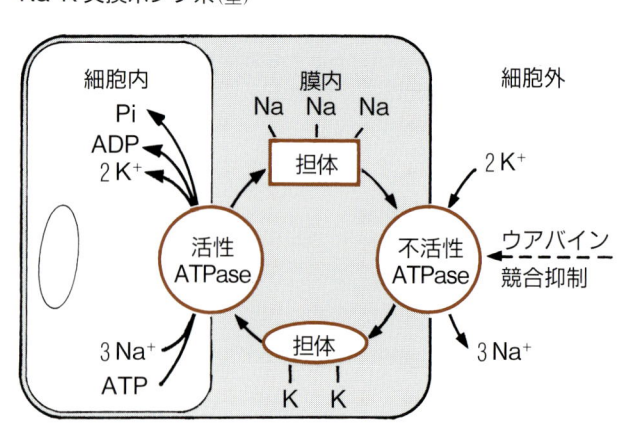

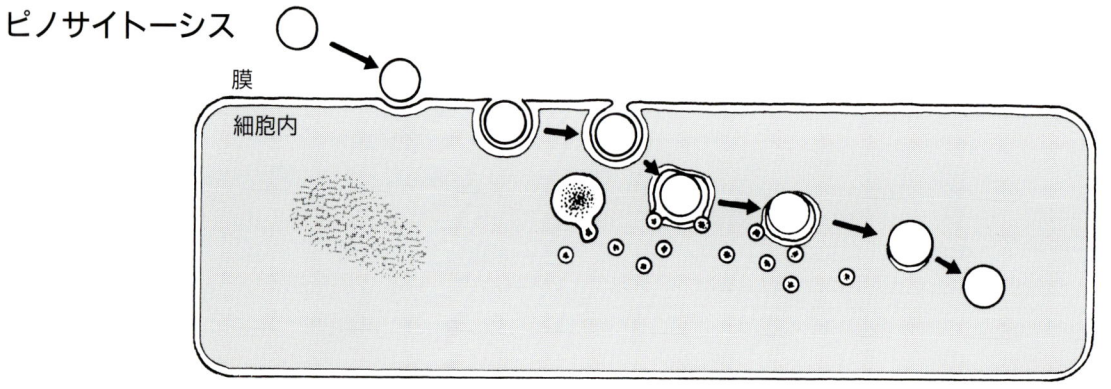

細胞内／膜内／細胞外
Pi, ADP, $2K^+$ ／担体／$2K^+$
活性ATPase／不活性ATPase
ウアバイン競合抑制
$3Na^+$, ATP／担体／$3Na^+$

ピノサイトーシス

膜／細胞内

b. 促進拡散 facilitated diffusion（carrier-mediated diffusion）

初めは，受動輸送と同様に，化学的，電気的ポテンシャルの勾配に従って物質の移動が行われる．しかし，膜内の濃度などがある一定の値になると，膜外の濃度が高くてもその移動の速度が一定となり，いわゆる飽和現象を呈したり，あるいは輸送される物質と類似構造をもつ物質があるとその双方が同じ輸送系を通ろうとするために，かえって輸送される物質の通過が抑制される競合作用などがみられる現象をいう．この機序は膜内に後述の能動輸送とは異なるエネルギーを必要としない一定量のキャリアー（担体）があって，その量的質的な制約を受けるために起こるものと考えられている．

c. 能動輸送 active transport

能動輸送とは化学的，電気的ポテンシャルの勾配に逆らって物質が移動する現象をいう．前述の飽和現象，競合作用などがみられる．しかし，濃度勾配に逆らって移動するためには，ポンプ作用的な汲み上げ作用などの機構が必要である．

そこで膜の中に生物学的エネルギーを使って移動する特有なキャリアーの存在が想定され，これと能動輸送される物質が特異的に結合して輸送されると考えられている．したがって，その生物学的エネルギーの産生を司る細胞内代謝を阻害したり，あるいは低温にすると，この能動輸送も阻害される．

d. 飲作用 pinocytosis

細胞膜の物質取り込み機構として，比較的大きな分子の物質を，その細胞膜の表面で機械的に包み込み細胞内へ取り入れる機構がある．白血球などにみられる食作用 phagocytosis という機構が固形大型のものを積極的に捕食するのに反し，飲作用はむしろ受動的に飲み込むという現象である．飲作用を行う細胞の多くは，その細胞膜の外側に粘液多糖類の層があり，まず，物質をこの層に取り入れ，吸着，濃縮，分解して飲作用の発揮されることが多い．

4. 細胞膜を透過する力

物質が，前述の受動輸送によって膜を透過する場合，その細胞膜内外における物質の物理化学的性状の差異によって生ずる種々の勾配が，その輸送の原動力となる．すなわち，

(1) 熱力学的勾配：物質の濃度差による拡散，浸透，溶解，吸着現象など

(2) 電位的勾配：物質の分子あるいは細胞膜の荷電状態によって生ずる引力，反力（斥力）によって生ずる現象など

(3) 表面張力的勾配：水の毛細管現象など

(4) 水力学的勾配：血圧，組織圧などの圧力による濾過現象など

である．

a. 拡散現象 diffusion

溶解中の溶質粒子が固有の熱運動によって溶液中に広がっていく現象であり，一般に Fick の法則が成立する．すなわち，荷電していない粒子が濃度勾配によって輸送されるときの駆動力は，化学的ポテンシャルの勾配 du/dx であり，その拡散力は次の式で表される．

$$拡散力\ F = -\frac{du}{dx} = \frac{d(RT \ln C + \mu_0)}{dx}$$

$$= -RT\frac{d \ln C}{dx} = -RT\frac{dC}{C \cdot dx}$$

〔但し，C：濃度，μ_0：標準化学ポテンシャル・溶質が同じであれば濃度に関係なく一定，R：気体常数(1.9885 kcal/deg)，T：絶対温度〕

したがって，輸送量は，次の式のようになる．

$$輸送量\ M = 拡散力\ F \times 濃度\ C \times 単位ポテンシャル勾配下の易動度\ U$$

$$= -C \times U \times RT \times \frac{dC}{C \cdot dx}$$

$$= -D\frac{dC}{dx} \quad (D = URT)$$

すなわち，濃度勾配の方向を横軸（x 軸）にとり，これに垂直な面における $S\ \text{cm}^2$ を通して dt 時間に移動する物質の量を dM とすれば，

$$dM = -DS\frac{dC}{dx}dt$$

〔dC/dx は x 点の濃度勾配，D は物質に特有な定数で，拡散係数 diffusion coefficient という〕

なる関係が成立し，Fick の法則と一致する．

なお，イオン溶液中に電位差 ΔE と濃度差 ΔC のある場合には，粒子の拡散力とともにクーロン力もその駆動力として働くことになる．すなわち，

$$駆動力 = 拡散力 + クーロン力$$

$$= -\left(RT\frac{d \ln C}{dx} + nF\frac{dE}{dx}\right)$$

〔F＝ファラデー定数：96,500 クーロン/モル，n＝イオン電荷数〕

である．

図6　拡散とイオン輸送との対比　ドナンの膜平衡

拡散とイオン輸送との対比(鈴木, 星)

電荷をもたない粒子が濃度勾配で輸送されるとき(拡散)	イオンが濃度勾配, 電位勾配で輸送されるとき(イオンの輸送)
濃度(正しくは活動度)：C	電気化学活動度：$Ce^{\frac{nFE}{RT}}$
A→Bへの一方向性フラックス：$M_{A,B} = PC_A$	A→Bへの一方向性フラックス：$M_{A,B} = PC_A e^{\frac{nFE^A}{RT}}$
B→Aへの一方向性フラックス：$M_{B,A} = PC_B$	B→Aへの一方向性フラックス：$M_{B,A} = PC_B e^{\frac{nFE^B}{RT}}$
A→B間のnet flux：$M_{net} = P(C_A - C_B)$	A→B間のnet flux：$M_{net} = P\left(C_A e^{\frac{nFE^A}{RT}} - C_B e^{\frac{nFE^B}{RT}}\right)$
fluxの比：$\dfrac{M_{A,B}}{M_{B,A}} = \dfrac{C_A}{C_B}$	fluxの比：$\dfrac{M_{A,B}}{M_{B,A}} = \dfrac{C_A}{C_B} e^{\frac{nF(E^A - E^B)}{RT}}$
化学ポテンシャル $\mu = RT \ln C + \mu_0$	電気化学ポテンシャル $\mu' = RT \ln C + nFE + \mu'_0$
輸送の駆動力：化学ポテンシャルの勾配	輸送の駆動力：電気化学ポテンシャルの勾配
$\left(\dfrac{d\mu}{d\chi}\right) = RT \dfrac{d \ln C}{dx} = RT \dfrac{dC}{C \cdot dx}$	$\left(\dfrac{d\mu'}{d\chi}\right) = RT \dfrac{d \ln C}{dx} + nF \dfrac{dE}{dx}$
	$= RT \left(\dfrac{d \ln Ce^{\frac{nFE}{RT}}}{dx}\right) = RT \dfrac{1}{Ce^{\frac{nFE}{RT}}} \left(\dfrac{dCe^{\frac{nFE}{RT}}}{dx}\right)$
輸送量 = 濃度 × 粒子の易動度 × 駆動力	輸送量 = 濃度 × イオンの易動度 × 駆動力
$= -C \times U \times RT \dfrac{dC}{C \cdot dx} = -URT \dfrac{dC}{dx} = -D \dfrac{dC}{dx}$	$= -C \times U \times RT \dfrac{1}{Ce^{\frac{nFE}{RT}}} \left(\dfrac{dCe^{\frac{nFE}{RT}}}{dx}\right)$
	$= -URT \times e^{-\frac{nFE}{RT}} \left(\dfrac{dCe^{\frac{nFE}{RT}}}{dx}\right) = -D'\left(\dfrac{dCe^{\frac{nFE}{RT}}}{dx}\right)$

ドナンの膜平衡

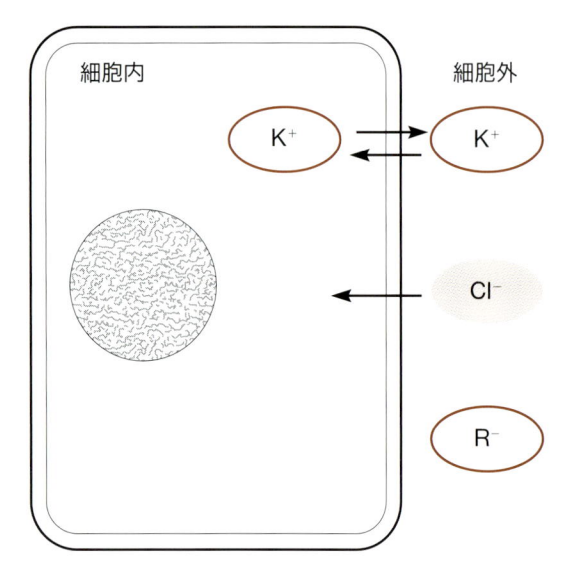

a. 平衡前　　　　　　　　　　　　b. 平衡後

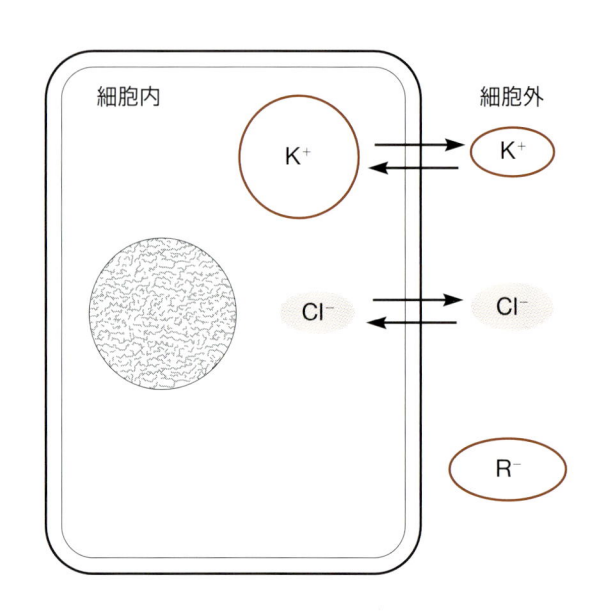

電気化学的ポテンシャル electrochemical potential μ' とは，この式を変換して Nernst-Planck の式を誘導し，その電気化学活動度 electrochemical activity に相当する $Ce^{\frac{nFE}{RT}}$ を，化学的ポテンシャル $\mu = RT \ln C + \mu_0$ の式の C と置き換え，$\mu' = RT \ln C + nFE + \mu_0' = RT \ln Ce^{\frac{nFE}{RT}} + \mu_0'$ なる式で表すことができる．すなわち，イオンが濃度および電位勾配の下で輸送される場合の駆動力は電気化学ポテンシャル勾配 $d\mu'/dx$ に依存していることを意味している．

b. 浸透現象 osmosis

物質の濃度が異なる水溶液を静かに混合すると，溶質分子が濃度の低いほうへ拡散するとともに，溶媒である水は濃度の高いほうへ移動する．このとき，この2種の溶液を半透膜で隔てておくと，水のみが濃度の低いほうから高いほうへ移動する．これを浸透現象という．この駆動力となる水の化学的ポテンシャルが浸透圧 osmotic pressure である．浸透圧は単位容積中の分子数により決まり，溶質の種類とは関係がない．膜の内外におけるこの浸透圧の差が物質を動かす力であるといえよう．1モル溶液は，0°Cで22.4気圧の浸透圧を示し，非電解質ではモル濃度と浸透圧がほとんど等価である．しかし，電解質ではその電離による分子数の変化，イオン間の相互作用などのためにやや高値を示すことが多い．

1モルの理想的水溶液と同じ浸透圧を示す溶液の濃度を1 Osm (osmolar) といい，非電解質のしょ糖では1モル = 1 Osm である．しかし，1モル NaCl では 1.86 Osm となる．

一般に溶液の浸透圧は，その氷点降下度で測定され，1モルの理想的水溶液の氷点降下度 $\varDelta$ は -1.86°C で，$\varDelta/1.86 =$ Osm の関係が成立する．なお，Osm の 1/1000 である 1 mOsm は，37°C で 19.3 mmHg に相当し，血漿の浸透圧は $\varDelta = -0.56$°C = 約 300 mOsm に相当する．

c. Ussing の式

$$\ln \frac{M_{A,B}}{M_{B,A}} = \ln \frac{C_A}{C_B} + \left(\frac{nF}{RT}\right)(E_A - E_B) + \frac{1}{D}\int_0^{x_0} \left(\frac{1}{g'\omega}\right)\left(\frac{dP}{dx}\right)dx$$

〔D = 水中の拡散係数，$g'\omega$ = 1モルの水が膜内を通るときに生ずる単位速度当たりの摩擦，dP/dx = 水を移動させる力，x_0 = 膜の厚さ〕

左辺は，膜を隔てた A→B への流れと，B→A への流れの比である．右辺の第1項は濃度差，第2項は電位差，第3項は溶媒の流れであり，この第3項は細胞の場合きわめて小さいので無視することができる．

この Ussing の式は，受動輸送の判定基準 criterion ともいわれる一般式で，この式に従う場合が受動輸送であり，従わない場合，物質が電気化学ポテンシャル勾配に逆行して輸送されることになり，能動輸送ということになる．

d. 平衡電位 equilibrium potential

細胞膜内外のイオン濃度が異なり，その膜がある特定のイオンのみを透過させる性質をもっているとして，全く受動輸送のみが行われる場合には，膜の両側の電気化学ポテンシャルが等しくなると，イオンの移動が止まり平衡状態となる．すなわち，Nernst の式，

$$E_A - E_B = -\frac{RT}{nF}\ln\frac{C_A}{C_B}$$

となり，このときの電位を平衡電位という．たとえば，神経細胞内 $[K]_i$ は細胞外 $[K]_0$ より高く，細胞膜がKをよく透過し，全く受動輸送のみによっているとすれば，

$$K\ 平衡電位\ E_K = -\frac{RT}{nF}\ln\frac{[K]_i}{[K]_0}$$

となり，細胞内電極法の値 $\varDelta E$ とほとんど変わらない．

e. ドナンの膜平衡 Donnan equilibrium

細胞膜のような半透膜を隔てて，膜の内側に膜を通りえない電解質 R^- と，自由に透過する KCl が膜の内外側にあって，平衡状態に達したとすると，この膜の両側とも電気的に中性，電離平衡にあるわけである．したがって，

$$[K^+]_0 = [Cl^-]_0,\quad [K^+]_i = [Cl^-]_i + [R^-]_i$$

となる．また，膜の両側の K^+ と，Cl^- の電気化学的ポテンシャルは等しいわけで，膜電位を E とすると，

$$RT\ln\frac{[K^+]_0}{[K^+]_i} + FV = 0,\quad RT\ln\frac{[Cl^-]_0}{[Cl^-]_i} - FV = 0$$

となり，したがって，

$$\frac{[K^+]_i}{[K^+]_0} = \frac{[Cl^-]_0}{[Cl^-]_i}$$

となる．この関係をドナンの平衡条件という．しかし，この場合，膜を透過しえない R^- の存在によって，膜内外の透過性のイオン K^+，Cl^- は，膜に選択性がない場合でも，膜の両側の濃度に差を生じ，普通，細胞内は細胞外に対して負の電位をもつ状態で平衡に達することになる．当然，膜を透過しえないイオン R^- の濃度が重要な因子となり，また，仮に平衡状態における膜の内外側のあるイオンの分布が不平等であっても，それだけでそのイオンが膜を透過しえないということはできないことを意味している．

図7 体液の水素イオン濃度

単位の表現法

a. 単位の分量（小さい分量）									
1			1						
10^{-3}	milli	m	0.001						
10^{-6}	micro	μ	0.000	001					
10^{-9}	nano	n	0.000	000	001				
10^{-12}	pico	p	0.000	000	000	001			
10^{-15}	femto	f	0.000	000	000	000	001		
10^{-18}	atto	a	0.000	000	000	000	000	001	

b. 分量を表す記号		
m	l	g
mm	ml	mg
μm	μl	μg
nm	nl	ng
pm	pl	pg
fm	fl	fg
am	al	ag

度量衡換算表

	里	メートル	インチ	フィート	ヤード	マイル		グラム	キログラム	オンス	ポンド	トン(英)	トン(米)
長さ	1	3927.27	154619	12884.9	4294.99	2.44033	重さ	1	0.001	0.035274	0.002204	0.0000009	0.000001
	0.000254	1	39.3701	3.28084	1.09361	0.0006214		1000	1	35.2740	2.20462	0.0009842	0.001102
	0.000006	0.0254	1	0.08333	0.027777	0.000015		28.3495	0.028349	1	0.0625	0.000027	0.000031
	0.000077	0.3048	12	1	0.333333	0.000189		453.592	0.453592	16	1	0.000446	0.0005
	0.000232	0.9144	36	3	1	0.000568		1016050	1016.05	35840	2240	1	1.12
	0.409779	1609.344	63360	5280	1760	1		907185	907.185	32000	2000	0.8928547	1

水素イオンとヒドロニウムイオン

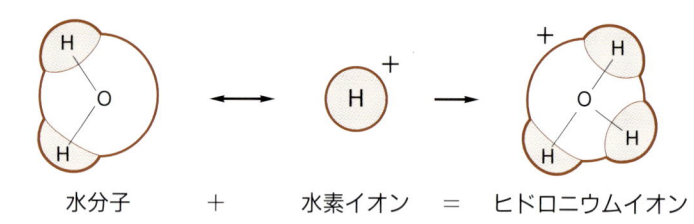

水分子 ＋ 水素イオン ＝ ヒドロニウムイオン

Acid（H^+ donor）	H^+（hydrogen ion）		Base（H^+ acceptor）
H_2CO_3	H^+		HCO_3^-
NH_4^+	H^+	＋	NH_3
$H_2PO_4^-$	H^+		HPO_4^{2-}
HCl	H^+		Cl^-

古い定義では Cl は Acid とされていたが，Cl のみを与えても体液は酸性にならず，Cl を HCl として与える時のみ H^+ のために酸性になる．Cl は新しい定義では H^+ をうけとめるために Base である．

酸とその解離恒数（Ka）

酸	反応	Ka	
硫酸	$H_2SO_4 \rightleftarrows H^+ + HSO_4^-$	非常に大	(K_1)
	$HSO_4^- \rightleftarrows H^+ + SO_4^{2-}$	1.20×10^{-2}	(K_2)
炭酸	$H_2CO_3 \rightleftarrows H^+ + HCO_3^-$	4.30×10^{-7}	(K_1)
	$HCO_3^- \rightleftarrows H^+ + CO_3^{2-}$	5.61×10^{-11}	(K_2)
酢酸	$CH_3COOH \rightleftarrows H^+ + CH_3COO^-$	1.75×10^{-5}	
乳酸	$CH_3CHOHCOOH \rightleftarrows H^+ + CH_3CHOHCOO^-$	1.40×10^{-4}	

炭酸は Ka が小さく，他の酸と混在すれば，その放出する H^+ をうけとってしまう．

5 体液の水素イオン濃度と酸-塩基平衡

生体中の水素イオン濃度は，他の電解質に比べ極端に低く，血液で[H^+]：40 ± 4 nmol程度で，きわめて狭い範囲で恒常性が保たれている．普通，pHにして正常値は7.4 ± 0.05ぐらい，病的な場合，最大[H^+]：20～100 nmol，pH：7.0～7.8範囲を超えると生命を維持することが難しくなる．体液の[H^+]は，その中に溶存している酸と塩基の解離の程度によって決定される．したがって，体液中の酸と塩基とは常にある一定の範囲で平衡状態を保っていることになる．この調節には体内の諸臓器の機能が複雑に関与し，中でも体液自体の緩衝系，肺・腎における調節が重要な働きをしている．

1. 水の解離

各元素の化学的性質は，その原子のもつ電子（エレクトロン）の数と配置によって決定される．Hは基本的に1個の電子をもち，普通，原子核に近い軌道の電子を失うか，あるいはもう1個の電子を受け取って2個の電子をもって安定する．電子を1個失えば陽子（プロトン）となり，原子がむき出しになった状態となる．しかし，水溶液中では一般にH^+が水分子と結合し，$H^+ + H_2O \rightarrow H_3O^+$，$H^+ + 2H_2O \rightarrow H_5O_2^+$，$H^+ + 3H_2O \rightarrow H_7O_3^+$などの水和した型となる．これをヒドロニウムイオン hydronium ionといい，便宜上[H^+]として水素イオンと呼んでいる．水溶液中では，常に陽子の移動の平衡が保たれており，25℃の純水では，1 kg (55.5 mol) 当たりわずかに10^{-7}モルの[OH^-]と[H^+]（実際には[H_3O^+]）とが存在している．この水の解離に質量作用の法則を適用すると，

$$K(水の解離定数(恒数)) = \frac{[H^+][OH^-]}{[H_2O]}$$

となる．このKおよび水の濃度[H_2O]は，水の解離によって影響を受けないから，Kw(量)=[H^+][OH^-]と置き換えることができる．このKwを水のイオン積 ionic productといい，常温(25℃)で1.008×10^{-14}となるので，近似的に$Kw = 10^{-14}$とすることができる．中性溶液では[H^+]=[OH^-]であるから[H^+]=10^{-7}モルとなるが，温度によって変化するため，37℃では6.75が真の中性ということになる．

2. 水素イオン濃度

さて，水に酸や塩基が溶解すると，水中の[H^+]が増減する．しかし，これに対応して[OH^-]も増減し，常にKw=[H^+][OH^-]=10^{-14}(25℃)の関係が維持されている．したがって，イオンの平衡状態を表現するには[H^+]か[OH^-]のいずれか一方の活量を知ればよい．通常，[H^+]の活量を指標とするが，その数があまりにも小さく計算に不便なので，Sorensenの提唱した水素イオン濃度の常用対数をとり，その符号を変えた水素イオン指標 hydrogen ion exponent＝pH が用いられている．

$$pH = -\log[H^+] = \log\frac{1}{[H^+]}$$

〔pH=7中性，pH<7酸性，pH>7アルカリ性〕

なお，水に強酸あるいは強塩基を加えると完全な解離が起こる．このような場合には加えただけの[H^+]あるいは[OH^-]が分離してpHが大きく変動する．しかし，弱酸HAの溶液に強塩基を加えた場合，逆に弱塩基の塩BAに強酸を加えた場合には，互いに中和されてpHの変動があまりみられない．このようにpHが変化しないように働く性質を緩衝作用 buffer actionといい，この作用をもつ溶液を緩衝液といっている．

いま，弱酸の解離に質量作用の法則を適用すると，

$$[HA] \rightleftarrows [H^+] + [A^-], \quad K'(解離定数) = \frac{[H^+][A^-]}{[HA]}$$

となる．これを[H^+]で解くと，

$$[H^+] = K' \frac{[HA]}{[A^-]}$$

となる．これをHendersonの式といい，Hasselbalchはこの式の逆対数を求め，pH，pK'を導入して

$$pH = pK' + \log\frac{[A^-]}{[HA]}$$

とした．これをHenderson-Hasselbalchの式という．

また，[HA]+[A^-]をCとすると，[A^-]/Cは溶けた酸の中の電離した割合となり，これを解離度rという．解離していない酸の割合は$1-r$で，

$$pH = pK' + \log\frac{r}{1-r}$$

で表すこともできる．したがって，これらの式は弱酸溶液におけるpH，解離定数，共役塩基の濃度などとの関係，酸-塩基平衡などを論ずる場合に便利であり，弱酸と塩の混合液のpHは，酸や塩の濃度の絶対値とは無関係に，その比とpK'のみによって決まることを示している．この式はよく用いられる重要な式である．

図8 酸-塩基平衡の調節 重炭酸-炭酸緩衝系によるpHの調節

酸-塩基平衡の調節 (Milhorn)

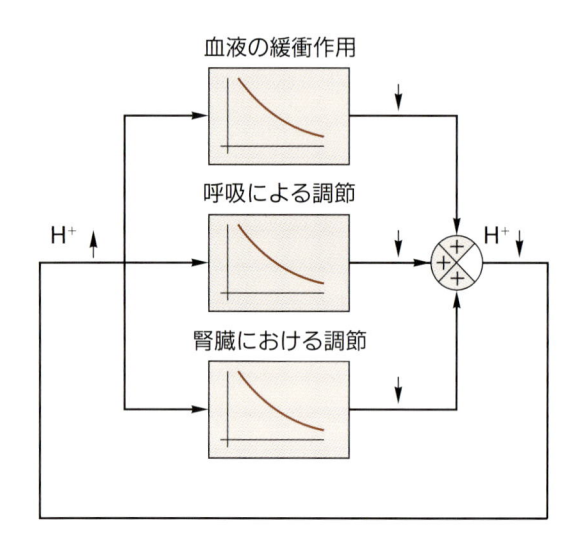

血漿中の重炭酸-炭酸系によるpHの調節 (日野原)

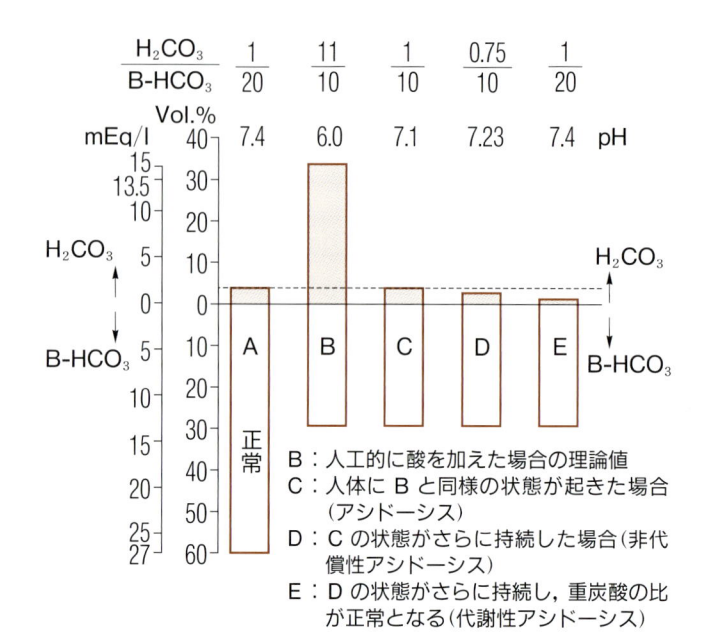

B：人工的に酸を加えた場合の理論値
C：人体にBと同様の状態が起きた場合（アシドーシス）
D：Cの状態がさらに持続した場合（非代償性アシドーシス）
E：Dの状態がさらに持続し，重炭酸の比が正常となる（代謝性アシドーシス）

重炭酸-炭酸緩衝系によるpHの調節 (Jacob, Francone)

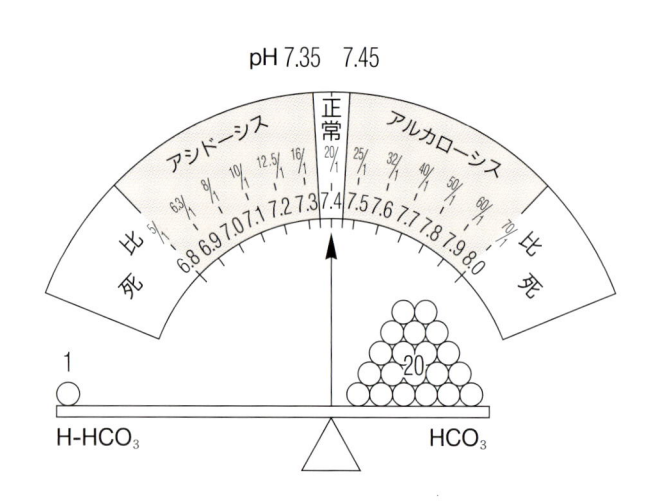

pH-[HCO_3^-]ダイアグラム (Woodbury)

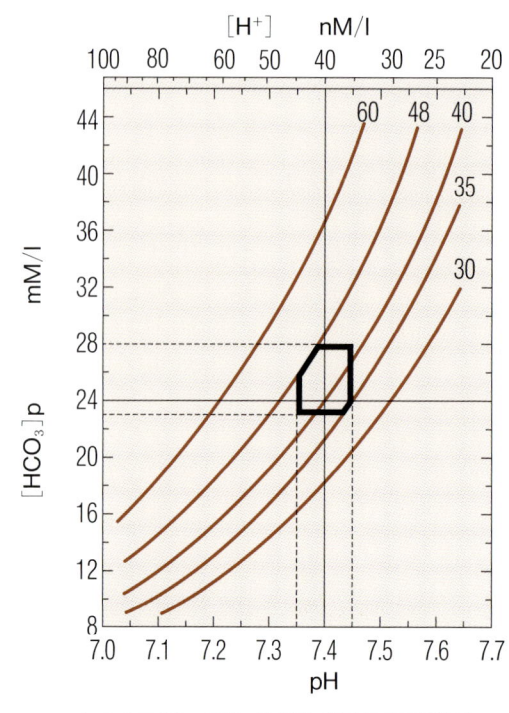

中央太実線で囲んだ部分が正常変動範囲

3. 体液における酸-塩基平衡の調節

 体液あるいは血液中の酸と，塩基との塩類組成の割合は，常に一定に維持されている．したがって，それに依存するpHも7.4付近に保たれているのが普通である．仮に，体液または細胞内のpHが変化すれば，細胞の基本的な生活機能である代謝，ことにその酵素系の働きに対して大きな影響を与えることになり，生活に支障をきたすことになろう．しかし，日常生活を営んでいれば，

① 全身の細胞組織では常に代謝が行われ，その酸化過程の終末産物としてCO_2が産生される．このCO_2は血中で$CO_2 + H_2O \rightleftarrows H^+ + HCO_3^-$ の反応によって弱酸として作用する．

② 筋肉運動を行うと，血液中にCO_2以外の有機酸，乳酸，ピルビン酸などの固定酸が増量し血液を酸性に傾けさせる．

③ ある種の病態では，糖質，脂質代謝の変調により，その代謝過程でアセチルCoAからアセトン，β-ヒドロキシ酪酸，アセト酢酸などのケトン体が産生され，血液を酸性にする．

などによって，からだが常に酸性に傾く傾向にある．そこで生体には，生成された酸を中和したり，過剰の酸を体外に排出して体液の$[H^+]$濃度，すなわちpHを一定に保とうとする機構が備わっているのである．これを体液の酸-塩基平衡の調節といい，その機構として働くのが前述の緩衝作用である．これには，①血液の緩衝作用，②肺からのCO_2排泄，③胃からの酸，塩基の排泄，④胃からのHCl分泌，⑤消化管へのリン酸の排泄，などがある．

 また，化学的な緩衝作用の面から，これらを，

① 重炭酸-炭酸緩衝系 bicarbonate-carbonic acid buffer system
② リン酸塩緩衝系 phosphate buffer system
③ 蛋白緩衝系 protein buffer system

に分けることができる．

a. 血液の緩衝系

 血液は，液体成分である血漿と，有形成分である赤血球とに，それぞれ異なった緩衝系をもっている．

① 血漿の緩衝系：重炭酸-炭酸緩衝系，リン酸緩衝系，血漿蛋白質による蛋白緩衝系
② 赤血球緩衝系：ヘモグロビンによる蛋白緩衝系，リン酸緩衝系

である．

1) 重炭酸-炭酸緩衝系

 血液中には多量の$NaHCO_3$（重炭酸塩，弱アルカリ）と，CO_2（弱酸）とが存在し，この2つが血液中の緩衝剤として重要な働きをしている．すなわち，これらは，

① $NaHCO_3 \rightleftarrows Na^+ + HCO_3^-$ ……………①式
② $HCO_3^- + H_2O \rightleftarrows H_2CO_3 + OH^-$ ……………②式
③ $CO_2 + H_2O \rightleftarrows H_2CO_3$ ……………③式
④ $H_2CO_3 \rightleftarrows H^+ + HCO_3^-$ ……………④式

などの可逆反応によって，酸とアルカリとの中和，緩衝作用を発揮するわけである．このうち，H_2CO_3は弱酸で，イオン化する傾向が少ないのに反し，強電解質である重炭酸塩は高度にイオン化し，①式によって大量のHCO_3^-を生じる．このHCO_3^-は②式のように加水によって解離してOH^-を生成するので，弱アルカリとして作用する．さて，血液中にH_2CO_3が存在する場合，質量作用の法則に従って，④式から

$$Ka(\text{酸の解離恒数}) = \frac{[H^+][HCO_3^-]}{[H_2CO_3]}$$

という式が成立する．すなわち，解離しない酸$[H_2CO_3]$の濃度と解離した$[H^+] \times [HCO_3^-]$との間には，それらの酸に一定の恒数が存在する．

 この式を変換すると，

$$Ka[H \cdot HCO_3] = [H^+][HCO_3^-]$$

となる．なお，血液中の$[HCO_3^-]$の大部分は，重炭酸塩（主として$NaHCO_3$）に由来するので，この式を

$$Ka[H \cdot HCO_3] = [H^+][Na \cdot HCO_3]$$

とみなすことができる．これを変換すると，

$$[H^+] = Ka \times \frac{[H \cdot HCO_3]}{[Na \cdot HCO_3]}$$

となり，前述のHendersonの式になる．

 この式の符号を変換すれば

$$-\log[H^+] = -\log\left(Ka \frac{[H \cdot HCO_3]}{[Na \cdot HCO_3]}\right)$$

すなわち，

$$-\log[H^+] = -\log Ka \times \left(-\log\frac{[H \cdot HCO_3]}{[Na \cdot HCO_3]}\right)$$

となり，前述のHenderson-Hasselbalchの式が成立することになる．

 正常時のH_2CO_3のpKaは6.1，血中重炭酸塩：炭酸は，27：1.35＝20：1であるから，これを上の式に代入すると，

$$pH = 6.1 + \log\frac{20}{1} = 6.1 + 1.3 = 7.4$$

となる．すなわち，血液のpHは主としてこの重炭酸塩（たとえば$NaHCO_3$）と，炭酸（H_2CO_3）との比によって決定

図9 ヘモグロビン（Hb）の緩衝作用

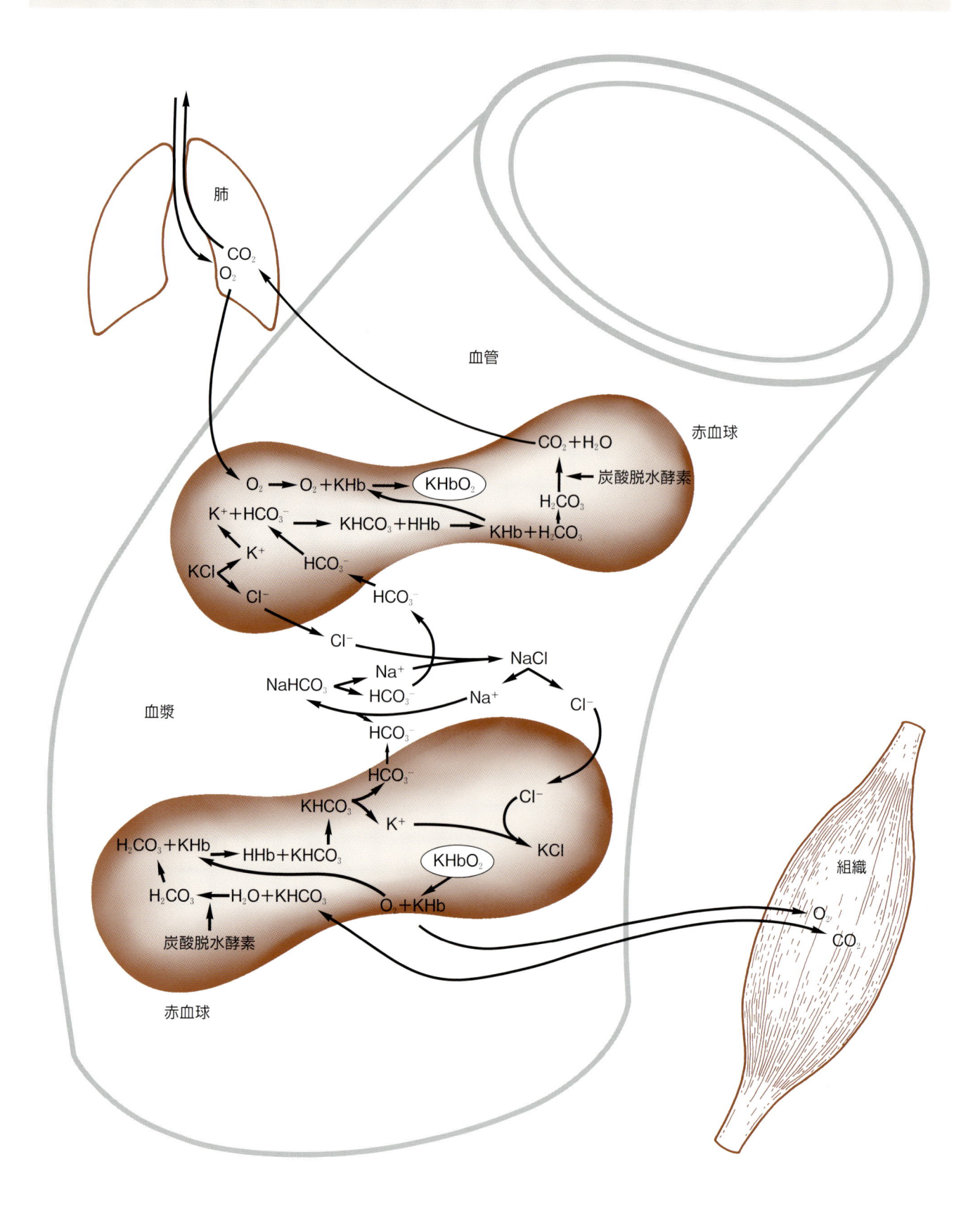

されていることになる.

たとえば，血中に強酸（仮に HCl）が入ってくれば，
$$HCl + NaHCO_3 \rightarrow NaCl + H_2CO_3$$
となり，イオン化傾向のきわめて大きい強酸（HCl）は，イオン化傾向の少ない弱酸である H_2CO_3 に変わり，酸が中和されるとともに中性塩の NaCl を生ずることになる.

なお，生成された H_2CO_3 は $H_2O + CO_2$ に分解され，余分の CO_2 は肺から放出される．この反応によって血中の $NaHCO_3$ が消費され減少するが，同時に H_2CO_3 も減少するので，この両者の比率はわずかに変動するに過ぎない．すなわち，強酸が中和され，緩衝が行われたことになる．また，血中に強アルカリ（仮に NaOH）が入ってきた場合でも，
$$NaOH + H_2CO_3 \rightleftarrows NaHCO_3 + H_2O$$
の反応によって，強アルカリ（NaOH）が弱アルカリ（$NaHCO_3$）となって緩衝され，消費された H_2CO_3 は，肺およびその他の組織から供給される CO_2 と H_2O とが反応して H_2CO_3 を生成し，常に補給される．

さて，重炭酸塩は，上述のように体内に余分の固定酸が生ずると，それを中和する働きがある．このため重炭酸塩は，体内で産出される固定酸を中和するためのアルカリ予備 alkali reserve とも呼ばれている．したがって，その濃度の増減が体内における酸の動向を知る指標となる．なお，血中には Cl^- と等量のアルカリイオンが存在するが，これらは安定した中性塩（たとえば NaCl）を形成し，酸の中和には役立たないので固定アルカリ fixed alkali と呼ばれている．

2）リン酸緩衝系

血液中には，弱酸性の第1リン酸ナトリウム NaH_2PO_4 と，その塩類である第2リン酸ナトリウム Na_2HPO_4 とが存在し，その電離によるイオンの動きは，次のとおりである．

① $NaH_2PO_4 \rightleftarrows Na^+ + H_2PO_4^-$ ……………①式
② $H_2PO_4 \rightleftarrows H^+ + HPO_4^{2-}$ ……………②式
③ $Na_2HPO_4 \rightleftarrows Na^+ + NaHPO_4^-$ ……………③式
④ $NaHPO_4 \rightleftarrows Na^+ + HPO_4^{2-}$ ……………④式
⑤ $HPO_4^{2-} + H_2O \rightleftarrows H_2PO_4^- + OH^-$ ……………⑤式

これらによる pH の動きは，重炭酸-炭酸緩衝系と同様に②式から変換されて，
$$pH = pK' + \log \frac{[HPO_4^{2-}]}{[H_2PO_4^-]}$$
の式が成立する．血漿中の pK' は 6.8 であるから，pH が 7.4 になるためには $[HPO_4^{2-}] : [H_2PO_4^-]$ が 4：1 にならなければならない．すなわち，血中の無機リン酸の約 80％ が HPO_4^{2-} に，約 20％ が $H_2PO_4^-$ に解離していることになる．

もし，この系に強酸（HCl）が入ってくると
$$HCl + Na_2HPO_4 \rightleftarrows NaCl + NaH_2PO_4$$
となり，弱酸に変化させる．

仮に，強アルカリ（NaOH）が入ってくると，
$$NaOH + NaH_2PO_4 \rightleftarrows Na_2HPO_4 + H_2O$$
となり，弱アルカリに変化させて，いずれも中和されることになる．この緩衝系はその血中濃度が低く，血液中では，重炭酸-炭酸緩衝系に比べ，その作用が弱い．しかし，組織内ではリン酸塩類が多いために重要な意義をもっている．

3）蛋白緩衝系

蛋白緩衝系には，血漿蛋白質 plasma protein と，赤血球中のヘモグロビン hemoglobin (Hb) による緩衝系がある．

a) 血漿蛋白質の緩衝作用 本来，蛋白質は両性電解質 amphoteric electrolyte といわれ，酸性の強い溶液中ではアミノ基—NH_2OH が電離して弱塩基のように作用し，アルカリ性の強い溶液中ではカルボキシル基—COOH や，その他の酸基が電離して弱酸として作用する．また，個々の蛋白質によって異なるが，その中間の一定の pH の場合，両者の作用が互いに打ち消されて中性分子となる．この一定の pH を等電点 isoelectric point といい，その蛋白質特有の値をもっている．

生体内に存在する蛋白質の等電点は，一般に体液の pH より少し酸性側にあるため，中性から弱酸として作用し，強酸，強アルカリが血中に入ってきた場合，緩衝作用を発揮することになる．しかし，生体でのこの作用はそれほど強くない．

b) ヘモグロビンの緩衝作用 Hb の緩衝作用は，血漿蛋白質のそれよりはるかに強い．ことに炭酸に対してすぐれた緩衝作用をもっている．重炭酸-炭酸緩衝系が強酸に対してすぐれた緩衝作用を発揮しても，炭酸に対してはあまり効果のみられないところから，種々の組織活動によって生じた CO_2 を緩衝するのに大きな働きをしている．

すなわち，代謝によって生じた CO_2 は，血液中で直ちに赤血球中に拡散し，次のような作用を発揮する．

① 赤血球中に入った CO_2 は，炭酸脱水酵素の働きによって，$CO_2 + H_2O \rightarrow H_2CO_3$ となる．② 同時に O_2 と結合していた Hb（いわゆる酸素化ヘモグロビン HbO_2）が O_2 を放して，いわゆる脱酸素化ヘモグロビン Hb となる．③ これらの Hb は，ともに K 塩と結合しているので，KHb となり，H_2CO_3 に作用して $KHCO_3$ をつくる．④ この重炭酸塩

図10 呼吸と腎臓による酸-塩基平衡

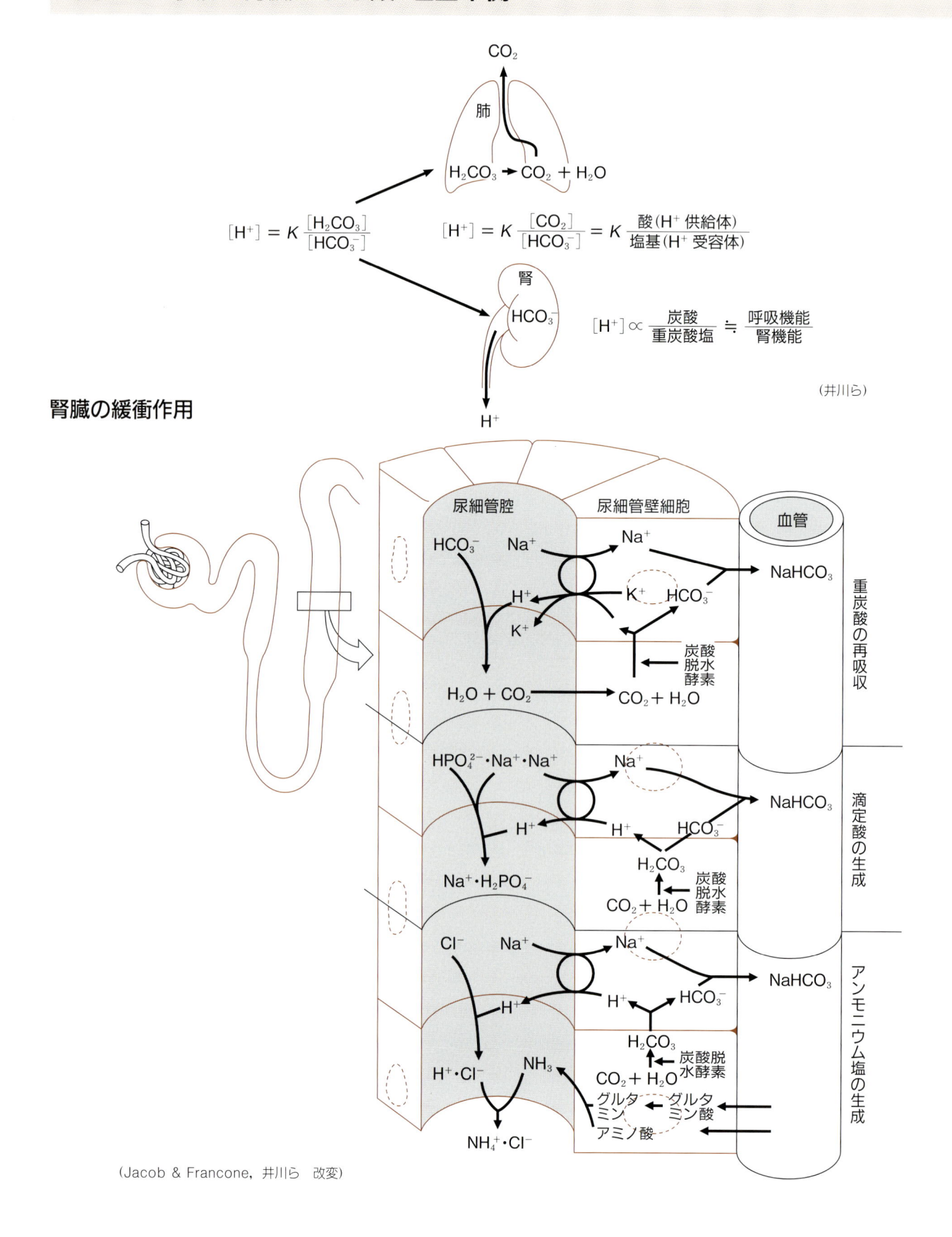

$$[H^+] = K \frac{[H_2CO_3]}{[HCO_3^-]} \qquad [H^+] = K \frac{[CO_2]}{[HCO_3^-]} = K \frac{酸(H^+ 供給体)}{塩基(H^+ 受容体)}$$

$$[H^+] \propto \frac{炭酸}{重炭酸塩} \fallingdotseq \frac{呼吸機能}{腎機能}$$

(井川ら)

腎臓の緩衝作用

(Jacob & Francone, 井川ら 改変)

$KHCO_3$ は，K^+ と HCO_3^- に解離し，このため，赤血球中の HCO_3^- が多くなり，赤血球の膜を通って血漿中に出ていく．⑤一方，これに対して陽イオンである K^+ は細胞膜を容易に通過して血漿中に出ていくことができないため，血球内部と血漿中のイオン平衡が乱れることになる．⑥これを補償するために，血漿中の中性塩である NaCl が解離して Na^+ と Cl^- となり，その Cl^- が赤血球中に入り，血球中のイオン平衡を維持するのである．これをドナン効果 Donnan effect という．⑦なお，血漿中に出た HCO_3^- は，Cl^- を放し，Na^+ 結合して $NaHCO_3$ を形成する．このような Cl^- の動きをクロール移動 chloride shift という．

さて，このように組織で種々の緩衝作用を受けた血液が，肺に循環し，その毛細血管にいくと，そこでは上述の現象とは全く逆の反応が行われる．すなわち，CO_2 を放出，O_2 を結合した Hb が，赤血球中の K と結合する．その結果，赤血球中の HCO_3^- が血漿中のそれより減少するために，血漿中の HCO_3^- が赤血球中に移行し，その代わりに赤血球中の Cl^- が血漿中に出てくることになる．このように Hb は，CO_2 を組織から肺に運ぶ重要な働きをするとともに，CO_2 に由来する HCO_3^- を緩衝して，血液の pH を常に一定の値に保つために大きな働きをしているのである．

b. 呼吸による酸-塩基平衡の調節

上述のように，肺からの CO_2 の排出は，それ自体，体液の酸-塩基平衡を調節する大きな働きをしている．安静の状態では，普通の呼吸運動による換気によって，そのとき組織で生産されている CO_2 すべてを排出することができる．しかし，呼吸運動が十分に行われなかったり，運動などを行って CO_2 産生が増大したりすると，相対的な換気量の低下から，CO_2 の排出が間に合わず，CO_2 が体内に蓄積されることになる．その結果，前述のように血中 H_2CO_3 の増加をきたし，血液 pH が酸性側に傾き，アシドーシス acidosis (酸血症) を起こしてくる．逆に，過剰換気によって組織で産生される以上の CO_2 が排泄されることになると，血中 H_2CO_3 が減少し，$[H^+]$ の産生が少なくなり，pH がアルカリ側に傾き，アルカローシス alkalosis (アルカリ血症) となる．すなわち，体液中の $[H^+]$ が増加すると，それが延髄の呼吸中枢を刺激して呼吸数を増加させ，$[H^+]$ が減少すると抑制して呼吸数を低下させるということになる．

c. 腎臓における酸-塩基平衡の調節

体内の代謝過程で生ずる CO_2 以外の酸，たとえば，リン酸，硫酸，尿酸，ケト酸などは，腎臓における尿中への H^+ の排泄，重炭酸塩の生成，およびアンモニウム塩の形成などによって速やかに処理される．一方，糸球体濾液中に出された H^+ と交換に濾液中の Na^+ が必要量だけ回収され，酸-塩基平衡を維持するために役立っている．

1) H^+ の排泄 —— 尿の酸性化

尿細管の壁をつくっている細胞中では，炭酸脱水酵素の働きによって，CO_2 と H_2O から H_2CO_3 がつくられ，これが H^+ と HCO_3^- に解離する．この H^+ は，糸球体濾液中の Na_2HPO_4 (アルカリ性) の Na^+ 1個と入れ代わり，NaH_2PO_4 (酸性) となって排泄される．一方，遊離した Na^+ は H^+ と交換されて尿細管の細胞中に入り，HCO_3^- と結合して $NaHCO_3$ をつくる．これによって，糸球体濾液，すなわち尿が酸性化されるとともに，体内に Na が保持されるわけである．

2) 重炭酸塩 ($NaHCO_3$) の再吸収

通常，血液中の $NaHCO_3$ は，すべて糸球体で濾過されて尿細管中に放出される．しかし，尿細管壁細胞内では前述のように，細胞内に存在する CO_2 あるいは尿細管から再吸収された CO_2 と，H_2O から炭酸脱水酵素の働きによって H_2CO_3 が産生され，これが解離して H^+ と HCO_3^- となり，H^+ が糸球体濾液中に排泄される．

一方，糸球体濾液中に排泄された $NaHCO_3$ も解離して，その Na^+ が排泄される H^+ と交換に尿細管細胞に入り，HCO_3^- と結合して再び $NaHCO_3$ が産生されている．

3) アンモニウム塩の排泄

尿中には種々の酸が，硫酸塩，リン酸塩，有機酸などとして排泄される．しかし，相当量の陰イオン，たとえば Cl^-，SO_4^{2-} などもアンモニウム塩を形成して排泄されている．すなわち，糸球体濾液中の陰イオンを含むものとして，仮に，NaCl が存在するとすると，NaCl は Na^+ と Cl^- とになる．Na^+ は前述のように H^+ と交換されて細胞内に入り，$NaHCO_3$ として体内に吸収される．Cl^- は尿細管中に排泄された H^+ と結合して HCl をつくる．一方，尿細管細胞内ではグルタミナーゼ glutaminase などの作用によってグルタミンや種々のアミノ酸から NH_3 が産生されている．この NH_3 が前述の HCl と結合し，NH_4Cl という中性塩をつくって尿中に排泄されるのである．また，NaCl の代わりに $NaSO_4$ が濾液中に出ても同様に，SO_4^{2-} は H_2SO_4 をつくり，NH_3 と結合して $(NH_4)_2SO_4$ となって尿中に排泄される．このように腎臓は，アンモニウム塩を形成することで陰イオンを中性塩として排泄処理しているわけである．

図11 安静の生理的効用(1)

動脈圧および静脈圧に対する重力の影響(Ganong)

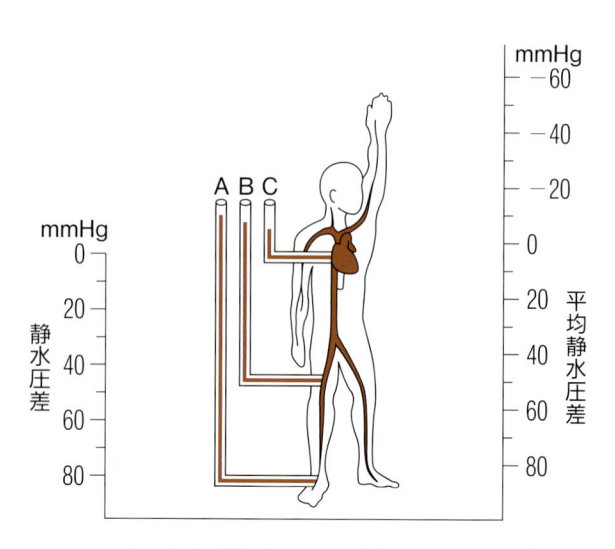

右の目盛は体循環動脈が左心室の位置に対する静力学的圧差を示し、左方の目盛は体循環静脈圧の右心房圧に対する圧差を示す。A, B, Cは立位における足首の静脈、大腿静脈、右心房の圧力を血液柱の高さで示したもの。臥位ではA：10 mmHg, B：7.5 mmHg, C：5 mmHgぐらいとなる。

横臥位での平均動静脈圧(Ochsnerら)

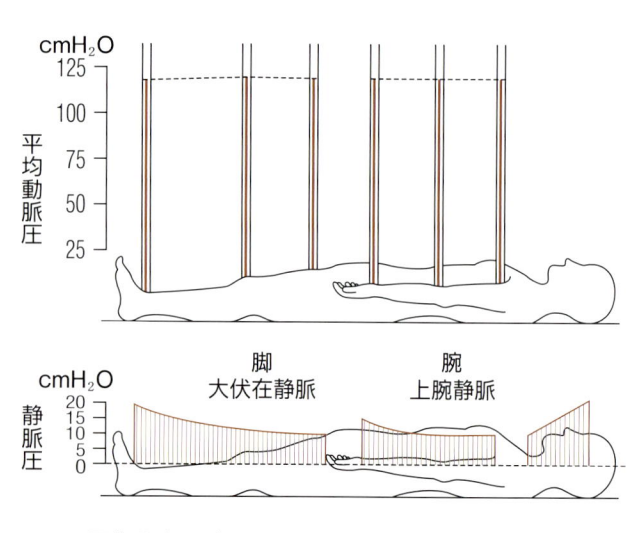

平均動脈圧は末梢にいってもわずかしか減少せず、末梢静脈圧も四肢末端では少し高いが、その後心臓へ向かっての圧勾配はわずかである。

血流配分の模型図(入内島 改変)

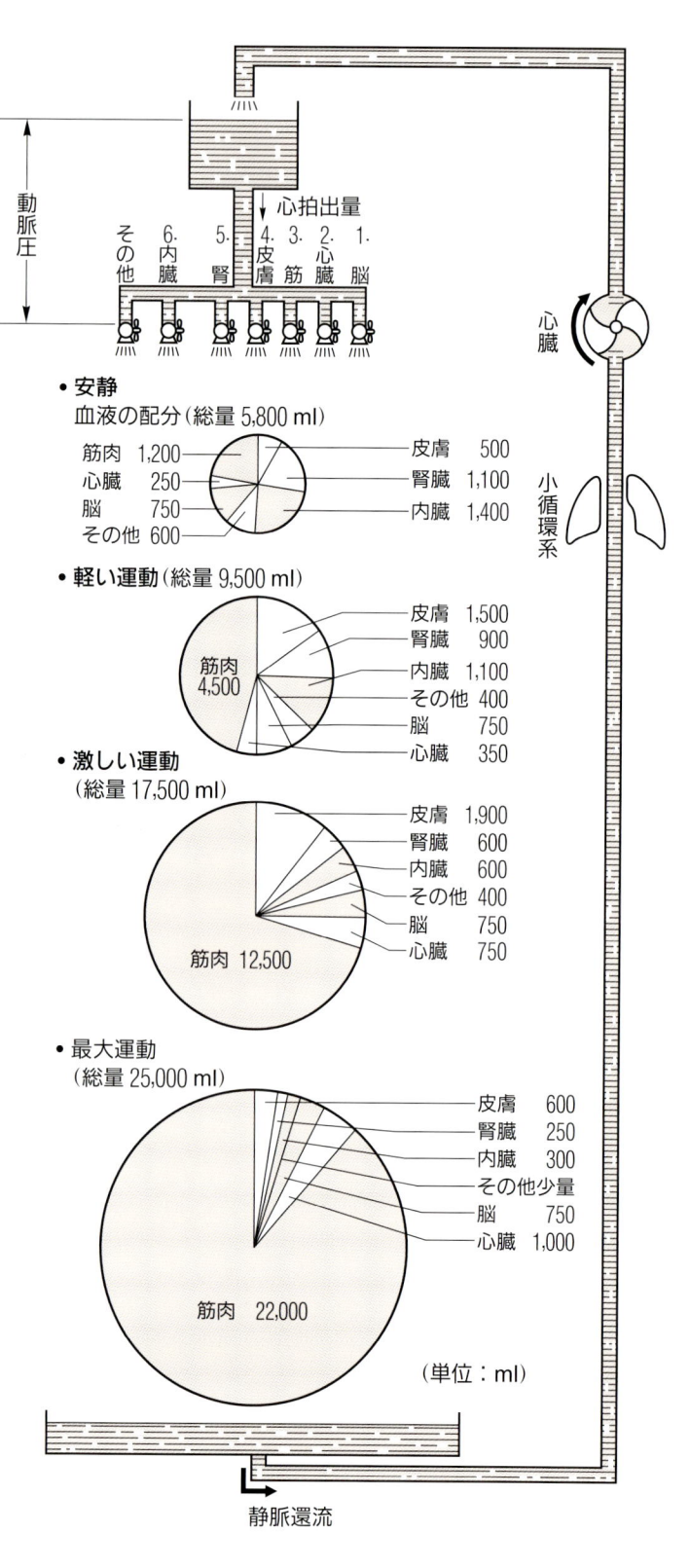

・**安静**
血液の配分(総量 5,800 ml)
- 筋肉 1,200
- 心臓 250
- 脳 750
- その他 600
- 皮膚 500
- 腎臓 1,100
- 内臓 1,400

・**軽い運動**(総量 9,500 ml)
- 筋肉 4,500
- 皮膚 1,500
- 腎臓 900
- 内臓 1,100
- その他 400
- 脳 750
- 心臓 350

・**激しい運動**(総量 17,500 ml)
- 筋肉 12,500
- 皮膚 1,900
- 腎臓 600
- 内臓 600
- その他 400
- 脳 750
- 心臓 750

・**最大運動**(総量 25,000 ml)
- 筋肉 22,000
- 皮膚 600
- 腎臓 250
- 内臓 300
- その他少量
- 脳 750
- 心臓 1,000

(単位：ml)

6 安静

病気にかかると、まず何よりも先に、からだを安静に保って寝ていることが要求される。では、「安静とは生理学的にどんな状態で、病気のときにどうして安静にする必要があるのだろうか」というと、感覚的にはすぐ理解できても、その病気に対して、どのような理由で、安静が必要なのかということを説明することはなかなか難しい。もちろん、ある種の病気にとっては安静が絶対に必要であろうし、ある病気ではむしろ軽い運動ぐらいが好ましいことも考えられる。

ここでまず考えなければならないことは、ある一部の病気を除き、多くの内科的疾患では「病気は治すものというよりは、治るものである」ということであろう。種々の薬物治療は、病気になったからだがその co-ordination によって正常に戻ろうとする力を手助けしているのであって、根本的に病気の原因を撲滅させるというものはごく一部に限られたもののみであるということである。

ここに、病気の場合、からだの安静を保って、余計なエネルギーの消耗を防ぎ、からだの回復を助け、薬物の効果を最大に発揮させる、という意義があるわけである。

1. 安静の意義

正常の場合、からだを安静に保つということには、2つの生理的意義が考えられる。

その1は、肉体的、精神的活動による消耗を最低限に抑え、また、今まで失ったエネルギーを補給して、正常レベルまで回復させること。

その2は、さらに多くのエネルギーを蓄積して、将来の体力、精神面の積極的な充実を図ること、である。

病気の場合は、もちろん前者に相当するが、後者の作用も加われば理想的である。これを生理機能の面から考えれば、次のような過程が体内諸臓器組織において行われていることになる。

(1) 消耗したエネルギーの補給として、体内諸臓器組織における代謝が円滑に行われ、直接エネルギー源が補給（主として O_2 の取り込みによる）される。また、糖、蛋白、脂質、ビタミン、無機物、水など栄養に関する諸物質の取り込みが円滑に行われ、代謝される。

(2) 蓄積した乳酸などの代謝産物の処理（主として O_2 の摂取による）が行われる。

(3) エネルギー関係以外の、神経その他の組織における平衡の回復と調整が行われる。

これらによって身体諸機能が正常状態へ調整されるわけであるが、病気の場合は、さらに病気の侵襲に対する諸臓器組織の抵抗と修復に要するエネルギーの供給が加わることになろう。

2. 安静状態の生理機能とその利点

安静状態は、常に日常生活あるいは運動と対比して考えられる。ここでは安静状態における体内諸機能を運動時と比較して、より影響の大きいものを取り上げ、安静が病気の侵襲に対してどのような利点があるかを考えてみたい。

a. 精神、神経機能の面から

私たちは、日常生活において常に多くの精神的、肉体的ストレッサーに囲まれている。からだを安静にするということは、当然、その環境も静かにするということで、セリエの汎適応症候群（後述）的な考え方からいっても、外部からの刺激が少なくなり、ストレスを解消するように働くことになる。さらに、精神的ストレスも少なくなるということは、精神機能の安定をもたらし、自律神経系のバランスも、むしろ副交感神経緊張型に傾くことが考えられる。したがって後述の呼吸、循環、排泄などの機能に対しても、病気の侵襲に対応しうる好条件をつくることになる。

b. エネルギー代謝の面から

日常生活や、運動を行えば、当然それに必要なエネルギーを消費する。安静状態とは生命維持に必要な最小限のエネルギー以外の消費を極力少なくして、エネルギーの温存を図り、病気に対応するエネルギーをより多く供給することである。このためには基礎代謝に近い状態になりうるような条件が要求される。一般に安静代謝は基礎代謝の1.2倍といわれ、病気の場合、少なくも臥床することが必要で、保温、換気、騒音などの環境条件にも注意しなければならない。

c. 心臓・循環の面から

血液循環の面から、臥位安静と、立位運動の場合とを比較して考えると、まず問題となるのは、血行力学的条件である。

臥位と立位では重力の影響が異なり図11上のように心臓の平均動脈圧を100 mmHgとした場合、足先の太い動脈では85 mmHg もの圧力が余計に加わることになる。臥位ではその圧差が10 mmHg 前後となり、もし心拍出量と末梢血管の抵抗が変わらないとするならば、立位に比べ速や

図12　安静の生理的効用(2)

運動による換気量と脈拍数の変化 長距離選手と一般学生の比較(広田)

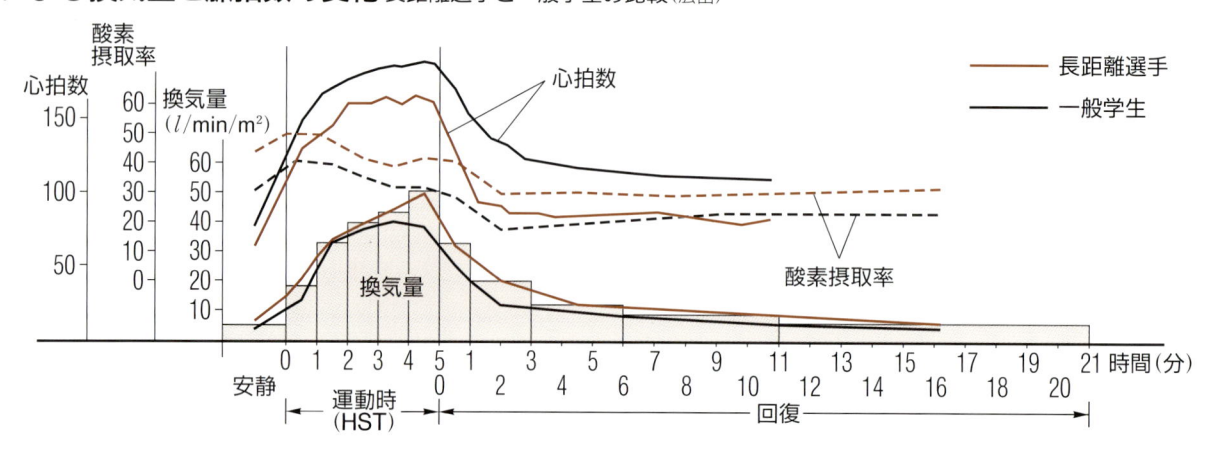

安静時と運動時の1回換気量(左)と1回拍出量(右) (Brecher & Galletti)

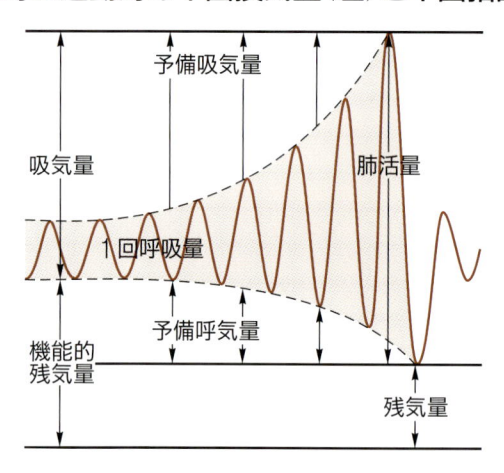

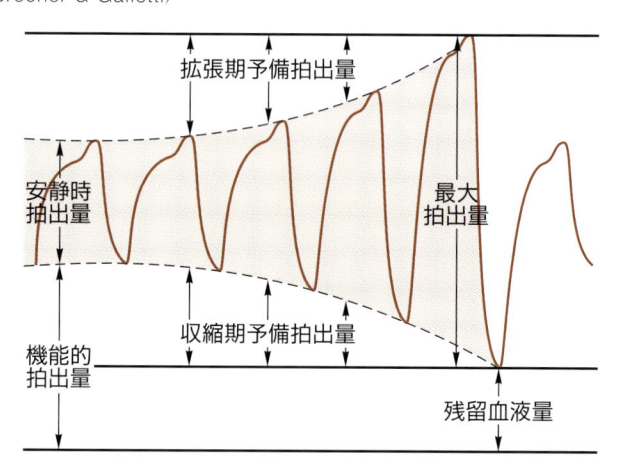

運動による呼吸・心臓循環機能の変動

項目	安静時	最大運動時	安静時●とした時の倍率
呼吸数	約16回/分	約32回/分 呼吸の深さも増す	●●
換気量	約8 l/分	約160 l/分	●●●●●●●●●●●●●●●●●●●●
O_2摂取量	約0.25 l/分	約4〜5 l/分	●●●●●●●●●●●●●●●○○○○○
筋肉が必要とするO_2	血液中O_2の約1/4	血液中O_2の約3/4	●●●
心拍数	70〜75回/分	約200回/分にもなる	●●●
心拍出量	約5 l/分	約35 l/分	●●●●●●●
血圧	約120〜80 mmHg	約180〜85 200〜90 mmHgにもなる	
血流配分	分時拍出量の約47%	分時拍出量の約85%	●●

かな血液循環の行われることが考えられる．また，血液循環が変わらないとするならば，より少ない血圧によって十分血液を体内に循環させることになり，心臓血管に対する負担を軽くすることになろう．さらに，運動を行えば，血圧を正常範囲内に維持するため，多くの調節機構が働いてくる．これに反し，安静では，その必要も少ないことになる．一方，末梢血流は，図11右のように模型化して考えることができる．この血流配分の面から考えると，安静では，1から6の血流バルブすべてが最小限にしめられていることになる．日常生活や運動時に，消化器や骨格筋のバルブを適宜調節してその機能を果たさせていることを考えれば，安静時の心臓機能の負担がより少なくなることになろう．これを心拍出量の面から運動時と対比して示したのがその下の円グラフである．注目すべきことは，脳への血流が常に変わらないことと，安静時のほうが内臓への血流配分率が増加するということである．このことは肝臓その他，種々の内臓に病変のある場合，これらの病巣に対してより多くのO_2や栄養を供給することになり，また，腎血流も相対的に増加し老廃物の処理も円滑に行われることになる．

d. 呼吸機能の面から

呼吸機能の面でも，O_2供給という意味で，エネルギー代謝と全く同様のことが考えられる．日常生活や運動時に比較して，呼吸数，呼吸の深さなど，呼吸運動を最小限に行うことによって，十分O_2の供給，CO_2排出が賄えるならば，この節約したエネルギーを病気に対応する機能へ振り向けることも可能であろう．

e. 腎機能の面から

腎臓も，日常生活や運動時には，安静時に比較して，代謝亢進による老廃物の排泄を行うために，その機能促進を余儀なくされる．したがって，腎機能を最小限に抑えようとする安静状態では，エネルギー消費を少なくするとともに，腎臓自体の安静も保たれるわけである．

f. 体温調節の面から

後述のように，体熱の産生は，主として体内代謝の化学的機構により，体熱の放散は，主として輻射，伝導，対流，蒸散などの物理的機構によって行われ，大脳視床下部の中枢によって統括されているわけである．安静臥床の状態で，保温に十分注意していれば，体熱の放散を最低限に抑えることができる．ヒトの1日に使うエネルギーの大半は，体温維持に使われているわけで，安静臥床して保温につとめ，熱放散が抑えられれば，当然，熱の化学的産生も抑えられることになり，エネルギー保存という点からは，非常に大きな利点となろう．

3. 安静の生理的効用のまとめ

安静状態における生理的な機能を，一言でいうならば，身体諸機能が基礎代謝に近い状態で代謝を行っている状態ということができよう．

では，なぜ病気のときに安静が要求されるかというと，前述のように，一般論としては各臓器組織の生理機能をなるべくエネルギー消費の少ない状態にして，病気に対応するエネルギーの保存を図ろうとすることである．

このことは，特に消耗性の疾患に対して，必要なことであろう．しかし，種々の疾患によっては，その中で異なった意味をもっていることもある．たとえば，肝臓などの内臓疾患では，安静にすると血流量がむしろ増加して，病気の治療により有効であることが考えられる．

また，なかなか薬物治療の奏効しない腎疾患では，からだの安静によって，腎臓自体も安静となり，病巣の拡大を防ぎ，その修復を促進する結果となる．あるいは，感染性の疾患では，病原菌の体内での伝染拡大を防ぎ，病巣を極力小範囲にとどめる効果もあろう．

以上，安静の生理的効用として考えてみると，生理機能全般にわたる問題であり，とてもここでその全容を述べることはできない．

本項では，安静状態と，日常生活あるいは運動時との生理機能の変化を対比して述べてみたが，これらの諸機能は，常に相互に関連して作用しているもので，個々の機能のみを取り上げて論ずることはできない．

図12は，安静時と最強度の運動時における生理機能の変動の概略を簡単に図示したものである．

図13 体液

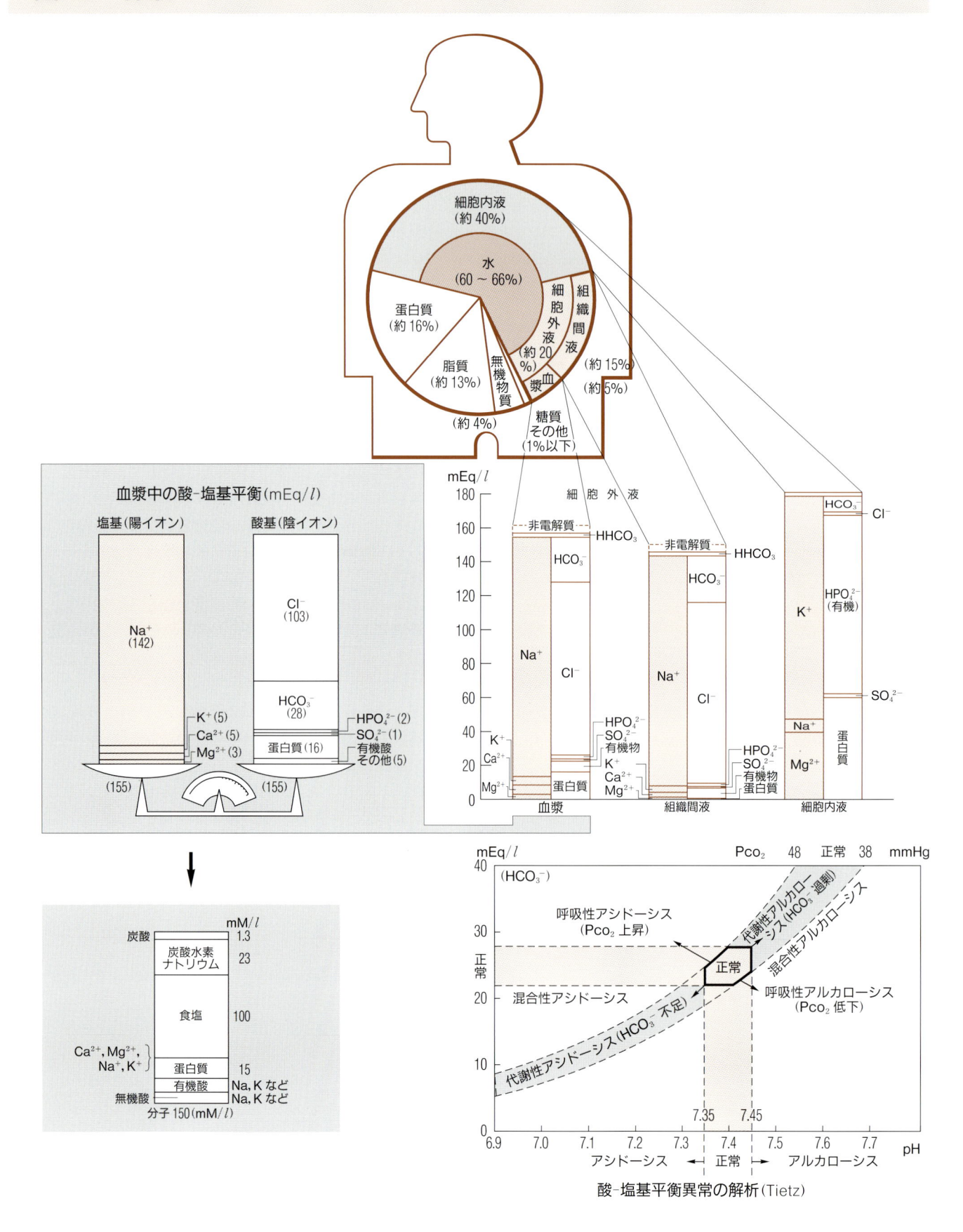

II 体液・血液・リンパ

1 体液

1. 体内の水の分布

		体重の60%が水として	50 kgのヒト
全身の水 (体重の60%として) (50 kgのヒトで30 l)	細胞内の水	40%	20 l
	細胞外の水 組織間液の水	15%	7.5 l
	細胞外の水 血漿の水	5%	2.5 l

2. 水の重要性と生理作用

水は人体の60%以上を占める重要な成分である．水はまた細胞の形態を維持する構成素であるとともに，種々の生理機能を発揮するために必要な調節素でもある．

生物は水さえ摂っていれば，相当長い間生きていることができる．しかし水も断った絶対飢餓の状態ではおよそ1週間前後で死亡せざるをえないといわれている．

a. 水の一般作用
(1) 水はからだの成分を溶解して，体内で化学反応を起こさせる場をつくっている．
(2) 浸透圧の基本因子として，細胞の形態を維持している．
(3) 栄養素の吸収，体液の循環，体内不要物の排泄に必要な運搬を行っている．
(4) 体温を調節している．

b. 水の物理化学的特性
(1) 溶媒能が大きい：多くの物質を溶解することができ，物質の運搬，化学反応を起こさせるために都合がよい．
(2) 電媒常数が大きい：電解質の解離度はそれを溶解している溶液の電媒常数(誘電率)に比例する．電解質のイオン化，イオン反応，pHの維持，生物電気の発生などに都合がよい．
(3) 表面張力が大きい：細い間隙を通って入り込む作用が強いことを意味し，奥のほうの細胞の間まで侵入し，栄養物，老廃物を運搬するのに適している．
(4) 比熱が大きい：水の温度を上げるためには大量の熱を必要とする．人体の60%以上が水であるから，体温を上げるためには非常に大きな熱量が必要である．人体に加えられた熱に対して，その影響を最小限にくい止める作用をしている．
(5) 熱伝導率が大きい：人体は多くの細胞で区切られているために熱伝導によって熱を移動させている．これが大きいことは局部的な温度上昇を防いでいる．
(6) 気化潜熱が大きい：水1 gを水蒸気にするためには，0.585 kcalもの熱量を必要とする．このことは不感蒸泄，発汗などによって熱を放散するために都合がよい．
(7) 融解潜熱が大きい：水は1 g 0.08 kcalもの熱が奪われないと凍結しない．これは人体を凍結から守っている．
(8) 短波長光線の透過性がある：紫外線をよく通し，体内におけるビタミンDの産生などに適している．

3. 体液と電解質

体液あるいは血液内の塩類組成は，常に酸と塩基の比率が一定に保たれ，pHが常に7.4付近に維持されている．前述のようにこのpHが変動すれば細胞の機能に大きな影響を与える．しかし，全身の組織細胞が生活を行っている以上，その代謝過程で生ずる酸性物質によって，体液は常に酸性に傾く傾向にある．すなわち，第1に代謝産物としてのCO_2が$CO_2 + H_2O \rightleftarrows H^+ + HCO_3^-$となり弱酸として作用する．第2に筋運動の結果，乳酸，ピルビン酸などの増加がみられる．第3にはある種の疾患，たとえば重症の糖尿病などでは，アセトン体などの発生をみてからだの酸性度を助長する結果となる．幸いなことに体内ではこの酸-塩基平衡，すなわち体液中の水素イオン濃度を調節する機構が数多く存在する．すなわち，① 血液の緩衝作用，② 肺からのCO_2排出，③ 腎からの酸，アルカリの排泄，④ 胃からのHClの分泌，⑤ 消化管へのリンの排泄，などである (p.17, 酸-塩基平衡の調節の項参照)．

さて，細胞内液，組織間液および血漿中における電解質は正常の場合，図13のように陽イオンと陰イオンが存在し，血漿の場合，そのmEq/lで示すと154〜155 mEq/lの範囲内で平衡が保たれているのが普通である．このため健康時の血液のpHは7.3〜7.45の範囲を出ることはない．7.0以下になると全身の細胞，特に大脳の神経細胞の活動が極度に制限され，昏睡に陥り，生命の危険さえある．また，pH 7.8以上になると神経細胞の興奮性が上がり，全身の痙攣を起こし，同様に危険な状態となる．

普通，血液のpHが正常範囲より酸性側に傾いた場合をアシドーシス acidosis (酸血症)，アルカリ側に傾いた場合をアルカローシス alkalosis (アルカリ血症) という．血漿

図 14 水の出納

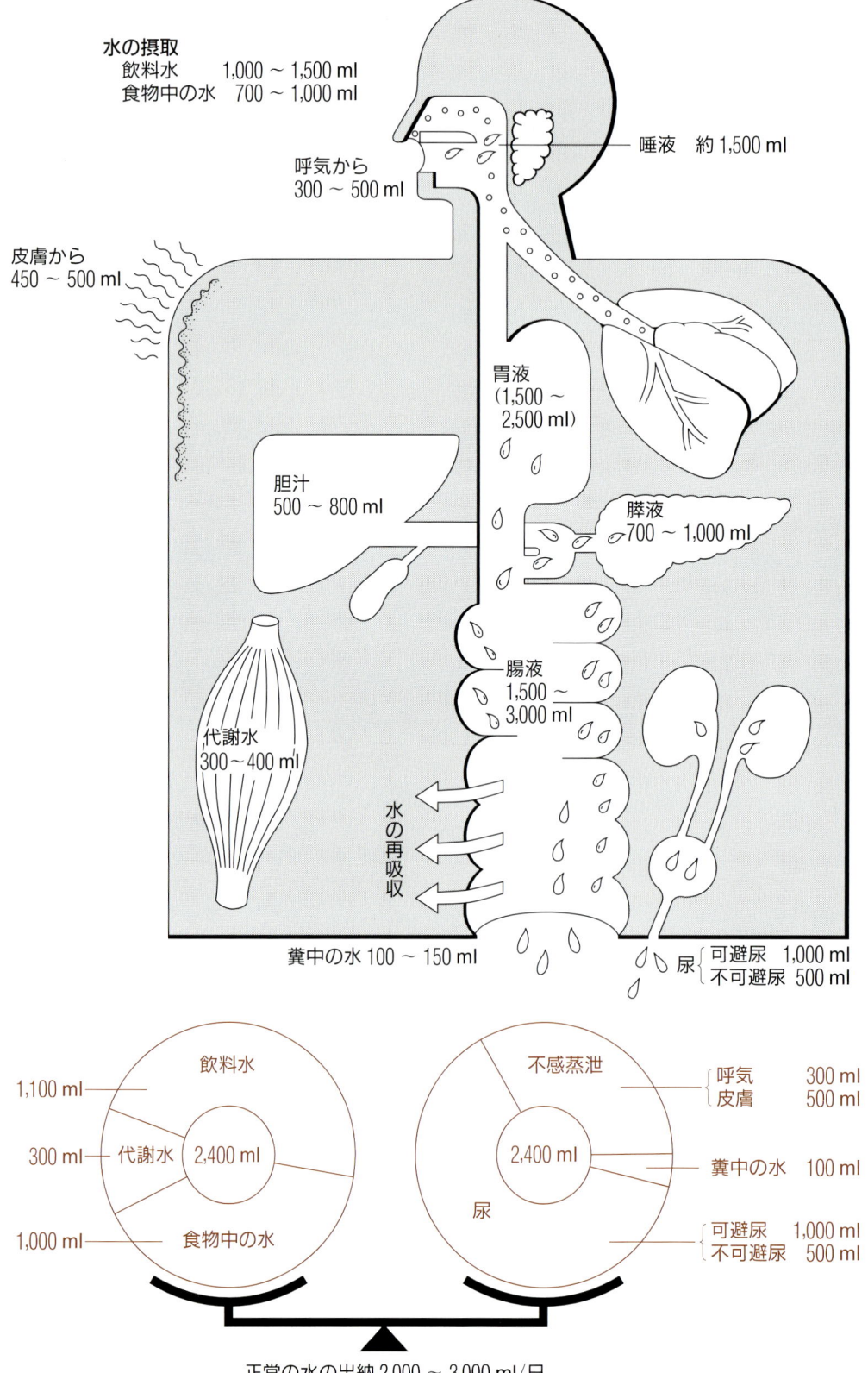

水の摂取
- 飲料水　　　1,000〜1,500 ml
- 食物中の水　　700〜1,000 ml

唾液　約 1,500 ml

呼気から　300〜500 ml

皮膚から　450〜500 ml

胃液（1,500〜2,500 ml）

胆汁　500〜800 ml

膵液　700〜1,000 ml

腸液　1,500〜3,000 ml

代謝水　300〜400 ml

水の再吸収

糞中の水　100〜150 ml

尿 { 可避尿　1,000 ml / 不可避尿　500 ml

【摂取側 2,400 ml】
- 飲料水　1,100 ml
- 代謝水　300 ml
- 食物中の水　1,000 ml

【排出側 2,400 ml】
- 不感蒸泄 { 呼気　300 ml / 皮膚　500 ml
- 糞中の水　100 ml
- 尿 { 可避尿　1,000 ml / 不可避尿　500 ml

正常の水の出納　2,000〜3,000 ml／日

中のイオンを酸-塩基平衡の点から考えてみると，図13のように酸性の因子として炭酸〔正確には溶存するCO_2分子＋H_2CO_3（弱酸）〕，アルカリ性因子として$NaHCO_3$（重炭酸塩）があげられ，この両者のバランスによって血液の水素イオン濃度が決められるといってよいであろう．$NaCl$，蛋白質，有機酸塩類，無機塩類などは中性の因子であり，もし，運動によって乳酸が増量したり，糖尿病などでケト酸が増加するとからだがアシドーシスに傾くことになる．代謝異常によって生じた酸類は$NaHCO_3$により中和され有機酸塩となり，H_2CO_3を生じ，肺で$H_2CO_3 \rightarrow H_2O + CO_2 \uparrow$の反応で処理される．その結果，血漿中イオンとしてはHCO_3^-の減少がみられる．これを代謝性アシドーシスという．換気が悪く肺胞のCO_2分圧が上昇すれば，血中CO_2分圧の増加，すなわちH_2CO_3の増量がみられる．このような状態を呼吸性アシドーシスという．分解できない不揮発性の有機酸，無機酸は結局腎臓から排泄されるが，腎機能の低下があれば，当然これらが増加し，HCO_3^-の減少をきたす．この場合も代謝性のアシドーシスである．呼吸性アルカローシスは過剰換気によって血中炭酸ガス分圧（P_{CO_2}）が減少し，血中H_2CO_3濃度が下がった場合である．代謝性アルカローシスは大量の胃液を吐いてHClを失った場合などにみられる現象であり，下痢をすれば大量のアルカリを含む腸液の喪失があるので代謝性アシドーシスに陥りやすい．

4. 水の出納

a. 水の摂取

普通ヒトの摂取する水は，飲料水として1,000〜1,200 ml，食物中に含まれる水として600〜1,000 ml，代謝水として300〜500 mlぐらいである．このうち，飲料水はからだの水の需要によって変動させることができるので，飲料水が水の摂取の調節部となっている．代謝水 metabolic water（酸化水 oxidation's water）とは吸収された栄養素が体内で酸化されるときに生ずる水で，各栄養素によって異なっている．水が充分に摂取できるときは，あまり問題にならない．しかし，水が欠乏すると体内で水としての利用価値が大きくなってくる．

b. 水の排泄

経口的に摂取された水や，代謝水のほかに消化管内には大量の消化液が分泌されている．正常の状態ではこれらを体外に排出する経路として，次の3つの経路が考えられる．

1）糞便中への排泄

消化管内には毎日大量の消化液と，飲料水，食物中の水，合わせて10 l 以上もの水が入ってくるのであるが，その大部分は大腸で再吸収されて，糞便中に排泄されるのはわずかに1日約100〜150 mlである．

2）不感蒸泄 insensible perspiration

私たちが意識しないうちに，呼吸器および体表面から蒸発して失われる水分を不感蒸泄といっている．発汗はある意味では意識的で不感蒸泄に入らない．肺内は常に水蒸気で飽和されており，したがって呼気の中に入って排泄される水として1日約300 ml，皮膚表面から絶えず蒸発する水として約500 ml，合計約800 mlが毎日排泄されている．

3）腎臓からの排泄

腎臓は水の排泄の大部分を受けもっているもので，尿として1日約1,500 mlが排泄される．このうち，約500 mlは人体内でできる老廃物を溶解して排出するために必要な最小限度の量で，水を全く摂らなくても排出されるために不可避尿と呼ばれている．残りの約1,000 mlが体内の水の需要に応じて増減し，水の動的平衡を維持している調節部で，これを可避尿あるいは随意尿という．

c. 水の供給の異常

水の需要供給の安全弁となるのは，口渇感 thirstである．普通細胞内液が不足すると起きてくるといわれている．

1）水の供給が不充分の場合

生体は，まず，排泄を制限し，水分の不足を最小限に止めようとする．ついで血液の水分が減少し，いわゆる乏水血症 anhydremiaとなる．さらに，水分の不足が持続すると，組織間液水分の減少，さらに細胞内液の減少を生じてくる．細胞内液が10％以上減少すると，種々の機能障害，循環障害，細胞の萎縮など重篤な症状を呈する．

2）水の供給が過剰な場合

まず，腎からの排泄が増加し尿量が多くなり，ついで糞便中の水分が増し下痢が起こる．さらに汗など腎以外の排泄機構により水分を除去しようとするが，それでも排泄しきれない場合には，血液水分の増加，いわゆる水血症 hydremiaとなり，さらに細胞内水分の増加，細胞の膨化をきたす．10％以上細胞内水分が増加すると重篤な機能障害を伴う．高度になると水毒症 water intoxicationとなり，嘔吐，痙攣などを起こして死亡することもある．

図 15　むくみ発生のしくみ(1)

むくみ発生に関係する因子

1. **局所性因子**(血管因子)
   ① 毛細血管の透過性の亢進
   ② 毛細血管内圧の上昇
   ③ 血漿膠質浸透圧の低下
   ④ 組織液膠質浸透圧の上昇
   ⑤ 組織圧の低下
   ⑥ リンパ流の阻止

2. **全身性因子**(体液調節因子)
   ① 腎機能障害(水，塩類代謝の障害)
   ② 内分泌性因子の関与(ADH，アルドステロンなど)
   ③ 未知のしくみ

局所性因子

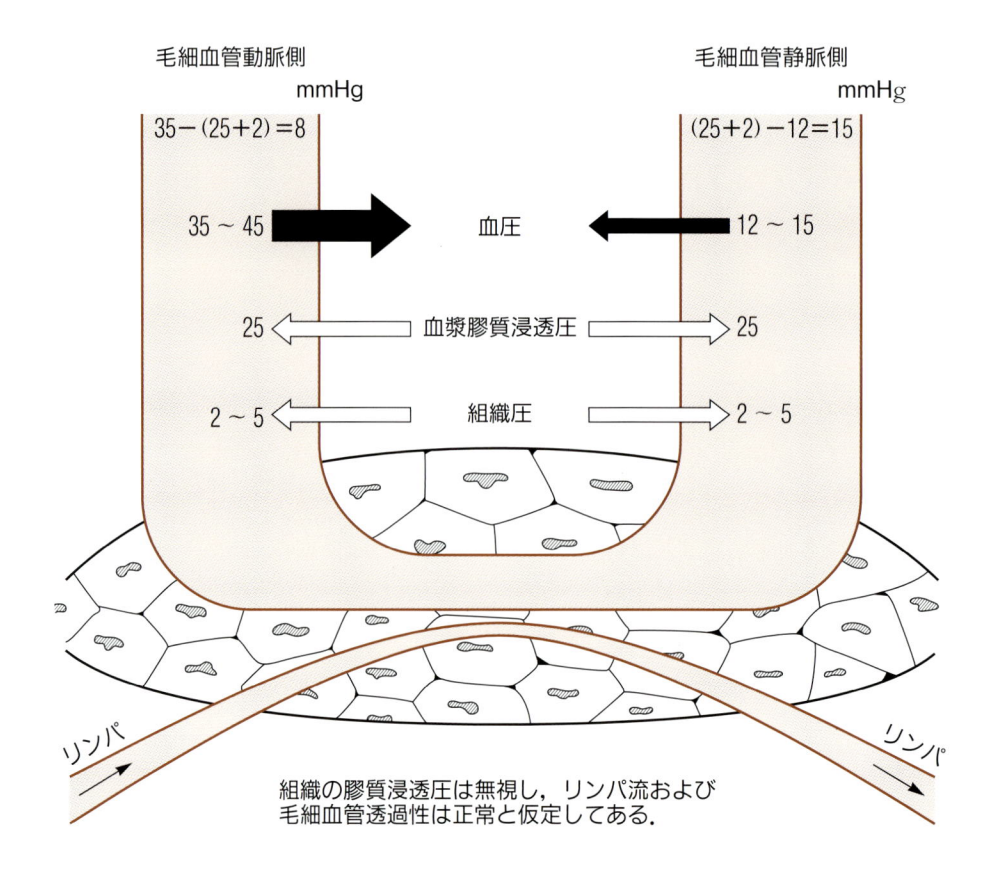

毛細血管動脈側　　　　　　　　毛細血管静脈側
mmHg　　　　　　　　　　　　mmHg

35−(25+2)=8　　　　　　　　(25+2)−12=15

35〜45　→　血圧　←　12〜15

25　←　血漿膠質浸透圧　→　25

2〜5　←　組織圧　→　2〜5

リンパ　　　　　　　　　　　　リンパ

組織の膠質浸透圧は無視し，リンパ流および
毛細血管透過性は正常と仮定してある．

2 むくみ

1. むくみとは

からだの中の水分代謝が乱れ、水の分布が変わり、組織間液が異常に貯留した状態をむくみと呼んでいる。むくみのある部位は、腫れぽったく、下腿のむくみでは指先で圧迫するとその痕が残る。これを圧窩といい、このような場合には水分の貯留によって体重が正常の 10% 以上増加していることが多い。もし 10% 以下の場合には圧窩を認めることが少なく、このような状態を潜在性浮腫と呼んでいる。

さて、むくみは、末梢における毛細血管と組織との間の体液の交流が円滑に行われなくなったために、組織間液が異常に貯留するものである。その局所における現象としては、組織間液中の Na が増量し、それに関連して血液中から Cl や水分が、組織間へ移動してくる。貯留している浮腫液は、すべて血液に由来し、その組成は血液中から有形成分と高分子の血漿蛋白質を除いた血漿成分と考えればよい。

2. むくみ発生のしくみ

むくみを起こすしくみとしては、一般にその成り立ちから次の2つの要素に分けることができる。

その1は、末梢組織で毛細血管内血液と、組織間液との体液の交流を調節する局所性因子（血管因子）であり、その2は、からだ全体の水および電解質の出納を調節している機能（全身性因子、体液調節因子）である。この両者のいずれかの不調によってむくみを生じてくるが、これには図15上表のような要素が考えられている。

a. 局所性因子

末梢組織における毛細血管内血液と、組織間液との体液交換は、図15のように、血管内の圧力と、その周囲の組織との圧力の差、すなわち Starling の法則に従っているわけである。しかし、近年、末梢の毛細血管も単にこの物理学的な変化のみによって、そのすべての体液を交換している

ものではないと考えられている。毛細血管には true capillaries と metarterioles とがあり、その接合部には括約筋的な収縮性の筋細胞があって、必要に応じて毛細血管内血流を調節しているのである。さて、この毛細血管部の水の出入りに影響を与える因子には、次のようなものがある。

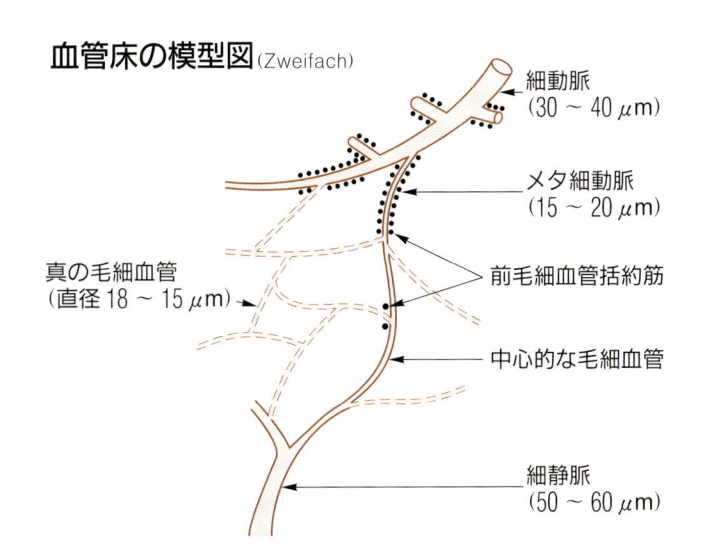

血管床の模型図(Zweifach)

- 細動脈 (30〜40 μm)
- メタ細動脈 (15〜20 μm)
- 真の毛細血管 (直径 18〜15 μm)
- 前毛細血管括約筋
- 中心的な毛細血管
- 細静脈 (50〜60 μm)

1）毛細血管の透過性

末梢組織における物質の移送交換は、すべて毛細血管を通して行われる。ここにおける物質拡散がむくみの大きな要因となるわけで、正常の場合でも毛細血管動脈側では1分間に血漿中 Na の 78% が組織液と置換されるといわれている。当然、これに伴って大量の水分の移行も行われている。もし、この毛細血管の透過性が増大すれば、水や塩類ばかりではなく、血漿蛋白質や脂質までも組織間隙に透過して、その膠質浸透圧が増加し、さらに水分を貯留することになる。火傷や熱傷、虫さされ、炎症によるむくみなどは、この機序によるところが大きい。

2）毛細血管内圧

毛細血管内の血圧のことで、図15のように動脈側では高く、組織に向かって物質を押し出す力として作用している。血圧はその後、漸次低下して、組織側の圧力と等しくなり、さらに静脈側に至ると、血圧の低下によって、逆に血管内へ物質が押し込まれてくることになる。これによって血管内血液と組織との間の物質交換が行われているわけである。この内圧の変動は心不全における静脈圧上昇、長い間立っていたときの水力学的な圧力による足のむくみなどの場合にみられてくる。

Starling の法則

濾過／組織／再吸収／毛細血管

図16　むくみ発生のしくみ(2)

全身性因子による体液の調節(阿部ら　改変)

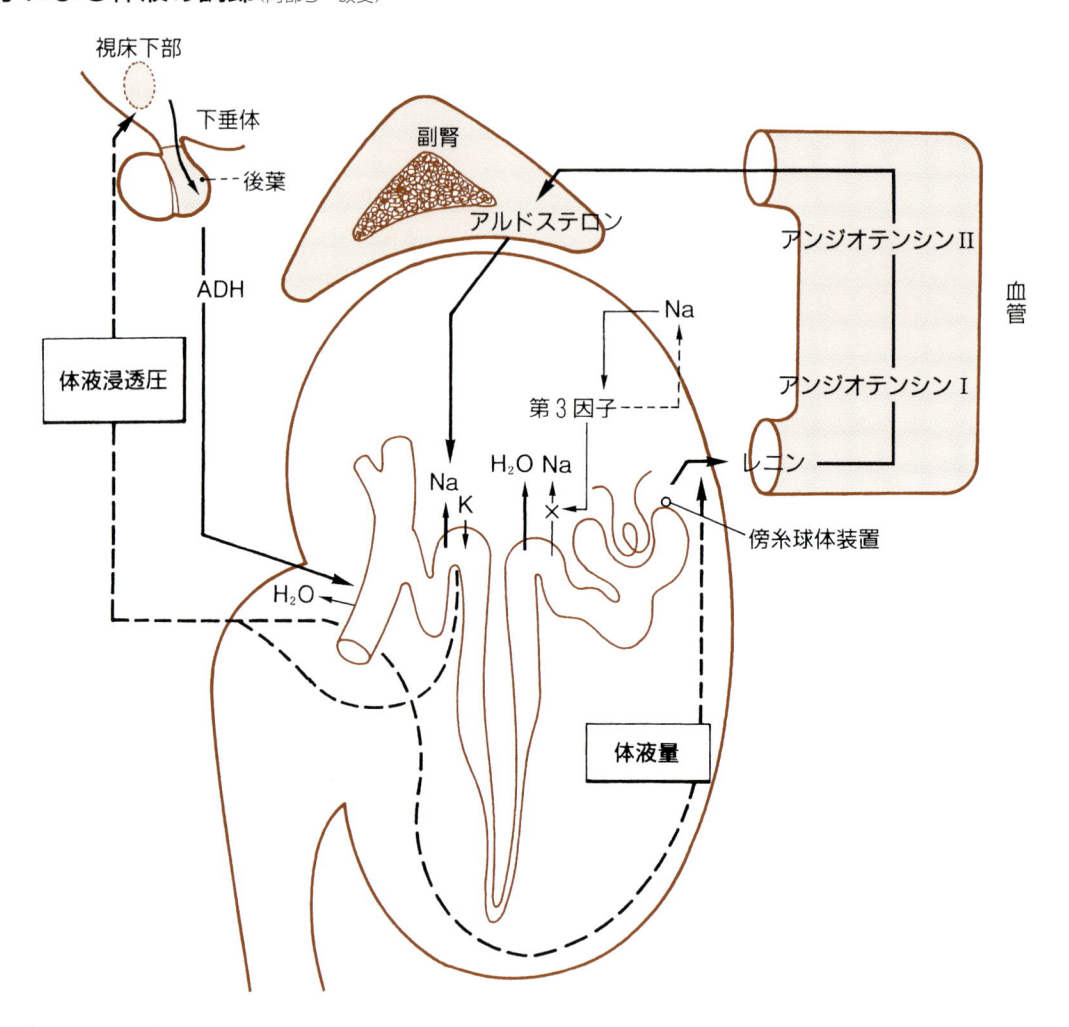

むくみの分類とその成因(岸本ら　改変)

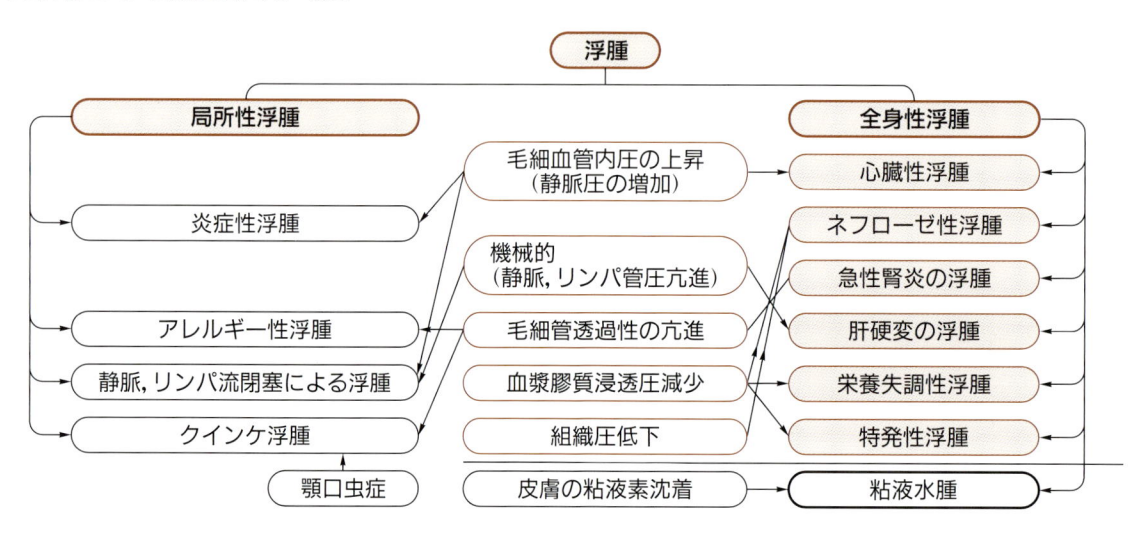

```
                            浮腫
        ┌────────────────────┴────────────────────┐
    局所性浮腫                                  全身性浮腫
        │                                          │
        │          毛細血管内圧の上昇 ──────→ 心臓性浮腫
        │           (静脈圧の増加)
     炎症性浮腫                                 ネフローゼ性浮腫
                     機械的
                 (静脈,リンパ管圧亢進)          急性腎炎の浮腫
     アレルギー性浮腫
                    毛細管透過性の亢進           肝硬変の浮腫
   静脈,リンパ流閉塞による浮腫
                    血漿膠質浸透圧減少           栄養失調性浮腫
     クインケ浮腫
                     組織圧低下                  特発性浮腫
        顎口虫症     皮膚の粘液素沈着            粘液水腫
```

3）血液の膠質浸透圧

毛細血管壁は半透膜的性質をもち，蛋白質などの高分子物質を透過させないため，主として血漿蛋白質による膠質浸透圧の影響を受ける．その作用としては，血漿中の水分を血管内に引き止めておくように，あるいは血管内に水分を引き込むように働いている圧で，血漿蛋白質が 7 g/dl ぐらいのときで約 25 mmHg ぐらいの圧力に相当する．その大半は血漿アルブミンによるもので，血漿グロブリンのそれよりも約 5 倍も強いといわれている．したがって血漿アルブミンの減少，すなわち栄養失調，栄養不良，ネフローゼ症候群などのむくみの大きな要因となっている．

4）組織液の膠質浸透圧

普通，組織間液中の蛋白質は，ごく少量で膠質浸透圧はあまり問題にならない．しかし，毛細血管壁の透過性が増大して，大量の血漿蛋白質が組織に濾出するようなことがあると，この圧が著明に増加してむくみを生じる．

5）組織圧

組織の結合織および弾力線維などの圧力で，皮下組織で 2〜5 mmHg ぐらいの圧力がある．むくみがみられる場合，よく眼瞼部から始まるのは，この部の組織圧が比較的低いためであろう．

6）リンパの流れ

リンパの流れが停滞すると，組織間隙に水分の貯留を起こしてくる．しかし，末梢組織におけるリンパ流を確認することはなかなか難しい．象皮病，フィラリアなどのむくみは主としてこのリンパ流の障害によるものといわれている．しかしリンパ流のみの異常によってむくみを起こしてくることは比較的少ない．

これら 6 つの局所性因子による末梢の移動に対する作用をまとめたのが**図 15 下**である．毛細血管動脈側では差し引き約 8 mmHg の圧力で，血管内→組織へ，静脈側では差し引き約 15 mmHg の圧力で組織→血管内へ物質の移行が行われていることになる．

しかし，むくみがこれら局所性因子のみの変調によって発生するものであれば，むくみが高度になるに従い血管内と組織中の総合的な圧力が等しくなり，ある一定のところで平衡状態に達し，理論的にはそれ以上むくみが高度にならないはずである．にもかかわらず往々にして臨床的には計算上ありえないほどの大量の全身性浮腫をみることがある．これは生体全体としての恒常性を維持しようとする全身性因子の体液調節機構が関与しているためである．

b．全身性因子（体液調節因子）

生体全体として体液の平衡を調節維持している腎機能と，これに関与するホルモンの異常もむくみ発生の要因となる．

1）抗利尿ホルモン antidiuretic hormone（ADH）

ADH は下垂体後葉から分泌されるホルモンで，腎の尿細管および集合管に働いて水分の再吸収を促進させる作用がある．その分泌は，視床下部などにある体液浸透圧の変動を感知する圧受容器の働きによって調節されている．全身性のむくみの場合，このホルモンによる腎からの水分排泄が関与していることを無視することはできない．

2）アルドステロン aldosterone

アルドステロンは副腎皮質の顆粒層から分泌され，腎の遠位尿細管に作用して，Na の再吸収を促進し，結果的に K の排泄を促すホルモンである．仮に細胞外液が減少すると，腎の輸入動脈壁にある傍糸球体装置が働き，レニンを分泌させ→アンジオテンシン I →アンジオテンシン II と作用して，これが副腎皮質におけるアルドステロンの生成と分泌を促進させる．その結果，Na の再吸収が促進され，組織間隙に Na と水を貯留させ，細胞外液の減少を緩解させる．しかしこの分泌が過剰になると，水分の貯留が過剰となりむくみを助長させることになる（p.323，ホルモンの項参照）．

3）その他

なお，Na の排出に関連した利尿に関係するものとして，糸球体濾過率に関与する因子およびアルドステロンの分泌低下などのほかに，腎の近位尿細管に作用して Na の再吸収を抑制する機構のあることがわかってきているが，しかし，まだその本態は明らかにされていない．

以上，むくみ発生のしくみとしては，前述の局所性因子がその根底をなし，それに全身性因子が関与していると考えればよいであろう．さらにこの 2 つの因子の悪循環が起これば，むくみが助長されることになるのである．

3．むくみの分類とその成因

臨床上みられるむくみは，部分的にみられる局所性浮腫と全身性浮腫の 2 つに大別することができる．これらの分類と，その成因となる局所性因子の障害との関連を簡単に図解したのが**図 16 下図**である．

図17　血液の組成　血液量

血液の組成

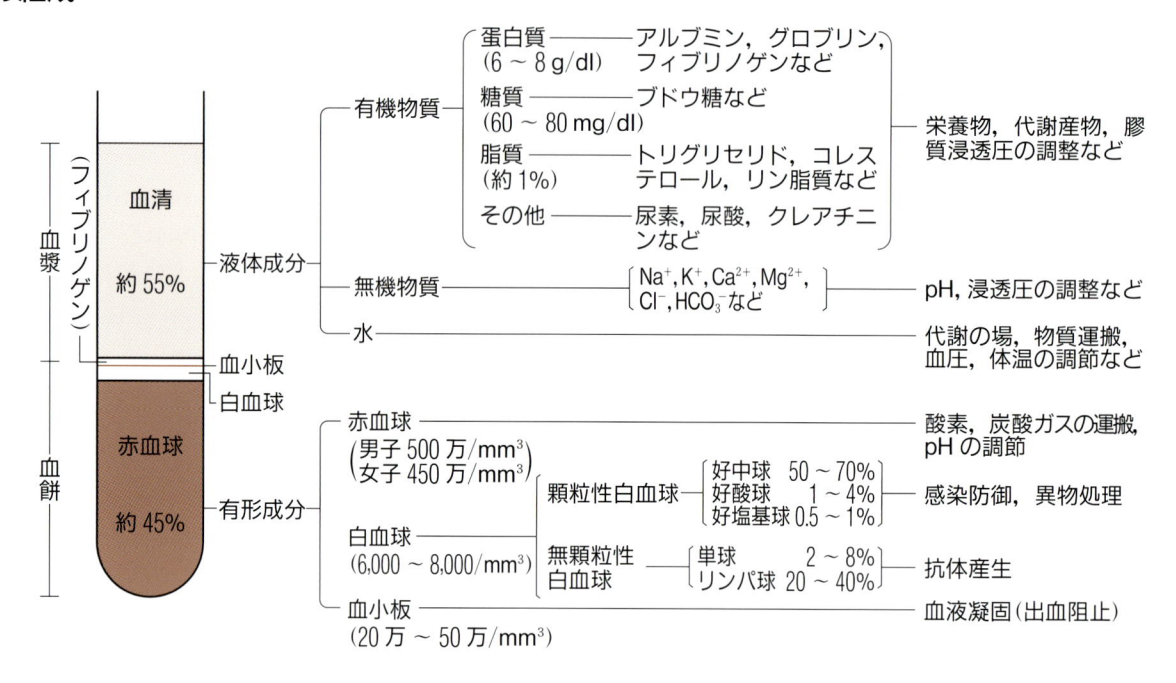

- 血漿（フィブリノゲン）
  - 血清 約55%
  - 液体成分
- 血小板
- 白血球
- 血餅
  - 赤血球 約45%
  - 有形成分

液体成分:
- 有機物質
  - 蛋白質（6〜8 g/dl）── アルブミン，グロブリン，フィブリノゲンなど
  - 糖質（60〜80 mg/dl）── ブドウ糖など
  - 脂質（約1%）── トリグリセリド，コレステロール，リン脂質など
  - その他 ── 尿素，尿酸，クレアチニンなど
  → 栄養物，代謝産物，膠質浸透圧の調整など
- 無機物質 ── $Na^+, K^+, Ca^{2+}, Mg^{2+}, Cl^-, HCO_3^-$ など → pH，浸透圧の調整など
- 水 → 代謝の場，物質運搬，血圧，体温の調節など

有形成分:
- 赤血球（男子 500万/mm³，女子 450万/mm³）→ 酸素，炭酸ガスの運搬，pHの調節
- 白血球（6,000〜8,000/mm³）
  - 顆粒性白血球
    - 好中球　50〜70%
    - 好酸球　1〜4%
    - 好塩基球 0.5〜1%
    → 感染防御，異物処理
  - 無顆粒性白血球
    - 単球　　2〜8%
    - リンパ球 20〜40%
    → 抗体産生
- 血小板（20万〜50万/mm³）→ 血液凝固（出血阻止）

血液量

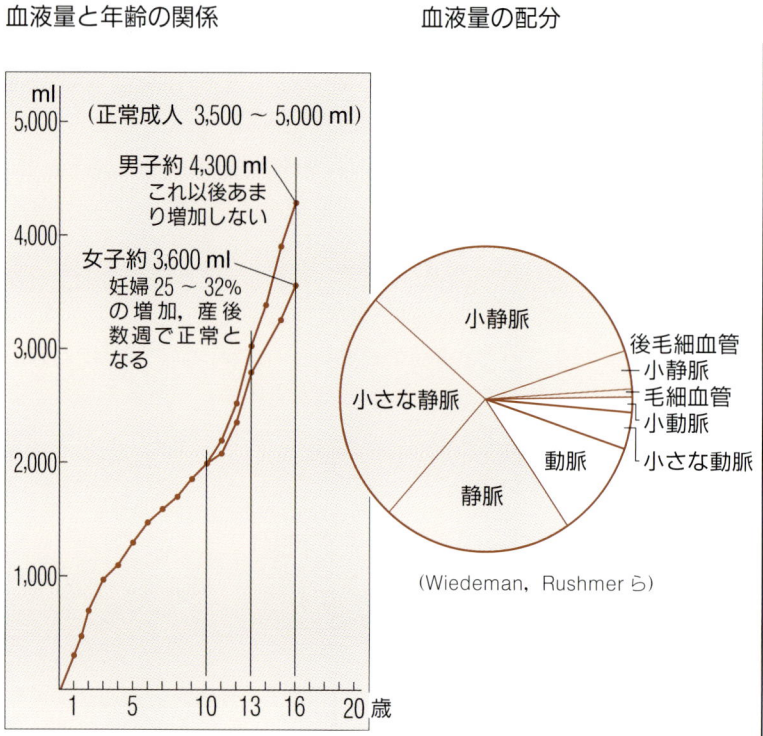

血液量と年齢の関係

（正常成人 3,500〜5,000 ml）
- 男子約 4,300 ml これ以後あまり増加しない
- 女子約 3,600 ml 妊婦25〜32%の増加，産後数週で正常となる

(Briues, Gibson & Kenkel)

血液量の配分

小静脈／小さな静脈／静脈／後毛細血管／小静脈／毛細血管／小動脈／小さな動脈／動脈

(Wiedeman, Rushmerら)

ヒトの血液量の生理的変動

条件	血漿量	血球量	血液量	備考
姿勢				
立位	↓	―	↓	静脈圧，毛細管での体液の交換，リンパ流などが影響する
臥位	↑	―	↑	
仰臥位（安静）	↓	↓	↓	長期間
運動	↓	―	↓	短期間の激しい運動
トレーニング	↑	↑	↑	運動選手
季節変動				
夏期	↑	―	↑	気温による影響以外の種々の要因が関与する
冬期	↓	―	↓	
高山	―	↑	↑	順化（acclimatization）による
妊娠	↑	↑	↑	初期に血漿量　後期に血球量増加

(Gregersen & Chien)

3 血液

1. 血液の組成と特性

血液は，約55%の液体成分と約45%の有形成分からなり，図17上のような組成を有している．

成人の血液の比重は，以下のとおりである．
全血　♂ 1.052〜1.063　平均 1.059
　　　♀ 1.050〜1.058　平均 1.056
血漿　　 1.023〜1.032　平均 1.027
赤血球　 1.090〜1.100　平均 1.097

血液の浸透圧は，そのほとんどが血漿中の電解質によって生ずる浸透圧で，これら電解質のモル濃度に比例する．モル濃度は一般に氷点降下度または蒸気圧で示され，血漿の氷点降下度 $\varDelta = -0.52 \sim 0.59°C$，平均 $-0.56°C$ である．これを体温に換算すると 7.3〜7.8 気圧，5,200〜5,900 mmHg に相当し，浸透圧濃度とすればおよそ 285〜290 mOsm/kg H_2O である．これは 0.85% NaCl 溶液のもつ浸透圧と等しく，このような溶液を血液の等張液 isotonic solution という．食塩の等張液をとくに生理的食塩水といっている．

一方，血漿中に含まれる高分子のコロイドが有する浸透圧は，主として血漿蛋白質によるもので約 25〜30 mmHg の圧をもっている．後述のようにこの膠質浸透圧 colloid osmotic pressure が細胞膜のような半透膜における水や物質の移動に対して非常に重要な意義を有している．

血液の粘度は，血管内を流れる血液の抵抗となり，血圧の保持と，血管の内径を保つために役立っている．主に赤血球の数や，血漿蛋白質の濃度が関係している．正常値は比粘度で示され，全血♂ 4.3〜5.3 平均 4.7，♀ 3.9〜4.9 平均 4.4，血漿 1.9〜2.6 平均 2.3 である．

2. 血液量と，その調節

体内の全血量 total blood volume は，循環血液量 circulating blood volume と貯蔵血液量 depot blood volume に分けられる．

全血液量は体重の 1/12〜1/13 といわれ，約 6〜9% に相当し，70〜100 ml/kg，正常成人男子平均 75 ml/kg といわれる．全血漿量は，体重の約 1/20〜1/25，約 4〜6% に相当し，40〜60 ml/kg，平均 45 ml/kg といわれるが，個人差が著しく ±20% の変動幅がある．年齢との関係を示すと図17左下のとおりで，そのおよその配分も示してある．しかし，安静，運動，季節，妊娠など種々の条件によって異なってくる．血液量は，常に一定に維持されているのが普通であり，調節機構としては組織と毛細血管との間における水の出入が大きな働きをしている．すなわち，毛細血管の動・静脈における血圧，血液膠質浸透圧の変動，腎臓における尿生成機構，すなわち腎糸球体血流量および血圧の変動，さらにはこれらに影響を与える自律神経の緊張状態などが関係している．また全身の水分代謝を調節する因子とも密接に関連している．

3. 血液の機能

a. 運搬の機能

(1) 栄養素の運搬：消化管からの栄養素を血行により全身の諸臓器組織に運ぶ．

(2) ガスの運搬：肺で O_2，CO_2 の交換を行い，全身に運ぶ．

(3) 排出の機能：各組織の代謝終末産物，たとえば尿酸，尿素，クレアチニン，CO_2 などを腎臓あるいは肺に運ぶ．

(4) 体温の調節：血液は体内の熱産生臓器で熱を受け取り，全身を回って熱を平等に分布させるとともに体表面から熱放散を行っている．

(5) ホルモンの運搬：種々の内分泌器官で産生されたホルモンを，その標的器官に運搬する．

b. 体内の酸-塩基平衡の維持

血液の循環によって肺から CO_2 を，腎臓から酸，アルカリを排出するとともに，血液の有する緩衝作用によって，体液を pH 7.3〜7.4 の一定に保つために働いている．

c. 体液量の維持

血液と組織間の水の出入には，血漿の有する膠質浸透圧が重要な働きをしている．

d. 身体防衛作用

血漿中には種々の免疫物質が含まれ，また，白血球の食作用によって，常にからだを感染から防御している．

e. 止血作用

血液は種々の血液凝固因子を含んでいる．

図18 赤血球(1)

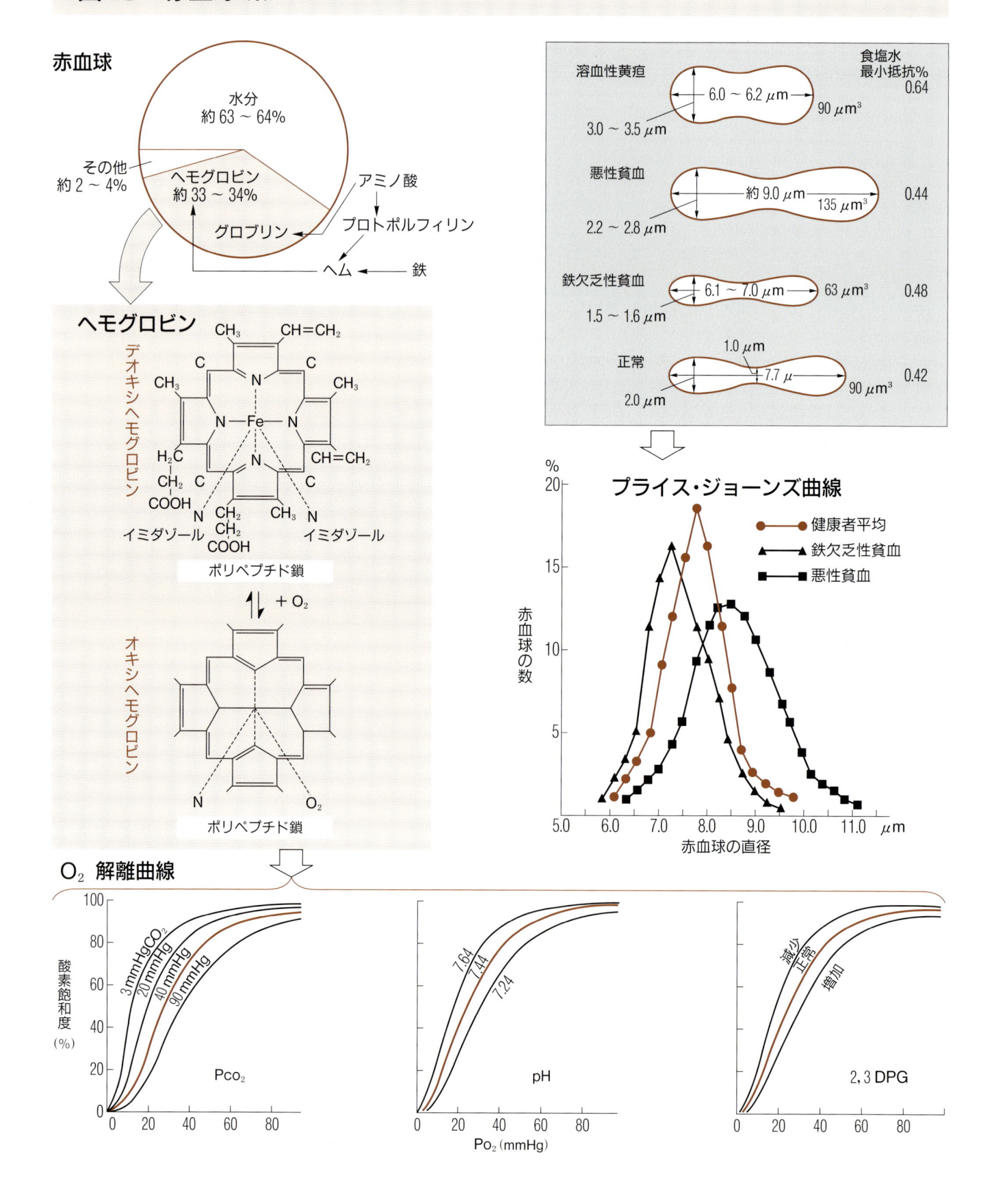

赤血球

- 水分 約63〜64%
- ヘモグロビン 約33〜34%
  - グロブリン
  - ヘム ← 鉄
  - プロトポルフィリン
  - アミノ酸
- その他 約2〜4%

ヘモグロビン

デオキシヘモグロビン
ポリペプチド鎖
イミダゾール

$\updownarrow$ + O_2

オキシヘモグロビン
ポリペプチド鎖

病態	直径	厚さ	体積	食塩水最小抵抗%
溶血性黄疸	6.0〜6.2 μm	3.0〜3.5 μm	90 μm³	0.64
悪性貧血	約9.0 μm	2.2〜2.8 μm	135 μm³	0.44
鉄欠乏性貧血	6.1〜7.0 μm	1.5〜1.6 μm	63 μm³	0.48
正常	7.7 μ	1.0 μm / 2.0 μm	90 μm³	0.42

プライス・ジョーンズ曲線

- ● 健康者平均
- ▲ 鉄欠乏性貧血
- ■ 悪性貧血

縦軸：赤血球の数 (%)
横軸：赤血球の直径 (μm)

O_2 解離曲線

縦軸：酸素飽和度 (%)　横軸：Po_2 (mmHg)

Pco_2: 3 mmHg, 20 mmHg, 40 mmHg, 90 mmHg

pH: 7.64, 7.44, 7.24

2,3 DPG: 減少, 正常, 増加

4　赤血球

1. 赤血球 red blood corpuscle (RBC), erythrocyte

赤血球は，血液有形成分の大部分を占め，核のない中央がくぼんだ円板状の細胞で，細胞内に多量に含まれるヘモグロビン（Hb）によって，全身にO_2を運ぶ役割を果たしている．

a. 構成，形，大きさ

流血中の赤血球には核がなく，したがって，これから分化することはない．しかし，わずかながら代謝を営んでおり，体内で唯一の無核の生きている細胞といえよう．その成分は，約63〜64％が水で，主たる構成成分は，約33〜34％含まれるHbである．その他，細胞膜，内部構造などを構成する少量の蛋白質，脂質，および電解質，酵素などが含まれている．

形は，中央部がくぼんだ円板状をなし，必要に応じて形を変え，狭い毛細血管などを通過することができる．

直径は，6.0〜9.5μ，平均7.7μ，厚さ周辺部で約2.0μ，中心部で約1.0μといわれ，その表面積は平均120μ^2，容積は平均87μ^{3}である．中央部がくぼんだ形をしているために球形よりも表面積が約30％も大きく，全赤血球の表面積は3,000〜3,500 m^{2}にも達する．その総数を横に並べると約177,000 kmになり，地球の赤道部を4.4回も回ることになるといわれている．この大きさ，形は必ずしも一定ではなく，その直径によってshizocyte（特に小さいもの），microcyte（約6μ以下），normocyte（6〜9.5μ），macrocyte（約10μ以上），megacyte（特に大きいもの）に分けることができる．また，大きさの異なる赤血球が混在している状態を赤血球大小不同症 anisocytosis，正常円形ではなく不正形のものを異形赤血球症 poikilocytosisといっている．

赤血球直径の度数分布曲線を，Price-Jones曲線といい，図18にみられるように，正常ではその最大値が7.72μ，標準偏差0.61μといわれる．後述のように，赤血球形態に変化をもたらす種々の貧血症の場合，その最大値が左右へ移動するので，貧血症の目安として用いられる．

b. 赤血球数

正常成人男子で，概算約500万/mm^{3}といわれるが，近年やや減少の傾向があり410万〜530万/mm^{3}平均472万/mm^{3}という数値が報告されている．正常成人女子では，概算450万/mm^{3}といわれるが，やはり380万〜480万/mm^3，平均430万/mm^{3}との報告がある．

血液の総容積に対する赤血球の相対的容積を，ヘマトクリット hematocritといい，成人男子で43〜52％平均45％，女子で35〜48％平均40％である．

c. 赤血球数の生理的変動

(1) 性，年齢による変動：新生児では多く，小児期に一時減少し，成人になるに従い450万〜500万/mm^{3}の一定値をとる．個人差は比較的少なく，高齢者になると減少する．

(2) 日差：睡眠中少なく，起床後漸次増加して，午後5〜9時頃もっとも多くなるが，その変動範囲は小さい．

(3) 高度による変動：赤血球の最大の機能はO_2の運搬である．このためO_2の希薄な高地に長期にわたって居住するものは，環境空気中のO_2不足が骨髄を刺激し，赤血球を増加させてO_2の運搬を補償している．高度1,000 mに居住していると赤血球数約530万/mm^3，3,000 mで約660万/mm^3，7,000 mで約830万/mm^{3}という数値が報告されている．登山などで一時的に高地に行った場合には，O_2不足に対処するため，脾臓などの貯蔵血液を放出してO_2不足を補い，滞在が長期にわたると骨髄が刺激されて赤血球の増産を促すことになる．これを高地に対する馴化作用 acclimatization という．

2. 血色素──ヘモグロビン hemoglobin (Hb)

Hbは，赤血球の主成分でコロイド上の結晶しやすい複合色素蛋白である．赤血球の主たる機能であるO_2およびCO_2の運搬，さらには血液の緩衝作用を営んでいる．成分は，グロビン globinとヘム hemeで，ヒストンに属する蛋白質のグロビンがHbの94〜96％を占めている．ヘムはFeとプロトポルフィリンの複合体 ferroprotoporphyrinで，Hbの約4〜6％を占めるにすぎないが，HbのO_2結合能力は，このヘムのもつFe 1原子に1分子のO_2が結合するためである．また，このFeはヘムの構造の中心をなすばかりでなく，ヘムとグロビンの結合にも重要な働きをしている．1分子のHbには1原子のFeを含むヘムと結合した4個のポリペプチドがあり，交互に配列して，ほぼ球形に近い形をしている．したがって分子量は約17,000のポリペプチド各2本，およそ66,000〜68,000である．なお，その構成分子から計算される分子量は64,450といわれる．

図19 赤血球(2)

赤血球の生成部位

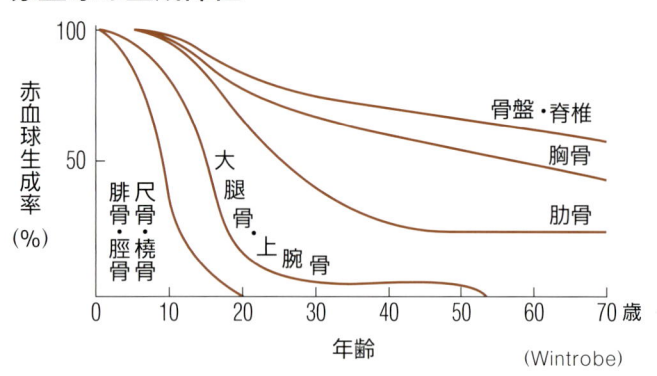

赤血球数および容積，ヘモグロビンの変動

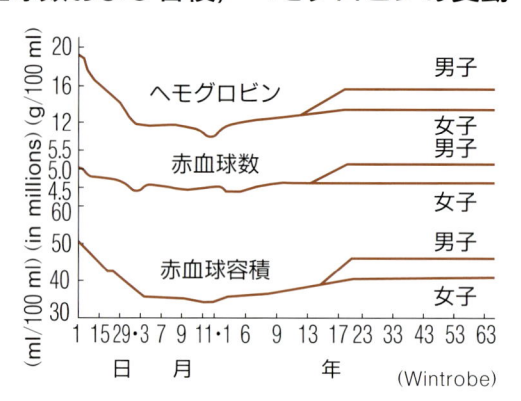

赤血球の生成とその障害による貧血

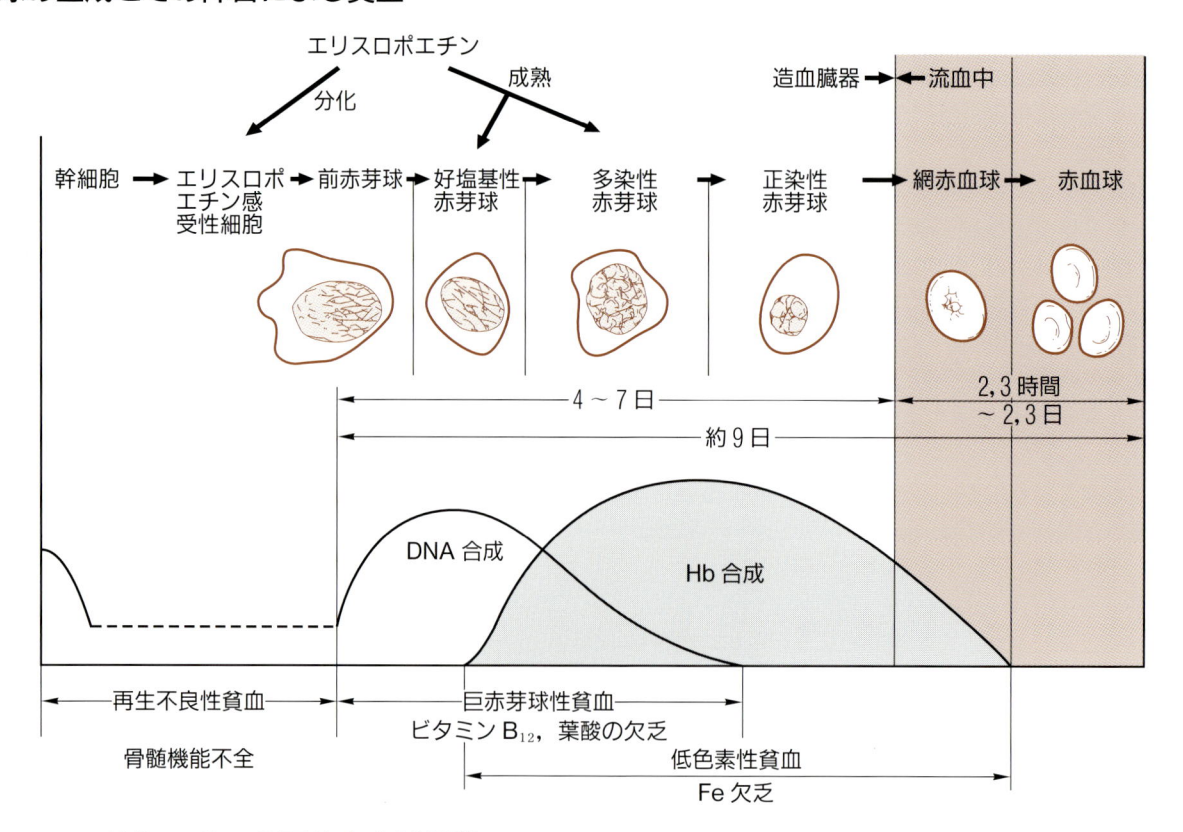

幹細胞 → エリスロポエチン感受性細胞 →(エリスロポエチン 分化)→ 前赤芽球 →(成熟)→ 好塩基性赤芽球 → 多染性赤芽球 → 正染性赤芽球 → 網赤血球 → 赤血球

造血臓器 ← | → 流血中

4〜7日
約9日
2,3時間〜2,3日

DNA合成　Hb合成

再生不良性貧血（骨髄機能不全）

巨赤芽球性貧血（ビタミンB_{12}，葉酸の欠乏）

低色素性貧血（Fe欠乏）

Wintrobeの平均赤血球恒数

平均赤血球恒数	単位	計算式	基準値
平均赤血球血色素量(MCH) mean corpuscular hemoglobin	$\mu\mu g$	$\dfrac{Hb(g/dl)}{R(10^6/mm^3)} \times 10$	男 29〜38 女 29〜34
平均赤血球容積(MCV) mean corpuscular volume	μm^3	$\dfrac{Ht(\%)}{R(10^6/mm^3)} \times 10$	男 87〜110 女 87〜99
平均赤血球血色素濃度(MCHC) mean corpuscular hemoglobin concentration	%	$\dfrac{Hb(g/dl)}{Ht(\%)} \times 100$	30〜38

3. 血色素（Hb）の O_2 運搬能

Hbはポルフィリン環の中心にFeを有するヘムと，グロビンが結合した構造で，ヘムのFeに O_2 が結合して，いわゆるオキシヘモグロビン oxyhemoglobin となり，O_2 を全身に運搬している．この O_2 との結合は，ヘム中の2価のFeとのいわゆる酸素飽和 oxygenation であって，3価のFeにみられるような酸化 oxydation ではない．この O_2 との酸素飽和反応は，$Hb + O_2 \rightleftarrows HbO_2$ と表示される．しかし，Hbは，普通4つの構成単位 subunit をもっているので，最終的には Hb_4O_8 ができることとなる．この反応は，可逆的にきわめて速やかに（0.01秒以内といわれる）行われる．O_2 飽和度 saturation を縦軸に，O_2 分圧（Po_2）を横軸にとって作図すると図18下のように特異なS字状の曲線を呈する．この曲線を O_2 解離曲線 dissociation curve と呼んでいる．この曲線が右方に偏位することは，Hbが一定量の O_2 と結合するためにより高い Po_2 を必要とすることを意味し，左方に偏位することは低い Po_2 でも結合しやすいことを意味している．さて，生体内で O_2 解離曲線に影響を及ぼすものとしては，pH，CO_2 分圧（Pco_2），温度および2・3-ジホスフォグリセリン酸塩 2,3-diphosphoglycerate（2,3 DPG）の濃度などがある．図18にみられるように，まず，Pco_2 が高くなると右方へ，低くなると左方へ偏位してくる．末梢組織では，Pco_2 が高く，Po_2 が低いことを考えれば，血液からの O_2 供給がきわめて円滑に行われることを意味するであろう．次に，pHの低下は，曲線を右方に偏位させる．すなわちHbの O_2 親和性が低くなる．この現象をボアの効果 Bohr effect という．たとえば，運動などで血液が酸性になればHbの O_2 解離が容易になり組織への O_2 供給を円滑に行うことになろう．

また，2,3 DPGの濃度が上昇すると，オキシヘモグロビンからの O_2 解離が促進されると考えればよい．運動時に筋肉組織の代謝が高まり，温度も上がり組織の Po_2 が低下して，Pco_2 が増加し，さらには2,3 DPGの増加のみられることは，活動中の筋組織に，そこを流れる血液から単位当りの O_2 供給がより多くなされるわけで，きわめて合目的的である．さて，Hbが100% O_2 飽和すると，1gのHbは1気圧，0℃で，1.34 ml の O_2 と結合する．健康成人男子血中Hbは約16 g/dl，女子で約14 g/dlであるから，男子の場合，100 mlの血液は20.84 mlの O_2 を有し，また，物理的に，血漿中に溶解する O_2 は Po_2 100 mmHg の場合でも，100 ml 中約0.3 ml である．要するに血液100 ml はこの条件で最大限21.14 mlの O_2 をもつことができるわけである．普通の水に純酸素をバブリング bubbling してもわずか0.3〜4%しか溶解しないことを考えれば，膨大な O_2 運搬能力といえよう．

4. 赤血球の生成

赤血球は，胎児期と出生後ではその生成部位が異なっている．胎児の場合には，卵黄囊，肝臓，脾臓，赤色骨髄などでつくられている．しかし，出生後は，すべて胸骨，腸骨，脊椎，頭蓋骨，肋骨，種々の長管骨の骨端などにある赤色骨髄のみによってつくられるようになる．しかも，図19左上のように加齢に伴って，その生成部位が漸次減少する傾向になる．

この加齢現象に伴う流血中の赤血球数，Hb量，ヘマトクリット値の推移を示したのが図19右上である．胎児はHb含有量の多い多数の赤血球を有しているが，出生すると胎内に比して非常に高濃度の O_2 環境で生活することになる．したがって多数の赤血球を必要としなくなり，赤血球数が速やかに減少する．なお，赤血球数は14〜17歳ぐらいまで体重の増加とともに漸次増加し，その後，安定した値をとる．さて，赤血球の生成過程は，骨髄中の血球芽細胞 hemoblast である幹細胞 stem cell から分化して，前赤芽球 proerythroblast となり，塩基性色素によく染まる好塩基性赤芽球 basophilic erythroblast から多染性赤芽球 polychromatophilic erythroblast に染色性が変化し，正赤芽球 normoerythroblast に成熟する．図19中のように，この段階までは細胞内DNAの合成が盛んに行われ，Hbの生成も最盛期で，まだ核が存在している．その後，細胞が漸次縮小し，核の消失が始まり，核の遺残がみられる網赤血球 reticulocyte を経て，完全に成熟し，脱核した赤血球が流血中に放出される．

5. 赤血球の崩壊

核を有していない赤血球の寿命は，^{59}Fe，^{15}N などのアイソトープで標識した実験によって，100〜130日（男子約120日，女子約109日）と推定されている．1日1 mm^3 当り4〜5万個，血液にすると毎日全血液の0.8〜1.0%，約30〜50 ml の血液が更新されていることになる．なお寿命を全うした赤血球は，主として肝臓，脾臓，あるいは骨髄など，全身にある細網内皮系 reticulo endothelial system に属する細胞によって捕捉され，分解される．

図20 赤血球(3)

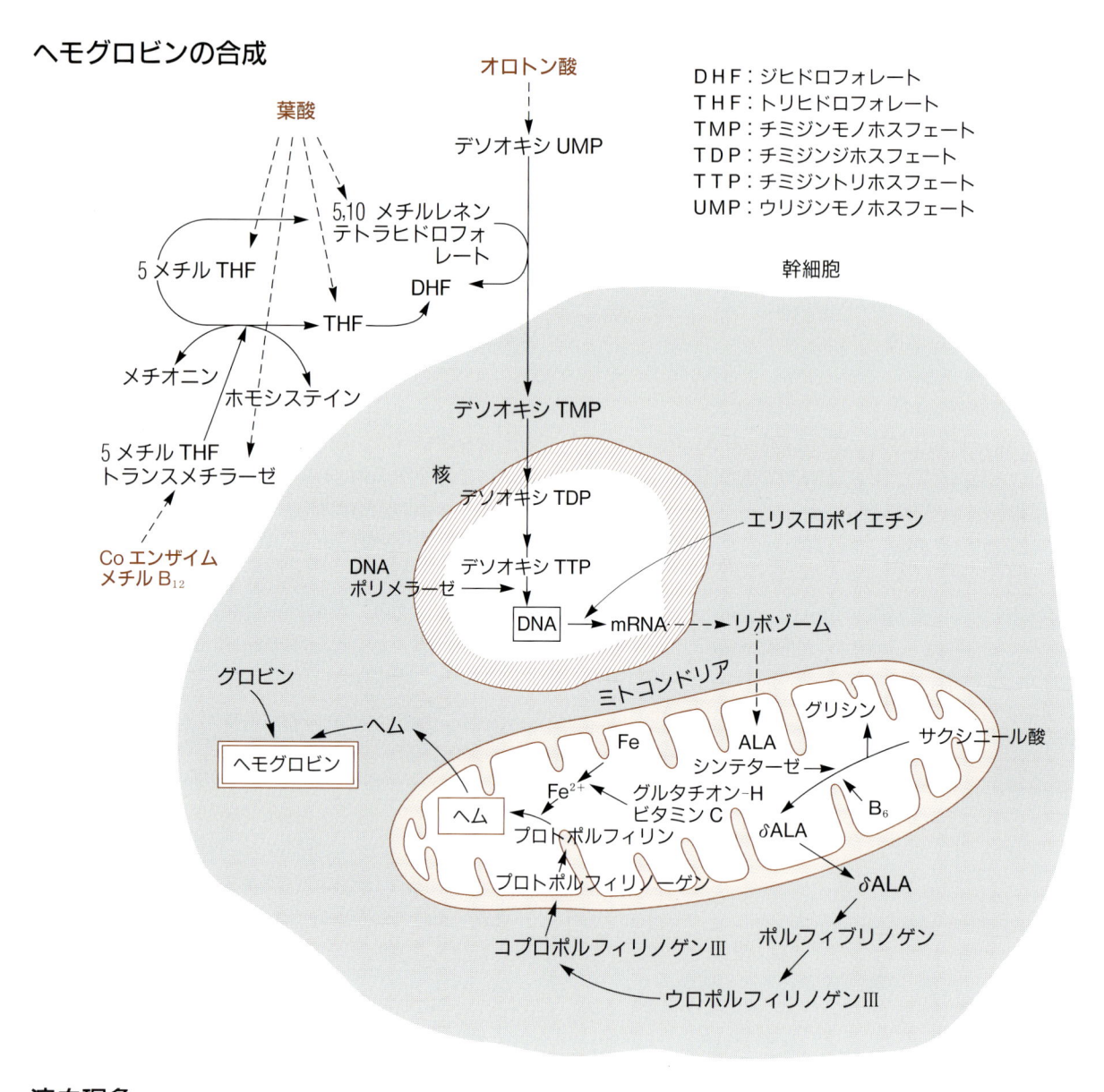

ヘモグロビンの合成

DHF：ジヒドロフォレート
THF：トリヒドロフォレート
TMP：チミジンモノホスフェート
TDP：チミジンジホスフェート
TTP：チミジントリホスフェート
UMP：ウリジンモノホスフェート

葉酸
オロトン酸
デソオキシUMP
5,10 メチルレネンテトラヒドロフォレート
5 メチル THF
THF
DHF
メチオニン
ホモシステイン
5 メチル THF トランスメチラーゼ
Co エンザイム メチル B₁₂

幹細胞
核
デソオキシ TMP
デソオキシ TDP
デソオキシ TTP
DNA ポリメラーゼ
DNA
mRNA
リボゾーム
エリスロポイエチン

ミトコンドリア
グロビン
ヘモグロビン
ヘム
Fe
ALA シンテターゼ
グリシン
サクシニール酸
Fe²⁺
グルタチオン-H
ビタミン C
B₆
δALA
プロトポルフィリン
プロトポルフィリノゲン
δALA
ポルフィブリノゲン
コプロポルフィリノゲンⅢ
ウロポルフィリノゲンⅢ

溶血現象（赤血球抵抗）

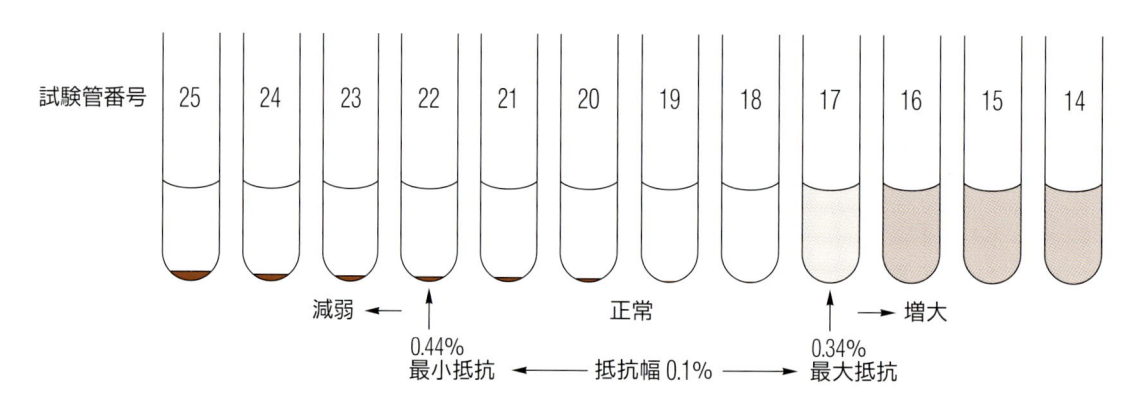

試験管番号　25　24　23　22　21　20　19　18　17　16　15　14

減弱 ← | → 正常 | → 増大
0.44% 最小抵抗 ← 抵抗幅 0.1% → 0.34% 最大抵抗

6. 赤血球とHbの指数

赤血球の病態，ことにO_2運搬能力の指標とするために，赤血球の大きさ，含有されるHb量などから種々の指数が算定されている．たとえば赤血球数500万/mm³，Hb量はザリー法による100％（16 g/dl），ヘマトクリット45％を正常として，そのそれぞれを100％に換算して比率を求め，これを被検血液にあてはめて算出するのが，

(1) 色素指数 color index $= \dfrac{Hb(\%)}{赤血球数(\%)}$

(2) 容積指数 volume index $= \dfrac{ヘマトクリット値(\%)}{赤血球数(\%)}$

(3) 飽和指数 saturation index $= \dfrac{Hb量(\%)}{ヘマトクリット値(\%)}$

である．当然，正常の場合が1であり，その増減の度によって異常を判定する．しかし近年，図19下のように，それぞれの絶対値を測定して算出するWintrobeの恒数が一般に用いられている．いずれにしてもこれら3者の総合的な判断によって，赤血球の機能を推定しなければならない．

7. 赤血球生成の調節

赤血球は，常に更新されながら，動的な平衡を保ち，一定値を維持している．

この調節機構としては，体液性の機序として，主として腎で産生されるエリスロポエチン erythropoietin があげられる．血漿中の α-グロブリン分画に含まれて流血中を移動する分子量約25,000〜40,000のグリコプロテインで，骨髄中の幹細胞から分化したエリスロポエチン感受性細胞に作用して，前赤芽球への分化を促進するとともに，好塩基性，多染性の赤芽球にも働いて，その成熟を促すといわれている．従来，赤血球は組織のO_2要求度によって増減すると考えられていた．すなわち典型的な高地における馴化作用 acclimatization の一つとしてO_2不足 anoxia による赤血球増加があげられている．この機序としても，O_2不足，腎流血量の減少がエリスロポエチン産生を促すことが考えられる．一方，神経的にも，副交感神経刺激によって赤血球の増加がみられ，交感神経刺激によって造血が抑制され，これを調節する中枢が視床下部にあるともいわれているが，明らかではない．

8. 溶血 hemolysis

赤血球を構成する膜が破れて，中のHbが細胞外へ流出する現象を溶血という．

a. 生体内で溶血の起こった場合

赤血球の膜が先天的に脆弱であったり，赤血球破壊の亢進，薬物，毒素などの作用，異型輸血などの場合には往々にして病的な溶血がみられる．その結果，大量のHbが流血中に遊離するが，普通，肝臓その他の細網内皮系の細胞によって処理される．しかし，その処理能力を超えると，Hbがそのままの形で腎臓に運ばれ尿細管から尿中に排出され，ブドウ酒色のヘモグロビン尿 hemoglobin uria となる．大量のHbが腎に至り尿細管の閉塞をきたすような場合があると急性腎不全に陥り，死の危険がある．一方，Hbが分解してビリルビン（間接型）となり組織に沈着すれば溶血性黄疸，ヘモジデリンとして沈着すればヘモジデリン沈着症などになる．またHbに由来するヘモクロマトーシスや，色素性肝硬変，ブロンズ糖尿病などを起こす一因となる．

b. 物理的溶血 physical hemolysis

強い振盪，加熱，低温，通電，放射線，高張または低張浸透圧などの物理的変化によって，容易に赤血球の膜が壊れ溶血現象がみられる．一般に，赤血球膜の抵抗を調べる方法として図20下のような低張食塩水によるこわれやすさの検査 fragility test が行われる．その正常値は，NaClの濃度にして最大抵抗0.32〜0.34％，最小抵抗0.42〜0.44％，抵抗幅は0.08〜0.12％である．溶血性黄疸では抵抗が減弱し，うっ滞性黄疸，出血後などではむしろ増大する．

c. 化学的溶血 chemical hemolysis

酸，アルカリ，脂溶性溶媒，脂肪酸，胆汁酸塩類，サポニン，あるいは臓器抽出液などによる溶血．

d. 動物性，植物性血液毒による溶血

動物性の蛇，蜂，サソリ，ムカデ，鉤虫などの有する毒素，植物性のクロチン，リチン，アブリンなどによる溶血．

e. 細菌性毒素による溶血

ブドウ球菌のスタフィロリジン，連鎖球菌のストレプトリジン，コレラ菌のビブリオリジンなどがあげられる．

f. 自己免疫性溶血

先天性の異常がある場合，往々にして赤血球膜の抵抗が弱く，溶血しやすい状態となり，貧血に陥ることがある．

図21 貧血(1)

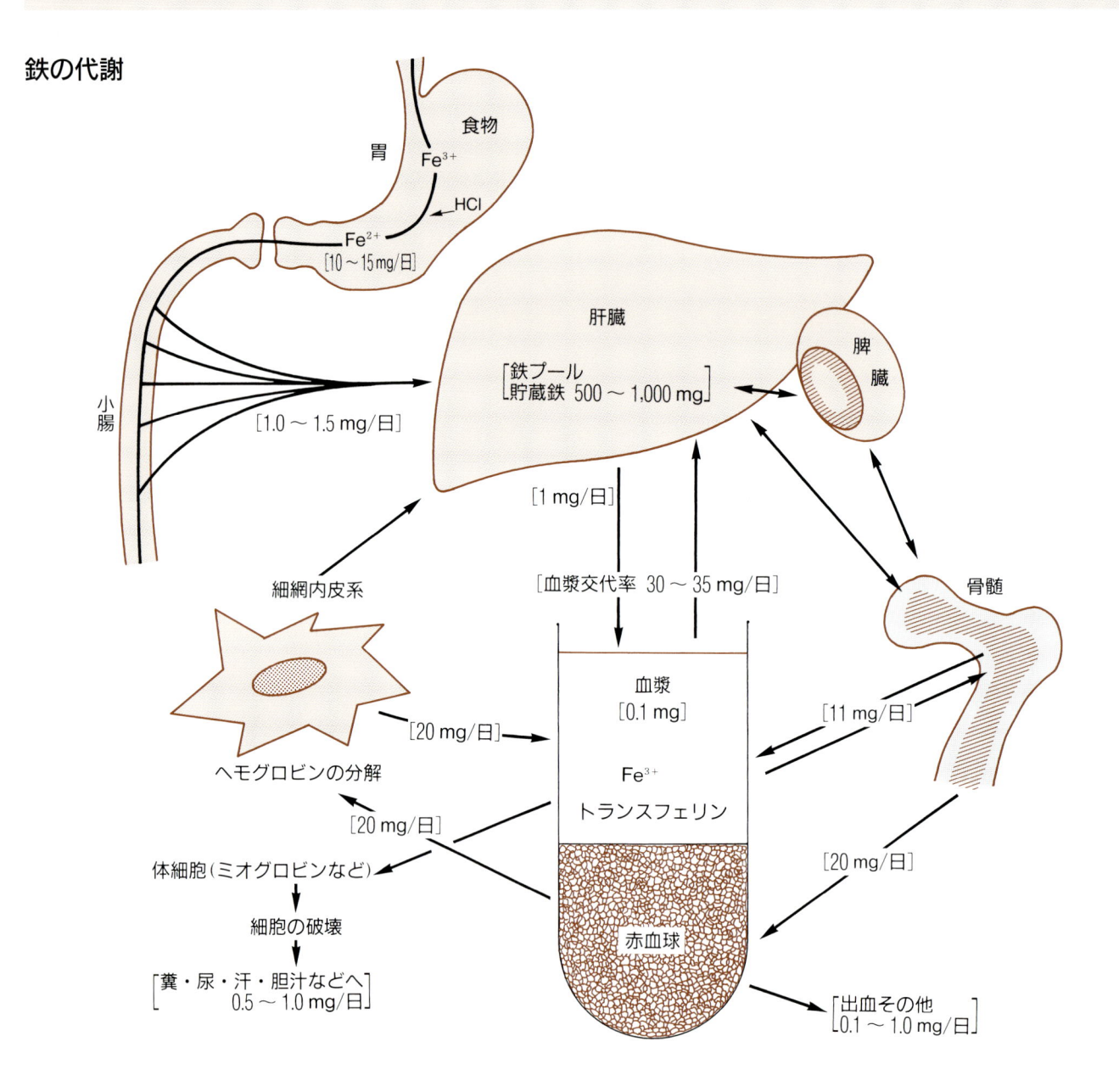

鉄の代謝

胃
食物
Fe^{3+}
HCl
Fe^{2+}
[10〜15 mg/日]

小腸
[1.0〜1.5 mg/日]

肝臓
[鉄プール
貯蔵鉄 500〜1,000 mg]

脾臓

[1 mg/日]

[血漿交代率 30〜35 mg/日]

細網内皮系

ヘモグロビンの分解
[20 mg/日]

血漿
[0.1 mg]
Fe^{3+}
トランスフェリン

赤血球

骨髄
[11 mg/日]
[20 mg/日]

[20 mg/日]
体細胞(ミオグロビンなど)
↓
細胞の破壊
[糞・尿・汗・胆汁などへ]
0.5〜1.0 mg/日

[出血その他
0.1〜1.0 mg/日]

色素指数による貧血の分類

$$色素指数(CI) = \frac{ヘモグロビン濃度(Sahli\%)}{赤血球数(単位100万) \times 20}$$

色素指数	貧血の種類	
1.0 以下	低色素性貧血	鉄欠乏性貧血(萎黄病・食事性貧血・胃液欠乏性貧血),Banti症候群など
1.0〜1.1	正色素性貧血	失血性貧血,合併症として現れる貧血(悪性腫瘍・重症肺結核・亜急性細菌性心内膜炎など)
1.1 以上	高色素性貧血	悪性貧血,スプルー,白血病など

5 貧血

1. 貧血 anemia とは

貧血とは，単位容積中の赤血球数あるいは赤血球中のHbが減少している病態をいっている．しかし，この中には
 ① 全血量が減少した場合
 ② 赤血球のみが減少した場合
 ③ 赤血球数は正常でも，その1個の赤血球中に含まれるHbが減少した場合
などが含まれている．

このようなことから考えると「貧血とは血液のO_2運搬能力が低下した場合である」と考えたほうが，貧血による生理機能の障害をよく表しているということができる．

また，貧血の成因的な面から考えると，
 ① 細胞性貧血と呼ばれる赤血球の生成異常
 ② Hb性貧血と呼ばれるHbの合成障害
 ③ 赤血球の成熟障害
 ④ 生成された赤血球の破壊喪失が亢進した状態
の4つに大別することができる．すなわち，赤血球生成部位である赤色骨髄の機能が低下した場合，体内で赤血球をつくる材料が不足した場合，赤血球が生成されても，その成熟過程が障害された場合および赤血球を破壊する全身の細網内皮系細胞の機能が異常に亢進した場合，赤血球が非常に脆弱ですぐこわれてしまうような場合，などを考える必要があろう．

2. 赤血球の生成過程と，その障害による貧血

赤血球の生成は，前述のような種々の過程を経て成熟する．これに関係する因子として，まず，エリスロポエチンがあげられる．骨髄における赤芽球の分化成熟を促す作用があり，その血中濃度は，よく貧血の程度を反映するといわれている．

前赤芽球が分化するに従いDNAの合成が盛んとなるが，この過程はオロトン酸 orotic acid を材料として多くの段階を経て行われる．一連の巨核赤血球性貧血の発生はこのDNA合成障害によるものと考えられている．

その合成過程には葉酸 folic acid とビタミンB_{12} cyanocobalamin が必要であり，これらの欠乏は，DNAの合成障害→赤血球の分化・成熟の阻害に通じることになる．巨核赤血球性貧血の代表である悪性貧血の発生に関するキャッスルの外因子に相当するものと考えればよい．

一方，赤芽球の成熟に伴って合成されるHbは，ミトコンドリア内でグリシン glycine とコハク酸 succinic acid を材料として，ALA合成酵素 δ-aminolevurinic acid synthetase とビタミンB_6 pyridoxin の作用によってδ-ALAが合成される．ついで細胞内へ出て，**図20上**のように幾つかの段階を経た後，再びミトコンドリア内に入りプロトポルフィリン protoporphyrin に合成される．ここで2価の陽イオンであるFeと結合しヘム heme となり，再び細胞内のグロビン globin と結合してHbがつくられるわけである．この色素蛋白であるプロトポルフィリンの合成過程が障害されれば，Hbの合成が不能となる．これに関連するものとしては，ビタミンB_6，さらには細胞内リボゾーム，あるいはFeを還元するグルタチオン，ビタミンCなどがあげられる．

さて，HbのO_2運搬能力の源であるFeは，体内できわめて合理的に使われているが，それでも常に一定量（約10 mg/日）を体外から補給しなければならない．

日本人に一番多くみられるのは，いわゆる栄養に起因するFe欠乏性貧血である．

その発生機序としては，Fe摂取絶対量の不足，Feの吸収障害，Feイオン化障害，あるいは体内における再利用の低下などがあげられる．

体内におけるFeの移動と代謝の関係を示したのが**図21**で，このいずれかに障害があればFeの不足からHbの合成が障害されることになろう．この中で，赤血球の破壊過程の異常による障害としては，次の3つの機序が考えられている．

 ① 赤血球自身に原因のあるもの：赤血球膜に欠陥があり膜の抵抗が減弱している場合
 ② 赤血球の環境の異常：周囲の体液の浸透圧が異常に低い場合
 ③ 常に赤血球の破壊処理を行っている全身の細網内皮系細胞の機能が異常に亢進している場合
などである．

以上のように，赤血球の生成過程から貧血の成り立ちを考えていくと，おのずとその成因的な分類をすることが可能であり，したがって貧血に対する処置の方針も決まってくることになろう．

3. 赤血球と貧血の分類

貧血の場合，その主訴とするところは，一般に，赤血球不足によるO_2運搬能力の低下のための2次的徴候であろう．

図22 貧血(2)

貧血の型と赤血球平均恒数 (Physician's Handbook, 金井)

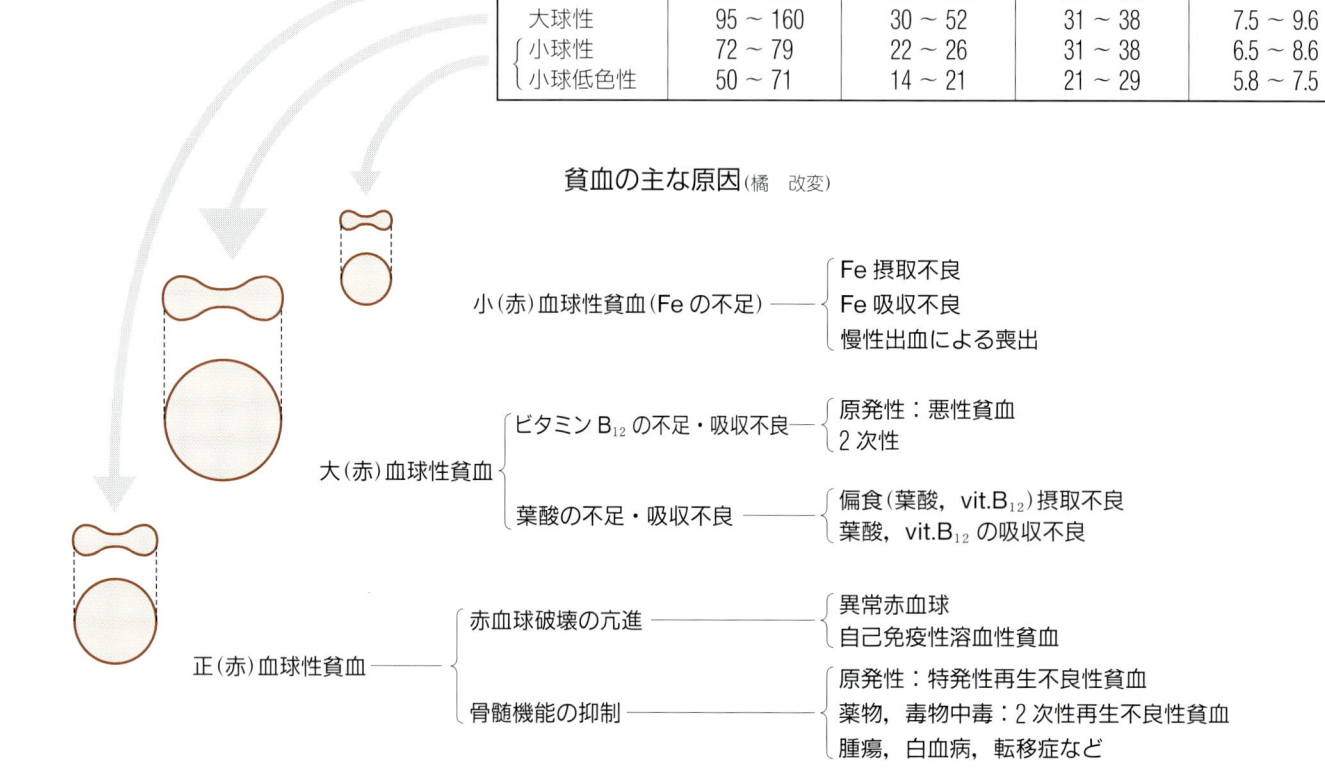

貧血の型	MCV(μm^3)	MCH($\mu\mu g$)	MCC(%)	MCD(μm)
正球性	84～95 (88～99)	28～32 (29～35)	33～38 (31～36)	6.7～8.0
大球性	95～160	30～52	31～38	7.5～9.6
小球性	72～79	22～26	31～38	6.5～8.6
小球低色性	50～71	14～21	21～29	5.8～7.5

貧血の主な原因 (橘 改変)

- 小(赤)血球性貧血 (Feの不足)
  - Fe摂取不良
  - Fe吸収不良
  - 慢性出血による喪出
- 大(赤)血球性貧血
  - ビタミンB_{12}の不足・吸収不良
    - 原発性：悪性貧血
    - 2次性
  - 葉酸の不足・吸収不良
    - 偏食(葉酸, vit.B_{12})摂取不良
    - 葉酸, vit.B_{12}の吸収不良
- 正(赤)血球性貧血
  - 赤血球破壊の亢進
    - 異常赤血球
    - 自己免疫性溶血性貧血
  - 骨髄機能の抑制
    - 原発性：特発性再生不良性貧血
    - 薬物, 毒物中毒：2次性再生不良性貧血
    - 腫瘍, 白血病, 転移症など

主な貧血症の臨床症状ならびに臨床血液学的所見の比較 (橘)

		鉄欠乏性貧血	悪性貧血	溶血性貧血	バンチ症候群	再生不良性貧血	急性白血病
臨床症状	舌炎, 歯肉炎	軽～(－)	著明 Hunter舌炎	軽～(－)	軽	軽	著明
	胃腸症状	軽～(－)	著明	(－)	腹部膨満	(－)	ときに著明
	出血傾向	軽～(－)	(－)	(－)	(－)～静脈瘤より出血	著明	著明
	黄疸	(－)	軽	著明 (間接ビリルビン)	軽	(－)	(－)
	脾腫	(－)	軽	時に著明	著明	(－)	(＋)
	神経症状	(－)	著明(後索症状)	(－)	(－)	(－)	(－)
臨床検査所見	赤血球, 血色素	小, 低色素	大, 高色素 巨赤芽球	高色素 球状～変形	小, 低色素	正色素	正色素
	白血球数, 像	正	減少, 巨大好中球過分葉	正	減少	減少	増加
	骨髄像	赤芽球系多い	巨赤芽球	赤芽球増	不定	細胞少ない	腫瘍細胞
	網赤血球	正(鉄剤で急増)	正～低	著増	軽度増	減少	正常範囲
	不飽和鉄結合能	著増	低下	低下	著増	低下	低下
	血清鉄	減少	増加	増加	減少	増加	増加
	血清LDH		著増				著増

このような症状を訴える場合，赤血球数がある程度以下に減少すると，そのHb含有量も正常値を維持することはなかなか難しい．そこで図21下にみられるように臨床的な貧血の分類方法として，赤血球1個に含まれるHb量を指標とした色素指数による分類の臨床的意義がでてくるわけである．

また，貧血は赤血球の大きさによっても分類することができる．正常の赤血球よりも大きい赤血球を有する貧血を大赤血球貧血といい，一般に高色素性で，厚さも厚くなる．その代表的なものが悪性貧血である．また，小赤血球貧血の多くは低色素性で，厚さも薄くなるのが普通である．その代表的なものがFe欠乏性貧血である．赤血球膜の抵抗が減弱している溶血性貧血では，特に厚さが増し，直径はむしろ減少してくるのが特徴である．これらの関係を示したのが図22であり，この意味から前述のPrice-Jones曲線の意義もでてくることになる．

臨床的に貧血を招来させうる原因によって分類すると下の表のようになる．

貧血の分類

I. 失血による貧血
   ① 急性失血性貧血　② 慢性失血性貧血
II. 造血抑制による貧血
   ① 本態性低色素性貧血，萎黄病　② 再生不良性貧血
III. 赤血球の崩壊亢進による貧血
   ① 溶血性貧血　② 脾性貧血
IV. 造血障害と赤血球崩壊の合併による貧血
   ① 悪性貧血　② 感染による貧血　③ 悪性腫瘍による貧血
   ④ ビタミン欠乏による貧血　⑤ 内分泌障害による貧血
   ⑥ 胃炎に伴う貧血

このように貧血の分類は，その成因，赤血球の状態，Hbの動向など各方面からの分類がなされており，それぞれそれなりの意義を有している．しかし，貧血の検査を行う場合，Hbの定量，赤血球数の算定および色素指数の算出のみを行ったのでは，いくつかの問題が起こってくる．

たとえば，小赤血球性の貧血の中には，Hb量が多くても小さい赤血球，Hb量も少なく大きさも小さい赤血球の2つがあり，それらの相対的な変化によって見掛け上の比が異なってしまうおそれがある．そこで，貧血の臨床検査としては，ヘマトクリット値と同時に前述のWintrobeの恒数を求め，それらの総合的な判断を必要とすることになる．

4. 生理機能に及ぼす貧血の影響

赤血球の最も重要な生理機能は，その中に34～36%含有されるHbによるO_2運搬能力である．そこで，この赤血球ないしはHb量の減少による貧血は，とりもなおさず全身の組織のO_2欠乏状態 anoxia をきたすことになる．このため各組織では，O_2不足に伴い種々の中間代謝の障害をきたしてくる．すなわち，

貧血
↓
O_2運搬能力低下→組織のO_2欠乏
↓
組織の代謝障害

と考えればよいであろう．

この代謝障害の影響は，各組織によって異なり，各組織特有の機能が，それぞれ程度の差をもって障害されるために，人によって種々異なった症候を呈することになろう．

一方，貧血のもう1つの大きな影響として，血液中の有形成分の大部分を占める赤血球の減少が，血液の粘度を著しく低下させることがある．これは，血管内における血液の抵抗を減弱させ，結果的に血流速度を増加させる．

その結果，一方では，末梢におけるO_2，栄養素，CO_2，老廃物などの交換を円滑に行わさせなくなる危険があり，他方では，還流血液量の増大から心臓に過重な負荷が加わり，心筋の負担が増加し，心肥大から心機能の低下，ついには心不全という最悪の事態を引き起こす危険もあろう．

図23 白血球の生成と分類

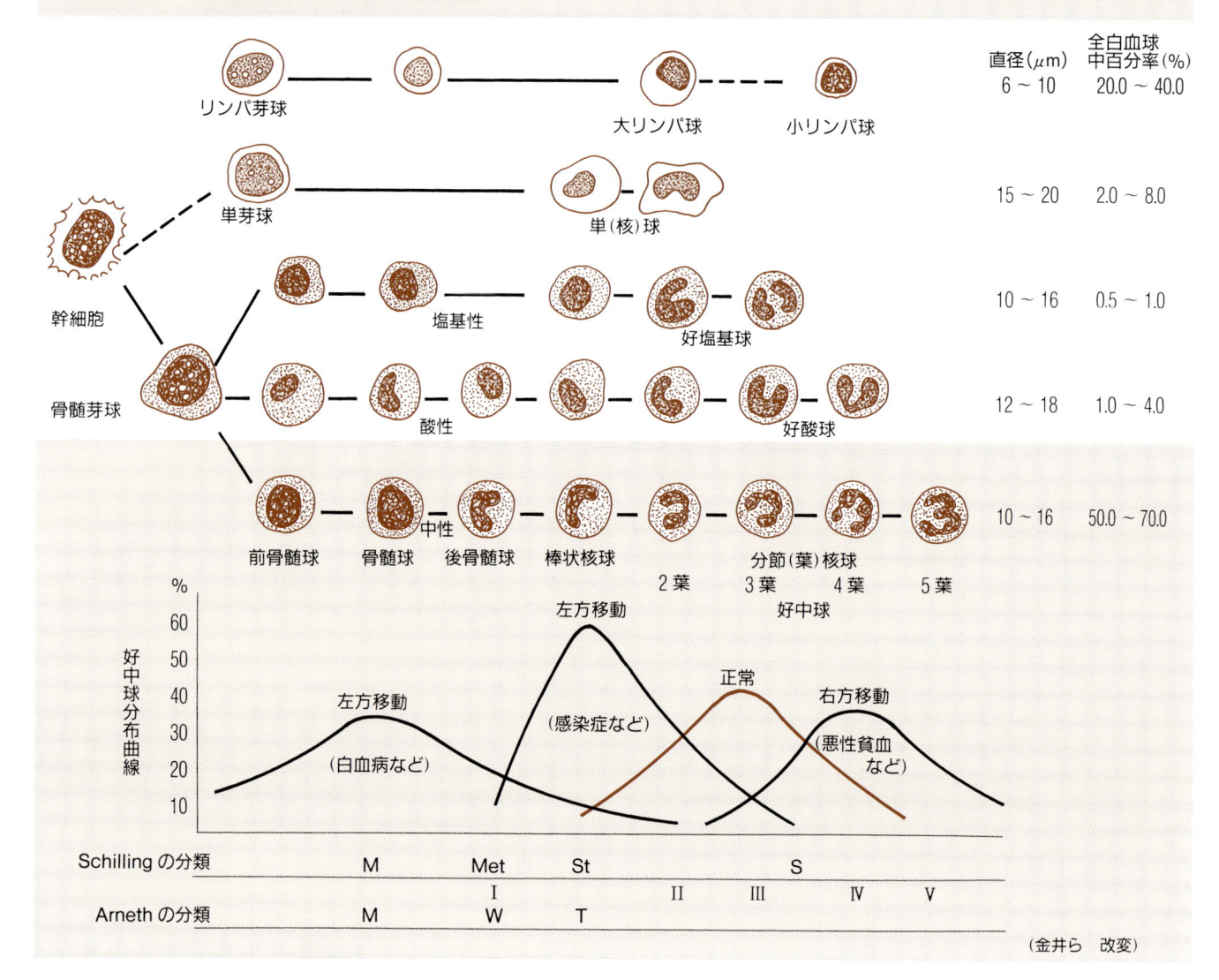

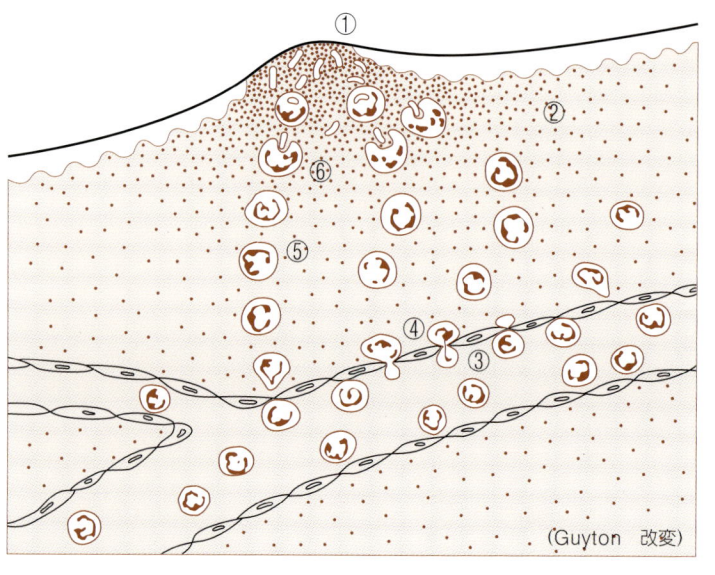

	直径(μm)	全白血球中百分率(%)
リンパ芽球 — 大リンパ球 --- 小リンパ球	6〜10	20.0〜40.0
単芽球 — 単(核)球	15〜20	2.0〜8.0
塩基性 — 好塩基球	10〜16	0.5〜1.0
酸性 — 好酸球	12〜18	1.0〜4.0
前骨髄球 — 骨髄球 — 後骨髄球 — 棒状核球 — 分節(葉)核球(2葉・3葉・4葉・5葉)好中球	10〜16	50.0〜70.0

幹細胞 — 骨髄芽球

好中球分布曲線
- 左方移動（白血病など）
- 左方移動（感染症など）
- 正常
- 右方移動（悪性貧血など）

Schillingの分類： M　Met　St　S
Arnethの分類： M　I　W　T　II　III　IV　V

（金井ら　改変）

白血球の機能

① 組織損傷部位にロイコタキシンが産生される
② 損傷組織の毒素およびロイコタキシンが拡散し，最短至近距離にある毛細血管の透過性が増大する
③ 白血球がその部の毛細血管壁に付着する（辺縁趨向）
④ 白血球が毛細血管壁より遊出する（遊出）
⑤ ロイコタキシンの濃度にしたがってアメーバ様運動により損傷部位に移動する（走化性）
⑥ 細菌その他を貪食する（貪食）
⑦ 細胞内消化酵素により消化分解する

（Guyton　改変）

6 白血球

1. 白血球 white blood corpuscle (WBC), leucocyte の分類

白血球には，赤色骨髄の幹細胞が，そのまま骨髄で分化成熟する白血球と，体内のリンパ系の組織ごとに胸腺に移行して特異的に分化増殖する白血球とがある．

これらの白血球は分類上，その細胞内に顆粒を有する顆粒性白血球 glanular leucocyte と，顆粒をもたない無顆粒性白血球 aglanular leucocyte に大別される．さらに顆粒性白血球は，そのもっている顆粒の染色性によって，好酸性 acidophil あるいは好エオジン性 eosinophil，好塩基性 basophil，および好中性 neutrophil の3種に分類される．一方，無顆粒性白血球には，単球 monocyte と，リンパ球 lymphocyte とがある．これらの細胞の大きさおよび百分比は図23のごとくで，それぞれ特徴ある機能を有している．しかし，その百分比からいっても，好中性白血球の作用が，大きな比重を占めているといえよう．

2. 白血球数とその生理的変動

白血球は，血液1mm^{3}中6,000〜8,000個，赤血球500〜800個に対し1個の割合で存在する．後述のように白血球は生体防衛的な機能を営んでいるためか，その寿命は赤血球の約120日に比較して，はるかに短く約3〜21日といわれている．生理的な変動としては，まず年齢によって差がみられ，幼児期は成人よりも多く，生後2〜3カ月では4,000〜20,000/mm^{3}の変動があるといわれ，2〜3歳ぐらいまでは，10,000〜13,000/mm^{3}ぐらいを動揺している．運動時，寒冷時，精神的ストレス，劇痛，消化時，妊娠時などで増加する傾向にある．病的に白血球増多 leucocytosis をきたす場合には，感染症，出血，火傷，梗塞，白血病など，逆に白血球減少 leucopenia をきたす場合には，腸チフス，インフルエンザ，薬物中毒，脾腫，膠原病の一部の疾病などが考えられよう．

3. 血球像 hemogram

白血球数の変動がみられた場合，分類上いかなる白血球の変動があるかを検索することが，後述の白血球の機能および造血機能を検索するうえからいって重要なこととなる．

すなわち，好酸性白血球の増加はアレルギー状態・寄生虫感染，単球の増加は慢性の感染，好中性白血球の増加は細菌感染や組織の損傷を疑う必要がある．また，好中性白血球増多の場合，その種類，分化の程度の指標である核形の推移を算出することによって骨髄の機能状態を推測することができる．これを核(形)移動 nuclear shift, Kernverschiebung といい，Arneth および Schilling の分類を図23中に示してある．図のように正常の場合，2〜3核の分葉核を有する細胞が大多数を占めているが，骨髄性白血病のように骨髄機能が極度に亢進させられているような場合にはまだ分核していない幼若白血球が多くなり，そのピークが左方移動 shift to the left, Linksvershiebung する．悪性貧血などでは骨髄の機能が侵され，分化成熟した分葉核の細胞のみが多く，ピークは右方移動 shift to the right, Rechtvershiebung を示すことになる．

4. 白血球の機能

白血球の主たる機能は，血管外に遊出 diapedesis して，組織内に侵入してきた細菌や，異物などを食作用 phagocytosis によって細胞内に取り込み，消化分解して無毒化することにある．

すなわち，細胞が損傷され細菌などが侵入すると，

(1) 組織損傷部位に白血球の走化性 chemotaxis を誘導する化学物質（ロイコタキシン leucotaxine）が産生され，その周囲組織に拡散する．

(2) 損傷組織における細菌の毒素や，ロイコタキシンなどが，漸次拡散していき，その最短至近距離にある毛細血管に到達すると，その部の毛細血管壁の透過性 permeability が増大する．

(3) ついで流血中の白血球がその部の毛細血管内壁に集まり付着する．これを辺縁趨向 margination という．

(4) 白血球が毛細血管壁の細胞間隙から組織に遊出する．この作用は好中性白血球が一番強く，好酸，好塩基白血球，リンパ球，単球の順で弱くなる．

(5) 遊出後，白血球はロイコタキシンの濃度に従ってアメーバ様運動を行い，比較的直線的に損傷部位に向かって組織間隙を移動する．これを走化性という．

(6) 組織損傷部位に到達した白血球は，その部位に侵入した細菌，異物などを捕捉し，細胞内に取り入れ，細胞内に有する消化酵素により消化分解する．いわゆる食作用で，この作用は好中性白血球が一番強く，単球，好酸性白血球，リンパ球，好塩基球の順で弱くなる．

図24 リンパ球

リンパ球の発育

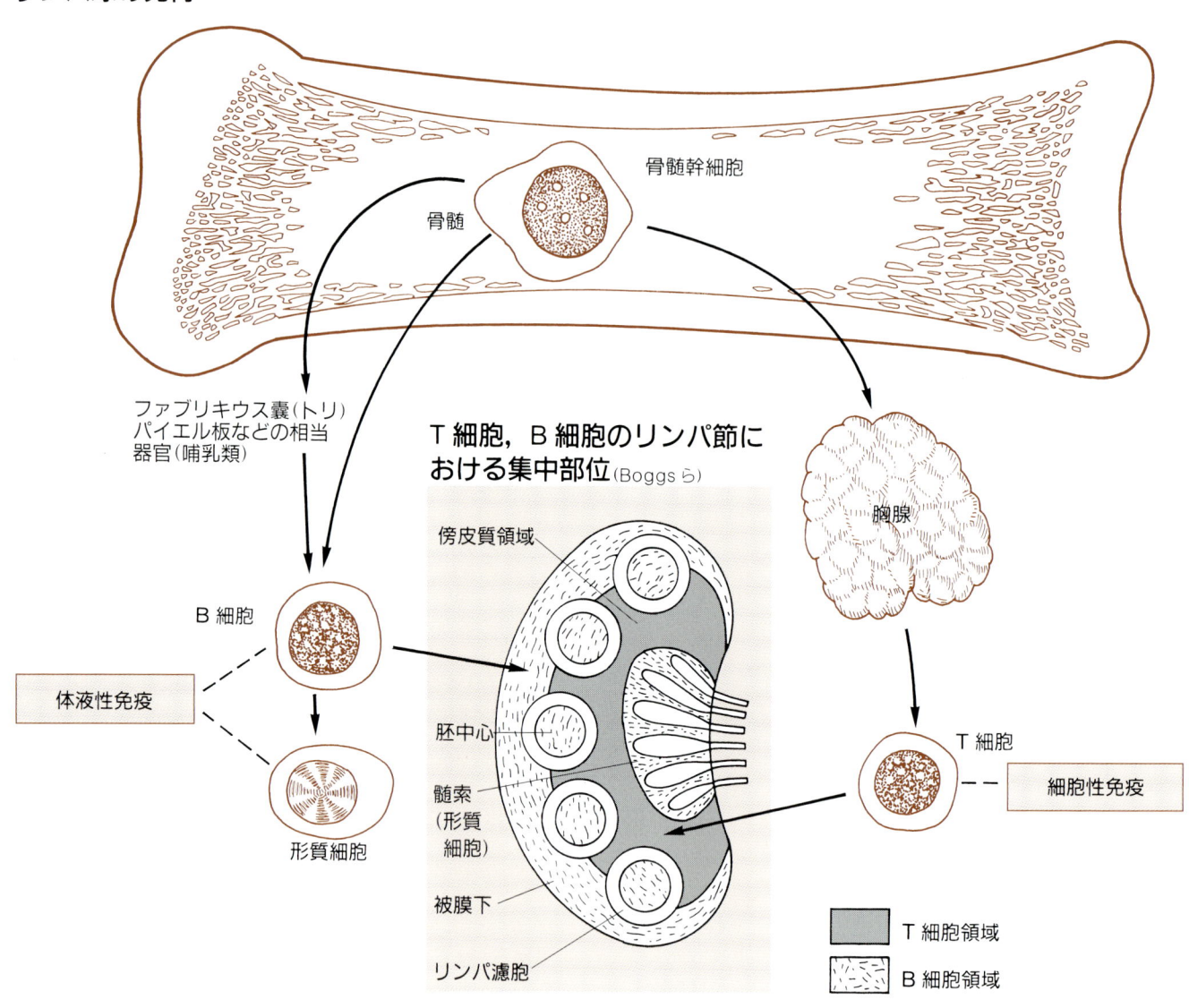

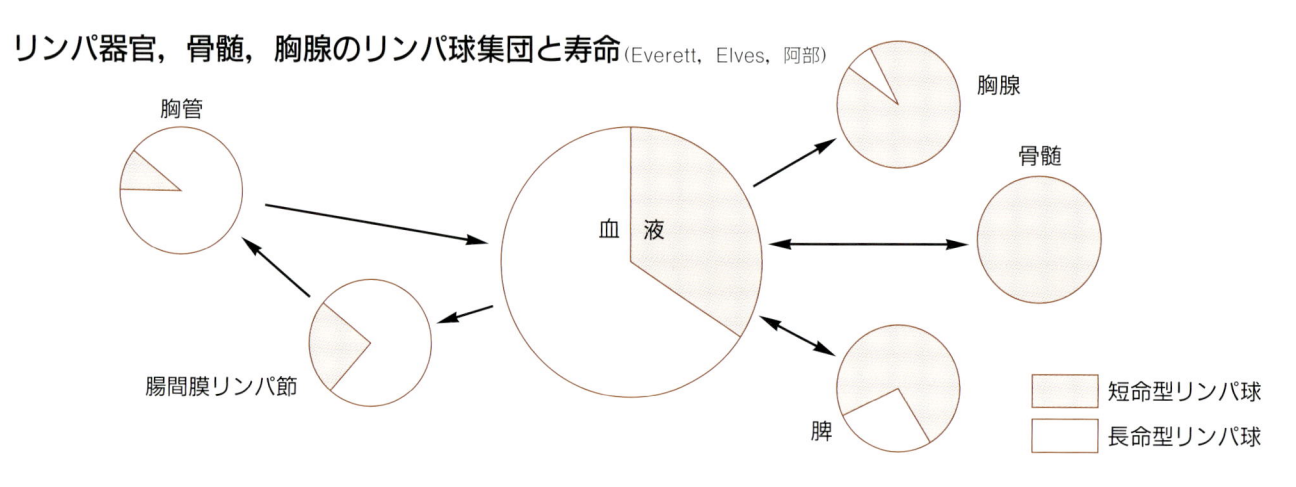

骨髄幹細胞
骨髄
ファブリキウス嚢(トリ)
パイエル板などの相当器官(哺乳類)

B細胞
体液性免疫
形質細胞

胸腺
T細胞
細胞性免疫

T細胞，B細胞のリンパ節における集中部位(Boggsら)

- 傍皮質領域
- 胚中心
- 髄索(形質細胞)
- 被膜下
- リンパ濾胞

▨ T細胞領域
▧ B細胞領域

リンパ器官，骨髄，胸腺のリンパ球集団と寿命 (Everett, Elves, 阿部)

胸管
血液
胸腺
骨髄
腸間膜リンパ節
脾

□ 短命型リンパ球
□ 長命型リンパ球

a. 好中性白血球 neutrophil leucocyte 好中球

好中球は，白血球中で最も数が多く，細菌の侵入などに対して速やかに遊走し，食作用を発揮する．好中球内の中性の色素に染まる顆粒は主としてリソソームで，蛋白分解作用があり，細菌の菌体を分解し無毒化する．細菌の毒性により異なるが，およそ5～50個の細菌を処理する能力があるといわれ，これが死滅すると膿球 pus になる．

体内のいずれの部位でも細菌の感染があると，早いときには2～3時間で流血中好中球の増加がみられる（好中球増多 neutrophilia, leucocytosis）．

これは体内の好中球が動員されるとともに傷害組織から白血球増多因子 leucocyte promoting factor が放出され，毛細血管を経て骨髄を刺激し，白血球の産出放出を促すものと考えられている．このような場合，前述の核(形)移動を検索する意義が生じてくる．

b. 単球 monocyte

形も大きく，細胞内に特異的な顆粒をもたず，核もほとんど分葉しないなど，外観上は好中球とかなり異なっているが，その働きはよく似ている．

大食細胞ともいわれ，細胞1個当たりの食作用は好中球よりはるかに強い．細胞内には蛋白分解酵素とともに脂肪分解酵素を含有し，結核菌のように脂質性の膜を有する細菌なども消化できるといわれる．また，抗原物質を摂食して，その情報を抗体産出細胞に伝え，抗体の産出を促すともいわれている．細菌感染性疾患が数週間持続すると単球増多 monocytosis をきたしてくる．一般に組織傷害の初期，急性感染では好中球増多，慢性感染では単球増多がみられる．また，単球は形も大きく，食作用も強力なので傷害された組織の清掃 clear up にも重要な意義を有していると考えられている．

c. 好酸性白血球 eosinophil leucocyte 好酸球

走化性，食作用などは好中球と同じくらいに強力である．しかし，数が少ないので全体としての意義は明らかでない．

アレルギー状態，ある種の寄生虫罹患時に増加するので，抗原抗体反応に関連しているものと考えられている．

また，副腎皮質刺激ホルモン（ACTH）や副腎皮質ホルモンの投与によって流血中好酸球が減少するので，副腎皮質機能を推定する Thorn test の指標とされている．

d. 好塩基性白血球 basophil leucocyte 好塩基球

走化性，食作用ともに緩慢で，数も少なく，その主たる作用は不明である．肝臓，肺臓などの毛細血管外側にあってヘパリンを産出している肥満細胞と同一と考えられており，したがって血液凝固阻止的な作用を受けもっているらしい．

e. リンパ球 lymphocyte

リンパ球は主として骨髄に由来する多機能の血液幹細胞 stem cell が，骨髄あるいは胸腺で特異的に分化増殖して，それぞれ性質の異なった2種のリンパ球に生成されることが明らかにされてきている．このうち胸腺で分化したものを胸腺由来リンパ球 thymus derived lymphocyte，T細胞 T-cell といい，末梢流血中リンパ球の60～70%を占めている．一方，骨髄（トリではファブリキウス嚢も同様の作用を有している．ヒトではこれに相当する器官として腸管リンパ組織パイエル板をあげているがまだ明らかではない）で分化したものを骨髄由来リンパ球 bone marrow derived lymphocyte，B細胞 B-cell（あるいは同等器官由来 bursaequivalent derived）といっている．したがって従来，大リンパ球が成熟して小リンパ球に分化すると考えられていたのとは異なり，流血中リンパ球の大部分を占める小リンパ球は，免疫情報の記憶細胞として細胞周期でいえばむしろ休止している状態ではないかと考えられている．したがって小リンパ球は再び芽球化して細胞増殖を行い，その機能を発揮するものと考えられる．

図 25　血小板の生成と機能

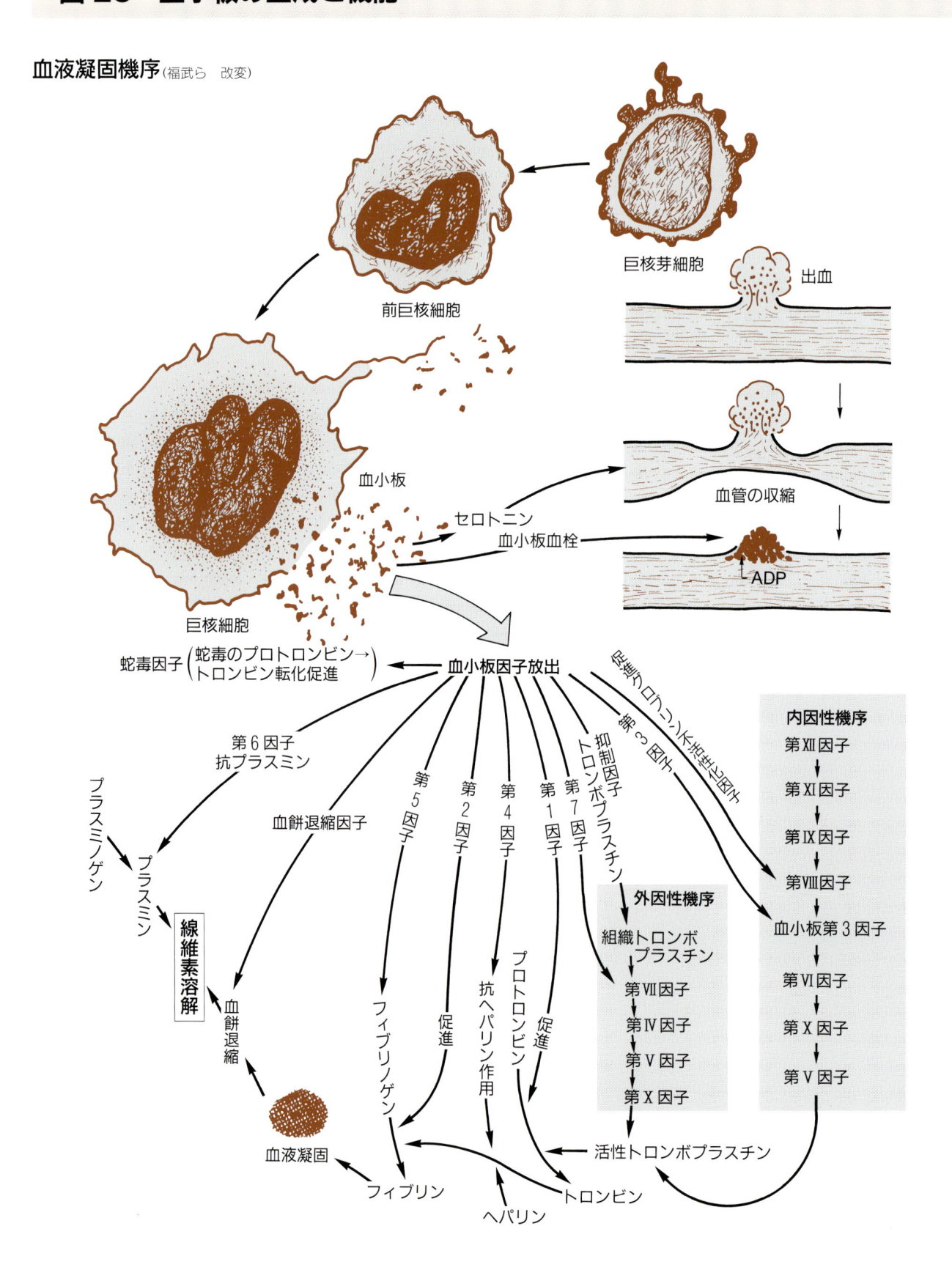

血液凝固機序(福武ら　改変)

巨核芽細胞
前巨核細胞
巨核細胞
血小板
出血
セロトニン
血小板血栓
血管の収縮
ADP

蛇毒因子 (蛇毒のプロトロンビン→トロンビン転化促進)
血小板因子放出

第6因子
抗プラスミン
プラスミノゲン
プラスミン
線維素溶解
血餅退縮因子
血餅退縮
血液凝固
第5因子
フィブリノゲン
第2因子
促進
第4因子
抗ヘパリン作用
第1因子
プロトロンビン
第7因子
促進
抑制因子
トロンボプラスチン

外因性機序
組織トロンボプラスチン
↓
第Ⅶ因子
↓
第Ⅳ因子
↓
第Ⅴ因子
↓
第Ⅹ因子

内因性機序
第Ⅻ因子
↓
第Ⅺ因子
↓
第Ⅸ因子
↓
第Ⅷ因子
↓
血小板第3因子
↓
第Ⅵ因子
↓
第Ⅹ因子
↓
第Ⅴ因子

活性トロンボプラスチン
フィブリン
ヘパリン
トロンビン

7 血小板

1. 血小板 platelet, thrombocyte とは

血小板は，直径約 $2\sim5\mu$ の不正形の小体で，骨髄の巨核芽細胞より分化した巨核細胞 megakaryocyte の細胞質からつくられる．

循環血液 $1mm^3$ 中から 200,000～500,000 個（Fonio 法）含まれ，その寿命は 3～5 日といわれる．

非常にこわれやすく，破壊は血管内でもみられ，最終的には脾臓その他の細網内皮系の大食細胞 macrophage によって捕捉され分解する．

肝臓で生成され流血中に存在するトロンボポエチン thrombopoietin と呼ばれる物質が骨髄巨核細胞の分化成熟を調節しているといわれるが明らかではない．

核をもたないが，RNA，ADP，ATP などを有し，わずかながら代謝を営んでいる可能性がある．その他，セロトニン，カテコールアミン，Ca，K および各種の血液凝固に関係する血小板因子を含んでいる．

2. 血小板と止血機構

血小板の機能の主たるものは，初期的な止血と，血液凝固に対する作用である．

すなわち，

(1) 血小板は，血管内壁に沿って流れており，血管壁が損傷され，内皮細胞が脱落して膠原線維が露出すると，まず，その部位に血小板が粘着する．これは露出した結合織の表面が(＋)，血小板が(－)の帯電をしているために起こる静電気現象と考えられている．

(2) 次に，初めに粘着した血小板が変性して血中に ADP を放出して，いわゆる自発性凝集を起こし血小板の集塊をつくる．

(3) この時点になると，組織中あるいは血中で並行して発動されている後述の血液凝固反応も第 2 相のトロンビン形成期に入っており，ここで生成されたトロンビンや，ADP，Ca などが血小板集塊に作用して，いわゆる血小板変態 viscous metamorphosis を起こさせる．これによって集塊中の血小板が互いに融合して，隙間のない血小板血栓 platelet plug（白色血栓）へと変化し，血管損傷部位の一応の修復が行われる（p.53，血液凝固と止血の項参照）．

これは止血の第 1 段階であって，さらに，この部位で後述の血液の凝固機転が進行し，完全な止血が行われることになる．

(4) 一方，血小板がこわれて放出されるセロトニン serotonin, 5-hydroxy tryptamine (5-HT) が周囲の血管を収縮させ，止血効果を助長させる．

(5) なお，血小板がこわれると，次のような多くの血液凝固機転に関係する血小板因子が放出される．

① 血小板第 1 因子：活性トロンボプラスチンによるプロトロンビンからトロンビンへの変化を促進させる．

② 血小板第 2 因子：トロンビンによるフィブリノゲンからフィブリンへの転化を促進させる．

③ 血小板第 3 因子：血液凝固の内因性機序の一因子として，活性トロンボプラスチンの形成を行う．

④ 血小板第 4 因子：トロンビンの作用を抑制するヘパリンに拮抗する，抗ヘパリン作用がある．

⑤ 血小板第 5 因子：フィブリノゲンと同様の作用を有する物質といわれる．

⑥ 血小板第 6 因子：線維素溶解現象を起こさせるプラスミンに拮抗する，抗プラスミン作用がある．

⑦ 血小板第 7 因子：血液凝固第Ⅶ因子と同様の作用があるといわれる．

⑧ トロンボプラスチン抑制因子：血液凝固の外因性機序による組織トロンボプラスチンの作用を抑制するといわれる．

⑨ 促進グロブリン不活性化因子：血液凝固の内因性機序に関する促進グロブリンの作用を抑制するといわれる．

⑩ 蛇毒因子：蛇毒によるプロトロンビンからトロンビンへの転化を促進するといわれる．

(6) 血小板は，血液凝固が完了し，形成された血餅に作用して，それを退縮させる（血餅退縮因子）．

これを血餅退縮 clot retraction といい，凝血塊のフィブリン網から血清を絞り出し，血塊を弾力性のある強固なものとする．これによって止血が完全に行われる．この作用は血小板中のアクトミオシン様蛋白であるトロンボステニン thrombosthenin が，ATP の作用を受けて収縮するものと考えられている．このため，血小板が正常な機能を果たしていないと血餅の退縮が円滑に行われない．

図26 血液凝固機転

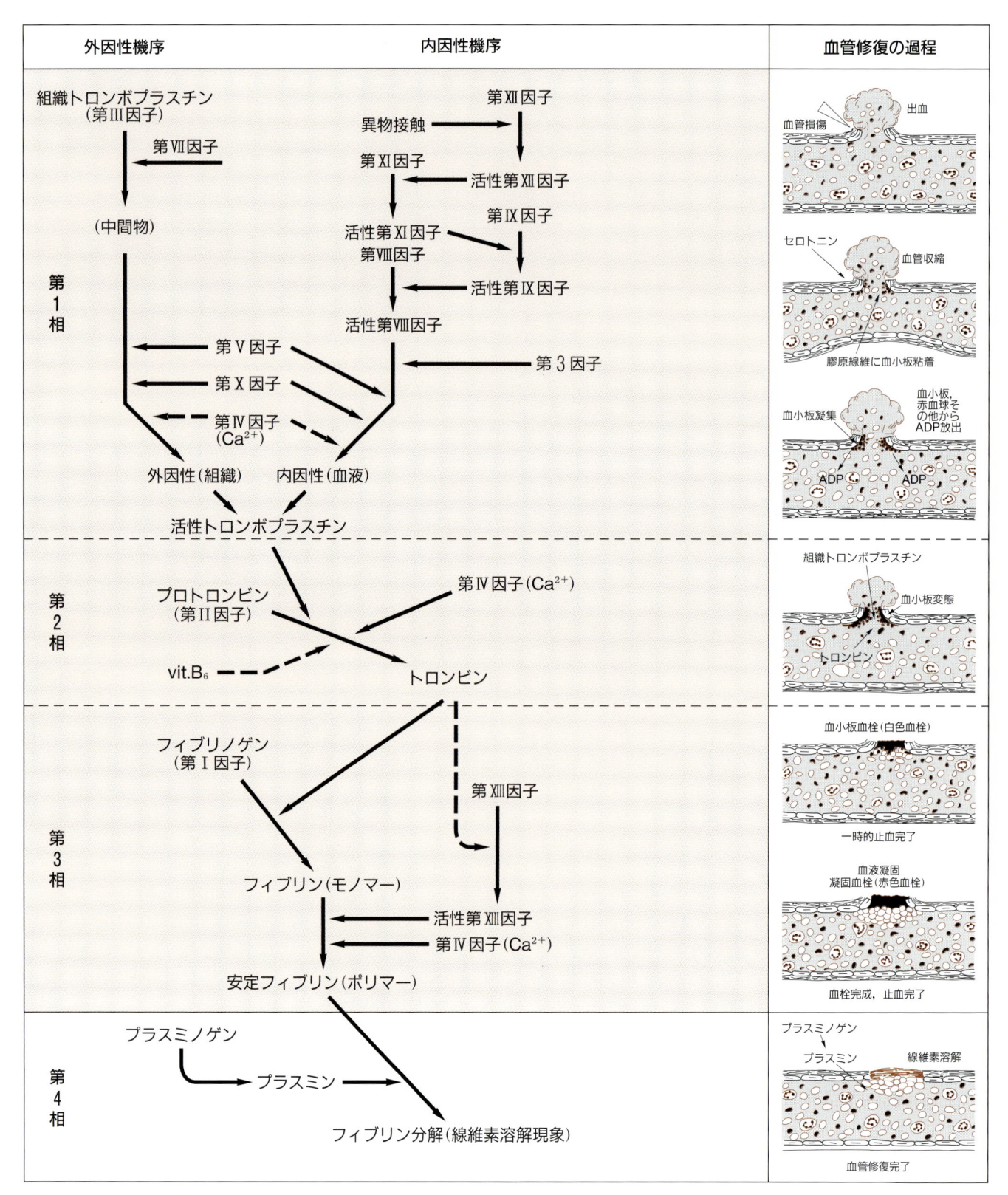

外因性機序	内因性機序	血管修復の過程

第1相

外因性機序:
- 組織トロンボプラスチン（第Ⅲ因子）
- 第Ⅶ因子
- （中間物）
- 第Ⅴ因子
- 第Ⅹ因子
- 第Ⅳ因子（Ca^{2+}）
- 外因性（組織）

内因性機序:
- 第Ⅻ因子
- 異物接触 → 活性第Ⅻ因子
- 第Ⅺ因子 → 活性第Ⅺ因子
- 第Ⅸ因子 → 活性第Ⅸ因子
- 第Ⅷ因子 → 活性第Ⅷ因子
- 第3因子
- 内因性（血液）

→ 活性トロンボプラスチン

第2相

- プロトロンビン（第Ⅱ因子）
- 第Ⅳ因子（Ca^{2+}）
- vit.B_6
- → トロンビン

第3相

- フィブリノゲン（第Ⅰ因子）
- 第ⅩⅢ因子
- → フィブリン（モノマー）
- 活性第ⅩⅢ因子
- 第Ⅳ因子（Ca^{2+}）
- → 安定フィブリン（ポリマー）

第4相

- プラスミノゲン → プラスミン → フィブリン分解（線維素溶解現象）

血管修復の過程:
- 出血／血管損傷
- セロトニン／血管収縮／膠原線維に血小板粘着
- 血小板凝集／血小板、赤血球その他からADP放出
- 組織トロンボプラスチン／血小板変態／トロンビン
- 血小板血栓（白色血栓）／一時的止血完了
- 血液凝固凝固血栓（赤色血栓）／血栓完成、止血完了
- プラスミノゲン／プラスミン／線維素溶解
- 血管修復完了

（福武ら　改変）

8 血液凝固と止血

1. 血液凝固 blood coagulation

出血した血液は，普通，数分～十数分で凝塊をつくり，流動性がなくなり，血清が分離してくる．これが血液凝固現象であり，止血の最大の要因である．

この現象は，まず血漿中のフィブリノゲンがフィブリンに転化して細い網状構造となり，その中に血球を封じ込めた状態である．一度凝固すれば再び元に戻ることはない．

この機序に関しては，1904年Moravitzによって，その大要が解明され，以後これに関する多くの血液凝固因子が報告されている．しかし同意語，同義語も多く，12の血液凝固因子（うち第Ⅵ因子欠番）が認められている．

2. 血液凝固の経過

血液凝固の経過は，図26のように4相に区別される．
第1相　活性トロンボプラスチンの形成
第2相　プロトロンビンからトロンビンへの転化過程
第3相　フィブリノゲンからフィブリンへの転化過程
第4相　線維素溶解現象

a. 活性トロンボプラスチンの形成

この機構には，2つの機序が考えられている．

1) 内因性機序 intrinsic mechanism

内因性機序は血液中に含まれる凝固因子のみが互いに反応して，ゆっくりと進行する活性トロンボプラスチン形成の過程で，図26のように血液が損傷された血管内壁や，異物に触れると，第Ⅻ因子が活性化され，ついで第Ⅺ因子の活性化，第Ⅸ因子，第Ⅶ因子の活性化と進み，血小板第3因子，第Ⅴ因子，第Ⅹ因子，第Ⅳ因子とともに活性トロンボプラスチンを生成するというのである．この中でも血小板第3因子および第Ⅳ因子（Ca^{2+}）が重要な働きをしている．また，この中の1つの凝固因子でも欠如すれば，内因性機序による活性トロンボプラスチンの生成が阻害され，血液凝固が障害される．第Ⅷ因子である抗血友病因子A（AHF），あるいは第Ⅸ因子である抗血友病因子B（クリスマス因子）が先天的に欠如しているのが血友病である．

2) 外因性機序 extrinsic mechanism

血管が損傷され出血する場合には，当然，組織も障害されており，組織液も流出する．組織液中のトロンボプラスチンが，第Ⅶ因子と第Ⅳ因子（Ca^{2+}），第Ⅴ，第Ⅹ因子などの作用によって，組織性の活性トロンボプラスチンに形成される過程を外因性機序といっている．内因性の場合に比べて，比較的短時間で血液の凝固をきたす．

b. プロトロンビンからトロンビンへの転化過程

肝臓でビタミンKの関与により生成され流血中に存在するプロトロンビン（第Ⅱ因子）に，内因性あるいは外因性の機序によってつくられた活性トロンボプラスチンがCa^{2+}（第Ⅳ因子）とともに作用してトロンビンに転化させる過程である．

生成されたトロンビンが触媒的に血小板を経て活性トロンボプラスチンの生成を促進するともいわれている．

c. フィブリノゲンからフィブリンへの転化過程

トロンビンが，肝臓で生成され血漿中に存在するフィブリノゲン（第Ⅰ因子）に作用して，モノマーの可溶性フィブリン fibrin monomer とし，さらにCa^{2+}（第Ⅳ因子）と第ⅩⅢ因子の作用によって，安定なポリマーのフィブリン fibrin polymer に変わる過程である．このフィブリンが網状の構造となり，その網目の中に血球が詰まって血液凝固が完了することになる．

この血液凝固の機転には関係する多くの因子，さらにはそれらの因子の生成に関与するビタミンK，ビタミンC，ビタミンB_1，B_6，あるいは肝臓の機能などが，大きな影響を与えている．

d. 線維素（フィブリン）溶解現象 fibrinolysis

線維素溶解現象とは，血液凝固機転によって形成されたフィブリンが溶解する現象である．一般に，血液凝固による止血の目的を果たすと，血液中のプラスミノゲン plasminogen が，血液，組織あるいは体液中に含まれるといわれる賦活物質によって活性化されてプラスミン plasmin となる．このプラスミンが凝血中のフィブリンに作用して，非凝固性のフィブリン分解産物 fibrin degradation products に溶解する．すなわち，凝血も溶解されることになる．なお，プラスミンはフィブリノゲン，血小板，血液凝固第Ⅴ，Ⅷ因子などにも影響を与え，血小板の粘着，凝集などの機能を低下させ，カリクレインなどのブラジキニン類を活性化する作用があるといわれる．なお，この血液凝固機転に関しては，近年，多くの学説が唱えられており，まだ完全に解明されているとはいえない．

図 27　出血と出血性傾向

血液凝固スクリーニングテスト（6項目）による出血性素因の鑑別

疾患群分類		血小板数	出血時間	毛細血管抵抗	凝固時間	プロトロンビン時間	TGT (TST/PTT)	疾患名
血小板障害	血小板減少	減少	延長	低下	正常 ～ 延長	正常	正常 ～ 低下	血小板減少症
	血小板非減少	正常	延長	低下 ～ 正常	正常 ～ 延長	正常	正常 ～ 低下	血小板機能障害症　血管性紫斑病
血管障害		正常	正常 ～ 延長	低下	正常	正常	正常	血管性紫斑病　遺伝性出血性毛細血管拡張症 (Osler)
凝固障害	外因性	正常	正常 ～ 延長	正常	正常 ～ 延長	延長	正常 ～ 低下	プロトロンビン　第V因子　第VII因子　第X因子　欠乏症
	内因性	正常	正常 ～ 延長	正常	延長 ～ 正常	正常	低下	血友病および類縁疾患
	循環抗凝血素有フィブリノゲン欠乏	正常	正常 ～ 延長	正常	延長	延長	正常 ～ 低下	循環抗凝血素による出血　フィブリノゲン欠乏症

（日本臨床病理学会「血液凝固検査の標準化」による）

出血の性状による鑑別 (三方)

出血の性状	原因	推定される病名	確認に要する血液検査
点状の小出血斑	原因の明らかなもの	症候性紫斑病	血餅退縮試験　血液抵抗試験　出血時間
	原因不明のもの	薬物，アレルギー，感染症 ・症状のごく軽いもの　単純性紫斑病 ・腸出血　激烈な腹痛を伴うもの　腸性(腹部性)紫斑病 ・関節痛を主とするもの　リウマチ性紫斑病	
	遺伝関係のあるもの	・血管拡張のあるもの　Osler病	
大きな出血斑	原因の明らかなもの	症候性血小板減少症，放射線血液病，中毒，悪性腫瘍など	凝固時間　血小板　血餅退縮試験
	原因不明のもの	特発性血小板減少性紫斑病	
	遺伝関係（先天性家族性に発する）のあるもの	遺伝性血小板(無力)症	
軽微な外傷で止血しないもの	原病・原因の明らかなもの	重症感染症，肝疾患，血液疾患，薬物中毒，悪性腫瘍など	凝固時間　プロトロンビン値　プロトロンビン消費試験　トロンボプラスチン生成試験
	遺伝関係のあるもの	血友病，その他の類似出血病	

3. 生体の血管内で血液凝固の起こらない理由

(1) 生体の血管内では，前述の血液凝固と線維素溶解の過程とが常に動的平衡を保っている．
(2) 正常な血管の内皮細胞と血小板とが，ともに(−)荷電で反発し合っているため血小板の破壊を防いでいる．
(3) 血液中や組織間液には，常にヘパリンが存在している．ヘパリンは毛細血管外側にある肥満細胞 mast cell で生成されるといわれ，その正確な作用機序は不明であるが，プロトロンビン→トロンビンの過程，トロンビン作用の阻止，抗トロンボプラスチン作用あるいは抗凝固因子の産出などにより，血液凝固を阻止するといわれる．
(4) 本質的には(1)と変わらないが，常に行われている小血管の損傷による血液凝固機転の進行に対し，常にプラスミンの活性化が行われ線維素溶解現象を起こさせている．

4. 血液の凝固時間 coagulation time

血液が，体外流出してから凝固するまでの時間には，個人差があり，その測定法によっても異なっている．

Sahli-Fonio 法：時計皿に新鮮血約20滴を入れ，ガラス棒で30秒ごとにかきまぜ，線維素の析出と血液の完全凝固時間をみる．正常値は凝固開始5〜10分，完結10〜20分．

Lee-White 法：内径8 mm の小試験管2本に新鮮静脈血各1.0 ml を採り，37℃の室温にて静置し，採取3分後より30秒ごとに，第1試験管を斜めに倒して血液が流動しなくなる時間を測る．ついで第2試験管を倒して凝血完了を確認する．正常値5〜10分．15〜20分を要すれば凝血異常を疑う．20分以上では明らかに異常である．

5. 出血と止血

出血に対する止血のしくみは，きわめて複雑で順序よく行われる．これには次の因子が巧みに組み合わされて出血に対する防御が行われている．

a. 出血と止血に関する因子

血管外因子（組織因子） 出血した血管を取り囲む組織の構成が，出血や止血の大きな要因となる．たとえば，脳や眼球の周囲，頸部，腋窩，下腹部，内股部，粘膜で覆われた体腔内などは，組織が柔らかで粗なために出血しやすく，また出血すると広がりやすい．

血管因子 毛細血管の機能障害，たとえば血管壁の収縮性，透過性，脆弱性(抵抗)などに異常があると出血しやすく，また，出血した場合には止血が遅延する．この血管の機能に密接な関係を有しているのが血小板の機能で，血小板数が減少すると，毛細血管抵抗が減弱し，出血時間が延長する．いわゆる出血性傾向を呈する疾患の約70%は，この血管因子の障害によるものといわれている．

血管内因子 血液凝固機転に関係する種々の凝固因子の異常によっても出血しやすくなる．肝臓におけるプロトロンビン（第II因子），フィブリノゲン（第I因子）の生成異常，線維素溶解現象の異常亢進などによるもののほかは，そのほとんどが遺伝的な凝固因子の欠如によるものである．

b. 止血のしくみ

私たちのからだは体表面，体内にかかわらず血管が傷つけられ出血すると，よほどの大血管の損傷でもないかぎり，速やかに止血される．この止血の経過は，図 26 のような順序によっているものと推測されている．

(1) 出血部位の血管が収縮：血管壁は，出血による緊張の減退，血流量の変化などによって速やかに収縮する．この血管壁の収縮は，血管運動神経の影響を受け，交感神経系の興奮によっても収縮し，アドレナリンなどのカテコールアミン，セロトニンなどによる体液性の調節も受けている．遺伝的な Willebrand 病，Osler 病の出血性傾向はこの血管壁異常が大きな要因となっている．
(2) 血管損傷部位に血小板血栓形成：血管の損傷部位に血小板血栓が形成されて，止血の仮作業が行われる．
(3) 上記血小板血栓が血液凝固血栓となる：平行して進められていた血液凝固機転が進行し，血小板血栓の部位に完全な凝固血栓が完成し，止血作業が完了．
(4) 血液の流出が完全に阻止され，破れた血管の修復が行われる：血管の内皮細胞が増生して血管の破綻部位が修復され，血管壁の基質化によって血管が更新される．このような時期になると，血液凝固機転の線維素溶解現象が始まり，プラスミンが活性化されてフィブリンの網を分解し，凝血を解消させ，血管が完全に修復される．

c. 出血と出血性傾向 hemorrhagic diathesis

出血は，前述のように血管外組織，血管，血小板および血液凝固因子のいずれか，あるいはその組み合わせの障害によって起こる．しかし，特別な原因が考えられないにもかかわらず，しばしば，皮膚や粘膜の紫斑，皮下出血による溢血斑，血腫などのみられる場合，あるいはちょっとした外傷などによって出血し，一度出血すると容易に止血しないことがある．

このように，出血しやすい状態，あるいは一度出血すると容易に止血しえないような状態が，全身的に認められる病態を総称して出血性傾向という．これには，先天的，遺伝的なものと，種々の疾病の2次的症候として現れてくるものとがある．これをさらにその原因から血管の障害，血小板の異常，凝固因子の異常に分けると，血管壁の異常には，先天性紫斑病，アレルギー性紫斑病，症候性紫斑病，たとえば壊血病（ビタミンC欠乏）などがある．血小板の異常によるものとしては，特発性血小板減少性紫斑病，症候性（続発性）血小板減少性紫斑病，血小板無力症などがあげられる．血液凝固の異常としては，先天的な凝固因子の異常，たとえば血友病，プロトロンビン欠乏症，また，肝障害や抗血液凝固薬物投与による症候性血液凝固不良などがある．その他，線維素溶解現象を促進するプラスミン活性の異常亢進も出血性傾向を助長する因子である．なお，図 27 上は段階的に出血傾向を追求していく検査方法の1例で，図 27 下は出血状態からその原因，推定される疾病，それを確認する検査項目などを示したものである．

図28 血漿蛋白(1)

電気泳動像 (pH 8.6)

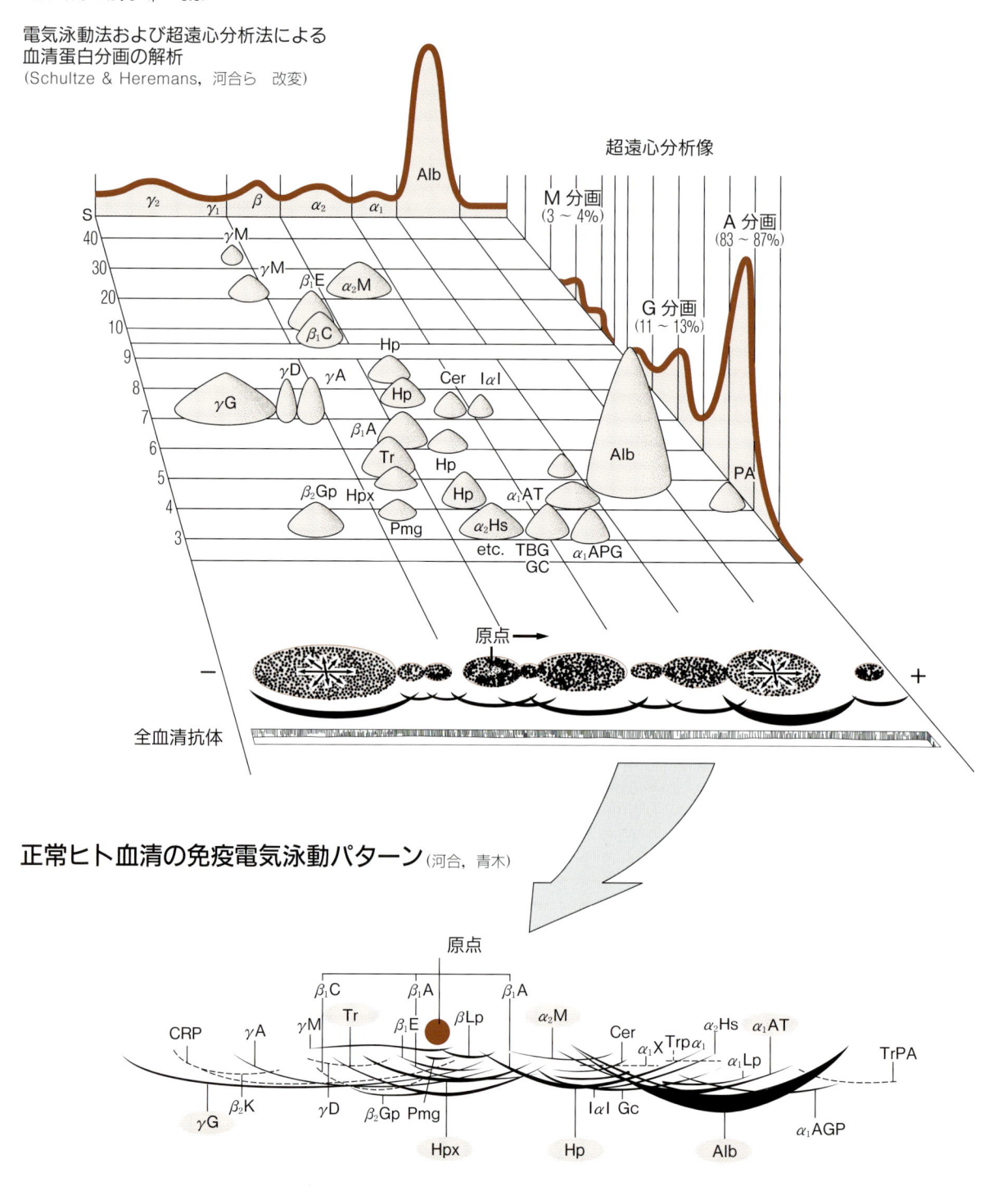

電気泳動法および超遠心分析法による血清蛋白分画の解析
(Schultze & Heremans, 河合ら 改変)

正常ヒト血清の免疫電気泳動パターン (河合, 青木)

アルブミン(Alb), α_1-抗トリプシン(α_1AT), ハプトグロビン(Hp), α_2-マクログロブリン(α_2M), ヘモペキシン(Hpx), トランスフェリン(Tr), および γG-免疫グロブリンがパターンの骨組みになって明瞭な沈降線を示す.

9 血漿

1. 血漿 plasma とは

血漿は，血液の約55％を占める液体成分で，その90～92％が水分である．ヒトの血漿は通常，それに含まれるカロチン，キサントフィール，ビリルビンなどの色素によって淡黄色を呈し，透明である．しかし脂肪食摂取後，あるいはある種の代謝障害などでは乳糜状に混濁することがあり，また，溶血性疾患などでは紅色，急性肝炎（黄疸）などでは濃黄色となる．血漿の比重は1.027(1.023～1.032)，pH 7.3～7.4で，弱アルカリ性を呈す．約8～10％の固形成分としては，約0.9％が無機物質で，約7～9％を占める有機物の大半は血漿蛋白質（約7～8 g/dl），その他，非蛋白性窒素，脂質，ブドウ糖，酵素，ホルモン，抗体，ガス類などが含まれる．

2. 血漿蛋白質 plasma protein

血漿蛋白質は，血漿固形成分の80～90％を占め，正常成人で7～8 g/dlである．物理化学的に性状を異にした種々の蛋白質の集合体で，血漿蛋白質の生理作用を知るためには血漿中の総蛋白質の濃度ともに，それを構成している蛋白質の種類，量を測定する必要がある．

a. 血漿蛋白質の測定

(1) 血漿総蛋白質濃度 plasma total protein の測定：一般の蛋白質濃度測定と同様の方法が用いられる．すなわち，蛋白質を構成するアミノ酸窒素含有量を測定し，これに窒素係数（平均6.25）を乗じて蛋白質量を算定するKjeldall法，および溶液の光に対する屈折の度がその溶質の種類によって異なることを利用したPulfrich屈折計，あるいはBiuret法，Lowry法などの化学的微量定量法などが用いられている．

(2) 血漿蛋白質分画の測定 fractionation of plasma protein：塩析法，エタノール分画法，電気泳動法，超遠心法，免疫学的方法，ゲル濾過法などが用いられる．

一般によく用いられる電気泳動法は，蛋白質溶液の等電点以外のある一定のpHで電場内に置くと，その蛋白質の分子量と荷電の状態に従って陽極に向かって移動する性質を利用したもので，これにはTiselius法，および電気泳動の支持体に濾紙，でんぷん，寒天，セルローズアセテート膜，ポリアクリドアマイドゲルなどを用いる方法がある．

b. 血漿蛋白質分画の種類と性状

図28は，超遠心分析法および電気泳動法による成績から，河合らによって推定された血漿蛋白質分画を示したもので，その下にそれらに対応する寒天免疫電気泳動法による沈降線を示してある．すなわち，血漿蛋白質はこれら多数の分画を形成する蛋白質の集合体であり，個々の蛋白体あるいはいくつかの蛋白体が集合して，多くの生理機能を営んでいることになる．ことに免疫学的な見地から，近年，γ-免疫グロブリン(IgG, IgM, IgAなど)について多くの知見が報告されているが，その正常値については，まだ多くの説がある．

免疫グロブリンの成人基準値 (河合ら)

	Schultze and Heremans	Allansmith ら
IgG	900～1,500	710～1,540 (M=1,045)
IgM	39～117 ♂	37～204 (M=90)
	(M=75) ♀	42～261 (M=104)
IgA	110～180	60～490 (M=170)
IgD	<0.3～30	

M：平均　単位：mg/dl

血漿蛋白質を一般的な電気泳動法によって分画すると，アルブミン，グロブリン，およびフィブリノゲン(φ)の3分画に大別され，グロブリンはα_1およびα_2, β, γ-グロブリンに細別され，およそ5～6分画となる．なお，アルブミンとグロブリンの重量比を蛋白商 protein quotient，蛋白係数あるいはA/G比といい，正常でおよそ1.5～2.3である．

一般的に，栄養障害を伴えば，これと関係するアルブミンの減少からA/G比の低下がみられ，種々の慢性疾患では，抗体に関係するグロブリンの増加でA/G比が低下する．

ヒト血漿蛋白質分画の性状 (例) (河合ら)

血漿蛋白		g/dl	％	分子量	等電点 pH	相対易動度 ％
アルブミン		4.3	67.7 (50～70)	約6.9万	4.9	100
グロブリン	α	0.4	5.6 (2～12)	約20万～30万	5.1	78
	β	0.9	11.8 (5～18)	約9万～130万	5.6	60
	γ	1.3	17.4 (13～20)	約15.6万～30万	6.0	24
フィブリノゲン		0.5	7.5 (4～10)	40万	5.5	44
総蛋白量		7.4	100			

図29は，各蛋白質分画に含まれる蛋白質と，その生理的意義を簡単に表記したもので，下に電気泳動パターンとし

図29 血漿蛋白(2)

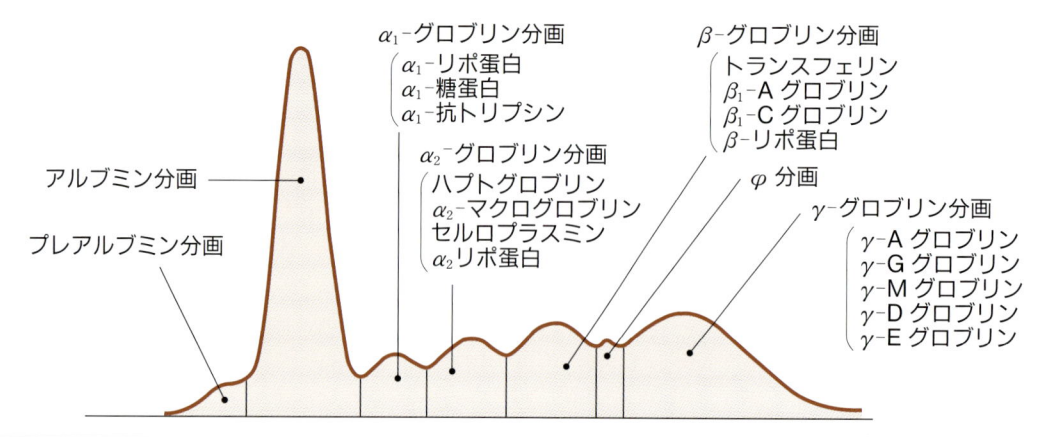

α₁-グロブリン分画
- α₁-リポ蛋白
- α₁-糖蛋白
- α₁-抗トリプシン

α₂-グロブリン分画
- ハプトグロブリン
- α₂-マクログロブリン
- セルロプラスミン
- α₂リポ蛋白

β-グロブリン分画
- トランスフェリン
- β₁-A グロブリン
- β₁-C グロブリン
- β-リポ蛋白

φ 分画

γ-グロブリン分画
- γ-A グロブリン
- γ-G グロブリン
- γ-M グロブリン
- γ-D グロブリン
- γ-E グロブリン

アルブミン分画
プレアルブミン分画

アルブミン分画	α₁-グロブリン分画	β-グロブリン分画	φ 分画	γ-グロブリン分画
・50～70% ・血漿膠質浸透圧の維持 ・色素・薬物の運搬 ・栄養的意義 ・疾病では減少	・2～12% ・リポ蛋白，ビタミン，ホルモンの運搬 ・急性炎症，ネフローゼで増加	・5～18% ・リポ蛋白，ビタミン，ホルモン，Fe，Cu などの運搬 ・ネフローゼ，黄疸で増加	・4～10% ・フィブリノゲン ・血液凝固に関与	・13～20% ・抗体を含む ・慢性炎症，肝硬変で増加

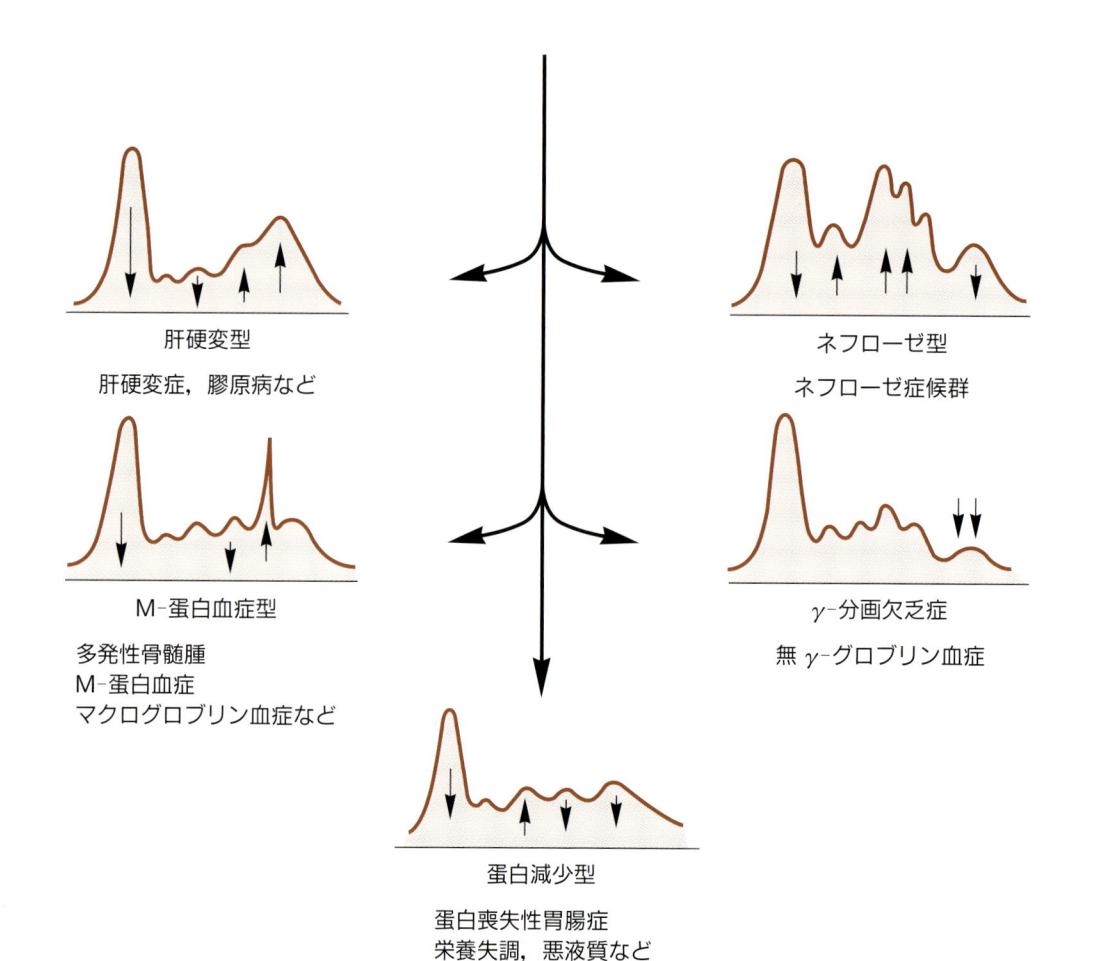

肝硬変型
肝硬変症，膠原病など

M-蛋白血症型
多発性骨髄腫
M-蛋白血症
マクログロブリン血症など

ネフローゼ型
ネフローゼ症候群

γ-分画欠乏症
無γ-グロブリン血症

蛋白減少型
蛋白喪失性胃腸症
栄養失調，悪液質など

て著明な変化を示す例を示してある．

c. 血漿蛋白質の生理機能

(1) 血漿蛋白質は，体内の蛋白質の予備としての働きがあり，栄養学的意義がある：蛋白質欠乏の際には血漿蛋白質が利用される．ことにアルブミンが利用され，この減少によって低蛋白血症 hypoproteinemia を起こしてくる．なお，血漿蛋白質は組織蛋白質と相互に移動している．

(2) 血液量，体液量の調節に関係する：血液に一定の膠質浸透圧 colloidal osmotic pressure（25〜30 mmHg）を与え，血液の組織の間に水分の移動を調節している．

(3) 血液の凝固に関係する：血漿中にはフィブリノゲン，プロトロンビンなどの血液凝固因子を含んでいる．

(4) 血圧の維持に関与する：血液に一定の粘度を与え，血流を調節する．

(5) 物質の運搬を行う：ホルモン，胆汁色素，種々の色素，金属類，薬物などが血漿蛋白質と結合して体内を移動する．

(6) 免疫に関係する：抗体は，主として γ-グロブリンおよび一部 β-グロブリンに含まれている．

(7) 血液の酸-塩基平衡に関与する：蛋白質は両性体として蛋白緩衝系をつくり，酸-塩基平衡の維持に役立っている．

d. 血漿蛋白質の生成と補充

血漿蛋白質は，常に代謝され更新されているが，その機序についてはまだ不明の点が多い．その生成に関しても，肝臓，脾臓，骨髄などの細網内皮系に属する細胞の他，一般の細胞組織，分解する血球などがあげられている．

現在，明らかにされているものとしては，アルブミン，フィブリノゲンは肝臓で，グロブリンは肝外ことに細網内皮系およびリンパ組織などでの生成が考えられている．なお，血漿蛋白質は体内の貯蔵蛋白，ことに肝臓内蛋白から補充され，常に動的平衡を保っている．

3. 非蛋白性窒素 nonprotein nitrogen, NPN（残余窒素 reststickstoff, rest-N）

血漿中の窒素化合物の大部分は，蛋白質であるが，その他に尿素，尿酸，アンモニア，クレアチン，クレアチニン，遊離アミノ酸などの窒素化合物が含まれている．これら蛋白質以外の窒素化合物を総称して非蛋白性窒素といい，血漿中に 20〜40 mg/dl 存在する．その 1/2〜2/3 は尿素窒素である．血漿中に 45 mg/dl 以上含まれるようになると病的で，腎疾患では尿素窒素，肝疾患ではアミノ窒素，アンモニアの増量をみることが多い．

4. 脂質 lipids

血漿中の脂質は普通，血漿蛋白質などと結合して比較的安定な状態にある．しかし，食後あるいは飢餓，糖尿病などで脂質代謝が異常となったような場合には，血中の脂肪の小粒子 chylomicron が出現し，血漿が乳糜状となり，脂血症 lipemia を呈する．血漿中の脂質は約 0.6〜0.9% で，中性脂肪（約 0.1%），レシチン（約 0.2%），コレステロールとそのエステル（約 0.2%），遊離脂肪酸（約 0.1〜0.4%）などである．

5. 血糖 blood sugar（血中ブドウ糖 blood glucose）

血液中に含まれるブドウ糖を血糖といい，血漿および血球中に存在し，正常空腹時で 60〜80 mg/dl である．食後 30〜60 分で 140〜190 mg/dl まで増加することがある．このような場合，体内では直ちに血糖調節機構が働いて速やかに正常値に復帰させ，常に恒常性が維持されている（p. 335, 血糖の項参照）．

6. 血中無機成分 inorganic component

血漿中の塩類の大部分は，NaCl で，約 0.59〜0.67 g/dl 含まれており血漿中の無機成分を示すと下表のとおりである．

血漿，赤血球および全血中の無機成分の濃度

	Na	K	Ca	Mg	Cl	I	Fe	Cu	リン酸塩	硫酸塩
血漿	340	20	10	2.7	370		0.1			
赤血球	(20)	420	0	6.0	190		100.0			
全血	160	200	5	4.0	250	0.01	45.0	0.1	3.0	2.0

濃度は，mg/dl で表されている． (Best & Tayler)

また，血漿中の酸と塩基は図13 のとおりで，約 150〜160 mEq/l の範囲内で常に平衡が保たれている．なお，血漿中には Na^+, Ca^{2+} が多く，K^+, Mg^{2+} が少ない．血球中には Na^+, Ca^{2+} を欠き，K^+, Mg^{2+} が多い．Fe は赤血球に限られ，その大部分はヘモグロビン分子中に含まれる．P は無機的なものと，有機物と結合したものとがある．

図30 ABO式血液型

ABO式血液型

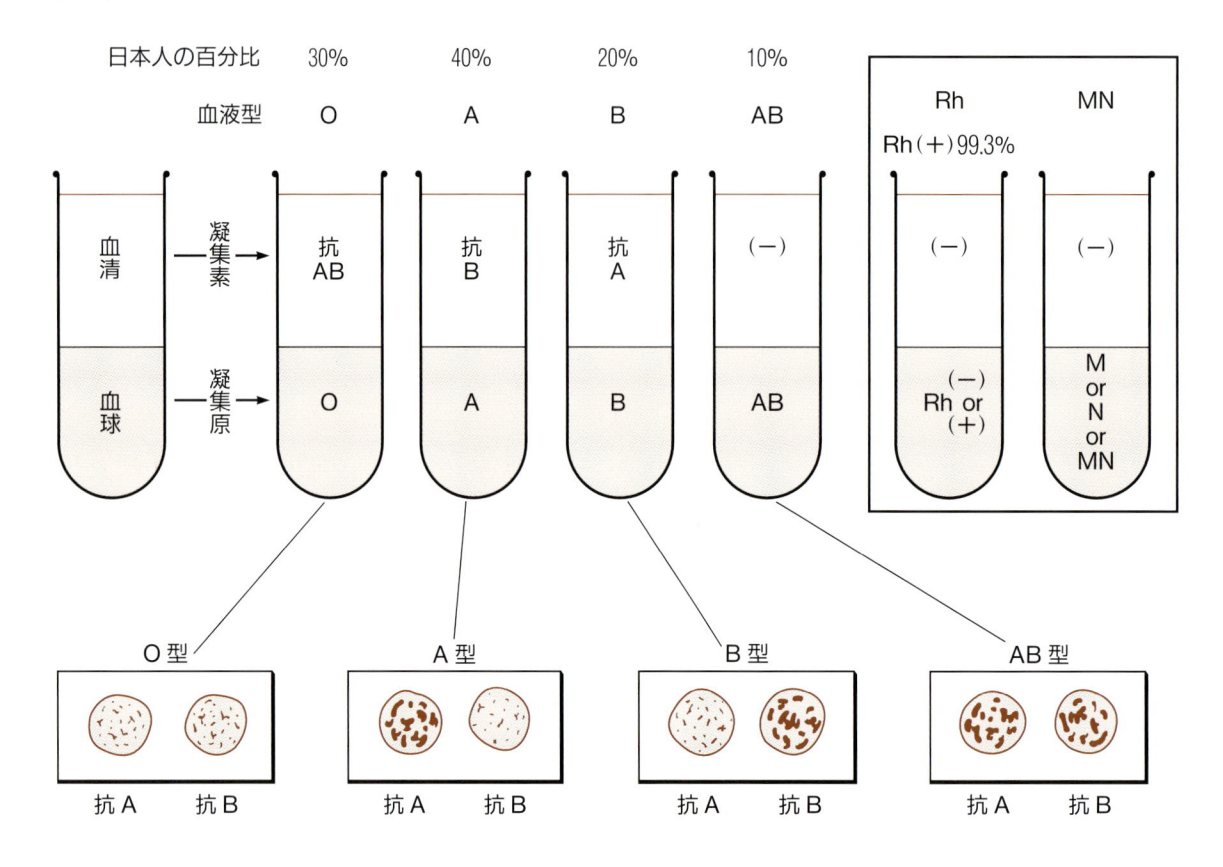

日本人の百分比	30%	40%	20%	10%		
血液型	O	A	B	AB	Rh	MN

血清 →凝集素→ 抗AB / 抗B / 抗A / (−) / (−) / (−)

Rh(+)99.3%

血球 →凝集原→ O / A / B / AB / (−)Rh or(+) / M or N or MN

	O型	A型	B型	AB型
	抗A 抗B	抗A 抗B	抗A 抗B	抗A 抗B

ABO式血液型にみられる遺伝

両親の血液型	その子供にみられる血液型
O × O	O
O × A	O A
O × B	O B
O × AB	A B
A × A	O A
A × B	O A B AB
A × AB	A B AB
B × B	O B
B × AB	A B AB
AB × AB	A B AB

10 血液型

1. 血液型 blood group (type) とは

　血液中には，血球の凝集反応 agglutination を起こすいくつかの因子が含まれている．

　凝集反応とは，抗原に相当する凝集原 agglutinogen と，抗体に相当する凝集素 agglutinin との反応によって起こるもので，ヒトの赤血球中には凝集原が存在し，血漿中には凝集素が存在する．血液型とはこの両者の種類，組み合わせによって決められるその血液特有の反応である．

　凝集原は遺伝的形質によるもので，ヒトの一生を通じて変化しない．現在，種々の凝集原が発見されているが，生理的，医学的に問題となるのは，赤血球中に存在する A および B，Rh 因子，その他，MN，P，Q などであろう．

　なお，ABO 式以外の血液型では，凝集原の存在が確認されているのみで，凝集素が存在していない．したがって，ABO 式にみられるような血球の凝集反応による障害はみられない．しかし，凝集原を抗原とした抗体の産生をみることがあり，抗原抗体反応による障害をきたすことがある．

2. ABO 式血液型

　Landsteiner が，赤血球中に 2 種の凝集原 A，B を発見し，その組み合わせによって，血液を A，B，AB，およびこれらを含んでいない O の 4 型に分類した．

　また，血清中にはその血球中に存在しない凝集原に対応する凝集素である抗 A (α または a 凝集素)，抗 B (β または b 凝集素)，抗 AB ($\alpha \cdot \beta$ または a・b 凝集素)，およびこれらを含んでいない (－) の 4 種が存在する．これらの関係を示したのが図 30 上である．

　赤血球中の凝集原 A，B は，胎生期の第 6 週頃より出現し思春期頃より成人と同じ力価になる．唾液腺，膵臓，肝臓，腎臓，肺臓，精巣などにも含まれ，ヒトでは唾液，胃液，精液，涙，羊水，尿中にも出現する．糖蛋白体 mucopolysaccharide に属する分子量 20 万〜30 万の物質と推定されているが，まだ明らかではない．

　一方，凝集素は生後 2〜3 カ月頃より出現し，8〜10 歳頃最高の力価を示し，以後漸次減少するといわれるが個人差が著しい．血漿 γ-グロブリン分画に属する蛋白体といわれる．

　さて，この血液型が一番問題となるのは輸血 transfusion of blood である．一般に，輸血は，受血者 recipient と供血者 doner とが同型の場合に行われる．従来，右上図のよう

古典的な輸血可能なパターン

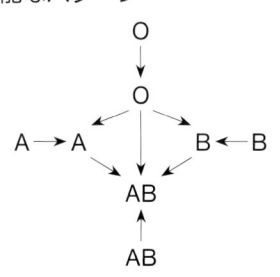

```
          O
          O
    A → A   B ← B
         AB
          ↑
         AB
```

な輸血可能のパターンが考えられていたが，供血者の凝集価が高いとき，あるいは非定型的抗体などが存在する場合には，往々にして凝集反応を起こす危険がある．また，同型の血液型といえども，A_1，A_2，A_1B，A_2B などの亜型，さらには後述の Rh 因子，その他，MN 式，P 式，Q 式，Lutheran，Kell，Lewis，Duffy，Diego，Sutter 式などの異型が関係し問題となることが多い．このため，実際の輸血に際しては，受血者の血清と供血者の血球，受血者の血球と供血者の血清を交互に混合して，その凝集，溶血をみる交叉試験 cross matching test を必ず実施する必要がある．

3. ABO 式血液型の判定

　ABO 式血液型の判定には，A および B 型ヒト血液から分離した血清，あるいはヒト血液で動物を免疫しその血液から精製された標準血清 standard serum が用いられる．なお，厚生省生物学的製剤基準によって，抗 A 血清はトリパンブルーで青色，抗 B 血清はアクリフラビンで黄色に着色されている．この抗血清を 1 滴ずつスライドグラスにとり，被検血液を少量混じると図 30 中のようになる．抗 A 血清で凝集すれば A 型，抗 B 血清では B 型，両者ともに凝集すれば AB 型，両者とも凝集しない場合には O 型と判定される．

4. ABO 式における血液型の遺伝

　A 型血液には A 凝集原 (A 抗原) が存在し，B 型血液には B 凝集原 (B 抗原) が存在する．O 型血液では，α，β 凝集素に反応するような抗原が存在しない．しかし，赤血球に共通な抗原である H 抗原が存在し，これを O 抗原とすれば，ABO 式血液型における遺伝様式には A，B，O の 3 種の遺伝因子が存在することになる．このうち，2 個の遺伝

図 31 Rh 因子 血液型不適合

Rh 因子

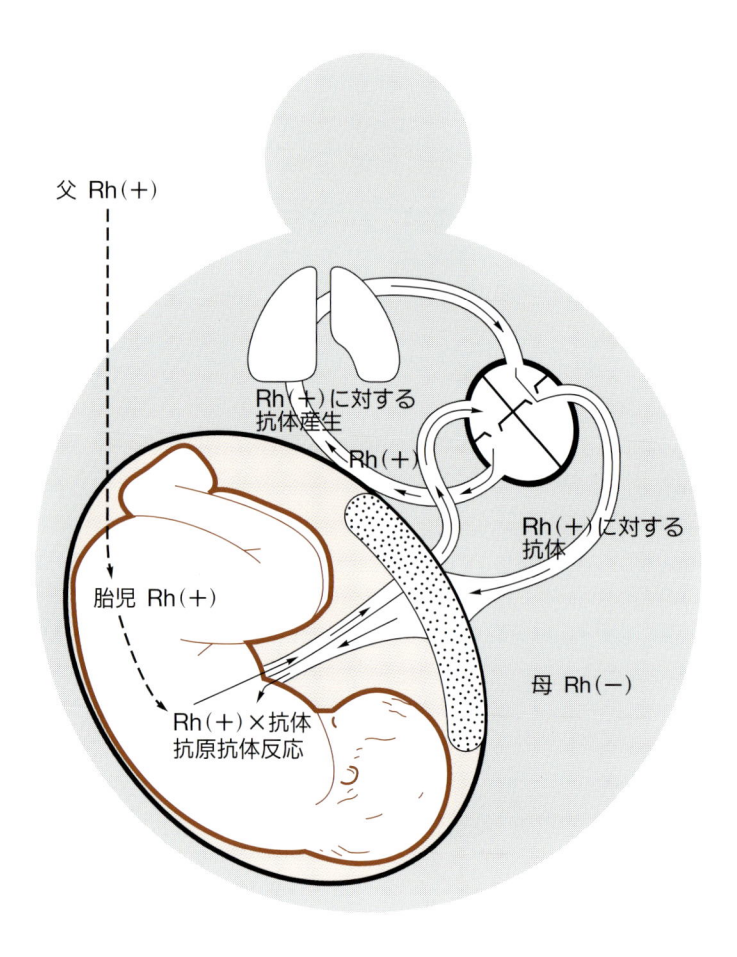

父 Rh（＋）
Rh（＋）に対する抗体産生
Rh（＋）
Rh（＋）に対する抗体
胎児 Rh（＋）
Rh（＋）×抗体 抗原抗体反応
母 Rh（−）

血液型不適合

ABO 式血液型における両親の血液型とその子供に血液型不適合の起こる可能性

両親の血液型の組み合わせ		子供の血液型 ● 適合　× 不適合　◺ ありえない			
不適合の起こりうる組み合わせ					
父	母	O	A	B	AB
A	O	●	×	◺	◺
B	O	●	◺	×	◺
AB	O	◺	×	×	◺
B	A	●	●	×	×
AB	A	◺	●	×	×
A	B	●	×	●	×
AB	B	◺	×	●	×
O	A，B，AB，O	●	●	●	◺

子が対立因子として染色体に存在し，Mendel の法則に従って遺伝することなる．

したがって，その組み合わせは OO（O 型），OA および AA（A 型），OB および BB（B 型），AB（AB 型）の 6 種となり，結果的に 4 種の血液型が決定される．生殖細胞は，体細胞の有する 2 つの遺伝子のうち，いずれか 1 つをもっている．したがって精子と卵子の結合による受精卵の遺伝子は，両親の血液型により規定されることになる．

5. Rh 因子 Rh factor

Rh 因子は 1940 年，Landsteiner および Wiener によって，インドのアカゲザル macacus rhesus, rhesus monkey の赤血球中から発見された凝集原である．ヒトでもこの Rh 因子の抗血清に対し，赤血球が凝集する場合と，しない場合とがあり，前者を Rh 陽性（＋），後者を Rh 陰性（－）という．

なお，Rh 因子には Rh_0，Rh_1，Rh_2 の 3 種があり，Rh_0 の抗原性が一番強く，それぞれ独立した抗原として作用している．これらを総合したヒトの Rh 因子は，欧米人で Rh（＋）85〜87％，Rh（－）13〜15％，日本人で Rh（＋）98〜99.3％，Rh（－）0.7〜2％といわれ，黒人ではそのほとんどが Rh（＋）といわれている．

一般に，ヒトの血清には Rh 因子に対する凝集素がみられないので，輸血に際し ABO 式血液型のような凝集，溶血による問題は起こらない．しかし，受血者が Rh（－）で供血者が Rh（＋）の場合，第 1 回目の輸血では何の障害もみられないのが常であるが，しかしこのとき，受血者の血液中には Rh 因子を抗原とした抗体，すなわち抗 Rh 凝集素 anti-Rh-agglutinin といわれるべきものの産生が行われる．このため，2 回目以降の輸血に際しては，この抗 Rh 凝集素と Rh 因子との間で反応を起こし，血球の凝集や，溶血などの障害をきたしてくる．

また，一番問題となることに，父親が Rh（＋）で，Rh（－）の母親が Rh（＋）の胎児を妊娠した場合である．この場合，胎児の Rh（＋）の血液が胎盤を経て母体の血液中に移行し，母体内ではこの Rh 因子を抗原として抗 Rh 凝集素が生成される．しかし，第 1 回目の妊娠では，生成される凝集素が少量であるために，母体から胎盤を経て胎児内に移行しても，胎児の赤血球を凝集させる度合は少なく，一般に胎児が無事成長して出産されることが多い．しかし，第 2 回目の妊娠からは，母体内にすでに存在する凝集素が感作されて急速に増量し，これが胎児に移行して胎児内で Rh 因子と反応する結果，赤血球の凝集，溶血を起こし，貧血，網赤血球増多，流血中赤芽細胞の出現などがみられ，重症新生児黄疸，全身浮腫，核黄疸などを起こすことがある．重症のものでは死産，流産あるいは出生後死亡することになる．この状態を胎児赤芽球症 erythroblastosis fetalis という．もちろんこのような状態の母親に Rh（＋）の血液を輸血しても同様の危険がある．これらの処置としては Rh（－）血液による交換輸血 exchange transfusion によって凝集および溶血を起こした血液を置換し，その障害を除去する方法がとられている．

6. ABO 式における血液型不適合

前述のように，Rh（－）の母親が Rh（＋）の胎児を妊娠した場合，2 回目の妊娠からは胎児赤芽球症などの危険を伴い，いわゆる血液型不適合妊娠となる．ABO 式血液型についても，理論的には同様の機序で血液型不適合妊娠が考えられる．たとえば，父親が B 型で，母親が O 型，胎児が B 型ならば，母体血液中に B 凝集原に対する抗体である抗 A 凝集素が産出され，胎児内に移行して，凝集溶血などの障害を起こすことになろう．しかし，Rh 因子に比べ，異種抗原に対する抗体産生能力が弱いのか，あるいは全血液による希釈によってその障害の度が少なくなるのか，その成因は不明であるが，完全な血液型不適合になる割合は Rh 因子の場合ほど著明ではないといわれている．図 31 下は ABO 式における両親の血液型と，その子どもに血液型不適合の起こる可能性を示したものである．

7. MN 式血液型

赤血球中に凝集原として M，N があり，その組み合わせによって M 型，N 型，MN 型の 3 種の血液型が区分される．ABO 式血液型とは異なり，血清中にはこれに対応する凝集素がなく，また，陰性（－）のものもないので，ABO 式，Rh 式などのような問題は起こらない．その遺伝的関係から，親子の鑑定に，ABO 式，Rh 因子，その他の血液型と組み合わされて用いられる．

図32　液性免疫

抗原の基本構造

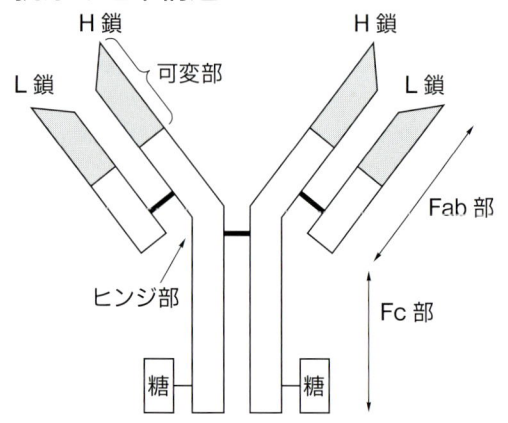

長短2本ずつ計4本のポリペプチドからなる．ヒンジ部で2個のFab部と1個のFc部とに分けられ，それぞれのFab部が抗原と結合する．可変部のアミノ酸配列は目的の抗原ごとに全て異なっている．太線はSS結合を示す．SS結合の数や位置は抗体の種類によって少しずつ異なる．

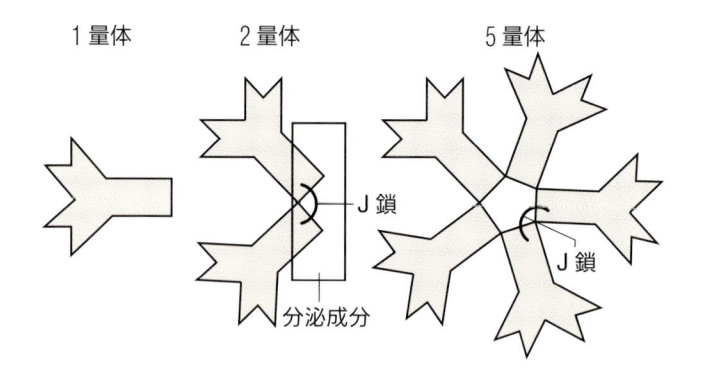

IgG, IgD, IgE, 非分泌IgAは1量体，分泌型IgAは2量体，IgMは5量体である．多量体のものはSS結合やJ鎖で互いに結合している．分泌型IgAは分泌成分とよばれる蛋白で保護されており分解を受けづらい．

抗体のクラス

	IgG	IgA	IgM	IgD	IgE
血清濃度(mg/dl)	1,200～1,500	200～300	100～150	3	0.02～0.05
分布	血漿中（約40％）組織（約60％）	血漿中（約40％）腺組織・粘膜・分泌液	血漿中	血漿中	皮膚・気道・消化管
分子量	16万	17万（分泌型40万）	90万	18万	19万
形態	単量体	単量体（分泌型　2量体）	5量体	単量体	単量体
H鎖	γ	α	μ	δ	ε
L鎖	κまたはλ	κまたはλ	κもしくはλ	κまたはλ	κまたはλ
半減期	23日	6日	5日	3日	2日
胎盤通過性	あり	なし	なし	なし	なし
主な性質	免疫の主役	局所免疫	初期の免疫	不明	アレルギー

抗原結合時の抗体の形態変化

抗体をザリガニにたとえてみる．腕がFab部，胴体がFc部のつもりであり，さらにハサミが抗原結合部，足が補体結合部，尾が細胞結合部である．
Aのようにハサミ（抗原結合部）に何もつかんでいないときは，足も尾も丸めて何とも結合できない．Bのようにハサミに抗原をつかむと足は補体との結合が可能となり，尾は細胞との結合が可能となる．Bのような状態では，抗原はその毒性を失い，補体は活性化を受け，細胞にはさまざまな反応が起こる．

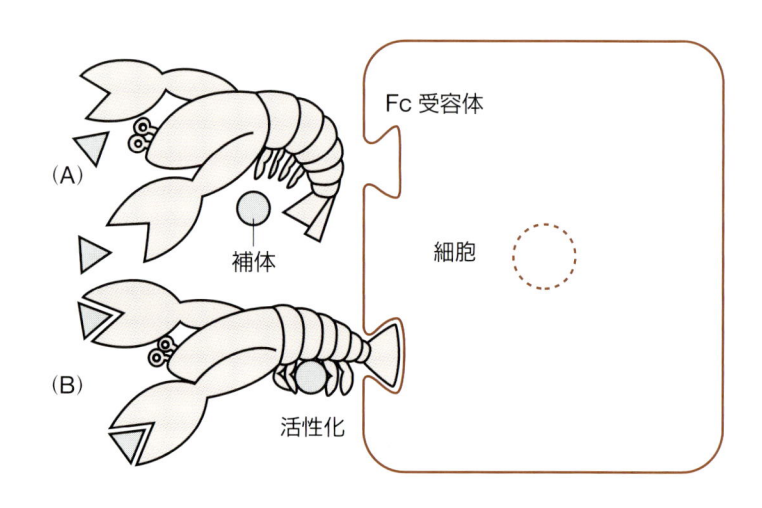

11 液性免疫

1. 免疫 immunity とは

　生体は自分の身を守るために，病原体のみならず，自分以外のものすべてを排除しようとする働きがある．そのためにはまず，自己 self と非自己 not self とを認識区別し，その結果非自己の認識されたものに対して排除を行う．これが免疫の本体である．非自己すなわち異物には，細菌やウイルスだけでなく，毒物などの化学物質，さらに変異細胞，老廃組織，他人の組織など，自分の正常組織以外のものすべてがなりうる．このように，免疫機構の反応を起こしうるものを抗原 antigen（Ag）という．

　免疫機構は液性免疫と細胞性免疫とに分けられる．液性免疫は体液中にある抗体や補体などの蛋白質によって行われる．細胞性免疫は細胞が中心となって行われる．

2. 抗体 antibody（Ab）

　抗体とは，ある抗原とだけ特異的に結合する性質をもった蛋白質である．すなわち，あたかも鍵と鍵穴のように，1つの抗体はある特定の抗原とだけ反応する．

　抗体はグロブリンに属しているので免疫グロブリンともいわれている．しかもそのほとんどはγ分画に存在する．一般にγ-グロブリンというと抗体のことをさしていることが多い．抗体は，IgG，IgM，IgA，IgD，IgE の5つのグループに大きく分けられる．これを抗体のクラスという．

　同じ抗原が2回目に侵入すると，1回目よりも IgG は速やかにしかも大量に産生される．すなわち，2回目のほうが強い免疫反応を引き起こす．これは最初に出会った抗原をリンパ球が記憶しているからだと考えられている．

　抗体の基本構造は，2本の長いペプチド（H 鎖 heavy chain）と2本の短いペプチド（L 鎖 light chain）の，合計4本のポリペプチドからなっている．機能上からは抗原を結合する Fab 部と，補体や細胞と結合する Fc 部の2つの部分に大きく分けられる．Fab 部の約半分が実際に抗原と直接結合する部位であり，この部位のアミノ酸配列の違いによりさまざまな抗原と結合できる．したがってこの部位を特に可変部 variable region という．

　抗体の Fab 部に抗原が結合すると Fc 部にも2つの大きな構造変化が生じる．1つは補体が結合可能になることで，これを補体結合反応という．抗原が細胞の場合は，抗体と活性化された補体との共同作用で細胞膜に穴をあけ，細胞を破壊する．もう1つは細胞結合部位の出現である．

　生体は無数に存在する抗原すべてに，それぞれ対応する抗体を産生することができる．その理由は，生体はあらゆる種類の抗原に対応するリンパ球をすでにもっており，ある抗原が侵入してきたとき，その抗原に対応するリンパ球が活性化されて増殖成熟し，適切な抗体が大量に産生されるからだ，と考えられている．これをクローン選択説という．ただし，胎児のときに出会った抗原とは反応しないようになっており，自己の組織に対しては免疫応答は起こらない．この現象を免疫寛容という．

　では，限られた遺伝子から，いったいどのようにして無数の種類の抗体をつくり出せるのであろうか．それは遺伝子の再編成という現象，つまり，抗体の遺伝子をいくつかの群に分け，その遺伝子群から遺伝子を1つずつ選び出して組み合わせる，という方法によって可能としている．IgM から IgG へとスイッチするのも同じような機構であり，抗体のクラスを決定する遺伝子を再編成（H 鎖をμからγへ変換）することにより行われている．

3. 補体 complement（C）

　補体は血漿中に存在する第1から第9（C1〜C9）までの9つの成分からなる蛋白質である．抗体の作用を補うという意味で補体と名付けられたが，それ以外にも多彩な働きをしている．抗体はある特定の抗原とのみ反応するが，補体にはそのような特異性はない．補体はそのままでは活性をもっておらず，各成分が活性化されたときのみ，主として4つの働きを行う．すなわち，①細胞膜に穴をあけ細胞を破壊する．②好中球を呼び寄せる．③好中球やマクロファージの貪食能を促進する．この現象をオプソニン化といい，抗原に抗体と活性化された補体とが結合すると，食細胞が貪食しやすくなるのである．④肥満細胞などからヒスタミンなどを放出させる，などである．実際の生体内での補体活性化は補体結合反応によって起こることが多い．

　①では抗原と結合した2分子の抗体により補体の第1成分が活性化され，その結果 1→4→2→3→5→6→7→8→9 の順に次々と補体成分の活性化が生じ，細胞膜上に5〜9の成分が管を形成する．これは膜に穴をあけたことを意味しており，この機序により細胞を破壊する．なお補体活性化の経路にはこの古典経路以外にも，3→5→6→7→8→9 という二次経路が存在する．

　血中の補体の量は補体価（CH_{50}）として表現されている．全身性エリテマトーデス（SLE）のような補体を消費する疾患では，当然補体価は低下する．

図33 細胞性免疫

リンパ球の分化

ブルサで成熟したものがB細胞．胸腺で成熟したものがT細胞．これらの成熟度を調節するのがサイトカインである．

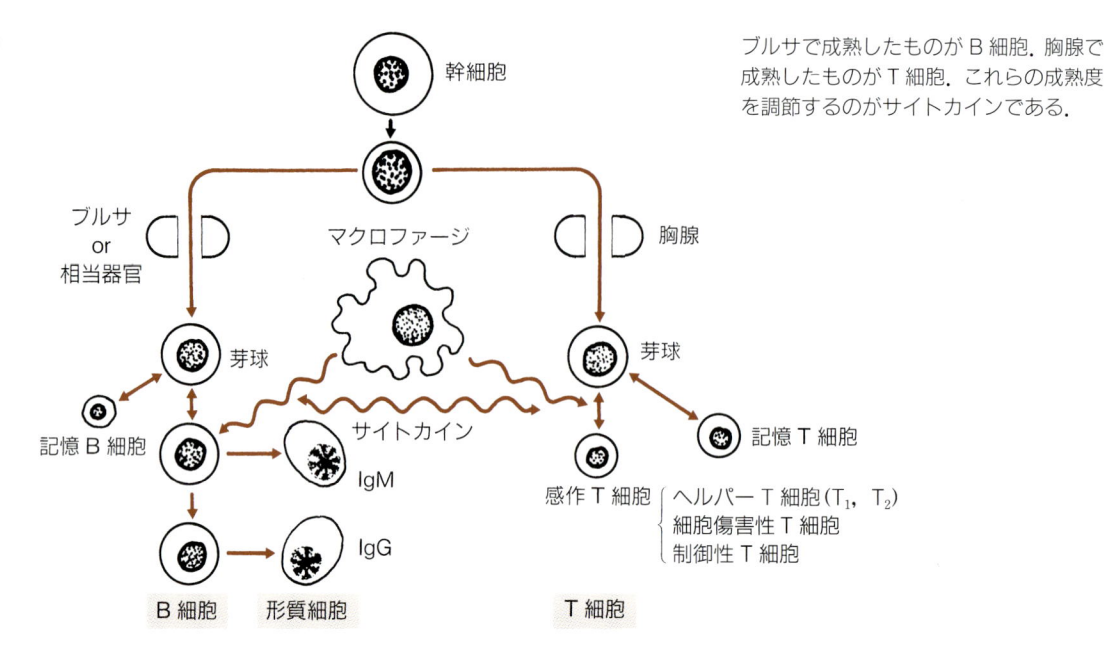

幹細胞

ブルサ or 相当器官　　マクロファージ　　胸腺

芽球　　　　　　　　　　　　　　　　芽球

記憶B細胞　　　　　サイトカイン　　　　　　　記憶T細胞

IgM

IgG　　　　　　　　　　感作T細胞 ｛ ヘルパーT細胞（T_1, T_2）
　　　　　　　　　　　　　　　　　　細胞傷害性T細胞
　　　　　　　　　　　　　　　　　　制御性T細胞

B細胞　形質細胞　　　　T細胞

マクロファージによる抗原提示

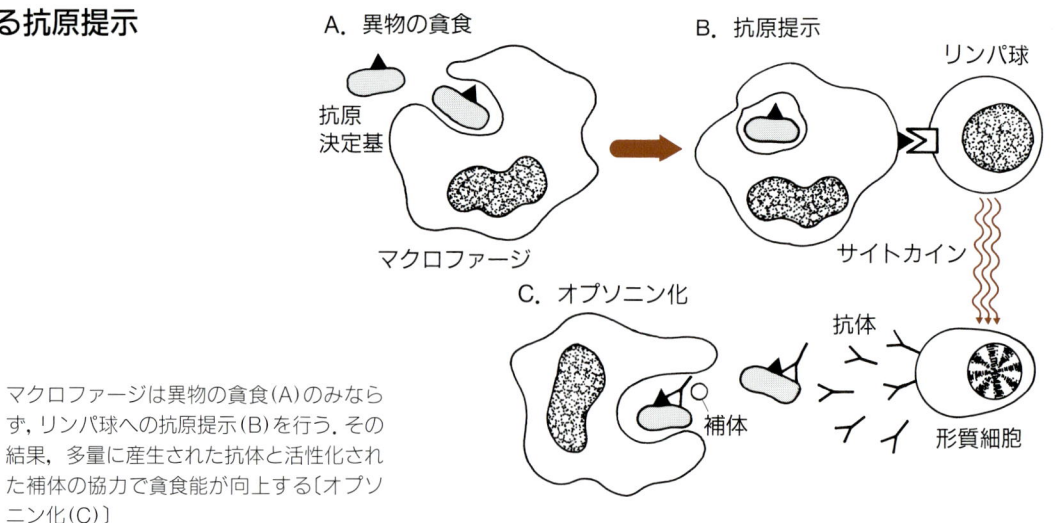

A．異物の貪食　　B．抗原提示　　リンパ球

抗原決定基

マクロファージ　　　　　　　　　サイトカイン

C．オプソニン化

補体　　抗体　　形質細胞

マクロファージは異物の貪食（A）のみならず，リンパ球への抗原提示（B）を行う．その結果，多量に産生された抗体と活性化された補体の協力で貪食能が向上する〔オプソニン化（C）〕

主なサイトカイン

	主な産生細胞	主な作用		主な産生細胞	主な作用
IL-1	マクロファージ	リンパ球の増殖分化	IL-8	マクロファージ，線維芽細胞，血管内皮細胞など	好中球の遊走化，活性化
IL-2	T細胞	リンパ球の増殖分化			
IL-3	T細胞	造血幹細胞の増殖	腫瘍壊死因子（TNF）	マクロファージ	腫瘍細胞の障害
IL-4	T細胞，肥満細胞	リンパ球増殖分化	インターフェロンα	好中球	抗ウイルス作用
		肥満細胞増殖		マクロファージ	抗腫瘍作用
IL-5	T細胞	B細胞増殖分化	インターフェロンβ	線維芽細胞	
		好酸球増殖分化	インターフェロンγ	T細胞	
IL-6	リンパ球	B細胞の分化	G-CSF	さまざま	顆粒球系細胞の増殖
	マクロファージ	肝からのCRPなどの放出	M-CSF	さまざま	マクロファージ系細胞の増殖
	線維芽細胞など	造血幹細胞の増殖	GM-CSF	T細胞，マクロファージ，内皮細胞など	顆粒球系およびマクロファージ系細胞の増殖
IL-7	骨髄のストローマ細胞	リンパ球の増殖分化			

12 細胞性免疫

1. リンパ球 lymphocyte

　リンパ球は骨髄の血液幹細胞から分化する．しかしこのままではまだ未熟であり，多彩な機能を得るために，骨髄からさらに胸腺もしくはファブリキウス嚢（ブルサともいう）に移動しそこで分化成熟する．前者で成熟したリンパ球をTリンパ球 T lymphocyte（T細胞 T cell），後者で成熟したものをBリンパ球 B lymphocyte（B細胞 B cell）と呼ぶ．これらの成熟したリンパ球は脾臓やリンパ節に移動し，そこで異物の侵入に備える．ただし，ブルサは鳥類でしか確認されておらず，ヒトではB細胞は骨髄でそのまま成熟すると考えられている．

　B細胞は抗体を産生することが主な仕事である．B細胞それ自身でも抗体生産能はあるが，形質細胞 plasma cellに分化するとさらに大量の抗体を産生できる．ひとたび形質細胞に分化すると，もはや分裂能や幼若化能はなく，抗体産生に専念し数日で死滅する．すなわち，B細胞の最終分化段階が形質細胞なのである．液性免疫の主役は抗体であるが，その抗体をつくり出すのが形質細胞なので，B細胞は液性免疫の影の主役であるといえよう．

　T細胞は，細胞性免疫の主役で，ヘルパーT細胞，細胞傷害性T細胞，制御性T細胞などに分類される．ヘルパーT細胞は，さらに細胞膜表面にCD4をもちマクロファージや細胞傷害性T細胞を活性化するヘルパーT細胞（Th$_1$）とB細胞の抗体産生を助けるとともにTh1細胞の働きを抑制するT細胞（Th$_2$）の2種類に分けられる．CD8をもつ細胞傷害性T細胞は，宿主にとって異物になる細胞を破壊する役目をもつ．一方，CD4とCD25をもち免疫応答をコントロールする制御性T細胞（Treg）は，過剰な免疫応答を抑制し，免疫の恒常性維持に重要な役割を果たす．

　異物細胞を破壊するリンパ球には細胞傷害性T細胞以外にも，NK細胞 natural killer cellやLAK細胞 lymphokine activated killer cellなどのリンパ球もある．NK細胞は外見は未熟な段階のリンパ球様であり，T細胞の性質もB細胞の性質ももっていない．NK細胞や細胞傷害性T細胞は抗体がなくても直接異物細胞を破壊することができる．さらに，NK細胞は抗体の助けを借りて異物細胞を破壊することもできる．この機構を抗体依存性細胞傷害活性 antibody dependent cell mediated cytotoxicity（ADCC）という．

　B細胞とT細胞の分布には器官によって差がある．たとえば，胸腺ではT細胞，ブルサ（鳥類）ではB細胞，骨髄では未熟な細胞が多い．リンパ節では存在部位に偏りがあり，B細胞は胸腺非依存性領域（皮質）に，T細胞は胸腺依存性領域（傍皮質）に多い．また，流血中や胸管にはT細胞が多い．おそらくT細胞は全身を巡回しながら抗原の侵入を見張っているのであろう．なお，リンパ球の中にはきわめて寿命の長い細胞があり，抗原の記憶を担当していると考えられている．二度目にその抗原が侵入してきたときは，この記憶細胞がすばやく反応する．

　リンパ球は機能的にも成熟度によっても，さまざまな種類に分けられる．これらは細胞表面に存在する物質によってある程度区別することができ，この物質を細胞マーカーや表面抗原と呼んでいる．たとえばB細胞は抗体を産生しているのでB細胞表面には抗体をもっているし，T細胞表面には抗体結合部位（Fc受容体）と補体結合部位（C3b受容体）とをもっている．現在ではさまざまな種類の表面抗原が明らかになっている．

　血中に普通にみられるリンパ球は小リンパ球で，ある程度成熟したものである．抗原の刺激があると，小リンパ球はリンパ芽球へと幼若化し，盛んに分裂して抗原に反応する．このように，リンパ球を刺激し幼若化させ，その分裂を促進させるような物質を分裂誘導因子 mitogenという．

2. マクロファージ macrophage

　マクロファージはさまざまな組織に存在し，さまざまな名称で呼ばれている．たとえば，単球（血液），マクロファージ（脾臓，肺胞，腹腔など），組織球（結合組織），クッパー細胞（肝），ランゲルハンス細胞（皮膚），破骨細胞（骨組織），小膠細胞（神経組織）などである．

　マクロファージは大食細胞とも呼ばれるように，異物を直接貪食する．さらに，その異物がどのようなものかT細胞に教える働きもしている．これを抗原提示という．その結果ヘルパーT細胞からさまざまな因子が放出され，その因子によってB細胞が活性化され，その異物に適した抗体を産生するようになる．マクロファージにとって，抗体と補体が結合した抗原は，結合していない抗原に比べきわめて貪食しやすいものである（オプソニン化）．

　このように，免疫担当細胞は互いに密接な関係を保っており，そのための細胞間の連絡は，ある因子を放出することにより行っている場合が多い．このような他の細胞に作用するような因子を，まとめてサイトカインと呼んでいる．このうち物質として明確になったものを特にインターロイキン（IL）として番号をつけてある．

図34 アレルギー

アレルギーの機序

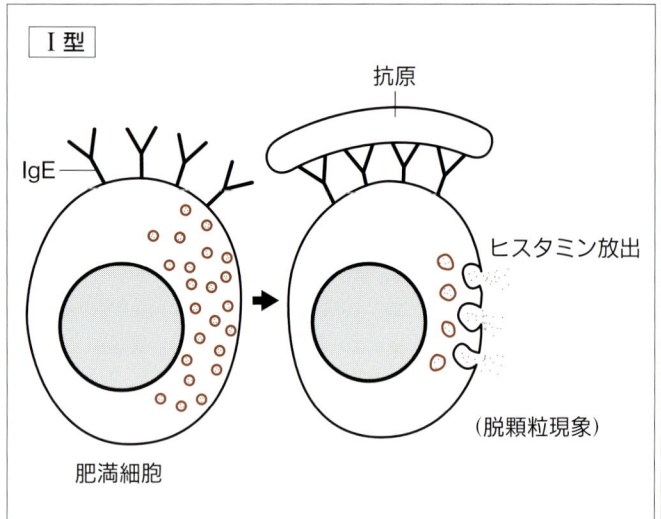

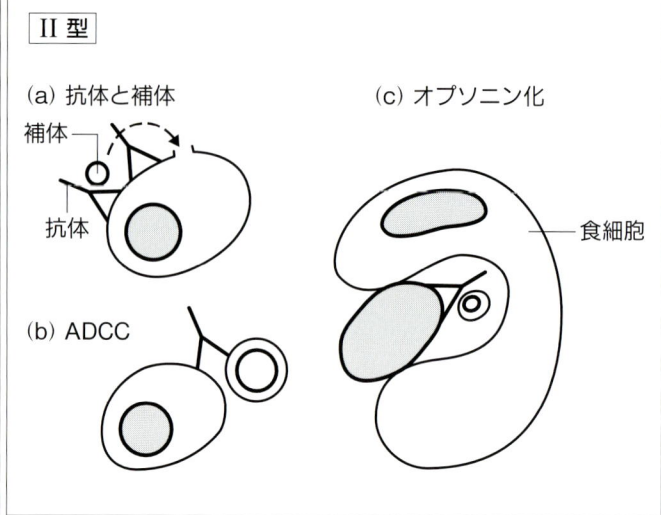

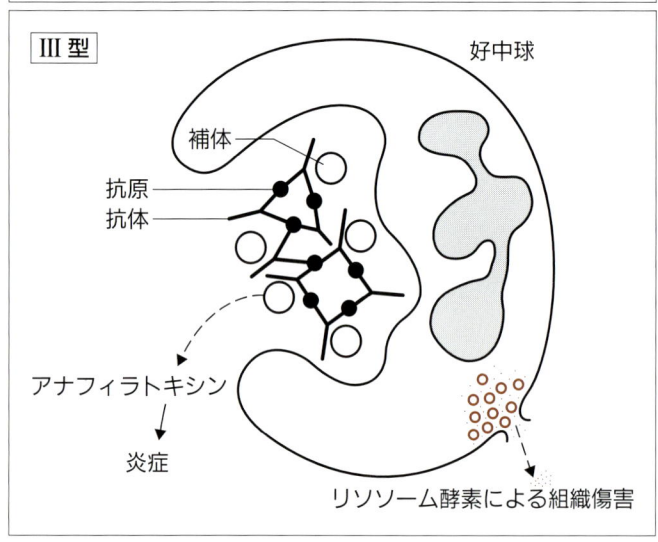

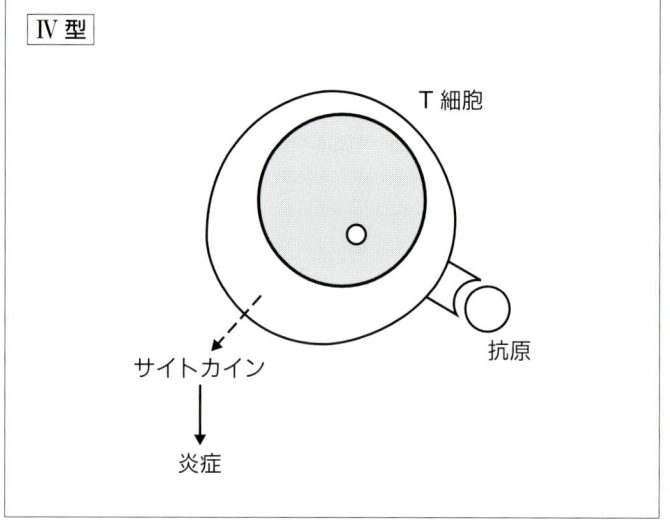

I型
- IgE
- 抗原
- ヒスタミン放出
- （脱顆粒現象）
- 肥満細胞

II型
- (a) 抗体と補体
  - 補体
  - 抗体
- (b) ADCC
- (c) オプソニン化
  - 食細胞

III型
- 好中球
- 補体
- 抗原
- 抗体
- アナフィラトキシン → 炎症
- リソソーム酵素による組織傷害

IV型
- T細胞
- 抗原
- サイトカイン → 炎症

自己免疫疾患の例

疾患名	抗原	主として侵される部位
橋本病	サイログロブリン，甲状腺ペルオキシダーゼ	甲状腺
重症筋無力症	筋のアセチルコリン受容体	骨格筋・心筋
自己免疫性溶血性貧血	赤血球	赤血球
特発性血小板減少性紫斑病	血小板	血小板
グッドパスチャー症候群	基底膜	腎糸球体，肺胞
潰瘍性大腸炎	大腸リポ多糖体	大腸粘膜
シェーグレン症候群	唾液腺上皮細胞，ミトコンドリア，核	唾液腺，涙腺
全身性エリテマトーデス（SLE）	核，DNA，白血球など	血管（全身，特に腎臓）
慢性関節リウマチ	IgG	関節

13 アレルギー

1. アレルギー allergy とは

免疫機構というものは，通常は生体にとって有利に働いている．しかし時には不利に作用することもある．この不利な現象，すなわち免疫機構による組織傷害のことを一般にアレルギーと呼んでいる．アレルギーを引き起こす抗原のことをアレルゲンという．アレルギーは大きく4つの型に分けられる．

a. I型アレルギー

I型はIgEによって引き起こされる．IgEは他のクラスの抗体と違いFc部分が好塩基球や肥満細胞に結合しやすい．抗原を結合している多数のIgEが細胞表面に結合すると，これらの細胞はヒスタミン，セロトニン，ロイコトリエンなどを放出する（脱顆粒現象という）．これらの物質は気管支収縮，血管拡張，局所の浮腫，粘液分泌亢進などをおこすため，肺で生じると気管支喘息，鼻ではアレルギー性鼻炎，皮膚では蕁麻疹などの症状を引き起こす．局所だけでなく全身性に激しい反応が起こることもある．これをアナフィラキシーといい，ペニシリンショックなどがその例である．アナフィラキシーの本体は血管拡張による急激な血圧低下である．

b. II型アレルギー

II型は抗体を介して自己の細胞が破壊されてしまうものをいう．細胞は抗体と補体により傷害を受け，またADCCによっても破壊される．さらにこの抗体を介してオプソニン化も生じている．II型アレルギーの例には自己免疫性溶血性貧血があり，自己の赤血球に対する抗体が産生されることにより，細胞破壊つまり溶血が起こるのである．ウイルス性肝炎も，肝炎ウイルスが直接肝細胞を破壊するのではなく，ウイルスに感染した肝細胞は細胞表面の抗原性が変化し非自己と認識されるため，免疫機構が感染肝細胞を攻撃してしまうことによって起こると考えられている．

c. III型アレルギー

III型は免疫複合体（抗原と抗体とが多数結合した塊，補体を含むこともある）が，組織に沈着することにより障害が生じたものである．この例には糸球体腎炎がある．たとえば全身性エリテマトーデス（SLE）性腎炎では，抗原とそれに対する抗体および補体との免疫複合体の糸球体基底膜への沈着をみることができる．このような免疫複合体は補体を活性化するため，血管透過性の増大や好中球の遊走が起こる．この好中球は免疫複合体を貪食しようとするが果たせず，リソソーム酵素の放出が起こり，これらの分解酵素によって組織傷害が生じる．

d. IV型アレルギー

I～III型は抗体を介した反応であるが，このIV型は抗原に特異的なリンパ球が直接関与した反応であり，抗体は関与していない．T細胞は抗原を認識することによりサイトカインを放出する．そのサイトカインによって生じるさまざまな反応をさす．またこのT細胞が直接組織細胞を破壊することもある．時間的にはゆっくりと起こり，ツベルクリン反応がその代表である．

2. 肥満細胞・好塩基球・好酸球 mast cell, basophil, eosinophil

組織の肥満細胞と血中の好塩基球とは同じ種類の細胞である．両者はヒスタミンやセロトニンなどを含んだ顆粒をたくさんもっており，I型アレルギーの主役を演じる．

また，好酸球はIgEによるアレルギー反応が起きている組織に集まり，このアレルギー反応を抑える働きをしている．

3. 自己免疫疾患 autoimmune disease

正常では自己の組織に対しては免疫寛容が成立しており，免疫反応は起きない．しかし何らかの原因でこの自己寛容がうまくいかず，自己反応性のT細胞やB細胞の活性化が起こると，自己抗体（自己の組織に対する抗体）が産生されてしまう．このような自己に対する免疫反応により臓器・組織障害が生じる疾患を，自己免疫疾患と呼んでいる．治療にはステロイドホルモンのような免疫抑制薬が用いられている．

4. エイズ（後天性免疫不全症候群 AIDS）

エイズはヒト免疫不全ウイルス（HIV）による疾患である．HIVはT細胞特にヘルパーT細胞に感染し，これを破壊する．そのためエイズ患者は免疫能が低下し，カリニ肺炎などの日和見感染により死亡することが多い．また，腫瘍に対する免疫能も低下するので，カポジ肉腫なども発生しやすくなる．

図35 免疫応答のしくみと検査への応用

抗体産生曲線

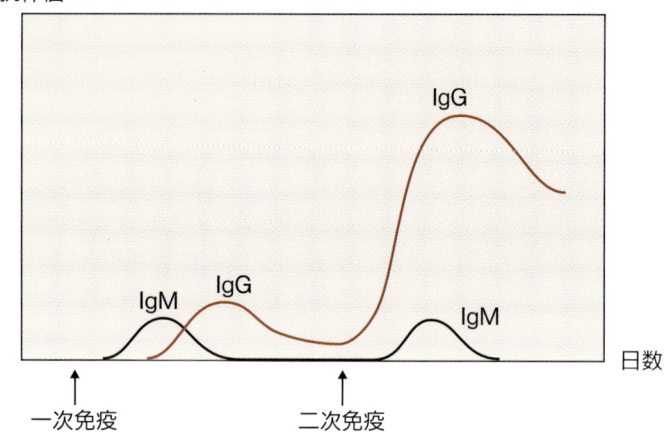

抗原感作1回目は，まずIgMが出現し，やや遅れてIgGが出現する．2回目以降はIgGがすみやかに大量に長期間産出される．

異物の除去反応

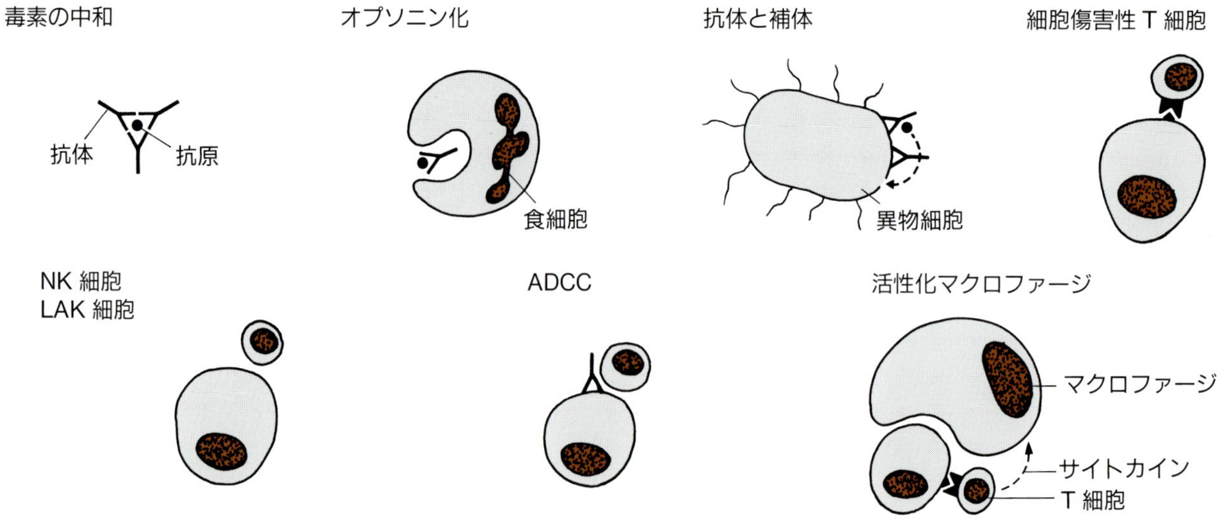

毒素の中和 — 抗体，抗原

オプソニン化 — 食細胞

抗体と補体 — 異物細胞

細胞傷害性T細胞

NK細胞
LAK細胞

ADCC

活性化マクロファージ — マクロファージ，サイトカイン，T細胞

ゲル内沈降反応（Ouchterlon法）

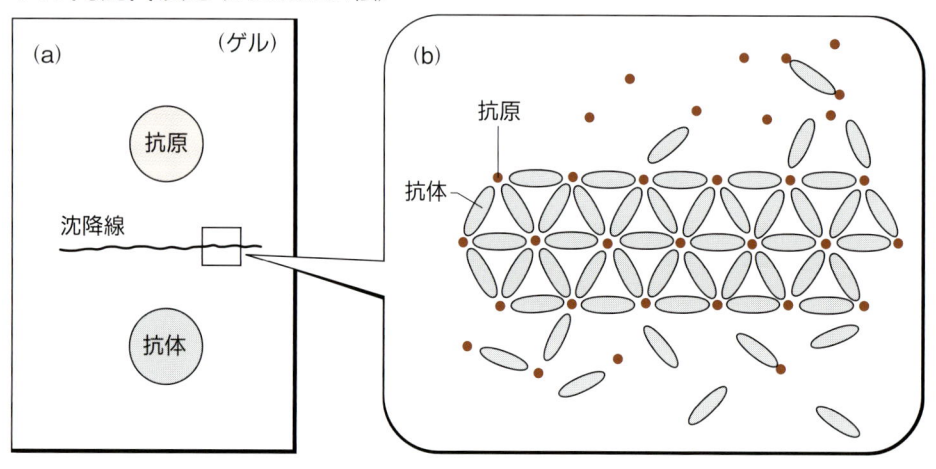

(a) (ゲル) 抗原，沈降線，抗体

(b) 抗原，抗体

抗原と抗体が適切な比で存在する時は，両者の結合物が巨大な塊を形成し，肉眼的には沈降線として現れる(a)．(b)は沈降線部分の拡大模式図．

14 免疫応答のしくみと検査への応用

1. 母子免疫

ウシなどでは抗体は胎盤を通過しないので，生後母乳（特に初乳）中に含まれる抗体を経口摂取し，その抗体が腸から吸収されることにより免疫力を得ている．このような動物では，誕生後に初乳を飲むという行為はきわめて重要なことである．ヒトの場合はIgGが胎盤を通過するため，すでに新生児の段階である程度の母親由来の抗体を得ている．しかもIgGは半減期が23日と長いので，生後しばらくの間はこの免疫力を維持することができる．ヒトでも母乳中，特に初乳には多量のIgAを含んでおり，このIgAは直接吸収されることはないものの，腸管粘膜上での局所免疫に役だっていると考えられている．母乳が人工乳よりもすぐれている理由の1つにこのIgAの有無がある．

2. 非自己への反応

生体は，毒素や異種蛋白などの分子，さらにウイルスなどを異物として認識する．また，寿命のきた細胞，ウイルス感染細胞，腫瘍細胞，移植細胞などもすべて異物細胞，つまり非自己として認識する．

抗体には毒素を中和したり，ウイルスを不活性化したりする作用があり，また細菌や異物細胞に対しては，補体や食細胞などとの共同作用でこれらを破壊することができる．さらに，異物細胞の除去のための機序として，① 細胞傷害性T細胞，NK細胞，LAK細胞による破壊，② 抗体＋NK細胞によるADCC，③ 活性化マクロファージによる貪食，などがある．生体がどのようにして異物細胞を認識しているのかは，まだ完全には解明されていない．しかし，免疫担当細胞はまず異物細胞表面のHLA抗原(p. 298)を調べているので，HLA抗原は自己認識のための非常に重要な鍵だと考えられている．

3. モノクローナル抗体 monoclonal Ab

一般の抗体は多種の抗体の混合物（ポリクローナル抗体）である．抗体産生細胞と骨髄腫細胞という2個の細胞を特殊な方法で融合させると，抗体をつくるという抗体産生細胞の性質と，無限に増殖し続けるという骨髄腫細胞との性質を，ともに兼ね備えた1個の細胞ができる．この細胞をうまく選び出し増やしてやると，一種類だけの抗体（モノクローナル抗体）を得ることができる．このモノクローナル抗体はある1つの抗原とのみ反応する純粋な抗体なので，研究面ばかりでなく，実際の臨床での診断や治療に広く利用されている．

4. 免疫反応の検査への応用

免疫反応は，抗原に対する特異性がきわめて高いため，この反応を試験管内で行わせることにより，種々の臨床検査に利用されている．

抗原の感作，つまり病原体の侵入があると抗体が産生される．よって，その病原体に対する抗体の有無は感染の有無を表していると考えてよい．しかも時間的には，まずIgMが出現する．逆にいうと，IgMが存在するならば感染初期であるということができる．また通常は，抗原の量にある程度比例して抗体が産生されることが多いので，抗体を定量することにより，抗原の量つまり感染の程度と患者の反応度とを予想できる．

1個の抗体にはFab部が2カ所あり，2個の抗原と結合できる．そのため十分な量の抗原と抗体とが適切な比で存在するときには，両者がお互いに格子状に結合し，巨大な塊を形成する．このとき，抗原が透明の可溶性物質のときは，この巨大な塊は可視性の不溶性物質として沈降してくる．この反応を沈降反応と呼ぶ．また，抗原が赤血球ならば凝集物を形成することになるので，この反応を凝集反応と呼ぶ．なお，抗原と結合した抗体は，補体との結合能力をもっており，この補体は赤血球膜に穴をあけ，溶血を起こす．これは補体結合反応であり，溶血の有無で判定できる．このように抗原や抗体の定量法にはさまざまな方法があるが，実際の検査では肉眼での判定を容易にするため，赤血球を用いた凝集反応や補体結合反応が広く用いられている．

複数の種族に共通して存在する抗原を異好抗原という．たとえば，梅毒トレポネーマとカルジオリピン（ウシ心臓からの抽出物）との間には共通抗原がある．よって梅毒のスクリーニングにはトレポネーマ自体ではなくカルジオリピンが用いられている．

抗体のもつ特異性は微量物質の定量にも利用されている．特に，アイソトープを結合させた抗原を用いるラジオイムノアッセイ（RIA）や，酵素を結合させた抗体を用いる酵素抗体法（この例にELISAがある）は，きわめて微量の物質をも検出できる．このときモノクローナル抗体を用いると，さらに特異性の高い正確な測定ができる．

図36 循環系の種類

安静時の血液循環の模式図と血液分布

肺
97% 97% 100%
95%
右心房・室 気管支 2% 3% 左心房・室
5%
(冠状動脈)5%
脳
15% 15%
肝
7%
23%(門脈)
腸・脾・膵
30% 胃 23%
腎
20% 20%
骨格筋
15% 15%
皮膚・骨格
10% 10%

大循環系と小循環系

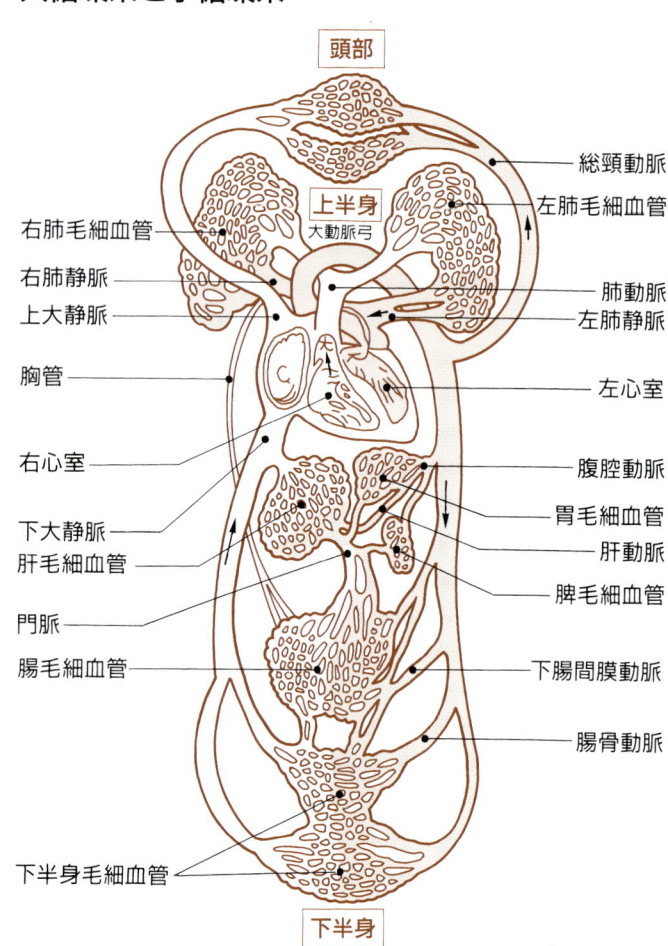

頭部
上半身 大動脈弓
総頸動脈
右肺毛細血管 — 左肺毛細血管
右肺静脈 — 肺動脈
上大静脈 — 左肺静脈
胸管 — 左心室
右心室 — 腹腔動脈
下大静脈 — 胃毛細血管
肝毛細血管 — 肝動脈
門脈 — 脾毛細血管
腸毛細血管 — 下腸間膜動脈
— 腸骨動脈
下半身毛細血管
下半身

下垂体門脈系

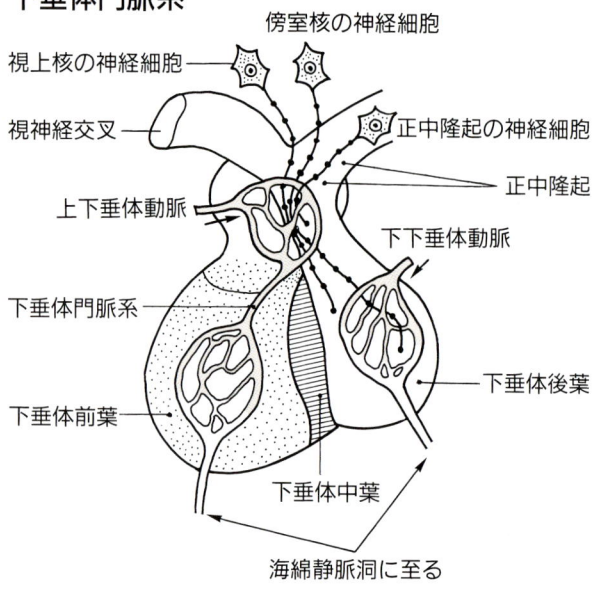

傍室核の神経細胞
視上核の神経細胞
視神経交叉
正中隆起の神経細胞
正中隆起
上下垂体動脈
下下垂体動脈
下垂体門脈系
下垂体後葉
下垂体前葉
下垂体中葉
海綿静脈洞に至る

腎糸球体と尿細管周囲毛細管

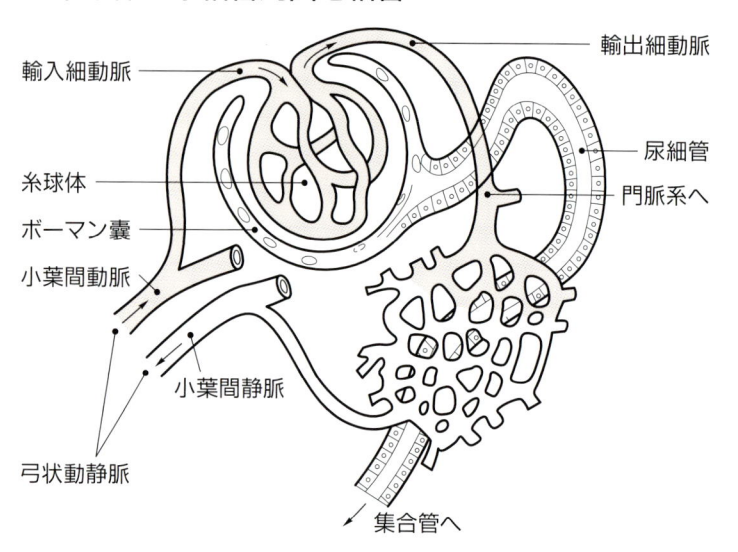

輸入細動脈 — 輸出細動脈
糸球体 — 尿細管
ボーマン嚢 — 門脈系へ
小葉間動脈
小葉間静脈
弓状動静脈
集合管へ

III 循環系

1 循環系

1. 血液循環の特徴

1628年ロンドン王室医科大学解剖学教授であるWilliam Harveyは，その著書「動物の心臓ならびに血液の運動に関する解剖学的研究」(Anatomica de Motv Cordis et Sanguinis in Animali)の中で次のように記載している．

「動物においては，血液は不断の巡回路をめぐって，一種の循環運動によって押しやられる．そしてこれこそは，心臓の活力，あるいはその機能であって，これは〔循環は〕心臓の拍動の力によって実現するものである．これを要約すれば，これ〔心臓の拍動〕こそ，唯一無二の血液循環の原因である．」(岩波書店，暉峻義等訳より)

生体における血液循環の概念はHarveyによって提唱された．今日の血液循環を含めた生理学は，この時点から始まったといっても過言ではない．

生体の組織や臓器のすみずみまで血管系が網の目のように入り込み，血液の働きでそれらの活動が促されエネルギーが生産されている．そのために必要な物質を細胞，組織，器官へ供給し，また，そこで生産された物質を運搬するという働きを行っている．すなわち，この生理現象が血液循環 blood circulation である．

血液循環は，心臓の収縮・拡張による拍動が原動力となって必要な血圧を維持し，血液は動脈を通り，毛細管に流れ込み，組織や臓器において物質の交換を行い，静脈となって再び心臓に帰ってくる閉塞回路系 closed circuit system である．この閉塞血液循環は，すべての脊椎動物にみられ，最も単純な形式は，魚類にみられている．魚類では，1心室より拍出された血液は，鰓中に分岐した動脈に入り，血液としての機能を発揮し，静脈を経て1つの心房に戻ってくる．両生類の心臓は，2心房1心室に分けられ，爬虫類になって初めて2心房2心室の形をとるようになるが，まだ不完全である．鳥類以上の高等動物に至って，左右の心房・心室に分かれ完成される．

循環血液は，生体のあらゆる細胞，組織に酸素や栄養物を供給し，エネルギー産生の結果生じたCO_2や老廃物を肺や腎臓に運ぶ働きがある．この働きは，リンパ液の循環にもみられる．これらを総称して循環系と呼ぶことができる．

血液系では，心臓，血管（動脈，静脈，毛細管）が含まれ，リンパ系では，リンパ節およびリンパ管が含まれる．

2. 血液循環の経路

血液循環経路は，大きく分けて2系列がある．1つは，心臓の左心室から大動脈を経て，全身の動脈を通り，毛細管に入り，毛細血管網を形成し，静脈に移行し集合して上・下大静脈を通って右心房に戻る．これを大循環 greater circulation（または体循環 systemic circulation）という．他の1つは，右心房に帰った血液が，右心室に進み，肺動脈（静脈血が流れる）に出て肺の毛細管に入り肺胞に至り，肺静脈（動脈血が流れる）を通って左心房に戻る．これを小循環 lesser circulation（または肺循環 pulmonary circulation）という．

一般に，循環路は心臓を出発して一度だけ毛細管を通り，心臓に戻ってくるが（動脈—毛細管網—静脈），例外として，腹部内臓では一度毛細管に分岐した後，集合して静脈（門脈 portal vein）となり，肝臓に入って，再び毛細管をつくり肝静脈となる．すなわち，動脈—毛細管網—（静脈）—毛細管網—静脈という循環経路をとる形式もある．これと同じような系として，図36にあるような下垂体門脈系 hypophyseal portal system がある．また，腎臓の糸球体と尿細管周囲毛細管では，動脈—毛細管網—動脈という系をとっている．以上の経路を血液循環の直列系ともいう．安静時の血液の流れは，この直列系血液循環と並列系血液循環の2つの大きな要素系に分けられる．並列系は，すなわち肺循環であり，肝循環であり，腎循環などの臓器循環 organ circulation のことであり（特殊循環の項参照），ここには直列系の局所循環 regional circulation が存在する．

循環の生理学的意義として，物質の輸送について述べたが，血液の機能たとえば，O_2, CO_2, 栄養素，老廃物の運搬はもとより，水分，塩分，水素イオン濃度などの恒常性維持，体温の調節という働きについても重要な関連がある．

すなわち，血液循環は細胞の生命活動を維持するために，細胞周囲のいわゆる内部環境 internal environment を，最良の状態に保持することを目的としている．そしてこのことは，動的平衡 dynamic equilibrium の下で遂行され，細胞すなわち生体の恒常性を維持していることになる．

図37 心臓の構造

心臓の正面像

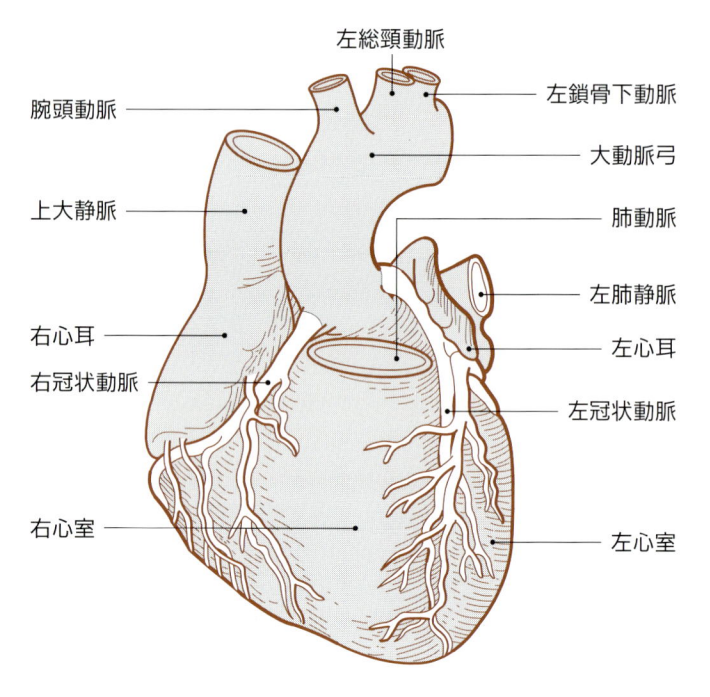

- 腕頭動脈
- 左総頸動脈
- 左鎖骨下動脈
- 大動脈弓
- 上大静脈
- 肺動脈
- 左肺静脈
- 右心耳
- 左心耳
- 右冠状動脈
- 左冠状動脈
- 右心室
- 左心室

心臓の内部構造と刺激伝導系の模式図

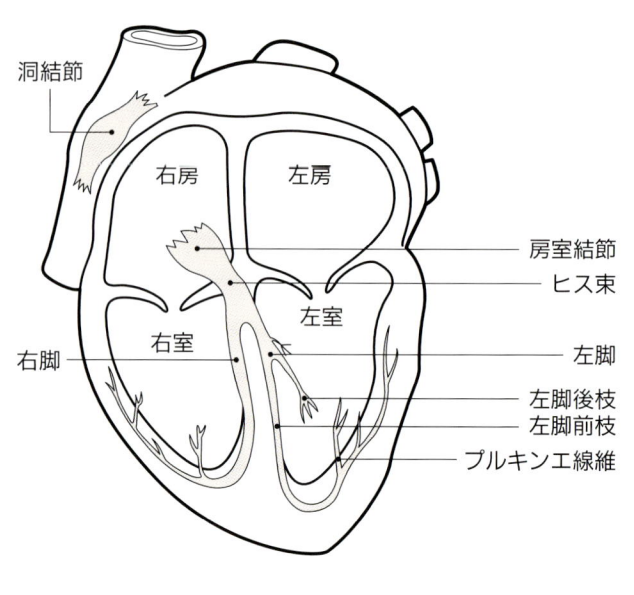

- 洞結節
- 右房
- 左房
- 房室結節
- ヒス束
- 右室
- 左室
- 右脚
- 左脚
- 左脚後枝
- 左脚前枝
- プルキンエ線維

心室筋の電顕像（約9,100倍）

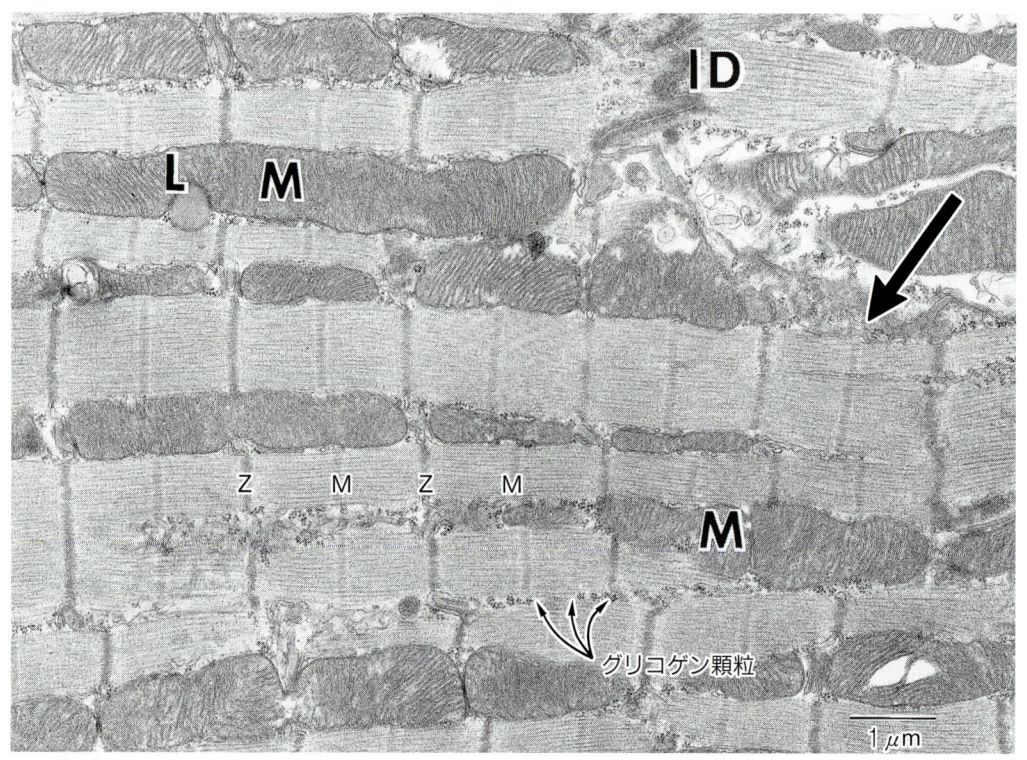

ID：境界板　M：ミトコンドリア　L：脂肪球　Z：Z帯　M：M線　矢印：心筋細胞の形質膜

2　心臓の構造

1. 心臓 heart の解剖学的特徴

　心臓は，からだの正中線から左側にかけて位置し，上部は左乳房部に，下部は横隔膜上にある．心尖を左第5肋間部におき，やや斜め前に位置している．心基部（心臓の上部）からは，大動脈，大静脈，肺動脈，肺静脈が出る．心外膜は心基部で反転して袋を形成，心臓はその心外膜腔内に存在している．大きさは普通握り拳大であり，重量は250〜300g（成人）である．中腔の筋肉性器官であり，その内腔は中隔 septum によって左右の心房 atrium および心室 ventricle に区分される．心臓には，4つの弁があり，血流を一定方向に保ち逆流を防いでいる．右心房と右心室の間には，右房室弁（三尖弁），肺動脈の出口には肺動脈弁，左心房と左心室の間には左房室弁（僧帽弁），大動脈の出口には大動脈弁がある．

　心臓は，心外膜，筋層および心内膜からなるが，心臓の大部分を占める筋層は心筋線維（心筋細胞）の集合したものである．心筋線維が多数集まり1つの束をなし，うず巻き状の走行を示している．左右の心室では，その走行が斜走（外層），輪走（中層）および斜走（内層）というように特徴的である．

2. 心室筋・心房筋の性質

　小循環より大循環に対する心臓の仕事量のほうが非常に大きいため，左室筋は右室筋の3〜4倍の厚さをもっている．心室の内腔には多くの肉柱 trabecula があり，適当な太さの筋束（乳頭筋 papillary muscle）として取り出すことができ，心筋の性質を研究するには恰好な材料となる．

　心筋線維は骨格筋線維と同様に横紋構造をもつが，不随意筋である．心室筋，心房筋もほぼ同様な構造をもつが，機能上の意味を含めて両者を固有心筋 proper cardiac muscle と呼び，主にこれが収縮することで血液を送り出す．

　また，固有心筋とは異なるもう1つの心筋線維がある．これを特殊心筋 specific cardiac muscle と呼び，後述の刺激伝導系に関係する．これらの心筋線維は，骨格筋線維に比べて細く，多くはその直系が15μm以下で，円柱状で短い．

　固有心筋では，筋原線維が少なく，その直径も小さく，それらの間にはミトコンドリアが豊富に存在している．筋原線維間には相互に網目状の連絡があり，心筋細胞発生過程における形態学上からも形質膜様のものとされている．この膜構造は境界を形成しZ帯上にデスモソーム desmosome（2つの細胞を機械的に強固に結合している部位）の構造を示し，筋原線維間では二重構造の膜（融合膜 tight junction）として認められる．これは境界板 intercalated disc といわれ，これに囲まれた筋形質には1個の核が存在している．心筋細胞はまた，分岐して他の心筋細胞とも連絡しあっている．機能的には細胞の興奮が，すぐ隣りの細胞に波及することが知られており，合胞体（シンチチウム syncytium）的であるが，上述のように本当の合胞体ではない．したがって蛋白分解酵素などを用いて単一心筋細胞を分離することが可能で，種々な生理学的研究に用いられている．境界板では，電気抵抗が少なく興奮の伝導性がよく，心筋細胞のどこかに興奮が生ずると，それが心筋全体の興奮へ波及することになる．

　骨格筋と同じように，興奮収縮連関に重要なT-管（T-tubule，横行小管）や筋小胞体 sarcoplasmic reticulum (SR) の存在も認められている．ミトコンドリアの豊富なことは，心筋の収縮のエネルギー産生と重要な関連性がある．

3. 刺激伝導系 excitation conduction system

　特殊心筋線維は，原形質が多く，筋原線維が少なく，原始的なその細胞には普通2個の核が認められ，房室刺激伝導系 atrioventricular conduction system を形成している．また，この部分には，神経線維や神経細胞の混在も認められる．刺激伝導系は，心臓の拍動と密接な関係にあり，右心房の上大静脈開口部に存在する紡錘状の塊である洞（房）結節（sinus または sinoatrial node）から始まる規則正しい興奮（pacemaker potential）が，心臓の拍動の源となる．房室伝導系は，房室結節 atrioventricular node（AVnode，田原の結節）に始まり，房室束 atrioventricular bundle（His束）を経て心室中隔に入り，その上部で左右の脚 bundle branch に分かれ，心尖方向に走り，樹枝状，網状に分岐しながら左右の心室や乳頭筋基部に分布する．これをプルキンエ線維 Purkinje fiber という．

　以上が，特殊心筋とされている刺激伝導系である．これらの特殊心筋は，最初にプルキンエ線維が発見され（1845），つづいて1893年にHis束，1905年に田原・Aschoff が房室結節を発見した．房室結節と洞結節の間には，特殊心筋の存在が明確でなく，洞結節の発見が遅れ，Keith と Flack によって1907年に発表された．pacemaker である洞結節の発見が一番最後であったということは興味深い．

図 38 心筋の自動性 心拍動に伴う心室内圧および容積

心肺標本と Starling の実験 (Rushmer, Patterson ら)

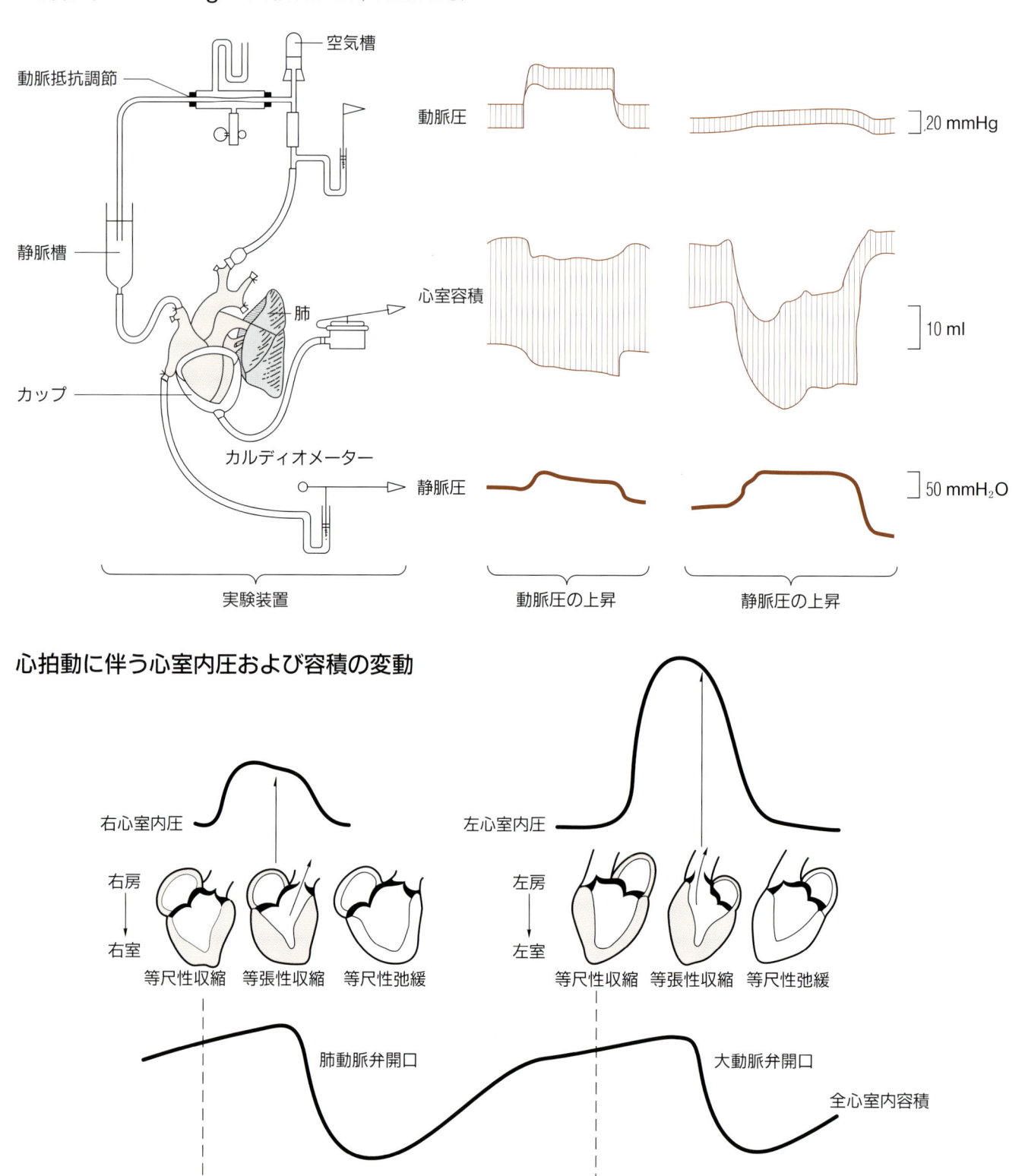

- 動脈抵抗調節
- 空気槽
- 静脈槽
- 肺
- カップ
- カルディオメーター

動脈圧　]20 mmHg
心室容積　]10 ml
静脈圧　]50 mmH₂O

実験装置　｜　動脈圧の上昇　｜　静脈圧の上昇

心拍動に伴う心室内圧および容積の変動

右心室内圧
右房 → 右室
等尺性収縮　等張性収縮　等尺性弛緩
肺動脈弁開口

左心室内圧
左房 → 左室
等尺性収縮　等張性収縮　等尺性弛緩
大動脈弁開口

全心室内容積

3　心筋の自動性と収縮

1. 心筋の自動性

　心筋は，生体内において単収縮 twitch を行うのみで，強縮 tetanus は起こらない．心臓は，心臓を支配する神経（交感・副交感神経）をすべて切断し，生体外に取り出しても適切な環境にあれば，自動的に収縮・拡張しつづける．また，心筋にニコチンなどの薬物を作用させ神経の働きを止めても，また培養された心筋細胞でも自動性 automaticity が認められる．このことから，脊椎動物の心臓拍動の自動性は，神経原性 neurogenic ではなく，筋原性 myogenic であることがわかる．

　心臓の自動性と収縮との関連を検討したものに Stannius の実験（1852）がある．この実験は，カエルの心臓で行われ，静脈洞（洞結節）より下部の結紮（第1結紮），心房と心室の境界部の結紮（第2結紮）および心室上部1/3の結紮（第3結紮）によって，正常状態における心臓の自動的興奮が，静脈洞に起こり，その興奮が心房，心室へと伝わるということがわかった．また，それぞれの心筋には，固有の収縮リズムがあるが，心室下部では認められず，心臓の規則正しい拍動の歩調とり pacemaker は，静脈洞にあることがわかった．

　もし，静脈洞の機能がなくなった場合は，房室結節部が心収縮の歩調とりとなるが，そのリズムは遅い．また，それ以下での障害が起きたときには，心室自体が歩調とりとなり，さらに遅いリズムで拍動する．この場合興奮は房や室の両方向に伝導するため心機能は著しく低下する．

2. 心機能の調節（Frank-Starling の法則）

　骨格筋と同じように，心筋の収縮状態にもその周期の過程で等尺性収縮 isometric contraction と等張性収縮 isotonic contraction がみられる．Frank（1894）はカエルの心筋の静止期にある筋長を長くすればその収縮力が強くなることを見出した．この関係は，心臓の弛緩期において血液が心室内に流入し，その量が多ければ多いほど，続いて起こる収縮の力が大きくなるという心臓自体に収縮力を調節する機構が備わっていることを示したものである．その結果，心室内にある血液は，ことごとく拍出されることになる（Starling, 1914）．この2つの実験結果は同一機構による心機能の調節を示したものであり Frank-Starling の法則といわれている．この性質で，心筋が骨格筋と異なる点は骨格筋よりもより以上に引き伸ばされなければ，発生する張力が大きくならないということである．

3. 心筋の機械的特性

　筋肉（心筋）の一端を固定し他の一端に重りをつけて得られる等張（調）性収縮では，張力と収縮速度との関係に Hill の式が成立する．すなわち重りが0のときには，その収縮速度が最大となる．収縮には，収縮要素，直列弾性要素および並列弾性要素の3つの因子が関係しているが，収縮要素だけの純粋な収縮力を活動状態 active state と呼んでいる．骨格筋では，単収縮に際して，すぐに active state に達するが，心筋では，それに達するまで時間がかかり，しかも持続時間も長い．交感神経緊張状態，アドレナリンやジギタリス投与時などでは active state が明らかに増加する．このように，心筋の収縮は等張性および等尺性収縮の相互関係によって成り立っている．なお，等尺性収縮は，等容性収縮 isovolumetric contraction ともいわれている．

　心臓が収縮してから弁が開くまでの時期には，血液の拍出をみないので，心臓内の容積は一定であり，しかも収縮している状態である．弁が開いて血液が流出すれば，収縮につれて容積が小さくなる．この収縮は，ちょうど等張性収縮の様相を示している．

図39 心周期

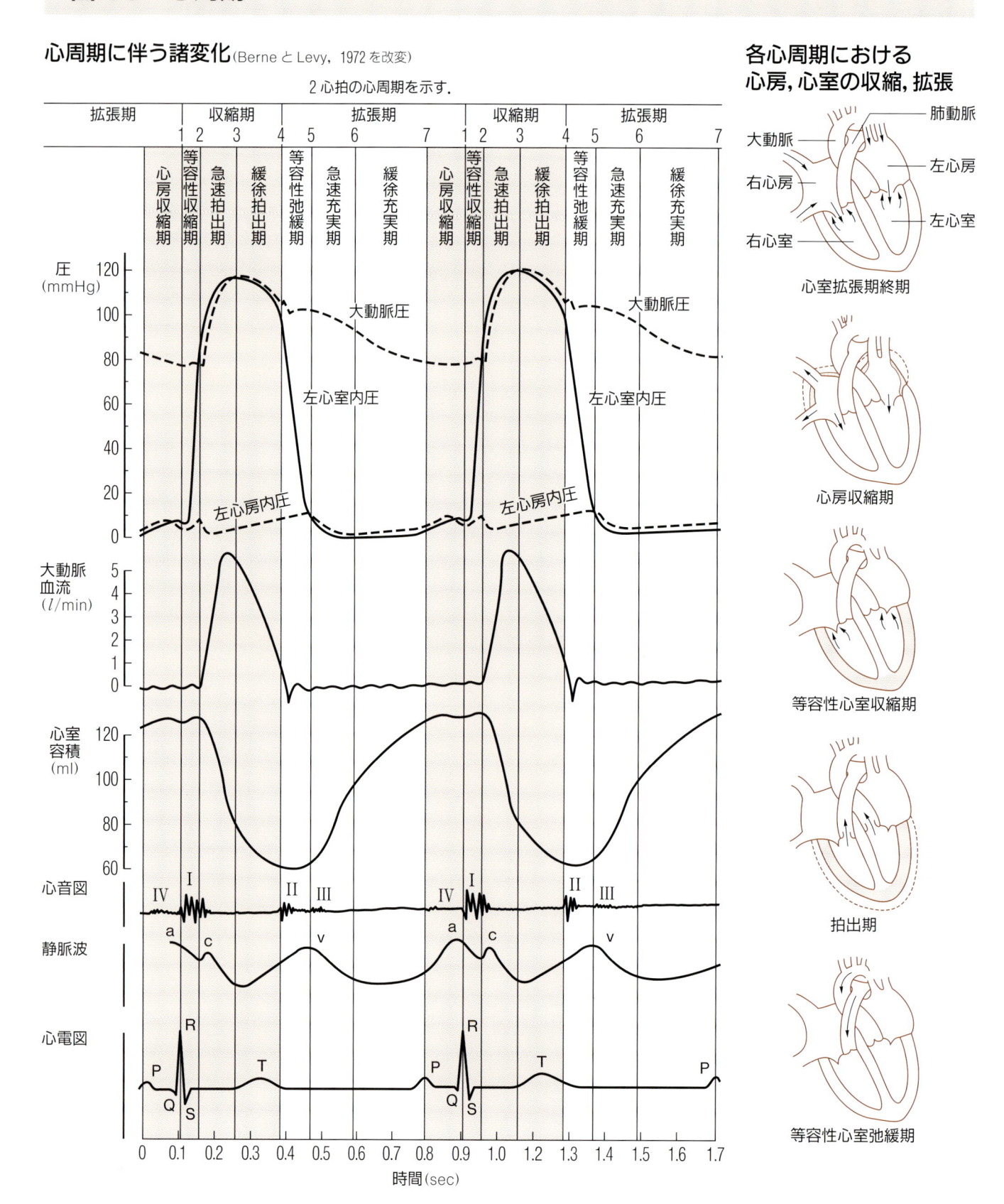

心周期に伴う諸変化(Berne と Levy, 1972 を改変)

2心拍の心周期を示す.

拡張期	収縮期			拡張期			収縮期			拡張期		
	1	2	3	4	5	6	7	1	2	3	4	5	6	7
心房収縮期	等容性収縮期	急速拍出期	緩徐拍出期	等容性弛緩期	急速充実期	緩徐充実期	心房収縮期	等容性収縮期	急速拍出期	緩徐拍出期	等容性弛緩期	急速充実期	緩徐充実期

圧 (mmHg) — 大動脈圧, 左心室内圧, 左心房内圧

大動脈血流 (l/min)

心室容積 (ml)

心音図: IV, I, II, III

静脈波: a, c, v

心電図: P, Q, R, S, T

時間(sec): 0 0.1 0.2 0.3 0.4 0.5 0.6 0.7 0.8 0.9 1.0 1.1 1.2 1.3 1.4 1.5 1.6 1.7

各心周期における心房, 心室の収縮, 拡張

大動脈, 肺動脈, 右心房, 左心房, 右心室, 左心室

- 心室拡張期終期
- 心房収縮期
- 等容性心室収縮期
- 拍出期
- 等容性心室弛緩期

4 心周期

1. 心筋の収縮と拡張

心臓の収縮・拡張に伴う心拍動 heart beat によって，幹動脈，心房，心室の内圧は複雑に変化し，その他の指標とともに心周期 cardiac cycle として記録することができる．

心周期に伴う各種の変化を同時に示すと，図39のようになり，心拍の1周期を4期に区分できる．

すなわち，心室収縮期（約0.3秒）は，等容（尺）性収縮期（0.05秒）と急速拍出期（0.25秒）に分けられ，心室弛緩期（0.47秒）では，等容（尺）性弛緩期（0.07秒）と急速充実期（0.4秒）に分けることができる．この場合の1心周期は，心拍数1分間に約80回として計算した場合である．

① 等容性収縮期

心室の収縮期開始直前には，心室前収縮 ventricular presystole がみられ，この時期には，心房の収縮が起こるためにその内圧も上昇する．なお大静脈口には弁がないので，そこの脈圧も上昇する．

心電図上では，心房興奮によるP波が観察される．心房から心室に房室弁を介して血液が流入し，これに続いて心室の収縮が起こる．心室の収縮開始により，心室内圧が上昇して房室弁が閉塞し，さらに内圧が高まり，大動脈部の圧をも超えたときに大動脈弁が開口するわけである．房室弁が閉じ，大動脈弁も閉じている期間は，前述したように等容性収縮過程ということができる（図39の1から2）．

② 急速拍出期

つづいて，大動脈弁が開き血流は大動脈に，勢いよく拍出される．このときに頸静脈部にみられる脈波は，総頸動脈に血液が流れ出る際の影響によるものである．これが急速拍出期にあたる（図39の2から3）．

③ 等容性弛緩期

大動脈弁の開口から，心室内圧は急激に下がりはじめ，続いて弁が閉塞するまで，ゆっくりした血流が大動脈に向かう．したがって，大動脈血流量も減少するし，心室容積も減少していく．心電図上には，T波が観測される．

大動脈弁の閉塞に続いて，心室筋の弛緩が始まる．心房内圧より心室内圧が下がり，房室弁が開くまでの期間は，等容性弛緩期と呼ばれる（図39の4から5）．

④ 急速充実期

弛緩期が終了し，心房内圧が優位になると心房からの血液の流入が起こる．これを急速流入期という（図39の5から6）．すなわち，大静脈から心房に血液が貯留することによって心房内圧が上昇してきたものが，この時期では，急速に下降していくことになる．それに続いて，やはりゆっくりした血液の流入が心室へ向かう（図39の6から7）．

図には，大動脈，左室内圧，血流量（心拍出量），容積，心音図，心電図などが，それぞれの期に対応しながら示されている．以上が心周期の1サイクルの詳細である．

心室の体積変化は各心室からの拍出量が同じものとして左右の合計で記録されている．この心周期の同時記録には示されていないが，右心室の各周期における内圧変化は収縮期で25～30 mmHg，拡張期で0～数mmHgと左心室に比較してかなり低い．また肺動脈圧では約10～30 mmHg，右心房内圧では数mmHgの変動しか示さない．この理由は小（肺）循環系の血管抵抗が大循環より著しく低いことにある．

2. 血流量，内圧の測定

心周期を知るうえで，あるいは血管の状態，血液性状を調べるために血流速度測定は重要であるが，これには，最近よく電磁流量計 electromagnetic flow meter が使われる．血管を強い磁場に置くと，血流の変化によって小さな起電力が生じ，これを増幅することによって血流の変化を経時的に捉えることができる．本法は血管を露出しなければならないこともあって，動物実験によく利用されるが，ヒトに応用することはなかなか困難である．なお，現在体外から血流変動を測定する方法も研究・開発されつつある．

最近は超音波法 ultrasonic method を用いて心容積を測定する方法（心エコー画像，カラードプラ法），X線による造影剤を用いた心臓血管造影法 angiocardiography から血流を測定する方法，またコンピュータ断層法 computed tomography（CT）あるいは磁気共鳴画像診断 magnetic resonance imaging（MRI）による画像処理法から，立体的に心臓の機械的活動を記録することができるようになった．

心房，心室，幹血管などの内圧を測定するには心カテーテル法 heart catheterization が用いられる．カテーテルの先端には圧測定用トランスジューサが取りつけられており，圧を電流の変化として捉え記録する．研究のみならず臨床診断に広く応用されている．また心尖部から記録する心尖拍動曲線 apex cardiogram からも左心室内圧を分析できる．

図40 心筋の電気現象

細胞内電極法による各心筋の活動電位の特徴(Hoffman & Crenefield 改変, Matsuda 改変)

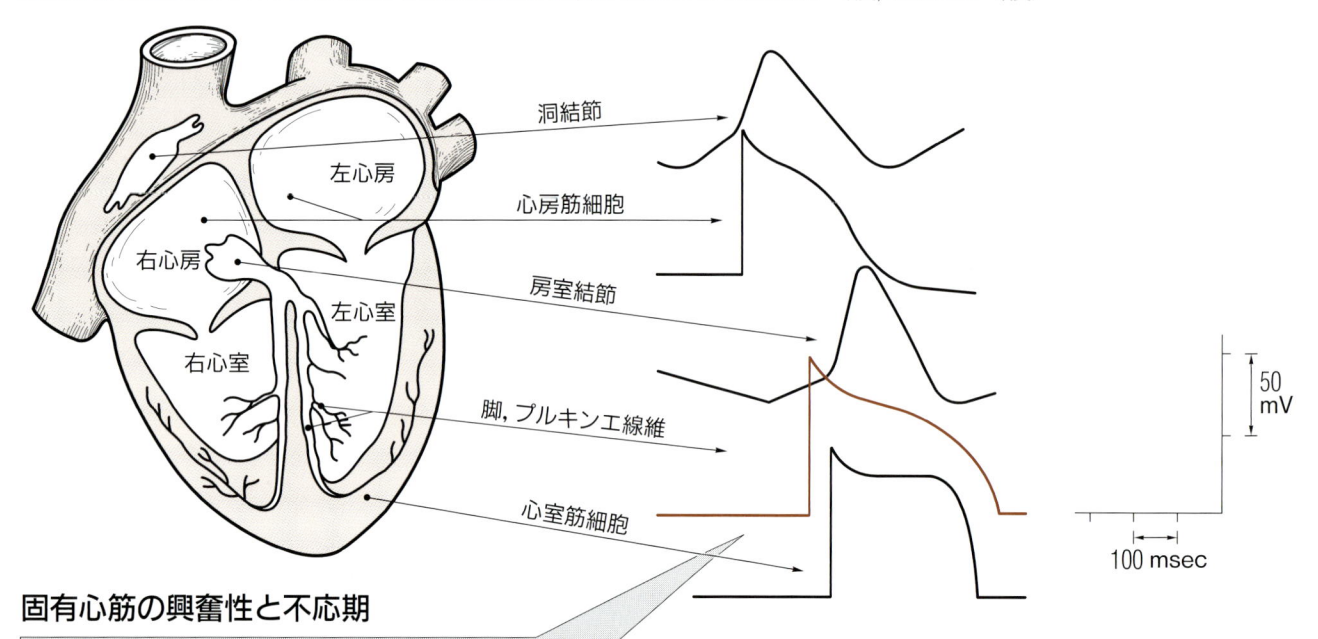

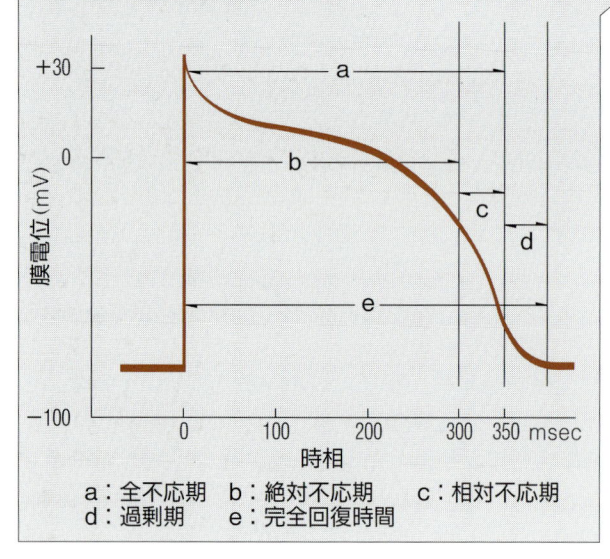

- 洞結節
- 心房筋細胞
- 房室結節
- 脚, プルキンエ線維
- 心室筋細胞

50 mV
100 msec

固有心筋の興奮性と不応期

膜電位(mV) / 時相

a：全不応期　b：絶対不応期　c：相対不応期
d：過剰期　　e：完全回復時間

相対不応期中の刺激に対する心筋活動電位の変化

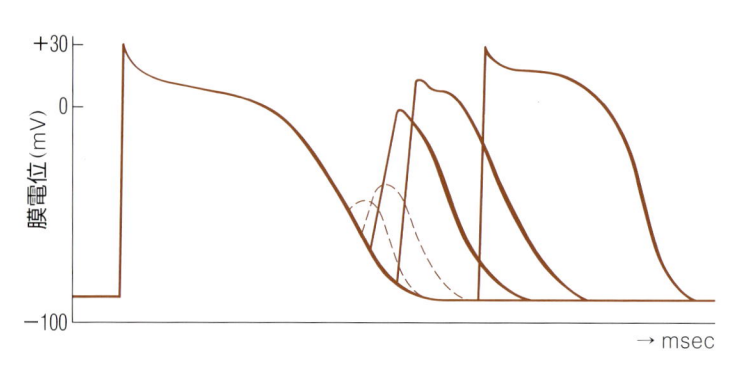

膜電位(mV) / →msec

静止電位と発火レベル

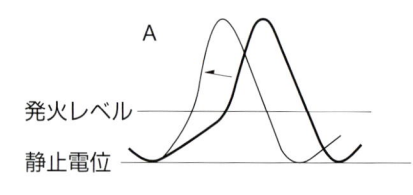

A
発火レベル
静止電位

前電位(slow depolarization)の立ち上がりが早ければ、心拍数は増加する。たとえばアドレナリンを含んだ溶液で灌流したとき。

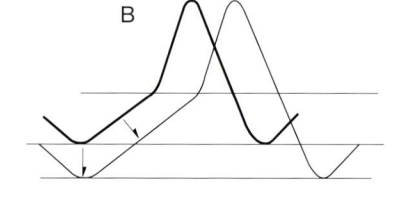

B

静止電位が深くなると心拍数は減少する。

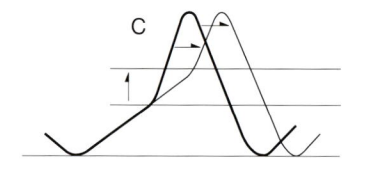

C

発火レベル(限界電位)が上昇すると心拍数は減少する。

5　心筋細胞の電気現象

1. 電気的現象の一般的性質

骨格筋，平滑筋，神経細胞と同じように，心筋細胞も刺激を与えることによって興奮を生ずる．

心筋の収縮性（収縮時間）は，骨格筋に比して長く，哺乳類の心室筋で0.3～0.5秒，カエル心室筋で0.5秒以上である．しかし，筋束として考えた場合，骨格筋では筋線維が互いに平行にならんでおり，全筋線維が同時に興奮するために収縮時間が短く，一方，心筋筋束では，その線維の走行が少しずつ異なり，興奮が次々に伝導していくために収縮時間が延長することも考えなければならない．1本の心筋線維での収縮性は，骨格筋線維と同じであろう．

心筋筋束を摘出し，その心筋細胞に微小電極 microelectrode を挿入し，細胞内外の電位差を計ると，細胞外に対して細胞内には，$-80 \sim -90\,mV$ の膜電位 membrane potential が得られる．細胞の静止時に得られたものを静止電位という．筋束の一部を刺激し，その興奮が電極の挿入部位に到達したときには，**図40**のような活動電位が生じ，活動電流 action current として心筋細胞に波及する．

2. 心筋の静止電位 resting potential と 活動電位 action potential

静止電位は，細胞膜の興奮により急激に減少あるいはゼロレベルに近づき（脱分極 depolarization，第0相），ゼロ電位を超えて電位が逆転し（-から+へ），$+30\,mV$ 以上にも達する．これはオーバーシュート（overshoot 極性逆転，第1相）といわれ，続いてスパイク spike を形成する．spikeからはプラトー相（平坦相 plateau phase，第2相）に移行して徐々に下がり再び静止電位レベルまで戻る（再分極 repolarization，第3相，第4相）．活動電位の全経過は，0.2～0.3秒であり，骨格筋や神経のそれ（数ミリ秒）に比して非常に長い．

心筋の静止電位は，他の興奮性膜と同じように，細胞外液の K^+ 濃度に依存して変化することから Nernst の式が成立する．すなわち，静止状態では，細胞膜は K^+ に対する選択的透過性が高いことから，K の平衡電位に近づくことになる．また，細胞外液の Na^+ 濃度と活動電位のピーク（オーバーシュートの電位）との関係をみると，Na^+ 濃度が低くなるとそのピークが減少してゆくことから，活動電位発生時には，やはり Na^+ が膜に対して，その透過性が一過性に亢進しているものと考えられる．その結果，Na の平衡電位（$+50\,mV$）に近づくことになる．

活動電位のイオンの機序は，①第0相において Na^+ の速い内向き電流（I_{Na}）によりオーバーシュートをつくり（第1相），②続いて Na^+ と Ca^{2+} の遅い内向き電流（I_{Na}，I_{Ca}）によってプラトーを形成し，これは Ca^{2+} 選択性のチャネルを介する電位変化による（第2相）．③第3相では再分極過程であり，K^+ の外向き遅延電流（I_K）により，第4相では Na^+，K^+ の交換が行われる過程である．

心筋活動電位における Na^+，Ca^{2+}，K^+ の動き

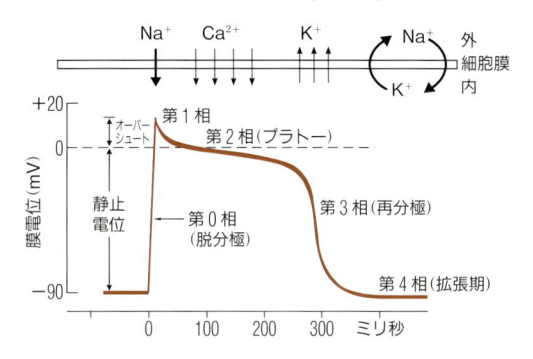

3. 心筋の不応期 refractory period

活動電位がオーバーシュートからプラトー相に移行し始めから約150ミリ秒の間は，どんなに強い刺激がきても全く反応しない．これも心筋活動電位の特徴の1つであり，絶対不応期 absolute refractory period といわれる．これを過ぎると，強い刺激に対しては活動電位の変化がみられ反応する．これを相対不応期 relative refractory period という．続いて，弱い刺激に対しても反応する過常期 supernormal phase が認められる．閾値が正常時より低下しているからである．不応期は，後で述べる心拍動の期外収縮に関連して重要な意味をもつ．

4. ペースメーカー電位 pacemaker potential

洞結節の興奮が，刺激伝導系の第一歩であり，神経からのインパルスがなくとも自動的に興奮を繰り返している．この細胞に微小電極を挿入し，電位変化を記録すると，他の心筋細胞の活動電位とは異なるものが得られる．この電位は，初めゆるやかなカーブをもつ電位（前電位 prepotential slow depolarization）で，全経過を歩調とり電位ともいう．ペースメーカー電位の発生も上に述べたようなイオンの流れがある．心拍数との関係を**図40下 A～C** に示す．

図41 心拍出量

年齢別の心指数(心拍出係数)

いろいろな強さの運動時における心拍出量と心拍数および酸素消費量の関係

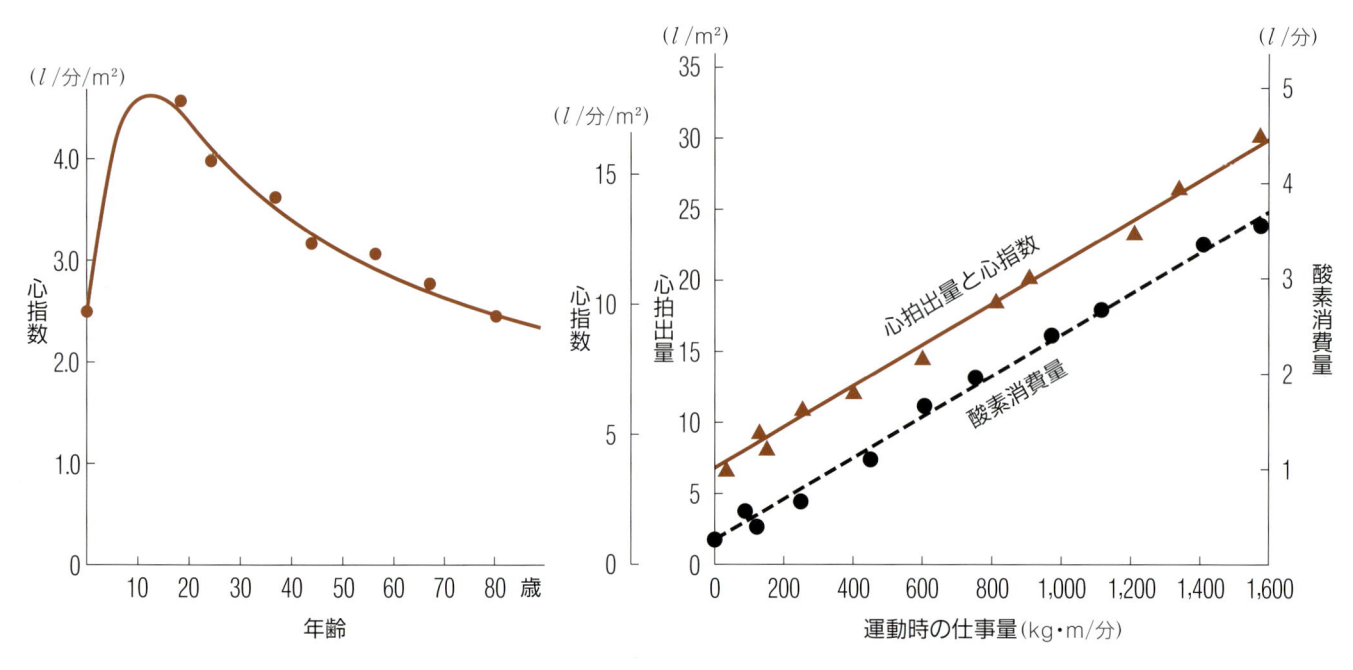

心拍数の心拍出量に及ぼす影響

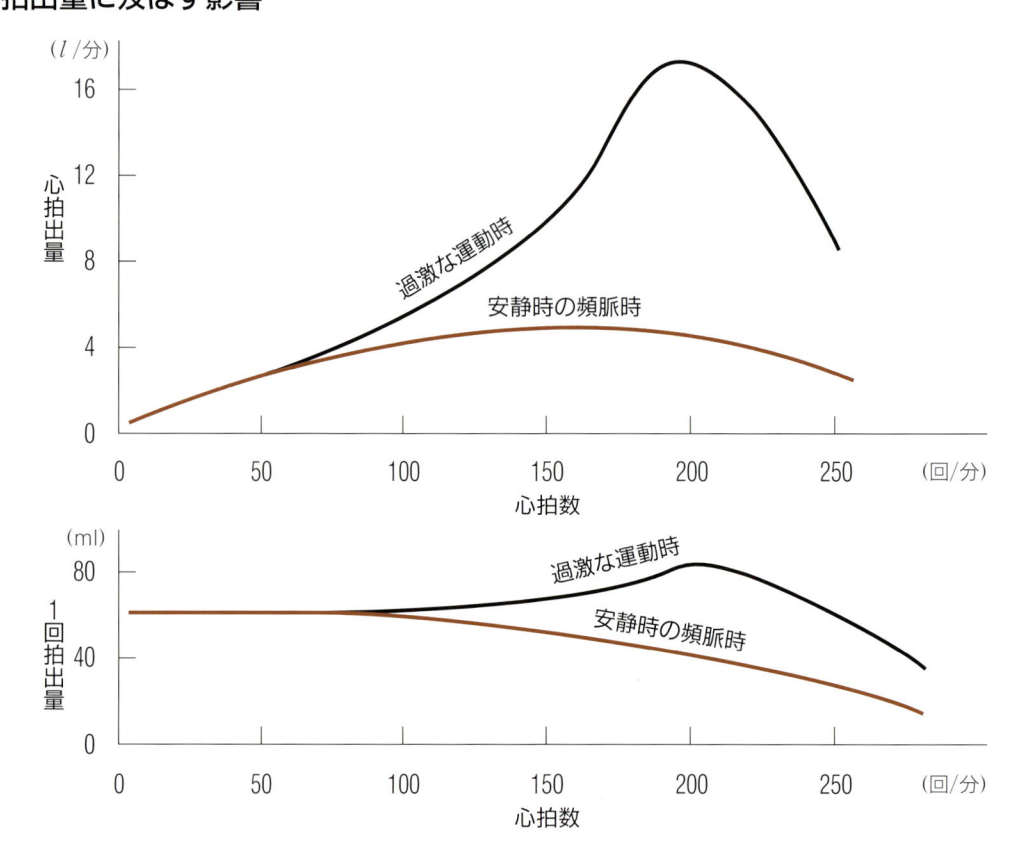

6 心拍出量

1. 心拍出量の特徴

左右の心房収縮に始まり，左右の心室収縮によって肺動脈あるいは大動脈へと駆出される血液量を心拍出量 cardiac output という．肺動脈，大動脈へ駆出される血液量は，ほぼ同じであるが後者のほうが約 1% ほど多い．

1回の心収縮によって駆出される量は 60～80 ml であり1回拍出量 stroke volume といわれ，1分間に換算すると安静時の成人で 5～6 l にも達する．これを分時（毎分）拍出量 minute volume という．この分時拍出量は，体表面積にほぼ比例するといわれ，体表面積 1 m² 当たりで平均 3.0 l/分/m² と計算され，心指数（心拍出係数）cardiac index という．また心指数の年齢による変動は図41のように幼児で高く 10 歳頃で約 4 l/分/m² 以上にも達し，その後下降する．

この係数が安静時において 2.0 l 以下かあるいは 5.0 l 以上は病的な状態とみなされる．また，よく訓練された運動選手の，いわゆるスポーツ心（肥大心）では，心臓の含有血液量が増大（普通は，600 ml 程度）することも関係して，1回拍出量は 100 ml 以上にも達する．逆に虚弱者では 50 ml 以下のこともある．代謝と運動による影響では，通常心拍出量は全身の代謝に比例しており各臓器の活動が増加すると心拍出量の増加とともに酸素消費量も上昇することがわかる．

生理的な状態で，心拍出量に影響する因子は，心周期に伴う拡張期の血液流入圧，心室筋の伸展性，心筋の収縮力，および動脈圧や心拍数であり，いわゆる心筋の特性に関連してくる．

2. 心拍出量の測定

心拍出量の測定方法のうち，ヒトに応用できるものとして Fick の直接法や，ある種の色素注入あるいは放射性同位元素化合物を利用する方法などがある．

① 酸素 Fick 法による心拍出量の測定

右心拍出量は，ほぼ左心拍出量と一致することを利用し，肺の全血液量を測定すれば心拍出量を計算できる．すなわち単位時間内に，血液中に導入された物質量は，流入する動脈血中と，流出する静脈血中のそれぞれの物質量の差に血流量を乗じた値に等しいという Fick の原理 Fick's principle を応用して，心拍出量を測定するわけである．実際には，肺の動・静脈血の酸素濃度を測定する．動脈血（上腕動脈など）を採血してその酸素含有量を測定し，静脈血は，心臓カテーテル法により肺動脈血液中の酸素含有量を測定し，下記の式に代入する．

$$\text{分時拍出量}（l/\text{分}）= \frac{\text{肺における1分間 } O_2 \text{ 摂取量（ml/分）}}{\text{動脈血 } O_2 \text{ 含有量－静脈血 } O_2 \text{ 含有量（ml/} l \text{ の血液）}}$$

今ここで，1分間の O_2 摂取量を 250 ml，動脈血および静脈血の O_2 含有量を 190 および 140 ml とすると，5 l/分という値が得られる．しかし，この方法は正確であるが，動・静脈からの採血や O_2 含有量を測定する操作を簡単に行えないこと，右心房の血液では，まだ十分に全身の静脈血と混じていないということなどの欠点もないわけではない．

② 標識物質希釈法

人体に無害で，一定時間血管外に流出しない物質，たとえばエバンスブルー Evans blue, T 1824 や，放射性同位元素（放射性ヨードアルブミンあるいは放射性赤血球など）などを注入して測定する方法を標識物質希釈法という．これらの物質の一定量を静脈に注入し，動脈側に出現して濃度が上昇して消えるまでの時間（T）を測定すると，次の式が成立する．注入された物質の全量を E (mg)，平均の濃度を C (mg/ml) とすると毎分拍出量 Q は，$Q=E/TC$ (ml/分) となる．

実際の値を導入すると，250 mg の標識物を注入し，32秒間（32/60 分）で全量が通過し，その平均濃度が 0.1 mg/ml とすれば，

$$Q = \frac{250}{\frac{32}{60} \times 0.1} = 4,680 \text{ ml/分}$$

となる．1 分間に約 4.7 l の拍出量がある計算となる．

電磁流量計 (p.79, 心周期の項参照) を手術的に大動脈起始部にとりつけ血液の流速を測定しても，心拍出量がわかる．また，心弾動図法（バリストカルジオグラフィー ballistocardiography）は，心臓が血液を駆出するときに，その反動が身体全体に伝わることを応用した方法である．この微細な動きを拡大して記録すると，毎回の心拍出量の変化を知ることができる．また近年，熱希釈法 thermodilution, 超音波流量計 ultrasonic flowmeter, 心エコー画像，カラードプラ法による心拍出量測定法が行われるようになってきている．脈波から測定することも可能である．

図42 心音

心音・心雑音の周波数と強度分布

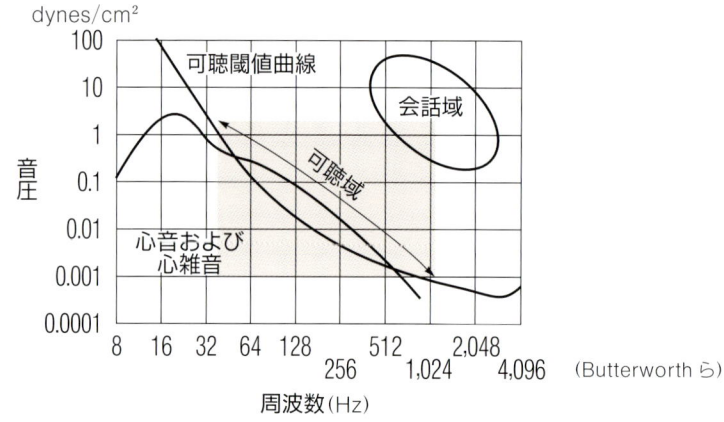

心音・心雑音の聴取部位

- 大動脈
- 大動脈弁領域
- 大動脈弁
- 三尖弁
- 三尖弁領域
- 肺動脈弁領域
- 肺動脈
- 肺動脈弁
- 僧帽弁
- 僧帽弁領域

正常および異常心音図

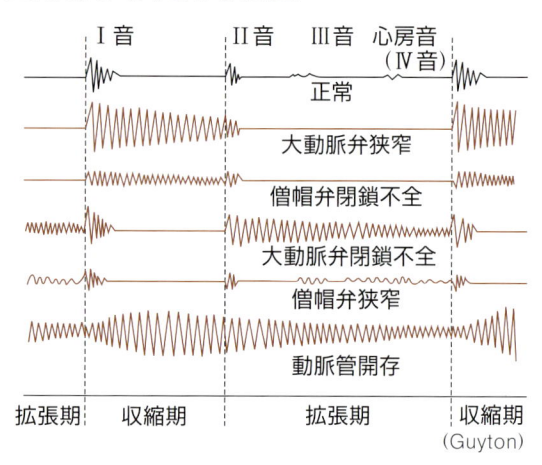

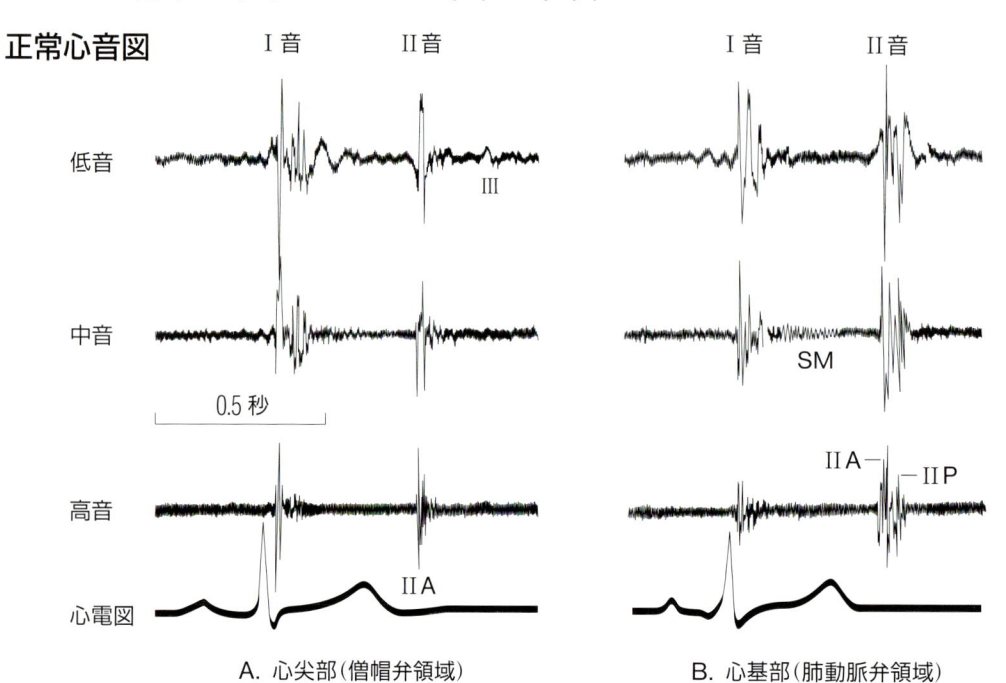

I音　II音　III音　心房音（IV音）

- 正常
- 大動脈弁狭窄
- 僧帽弁閉鎖不全
- 大動脈弁閉鎖不全
- 僧帽弁狭窄
- 動脈管開存

拡張期｜収縮期｜拡張期｜収縮期

(Guyton)

正常心音図

I音　II音

低音／中音／高音／心電図

0.5秒

A. 心尖部（僧帽弁領域）　　B. 心基部（肺動脈弁領域）

- 心尖部I音は分裂し，III音がわずかにみられる．心尖部II音は大動脈成分（IIA）から成る．
- 心基部I音は大動脈および肺動脈成分（IIP）が連続しているが，前者の方が大である．軽度の正常収縮期雑音もみられる（SM）．

7 心音

1. 心音の性質

心臓の拍動に伴う，弁膜の閉鎖（弁の開放に際しては音を発生しないといわれている），血流の状態による振動音を皮膚上から聴取することができる．これを心音 heart sound という．この心音を聴くことによって心疾患の早期発見が可能である．聴診器 stethoscope を胸部の一定部位に当てると，2つの特徴ある音を聴取できる．すなわち低くかつ長いⅠ音 first sound とやや高く短いⅡ音 second sound である．なお心音計 phonocardiograph を用いるとⅢ音 third sound とⅣ音 fourth sound の存在も記録できる．

これは，正常の心音の場合であるが，病的な場合は，異常な雑音が聞かれ，これを心雑音 heart murmur という．

ヒトの可聴範囲の振動周波数は 20～20,000 Hz であるが，心音および心雑音の周波数は**図 42 上**に示すように低く，かつ振動程度の弱い分野に含まれていることがわかる．また，この図から心音および心雑音のうちで聴きとることができる音は，ごく一部分であることがわかるであろう（図の網状部分；約 40～500 Hz）．したがって聴診による診断には熟練した技能が要求される．

この聴取不可能な音域を低周波に感度のよいマイクロフォンを通して増幅し，記録する方法が心音図法 phonocardiography（PCG）である．この場合，マイクロフォンあるいは増幅器などの機械的特性を考慮しなければならないし，この種の器械には多くの規格がもうけられている．

2. 心音の構成因子

さて，Ⅰ音は，心室収縮時初めに僧帽弁と三尖弁が閉塞する音，心室筋の緊張音，肺動脈および大動脈へ駆出される血流の乱流および動脈幹部の振動音によって生ずる．これを細かく分けると，4つの因子に分けることができる．

Ⅱ音は，心室収縮時の終わりに大動脈弁および肺動脈弁が閉塞するために生ずる音であり，動脈壁の振動音や房室弁の開放なども関係する．したがって動脈血圧が高いほど強いⅡ音となる．Ⅲ音は，心臓拡張期における心室への血液急速充満期にあたるが，非常に低周波であるために，聞きとれないことが多い．Ⅳ音は心房性心音ともいい，20 Hz 以下の周波数であるから聴診器では聞きとれない．心房の収縮による心室への血流音とされている．

Ⅰ音の心音持続時間は，平均 0.1 秒で 25～40 Hz，Ⅱ音は，平均 0.08 秒で 50～120 Hz の周波数をもつことから，Ⅱ音のほうが強くかつ鋭いことがわかる．Ⅲ音はⅡ音終了約 0.08 秒後にみられ約 0.1 秒の持続時間である．

心音は，大動脈弁，肺動脈弁，三尖弁および僧帽弁の開閉による因子が大部分であるので，心弁膜音が最もよく聴こえる胸壁上において聴取する必要がある．胸壁上のそれぞれの心弁膜音の最もよく聴取できる部位でかつ弁膜音の区別が容易な位置は，弁膜の解剖学的な位置とは相当異なっており，経験的に心音聴取部位が決定されている．この原因は胸腔内には音の良導体である骨や不良導体である肺や皮下組織などが混在しているからである．

3. 心雑音 cardiac or heart murmur

心雑音の主なものは，心弁膜の障害によるものである．弁口狭窄 stenosis のときは，弁口を血液が通過すると，激しい乱流 turbulence が起こり，弁口閉鎖不全 insufficiency のときには，弁が完全に閉じなくなった場合で，血流の逆流 regurgitation が起こり，雑音が生じることになる．雑音の生ずる心周期によって，それぞれ収縮期 systolic あるいは拡張期雑音 diastolic murmur を分ける．

雑音の持続性，性質，強さ，伝導方向などを総合判断して，病的心疾患の診断を行うわけである．

大動脈弁狭窄および閉鎖不全症，僧帽弁狭窄および閉鎖不全症，肺動脈弁閉鎖不全症，三尖弁閉鎖不全症などの心音図例を**図 42 中右**に示してある．

先天性疾患においても，特徴ある著明な心雑音が聴かれるが，詳細は専門書を参照されたい．

なおこれらの心臓の器質的疾患の場合以外に，小児の場合や，血液の粘性低下，貧血，心拍出量の増大のときにも心雑音が聴かれることがある．これらを機能的心雑音 functional heart murmur といい，ほとんどの場合，収縮期のみに聴かれる．

図43 正常心電図

正常心電図波型の名称
(Burch)

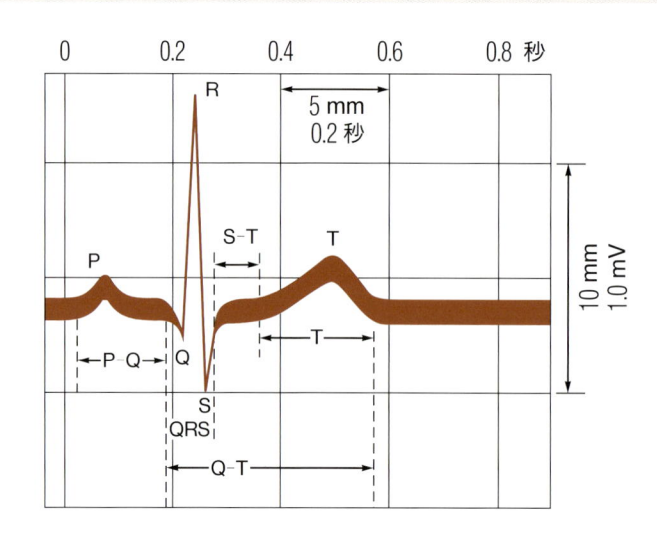

心電図の導出

● 双極肢誘導

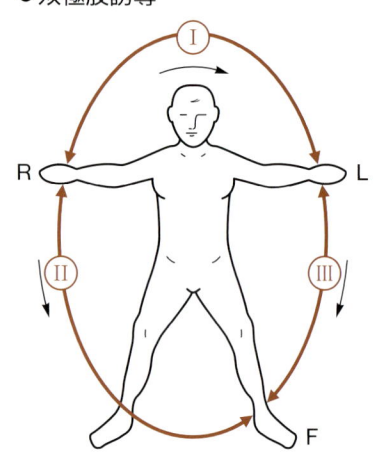

● aV_R（ゴールドバーガーの誘導）

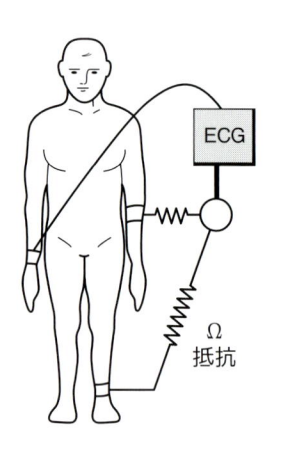

● 胸部誘導

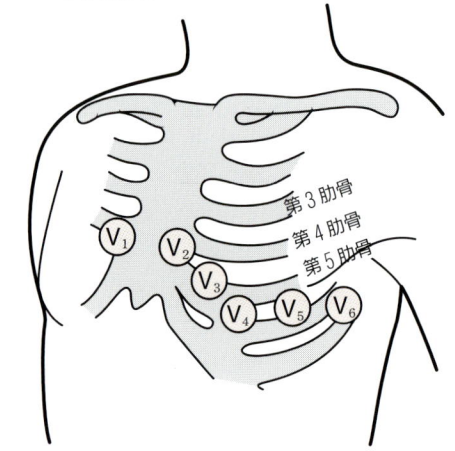

第3肋骨
第4肋骨
第5肋骨

各誘導による正常心電図波型

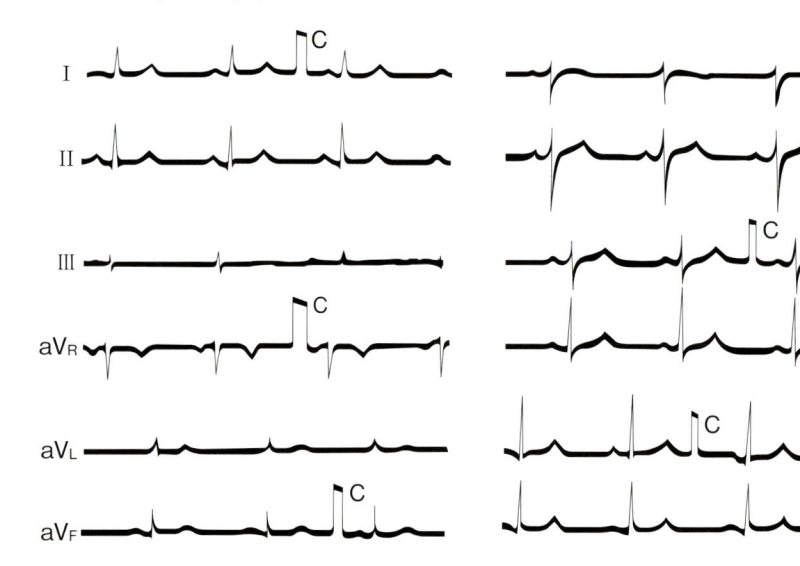

I, II, III, aV$_R$, aV$_L$, aV$_F$

V$_1$, V$_2$, V$_3$, V$_4$, V$_5$, V$_6$

C：1mVのキャリブレーション

8 心電図

1. 心電図（ECG）

生体は，電気的伝導体（容積導体）であるので，心臓の収縮に伴う心筋の活動電位の総和と考えられる電気的変動は心臓の周囲に広がり，それを体表から記録することができる．心臓の活動によって電位差が生じ，その電位はおよそ 1 mV 程度であり，1 拍動ごとに記録できる．

このごく小さな電気的変化を増幅記録したものが心電図 electrocardiogram（ECG, EKG）であり，主に心電計 electrocardiograph を利用して記録紙に描記することができる．

心筋の筋細胞のほかに，神経線維，骨格筋および平滑筋も同じように活動電位を発生するが，心電図のように定まった波型を，体表で得ることはできない．この理由としては，心筋の構造上の特徴である境界板があることで，心臓が 1 個の細胞のようにふるまうことや，刺激伝導系があり興奮伝導速度の速いこと，そして活動電位に不応期のあることなどがあげられる．

2. 心電図の記録

心電図は，体表のある 2 点間に電極をおいて記録する．電極は，体表のどこの部位においても，だいたい同じような心電図波形を描き，Einthoven（1903）によって P, Q, R, S, T, U，という符号がつけられている．

このように，電極を 2 点間においてその電位差を記録する場合を双極導出あるいは双極誘導 bipolar lead という．一側を不関電極 indifferent electrode にして，他側を関係電極 active electrode あるいは探査電極 exploring electrode として体表において，その電位差を記録する場合を単極導出あるいは単極誘導 unipolar lead という．

a. 双極導出

通常，右上肢（RA）と左上肢（LA）に電極を置き右から左への電位変化を記録する第 I 導出，右上肢（RA）から左下肢（LL）の変化を記録する第 II 導出，左上肢（LA）から左下肢（LL）のときの第 III 導出がある．単極導出の波形とともにそれぞれの波形を図 43 下に示してある．

b. 単極導出

心臓の各部位から発生する電気的活動を記録して，その部位のみの状態を知ろうとするために，その部位に探査電極をつけ，不関電極は，右手，左手，左足からの導出に，5,000 Ω 程度の抵抗を入れて結合したもので，ほとんど 0 V となる．この不関電極と探査電極との間の電位変化を記録する方法である（Wilson の中心電極）．探査電極を右手，左手，左足につけ記録される心電図に対して，それぞれ V_R, V_L, V_F という名称がつけられている（Wilson の導出）．この場合，不関電極の一部を取り除いても，波形に変化はなく，1.5 倍の電位変化で記録される．それぞれを aV_R, aV_L, aV_F といい，Goldberger の導出といわれている．あるいは単極肢導出 unipolar limb lead ともいう．a は augment の頭文字で増幅という意味である（augment limb lead）．

この他に，探査電極を胸部において記録する方法がある．これを単極胸部導出 unipolar chest lead という．通常，前胸部の規定された部位に電極を置き V_1〜V_6 という名称がつけられている．V_1 の電極付着部位は，胸骨右縁第 4 肋間，V_2 は同じ高さで胸骨左縁，V_4 は，左鎖骨中線第 5 肋間，V_3 は V_2 と V_4 の中間点，V_5 および V_6 は，前腋窩線および中腋窩線の同肋骨間である．この他に，背部に電極を置く場合（V_7, V_8 など），左背部のとき（V_{7R}, V_{8R} など）や，目的によっては食道あるいは胃内に置くこともある．

3. 波形の時間的意義

心電図波形が，基線よりプラスの方向に向かうときは，心臓の興奮波が電極のほうに向かっている．これは胸部導出の QRS 波と心臓の解剖学的位置についてみればよくわかるであろう．正常心電図波形の時間値を示すと下表のようになる．

	持続時間（秒）（平均）	生理的意義
P	0.09〜0.10（0.10）	心房の興奮
PQ	0.12〜0.20（0.18）	心房脱分極と房室間興奮伝導時間
QRS	0.05〜0.10（0.08）	心室脱分極開始
QT	0.30〜0.45（0.40）	心室興奮時間
ST	0.10〜0.15（0.13）	心室再分極時間

したがって，P 波 P wave は，心房の興奮によって生じ，それが房室結節に到達するまでを PQ 間隔 PQ interval，QRS 群 QRS complex は，心室へ興奮が伝導するときに，ST 部 ST segment および T 波 T wave は，心室筋の再分極過程である．T 波の後に小さな U 波がみられることがあるが，その成因はよくわかっていない．なお RR（PP）間隔は心拍数 60〜90 回/分のとき 1.0〜0.66 秒になる．

図44 心筋の活動と心電図

心筋の活動と心電図 (Goldman 改変)

- 心室の興奮が1から5に向かう．
- 着色部が興奮部で，その境界部には電気的二重極が形成されている．右図は心電図と対応している．矢印はベクトルの方向．

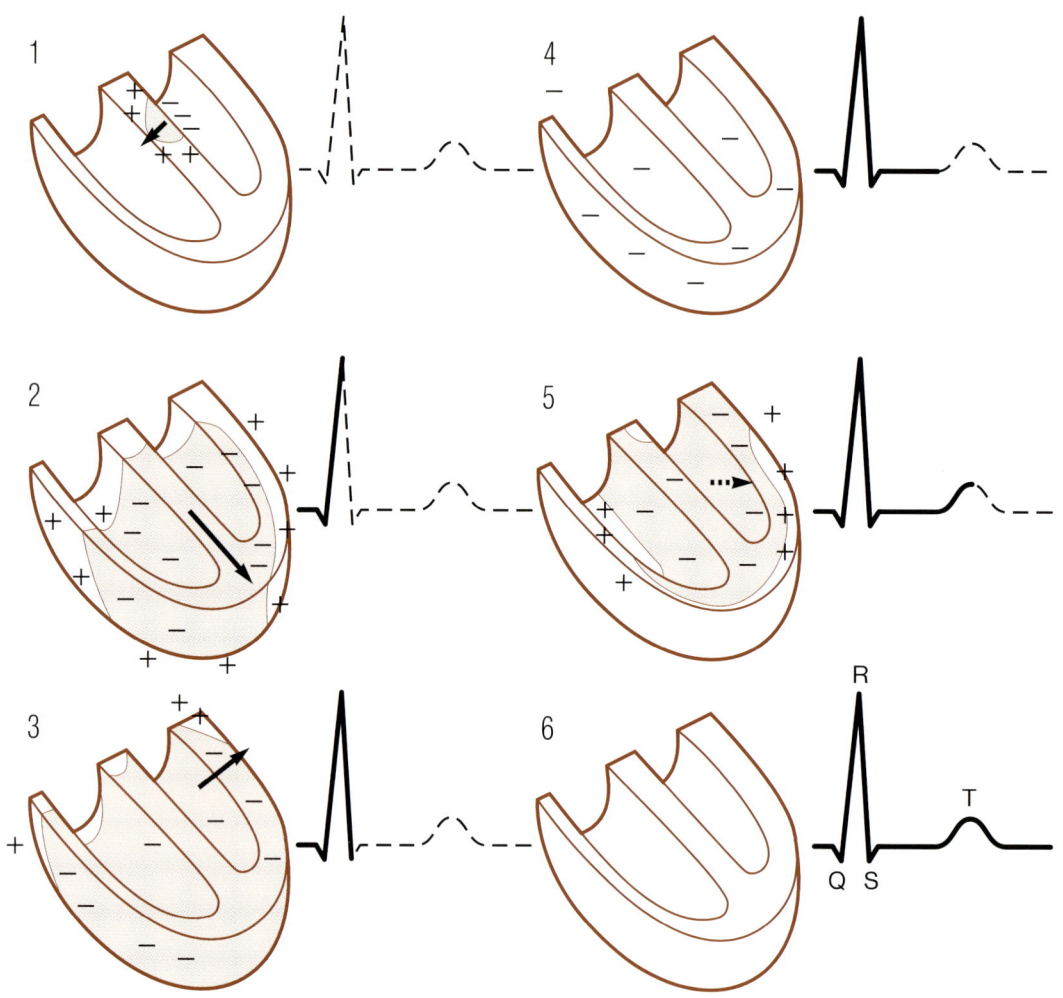

筋線維における電気的二重極（層）と心電図の成立過程

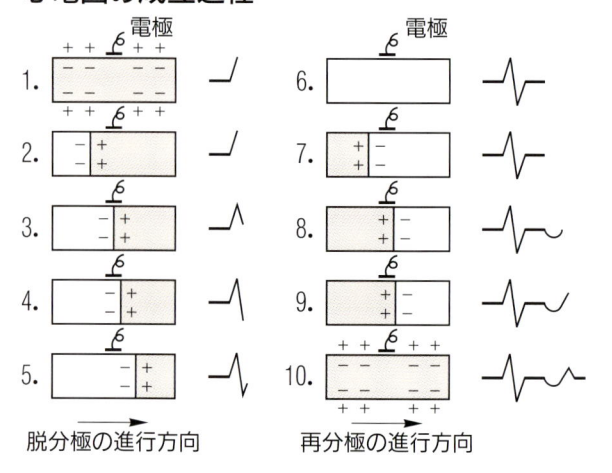

脱分極の進行方向　　再分極の進行方向

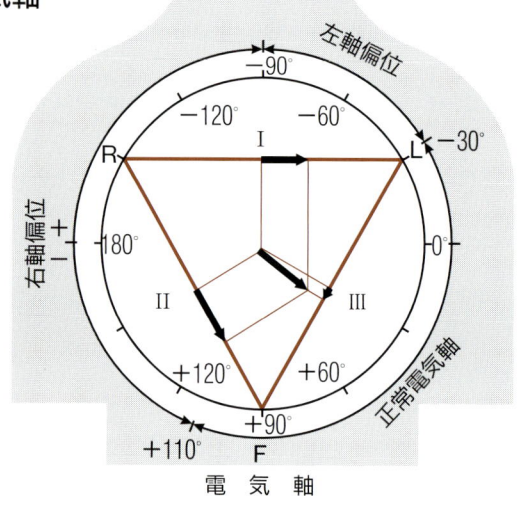

電気軸

9 心筋の活動と心電図

1. 電気的二重極と電気的二重層

興奮性細胞（心筋，骨格筋，平滑筋，神経）では，細胞の一部に興奮が起こると，その部の膜電位に変化（脱分極）を生じ，興奮していない部位との間に電位差が生ずる．すなわち，興奮している側がマイナスとなり，未興奮側がプラスとなって，興奮している細胞膜に対して未興奮部から電流が流れ込み，いわゆる電気的二重極 electrical dipole が形成される．これを1本の筋線維上で興奮が伝導する状態を考えると，脱分極側では ⊕⊖ が相接した形で進行し，再分極側では ⊖⊕ の状態で続くことになる．しかし，実際は心臓に近いところに電極を置いて測定するので，電気的二重極ではなくそれらが平面状に配列した電気的二重層 electrical double layer を考えなければならない．したがって，心臓の興奮により，各部位に電気的二重層が生じ，心周期に伴って，そのモーメントや方向が時間的に変化していくことで，体表より心電図として記録できることになる．

洞結節の興奮は，心電図のP波として記録される．ここには刺激伝導系がないので，心房筋にあたかも池に石を投じその波紋が広がっていくように次から次へと伝導してゆき，心房全体の興奮となる．電気的二重層のモーメントもそれにつれて，徐々に大きくなりかつ方向も変化していく．

この興奮が房室結節に達すると，ヒス束，左右の脚を伝播し，心室筋のプルキンエ線維に至り，心室筋全体の興奮が一瞬の間に引き起こされ，心電図上ではQRS波を形成することになる．心室の興奮の伝導が続いている間は，電気的二重極が生じているわけで，そのモーメントおよびベクトルが時々刻々と変化していく．興奮が心室筋全体に広がると，もはや電気的二重層は消失してしまい，続いて，心室の興奮が終了すると，その部位が未興奮状態となり，まだ興奮している部位との間に電気的二重層が生じてくるわけである．

ついで未興奮部位が拡大されて，ついには，心臓全体が興奮からさめることとなり，心電図ではT波が形成される．

2. ベクトル心電図 vector cardiogram

心周期に伴う興奮の全経過の方向性を，心ベクトル heart vector として記録することができる．P，QRSおよびT波のそれぞれのベクトルを，陰極線オッシロスコープに記録できる（ベクトル心電図）．

さらに，心臓を生体の中心において，その興奮の方向性を水平（X軸）方向，矢状（Y軸）方向および前額面（Z軸）方向というように立体的に記録することもでき，これを空間ベクトル心電図 spatial vector cardiogram という．通常これらの軸の組み合わせからそれぞれの波形をベクトル環（P環，QRS環，T環）としてブラウン管に示すことができる．

3. 平均電気軸

双極導出において，右手，左手，左足を頂点としてそれらの辺を結んだ場合，心臓を中心においた正三角形とみなすことができる．第Ⅰ，Ⅱ，Ⅲ導出の瞬時における各波の電位の大きさは，正三角形の一辺に投影される心ベクトルとすることができ，たとえばQRS波であれば，$Ⅱ_{QRS} = Ⅰ_{QRS} + Ⅲ_{QRS}$ の関係が成立するという．これを Einthoven（1903）の正三角形模型という．この三角形のそれぞれの辺に，Ⅰ，Ⅱ，Ⅲ導出のQRS波の電位をとり（平均QRSベクトル），これから心臓の興奮の方向を知ることができる．これを平均電気軸 electrical axis といい，臨床的に広く利用されている．健常者の電気軸は，$-30°〜+110°$ 間にあり，$-30°$ 以下，$+110°$ 以上では，電気軸の左軸偏位あるいは右軸偏位 left or right deviation があるとされる．臨床的には，それぞれ左心肥大あるいは右心肥大が疑われるが，体型などの物理的な原因を考慮しなければならない．たとえば，背が低く丸い型のヒトでは，左偏方向に記録される．

手足を頂点として正三角形などの仮定を前提としたときに成立するものであるから，判定には，十分注意が必要であろう．

4. ヒス束心電図

心臓カテーテル法が，心疾患診断の一手段となっているが，その先端に電極をつけることによって心腔内から心電図を記録することができる．右心房の三尖弁付近に電極を置くことによって，ヒス束の心電図を撮ることができる．房室ブロックのときに，この電位の生ずるか生じないかによってそのブロックの部位を判定することが可能となった．また，不整脈を生じている心疾患の診断などに役立っている．

図45 心臓の神経支配

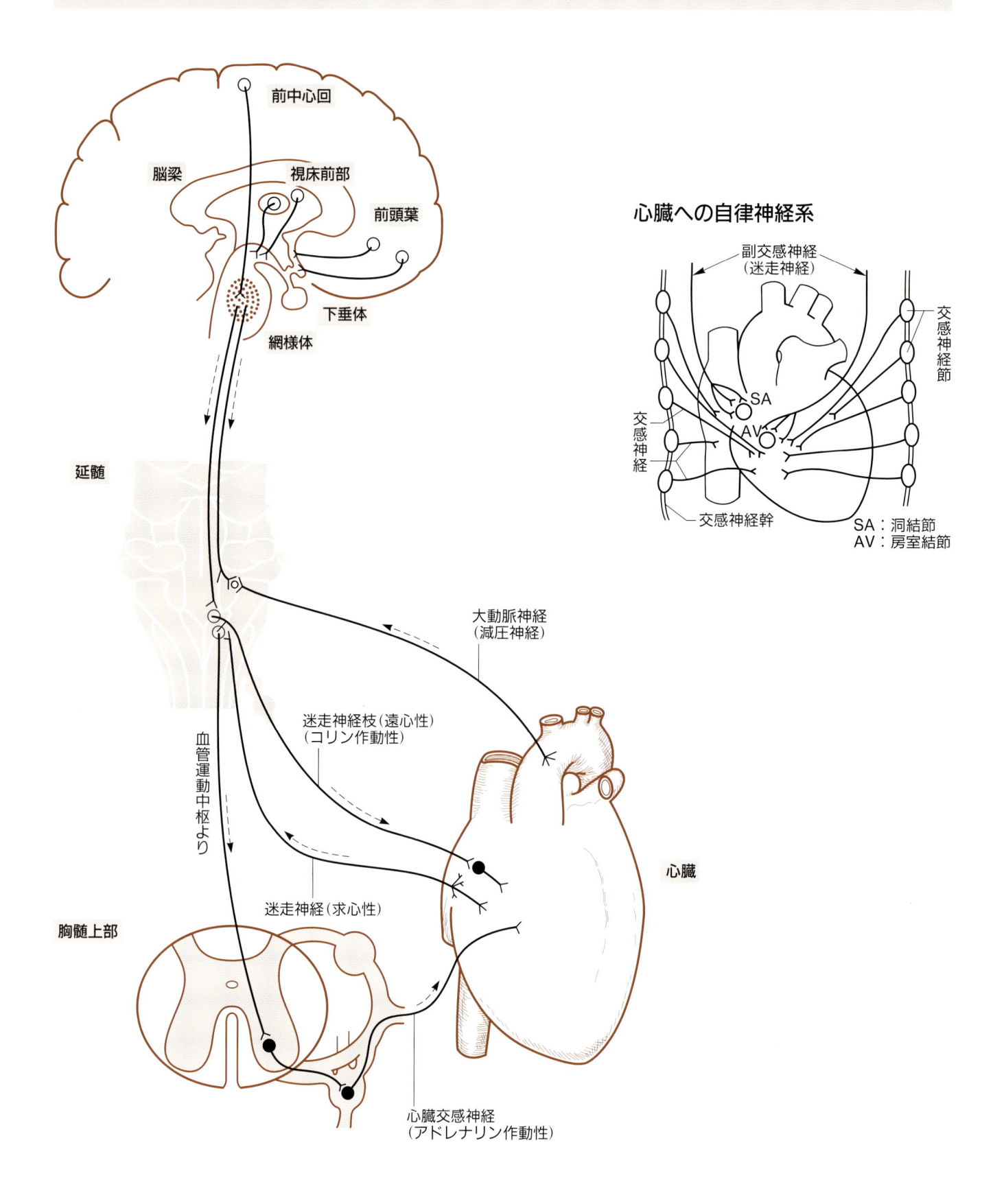

前中心回
脳梁
視床前部
前頭葉
下垂体
網様体
延髄
血管運動中枢より
胸髄上部
大動脈神経（減圧神経）
迷走神経枝（遠心性）（コリン作動性）
迷走神経（求心性）
心臓交感神経（アドレナリン作動性）
心臓

心臓への自律神経系

副交感神経（迷走神経）
交感神経節
交感神経
交感神経幹
SA：洞結節
AV：房室結節

10　心臓の神経支配

1. 交感神経支配

　心臓の生理的機能を調節している因子には，ホルモンによる体液性調節機構と，自律神経による神経性調節機構がある．

　心臓を支配している神経 cardiac nerve には，交感神経および副交感神経があり，両者の働きは互いに拮抗的 antagonistic である．

　心臓交感神経線維は，胸髄上部の側柱から出発し，傍脊椎交感神経節および頸部交感神経節で節後線維となり，大血管に沿って下がり神経叢をつくり，大部分は冠状動脈の枝とともに心筋に入る．この神経が緊張したときは，心房および心室の心拍数増加や収縮力の増強がみられ，歩調とり電位の勾配が上がることにより，場合によって正常の3倍近くまで心拍数の増加をみる．また房室伝導が促進されるために PQ 間隔の短縮がみられる．さらに，房室結節では，その部の心筋線維を容易に興奮させ，やはり伝導速度を早める．また，心筋の活動電位のプラトー期における Ca の流入を増加させることにより心収縮力の増大，サイクリック AMP（cyclic AMP）濃度を上昇させて筋小胞体からの Ca 遊離も促進される．したがって心収縮力，心拍出量，心拍数などの増加が生じてくるわけである．なおカテコールアミンを投与した場合にも同じような生理的現象を示す．

2. 副交感神経支配

　心臓副交感神経線維は，迷走神経の心臓枝であり，延髄の迷走神経背側核から出発する．この節前線維は，頸部迷走神経内を通り，洞結節および房室結節で神経節をつくり，節後線維となって心筋内に入る．右迷走神経は，ほぼ洞結節を，左迷走神経は房室結節を支配している．

　副交感神経が緊張したときは，心拍数が遅くなり，房室伝導時間の延長を引き起こし，心電図では PQ の延長となる．この神経は，常に活動電位を発生しており，心拍数を遅くするように働いている．これを迷走神経抑制（vagal restraint，あるいは緊張性インパルス tonic impulse）という．

　呼吸運動の吸気相で迷走神経の活動が抑制されて，心拍数が速くなる現象は呼吸性不整脈 respiratory arrhythmia といわれ，小児期でよく観察される．また，スポーツマンの徐脈は，迷走神経の緊張が高いために起こるといわれている．

　副交感神経の伝達物質であるアセチルコリンには，心筋細胞の膜電位を K の平衡電位に近づける作用があり，結局は活動電位の発生を遅延させることになる．

3. 心臓の働きの特性

　自律神経の心臓に対する作用は，次の5つに分けることができる．迷走神経の緊張は，これらの作用に対して抑制的（陰性）に働き，交感神経の緊張は，促進的（陽性）に働く．

　(1) 変時作用 chronotropic action：洞結節における自動能を調節する．心拍数の変化として表現され迷走神経の作用で減少し，交感神経の緊張で促進する．

　(2) 変力作用 inotropic action：心筋の収縮力の変化をいう．拍出量の変化により大動脈圧が影響される．たとえば，迷走神経刺激では，心房の収縮力が低下して心室への血流量が減少して心拍出量が少なくなる．

　(3) 変伝導作用 dromotropic action：興奮伝導速度を変化させ，特に房室伝導に影響する．PQ 間隔で顕著に表現される．交感神経刺激では，速くなり PQ 間隔が短縮される．非常に遅くなると房室分離という現象が起こる．

　(4) 変速作用 klinotropic action：興奮伝導速度と収縮速度の変化をいい，QRS 波や T 波に表現される．

　(5) 変閾作用 bathmotropic action：興奮の閾値の変化であり，迷走神経刺激では，その閾値が高くなり，交感神経では，低くなる．

　このような心臓の機能を調節する上位中枢としては，延髄の第4脳室底にある心臓中枢 cardiac center および血管運動中枢 vasomotor center がある．大血管などに存在する機械受容器（mechano receptor，あるいは伸展受容器 stretch receptor）および化学受容器 chemoreceptor からの情報がこの中枢に伝えられる．

　心臓中枢には，心臓抑制中枢 cardio-inhibitory center および心臓促進中枢 cardio-accelerator center があり，前者は迷走神経を，後者は交感神経を介して心臓の働きを調節している．血管運動中枢にも，血管収縮中枢 vasoconstrictor center および血管拡張中枢 vasodilator center があるが，前者のほうは交感神経と関連をもっている．これらの調節機構が動員され，いろいろな生体の環境の変化に対応して，心臓を含めた循環器系の働きが調節されているわけである．

図 46 循環の調節

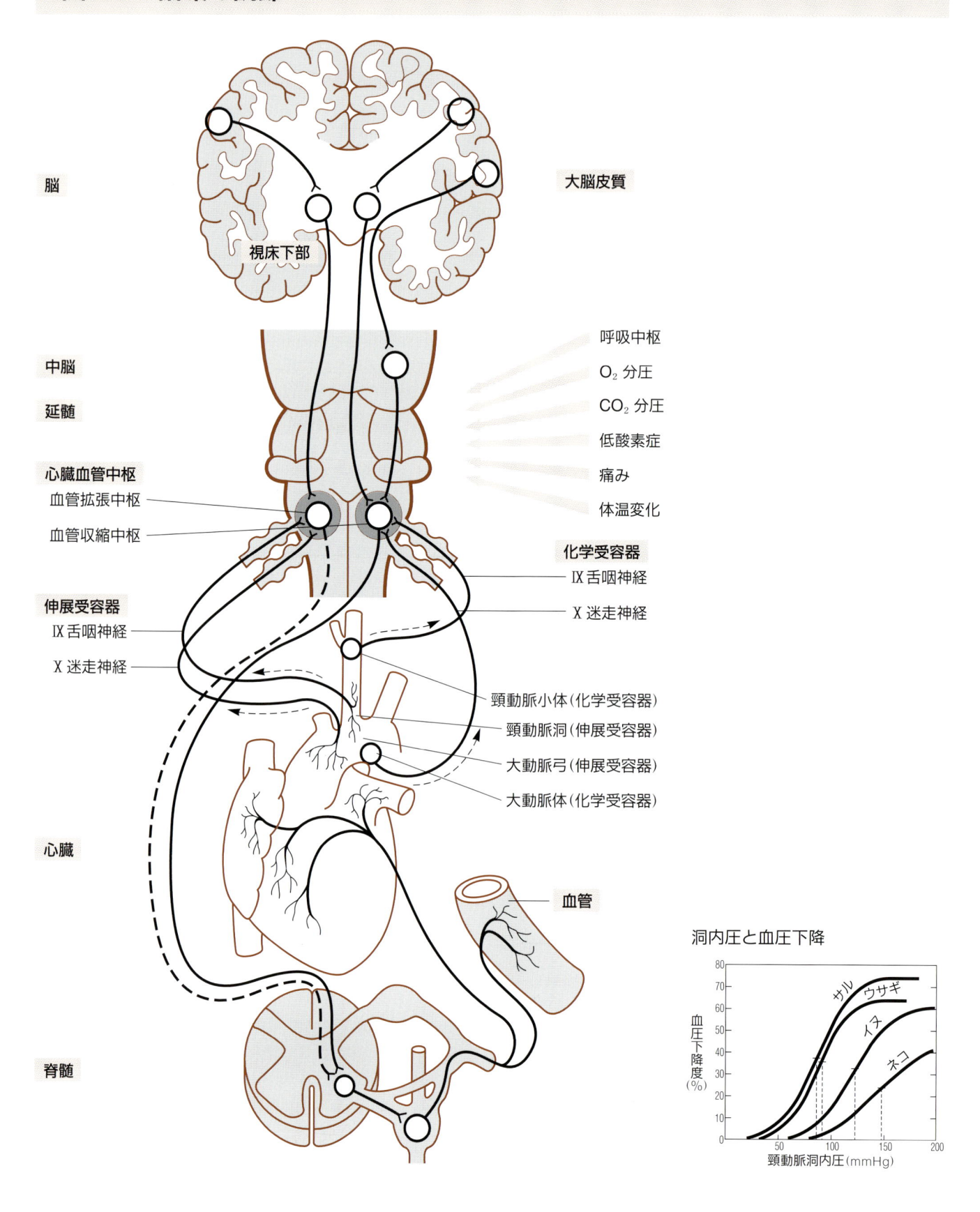

脳
大脳皮質
視床下部

中脳
延髄

呼吸中枢
O_2 分圧
CO_2 分圧
低酸素症
痛み
体温変化

心臓血管中枢
　血管拡張中枢
　血管収縮中枢

化学受容器
　Ⅸ 舌咽神経
　Ⅹ 迷走神経

伸展受容器
　Ⅸ 舌咽神経
　Ⅹ 迷走神経

頸動脈小体（化学受容器）
頸動脈洞（伸展受容器）
大動脈弓（伸展受容器）
大動脈体（化学受容器）

心臓

血管

脊髄

洞内圧と血圧下降

サル　ウサギ　イヌ　ネコ

血圧下降度（％）
頸動脈洞内圧（mmHg）

11 循環系の受容器と調節

1. 圧受容器 baroceptor (baroreceptor) と化学受容器 chemoreceptor

　心臓循環反射 cardiovascular reflex の中で，特に心臓を効果器とする反射を心臓反射 heart reflex という．血管系のときは血管反射 vascular reflex といい，血管運動神経を介して血管壁の平滑筋の緊張状態が調節されている（後述）．この両者の働きで循環系の制御が行われる．

　心拍数の変動，血圧の増減，呼吸の変化，精神的状態，体温の生理的変動などに対して，血管あるいは心臓に存在する受容器が働き，それらの情報が橋から延髄にかけて存在する心臓促進中枢 cardio-accelerator center，心臓抑制中枢 cardio-inhibitory center および血管運動中枢 vasomotor center へ伝えられる．この受容器には，まず血圧を感じ取る圧受容器 baroceptor がある．これは引き伸ばされることによって，活動電位を発生する一種の伸展受容器（あるいは機械受容器）であり，循環反射の中で最も重要な反射の1つである．もう1つには血液中の化学組成の変化を感受する化学受容器 chemoreceptor がある．

　伸展受容器は，頸動脈洞，大動脈弓，肺動脈，心房および心室に認められる．頸動脈洞は，内頸動脈起始部の膨隆部にあり，舌咽神経の枝（頸動脈洞神経）の知覚線維の支配を受けている．ここの血圧が30〜60 mmHgぐらい下がると，伸展受容器からのインパルスが消失し，上昇するとその発生をみるが，200 mmHgを超えるとインパルスの頻度は最大となりそれ以上増えない．したがって，心臓の収縮期には，インパルスの発生が観察されて拡張期にはみられなくなる．大動脈弓には，減圧神経あるいは大動脈神経の求心性知覚線維（迷走神経の枝）が入り，同じように血圧上昇によってインパルスが発射する．頸動脈洞の神経とともに血圧調節神経 buffer nerve と呼ばれている．なお肺動脈にも迷走神経の求心性線維があり，右心房，左心房の大血管が入る部位にも伸展されることによりインパルスを発生する受容器がある．また左心室の心尖の周囲にもその存在が認められている．

　化学受容器は頸動脈の分岐点にある頸動脈小体 carotid body および大動脈弓付近の大動脈体 aortic body に認められ，動脈血液中の低O_2，高CO_2，pH低下の状態を感受する．特に，低酸素性の場合にインパルスを発生し，刺激を循環中枢および呼吸中枢に伝える．血中のCO_2濃度上昇によっても同じような効果がみられる．

2. 心臓反射のプロセス

　さて，血圧が上昇すると，頸動脈洞が伸展され，インパルスが発生し，頸動脈洞神経を介して延髄の中枢に伝えられる．その結果，迷走神経が興奮し，心臓活動の抑制を誘発することになり，血圧，心拍数の減少が認められる．これを頸動脈洞反射という．大動脈弓からの反射も同じであり，これを大動脈弓反射という．

　頸部の皮膚上から頸動脈洞を圧して刺激をした場合にも，血圧，心拍数が下がり，これをCzermakの効果という．

　Bainbridge (1915) は，静脈内に多量の生理食塩水を注入すると，心拍数の増加することを発見した．これをベインブリッジ反射 Bainbridge reflex という．心臓への血液還流量が増加し，心臓が拡張することによって迷走神経の知覚線維が興奮し，反射的に交感神経が緊張するためと考えられている．迷走神経を切断したときにはみられない反射である．

　その他，筋肉運動による交感神経系の緊張は，心拍数を増し，収縮力を増大させて筋への血流量を増加させる．呼吸性不整脈も胸腔内陰圧の上昇により，ベインブリッジ反射および肺の拡張による Hering-Breuer 反射によって循環中枢抑制が起こることに起因する．

　その他の反射として，クジラ，アザラシなどのような水生哺乳動物が潜水すると，海面にいるときよりもはるかに脈が遅くなる．これを潜水反射といい，このときの求心性神経は三叉神経であり遠心性神経は心臓に達する迷走神経である．ヒトも顔を洗面器内の水につけると徐脈が生じ，特に冷水を用い息こらえをして徐脈の程度を知る試験がある．

　上喉頭神経の中枢端を電気刺激すると，徐脈と血圧下降が生ずる．これを上喉頭反射という．この反射の生理学的な意味はまだよくわかっていない．

　化学受容器による反射には，頸動脈体反射および大動脈体反射があり，主に動脈血液中の酸素分圧 (P_{O_2}) が低下することにより（50〜60 mmHg以下）ヘモグロビンの飽和度が85%を割ると，受容器からのインパルスが発生し，まず最初に呼吸運動が促進され，つづいて，交感神経が緊張することによって心臓機能を促進方向に進ませる．その結果，心拍数，心拍出量が多くなり，肺循環血液量が増加し，肺でのガス交換が促進されるわけである．

図 47　不整脈の心電図

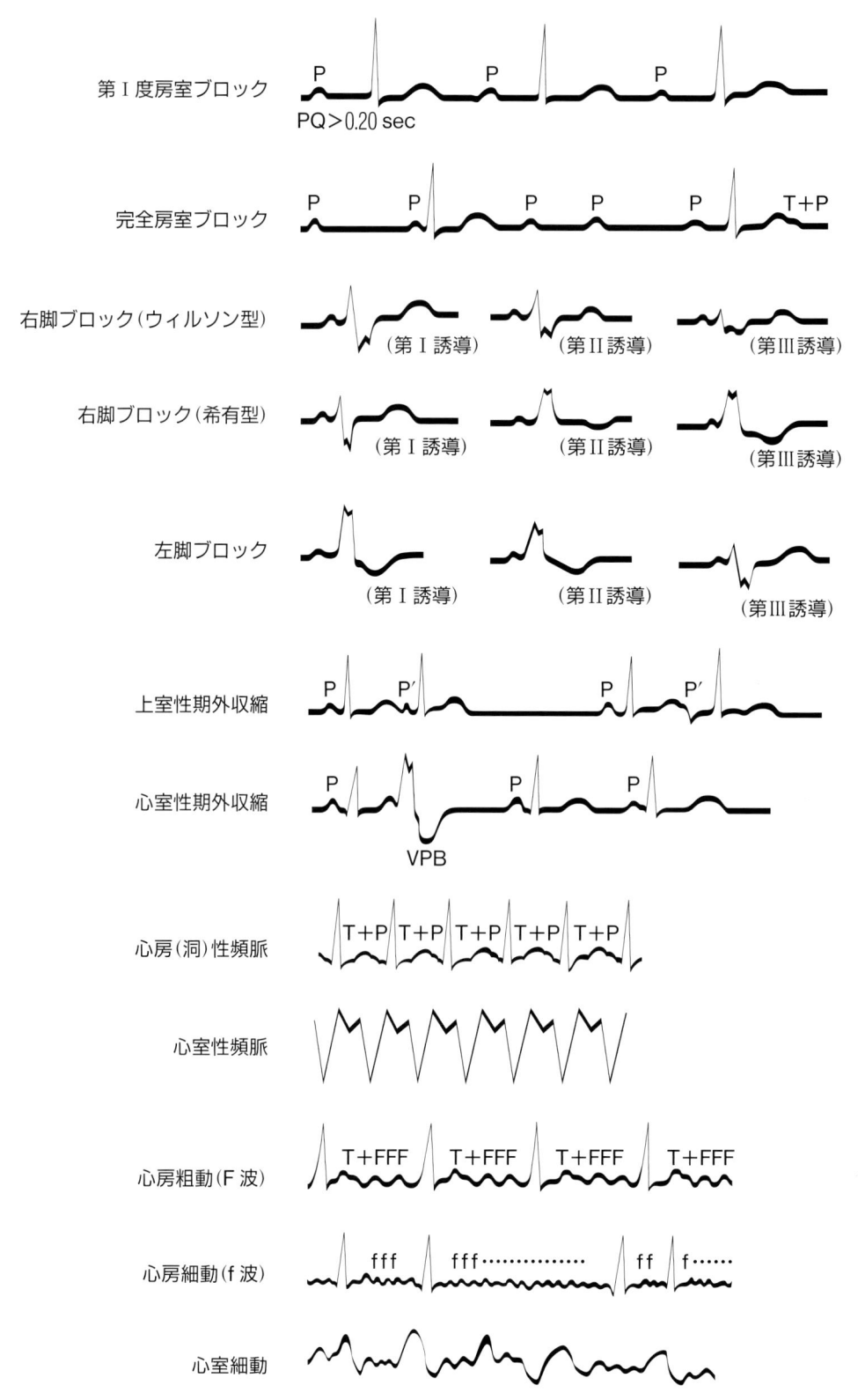

第Ⅰ度房室ブロック　PQ＞0.20 sec

完全房室ブロック

右脚ブロック（ウィルソン型）　（第Ⅰ誘導）（第Ⅱ誘導）（第Ⅲ誘導）

右脚ブロック（希有型）　（第Ⅰ誘導）（第Ⅱ誘導）（第Ⅲ誘導）

左脚ブロック　（第Ⅰ誘導）（第Ⅱ誘導）（第Ⅲ誘導）

上室性期外収縮

心室性期外収縮　VPB

心房（洞）性頻脈

心室性頻脈

心房粗動（F波）

心房細動（f波）

心室細動

(Selkurt)

12　不整脈

1. 不整脈 arrythmia とは

　健常者の心臓収縮リズムは，洞結節からほぼ規則正しい自発的興奮（正常洞調律 normal sinus rhythm, NSR）から始まり，それが刺激伝導系に伝播して心拍動を起こす．成人安静時で60〜70回/分である．心電図波型では，各QRS波の前にP波があり，P-R時間が0.12秒以上で0.20秒を超えず，P-P間隔が0.16秒以上変動しない（p.87，心電図の章参照）．睡眠中には，心拍数の減少（洞性徐脈 sinus bradycardia）があり，60回/分以下となり，情動の変化，運動，発熱などでは，心拍数の増加（洞性頻脈 sinus tachycardia）がみられ，100〜160回/分となる．この規則正しいリズムが種々の原因によって不整になった場合を不整脈 arrythmia という．しかし，呼吸性不整脈は，肺の伸展受容器から求心性インパルスが増加し迷走神経を介する反射で小児期に多い洞性不整脈 sinus arrythmia の一種であり，異常リズムではなく生理的現象の1つである．

2. 不整脈の原因

　不整脈の原因は，心筋内においてその興奮が発生する部位や，その頻度の異常によるものである．心筋のすべての部位が，心収縮の歩調とり部となりうることは，Stanniusの心臓結紮の実験においてよくわかるように，心房と心室は，それぞれ固有の興奮リズムをもっている．この両者が特殊心筋である刺激伝導系によって結合されているということが，そのどちらかに発生した異所的な興奮によっても心収縮が引き起こされ，不整脈の発生をみることになる．また，心筋はその構造上の性質から，隣接する細胞へ興奮波が伝播するということで，洞結節からの正しい興奮リズムならば正しい伝導経路で伝導するが，異常な部位に発生した興奮では，心筋内のいろいろな方向に波及し異常な心収縮を生じ不整脈の原因となる．

3. 病的な不整脈

　代表的な病的不整脈として，異所性の興奮起源 ectopic focus によるものがある．すなわち洞結節以外で興奮波が起こり，それが能動的に散発して心収縮を引き起こすことになる．これを期外収縮（extrasystole あるいは早期収縮 premature systole）といい次項で述べることにする．その他に，心房と心室の伝導状態に異常が起きた場合にみられる房室ブロック（A-V block），ヒス束以下の伝導が阻害されて起こる左脚・右脚ブロックも広義の意味で不整脈に含まれる．脚ブロックは，刺激伝導系の局所的な伝導阻害である．房室ブロックは，その程度により第1度から第3度に分類される．第1度は，心電図上，PQ間隔が正常伝導時間である0.20秒を超えた場合で，感染症などのときにみられることが多い．房室結節に興奮が伝導しにくくなり（不完全房室ブロック），完全に伝導が阻止されれば，第3度房室ブロックとなる．この場合，心房と心室は全く別のリズムで収縮することになり，心電図のP波およびQRS波の出現になんら規則性を見出せなくなる．この場合血液の拍出は，心室の遅いリズム（20〜40回/分）によって行われるが，脳循環血液量や血圧の維持ができなくなることもしばしば生じてくる．症状として，意識を失うこともあり Adams-Stokes 症候群と呼ばれる．このような状態のときには，心臓外から正しいリズムの電気刺激を与える目的で，人工ペースメーカーの適応となる．

　発作性頻拍 paroxysmal tachycardia も異所的興奮が数カ所に発生して，それが140回/分以上の心拍数を生じ，突然に発症する．

　心房粗動 atrial flutter は，心房の興奮出現間隔が非常に早くなり，それが継続するために全部の興奮波が心室へ伝導されず，数個の心房興奮に対して1個の割合で心室を収縮させる状態となる．心電図上には，QRS波間に毎分200〜350の比較的規則的な数個の振幅の大きいF波がみられ，その数によって，2：1とか4：1ブロックというように表現される．

　この粗動より，さらに心房の異所的興奮頻度が高くなってくると，心房細動 atrial fibrillation となり，心電図上では毎分300〜600の不規則なf波としてみられ，多源性，連発性の異所性興奮が心室に起こると心室細動 ventricular fibrillation あるいは心室粗動 ventricular flutter となる．この場合，心電図に形，大きさ，頻度に全く不規則な波がみられ，有効な心拍出を行うことができなくなり，末梢循環へ血液を送り出せなくなる．心房興奮波が多量に生ずることにより，心室へは，それらの興奮波が全く不規則にあるいは全くでたらめに伝播するため，心電図上QRS波出現に規則性が見出せない．心室細動は，心室筋内を興奮が不規則に，またあらゆる方向に伝播することによって起こり，きわめて危険な状態である．

図48 期外収縮発生の機序

心房性期外収縮

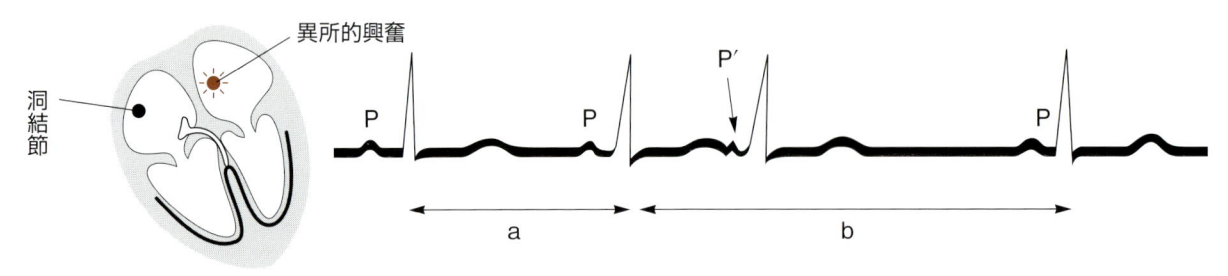

洞結節 / 異所的興奮

P — P — P′ — P

a / b

房室結節性期外収縮

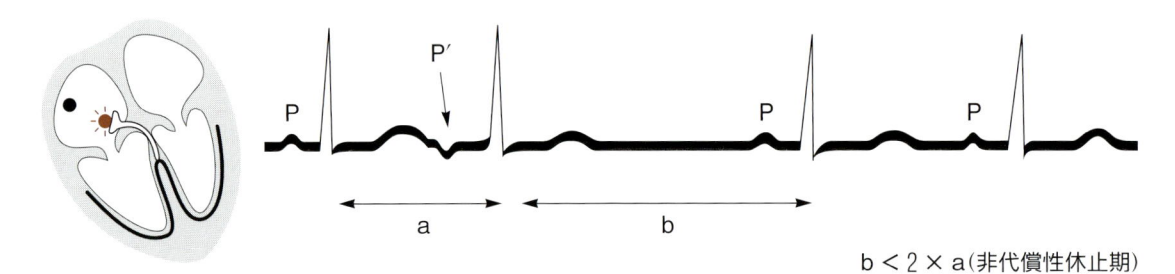

P — P′ — P — P

a / b

b < 2 × a（非代償性休止期）

心室性期外収縮（心室上部）

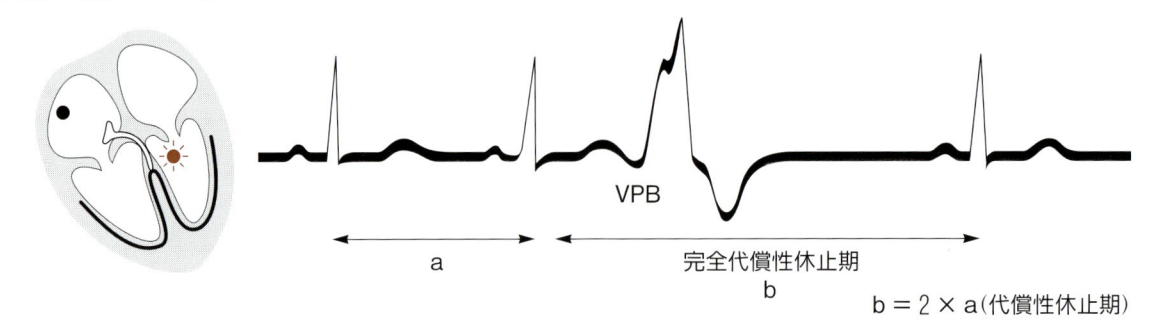

VPB

a / 完全代償性休止期 b

b = 2 × a（代償性休止期）

心室性期外収縮（心室下部）

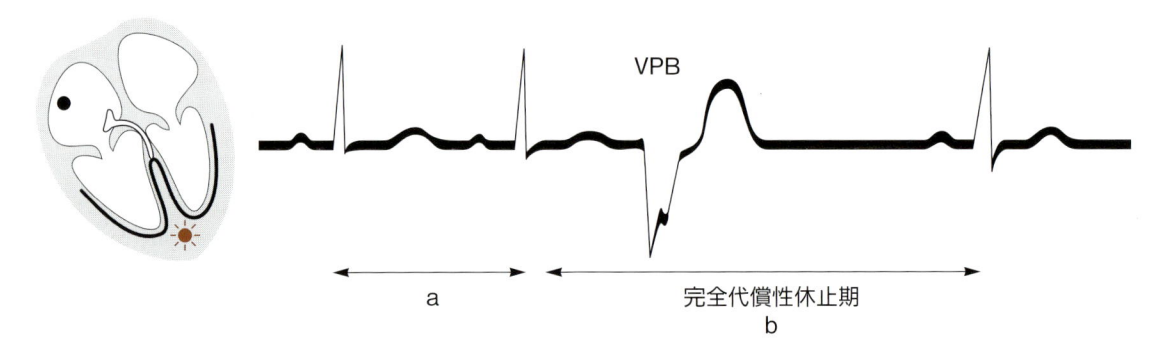

VPB

a / 完全代償性休止期 b

(Rushmer　改変)

13 期外収縮

1. 期外収縮 extrasystole, premature beat の特徴

　洞結節から規則正しく生ずる興奮リズムのほかに，異所的興奮 ectopic focus が生じて，それが能動的に，心房や心室の収縮を引き起こす現象を期外収縮という．

　脈を触れることや心音を聴くことによっても期外収縮の発生を知ることができるが，その発生部位，性質，心臓の左右いずれの側に発生するものかなどの詳細な検討は心電図波型から推定することになる．

　期外収縮が本来の興奮波の直後に生じた場合は，この新しく生じた活動電位の不応期のために次にくる洞性興奮が打ち消されて心拍が1つ欠けることがある．これを，代償性休止 compensatory pause という．また，2個の正常心収縮の間に入り不応期に関係なくしかも本来の収縮を障害せずに心収縮の出現する場合を間入性期外収縮という．

2. 期外収縮の種類

　期外収縮は，異所性興奮の発生する部位により次のように分類される．
  (1) 洞性期外収縮 sinus extrasystole
  (2) 心房性期外収縮 auricular extrasystole
  (3) 房室結節性期外収縮 auriculo-ventricular extrasystole
  (4) 心室性期外収縮 ventricular extrasystole (premature beat, VPB)

　この中で，(2)および(3)は上室性期外収縮という．
  (1) 洞性期外収縮は，洞結節から規則正しい歩調とりの他に別の興奮が発生したときにみられるもので，心電図波型に変化がみられない．
  (2) 心房性期外収縮は，洞結節以外の心房に異所性興奮が生じた場合であり，それが心房内周囲に広がり，房室結節へと伝導して心筋に達する．この場合，P波の形が変化する．また，房室結節を異常興奮波の伝導する時間も変化するのでPQ間隔が変わってくる．しかし，その興奮波は，刺激伝導系を正しく伝わるためにQRS波およびT波の変形は認められないことが多い．異常興奮波の出現する時期によっては，やはり代償性休止を伴うことがある．したがっ

て，P波形，PQ間隔の時間によって，異常興奮波発生の部位を推測できることになる．また，心房に発生した異常興奮波は，洞結節の正しい興奮波を中絶することもあり，このときには，全く新しいリズムで心拍動が繰り返される．
  (3) 房室結節性期外収縮は，房室結節部やその近くの周囲組織あるいはヒス束に異所性興奮が発生した場合にみられる．心室に向かう興奮波は，正常と同じであるために，QRS波の形はほぼ正常であるが，P波の出現は，先行するT波の直後にみられることや，興奮波が心房方向に向かうときは，心電図のいくつかの導出において陰性のP波がみられる．P波はQRS波に含まれるときもある．
  (4) 心室性期外収縮は，心室筋内に異所性興奮が発生して，心室筋の収縮に至るものである．異所性興奮の発生する部位にもよるが，多くの場合，正常の伝播とは異なるために，QRS波およびT波の形が著しく変化するので一見して判定できる．しかし，ヒス束や，脚の分枝の近くに興奮波が起こるとQRS波は正常の波形に類似してくる．また，心尖部に起こるとQRS波は全く逆向きになる．これは興奮波が下から上に登っていくためであり，再分極過程におけるT波にも変形がみられる．

　心室性期外収縮は，代償性休止を伴い散発性にみられるものもあるが，洞結節からの正常興奮と心室からの興奮が（第2歩調とりともいう）規則正しく繰り返される場合は2段脈 bigeminal pulse あるいは3段脈 trigeminal pulse という状態になる．

　心室性期外収縮が本来の心室収縮直後に生じた場合には，心室内の血液充満が不十分であり，有効な心拍出に結びつかず，ごく少量の血液しか拍出されないことがある．この場合は脈拍が弱く指に触れにくい．また，一般に心室の収縮力は弱く，大動脈弁あるいは肺動脈弁を押し開くことができない状態もあり，心電図では測定されるものの，脈拍を触れることも心音を聴取することもできない．期外収縮が多量に発生するときには，末梢循環への血液供給に不都合が生じ，いろいろな症状が出てくる．このような状態を呈するときには治療が必要となってくる．

　安静時の心電図記録だけではなく，負荷心電図や24時間携帯用心電計（ホルター心電計）の普及によって発作的に生ずる期外収縮を初めとして多くの心臓疾患を診断するのに役立っている．

図49　心筋傷害

心筋傷害と心電図

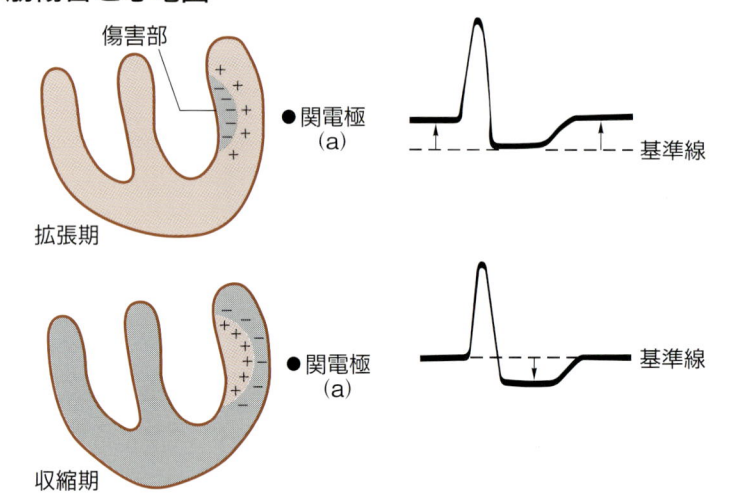

拡張期

収縮期

●関電極(a)

基準線

基準線

心筋への血行障害から心内膜下に虚血層(酸素不足の状態で傷害部)が生じると，電気的二重層の考え方から心筋が静止している時に既に静止電位は減少しており，関電極(a)からの心電図波形では，その基線がプラス側(上方)に移動している．収縮期には逆，すなわちST上昇(ST elevation)，ST下降(ST depression)として心電図上に記録される．臨床上，虚血性心疾患(冠不全)ではST下降としてみられる．

心筋梗塞(貫壁性)と心電図

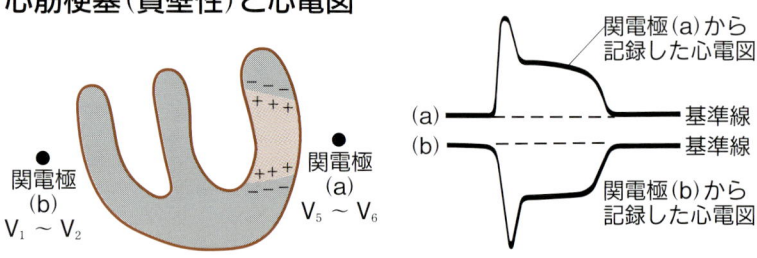

関電極(b)　$V_1 \sim V_2$

関電極(a)　$V_5 \sim V_6$

(a) 基準線 — 関電極(a)から記録した心電図
(b) 基準線 — 関電極(b)から記録した心電図

心筋梗塞では比較的太い動脈が狭窄あるいは閉塞した状態であり，障害が心外膜にまで及んでいるころから心臓の外側ではST上昇が起こる．すなわち傷害部付近ではSTの上昇(この場合関電極(a)から)遠いところ(関電極(b))からはSTの下降として記録できる．

前壁梗塞の心電図変化

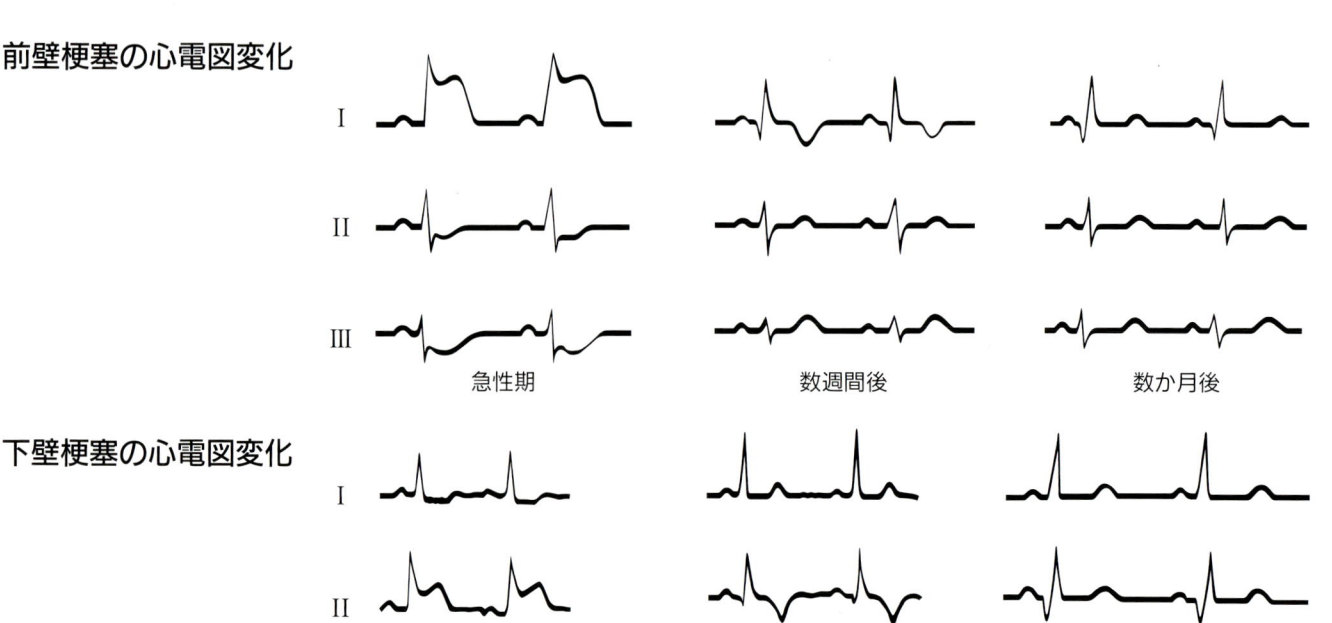

I

II

III

急性期　　　　数週間後　　　　数か月後

下壁梗塞の心電図変化

I

II

III

急性期　　　　数週間後　　　　数か月後

14　心筋傷害

1. 冠動脈 coronary artery の特徴

　狭心症と心筋梗塞はいずれも心臓筋組織へ酸素の供給や，栄養の運搬を行っている冠動脈の異常によって引き起こされる．

　冠動脈は，大動脈起始部の腹面から始まり，左冠動脈および右冠動脈に分かれ，それぞれ心臓の約半分ずつを灌流している．左冠動脈から分岐する回旋枝と前下行枝および右冠動脈との間にはほとんど吻合がないために，血流が停止するとその支配下の組織は低酸素状態となり，組織の傷害や壊死を起こす．すなわち心筋は虚血 ischemia の状態となり，本来の好気的代謝から嫌気的代謝に変わり，収縮機能の低下や膜電位の低下が生ずる．高度な虚血性変化が，約20分以上続くと細胞の死滅，1〜12時間ですべての細胞の死と壊死がみられ，炎症性細胞浸潤が開始される．側副血行路などで血行が開始されると1日から6週間のうちに壊死細胞の貪食と改築性病変がみられるようになる．

　さて，冠状動脈疾患の原因としてはいろいろのことがあげられる．冠血流量の減少，たとえば冠動脈の動脈硬化が最も重要な因子であろう．心筋の虚血性変化によって，心筋の壊死が生じるかあるいは生じないかということは，臨床上きわめて重要な意味をもっている．すなわち，壊死がある場合は，心筋梗塞であり，ない場合は狭心症であり，予後や治療方針が非常に異なってくる．

2. 狭心症 angina pectoris

　狭心症の多くの場合，心臓部や胸骨の後に発作性の疼痛を訴えその疼痛は左上肢や左肩甲部にまで放散する（放散痛）．この痛みは，絞扼，緊縛，穿孔する痛みなどと表現されることが多く，不安や絶望感なども伴う．

　痛みの発作の持続時間は，およそ1〜5分であるが，感情的な変化が加われば20分以上も持続する．発作の消退は，自然に治まる場合が多い．その原因としては，冠動脈硬化があげられる．たとえば運動時に心筋に十分な酸素の供給ができなくなった場合や，これが原因となって，冠動脈の攣縮が生ずる場合には心筋の虚血性変化をきたし，狭心症発作を招来する．また，大動脈弁閉鎖不全，大動脈瘤（梅毒によることが多い）などでも，心筋への酸素供給が悪くなり狭心症発作につながる．

　狭心症の疼痛（刺激）は，心臓の知覚神経を通り，心臓神経叢から胸髄4〜5交感神経節に達し，脊髄の後根に入る．ここでは，同じ脊髄レベルの分布区域にある皮膚（皮膚節）からの知覚神経を介する興奮と，狭心症部位からきた刺激とを脳中枢が誤認して，心臓からの刺激を皮膚の疼痛と感ずることがある．これを関連痛 referred pain といい，狭心症の発作時に左上肢へ放散する疼痛をしばしば訴えることになる．

　ニトログリセリンや亜硝酸アミルなどの亜硫酸剤は，冠動脈の太い血管を拡張させる働きがある（冠動脈拡張薬）．これを服用（舌下に置く）した後，数分間で心臓の痛みが消退したならば，逆に狭心症の診断を下すことができよう．

3. 心筋梗塞 myocardial infarction

　一般に心筋梗塞は冠動脈の本幹あるいは太い分枝血管が閉塞されたときに起こる．閉塞された血管の支配下における心筋組織の壊死と，これによって引き起こされる激しい疼痛と，特徴ある心電図所見を伴う疾患である．

　原因は，やはり冠動脈硬化症が大部分で，これによって血栓を生じたりあるいは種々の血栓がはがれて，冠動脈に流れ込み，発症することもある．男性に多い病気で，心身を過労する職業人によくみられることが多い．

　心筋梗塞の疼痛は，狭心症より強く，持続時間も30分〜1時間以上と長い．前述の冠拡張剤では痛みが消退しない場合が多く，麻薬の投与が唯一の鎮痛手段となることもある．疼痛は激烈であり，胸が絞めつけられるようなあるいは刺すような痛みとして表現され，からだを反転して苦しみ，冷汗や嘔吐などを伴うこともある．

　心筋自身の障害ではその部位が常に脱分極している状態となり，正常心筋における分極の間で局所電流が生ずるようになる．これを損傷（傷害）電流 injury current という．この電流によって静止時において傷害部位では正常部位に対して電位的にマイナスとなる．興奮時には両部位とも脱分極するため電位差は消え，すなわち電気的二重層もなくなる．心筋が興奮から回復すると再び電位差が生じ，電流が流れることになる．これを増幅して心電図を記録すると特徴ある波型を示す．梗塞初期には，STの上昇に始まり，徐々にSTが下降し，幅の広い深い異常Q波が認められる．ついで深く鋭い陰性のT波である冠性 coronary T がみられるようになる．梗塞部位によって心電図各誘導に波形の差異がみられ，傷害部位の診断に役立っている．心筋梗塞の急性発作時は，2日以内に30〜50％の高い死亡率で，心室破裂，心不全，心室頻拍，心室細動などによる．

図50　血管の一般的性質

心筋内の毛細血管の電顕像(約17,300倍)

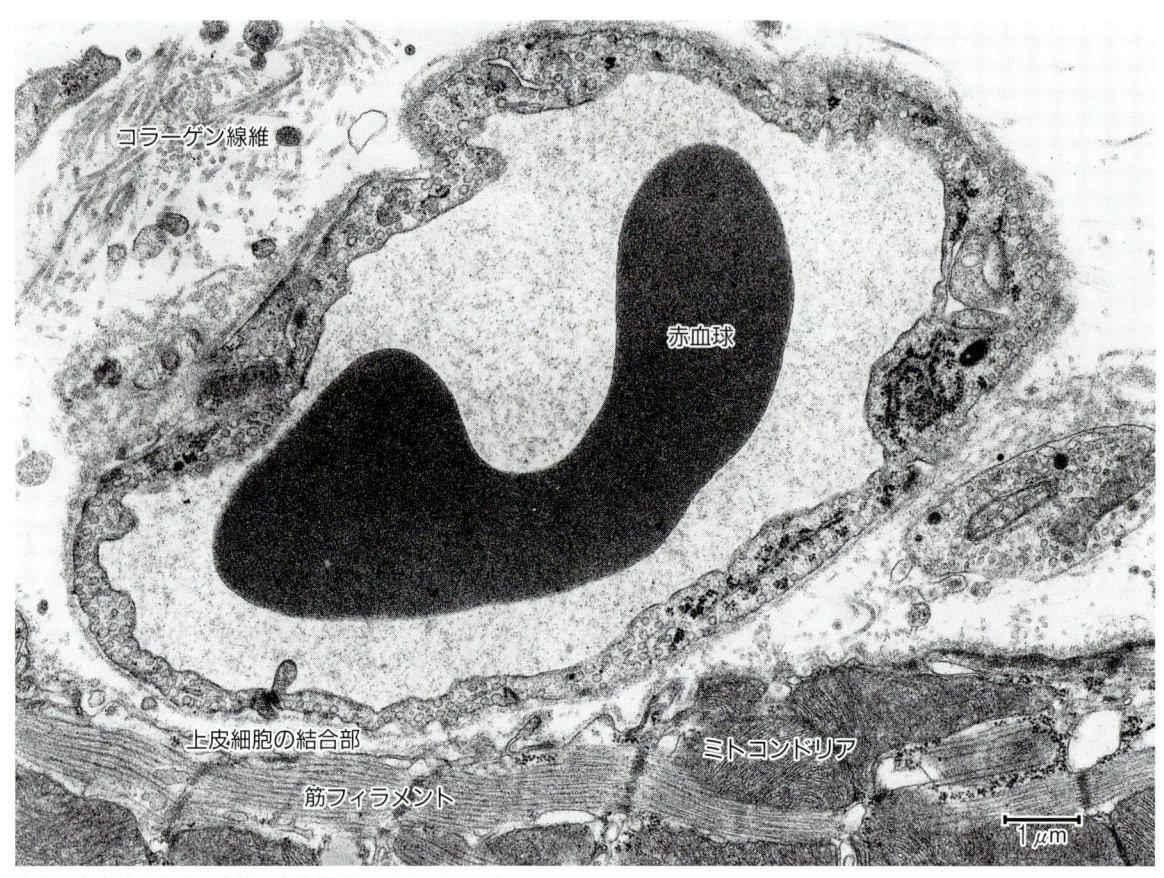

（コラーゲン線維、赤血球、上皮細胞の結合部、筋フィラメント、ミトコンドリア、1μm）

中央は赤血球であり，血管の内皮細胞は一層になっている．

血管の収縮状態に影響する種々の因子(Folkow & Neil 改変)

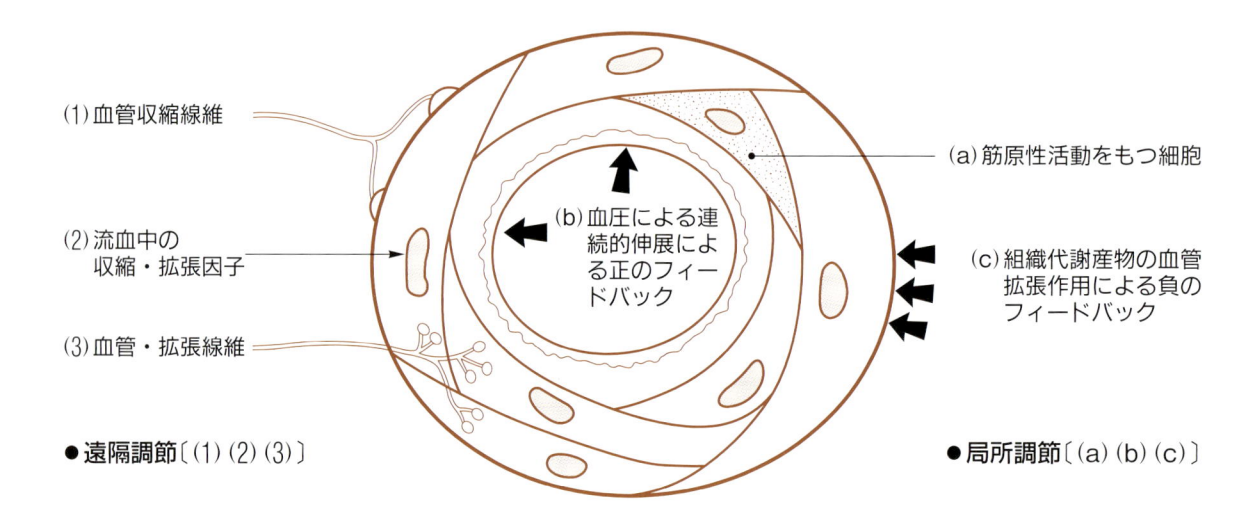

(1) 血管収縮線維
(2) 流血中の収縮・拡張因子
(3) 血管・拡張線維

(a) 筋原性活動をもつ細胞
(b) 血圧による連続的伸展による正のフィードバック
(c) 組織代謝産物の血管拡張作用による負のフィードバック

● 遠隔調節〔(1)(2)(3)〕　　● 局所調節〔(a)(b)(c)〕

15 血管系

1. 血管系の機能

閉鎖回路をつくっている循環系は体(大)循環 systemic circulation および肺(小)循環 pulmonary circulation に分けられ，心臓のポンプ作用によって血液を血管系に導く．循環系はまた運搬系でもあり，消化管で吸収された物質や肺からの O_2 を組織へ配合し，老廃物や CO_2 を腎臓や肺へ運搬する．"動脈" artery は心臓から血液を運び出す血管であり，"静脈" vein は血液を心臓に送り返す血管である．

2. 血管壁の基本的構造

動脈，毛細血管および静脈の血管の内面はすべて1層の扁平な内皮 endothelium 細胞に覆われている．毛細血管では，内皮細胞だけからなるが，動脈および静脈は，その周囲を取り囲む層があるために厚くなっている．

弾性動脈　動脈 artery の壁は，内，中，外層の3層からなる．内層には，内皮と弾性線維があり，中層には弾性線維と輪状平滑筋，外層には，血管を周囲組織に固定するため結合組織が含まれている．大動脈，肺動脈やその枝などの大きな動脈では，特に弾性線維が多いことから弾性に富み，心室から駆出された血液によって動脈壁の拡張を引き起こす．この弾性線維の働きによって血管腔が再び元の直径まで収縮することにより，血液を末梢におし出すように働いている．これを弾性動脈 elastic artery または弾性血管 elastic vessel といい，空気の入っているピストンポンプと同じような働きをすることになる(Windkessel)．これによって心室からの流速が速く，かつ強力な血液の駆出を，より平坦にそしてゆるやかに末梢へ血液を送り出していることになる．

筋性動脈　細い動脈になると，輪状筋が発達しており，筋の収縮，拡張によって，血流量が変化するという意味で抵抗血管 resistance vessel とも呼ばれている．すなわち中層にはらせん状に配列した平滑筋細胞が豊富に存在している．

毛細血管　毛細血管 capillary は，薄く細い血管である．大きな動静脈では，内圧が数千 mmHg までもちこたえることができるというが，1層の壁からできている毛細血管でも，20〜100 mmHg の高い内圧が維持されている．これは，毛細血管の直径が小さいためである．毛細血管の動脈側では，ところどころに収縮性のある細胞が認められている．

毛細血管を電子顕微鏡でみると，内皮細胞どうしが接合部をもち，楕円や円形の横断像を示し，この内腔を赤血球が形を変えながら流れている．接合部から白血球の遊出がみられるが，物質交換を行っているような間隙や，小穴などは明瞭でない．毛細血管はまた，物質交換をするという意味で，交易血管 exchange vessel とも呼ばれている．

静脈　静脈 vein は，動脈に比べて内腔が広く薄い壁をもち，やはり3層からなるが，弾性線維や平滑筋細胞が少ない．上下肢の静脈では，血液の逆流を防ぐ目的で弁が存在する．内腔が広いので多量の血液を貯えておくことができ，容量血管 capacitance vessel ともいわれる．容量血管であることから，全血液量の変化に応じて，静脈容量(全血液量の65〜75%を含む)を適当に変化させることができる．

3. 血管運動神経支配

動脈および静脈に対しては，自律神経系の支配がある．交感神経による収縮性支配および副交感神経による拡張性支配である．すなわち，血管の平滑筋の緊張を左右するものは，血管運動神経 vasomotor nerve であり，その中枢は，延髄にある血管運動神経中枢 vasomotor nerve center である．ここには，血管拡張および収縮中枢があるとされている．

交感神経性収縮神経　血管収縮神経は，ほとんど全身の血管を支配しており，頸髄から腰髄に至る交感神経の前根から出発している．しかも，この神経は常に持続的なインパルスを発射しており，血管の緊張 tonus を維持している．興奮伝達物質はノルアドレナリンである．

血管拡張神経　血管拡張神経は，その機能上，①副交感神経性，②交感神経性，③脊髄後根性，の3種類に分類される．

①では，脳神経に含まれるものや骨盤神経に含まれるものがあり，伝達物質はアセチルコリンである．②は，交感神経性血管拡張神経の末端で，アセチルコリンを産生して働くためにコリン作動性神経 cholinergic fiber ともいわれ，アトロピンでその働きが抑制され，フィゾスチグミンで増強されるという特徴がある．ヒトでは，四肢の筋肉内血管に認められている．心臓や肺の動脈，顔面の血管などにも存在し，筋肉運動のとき血管拡張がみられる．③は，①，②と異なり，主に皮膚血管を拡張させる．

以上の神経支配のほかに，血管には求心性神経も分布しており，いろいろな情報を中枢に伝えている．すなわち，前述の大動脈反射，頸動脈洞反射などを誘起させる．

図51 血管の神経性, 体液性調節

心臓と血管の自律神経支配と反応

	交感神経		副交感神経	
	受容体	反応	受容体	反応
心臓				
洞房結節	β_1	心拍数増加	m	心拍数減少
心房筋	β_1	収縮力増加	m	収縮力減少
				活動電位持続時間短縮
房室結節	β_1	伝導時間短縮	m	伝導時間延長,
		自動能亢進		ブロック発生
His-Purkinje線維	β_1	自動能亢進		
心室筋	β_1	収縮力増加		
血管				
冠動脈, 脳動脈	α ; β_2	収縮(±); 拡張(卅)		
骨格筋	α ; β_2	収縮(卅); 拡張(卅)		
腹部内臓動脈	α ; β_2	収縮(卅); 拡張(+)		
腎動脈	α ; β_1, β_2	収縮(卅); 拡張(+)		
皮膚・粘膜動脈	α	収縮(卅)		
静脈	α_1 ; β_2	収縮(卅); 拡張(卅)		

(Goodman, Gilmarより改変)

一般の血管運動性調節機転(神経・体液・化学物質による)

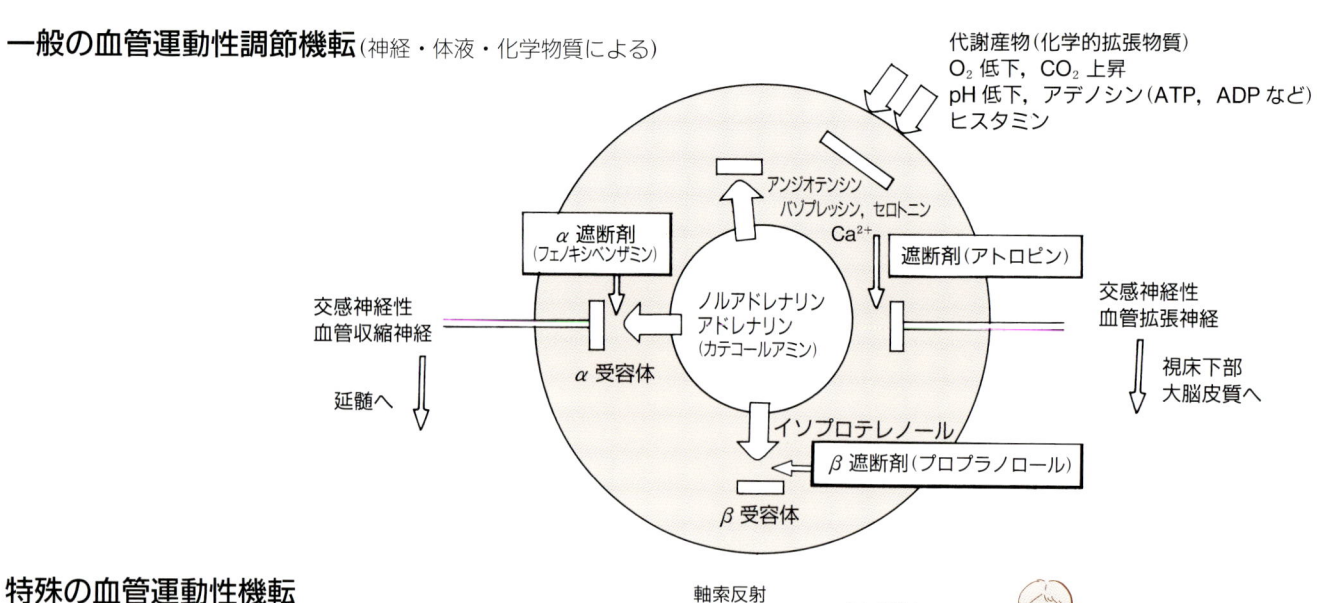

代謝産物(化学的拡張物質)
O_2低下, CO_2上昇
pH低下, アデノシン(ATP, ADPなど)
ヒスタミン

アンジオテンシン
バソプレッシン, セロトニン
Ca^{2+}

α遮断剤(フェノキシベンザミン)
遮断剤(アトロピン)

交感神経性血管収縮神経
交感神経性血管拡張神経

ノルアドレナリン
アドレナリン
(カテコールアミン)

α受容体
延髄へ
視床下部
大脳皮質へ

イソプロテレノール
β遮断剤(プロプラノロール)
β受容体

特殊の血管運動性機転

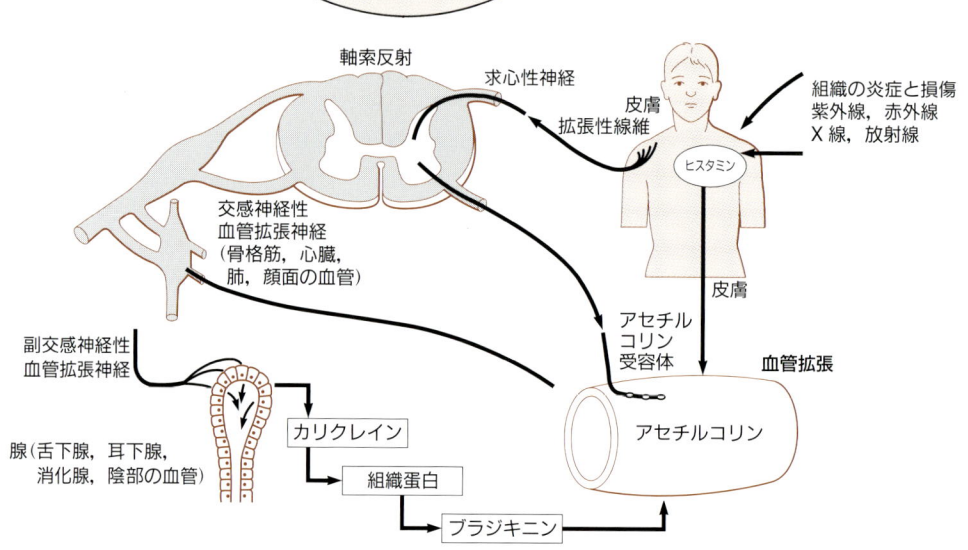

軸索反射
求心性神経
皮膚拡張性線維
組織の炎症と損傷
紫外線, 赤外線
X線, 放射線
ヒスタミン

交感神経性血管拡張神経(骨格筋, 心臓, 肺, 顔面の血管)

副交感神経性血管拡張神経
腺(舌下腺, 耳下腺, 消化腺, 陰部の血管)

アセチルコリン受容体
皮膚
血管拡張
アセチルコリン

カリクレイン
組織蛋白
ブラジキニン

16 血管の神経性および体液性調節

1. 血管の神経性調節

心臓の神経支配と同じように，血管を収縮あるいは拡張させる働きのある中枢を血管運動中枢 vasomotor center といい，延髄網様体の相当広い範囲に存在している．この部位の電気刺激などの実験から，血管を収縮させて血圧を上昇させる領野，すなわち血管運動収縮中枢 vasoconstrictor center と，血管を拡張させて血圧を下降させる血管運動拡張中枢 vasodilator center の 2 つの区域を分類することができる．ここには，それぞれ交感神経および副交感神経の連絡があり，働きによって血管収縮神経 vasoconstrictor nerve および血管拡張神経 vasodilator nerve に分けられている．両者の神経を合わせて血管運動神経 vasomotor nerve という．血管運動は末梢において自律神経系が重要な働きをしている．特に交感神経系においては神経終末よりノルアドレナリンの遊離とその受容体（α および β）の関連が示されている（図 51 の表）．

血管運動神経には，① 交感神経性血管収縮神経，② 交感神経性血管拡張神経，③ 副交感神経性血管拡張神経，④ 後根拡張神経，の 4 つの神経がある．

① は，生体の血管に広く分布し，その伝達物質としてノルアドレナリンをあげることができる．これが平滑筋細胞膜に存在する α 受容体と結びつき，血管を収縮させる．また，この線維から持続性のインパルスの発射が記録されることから(緊張性発射)，血管の緊張が常に保たれていることがわかる．これを切断すると(交感神経切除)，その支配下の血管は拡張する．

② は，骨格筋組織の比較的太い前毛細管（抵抗血管）を支配している．アセチルコリンをその伝達物質とするコリン作動性神経であり，副交感神経遮断剤のアトロピンによって，この神経の働きを抑えることができる．この神経の働きでは，全体としての血圧変動に，強い影響を与えることはないとされている．骨格筋の激しい運動時には，その代謝産物によって血管の拡張をきたすが，この神経は，これに先行して血管の拡張を引き起こすものと考えられている．

③ は，唾液腺，胃腸管の腺および外陰部の血管を支配しており，たとえば，迷走神経が緊張することにより胃粘膜に充血が認められる．アセチルコリンが，その伝達物質である．

④ は，皮膚および粘膜に限って血管を拡張させる．皮膚を強くこすったとき赤く腫れあがる現象は，痛覚神経線維の軸索反射によるものと説明されている．

2. 血管自体の調節と体液性調節

血管は，前述のように神経による調節もあるが，血管自体にもその調節機能があり，さらに流血中に含まれる物質によっても体液性の調節を受けている．

まず，血管自体の調節では，血管内壁が伸展されることにより，反射的に収縮するという性質であり，Bayliss 硬化として知られている．この性質から，血管平滑筋は，筋原性の活動をもち（筋原節 myogenic theory），ペースメーカーがあり，この働きによって常に血管に固有の緊張が保たれている．この機能は，細動脈や前毛細管括約筋に著明であるが，静脈血管ではみられず，主に神経性の調節を受けている．血管抵抗を変え血流量の調節を自ら行うということで自己調節 autoregulation ともいわれる．

一方，代謝が亢進している末梢の組織では，血管を拡張させる物質の生産が高まっていると考える説もあり，このような考え方を代謝説 metabolic theory という．拡張物質には，乳酸，K^+，アデノシンなどがあり，汗腺，唾液腺などではその活動時にブラジキニン bradykinin が生じて血管を拡張させる．このような働きをする物質として，キニン類であるカリクレインもあげることができる．また，血管拡張は組織中の O_2 分圧の低下や CO_2 分圧の上昇，pH の低下によっても起こる．

流血中の血管収縮物質としては，ノルアドレナリン，アドレナリン，アンジオテンシン II およびバゾプレッシンなどがある．ノルアドレナリンは，すべての血管を収縮させるが，アドレナリンは骨格筋の血管を逆に拡張させる働きがある．アンジオテンシン II は，腎臓の傍糸球体装置から分泌されるレニンが，アンジオテンシノーゲンに働いてアンジオテンシン I となり，アミノ酸を離して生ずる．この働きは，細動脈の収縮期および拡張期圧をともに上昇させる．ヒスタミン，セロトニンおよびプロスタグランジンなども血管収縮性をもち流血中に存在する．

このように，血管は神経性および体液性調節によって，その収縮あるいは拡張が行われ，適切な状態に維持されている．

図52　血圧・血流速度・脈波

ヒトの心臓血管系構成と相互関係(Henry & Meehan　改変)

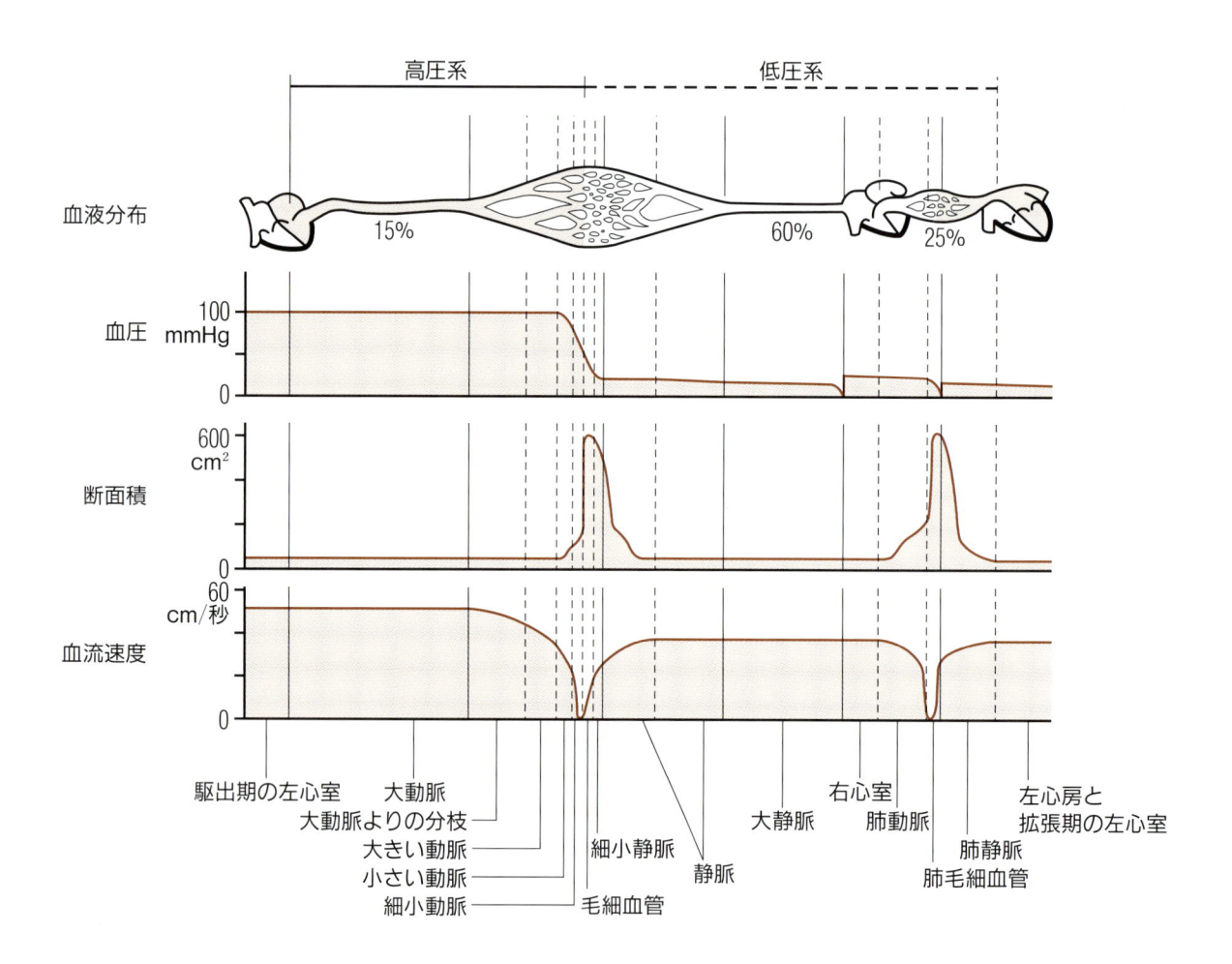

血液分布　15%　60%　25%

血圧　100 mmHg

断面積　600 cm²

血流速度　60 cm/秒

駆出期の左心室
大動脈
大動脈よりの分枝
大きい動脈
小さい動脈
細小動脈
細小静脈
毛細血管
静脈
大静脈
右心室
肺動脈
肺毛細血管
肺静脈
左心房と拡張期の左心室

高圧系　低圧系

各動脈における脈波曲線

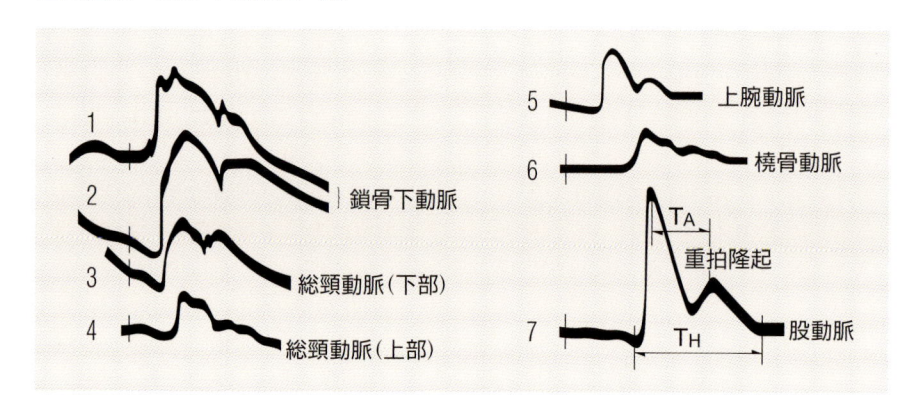

1, 2　鎖骨下動脈
3　総頸動脈(下部)
4　総頸動脈(上部)
5　上腕動脈
6　橈骨動脈
7　股動脈　T_A　重拍隆起　T_H

17 血圧・血流速度・脈波

1. 血圧 blood pressure

　血管内の圧力を血圧という．血圧は，心臓が血液を駆出することと，それを受ける血管が弾性に富む管であること，および血管内を流れる血液に粘度があることから生じてくる．すなわち血圧は心拍出量と総末梢血管抵抗の積として表されるが，この両者は多くの因子により影響を受けている．通常，血圧といえば静脈血圧や毛細管血圧のことではなく動脈血圧のことをいい，単位はmmHgで表す．

　動脈系に血液を駆出する心臓の収縮期にあたる血圧を収縮期血圧 systolic pressure といい，拡張期にあたる血圧を拡張期血圧 diastolic pressure という．また，それぞれを最高(大)血圧および最低(小)血圧ともいっている．両者の差を脈圧 pulse pressure といい，約50 mmHgが正常であり，平均血圧 mean pressure とは，一心拍周期の平均圧であり，近似的には(拡張期圧)+1/3(脈圧)とみてよい．

　心室内の血圧上昇は，収縮期だけに認められ，拡張期では0 mmHgぐらいであるのに対して，大血管では，収縮期で120 mmHg，拡張期で70 mmHgというように，決して0 mmHgになることはない．これは前項でも述べたが，空気室のあるピストンポンプの考えを導入すれば理解ができる．すなわち，収縮期における血圧をこの空気層で貯えておくことができ，その圧が拡張期に放出されるために0 mmHgとなることはない．これを Windkessel 説という．生体でこの空気層は，血管の弾性に相当する．

　動脈壁の軟らかさを表すのに，コンプライアンス(C)が用いられる．この値は動脈に含まれる体積と，その内圧との関係の式から得られ，内圧が増すときに体積が大きくなれば，Cの値は大きくなり，弾性に富むと表現される．年齢による変化があり，年とともに動脈壁が硬化することにより，Cの値が小さくなってくる．

　動脈血圧は，細動脈および毛細血管の領域で急激に下降する．これは血管が分岐することによって数が増え，それらの断面積が著しく広くなり，流血に対する抵抗があるために非常にゆっくり流れるためである．したがって，ここの緊張が強くなれば，全身の血管系に大きな影響を与えることになる．

2. 血流速度 blood flow velocity

　前述のように細動脈・毛細血管の領域では，血流速度が，最も遅くなる．しかし血管の総断面積は最大である．ここで血流速度とは，血液が単位時間にどれだけの距離を移動するかで示されているが，血管内の場合，中心部と，壁に近い部位とでは，その速度が異なるために通常その平均速度で表される．この速度は，心臓からの血液の駆出時に最高で120 cm/秒である．しかし大動脈では，20〜60 cm/秒となり，動脈が枝分かれしていくうちに低下してくる．下表は，ヒトの血管における血流速度を示したものである．

ヒトの血管の血流速度

血管	直径(cm)	血流速度(cm/秒)
上行大動脈	2.0〜3.2	63
下行大動脈	1.6〜2.0	27
太い動脈	0.2〜0.6	20〜50
毛細血管	0.0005〜0.001	0.05〜0.1
太い静脈	0.5〜1.0	15〜20
大静脈	3.0	11〜16

　血管内の血液の流れは，血管の太さ，血管の形態，分岐状態などいろいろな因子により変化する．単にガラス管内を単純な液体が流れる場合とは異なり，粘性の強い血漿があり，血球成分も含まれるために，血管の中心部で最も早く，中心からの距離が大きくなるに従い，その速度が遅くなってくる．小血管では，赤血球の形も流速に従って前方向に対して凸形を呈しながら移動する．

3. 脈波 pulse wave

　心室の収縮によって血液が大動脈基始部に圧入されると，動脈壁にふくらみを生ずる．これが末梢に伝導されていったものが脈波である．これは皮膚上から触れることができ，脈拍 arterial pulse の成因となる．これを圧脈波といい血管内径の波動を容積脈波という．

　血流速度より，脈波速度のほうが著しく速く4〜6 m/秒にも達する．この脈波波形もトランスジューサーにより記録することができる．その波形は，それぞれの動脈の各部位によって異なっている．大動脈，鎖骨下動脈，総頸動脈などの脈波では，心室拍出に影響され，動脈幹部の動きを示し，深い切れ込みがみられる．上腕，大腿動脈などでは，やや丸みを帯びた形となり，深い切れ込みがはっきりしなくなり，つづいて小さい隆起がみられるようになる(重複性隆起)．この隆起はどの動脈にもみられ，大動脈弁の閉鎖に伴うものである．

　またこの脈波の伝導速度は，血管の伸展性にも関係して

図 53 血圧測定

血圧測定法(Rushmer 改図)

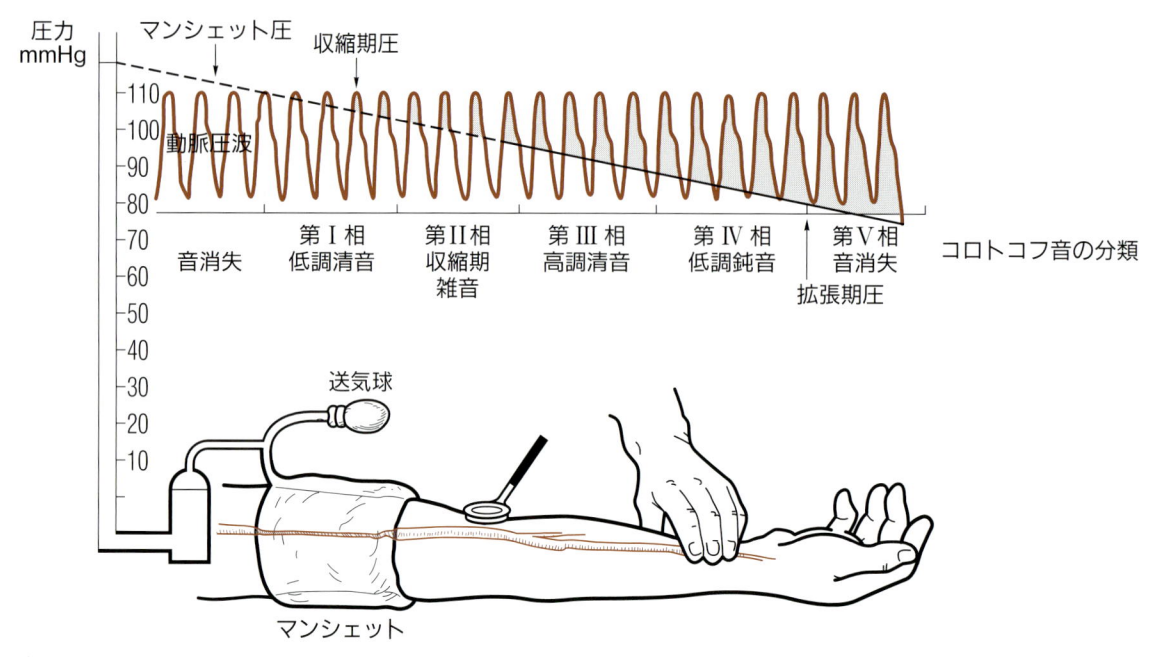

圧力 mmHg / マンシェット圧 / 収縮期圧 / 動脈圧波 / 送気球 / マンシェット

コロトコフ音の分類
- 音消失
- 第Ⅰ相 低調清音
- 第Ⅱ相 収縮期雑音
- 第Ⅲ相 高調清音
- 第Ⅳ相 低調鈍音
- 第Ⅴ相 音消失

拡張期圧

血圧計のマンシェット内圧が動脈血圧より高くなると，マンシェットの下の動脈は閉鎖され，手根では脈拍が触れなくなる．マンシェットの圧をしだいに下げると，収縮期圧のピークがマンシェット内圧より高くなり，血液がマンシェットの下の動脈を急に流れるようになる．マンシェット下の動脈内の血流が速くなると，聴診器によって振動が聴取できる．マンシェット内圧をさらに減少させると，音の強さは増してくるが，拡張期圧の高さまで下がると聴取音が消失してしまう．

血圧に関する諸因子

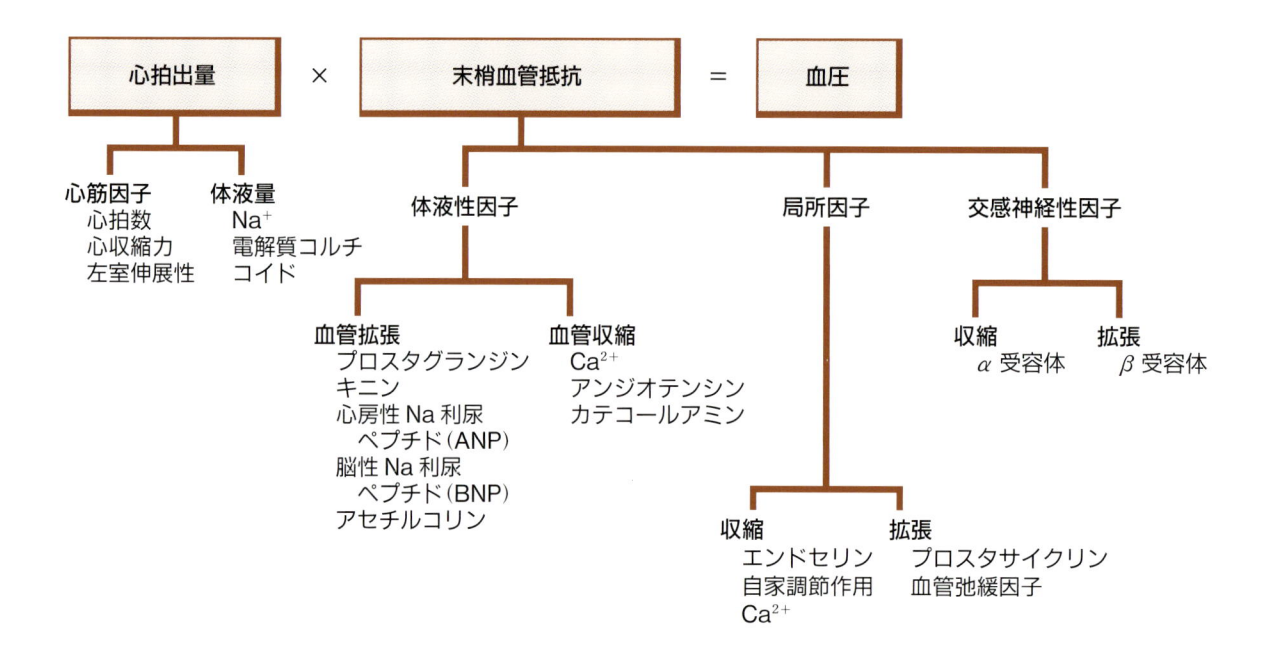

心拍出量 × 末梢血管抵抗 = 血圧

心拍出量
- 心筋因子
  - 心拍数
  - 心収縮力
  - 左室伸展性
- 体液量
  - Na^+
  - 電解質コルチコイド

末梢血管抵抗
- 体液性因子
  - 血管拡張
    - プロスタグランジン
    - キニン
    - 心房性 Na 利尿ペプチド(ANP)
    - 脳性 Na 利尿ペプチド(BNP)
    - アセチルコリン
  - 血管収縮
    - Ca^{2+}
    - アンジオテンシン
    - カテコールアミン
- 局所因子
  - 収縮
    - エンドセリン
    - 自家調節作用
    - Ca^{2+}
  - 拡張
    - プロスタサイクリン
    - 血管弛緩因子
- 交感神経性因子
  - 収縮
    - α 受容体
  - 拡張
    - β 受容体

おり，伸展性の低い高齢者の血管では，若い人よりその伝導速度が速い．したがって脈波の波型をみることによって動脈壁の状態を知ることができる．

4. 動脈血圧の測定

動脈血圧の測定には，収縮期血圧と拡張期血圧を計測しなければならない．この2つの圧は脈圧の最大圧と最小圧に起因している．

a. 直接法

直接血圧を測定するためには，カニューレを直接動脈内に挿入して，その圧をストレインゲージあるいは水銀圧力計に直結して記録する．この場合は，血流を止めて得られる圧であり，末端血圧 end pressure ともいわれる．この方法を直接測定法 direct method といい，正確な測定法であり，動物実験などに利用される．また，圧ゲージの付いたカテーテルを血管内に挿入して，動静脈各部の血圧や心房，心室の内圧を測定する方法も直接法である．

b. 間接法

一般的な血圧測定は，次に述べる間接測定法 indirect method によっている．これは，膨張可能なゴムの袋を腕帯（カフあるいはマンシェット）中に入れ，これと水銀血圧計とを連結した装置を利用するものであり，Riva-Rocci 式血圧測定法という．マンシェットを上腕にまいて，空気をゴム球から入れ，その内圧を高めることによって上腕部の組織が圧迫され，間接的に上腕動脈が圧迫されることになる．この圧が，動脈脈圧より高くなった場合には，動脈が扁平となり閉ざされて血流が止まる．ついで，少しずつカフの内圧を下げていき，ちょうど上腕動脈の脈圧と同じレベルに達すると血液が流れ始め，橈骨動脈上の皮膚に脈拍を触診できる．この圧が収縮期圧である（触診法）．

普通の場合は，聴診器を用い，マンシェット直下の肘窩動脈音を聴取して測定する．カフ内圧が動脈脈圧の最高点まで減少したときに，血流の乱流音（コロトコフ Korotkoff 音）を聴くことができる．さらにカフ内の圧を減少してゆくと，再び動脈は元の太さに戻り，血流の乱流も消失し，コロトコフ音も消失する．この圧が拡張期血圧である．コロトコフ音の発生要因については不明な点が多い．

触診法では，収縮期血圧が聴診法よりわずかに低い値（2～5 mmHg）に測定される傾向にあり，しかも拡張期血圧を測定することはできない．

さてこのコロトコフ音は，動脈管の圧迫がなくなって血管の内腔が通じ，血流が開始しはじめた時期から，心収縮に一致してトントンという音が聞こえ出す．このときの圧が収縮期血圧である．つづいてカフ内圧を下げていくとこの音が急に濁音となっていき，ついには消失する．これらの音は，次の4種類に分類されSwanによって第1点（収縮期血圧に最も近い）から第5点（拡張期血圧に最も近い）までの5点に分けられている（Swanの5点）．

5. 正しい血圧の測定

正しい血圧の測定には，マンシェットなどの扱い方に十分注意する必要がある．重要な点を記載すると，まず，血圧の測定は臥位で，安静時に測定しなければならない．

動脈血圧の測定の誤差は，マンシェットの巻き方に大きな原因がある．マンシェットの幅が上腕より広すぎるときは，上腕動脈を扁平にして血流を止めるために，カフ内の圧を十分に高くしなければならない．したがって，高い血圧が測定されることになる．この意味で，太い腕の人には，幅の広いマンシェットが必要になる．なお，上腕に利用するマンシェットの標準の幅は 12～15 cm である．下肢でも血圧を測定することができるが，この場合にはマンシェットの幅は 18～20 cm を必要とする．乳幼児の上腕では 3～4.5 cm，幼稚園児で 7 cm，小学生では 10 cm 程度のものが用いられる．

マンシェットをゆるく巻くと，動脈に圧が加わる前に部分的にゴムの袋がふくらみ，やはり高い値が得られる．ゴムの袋が動脈上に正しく乗っていないときも同様である．

また，血圧測定には，常に左右の上腕で行うくせをつけたほうがよい．その差は 20 mmHg 以内であるが，これ以上であれば，動脈血管性の疾患を疑う必要がある．

健常者では，Swanの第1点から第5点まで連続して聴取できるが，ある患者，たとえば，高血圧症では（約10%程度），収縮期と拡張期の間でコロトコフ音がとぎれることがある．これを聴診間隙 auscultatory gap という．この原因は，現在まだよくわかっていないが，40 mmHg 以上の間隙が生ずる場合もある．したがって，真の収縮期血圧は，きわめて高いにもかかわらず，聴診間隙の終了点をSwanの第1点と誤認し，低い収縮期血圧を得ることになる．これは，触診法を併用することにより防ぐことができる．

被検者の体位も血圧に影響し，上肢を高くして測定したときは，静力学的圧 hydrostatic pressure により低い値が出る．立位でも同じである．

血圧を左右する因子はきわめて多く，これを除外して測定することはなかなか困難であるが，真の値になるべく近

図 54　正常血圧

血圧の年齢による変化 (Hamilton)

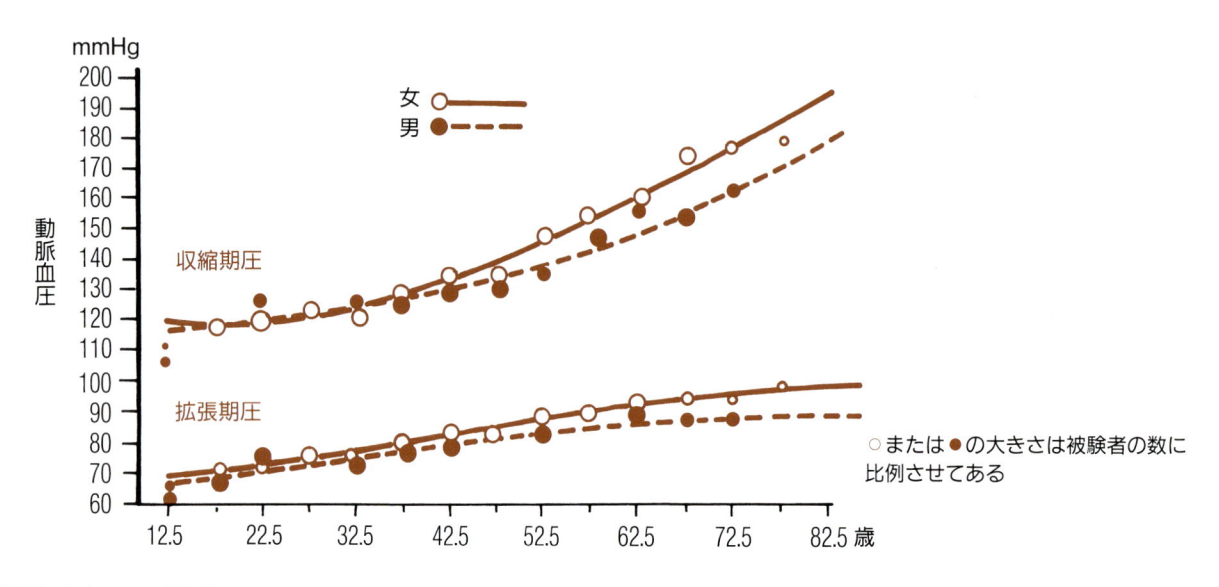

動脈血圧 (mmHg)

女 ○
男 ●

収縮期圧
拡張期圧

○または●の大きさは被験者の数に比例させてある

正常動脈血圧の範囲 (Rushmer)

A. 標本度数分布 ♂年齢 40〜44 歳

収縮期圧
正常範囲　高血圧

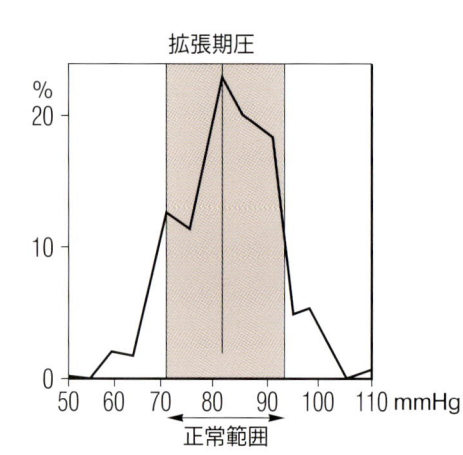

拡張期圧
正常範囲

B. 動脈血圧の範囲

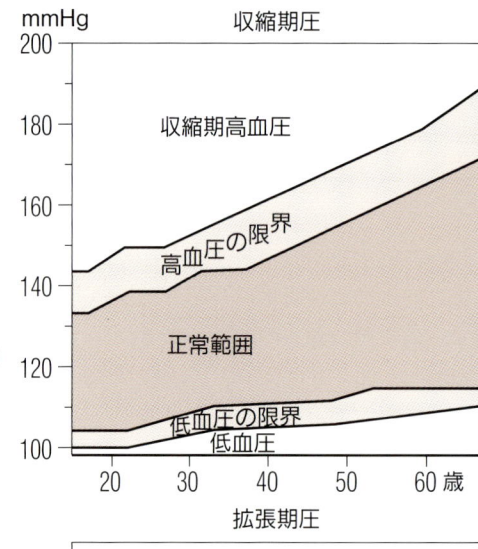

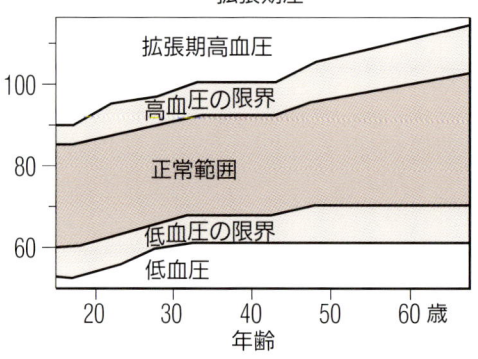

収縮期圧
収縮期高血圧
高血圧の限界
正常範囲
低血圧の限界
低血圧

拡張期圧
拡張期高血圧
高血圧の限界
正常範囲
低血圧の限界
低血圧

年齢

A：40〜44 歳の男性で正常血圧を測定すると，正常人の大部分（この図では 80％）は正常血圧の範囲にある．正常収縮期圧は 110〜140 mmHg の範囲にとどまっている．異常血圧とは，一定の限界を越えて上下に変動する圧をいう．

B：各年齢にわたって，血圧の頻度分布をとると，正常の収縮期圧と拡張期圧との限界が広がる傾向にあり，さらに高齢者では高血圧の起こる傾向があることがわかる．この事実は"高血圧"の定義を考えるうえに必要なことである．

い圧を測定することは可能である．

6. 正常血圧

血圧測定の最大目的は，正しい測定法によって正確な血圧の値を得ることである．血圧の動揺を左右する因子がきわめて多岐にわたっているために，いわゆる正常血圧 normal blood pressure としては，多くの健常人から統計学的に得られた測定値が用いられている．

若年者の正常血圧は，安静座位または臥位で，収縮期血圧約 120 mmHg，拡張期血圧約 70 mmHg であり，120/70 mmHg というように記載する．この場合は随時血圧を測定しているが，最近では自動血圧計の開発から 1 日の血圧を測定し，その平均値を用いたほうがより正確性が増し，疾病の予防，合併症，予後について判定できる．

a. 血圧を決定する因子

血圧は心拍出量と末梢血管抵抗の積として表現することができる（**図 53** 参照）．この両者あるいはどちらか一方でも増加すれば，血圧の上昇をみる．たとえば情動の変化やちょっとした筋肉運動などでも血圧の上昇を生ずるが，このような場合，一般に心拍出量の増量がみられ収縮期血圧が高くなり，同時に，末梢血管抵抗の上昇が認められる．

また，血圧は，**図 54** のように年齢や男女差によって収縮期・拡張期血圧がともに変化する．すなわち加齢とともに，生理的な状態でも動脈壁の弾性が落ちることや，伸展性が低下することによって末梢血管抵抗が上昇し，血圧が上昇する傾向になる．年齢を考慮して，収縮期血圧を次にような式から便宜的に計算することができる．

$$収縮期血圧 = 120 + \frac{年齢 - 20}{2} (\mathrm{mmHg})$$

$$収縮期血圧 = 年齢 + 90 (\mathrm{mmHg})$$

しかし，統計学的なデータでは，年齢 34 歳以下ならば血圧分布曲線の正規分布が示されるのに反し，それ以上の年齢ではバラツキが多くなって，この式があてはまらなくなることも多い．

b. 血圧の正常範囲

ここで，血圧の正常範囲という問題になるが，これを規定することはなかなか難しい．特に，高血圧症であると断定するためには充分な注意が必要となってくる．

日本高血圧学会のガイドライン（2009 年）では，120/80 mmHg 以下を至適血圧，130/85 mmHg 以下を正常血圧，130-139/85-89 mmHg を正常高値，140-159/90-99 mmHg を I 度高血圧，160-179/100-109 mmHg を II 度高血圧，≧180/110 mmHg を III 度高血圧とし，メタボリックシンドロームや糖尿病，慢性腎臓病の有無によって脳・心血管障害のリスクを層別化している．

血圧は，年齢に影響されるが，人によっては年齢を経てもほとんど高くならず，また，一方では，若い頃から高血圧であるが，全く健康人であるということも少なくない．血圧に個人差があるという点から，高血圧あるいは低血圧の人は，ただ単に統計上の度数分布曲線において，その上位に属すか，その下位に属される人達であって，健常人と全く分離したグループであると考えることは非常に危険であると思われる．また，血圧の生理的変動，すなわち，運動，体動，生活環境，人種，食事，1 日の変動（夜間で低下，日中で上昇）などについても考慮していなければならない．測定条件によって ① 基礎血圧，② 準基礎血圧，③ 随時血圧，④ 家庭血圧，⑤ 病院血圧を分類する．

7. 実験における血圧測定法

循環系についての研究を行うには，動脈内圧や心室内圧などの著しく動揺する圧を連続記録する必要がある．水銀マノメータでは，急速な圧変化を捉えることはできない．これは液体の慣性やマノメータ内に起こる抵抗によるためである．

通常，動脈圧変化を記録するためには，ゴム膜を張ってあるタンブールにヘーベル（槓杆）をとりつけ，タンブールに連結した管の内圧の変化を記録する方法がある．しかし，これでも急激な圧変化を追うことは不可能である．

したがって電気的マノメータを用い，圧変化を電気抵抗変化に変えるようにするか，容量あるいはインダクタンスの変化に置き換えるなどによって記録する方法が用いられる．この方法によれば急激なしかも急速な変化にもある程度追従することができる．

心臓カテーテルの先端についている小さな圧トランスジューサなどもこの一種で，これによって内圧を測定する方法が，最近臨床的によく用いられている．これにも多少の欠点があり，カテーテルが血流によって動かされると，人工産物（アーチファクト artifact）としてかなりの圧変動が記録されることがある．しかし，周波数特性のよい高感度の装置の改良と性能の高い増幅記録装置の開発によって，正確な圧測定が可能になりつつある．

図55 高血圧

Pageのモザイク説(本態性高血圧)

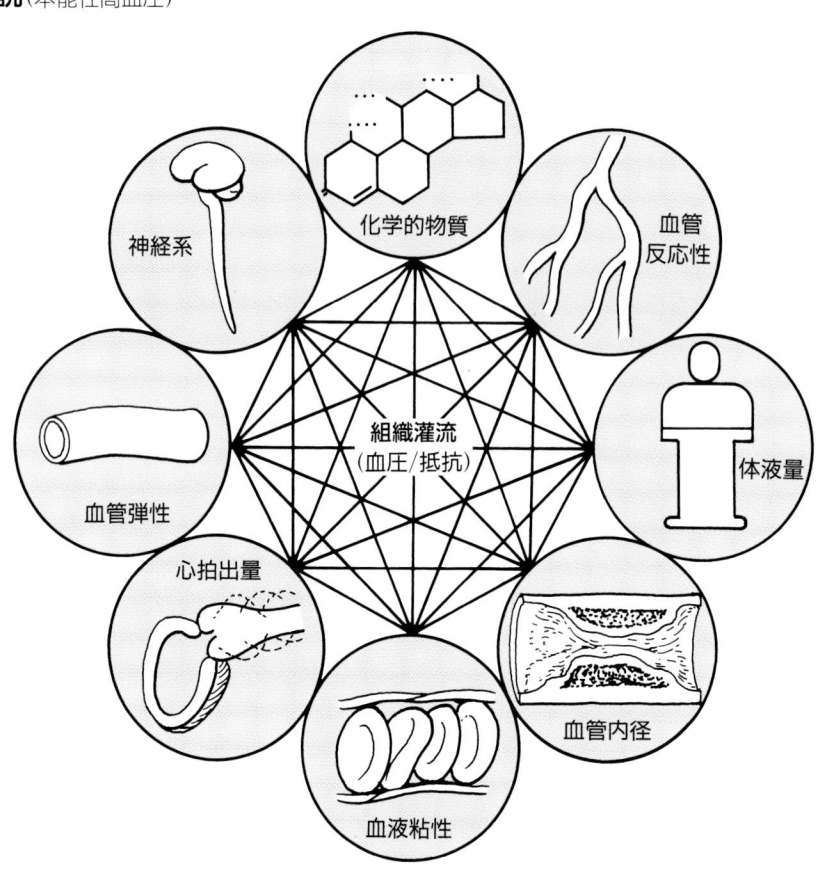

- 神経系
- 化学的物質
- 血管反応性
- 体液量
- 血管内径
- 血液粘性
- 心拍出量
- 血管弾性

中心:組織灌流(血圧/抵抗)

高血圧と心循環系障害(不全)

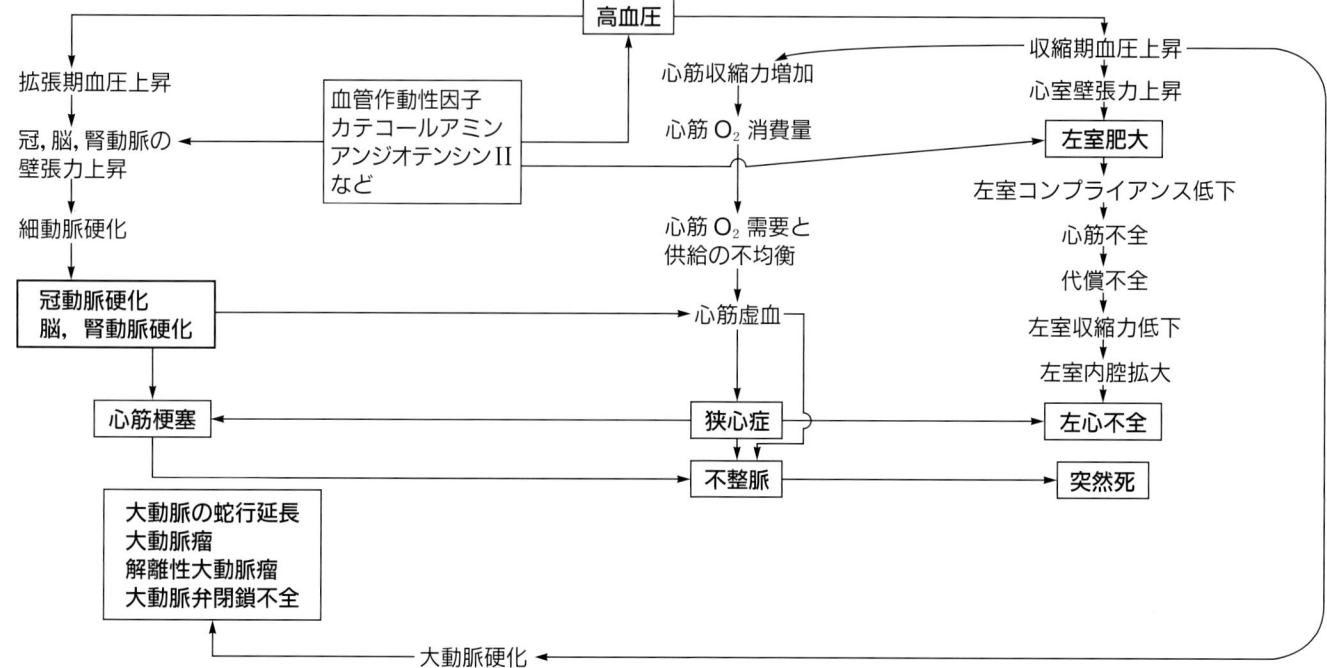

高血圧
→ 拡張期血圧上昇 → 冠, 脳, 腎動脈の壁張力上昇 → 細動脈硬化 → 冠動脈硬化, 脳, 腎動脈硬化 → 心筋梗塞
→ 大動脈の蛇行延長 / 大動脈瘤 / 解離性大動脈瘤 / 大動脈弁閉鎖不全

血管作動性因子
カテコールアミン
アンジオテンシンII
など
→ 心筋収縮力増加 → 心筋 O_2 消費量 → 心筋 O_2 需要と供給の不均衡 → 心筋虚血 → 狭心症 → 不整脈

収縮期血圧上昇 → 心室壁張力上昇 → 左室肥大 → 左室コンプライアンス低下 → 心筋不全 → 代償不全 → 左室収縮力低下 → 左室内腔拡大 → 左心不全 → 突然死

大動脈硬化

18　高血圧および低血圧とその影響

1. 高血圧 hypertension

　高血圧は，収縮期血圧が高い収縮期高血圧 systolic hypertension と，拡張期血圧もともに高い両期高血圧 combined systolic and diastolic hypertension に大別することができる．

　本態性高血圧とは，特に血圧を上昇させる原因疾患がみられず，機能的に血圧上昇がある場合をいい，高血圧症の90%以上を占めている．この場合その経過が緩慢なところから良性高血圧と呼ばれている．

　これに対して，高血圧進行の経過がきわめて早く，速やかに眼底の乳頭浮腫，腎症状，脳圧亢進症状を示し（高血圧性脳症などを起こしたり），あるいは尿毒症などに陥り，死に至るものを悪性高血圧という．この場合拡張期血圧が120 mmHg以上のときが多い．

a. 血圧に関する諸因子

　血圧に影響する生理的因子をあげると，循環血流量，末梢血管抵抗，血液の粘稠度，心拍出量などの上昇である．これらの項目についてはすでに述べてあるので，ここでは血圧に影響する因子について少し述べることにする．

　腎臓に関係する因子では，傍糸球体装置から分泌されるレニン renin が血液中のアンジオテンシノーゲン angiotensinogen を昇圧物質であるアンジオテンシンIに変え，さらに血中の転換酵素によりアンジオテンシンIIがつくられることによって血圧の上昇をきたす．アンジオテンシンIIは，副腎からアルドステロン分泌を促進することにより，抗利尿作用と，ナトリウム貯留を招来する．特に腎の虚血状態ではレニンの分泌が亢進するために，実験的に持続的高血圧をつくることができる．

　そのほか内分泌的因子として，副腎髄質ホルモンであるアドレナリンおよびノルアドレナリンの分泌亢進の場合が考えられる．クローム親和性細胞腫では，アドレナリンの過剰分泌が認められる．副腎皮質ホルモンであるコルチゾールコルチゾンなども血圧を上げる働きがある．なんらかの原因によって，これらのホルモン分泌が増加すれば高血圧を生ずるようになる．

　以上は，体液性の因子であるが，神経性の因子では，延髄にある血管運動中枢の異常な機能亢進あるいは緊張が考えられ，実際，頸動脈洞神経および大動脈神経を切断することによって高血圧を実験的につくることができる．すなわち特定の昇圧因子の過剰や降圧因子の減少により高血圧となる場合，これを二次性高血圧といい，多くの場合，高血圧をきたす原因が発見される．

b. Page のモザイク説

　これらのほかに，遺伝，体質，食事，情緒反応，ストレス状態なども重要な因子である．いずれにしても，体液性および神経性の調節因子の平衡がくずれることによって血圧の上昇をきたすが，これらの種々の因子が相互に影響し合っているために，高血圧（特に本態性高血圧）の原因を明確に把握することはなかなか困難である．

　わが国では，高血圧の50%以上の人が脳出血で死亡するといわれている．その原因のほとんどは，拡張期血圧の上昇により，動脈壁の緊張が持続するために，動脈中膜の肥厚および石灰化を生じて，血管腔が狭くなることによるものとされている．この血管の硬化は，同時に血管壁の透過性が増大することにもつながり，終局的には血管内膜や中膜への沈着物が増加し，脳，心臓，筋肉および腎臓などに虚血状態を招来することになる．

2. 低血圧 hypotension

　低血圧症は，一般に収縮期血圧が110〜100 mmHg，拡張期血圧が70〜60 mmHg以下の場合をいい，臨床的には本態性，続発性および起立性低血圧の3種が分類されている．その原因として，末梢血管抵抗の減少，心拍出量の減少，循環血液量の減少などをあげることができる．

　原因が不明確な本態性低血圧は，血管運動神経などの自律神経失調，下垂体，副腎，甲状腺などの内分泌異常，ノルアドレナリンの分泌低下，レニン・アンジオテンシン系の異常，筋緊張低下による静脈還流の減少などがその発生機序として考えられている．その訴えとしては精神的なものが主で，易疲労性，脱力感，不眠，注意集中力に欠けることや，循環器症状として徐脈，不整脈，四肢冷感などがある．精神的に安心させることが第一で，次に一般的な対症療法が用いられている．続発性低血圧は，僧帽弁膜症，大動脈弁狭窄，肺気腫，喘息，Addison病，粘液水腫などがその原因となっていることが多い．

図 56　静脈還流

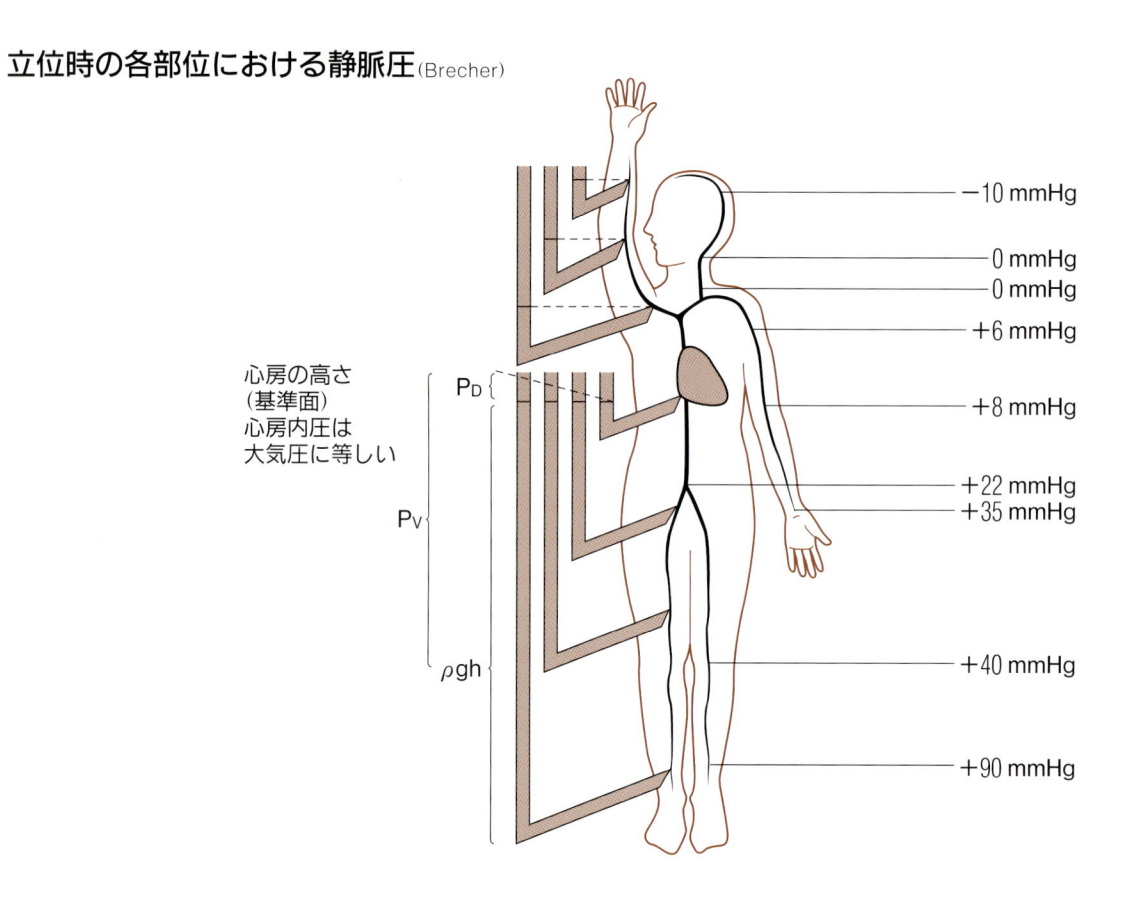

立位時の各部位における静脈圧 (Brecher)

- −10 mmHg
- 0 mmHg
- 0 mmHg
- +6 mmHg
- +8 mmHg
- +22 mmHg
- +35 mmHg
- +40 mmHg
- +90 mmHg

心房の高さ（基準面）
心房内圧は大気圧に等しい

P_D
P_V
ρgh

呼吸による胸腔内圧と血流の変化

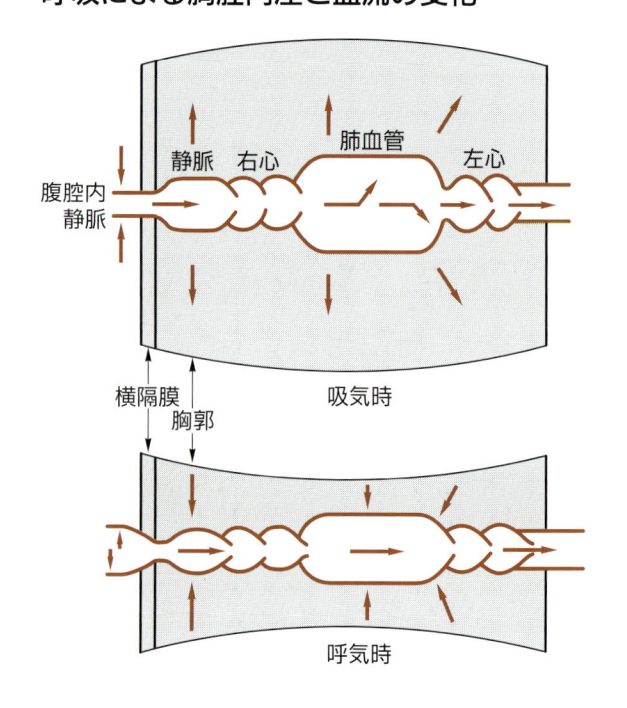

静脈　右心　肺血管　左心
腹腔内静脈
横隔膜
胸郭
吸気時
呼気時

静脈弁と筋ポンプ

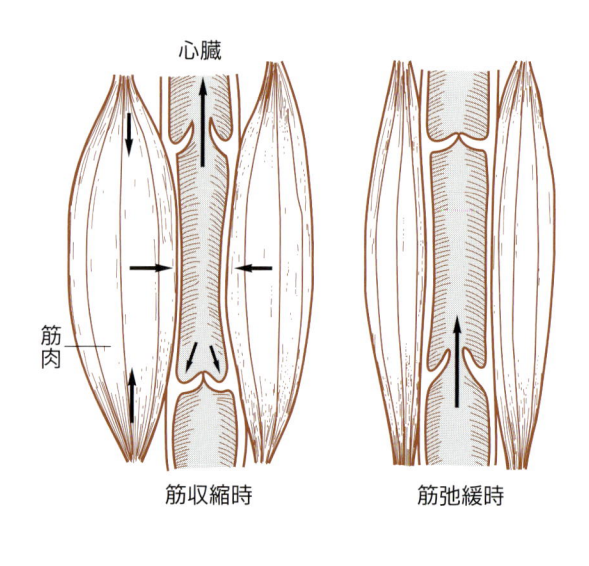

心臓
筋肉
筋収縮時　　筋弛緩時

19 静脈還流

1. 静脈圧

心室が収縮により血液を動脈系に送り出し，それが末梢の抵抗に抗しながら毛細管まで達する．そのときに，血管各部位における血圧，血流量，血管抵抗および血流速度に関する事項を，いわゆる循環高圧系とすれば，静脈，右心，肺血管，左心房および拡張期の左心室からなる血液容積あるいは血圧の変化を循環の低圧系とすることができる．特に，静脈では，血液容積が著しく増加しても，血圧は相対的にあまり変化しない．しかし，ヒトが立位でいる場合は重力の血液に対する影響が強く現れ，足の静脈圧では 100 mmHg にも達する．しかし頸部静脈でほとんど 0 mmHg，脳の矢状静脈洞では -10 mmHg と，その変動は広い範囲にわたっている．

低圧系の還流，すなわち静脈系の還流の役割は，動脈，および毛細管などの高圧系の血流を，細静脈，太い静脈，心房へと還流することにある．この主な原動力は高圧系の残りの圧である静脈圧と，後述の筋肉ポンプ作用などによって行われている．血管系は閉塞回路であり静水圧の高低によって血流は生じないことに注意しなければならない．平均の静脈圧は 15 mmHg であり，右心房圧が 0 mmHg とすれば，この圧差によっても積極的に静脈還流が行われることになる．

立位時の下肢静では重力の作用によって静水圧を生じ，下方にいくほど高くなりその圧（P_V）は $P_V = P_D + \rho g h$ の式で表される（P_D：心臓の駆動力，ρ：血液の密度，g：重力加速度，h：高さ）．心臓より高位にある静脈では h がマイナスになるが，左上図のように P_V は 0 以下になることはない．

2. 筋肉のポンプ作用と呼吸ポンプ作用

図 56 のように中静脈以上の静脈，ことに上・下肢の静脈には，その内壁に弁が存在して血液の逆流を防ぐようになっている．たとえば下肢の筋運動によって，骨格筋の収縮が行われるとその部の静脈が圧迫されて血液を心臓のほうへ移動させる．この働きを筋ポンプ作用 milking action という．また，中静脈ぐらいの静脈になると隣接する動脈の拍動によっても同様に静脈が圧迫され，血液の還流に静脈の弁が重要な働きをしている．下腿および大腿の強力な筋群によって，このポンプ作用が営まれ，末梢から大腿静脈へと血液が送られており，運動時には，毎拍 75 ml もの血液が送られるといわれる．その後，血液は腹部大静脈，胸部大静脈へと移動していくわけであるが，これには，胸腔内の陰圧が関係している．静脈弁の欠損や機能不全では十分に血液を戻すことができなくなり，結果として静脈瘤 varix を生ずる．

胸腔内の陰圧は，吸気時に上昇して，腹部から胸腔へと，血液の還流が行われる．これを筋ポンプ作用に対して，呼吸ポンプ作用という．すなわち，吸気によって胸腔内圧が変化し，その結果，中心静脈圧（大静脈の右心房に入る部の圧）が下がり，胸腔内の静脈壁が伸展して血液を引き込むように働いている．いわば，圧吸引ポンプのような働きを行っているわけである．また，心室が収縮するときに心房，大静脈および肺静脈を引き下げるために，大静脈部の容積を増すことになり，血液を引き込んで静脈還流が促進される．すなわち心臓自体にも，血液還流を促進させる働きがあることになる．なお，呼息時には，腹部内臓が圧迫されると同時に，その部の静脈にも圧が波及して血液が心臓方向に向かうことになる．

3. その他の静脈

ヒトの足背静脈圧の 100 mmHg は数歩あるくだけで約 50％ に減少する．すなわち，歩行中の筋収縮によって足背静脈圧はおおよそ 30 mmHg に維持されているといわれる．また，腹腔内の静脈は，立位時，重力によって 20 mmHg になるが，これが上昇すると腹腔内圧が増加して，それに対応するようになる．脳内の静脈圧も立位・臥位により変動し，同時に脳脊髄液の圧も変化する．特殊循環の項で述べるように，脳内動脈圧は不変であり，脳毛細血管における動脈側から静脈側へ血液を移行させるための圧は常に維持されている．したがって脳組織の代謝は，体位あるいは重力の影響をほとんど受けない．

4. 静脈還流の特性

以上のように血液循環の動態は，血液量，血管系の弾性（コンプライアンス），抵抗および血圧が関与する．いま循環血液量が増加（輸血などで）した場合，循環系平均充満圧が上昇するために，静脈還流量が増加する．循環系平均充満圧とは，心臓が停止して血流が 0 になったときのすべての血管内の平均の圧をいう．静脈収縮が生じたときは，血管のコンプライアンスが上昇して圧が高まり，循環特性が上昇する（還流量が増える）．また血液量が減少（瀉血）した場合も，この圧が下がり，平均的に静脈還流量が減少する．

図 57　冠動脈の走行とその圧変化

冠循環（冠状動脈）

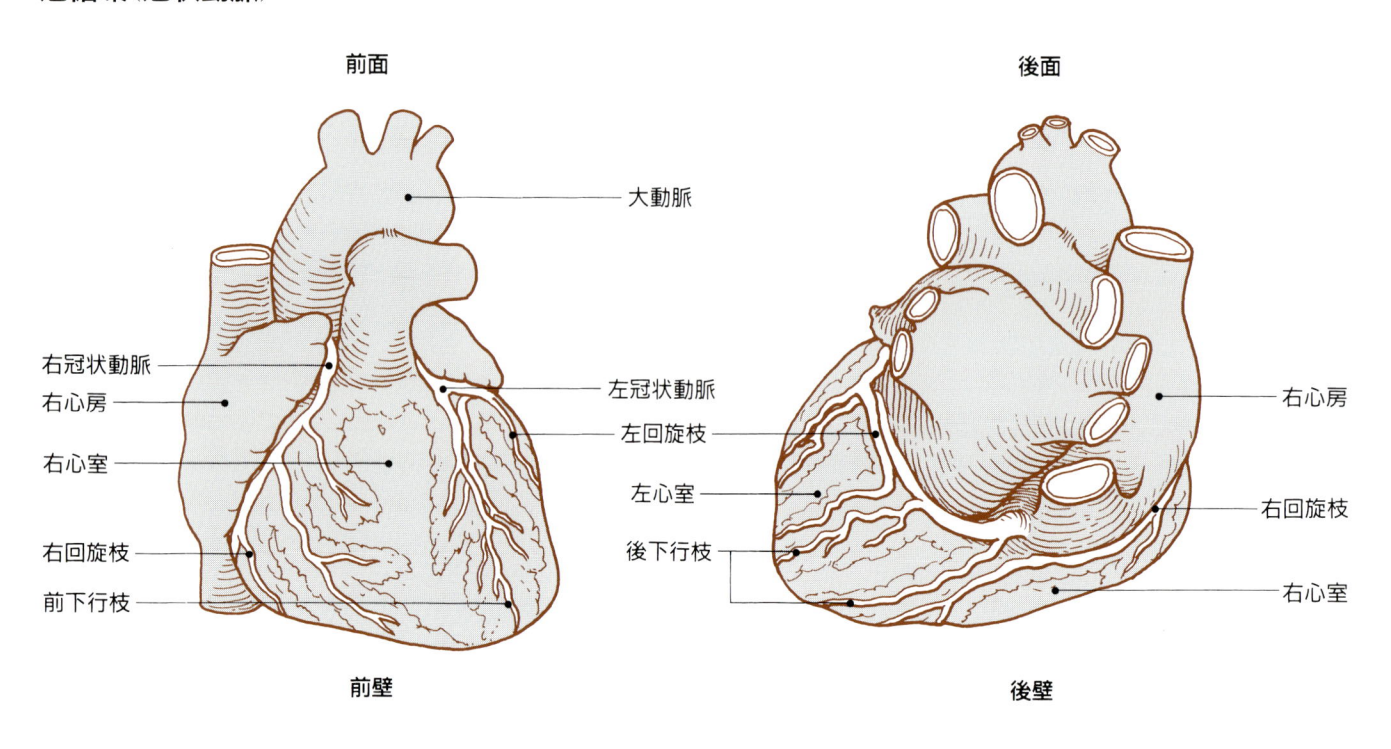

前面

- 大動脈
- 右冠状動脈
- 右心房
- 右心室
- 右回旋枝
- 前下行枝
- 左冠状動脈
- 左回旋枝
- 左心室

前壁

後面

- 右心房
- 右回旋枝
- 右心室
- 後下行枝

後壁

左・右冠状動脈および冠状洞血流 (Gregg)

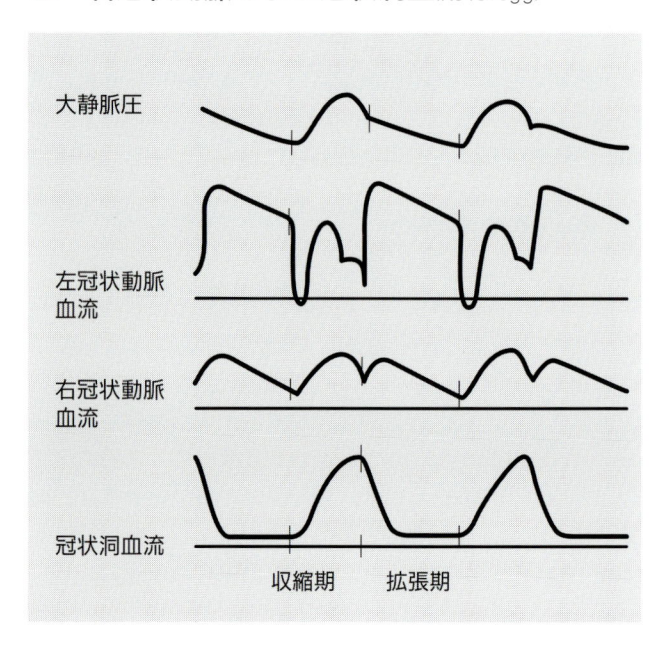

- 大静脈圧
- 左冠状動脈血流
- 右冠状動脈血流
- 冠状洞血流

収縮期　拡張期

冠状循環系路 (Ganong)

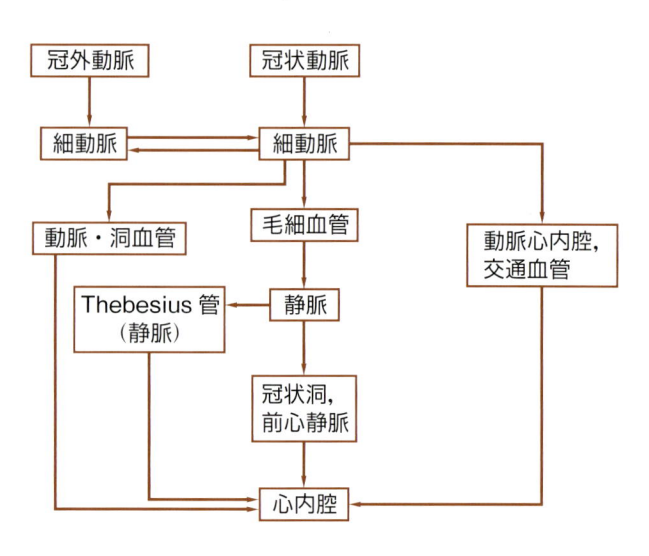

冠外動脈 → 細動脈
冠状動脈 → 細動脈
細動脈 → 動脈・洞血管
細動脈 → 毛細血管
細動脈 → 動脈心内腔，交通血管
動脈・洞血管 → Thebesius管（静脈）
毛細血管 → 静脈
Thebesius管（静脈）→ 心内腔
静脈 → 冠状洞，前心静脈
冠状洞，前心静脈 → 心内腔
動脈心内腔，交通血管 → 心内腔

左冠状動脈血流は拡張開始時に最大となり，拡張全期にわたって徐々に減少する．収縮開始時には，急激にゼロまたはときにゼロ以下になる．収縮期中の末梢方向流量は拡張期の流量の約 25% である．右冠状動脈血流波形は，大動脈血圧波形によく似ている．なぜなら，右心室筋による冠状血管圧迫が小さいため，血流量がゼロにまでは落下しないからである．心筋による圧迫は，収縮期に冠状静脈系からの血液の排出を促進するので，冠状洞も収縮期に血流が増加する位相流を呈する．

20 冠循環

1. 冠循環系 coronary circulation の走行

心筋組織へ，栄養および酸素を供給する血管を冠動脈といい，その血液循環を冠循環という．

冠動脈には，左と右の冠動脈があり，右は大動脈起始部の腹面から始まり，左はその背面から始まる．ヒトでは，それぞれ心臓の約半分ずつを還流している．

洞結節および房室結節は，右冠動脈から分かれた枝に支配されており，この部の血流障害では，心拍動の調律異常や洞房ブロックなどの病的状態が引き起こされる．

左冠動脈から分枝した回旋枝および前下行枝と右冠動脈との間には，ほとんど動脈の吻合がないことも冠循環の特徴の1つであり，1カ所の血流が停止したときには，その支配下の心筋組織に壊死を生ずることになる（心筋梗塞）．血管内腔が動脈硬化などにより，狭まったり，閉塞が徐々に進行する場合（心筋虚血），その経過が数週間から数カ月の長期にわたると側副血行路が形成され，心筋の壊死に陥ることが少ないといわれる．心筋梗塞や冠動脈の痙攣や内腔の狭小で生ずる狭心症を一般的に虚血性心疾患という．

また，心筋の毛細管密度は，骨格筋の約10倍もあり（最大拡張時），末梢血管抵抗は骨格筋の約1/10である．心筋線維1本当たりほぼ1本の毛細管がある計算となる．このようなことから心筋は，血液供給の最も多い組織とされている．

2. 冠循環の性質

冠動脈を流れる血流時間は，冠循環の血行路がきわめて短いために6～8秒しかかからない．しかも運動時には，3～4秒と半減する．血流量は，安静時60～80 ml/分/100 gであるが，運動時には300～400 ml/分/100 gに増加する．

冠血流の生理学的特徴として，普通の血管では，心臓の収縮期に多くの血液が流れるのに反し，心筋では，収縮期に冠動脈が心筋により圧迫されて血流が少なくなる．このとき，心室筋の内部はほとんど血流が停止する．しかし心筋細胞に豊富に含有されるミオグロビンによって，拡張期に供給された酸素を取り込み，収縮期でもスムースに組織への酸素供給が行われている．

a. 左冠動脈血流

左冠動脈血流は，心周期の拡張開始時に最大となり，拡張全期にわたって徐々に低下していく．収縮期初めにほとんど0となり，その後，収縮期に入ると一過性に冠血流が増加する．したがって，図57下のように冠状動脈血流波は動脈圧と逆の関係が成立している．

b. 右冠動脈血流

右冠動脈血流は，右心室筋収縮による圧迫が軽度であるために，大動脈血圧の波形とよく似ている．拡張期後半で，その血流は下降するが0にはならない．収縮期には再び血流が開始し，両期にわたって2つのなだらかな山を形成する．

なお毛細管から静脈に移行した血液は，心臓の収縮時に心筋組織によって血管が圧迫され，静脈洞に流れ込み右心房に入る．

3. 冠血管の神経支配

冠血管への神経支配は，心臓への精神支配と同じように，多岐にわたっている．ここの血管にはα受容体とβ受容体があり，前者はノルアドレナリンの作用によって冠血管を収縮させるとともに心筋の活動を促進させる．その結果，2次的作用として血管の拡張をきたすことになる．後者は，純粋に血管を拡張させる作用がある．このため，ノルアドレナリンのα受容体に対する働きを観察するには，β受容体の働きを阻止しておかなければならない．一般的に，大きな血管にはα受容体が多く，細い血管にはβ受容体が多い．

冠不全で急死した剖検例では，冠動脈の閉塞などの物理的障害のみられないことが多い．このことは，冠動脈の太い血管に機能的な攣縮状態が生じていたと考えられる．精神的興奮と狭心症発作との間には明らかに因果関係のあることがわかっている．この場合ノルアドレナリンの分泌によってα受容体が刺激され，冠血管の収縮が起こり血流が停止されて死に至るという可能性も否定しがたいであろう．しかし，交感神経緊張状態は，心筋に対する変力作用を増大する働きがあり，これと血管の攣縮とは相反することになる．したがって，冠不全による急死については現在のところ明確な機序は解明されていない．しかし冠不全の原因としては，冠動脈の動脈硬化巣の破綻によることが多く，動脈壁のコレステロール沈着や線維性の変性が事態を悪化させるといわれている．

図 58　肺循環の特徴

両肺の血管と気管

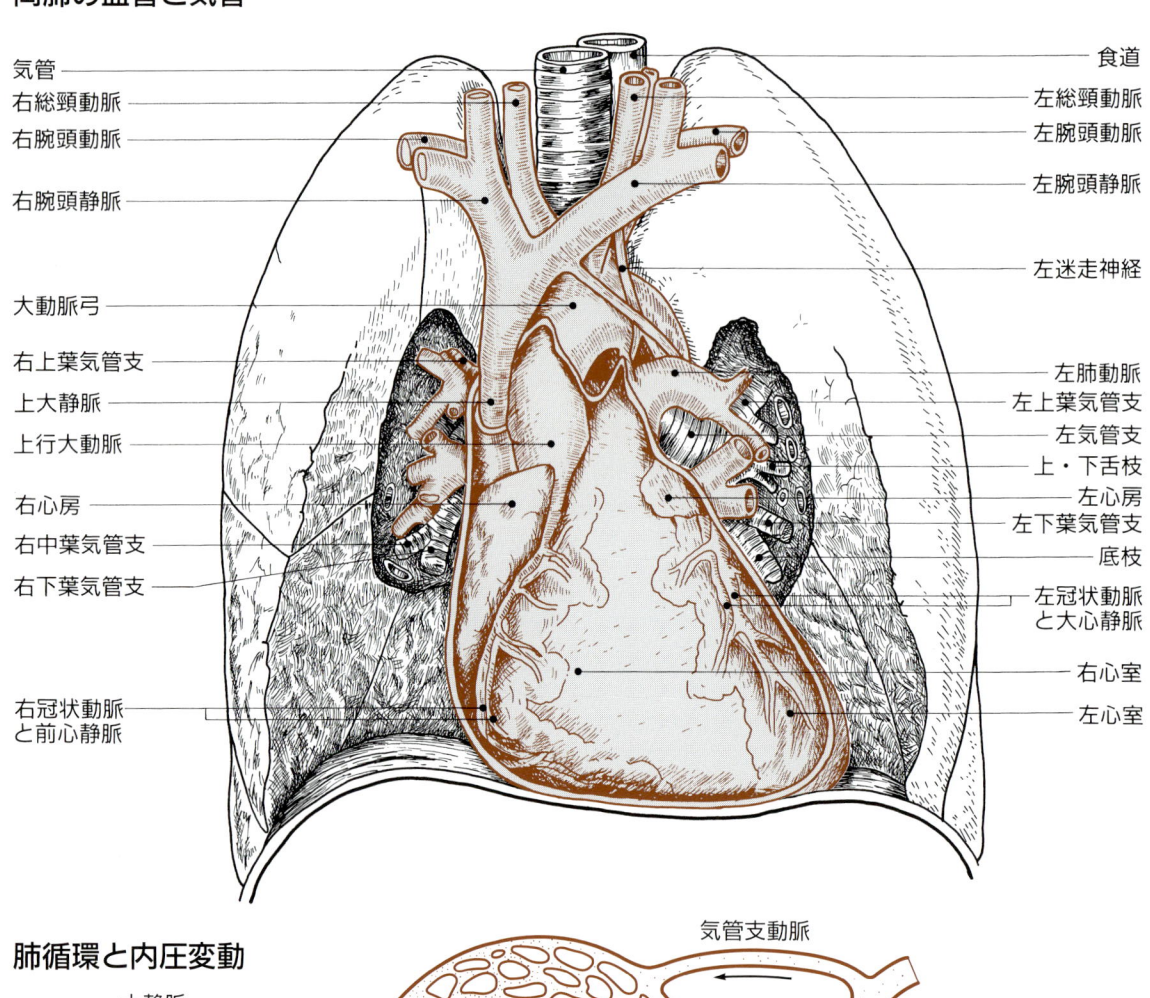

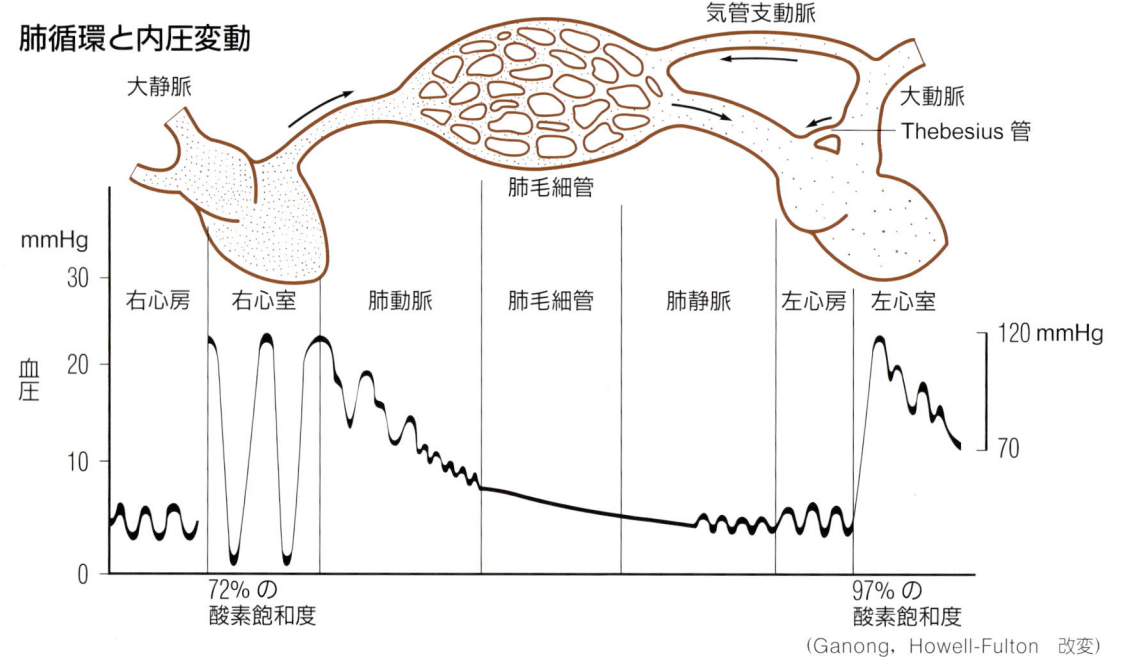

左側ラベル（上から下）:
- 気管
- 右総頸動脈
- 右腕頭動脈
- 右腕頭静脈
- 大動脈弓
- 右上葉気管支
- 上大静脈
- 上行大動脈
- 右心房
- 右中葉気管支
- 右下葉気管支
- 右冠状動脈と前心静脈

右側ラベル（上から下）:
- 食道
- 左総頸動脈
- 左腕頭動脈
- 左腕頭静脈
- 左迷走神経
- 左肺動脈
- 左上葉気管支
- 左気管支
- 上・下舌枝
- 左心房
- 左下葉気管支
- 底枝
- 左冠状動脈と大心静脈
- 右心室
- 左心室

肺循環と内圧変動

大静脈 — 肺毛細管 — 気管支動脈 — 大動脈 — Thebesius 管

区間: 右心房 | 右心室 | 肺動脈 | 肺毛細管 | 肺静脈 | 左心房 | 左心室

血圧 mmHg: 0〜30（左軸）／70〜120 mmHg（右軸、左心室）

72%の酸素飽和度　　　97%の酸素飽和度

(Ganong, Howell-Fulton　改変)

21 肺循環

1. 肺循環 pulmonary circulation の特徴

 右心室から肺動脈を通り，肺に至り，そこでガス交換を行い左心房に戻るまでの循環経路を肺循環（小循環）という．

 肺循環の最初の血行路である肺動脈は，左右心室の拍出量がほぼ同じであるにもかかわらず，その壁の厚さが大動脈の1/3以下である．肺の小動脈も，極度に平滑筋層が少ない．

 小動脈が肺胞に達すると，毛細管に移行するが，この毛細管は他の部の毛細管に比べて比較的太く，しかも吻合を多くもち，肺胞をカゴ（籠）のように取り囲んでいる．

2. 肺血管内圧

 肺循環は，低圧系に属し，その血管は高い伸展性を有するために血液貯蔵機能が非常に大きい．肺動脈圧は，25/10 mmHg以下（平均15 mmHg），肺小動脈圧は11 mmHg以下，毛細管で9〜6 mmHg，肺静脈圧で6 mmHgである．

 肺循環を考えるには，肺血管内圧と気圧との差（絶対血管内圧），肺血管内とそれを取り囲む組織圧との差（経血管壁圧），肺血管内の2点間の圧（駆動血圧）などを区分して解析しなければならない．特に，組織周囲圧は，胸腔内圧に直接関係しており，呼吸とともに変化することを考慮する必要がある．

 たとえば先天性心疾患の1種で肺動脈圧上昇（肺高血圧）を示すものがあるが，この場合，肺動脈圧および左心房圧が上昇すると，それにつづいて毛細管圧の上昇をみるようになる．このような状態では，肺血管内の動静脈間の圧差がほとんど変わらないために血流は維持される．しかし，血管内の圧と組織内圧（組織の膠質浸透圧）との差は，なくなるかあるいは逆転することになり，血液より組織のほうに物質や水の移動が起こる．このためしばしば肺浮腫が引き起こされることになる．一方，動脈硬化などによって肺動脈圧が上昇すると，肺浮腫を起こしてくる危険は生じなくなるが，右室への負荷が多くなり，右心の肥大を生ずる．

3. 肺循環血流の測定

 肺循環の血流の測定は，体循環と同じようにFickの原理に基づいて行われる．左右心室の1回拍出量は，ほぼ同じであることから安静時には約5.5 l/分の血液が肺を流れている．

 肺血管系が常に保有する血液は1 l 内外であり，そのうち毛細管に含まれる量は，75〜100 mlである．その血流速度は，肺動脈起始部で40 cm/秒と速く，毛細管部での赤血球通過時間は0.75秒とかなり遅くなり，肺静脈で再び速くなってくる．

 なお，大動脈から気管支動脈を通り，肺実質に向かい，肺組織の栄養や酸素の供給を行い，その後，肺静脈に流れ込む循環があり，これを生理的短絡系という．このため肺動脈を結紮しても肺は壊死に陥らない．また，同じような短絡を行うものとして，冠循環の静脈血の一部も直接左心室に入っている．この両者を合わせると体循環の2%程度の血流となるといわれる．したがって，体循環の動脈血は，直接肺静脈から採取した動脈血より，その酸素飽和度が多少低いことになる．

4. 肺循環の調節

 肺循環の調節は，肺血管の拡張と縮小によって行われる．前述したように，ここの血管は，血液貯蔵血管でもあり，受動的に伸展される．仮に一側の肺動脈を機械的に閉塞すれば，他側の肺血流量はおよそ2倍となるが，肺動脈圧の上昇は軽度である．

 肺血管には，交感神経性の収縮神経が豊富に存在している．たとえば，頸部交感神経節を電気刺激すると肺血管が収縮して約30%もの肺血流量の減少をみる．

 ショックなどに対する緊急反応が生体に生じた場合には，この肺循環系に貯蔵されている血液を，他の器官あるいは組織に動員させることができる．しかし，肺小動脈圧および毛細管圧は，通常神経刺激によって著しく左右されることはない．激しい運動時でもその圧はほぼ同じであるが，この場合血流量が7倍以上に増加するといわれている．

 一方，肺の微細な血管は，一種の濾過器としての機能も果たしており，血栓あるいは異物が冠血管や脳血管に進入するのを防いでいる．また肺のガス交換などの機能を維持するためには，肺血管が半分以下に減少しても十分であるといわれているが，時々肺栓塞という現象によって死に至ることもある．

図 59　脳循環の特徴

脳の動脈

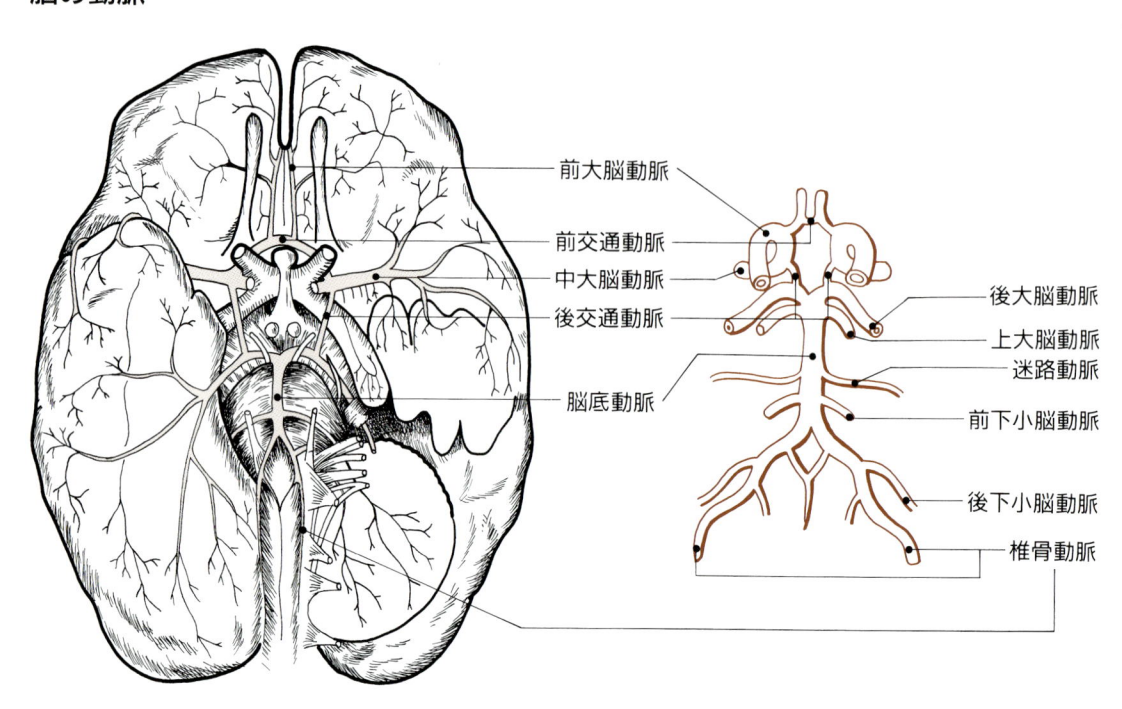

- 前大脳動脈
- 前交通動脈
- 中大脳動脈
- 後交通動脈
- 脳底動脈
- 後大脳動脈
- 上大脳動脈
- 迷路動脈
- 前下小脳動脈
- 後下小脳動脈
- 椎骨動脈

脳血流に影響する因子

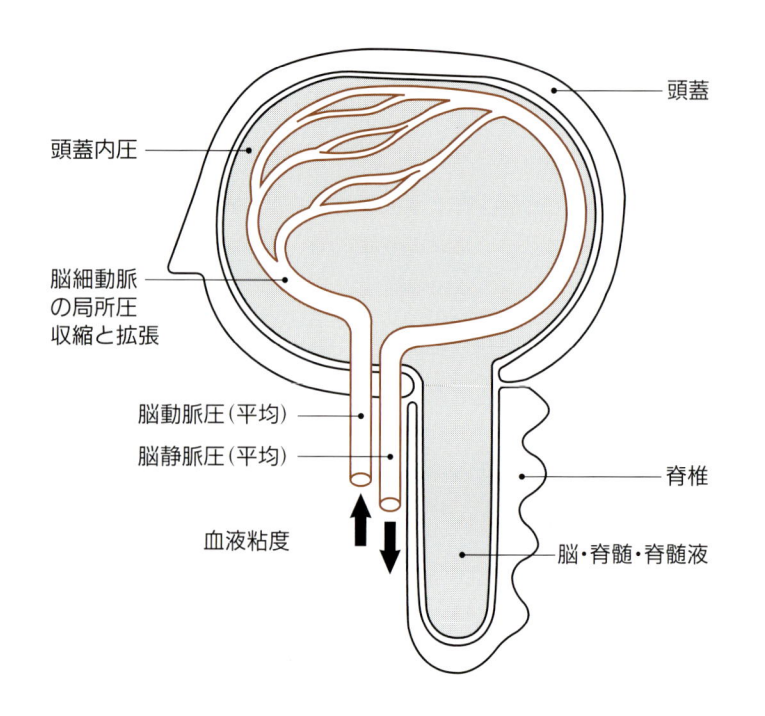

- 頭蓋
- 頭蓋内圧
- 脳細動脈の局所圧収縮と拡張
- 脳動脈圧（平均）
- 脳静脈圧（平均）
- 血液粘度
- 脊椎
- 脳・脊髄・脊髄液

血圧と脳血流の関係図(Lassen より)

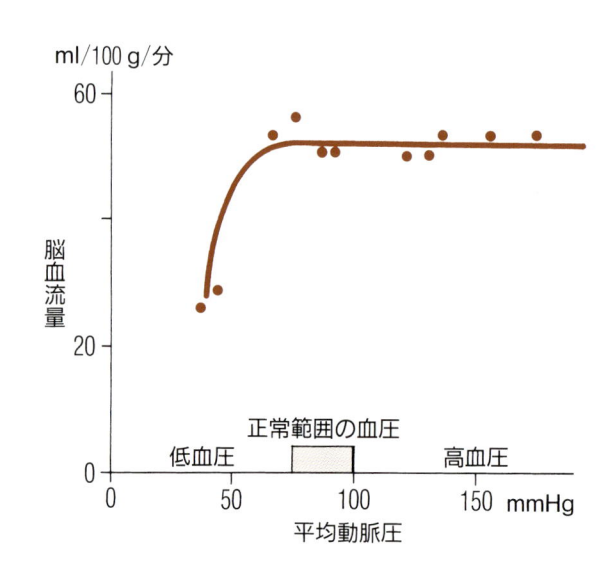

ml/100 g/分

脳血流量

平均動脈圧

低血圧　正常範囲の血圧　高血圧

22 脳循環

1. 脳循環 cerebral circulation の特徴

　脳実質への血流は，左右の内頸動脈と左右の椎骨動脈によって行われている．左右の椎骨動脈は，脳底において相互に連絡し合い脳底動脈を形成し，これに内頸動脈が連絡してウィリスの動脈輪 circle of Willis をつくっている．これより，左右の前，中および後大脳動脈の合計6本の動脈が出発し，それぞれ左右の大脳半球を循環する．ほかに脈絡叢動脈，小脳動脈などもそれぞれの領域に入る．

　これらの動脈の走行をみるには，椎骨動脈あるいは内頸動脈に造影剤を注入して，速やかに脳のX線写真を撮影する方法がとられている．これを脳動脈撮影 cerebral angiography（CAG）といい，脳動脈の出血，動脈瘤あるいは脳腫瘍などの診断に欠くべからざる方法である．

　内頸動脈に造影剤を注入すると，注入された側の大脳半球に分布し，反対側には及ばない．ウィリスの動脈輪によって相互の連絡はあるものの，左右大脳半球の血流はそれぞれ独立して流れていることがわかる．このことから，左右の血管の血圧および血流が，特にウィリスの動脈輪において，ほぼ一定であることがわかる．ヒトで一側の内頸動脈を結紮すると，意識障害などの脳虚血様症状を呈してくる．両側を結紮すると死亡する．イヌ，ネコ，ウサギなどでは，内頸動脈より椎骨動脈のほうの血流が多いため，一側の内頸動脈を結紮しても，ほとんどその影響がない．

　ヒトでも動物でも，脳動脈相互に連絡があるものの，大きな動脈が閉塞された場合，その側の血行路に十分に血液を保給できない．したがって，梗塞などをきたせば脳実質の機能障害は免れない．

2. 脳循環血液量

　脳を流れた血液は，ほとんどすべて内頸静脈を通って上大静脈に入る．少量の静脈血は，眼静脈，翼突筋静脈叢，導出静脈に向かう．

　内頸静脈の血液量は，Fickの原理に基づき，笑気法（N_2O法）などによって，その動静脈差から計算して求めることができる．若い成人で40～67 ml/100 g/分であり，脳重量を1,500 g程度とすると，心拍出量のほぼ15%となる．小児では，およそこの値の2倍である（105 ml/100 g/分）．小児期における性ホルモンが脳血流に関係しているためといわれている．しかし成人になってからは，性ホルモンや副腎ホルモンを投与しても脳血流量は変化しない．

3. 脳循環血流の調節

　脳血流量および脳組織の酸素消費量は，ほとんど変動しないことが多いので，一定の調節機構が働いていると考えてよいが，脳実質内の局所的な血流量には増減のあることがわかっている．脳血流量を変化させる因子としては，脳動静脈圧，頭蓋内圧（脳圧），脳細動脈の能動的な収縮・拡張および血液粘性の変化などがあげられる．特に，脳は脳脊髄液中に浮かんでいるために，脳圧の上昇は血流を著しく減少させることになる．血流の調節には，大動脈反射，頸動脈洞反射なども関与している．ショック時やAdams-Stokes症候群などのときに，動脈血圧が60～70 mmHg以下に低下すると脳血流にも変化を生じ，意識障害などを呈するようになる．

　脳組織と血液との間には，物質の移動に関して関門があるということが50年以上も前に発表された．この考えを血液-脳関門 blood brain barrier（BBB）という．たとえば，トリパン青などの色素を血液中に注入すると，全身の組織が青く染まるにもかかわらず，脳と脊髄は染まらないという事実を基とした考え方である．

　水，CO_2，O_2などは，自由に毛細管と脳実質間で通過できるが，ブドウ糖の通過には時間がかかる．また尿素，血漿中の胆汁酸，カテコールアミン類，Na^+，K^+，Mg^{2+}などの通過は，他の組織に比べて3～30倍の時間がかかるといわれる．脳関門はそれらの物質を絶対通さないというのではなく，通過するのに時間を要するということである．

　乳児期に強い黄疸があると，しばしば血漿中の胆汁色素が脳実質に入り，基底核を障害して核黄疸となる．しかし，成人で核黄疸を起こすことはまずみられない．薬物の種類によってもこの脳関門を通過するものとしないものとがあり，脳に炎症や腫瘍などが発生した場合にも変化するといわれる．

　さらに，脳実質は，血糖に対して非常に敏感であり，低血糖時には，発汗，昏睡，痙攣などの精神症状を呈す．肝性昏睡時の血中アンモニアの増量によっても同じように，精神症状を呈してくる．

図60　腹部循環系

内臓循環の系路

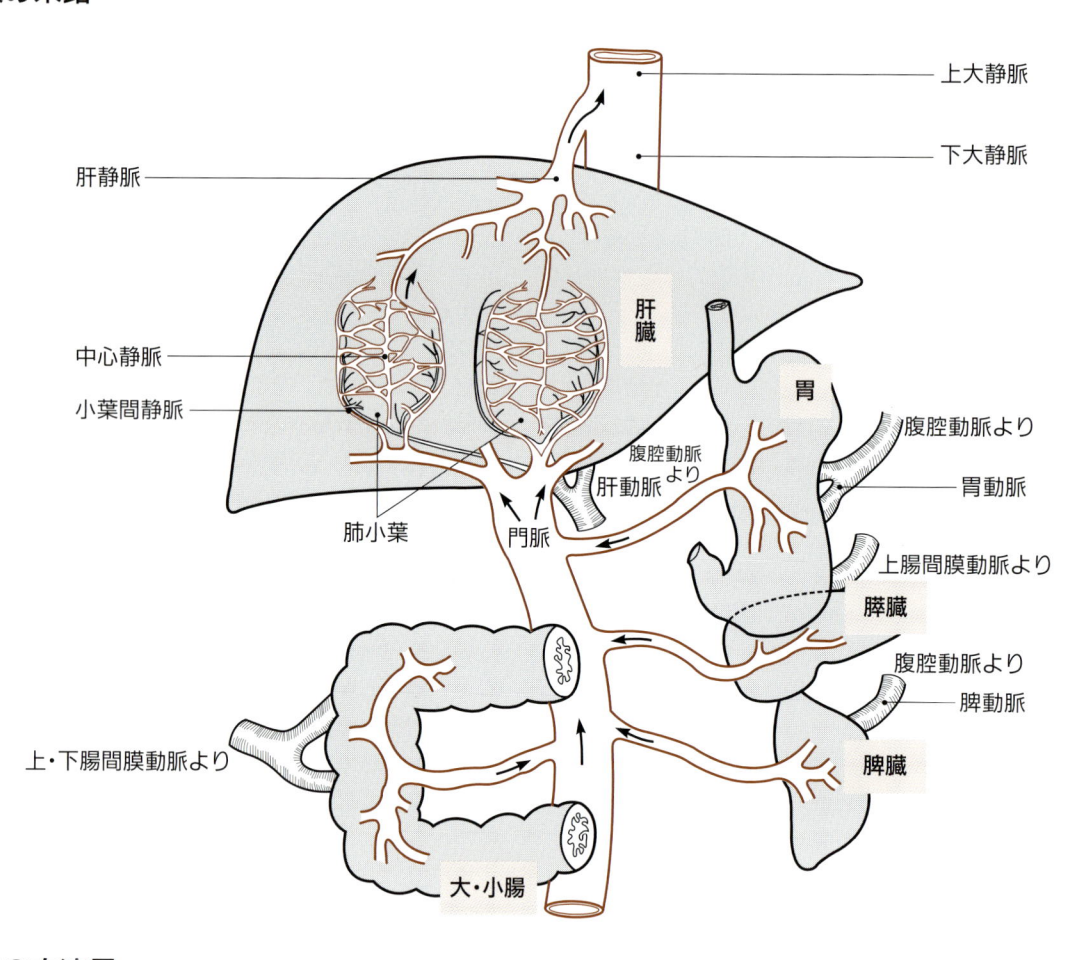

- 上大静脈
- 下大静脈
- 肝静脈
- 中心静脈
- 小葉間静脈
- 肝小葉
- 門脈
- 肝動脈
- 腹腔動脈より
- 肝臓
- 胃
- 腹腔動脈より
- 胃動脈
- 上腸間膜動脈より
- 膵臓
- 腹腔動脈より
- 脾動脈
- 脾臓
- 上・下腸間膜動脈より
- 大・小腸

腹腔臓器の血流量(単位：ml/分)(Sernka, Jacobsonによる改図)

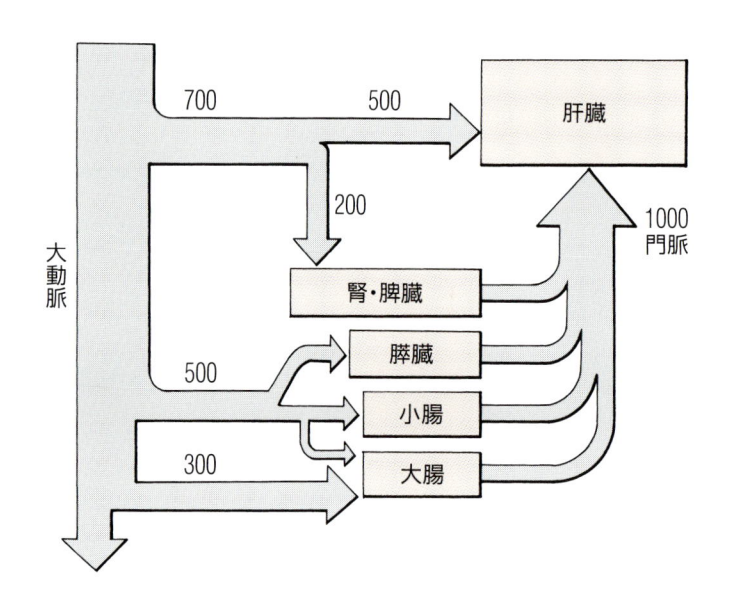

- 大動脈
- 700 → 500 → 肝臓
- 200 → 腎・脾臓
- 500 → 膵臓／小腸
- 300 → 大腸
- 1000 門脈

23 腹部循環系

1. 腹部循環系（肝循環）splanchnic circulation の特徴

　腸管，膵臓，脾臓などの腹部臓器を通ってきた血液は，門脈に集合し，肝門から肝実質に入る（約 1,100 ml/分）．さらに肝臓から出る肝静脈が大静脈に注ぐまでの循環を腹部（腔）あるいは内臓循環という．

　門脈の生理機能は，消化・吸収された栄養素を肝組織に運ぶ重要な輸送路であることと，腸から入り込んだ細菌などの濾過を行っていることである（p.199，吸収の項参照）．

　肝循環 hepatic circulation は，腹腔動脈から分枝した固有肝動脈が肝臓の内部に分布し，毛細管となり，肝臓実質への栄養や酸素の供給を行った後に，中心静脈に入るまでの循環である（約 350 ml/分）．気管支動脈が肺実質の栄養を供給するのと同様に，肝固有動脈は一種の栄養動脈である．

2. 門脈 portal vein

　門脈は，腹腔内の諸臓器組織から血液を集め，肝門から入り，胆管に沿って肝小葉の小葉間静脈を通り，中心静脈に注ぐ．さらに腹腔循環とともに，肝小葉の末梢で合流し肝静脈洞 sinusoid をつくり，これが集合して肝静脈となる．そして，肝臓の後で下大静脈に入る．

　各循環の部位的血圧は，肝静脈洞で 3〜4 mmHg，門脈圧で 6〜12 mmHg，肝静脈圧で 1〜2 mmHg である．

　また，門脈の酸素分圧は，一般の動脈血および静脈血のほぼ半分の値である．

3. 肝血流量

　肝血流量は，肝臓内の部位によって著しく異なり，その中心部で早いといわれる．Fick の原理から，ブロムスルホフタレイン（BSP），あるいはインドシアニン緑などの薬物を利用して，肝血流量を測定できる．

　ヒトの安静時肝血流量は，1.5 l/分であり，心拍出量の約 20% にあたる．組織重量で表すと，平均 57.7 ml/100 g/分である．

　運動時あるいは長時間のトレッドミル走行時によって，50〜70% の血流量の減少をみる．激しい運動では 80% 以上も減少し，肝臓が低圧系での重要な貯蔵血液器官であることが理解できよう．また，肝臓と右心房とは，下大静脈によって連絡し，解剖学的に近接していることからも，右心室が血液を要求した場合，いち早く肝臓から体循環へと血液を動員することができるわけである．

　この他に，ショックなどの緊急生体反応時には，体液性の調節機序も肝循環に働きかけ，腸間膜細小動脈やその部にある括約筋によって，肝への血流の調節が行われる．また，このようなときには，肝自身の支持組織および肝被膜の収縮も考えられている．

4. 脾循環 splenic circulation

　脾臓の容積は 150〜200 ml であるが，その中に含まれる血管の拡張により数百 ml の血液を貯えることができ，交感神経による刺激で血管収縮を生じ，血液を体循環系に放出することができる．この場合血球成分の多い血液が放出される．

5. 腹部循環の調節

　肝動脈および門脈には，内臓神経支配があり，その血管平滑筋は，アドレナリン作動性収縮神経によって支配されている．肝血管の拡張神経は，現在のところ発見されていない．たとえば，中心静脈圧（前左心房内圧）が上昇した場合，門脈が拡張して肝血流量が増加するし，うっ血性心不全のときは，肝静脈のうっ血が増大する．

　一方，血圧が低下した場合には，血管収縮性神経が働いて肝血管に収縮が起こり，門脈圧が上昇し，なるべく肝臓の血流を少なくするような機構が生ずる．この結果血液は他の領域に流れることになり，血圧の降下によるショック時などに生体防衛的な働きをしている．

　肝硬変などの肝実質の病変では，門脈圧の上昇をみる．この場合にもやはり，血液が肝臓に入りにくくなり，肝はうっ血状態となる．また門脈圧の上昇に伴い血液が脾臓や消化管に集まりうっ血して，脾腫などを起こしてくる．なお病気が進行するとともにこれらの血管の血液から液体成分が濾出して，腹水 ascites が認められるようになる．このような状態になると，門脈血の一部が側副血行路である腹壁の静脈を通り，下大静脈に流入するために，下腹部の静脈の怒張がみられるようになる（メズサの頭）．また，食道下部の静脈叢，直腸静脈叢にも連絡しているために，往々にして，これらに静脈瘤を形成し，時に破裂して大出血を起こすことがある．また，心弁膜症のときにも，肝臓や腎臓がうっ血状態となる．

図61 胎児循環の特徴

母体と胎児の循環(Born ら 改変)

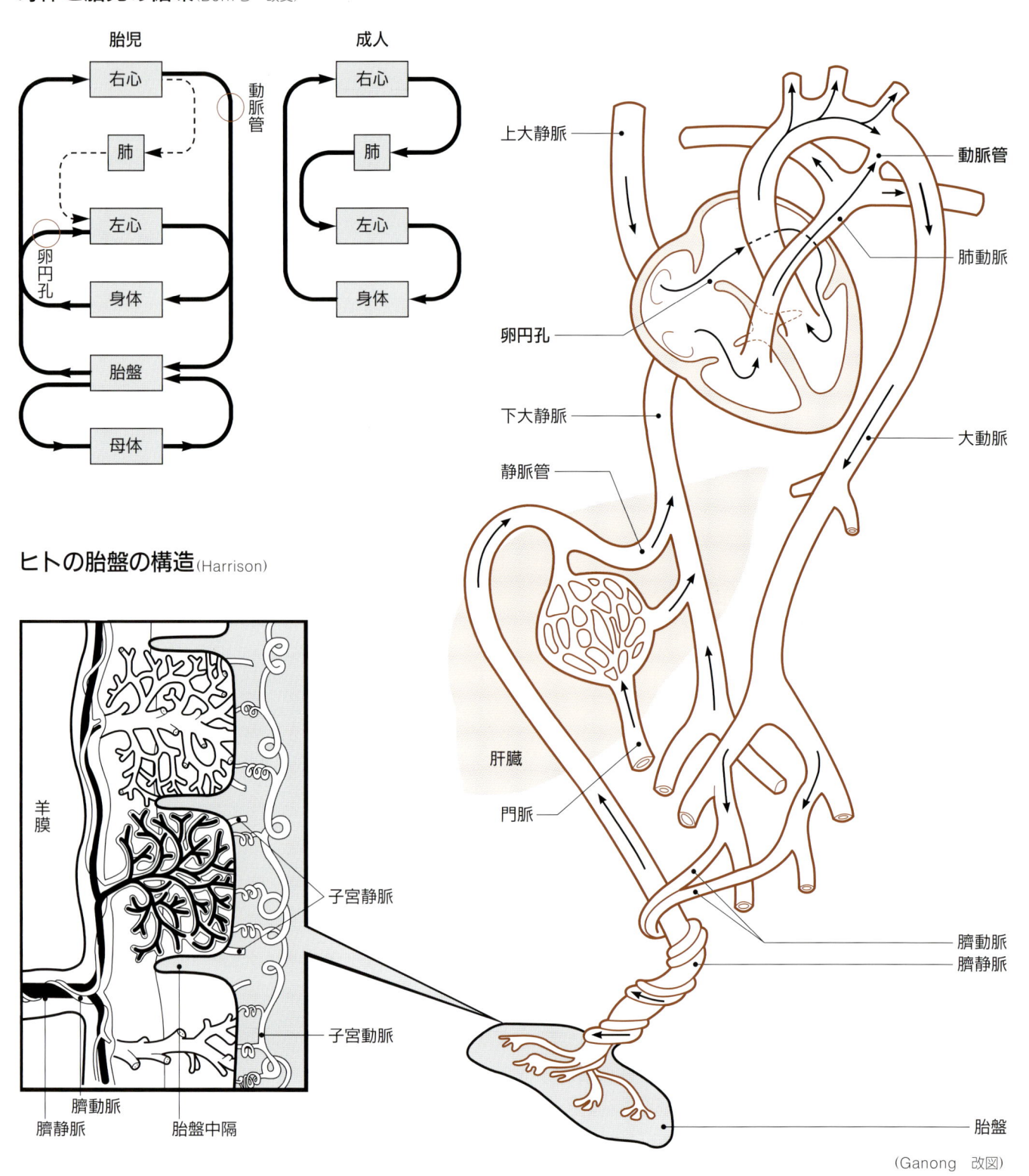

胎児
- 右心
- 肺
- 左心
- 身体
- 胎盤
- 母体
- 動脈管
- 卵円孔

成人
- 右心
- 肺
- 左心
- 身体

ヒトの胎盤の構造(Harrison)

- 羊膜
- 子宮静脈
- 子宮動脈
- 臍動脈
- 臍静脈
- 胎盤中隔

- 上大静脈
- 卵円孔
- 下大静脈
- 静脈管
- 肝臓
- 門脈
- 動脈管
- 肺動脈
- 大動脈
- 臍動脈
- 臍静脈
- 胎盤

(Ganong 改図)

24 胎児循環

1. 胎児循環 fetal circulation の特徴

子宮内の胎児 fetus へは，胎盤 placenta を通して母体側から酸素や栄養素が運ばれる．この胎盤への血液は子宮への血流量によって行われ，妊娠期間が進行するとともに増加していく．妊娠時の子宮の血液量は，非妊娠時のおよそ20倍となる．これはエストロゲンの働きによって，子宮内の血管拡張が生ずるため起こる生理的現象である．

胎盤では，胎児側からの臍動脈 umbilical artery（2本）および臍静脈 umbilical vein（1本）が出ており，ナワ状になりその末端では細かく分枝し，絨毛状態の大きな静脈洞をつくっている．

母体側の子宮動脈を通して，ここの絨毛の部位で酸素などを胎児に供給し，かわりに胎児血液から CO_2 や老廃物を受けとる．これらの作用が，胎盤の静脈洞を介して行われるが，母体と胎児との間には，上皮細胞，基底膜，絨毛間質および胎児血管内皮細胞が存在している．上皮細胞には，小突起があるためにその透過表面積が著しく拡大されている．

物質の通過は，主として拡散現象によるが，アミノ酸，ブドウ糖などは能動輸送が行われている．分子量の大きな蛋白質あるいは脂肪などは，直接細胞膜が包み込んで，細胞内に取り入れるという飲作用 pinocytosis が行われている．

さて，胎盤からの血液は，臍静脈を通って胎児の静脈管 ductus venosus, Arantius 管に入り，その一部は，胎児の下大静脈に入り，残りは門脈に注ぎ込んでいる．

ついで，下大静脈を流れる血液は，右心房に入り，ここから心房中隔にある卵円孔 foramen ovale を通って左心房へ，左心室から全身に血液が送り出されている．

なお右心房に入った血液の一部は，右心室に入り，肺動脈へと向かうが，肺が拡張されていないために，肺動脈圧は大動脈圧より高い（数 mmHg）．そのために，肺動脈への血液は動脈管 ductus arteriosus を通って大動脈に入り，全身を循環することになる．

2. 動静脈血の性質

臍静脈を通る血液の酸素飽和度は88％で，胎児の静脈血は26％であることから，両者が混じた血液の酸素飽和度は，約67％となる．動脈管が開存しているために，胎児の頭部には，比較的酸素飽和度の高い血液が流れ，下肢には低い血液が流れることになる．

これらの酸素飽和度は，成人の動脈血のそれ（98％）に比べると非常に少ないが，胎児のヘモグロビンは，成人のヘモグロビンより酸素の運搬能力が非常に高いので胎児の代謝機能に影響はない．

この原因は，胎児の赤血球が胎児ヘモグロビン（ヘモグロビンF）をもっているためであり，低い Po_2 でも高い酸素飽和ができるようになっているからである．

動静脈の酸素飽和度と分圧

	ヘモグロビン O_2 飽和度	分圧(mmHg)	
		O_2	CO_2
母体動脈血	90	70	40
子宮静脈血	70	42	47
臍静脈血		12	48
臍動脈血		6	50

ヘモグロビンFは，胎児の成長過程とともに減少し，そのかわりに成人型のヘモグロビンAがみられるようになる．ヘモグロビンAは出生時に20％程度と増加し，4カ月後では，90％以上を占めることとなる．

3. 出生時の循環

出産に伴い，胎児の循環に変化を生ずると同時に，呼吸が開始される．すなわち，臍静脈が収縮して，末梢抵抗が増大して大動脈圧が肺動脈圧を上回るようになる．

すなわち，胎盤からの O_2 供給が止まるために，一時的に胎児が仮死状態となるが，血液中の CO_2 濃度が上昇するために延髄の呼吸中枢が刺激されて，呼吸が開始されることになるわけである．第1回目の大きな呼吸によって肺が拡張し，肺動脈圧が急激に下降（約1/5）して，肺循環が開始される．

その後，左心房圧の上昇によって弁状の卵円孔が血液の逆流によって閉塞しはじめ，出産数分後に平滑筋の収縮によって動脈管も収縮し，数カ月以内に器質化し閉塞し，さらに静脈管も筋の収縮により閉じてくる．

卵円孔と動脈管があるため，胎児循環は，並列の血液循環ともいわれるが，両者の閉塞により左右心室による直列血液循環が始まることになる．

図 62　リンパの循環

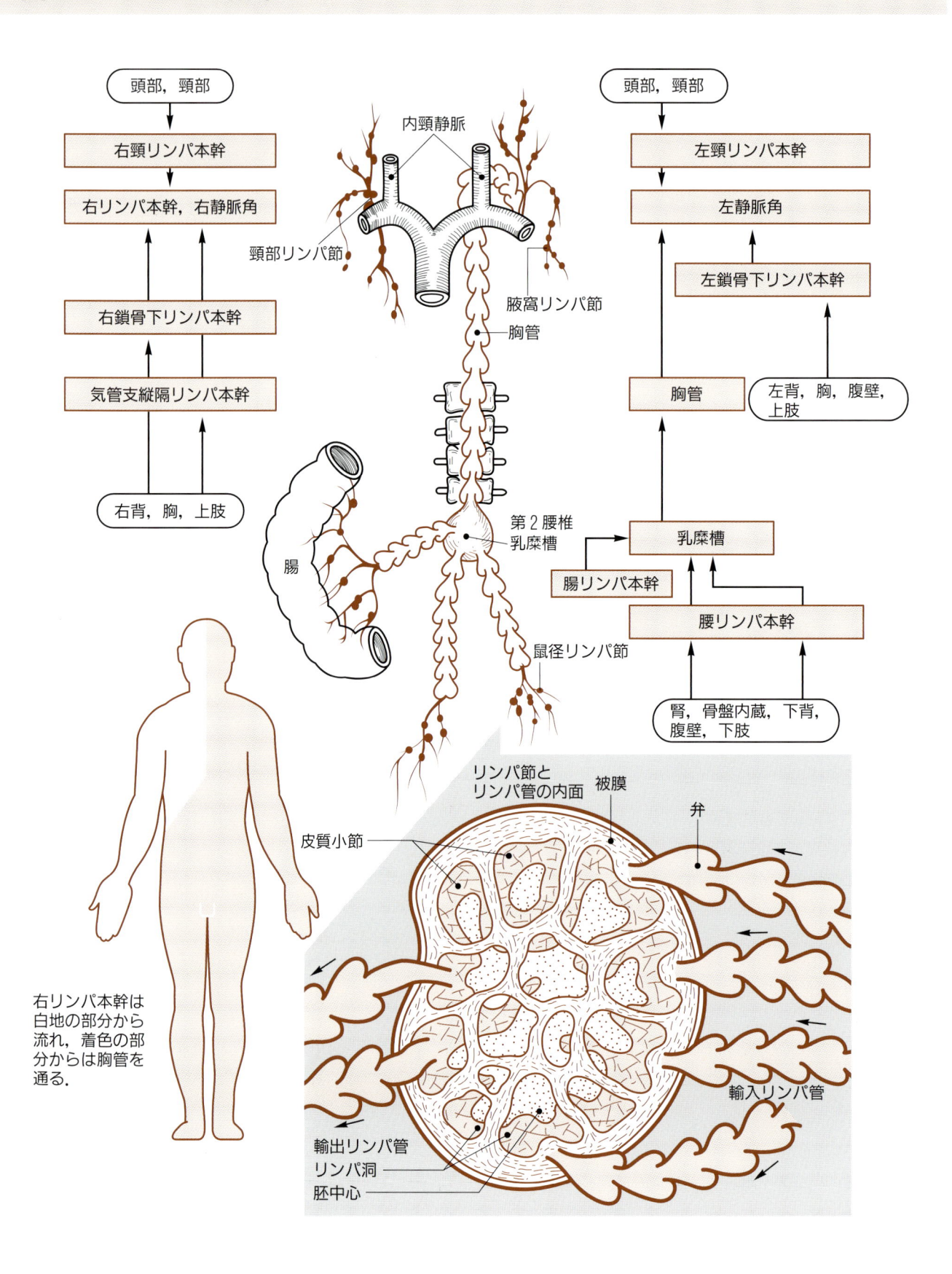

頭部，頸部 → 右頸リンパ本幹 → 右リンパ本幹，右静脈角 ← 右鎖骨下リンパ本幹 ← 気管支縦隔リンパ本幹 ← 右背，胸，上肢

頭部，頸部 → 左頸リンパ本幹 → 左静脈角 ← 左鎖骨下リンパ本幹 ← 胸管 ← 左背，胸，腹壁，上肢

胸管 ← 乳糜槽 ← 腸リンパ本幹
乳糜槽 ← 腰リンパ本幹 ← 腎，骨盤内蔵，下背，腹壁，下肢

内頸静脈
頸部リンパ節
腋窩リンパ節
胸管
第2腰椎乳糜槽
腸
鼠径リンパ節

右リンパ本幹は白地の部分から流れ，着色の部分からは胸管を通る．

リンパ節とリンパ管の内面
被膜
弁
皮質小節
輸入リンパ管
輸出リンパ管
リンパ洞
胚中心

25 リンパの循環

1. リンパ流 lymphatic circulation の特徴

組織の細胞間隙に存在する液を組織液 tissue fluid といい，この性質その他については体液の項を参照されたい (p.27)．組織液は，毛細血管壁から血圧によって漏出したものであり，血液から生成される．普通毛細血管の動脈側から漏出して静脈側に取り込まれる．この組織液の一部はリンパ管に流れ込んでリンパ lymph となり，リンパ管系を通って静脈に入る．これをリンパの循環という．

この流れにはリンパ毛細管に組織液中の蛋白質を含めたほとんどの成分がそのまま取り込まれる．多くのリンパ毛細管は漸次集合しながら太くなり，リンパ本幹に移行する．図 62 に示されているように右上半身のリンパは右の静脈角に入り，左上半身および下半身のリンパは左の鎖骨下静脈と内頸静脈との接合部にある左静脈角から静脈流に入る．左静脈角から入るリンパの量が右静脈角より多い．その循環量は，1時間に約 100 ml といわれる．全リンパ流量は，24時間で 2～4 l である．リンパ流は，骨格筋の収縮や動脈の拍動によって他動的に行われ，吸息によって生ずる胸腔内陰圧も，リンパの還流を助けている．

2. リンパ節

図 62 のようにリンパ管のところどころにはリンパ節があって，リンパの濾過が行われている．リンパがここを通り抜けるときに，異物がひっかかることや細菌が侵入することによって炎症を起こすことがある．たとえば，肺内には気管支枝の分岐部や肺門部に肺リンパ節，気管支肺リンパ節があり，よく結核菌に侵される場所であり，臨床的にも重要な意味をもっている．腸間膜には 100～150 個の小腸間膜リンパ節があり，ここも小児期に結核菌によって障害されることが多い．また，悪性腫瘍などの細胞がリンパ節にひっかかり増殖するとリンパ節転移と呼ばれる状態となる．

リンパ節では，リンパ液が輸入リンパ管を通ってリンパ洞に流れ込み濾過が行われる．リンパ洞は細網線維により網目状の構造を示し，リンパ球の集団がこれを取り囲んでおり，その中央部の胚中心ではリンパ球の分裂・増殖する部位である．また皮質小節（皮質）では，大食細胞，抗体を生産する大リンパ球が含まれる．

3. リンパの性質

リンパは，血液からつくられるので，その成分は血漿とよく似ている．しかし，血漿より蛋白質の含有量が少なく部位によって濃度が異なっている．すなわち蛋白質濃度は足根のリンパで 0.5，上・下肢で 2.0，腸管で 4.0，肝臓で 6.0，胸管で 4.0 g/100 ml であり，平均すると 2～3 g/100 ml である．

消化管からのリンパ中には，食後に脂肪を豊富に含むことから胸管リンパの性状が，乳糜状を呈している．またリンパには，プロトロンビンが含まれ生体外では血液と同じように凝固する．リンパ中の白血球は，ほとんどがリンパ球（550 個/mm³）で，リンパ節の胚中心でつくられる．

4. リンパ管系の働き

リンパ管系の働きは，蛋白質を循環系に引き戻すことによって血漿中の蛋白質濃度を保ち，その膠質浸透圧を維持することによって，組織液の貯留をくいとめている．すなわち組織が浮腫の状態にならないように調節している．また，リンパの循環によって常に組織液中の蛋白質濃度が低くなるために，この部の膠質浸透圧もまた低い状態に保たれることになる．

たとえば，組織の蛋白質濃度が上昇したときには，組織液の流れ込む量が多くなる．したがって組織の膠質浸透圧が一定に維持されることになる．

さらにリンパ毛細管は，毛細血管壁から侵入できないような大きな物質を通すことができる．リンパ管系は散在するリンパ節によって，これらの異物を濾過している．なおひっかかった異物などは，細網内皮系に属する食細胞によって処理されることになる．またリンパ節内にある大リンパ球は微生物の抗原に対する抗体をマクロファージ（大食細胞）と協同して生産している．

このようにリンパの最も大切な働きは，異物の濾過，免疫物質産生とともに毛細血管，組織およびリンパ管の間で行われる組織液の微小循環によって血漿と組織液それぞれに適した膠質浸透圧を維持するために重要な役割を演じていることである．

図 63　呼吸器系

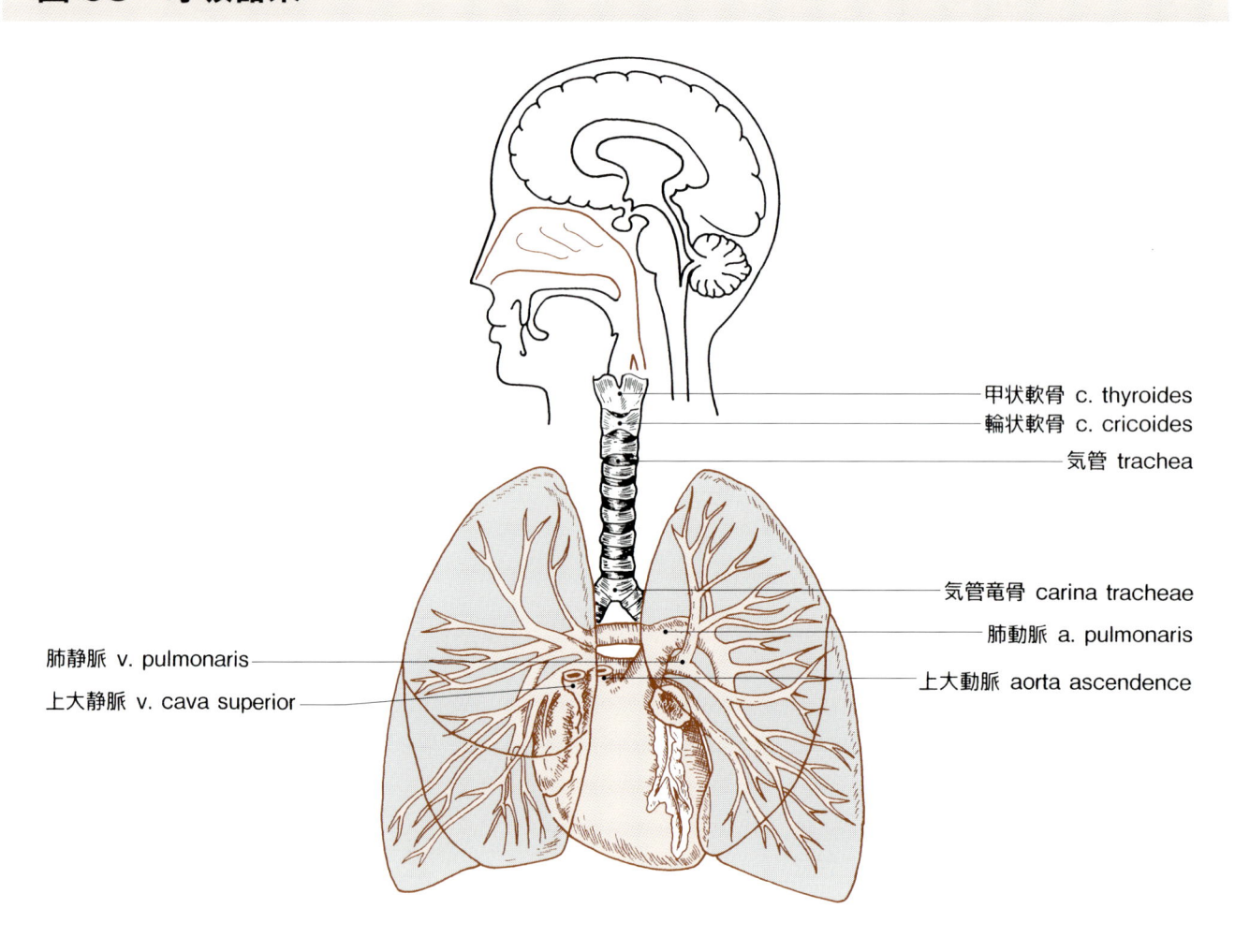

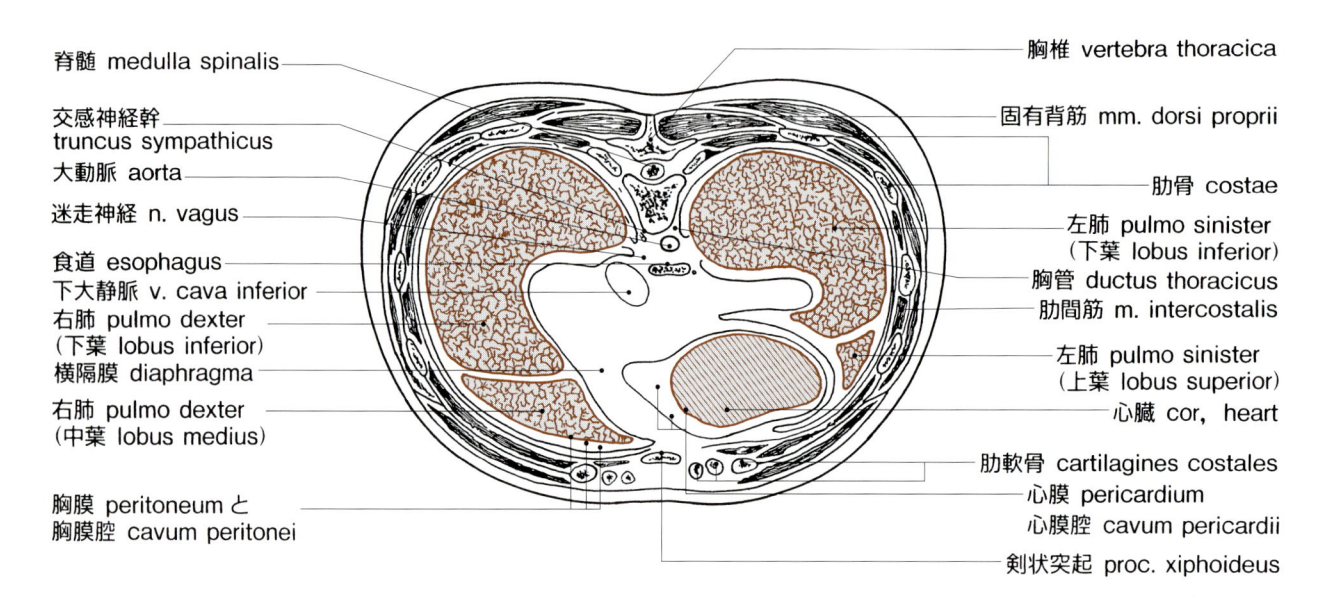

- 甲状軟骨　c. thyroides
- 輪状軟骨　c. cricoides
- 気管　trachea
- 気管竜骨　carina tracheae
- 肺動脈　a. pulmonaris
- 上大動脈　aorta ascendence
- 肺静脈　v. pulmonaris
- 上大静脈　v. cava superior

- 脊髄　medulla spinalis
- 交感神経幹　truncus sympathicus
- 大動脈　aorta
- 迷走神経　n. vagus
- 食道　esophagus
- 下大静脈　v. cava inferior
- 右肺　pulmo dexter（下葉　lobus inferior）
- 横隔膜　diaphragma
- 右肺　pulmo dexter（中葉　lobus medius）
- 胸膜　peritoneum と胸膜腔　cavum peritonei
- 胸椎　vertebra thoracica
- 固有背筋　mm. dorsi proprii
- 肋骨　costae
- 左肺　pulmo sinister（下葉　lobus inferior）
- 胸管　ductus thoracicus
- 肋間筋　m. intercostalis
- 左肺　pulmo sinister（上葉　lobus superior）
- 心臓　cor, heart
- 肋軟骨　cartilagines costales
- 心膜　pericardium
- 心膜腔　cavum pericardii
- 剣状突起　proc. xiphoideus

(Jacob, Francon, 藤田ら　改変)

IV 呼吸器系

1 呼吸器系

1. 呼吸 respiration とは

　私たちのからだの中では，生命を維持するために，常に栄養素を燃焼し，その物質代謝によって得られるエネルギーを利用している．この栄養素の燃焼に必要な O_2 を取り入れ，代謝によって生じた CO_2 の排出に伴う機能を，呼吸と呼んでいる．

　したがって呼吸には，外気を鼻から肺内に吸い込み，肺胞内に取り入れた空気と，そこを流れる血液との間で行われるガス交換，すなわち，外呼吸 external respiration あるいは肺呼吸があり，また，全身の細胞組織と，そこを流れる血液との間で行われるガス交換，すなわち内呼吸 internal respiration あるいは組織呼吸がある．要するに血液を媒体として，外界の空気と組織との間で，O_2 と CO_2 とのガス交換が行われているのである．

　さて，呼吸の目的は，肺から取り入れられた O_2 を，細胞組織内における代謝に利用し，効率よくエネルギーを産生することにある．したがって呼吸の主体は内呼吸にあり，外呼吸はこれを行うための手段に過ぎないともいえよう．しかし，実際には，外呼吸を行うためのいわゆる肺機能が，多くの条件によって容易に変動し，これが内呼吸に影響を与え，また，内呼吸の状態も直ちに外呼吸に反映するために，生理学で単に呼吸という場合には外呼吸の機能をさしていることが多い．

2. 呼吸器の構造

　ヒトの呼吸器は，外鼻から始まり，鼻腔，咽頭，喉頭，気管，気管支，細気管支，肺（終末気管支，肺胞管，肺胞嚢，肺胞）と，胸郭からできている．このうち，実際にガス交換の行われる主たる部位は肺胞 alveolus で，吸入された空気が肺胞に達するまでの諸器官は，単に空気を導入する道に過ぎないので，一括して気道 airway と呼んでいる．なお，終末気管支より肺胞に達するまでの間は，ガス交換を行う機能が存在する部位もあるので，移行層 transitory zone とも呼ばれている．

　一方，胸郭の上および側面は，脊柱，肋骨，胸骨を骨組みとして，それに付着する筋群とからなり，底面は横隔膜によって腹腔と境されている．

　呼吸器の主体をなすものは左右 1 対の肺で，それぞれ胸膜に包まれて胸郭内にあり，左肺は 2 葉，右肺は 3 葉に分かれ，上端が比較的とんがった円錐形をしている．下面は凹面をなして横隔膜と接している．左右の気管支はそれぞれ肺の内側面にある肺門から内部に入り，次第に分岐して肺胞に達する．

　肺の表面と胸郭の内面を覆う漿膜を胸膜といい，前者を肺胸膜，後者を壁側胸膜と呼んでいる．この両者の狭い空間を胸膜腔といい，ごく少量の漿液が入っていて，両側の胸膜の摩擦を少なくしている．胸膜に浸出性の炎症が起こると，浸出液がこの胸膜腔にとどまり肺を圧迫することになる．いわゆる胸膜炎の場合である．また，この胸膜腔は常に陰圧になっていて，肺を胸壁のほうへ引きつけて拡張させている．このため，胸郭や横隔膜の運動によって肺が拡張，収縮し，肺呼吸ができるのである．外傷その他で胸壁や，肺に穴があくと，胸膜腔が外気と通ずるために大気圧の空気が侵入し，肺はそれ自身の弾力と大気圧によって肺門部に向けて収縮する．このような状態を気胸 pneumothorax と呼んでいる．

図64 肺と気管支，肺胞

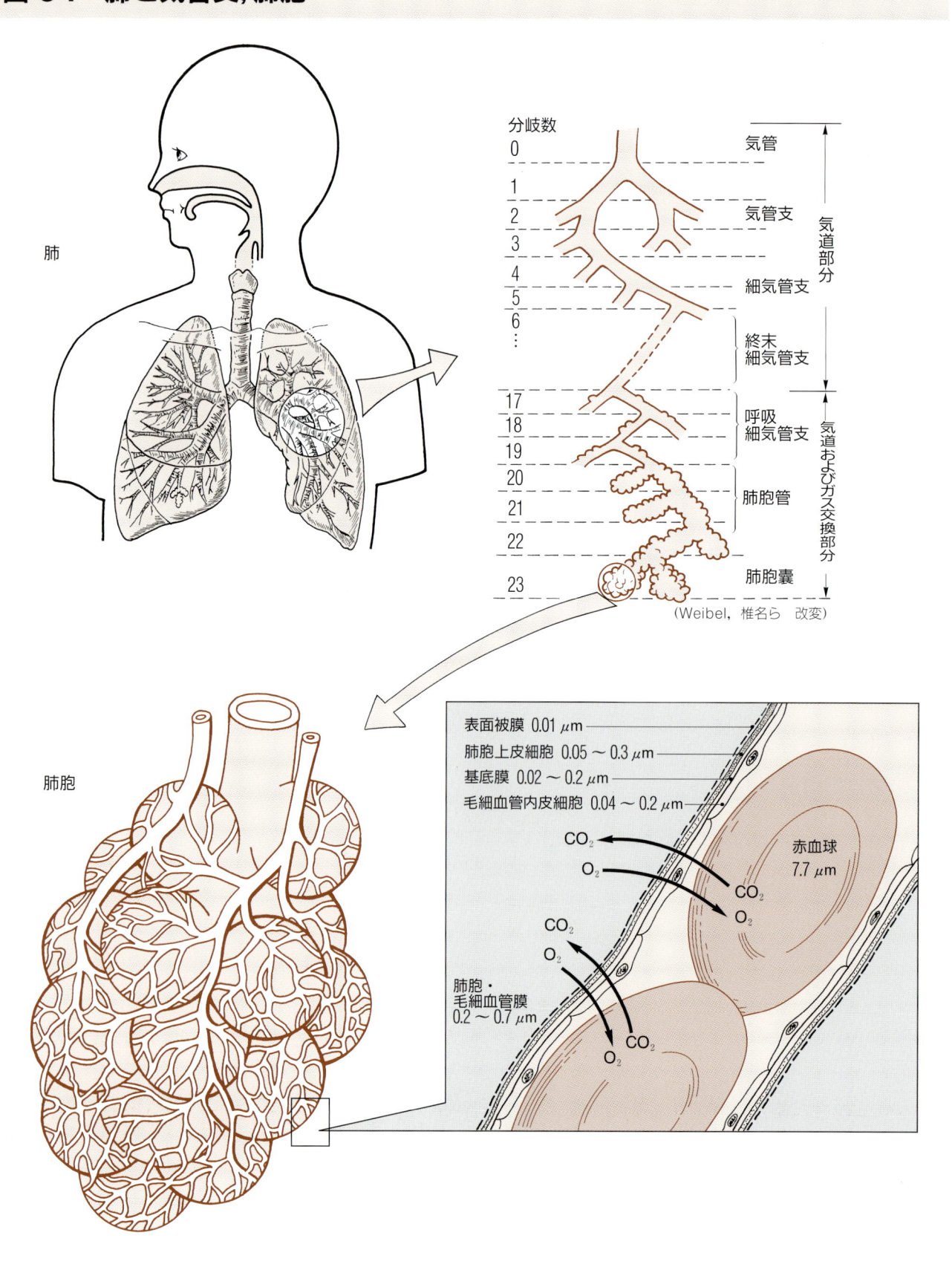

3. 肺の血管系

　肺の血液循環は，右心室から出て左心房に還る肺循環（小循環）によって行われている．すなわち，右心室より拍出された混合静脈血は，肺動脈を経て肺に入り，肺毛細血管でガス交換を行い，肺静脈を経て左心房に還流する．

　肺循環系は，体循環とは異なり低圧系で，肺動脈の収縮期血圧は右心カテーテル法で 18～30 mmHg，弛緩期 6～12 mmHg，脈圧 10～25 mmHg，平均血圧 14～15 mmHg ぐらいといわれ，左心房の平均血圧は約 7 mmHg といわれる．したがって肺循環の圧差は 7～8 mmHg に過ぎず，その循環時間も 4～5 秒ぐらいである．左右の心拍出量が等しいとするならば，単純な圧と流量の関係からみた血管抵抗は体循環の 1/10～1/5 ぐらいで小血管抵抗系でもある．

　肺毛細血管の血管床面積は非常に広く，成人で 50～70 ないし 100 cm² といわれ，拍動流を呈している．

　肺血管系は，基本的にガス交換に関与する機能的な肺動・静脈系と，気管支，肺組織などに栄養を供給する気管支動・静脈系とを分けて考える必要がある．しかし，肺胞ではこの両者の区分が必ずしも明らかではない．

　大動脈から肺静脈への側副血行路として気管支動脈があり，また，冠状静脈の一部が直接左心房に還るため肺循環血液の約 2％ は肺毛細血管網を通らない．したがって，左心室の血液の O_2 飽和度は 97～98％ 以上になることはないといわれている．

　なお，肺は多量のリンパ液を受けており，このリンパ流は 50～90 ml/分 にも達し，肺うっ血や，肺水腫などの場合，その緩解に役立っている．

4. 肺の神経支配

　肺は，迷走神経，交感神経および横隔神経の支配を受け，気管支に対して交感神経は収縮を抑制し，迷走神経は収縮を促進するように働いている．肺循環系の血管抵抗は交感神経の緊張によって増加し，迷走神経の緊張によって減少する．したがって頸部交感神経刺激によって肺循環血量は 30％ も減少するといわれている．

5. 肺胞

　生理的正常状態にある肺胞の形や大きさを正確に知ることはなかなか難しい．形はほとんど球形に近い蜂窩状をしており，成人で 1 つの肺胞の直径が 220～300μ，総数は両肺で 3～6 億個と推定されている．呼吸面にあたる肺胞面積は呼気時 30～50 m²，深吸気時で 100 m² にも達するといわれ，1 つの肺胞を取り囲む毛細血管の数は 2,000 個にも及び，肺毛細血管の総容積は 100～200 ml にも達するといわれている．

　なお，近年，電子顕微鏡を用いた観察により，肺胞はすべて有核の上皮細胞によって構成されていることが判明している．

　この肺胞上皮を経て肺胞毛細血管との間でガス交換が行われるわけであるが，この両者の間 (blood-gas barrier or pathway) は，肺胞上皮細胞 0.05～0.3μ，肺胞上皮細胞の基底膜 0.02～0.2μ，薄い結合組織，毛細血管基底膜，毛細血管内皮細胞 0.04～0.2μ からなっている．これら全層の厚さは部位によってそれぞれ異なっているが，いずれも 1μ 以下 (0.2～0.7μ) で，ここを通してガス交換が行われているのである．しかし，実際の距離的関係からいうと，このガス交換にはむしろ毛細血管中を流れる赤血球自体が毛細血管内皮細胞膜に接触するほうに問題があるのかもしれない．なお，基底膜中には膠原線維，弾力線維などが存在し，肺胞の膨大，縮小，過度の伸展による破綻の防止，さらには毛細血管血流の保持などに寄与している．

　また，気道の壁には平滑筋が存在し，肺に出入りする空気の量の調節を図っているが，肺胞には平滑筋を認めず，したがって肺胞が自分で膨大，縮小することはない．しかし，終末細気管支平滑筋，肺胞管括約筋などの作用により，2 次的に肺胞が膨大，縮小し，空気の流入量の調節が行われていることになる．

　なお，隣接している肺胞と肺胞との間，肺胞と細気管支の間には Kohn の孔・Lambert の気管支といわれる肺胞連絡路があり，互いに流通していわゆる側副換気 co-lateral ventilation が行われ，これによって一部の終末細気管支が閉塞しても，ほかの肺胞から空気が送られ，換気が行われるといわれている．

図 65 呼吸運動

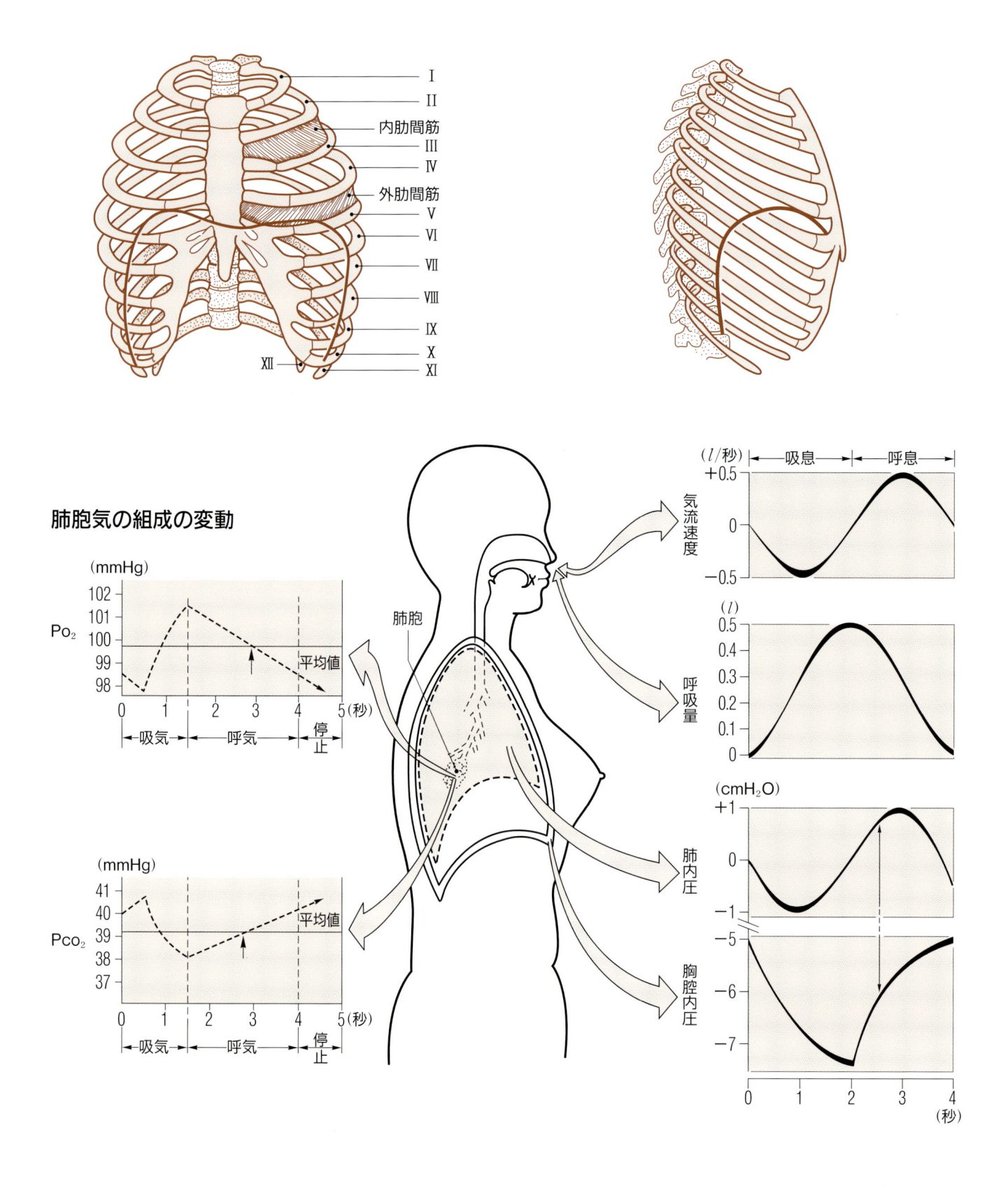

I
II
内肋間筋
III
IV
外肋間筋
V
VI
VII
VIII
IX
X
XII XI

肺胞気の組成の変動

P_{O_2} (mmHg)
102
101
100
99
98
0 1 2 3 4 5 (秒)
吸気 — 呼気 — 停止
平均値

P_{CO_2} (mmHg)
41
40
39
38
37
0 1 2 3 4 5 (秒)
吸気 — 呼気 — 停止
平均値

肺胞

吸息 — 呼息

気流速度 (l/秒)
+0.5
0
-0.5

呼吸量 (l)
0.5
0.4
0.3
0.2
0.1
0

肺内圧 (cmH$_2$O)
+1
0
-1

胸腔内圧
-5
-6
-7

0 1 2 3 4 (秒)

2　呼吸運動

1. 呼吸運動とは

呼吸運動とは肺を膨大，縮小させて肺内の空気を更新させる運動をいう．しかしこの呼吸運動は肺が自力で行う運動ではなく，肺を入れる胸郭と横隔膜の拡大，収縮，弛緩などによって，全く他動的に行われている．

この胸郭内腔を増減させる方法としては，2つの方法がある．その1つは胸郭の前後径および左右径を拡大，縮小させることによって行うもので，内外肋間筋などいわゆる呼吸筋を働かせ，脊柱に対し，肋骨および胸骨を上下させることによって行われる．このため，これを肋骨呼吸あるいは胸式呼吸と呼んでいる．

ほかの1つは，横隔膜の運動によって行うもので，横隔膜の筋が収縮すると，横隔膜が沈下し，胸郭の上下径を増大させて，外気が肺内に吸入される．このため横隔膜呼吸あるいは横隔膜の沈下によって腹腔が圧迫され，腹壁が前方に出るため腹式呼吸と呼んでいる．

a. 吸息運動

肺呼吸における吸息運動は，胸郭の挙上，横隔膜の沈下の2つの運動によって，胸郭が拡大され，他動的に外気が肺内に流入して行われる．胸郭の挙上は，主として外肋間筋，軟骨間筋の収縮によって行われる．また，横隔膜はその収縮によって沈下する．肺に接している横隔膜の面積は約250～300 cm^{2}あり，吸息時に平均約10 mm沈下すると，胸郭の容積は約250～300 ml増加し，それだけの空気が肺に流入することになる．すなわち，1回呼吸量の50％以上を横隔膜呼吸によってまかなえることになる．コルセットや帯などで胸腹部を緊縛したり，妊娠後期などで腹部からの圧迫があると横隔膜の沈下が円滑に行われず，無意識の中に肋骨呼吸が強く行われるようになり，肩や胸が大きく動くようになる．

b. 呼息運動

呼息運動は，吸息運動とは異なり，胸郭，肺などの復元性 recoil によるところが大きい．すなわち，胸郭の自重による沈下，肺胞の弾力性などが大きく作用し，そのほか，主呼息筋である内肋間筋の収縮，補助呼出筋である腹壁の筋の収縮，横隔膜の挙上などによって肺内空気の排出が行われる．

2. 呼吸運動に伴う胸腔内の変化

a. 気流速度 air flow（air verosity）

呼吸運動に伴い大気が肺内に吸入，呼出される．この空気の流入，流出速度は毎秒の気流量で表され，一般には，気流量＝肺内圧/気道抵抗で示される．すなわち気流量は肺内圧に比例している．気道抵抗とは，後述のように呼吸に伴って気道を流れる気流の摩擦抵抗で，肺胞内の圧力と，気道の出入口の圧力との差を，そのときの気流速度で除した値である．

呼吸量をVとすれば，気流速度$\dot{V}$はdV/dtであり，肺内圧$P = K_1 \dot{V}$となる．K_1は弾性抵抗である．しかし，気道の空気の流れに乱れのある場合には，乱流 turbulent flow を生じるために肺粘性抵抗 pulmonary resistans K_2 が加わり，$P = K_1 \dot{V} + K_2 \dot{V}^2$としなければならない．

b. 肺内圧 intrapulmonic pressure（P）および胸腔内圧 intrathoracic pressure（R）or intrapleural pressure

胸腔内圧は常に大気圧より低く，Dondersの陰圧と呼ばれ，呼吸運動に伴って大気圧に対し-5～-8 cmH$_2$Oの変動を示す．これに関連して肺内圧も± 1 cmH$_2$Oの変化がみられ，1回の呼吸によって肺内に約400～500 mlの空気が流入出することになる．

図66　肺容量(1)

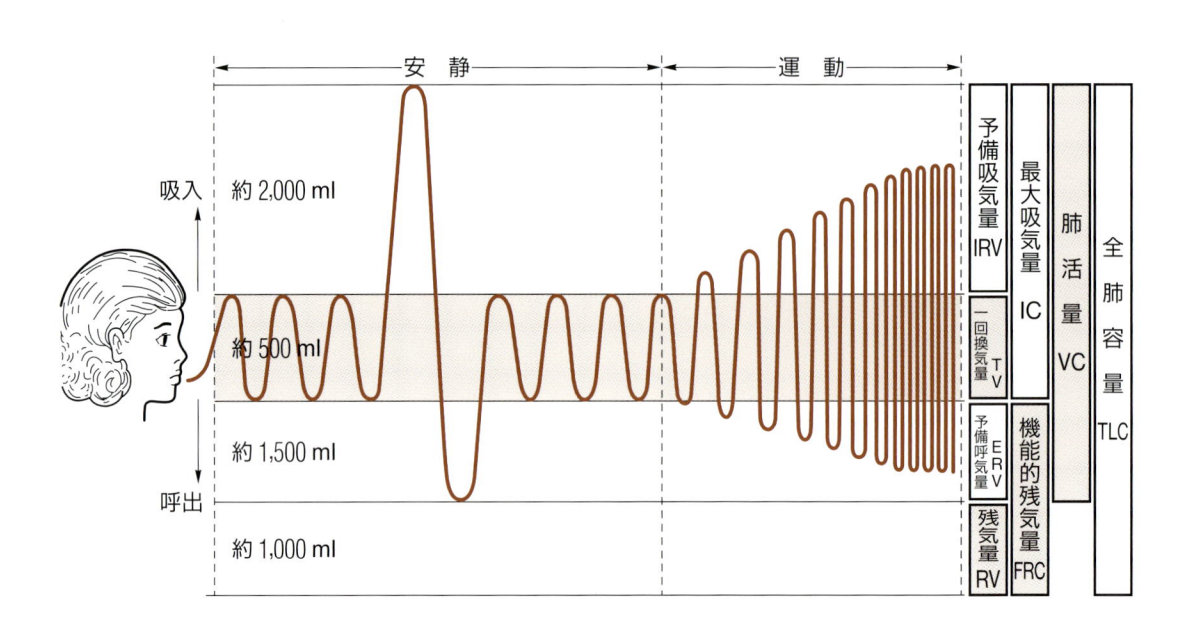

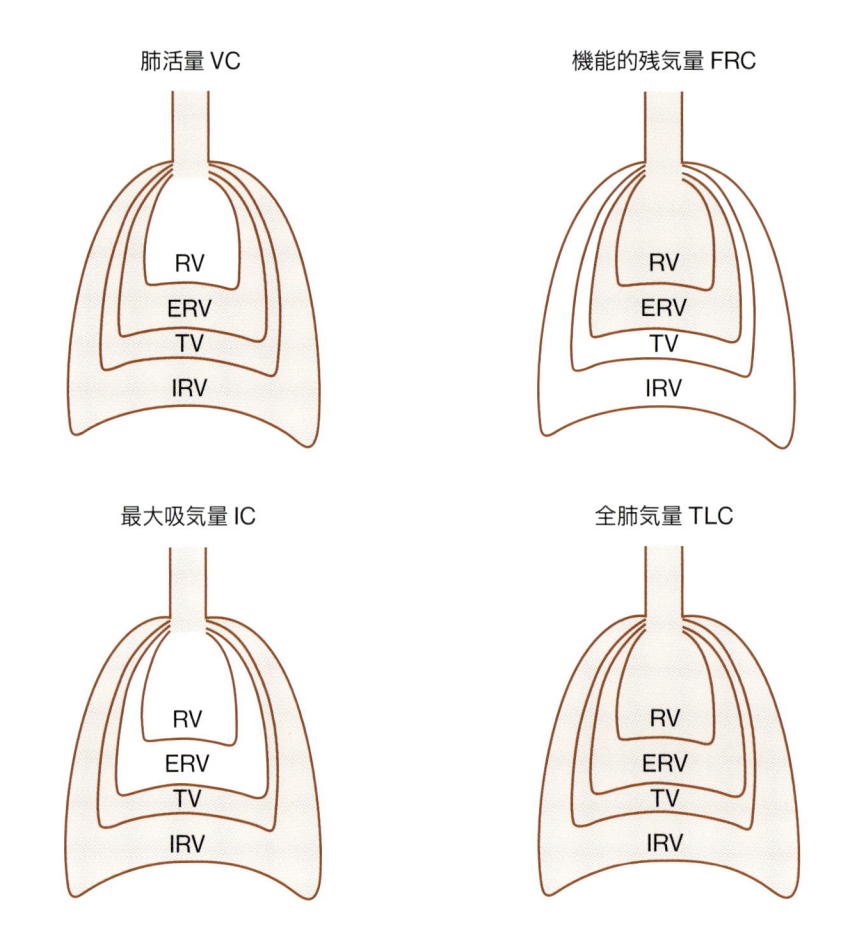

	安静	運動

- 吸入 ↑
- 約2,000 ml … 予備吸気量 IRV
- 約500 ml … 一回換気量 TV
- 約1,500 ml … 予備呼気量 ERV
- 呼出 ↓
- 約1,000 ml … 残気量 RV

最大吸気量 IC ／ 機能的残気量 FRC ／ 肺活量 VC ／ 全肺容量 TLC

肺活量 VC
- RV
- ERV
- TV
- IRV

機能的残気量 FRC
- RV
- ERV
- TV
- IRV

最大吸気量 IC
- RV
- ERV
- TV
- IRV

全肺気量 TLC
- RV
- ERV
- TV
- IRV

c．肺胞気組成の変動

空気の流入出によって肺胞気と，肺胞毛細血管の間で後述のガス交換が行われる．これによって肺胞気のPo_2とPco_2が図65下のようにほとんど相対的な変化を示し，肺呼吸の目的が果たされている．

3．呼吸数

呼吸数は年齢によって異なり，およそ下表のとおりであるが，そのほかにも体位，外気温，体温，筋肉運動，精神的興奮など多くの要因によって影響を受け，また意識的に呼吸数を変えることもできる．一般に胸郭や腹部の動きを数えたり，他覚的には胸に中空の管を巻いてタンブールより記録する方法，鼻口にサーミスターをつけて呼吸気の温度差によって測定する方法などによって測定される．運動時などでは，呼吸数，呼吸の深さがともに増加し，一定限界までは運動強度に比例して増加する．しかし，呼吸数60〜70回/分以上になると換気率が非常に悪くなる．この場合，測定方法の技術的問題もあって，真の呼吸数を測定しているか否かも問題である．

呼吸数（回/分）

ヒト			
年齢	呼吸数	年齢	呼吸数
新生児	40〜50	10歳	25
1歳	30〜35	15〜20歳	18〜20
2歳	30	25歳	16
5歳	26〜28	50歳	18

動物			
ネコ	15〜26	サル	19〜52
イヌ	11〜38	ラット	75〜115
ウサギ	25〜60		

4．全肺気量 total lung capacity（肺容量）

安静時，1回の呼吸によって肺に出入りする空気の量は，400〜500 ml前後である．これを1回呼吸（気）量あるいは1回換気量 tidal volume（TV）という．しかし，鼻から肺胞にいきつくまでの気道の容積は，ガス交換に全く関係のない部分で，これを死腔 dead space または不用空間と呼んでおり約150 mlある．

さて，正常の吸息後，さらに努力すれば1,500〜2,000 mlの空気を吸うことができる．これを予備吸気量 inspiratory reserve volume（IRV），complementary volume という．

また，正常呼息後，呼吸筋に力が入らず，安定した状態の安静呼気位を基準位という．基準位からさらに努力して吐き出せば，約1,500 mlの空気を呼出することができる．これを予備呼気量 expiratory reserve volume（ERV）という．

これらの3者を合わせたものが肺活量 vital capacity である．肺活量には，その測定方法のうえから次のような種類がある．

① 相加（あるいは2段）肺活量：平静呼気レベルより吐ける最大量（予備呼気量）と，平静呼気レベルより吸える最大吸気量（深吸気量）を別々に求め，この2つの量の和を求めたもの．
② 吸気肺活量：できるだけ空気を呼出したレベルから，できるだけ吸気したときの吸気量．
③ 呼気肺活量：できるだけ空気を吸入したレベルから，できるだけ呼出したときの呼出量．
④ 努力性肺活量 forced vital capacity（FVC）あるいは時間肺活量 timed vital capacity（TVC）：最大限に空気を吸ったところから最大の努力で，できるだけ速く，できるだけ多く呼出した場合の呼出量．

何の断わりもなく肺活量といった場合には，何回かの測定を行った最大の値をとることになっており，健常者では各種の肺活量にそれほど差のみられないのが普通である．日本成人男子で3,500〜4,000 ml，女子で2,500〜3,500 mlといわれているが，体格によって非常に差があり，この個人差を少なくするために体表面積当たりにすると男子約2,500 ml/m²，女子約1,800 ml/m²ぐらいである．なお，年齢によっても異なり，20歳前後で最も大きく，歳をとるに従って減少する．Boldwinは多くの実験の結果，肺活量正常予測式を算出し，これによるノモグラムが多くの人に利用されている．

さて，最大努力して予備呼気量を呼出しても，肺内にはなお1,000〜1,500 mlの空気が残っている．これを残気量 residual volume（RV）といい，残気量と肺活量の比を残気率といっている．仮に加齢によって肺の弾力（recoilする能力）が失われ，過膨張 hyperinflation の状態に陥ると残気率が増加してくる．

なお，予備呼気量と残気量とを合わせたものを機能的残気量 functional residual capacity（FRC）という．機能的残気量は肺のO_2摂取に直接影響を与えるところで，呼吸運動が早く激しくなると増大し，運動による呼吸の変化などにも直接関連している．

図67 肺容量(2)

肺気量の正常値（概算値）

	男性20〜30歳 (体表 1.7 m²)	男性50〜60歳 (体表 1.7 m²)	女性20〜30歳 (体表 1.6 m²)
最大吸気量	3,600	2,600	2,400
予備呼気量	1,200	1,000	800
肺活量	4,800	3,600	3,200
残気量	1,200	2,400	1,000
機能的残気量	2,400	3,400	1,800
全肺気量	6,000	6,000	4,200
残気率	20%	40%	24%

単位 ml（Comroe による）

体位による肺気量分画の変化

		平均値(ml)		差(ml)
		坐位	仰臥位	
男	ERV	1,389	991	＋398
	RV	1,691	1,465	＋226
	IC	2,708	3,027	－319
	VC	4,098	4,018	＋ 80
	FRC	3,080	2,456	＋624
	TLC	5,788	5,483	＋305
女	ERV	1,013	659	＋354
	RV	1,553	1,211	＋342
	IC	2,094	2,451	－357
	VC	3,107	3,109	－ 2
	FRC	2,565	1,869	＋696
	TLC	4,659	4,320	＋339

(Whitfield ら)

肺活量予測値を算出するノモグラム

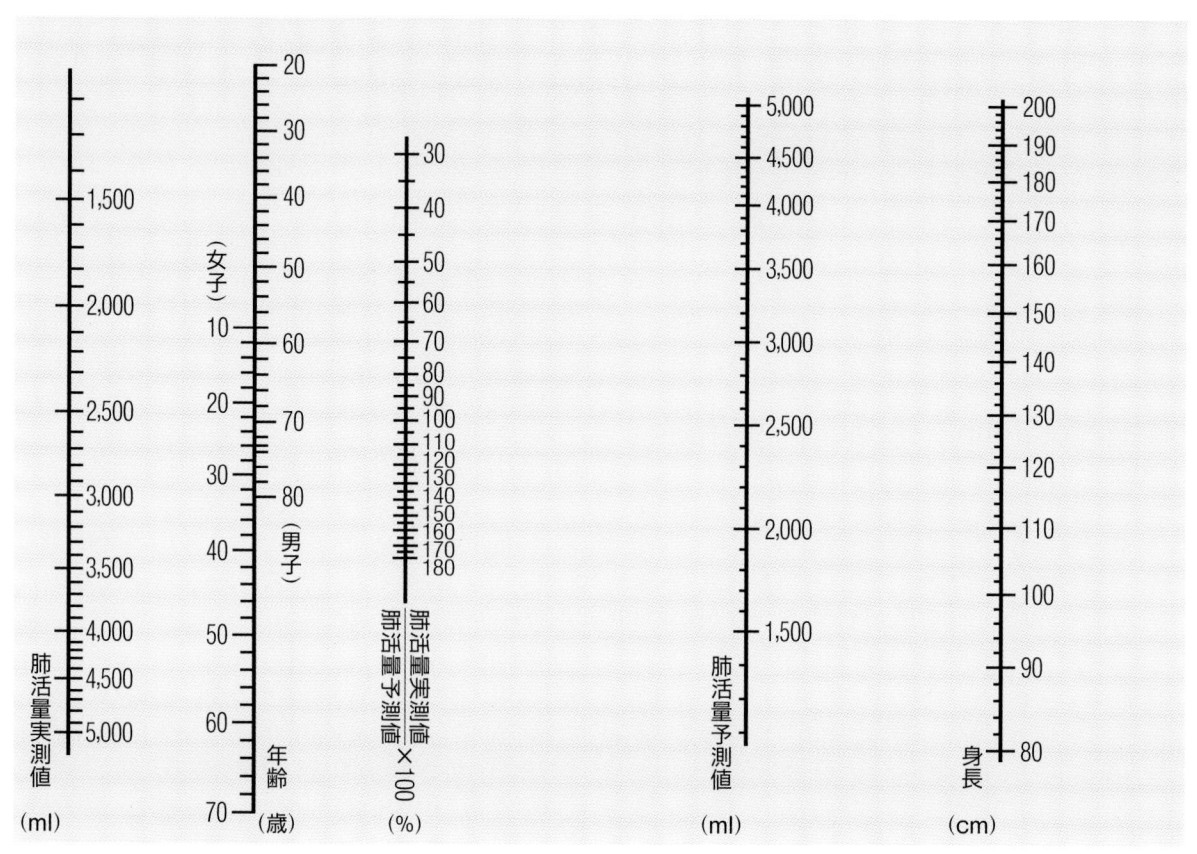

ボールドウィンの正常予測式
男〔27.63－(0.112×年齢)〕×身長(cm)
女〔21.78－(0.101×年齢)〕×身長(cm)

3　換気

1. 換気量と換気率

前述の肺気量は，主として静的状態にある胸郭，横隔膜，肺の大きさなどに関連するものである．しかし，からだを動かす日常生活や，運動時などの動的状態では，むしろ呼吸による換気能力が問題である．平静な1回呼吸で肺に出入りする空気の1回換気量と，1分間の呼吸数の積を毎分換気量といい，成人男子，安静時で毎分換気量＝1回換気量×1分間の呼吸数＝400〜500 ml×16＝6,400〜8,000 ml/分である．運動時には，この両者がともに増加するためにその7〜10倍にも達することがある．しかし，1回換気量を仮に500 mlとしても，前述の死腔があるために肺胞気の換気率は，

$$換気率 = \frac{1回換気量-死腔}{肺胞気} \times 100$$

$$= \frac{1回換気量-死腔}{予備呼気量+残気量} \times 100$$

$$= \frac{500-150}{1,500+1,000} \times 100 = 14\%$$

のとおりで，成人男子，安静時，1回の呼吸によってわずかに約14％の空気が新しく入れ換えられるに過ぎない．しかも，この値は各個人あるいはそのときの状態によって大きく動揺し，必ずしも一定していない．なお一定量の O_2 を摂取するために，毎分どのくらいの呼吸量が必要であるかを知ることができれば，呼吸の力学的能率を推定できる．このため

$$\frac{毎分呼吸量(ml)(BTPS)}{O_2 消費量\ ml/分(STPD)}$$

を算出して呼吸当量 ventilatory equivalent あるいは特殊換気能といっている．正常値は 28±5 で，1 ml の O_2 を摂取するために 28 ml の空気が必要であることを意味している．

次に，呼吸機能にとって重要なものに呼吸の速さがある．いくら肺活量が大きくても，呼吸の速さが遅ければ能率は非常に悪い．一定時間内（普通15〜30秒）に，自発的にできるだけ速く，しかも，できるだけ深く呼吸を繰り返し行ったときの全換気量を，最大換気量 maximal voluntary ventilation（MVV）という．一般に maximal breathing capacity（MBC）という言葉も使われているが，MBC は運動させたり，CO_2 を吸入させて呼吸中枢を刺激しても測定することができる．したがって MVV という表現ならばその測定法まで明確に表示していることになる．

きわめて短時間の最大換気量の測定では，150〜200 l/分にも達する成績を得ることがある．しかし，実際の成人男子の成績では90〜150 l/分ぐらい，女子75〜120 l/分ぐらいといわれ，個人差を除去するために体表面積当たりにすると約70 l/m^2 分ぐらいである．性，年齢，体表面積と相関し，Boldwin らの正常予測式

男：〔86.5－(0.522×年齢)〕×体表面積(m^2) l/分/m^2
女：〔71.3－(0.474×年齢)〕×体表面積(m^2) l/分/m^2

より算出される正常の値に対する百分率で比較される．

加齢により低下し，肺の収縮・拡張の度合い，弾力性など，よく肺機能を反映する．しかし，肺疾患患者では測定に危険を伴う恐れがあり，最大限の努力を行わせることが困難で，これが測定値の信頼性，再現性を悪くしている．

Tiffeneau は最大努力呼吸曲線を描かせて，肺活量に時間的因子を加えた時間肺活量（TVC）を測定し，これが MVV（あるいは MBC）と同様の意義があることを発見した．すなわち，MVV の大きいヒトは TVC，1秒量，1秒率も高く，その逆も成立するというのである．時間肺活量は，前述の努力性肺活量と同じで，この呼出曲線の各時間(秒)における接点が，その気流の速度を示すことになる．

1秒量 foced expiratory volume in 1.0 sec（$FEV_{1.0}$）とは，最大吸気後に最大努力呼気を行ったときの，最初の1秒間に呼出するガス量をいう．1秒率($FEV_{1.0}\%$)とは，1秒量を肺活量で除した値に100を乗じた百分率(％)で，この際，測定した肺活量の最大値（VC）を使うか，努力性肺活量を使うかによって

$$Gaensler の1秒率 = \frac{1秒量}{努力性呼出肺活量} \times 100\%$$

$$Tiffeneau の1秒率 = \frac{1秒量}{肺活量} \times 100\%$$

のように異なってくる．一般に Gaensler の1秒率が用いられているが，後述の air trapping があると努力性肺活量が普通の肺活量よりもかなり低い値を示すことがあり，1秒率が不当によい値を示す欠点がある．Tiffeneau の1秒率は，このような閉塞性変化をよく表現するといわれている．

なお，1秒量の正常値は滝島らによって

男：〔27.3－0.339×(年齢－18)〕×身長(cm)ml
女：〔18.0－0.175×(年齢－18)〕×身長(cm)ml

の予測式が立てられている．

最大換気量や1秒量は，正常予測値の±20％以内が正常と考えられ，1秒率は一般に70％以下を異常としている．

図68 肺機能(1)

スパイログラムの1例

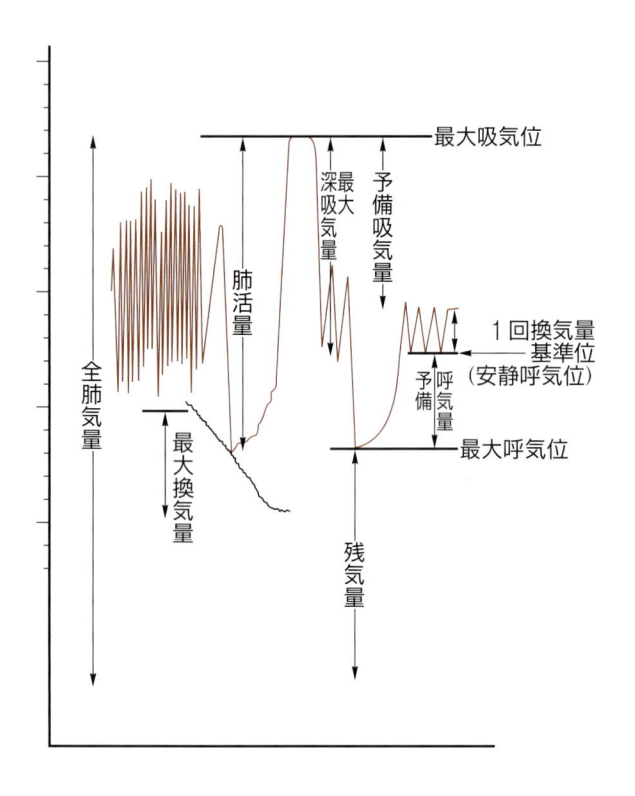

1秒率の算出

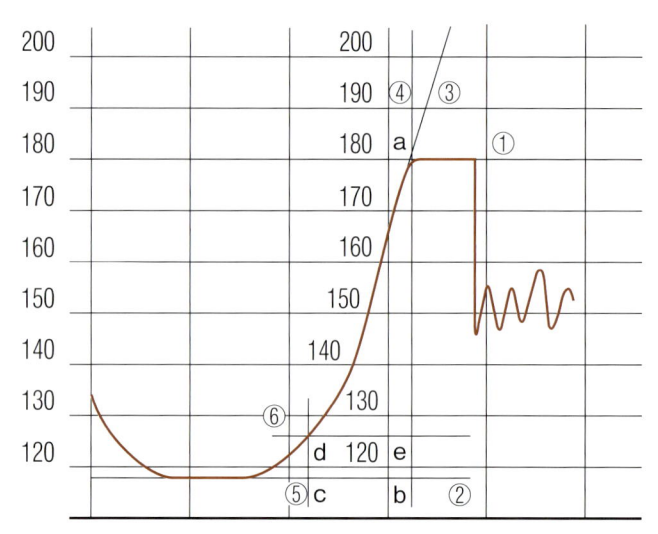

安静換気ののち，最大吸気をさせ，キモグラフの回転を高速にして努力性呼出を行う．①最大吸気位を決める．②最大呼気位を決める．③呼出の直線部分を延長し，①との交点を求める．a：呼出の最初の部分がはっきりしていれば，その点をaとしてもちろんかまわない．④その交点から垂線を下ろし，②との交わりを求める(b)．⑤bから水平に32 mm(1秒)の点を求める(c)．⑥cに立てた垂線と呼出曲線との交点(d)を求める．dを通る水平線と直線a，bとの交点をeとする．a→bが努力性肺活量，a→eが1秒量．

肺内圧と肺容積の関係

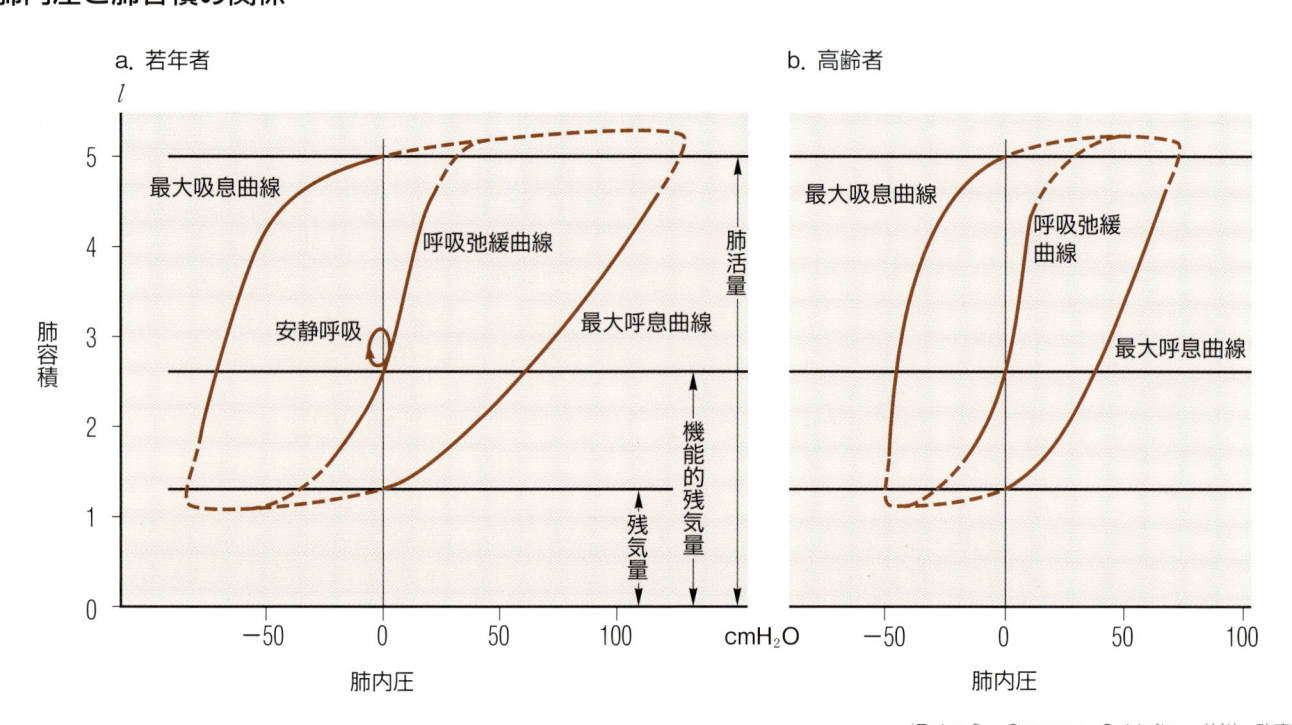

a. 若年者

b. 高齢者

(Rahnら，Comroe，Schlafke，井川　改変)

2. 換気能力と肺容量

肺が一定の形を保っているのは，胸腔内と肺胞内の圧力の差，いわゆる肺胞間圧によっている．したがって，この圧差が変化すれば，当然肺容積も変動するわけである．これには肺の弾性，伸張の度が大きく作用してくる．仮に，その圧差 P が ΔP だけ増加したときの肺容積の変化が ΔV であるとすれば，肺の弾性を肺コンプライアンス pulmonary compliance (Clt)（伸張率）として示すことができる．すなわち，

$$\mathrm{Clt} = \frac{\Delta V}{\Delta P}$$
$$= \frac{\text{肺の容積変化}}{\Delta (\text{口腔内圧} - \text{胸腔内圧}(\text{食道内圧}))} \ l/\mathrm{cmH_2O}$$

であり，エラスタンス elastance の逆数に相当する．この値が大きいほど肺が膨らみやすい性質をもっていると考えればよいであろう．

a. 肺コンプライアンス

安静にして，全肺気量を測定しながら，その間，一時的に呼吸を止め，気道内に気流を生じないようにして，肺内圧 P と肺容積 V を連続的に測定する．横軸に肺内圧，縦軸に肺容積をとって作図すると図 68 下のようになる．上限が全肺気量に相当し，下限の値が残気量となる．図の中央を斜めに走る線が，いわゆる呼吸弛緩（圧）曲線 relaxation curve で，この傾斜角 tangent $l/\mathrm{cmH_2O}$ が肺・胸郭系のコンプライアンスである．なお，この肺内圧 0 点が機能的残気量にあたる．これには年齢的な変化がみられず，図 68 下 b のように高齢者では全肺気量が減少し，機能的残気量が増加しているために，その総合として年齢的変化が相殺されてしまう．

安静 1 回換気量の範囲内で一時的に呼吸を止めて測定する場合，静的肺コンプライアンス static pulmonary compliance といい，健康男子で $0.18 \pm 0.51 \ l/\mathrm{cmH_2O}$，女子 $0.139 \pm 0.27 \ l/\mathrm{cmH_2O}$，成人の死体の肺で $0.22 \ l/\mathrm{cmH_2O}$ といわれている．

動的肺コンプライアンス dynamic pulmonary compliance とは，安静呼吸を行わせながら呼気位と吸気位の食道内圧（胸腔内圧）を測り，その差を ΔP として計算したもので，より自然な状態といえよう．健常者で安静の場合には，静的および動的肺コンプライアンスの差はあまりみられない．しかし，喘息や肺気腫などで，気道の抵抗，肺の弾性などが変化した場合には大きな差がでてくる．全肺コンプライアンス overall pulmonary compliance とは，換気量の全域にわたるものとして，次式によって表される．

$$\frac{\text{全肺コン}}{\text{プライアンス}} = \frac{\text{肺活量}}{\text{最大呼気位食道内圧} - \text{最大吸気位食道内圧}}$$

b. 胸郭コンプライアンス

胸郭の容積に影響を与えるものは，胸腔内圧と体表面圧との圧差である．実際には呼吸筋の働きを止めて，受動的に胸郭の運動を行わせなければ胸郭の弾性，胸郭容積の変化を測定することはできない．普通，次式によって表される．

$$\frac{\text{胸郭コンプラ}}{\text{イアンス Cw}} = \frac{\text{胸郭容積の変化}}{\Delta [\text{胸腔内圧}(\text{食道内圧}) - \text{体表面圧}]}$$

成人の正常値は約 $0.2 \ l/\mathrm{cmH_2O}$ 付近にある．

c. 肺・胸郭系の弾性

静的状態では，呼吸による胸郭容積の変化と肺容積の変化とが，ほとんど換気量の変化と等しくなる．したがって，胸郭容積変化＝肺容積変化＝換気量，肺・胸郭系の応力＝肺応力＋胸郭の応力，とすれば，次のようになろう．

$$\frac{\text{肺・胸郭系コン}}{\text{プライアンス Crs}} = \frac{\text{換気量}}{\Delta (\text{口腔内圧} - \text{体表面圧})}$$

3. 気道の抵抗

呼吸によって気道を流れる空気は，その空気分子間の摩擦，空気と気道壁との摩擦によって抵抗を生じる．これを気道抵抗 airway resistance（Raw）という．

$$\text{気道抵抗} = \frac{\text{肺胞内圧} - \text{口腔内圧}}{\text{気流速度}} \ \mathrm{cmH_2O}/l/\text{秒}$$

$1 \ l/$秒の気流が生じるためには何 $\mathrm{cmH_2O}$ の圧力差が必要かということである．そのほか，気道と肺組織の抵抗を示す肺粘性抵抗 pulmonary resistance（R_l）あるいは全呼吸器の粘性抵抗という意味で，呼吸抵抗 respiratory resistance（Rrs）などが用いられる．その正常値は気道抵抗約 $1.5 \ \mathrm{cmH_2O}/l/$秒，肺粘性抵抗約 $1.7 \ \mathrm{cmH_2O}/l/$秒，呼吸抵抗約 $2.7 \ \mathrm{cmH_2O}/l/$秒といわれる．

図 69 上は，努力呼出をさせた場合の肺気量を横軸に，気流速度を縦軸にとって描記させたもので，フローボリウム曲線 flow-volume curve といい，ことに細い気道の通過障害がある場合に，努力呼出の終わりの部分で気流速度が著明に減少し，その曲線の減少度（傾斜）が小さくなってくる．

図69 肺機能(2)

呼吸流量曲線

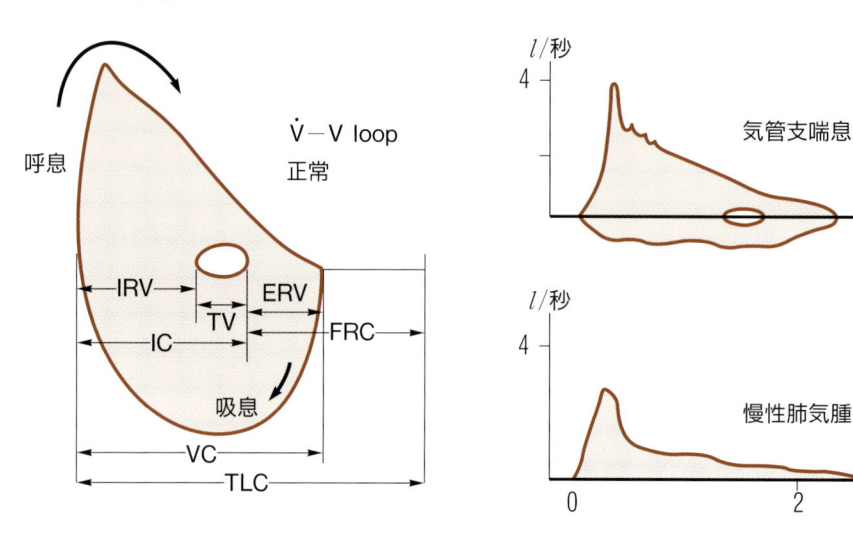

V̇-V loop 正常

呼息
吸息
IRV / TV / ERV
IC / FRC
VC
TLC

気管支喘息 (l/秒)

慢性肺気腫 (l/秒)

(井川ら)

最大換気量と換気障害（実際のMBC測定には15〜20回換気させる）

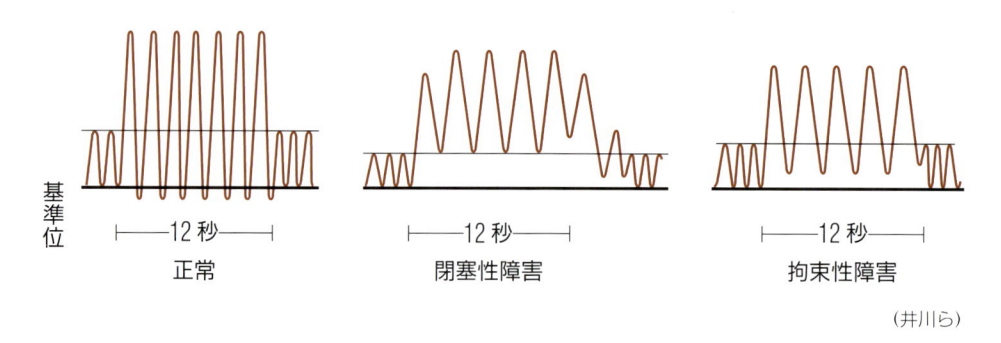

基準位

正常 ――12秒――
閉塞性障害 ――12秒――
拘束性障害 ――12秒――

(井川ら)

換気障害の分類

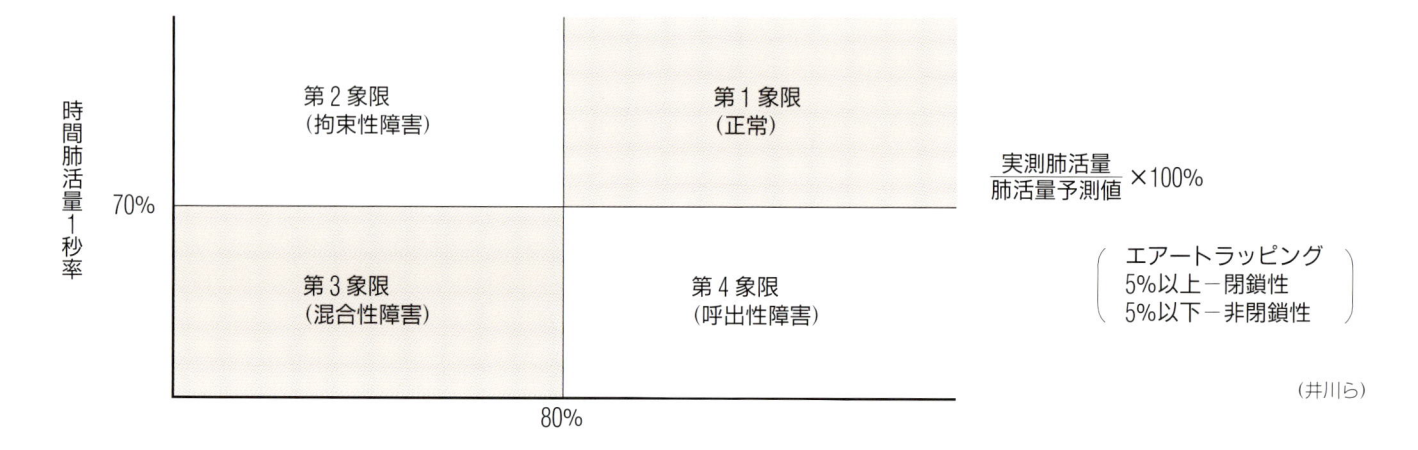

時間肺活量1秒率

70%

第2象限（拘束性障害）
第1象限（正常）
第3象限（混合性障害）
第4象限（呼出性障害）

80%

$$\frac{実測肺活量}{肺活量予測値} \times 100\%$$

（エアートラッピング
5%以上－閉鎖性
5%以下－非閉鎖性）

(井川ら)

4　呼吸機能を変動させる因子

1. 体位による変化

　肺気量を測定する場合，呼吸運動に関係する諸因子の影響を受ける．まず，測定時の姿勢，体位によって呼吸運動の制限，血液循環の変化などの影響を受け測定値が異なってくる．

　立位，座位が最も大きく，その差も少ない．しかし，側臥位，仰臥位，伏臥位ではこの順に漸次その減少がみられる．この減少は肺気量分画のすべてにみられるが，特に予備呼気量の減少が著明で，したがって機能的残気量も減少する．仰臥位では胸腔内に血液が余分に貯留し，また，腹部内臓が横隔膜を押し上げることも大きな要因となっている．立位の場合，安静呼気の基準位で，肺が全肺気量の約1/2に膨張しているが，仰臥位ではその約1/3程度といわれている．時間肺活量の努力性肺活量の測定でも同様で，この場合には胸部，呼吸筋，気道などの影響がさらに大きくなり，同じ条件で測定した単なる肺活量よりもやや低値を示すことが多い．

2. 体格，年齢，性別による変化

　体格によって胸郭の大きさが異なっているために，肺気量，肺機能ともに，体格に関連する年齢，身長，体重，体表面積，性別などによって異なってくる．肺活量は成長するに従い増加し，男子では20歳前後，女子では17歳前後に最大となり，以後歳をとるに従い減少する．その分画の上からみると，予備呼気量の減少が著明で，機能的残気量が減少するにもかかわらず残気量は不変かむしろ増加する傾向にある．

　最大換気量は性，年齢，体表面積に関係し，1秒量は性，年齢，身長に関係する．

3. 日内運動

　肺活量は，午前，午後のいずれに測定してもほとんど変わらず，また，毎日測定したときの変動幅は±3%以下である．

4. 病的状態による変化

　たとえば肺結核，肺気腫，肺炎あるいは胸膜炎などの場合，呼吸面積の減少，呼吸運動の制限から，肺気量が減少する．

5. 肺換気機能の障害

　Boldwin らは換気機能障害を，拘束性障害 restrictive impairment と，閉塞性障害 obstructive impairment との2つに分けている．前者は主として肺活量が減少するもので，肺のフイゴ運動が制限され，1回の換気量を大きくしようとしてもできない状態にある．以前は線維性 fibrotic といわれていたものである．後者は気道の完全または不完全な閉塞によって起こる呼出障害で，従来，気腫性 emphysematous と呼ばれていたものである．この両者がともに侵されたものを混合性換気機能障害 combined ventilatory impairment という．不完全閉塞障害には気管支の攣縮状態や，分泌物が弁状になって空気の排出を阻害するチェックバルブ check valve 機構などがあるか否かが大きく作用する．これが存在すると吸気が完全に呼出できず，空気が肺胞内に捕えられ（エアートラッピング air trapping），肺は膨張した状態になり，機能的残気量，残気量が増加し，残気率も上昇する．残気はスパイロメーターで測定できないため，一般に次の式から推定される．

$$\text{Leslie の指数} = \frac{\text{吸気肺活量} - \text{呼気肺活量}}{\text{吸気肺活量}} \times 100\%$$

$$\text{エアートラッピングの指数} = \frac{\text{肺活量} - \text{努力性肺活量}}{\text{肺活量}} \times 100\%$$

　また，努力性肺活量で吐き出す呼吸曲線の初期に折り曲がりがあればチェックバルブの存在を示唆し，最大換気量の測定で安静呼気基準位の上昇から換気障害の種類を推定できる．

1）肺活量の減少する疾患
① 肺実質の減少：肺炎，肺結核，肺腫瘍，肺切除後など
② 胸膜の疾患：浸出性胸膜炎，胸膜の肥厚，癒着など
③ 胸郭，肋骨の病変：胸郭成形，変形など
④ 呼吸筋の麻痺：小児麻痺，神経系の疾患など
⑤ 横隔膜の挙上：腹水，腹部腫瘍，妊娠，横隔膜神経麻痺など
⑥ 肺，胸郭の弾性低下：肺線維腫など

2）1秒率の減少する疾患
　肺気腫，気管支喘息，気管支炎など．
　しかし，実際には肺機能の測定値が必ずしも一定の傾向を示すとは限らず，多くの要因が互いに関連している．

図70 ガス交換(1)

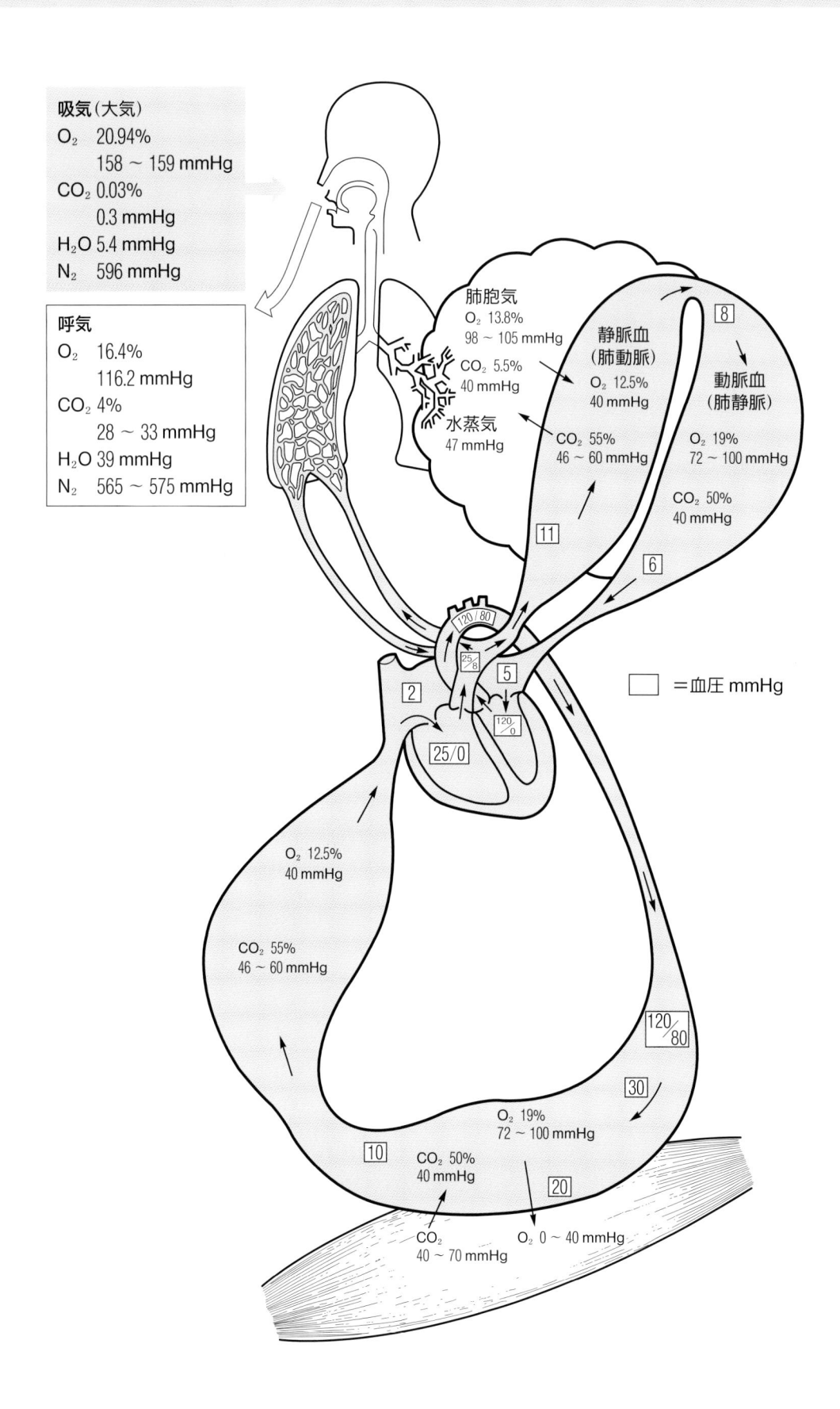

吸気（大気）
O₂ 20.94%
　　158〜159 mmHg
CO₂ 0.03%
　　0.3 mmHg
H₂O 5.4 mmHg
N₂ 596 mmHg

呼気
O₂ 16.4%
　　116.2 mmHg
CO₂ 4%
　　28〜33 mmHg
H₂O 39 mmHg
N₂ 565〜575 mmHg

肺胞気
O₂ 13.8%
　98〜105 mmHg
CO₂ 5.5%
　40 mmHg
水蒸気
47 mmHg

静脈血（肺動脈）
O₂ 12.5%
　40 mmHg
CO₂ 55%
　46〜60 mmHg

動脈血（肺静脈）
O₂ 19%
　72〜100 mmHg
CO₂ 50%
　40 mmHg

□ ＝血圧 mmHg

O₂ 12.5%
40 mmHg

CO₂ 55%
46〜60 mmHg

O₂ 19%
72〜100 mmHg
CO₂ 50%
40 mmHg

CO₂ 40〜70 mmHg
O₂ 0〜40 mmHg

5　ガス交換とガスの運搬

1. 肺胞および組織におけるガス交換

　私たちが呼吸している大気の組成は，乾燥した空気で，20.94％のO_2，0.03％のCO_2を含み，残りはほとんどN_2で，希有ガスがごく微量に含まれている．大気中で最も変動の大きいのは湿度に伴う水蒸気である．さて，鼻腔や口腔から吸入された空気は，気管，気管支を経て肺胞に達し，肺胞を取り囲む毛細血管の壁を通してO_2が血液中に取り込まれ，血液中のCO_2が肺胞内に放出される．しかし，肺胞で取り入れられるO_2は，まず，肺胞上皮細胞，基底膜，毛細血管内皮細胞膜を通過し，ついで血漿，血液有形成分の大部分を占める赤血球の膜，赤血球基質を通って，その成分であるヘモグロビン hemoglobin まで到達しなければならない．この肺胞気と血液の間のO_2拡散は全く受動的なもので，Fick の拡散の法則に代入し，「1分間に膜を通って摂取されるO_2量（$\dot{V}_{O_2}$）は，肺胞気の平均O_2分圧（$\bar{P}_{AO_2}$）と血液平均O_2分圧（$\bar{P}_{aO_2}$）の差に比例する」という Bohr の式

$$D = \frac{\dot{V}_{O_2}(ml/分)}{\bar{P}_{AO_2} - \bar{P}_{aO_2}(mmHg)}$$

が成立する．この D がO_2分圧の圧差 1 mmHg につき 1 分間に摂取されるO_2量であり，拡散係数 diffusion coefficient と呼ばれ，CO_2でも同様の関係が成立する．吸気，呼気，肺胞気および動静膜血中のガス組成とその分圧を示すと**下表**のとおりで，肺胞は通常，水蒸気で飽和されているために，37℃のときの水蒸気分圧 47 mmHg を差し引いて計算される．

呼吸ガスおよび血液ガスの分圧

	容積％		分圧（mmHg）					容積％	
	吸気	呼気	吸気	呼気	肺胞気	動脈血	静脈血	動脈血	静脈血
O_2	20.94	16.44	158.3	116	103	95	40	19	13
CO_2	0.03	3.84	0.3	30	40	40	46	50	55
N_2	79.03	79.03	596.0	575	573	573	573	1	1
水蒸気			5.4	39	47	47	47	—	—
計	100	99.31	760	760	763	755	706	—	—

　さて，**図70**のように肺胞でO_2は，肺胞気中のO_2分圧98〜105 mmHg と，静脈血中の 40 mmHg との差，約60〜65 mmHg の圧力によって血液中に渡される．

　O_2の拡散係数は約 15〜35 ml/分であり，平均 25 ml/分としても分圧の差が 10 mmHg 以上あれば実際に行われている 250〜350 ml/分程度のO_2の吸収には十分である．

　一方，CO_2は，静脈血中分圧 46〜60 mmHg，肺胞気中分圧約 40 mmHg で，約 6〜20 mmHg の圧差があり，CO_2拡散係数はO_2の 25 倍も大きいので，実際に呼出される約 230〜300 ml 程度のCO_2の拡散には 0.3 mmHg の圧差があれば十分に行われる．なお，肺毛細血管とこれらのガスとは，通常 0.5 秒ぐらいの接触で平衡に達するといわれ，正常の肺毛細血管血流は 0.7〜0.8 秒，激しい運動時でも約 0.3 秒といわれているので，肺のガス交換能力には十分余力をもっているといえよう．組織におけるガス交換も，全く同一の機序で行われる．O_2は動脈血中 72〜100 mmHg，組織 0〜20 mmHg の分圧があり，その差 50〜100 mmHg の圧力で血液から組織に渡されることになる．CO_2は組織中 40〜70 mmHg，動脈血中約 40 mmHg で，圧差 0〜30 mmHg の圧力で組織から血液への拡散が行われる．

2. 肺内ガスの交換量

　前掲の表から，吸気と呼気の組成は容積％にして，それぞれO_2 20.94 および 16.44％，CO_2 0.03 および 3.84％で，N_2は全く不変と考えればよい．したがって，O_2の吸収はその差 4.50％，CO_2は 3.81％である．毎分換気量を 7 l とすれば，O_2は毎分約 310 ml 吸収され，CO_2は毎分約 260 ml 排出される．したがって呼気量は吸気量に比べて毎分約 40 ml 少ないことになる．この$\frac{CO_2 排出量}{O_2 吸収量}$が呼吸商 respiratory quotient（RQ）である．日本人では普通 0.80〜0.85，平均 0.82 といわれ，安静時のそれは全身の組織におけるCO_2産出量と，O_2消費量の総和を示すもので，エネルギー代謝の指標となる．また，組織内における酸化物質の違いによって，呼吸商の異なっていることがわかっているために，呼吸商の値から逆に体内で主として酸化されている物質が何であるかを推測することができる．しかし，呼吸，血圧，血流などが変化した場合にはあてはまらない（p. 253，エネルギー代謝の項参照）．

3. 肺内ガスの分布

　呼気の始めの部分の組成は，いわゆる死腔の空気が排出されてくるために大気とほとんど変わらず，ついで次第にO_2が少なく，CO_2の多いガスが出てくる．また，個々の肺胞はそれぞれ容積が異なり，必ずしも各肺胞の容積に比例した吸気が配分されるとは考えられない．しかし，健常者ではその不均等の程度が軽いので，一応，均等分布 uniform

図 71 ガス交換 (2)

肺胞でのガス交換

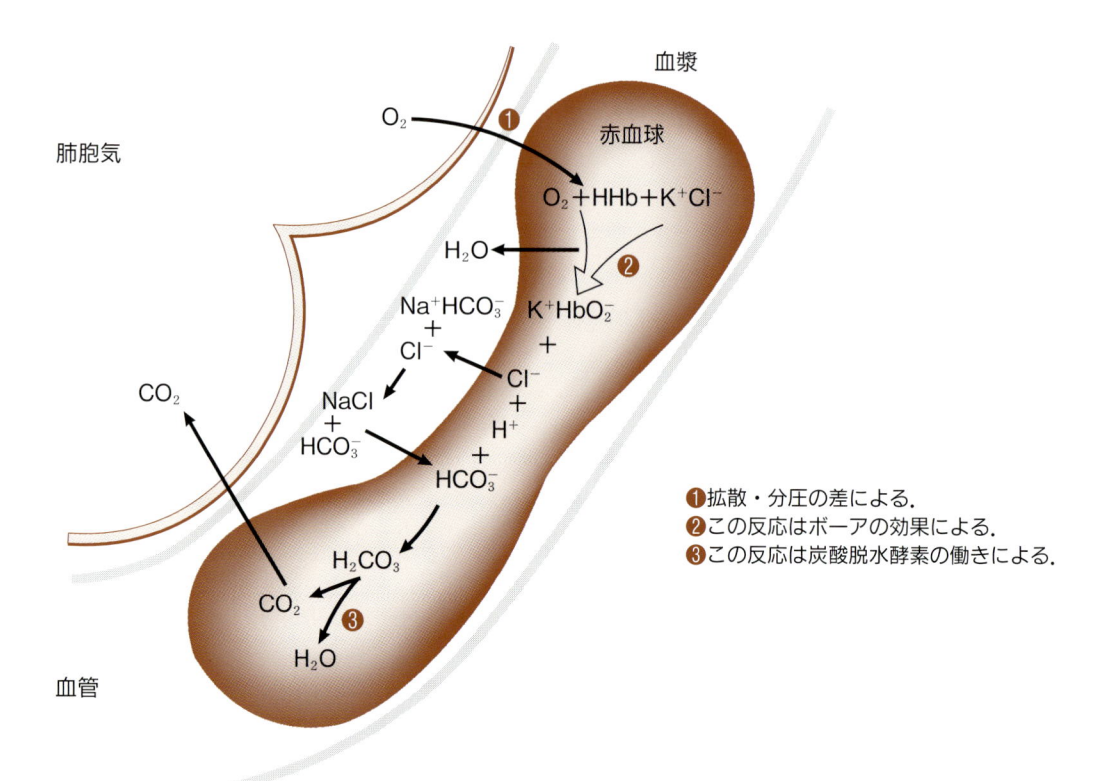

肺胞気／血漿／赤血球／血管

$O_2 + HHb + K^+Cl^-$

① O_2

② $K^+HbO_2^- + H_2O$

$Na^+HCO_3^- + Cl^-$
$NaCl + HCO_3^-$
$Cl^- + H^+ + HCO_3^-$

H_2CO_3

③ $CO_2 + H_2O$

①拡散・分圧の差による．
②この反応はボーアの効果による．
③この反応は炭酸脱水酵素の働きによる．

組織でのガス交換

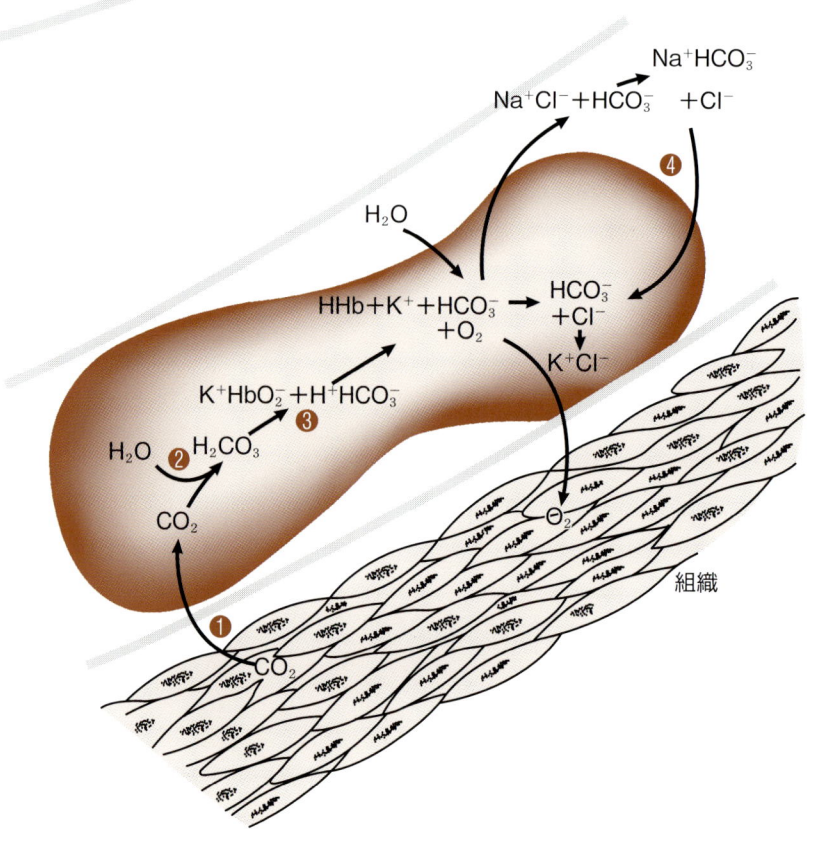

$Na^+Cl^- + HCO_3^- \rightarrow Na^+HCO_3^- + Cl^-$

④ $HCO_3^- + Cl^-$
K^+Cl^-

$HHb + K^+ + HCO_3^- + O_2$

③ $K^+HbO_2^- + H^+HCO_3^-$

② $H_2O \; H_2CO_3$

① CO_2

組織

①拡散・分圧の差による．
②この反応は炭酸脱水酵素の働きによる．
③この反応はボーアの効果による．
④クロール移動．

distribution とみなしている．吸気にあたり，肺胞がどのような経過をとるかは，前述の肺胞の弾性，気道抵抗，胸腔と肺胞内圧の差が大きな影響を与える．したがって，これらの因子が肺の部位によって著しく異なっていると肺内ガスの分布が不均等分布 non-uniform distribution となり，いわゆる局在性の不均等換気 regional inhomogeneity を起こしてくる．

また，肺胞気の組成は，呼吸の速さ，深さおよび後述のように肺の血液循環の影響によっても大きな変動がみられる．

4. 血液によるガスの運搬

a. O_2 の運搬

動脈血と静脈血の酸素含有量は，容積％ にして，それぞれ 19 vol%，13～15 vol% である．したがって血液が肺を流れるときに 100 ml 中 4～6 ml の O_2 を取り入れ，組織で 4～6 ml の O_2 を渡していることになろう．安静時の分時拍出量を仮に 5,000 ml とすれば，前述と同様に 4～6 ml×50＝200～300 ml/分の O_2 が血液によって運搬されていることとなる．

さて，肺胞から血液中に取り込まれた O_2 は，赤血球中に 34～36％ 含有されるヘモグロビン（Hb）と結合して運搬される．1 モルの Hb は 4 モルの O_2 と結合する能力があり，Hb 分子は 4 個の単量体からなり，4 個のヘム，すなわち 4 個の Fe を含んでいるので，Fe 1 個当たり 1 個の O_2 分子と結合することになる．なお，Hb の分子量は約 68,000 であり，1 モルの O_2 (22.4 l，32 g) は 68,000×1/4＝17,000 の Hb と結合しているわけで，1 g の Hb は 22,400 ml÷17,000＝1.32 ml の O_2 と結合できる．血液 100 ml 中の Hb 濃度は約 15～16 g/dl であり，したがって 100 ml の血液は 1.32×15～16＝19.8～21.1 ml の O_2 を運搬する能力があることになる．なお，血漿に物理的に溶解する O_2 量は 100 ml 当たり約 0.32 ml ぐらいであり，15 g の Hb が運搬する O_2 量の 1/70 に過ぎない．

この Hb と O_2 との結合が血液の温度，pH，イオン強度およびそのときの CO_2 張力などによって影響を受けることは，血液の項 Hb の O_2 解離曲線で述べたとおりである．

さて，肺で Hb が O_2 を受け取ると結果的に H^+ イオンが放出され，HCO_3^- と結合して，$H^+ + HCO_3^- \rightarrow H_2CO_3 \rightarrow H_2O + CO_2$ となり，CO_2 を肺胞から放出しやすくなる．

また，Hb は O_2 を放出するときに H^+ イオンを取り入れ，より弱酸となるので，末梢組織で O_2 を供給するとともに酸を緩衝する働きもしていることになる．したがって，Pco_2 が低くなると，同じ Po_2 でも Hb が O_2 を受け取る割合が増加する傾向になる．この現象は Bohr 効果といわれるもので，末梢組織のように CO_2 と H^+ イオンの多い所では Hb と O_2 の親和性が低下し，O_2 が解離しやすい状態となる．

b. CO_2 の運搬

CO_2 は 100 ml の血液中に約 55 ml が溶解できる．末梢組織で産生された CO_2 は，その約 85％ が赤血球中に入り，重炭酸塩（H_2CO_3，HCO_3^-）として溶存し，残りの約 10％ が血漿蛋白質とカルバミノ化合物をつくり，約 5％ が遊離の CO_2 として血漿中に溶解している．血漿中の CO_2 は，そのごく一部のみが $CO_2 + H_2O \rightleftarrows H_2CO_3 \rightleftarrows H^+ + HCO_3^-$ のいわゆる水和反応を起こすことができる．赤血球内に入った大部分の CO_2 は赤血球中に多量に存在する炭酸脱水酵素 carbonic anhydrase の作用によって速やかに $H^+ + HCO_3^-$ に解離する．遊離した H^+ イオンは Hb 内で処理され，HCO_3^- は赤血球膜を通過して血漿中に放出される．赤血球膜は陰イオンはよく通すが，Na^+，K^+ などの陽イオンは通過しにくい．このため陽陰イオンのバランスを保つために，Cl^- イオンが赤血球中に取り入れられる．これがクロール移動 chloride shift と呼ばれるもので，肺胞ではこの逆に血漿中 HCO_3^- が血球中に移動し，これと交換に Cl^- が血漿中に出て電気化学的なバランスをとることになる．さて，末梢では，結果的に血漿中 Cl^- のわずかな減少をきたし，HCO_3^- 濃度の有意な変動をきたすことになる．すなわち，末梢組織で赤血球は CO_2 という酸を受け取って，HCO_3^- という塩基を提供し，酸を緩衝する働きをしていることになる．

カルバミノ結合とは，Hb を構成するアミノ酸の $-NH_2$ 基が CO_2 と結合し，カルバミノ化合物であるカルバミノ・Hb を生成することである．$Hb \cdot NH_2 + CO_2 \rightleftarrows Hb \cdot NH \cdot COOH \rightleftarrows Hb \cdot NH \cdot COO^- + H^+$ となり CO_2 を運搬する働きをしている．H^+ イオンは，$Hb \cdot NH_2 + H^+ \rightleftarrows R \cdot NH_3^+$ の反応で調節される．カルバミノ化合物を生成する能力は，O_2 飽和血の場合 100 ml に対し CO_2 が約 3 ml しか含まれていない．これに反し，O_2 を放出し CO_2 を受け取った血液では約 8 ml も結合している．このことは動脈血が末梢にいき，静脈血になるに従い CO_2 と結合する能力が強くなることで，実際には血液 100 ml 当たり CO_2 約 5 ml をカルバミノ化合物として引き受けている．

図72　呼吸中枢, 呼吸曲線

呼吸中枢

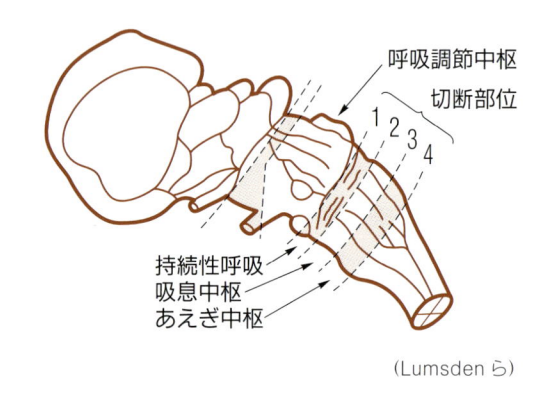

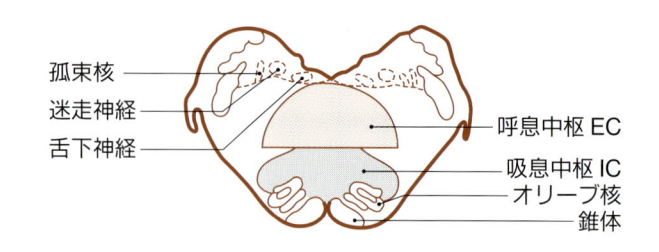

呼吸調節中枢
切断部位
1 2 3 4
持続性呼吸
吸息中枢
あえぎ中枢
(Lumsdenら)

孤束核
迷走神経
舌下神経
呼息中枢 EC
吸息中枢 IC
オリーブ核
錐体

呼吸曲線（型）

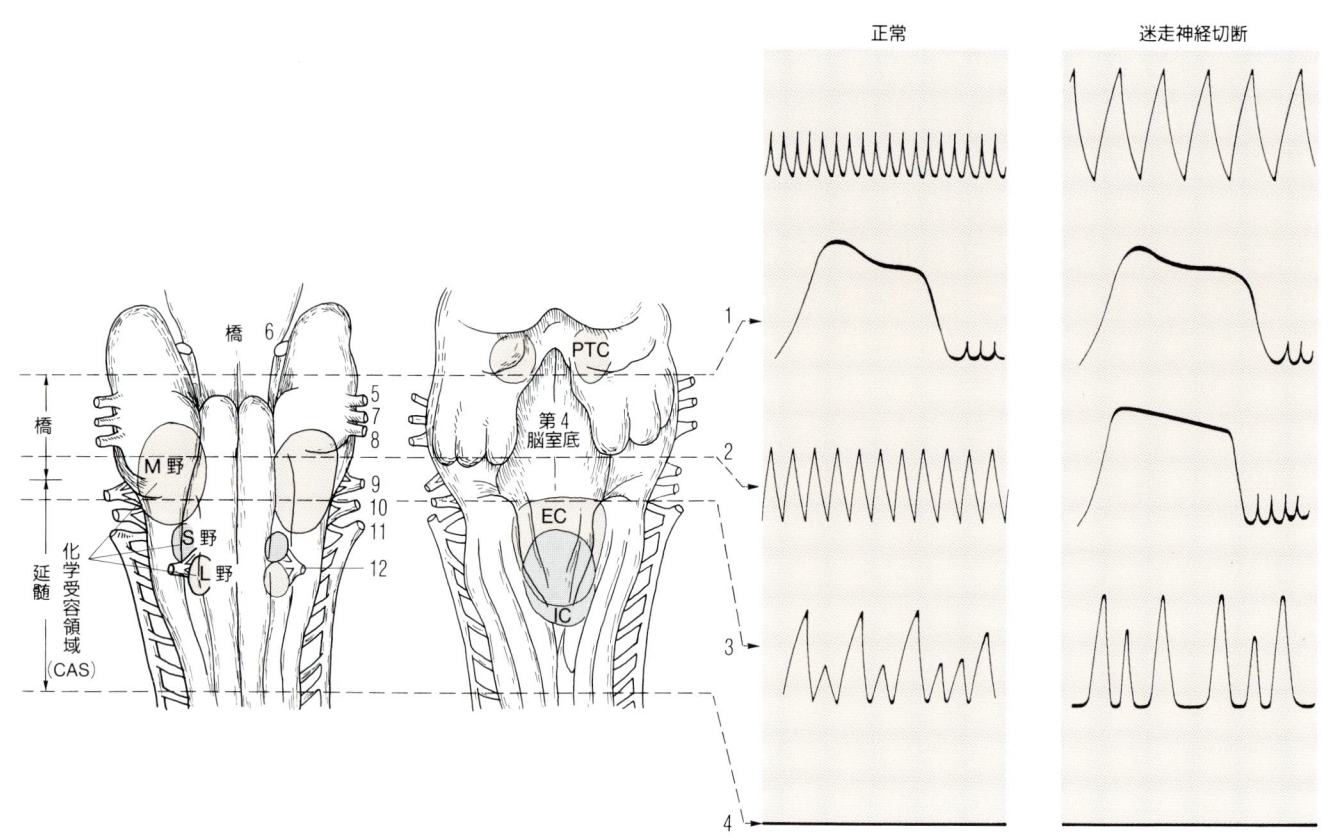

正常　　　迷走神経切断

橋　6
5
7
8
M野　9
10
S野　11
L野　12
化学受容領域（CAS）
延髄

PTC
第4脳室底
EC
IC

1
2
3
4

(Comroe, 真島, 本田, 西　改変)

6 呼吸運動の調節

1. 呼吸運動の調節

　呼吸運動は，前述のように，多くの呼吸に関係する筋肉の協調した運動として行われている．しかも，この呼吸の周期と大きさは，常に肺胞気の組成を一定の水準に保つために必要な換気が行われるように調整されているのである．

　この機能は，延髄にこれらの呼吸筋を統御している中枢があることと，呼吸運動を調節するしくみとして，神経性の反射的な調節機構，および血液中の化学物質の変化に対応して中枢性に作用する化学的調節機構が存在するためである．

2. 呼吸中枢 respiratory center

　呼吸中枢は，1812年 Legallois が，その存在を示唆して以来，多くの研究者によって，延髄の網様体付近の両側に存在することが確認されている．しかし，呼吸中枢は必ずしも1カ所に局在するものではなく，その神経細胞は延髄および脳橋の部にかなり広く散在している．Lumsden は脳幹切断実験によって，呼吸調節中枢 pneumotaxic center, 持続性吸息中枢 apneustic center, 呼息中枢 expiratory center, および喘ぎ呼吸中枢 gasping center の4つを想定しており，Pitt らは延髄網様体腹側に吸息中枢 inspiratory center, 背側に呼息中枢のあることを示唆し，さらに Wang らによって持続性吸息中枢の存在が追加されている．

　これらの考え方によると，呼吸運動は本来持続性吸息中枢あるいは吸息中枢によって，吸息を持続する状態にあり，これが上位の中枢である呼吸調節中枢の統御によって周期的に抑制され，吸息と呼息の交代性が生じてくるというのである．これを周期的抑制説 periodic inhibition theory といっている．この場合，正常の呼吸が障害されたときのみ喘ぎ呼吸が現れてくる．一方，呼吸は延髄の吸息，呼息中枢の律動によって行われるという延髄の固有律動説 intrinsic medullary rhythmicity theory があり，むしろ喘ぎ呼吸が基本的なもので，これが両中枢によって統御され，正常な呼吸を営んでいるというのである．さらに，Brodie, Borison らは，この考えを電気工学的なシミュレーションとして，呼吸発振器 respiratory oscillator, 呼吸積分器 respiratory integrator によって呼吸の律動が保たれ，その上位に呼吸数を決める呼吸数調整器 respiratory pacemaker, さらに呼吸のパターンを変える呼吸変調器 respiratory modulator 的な存在を考えている．いずれにしても，呼吸中枢の局在および中枢性に行われる呼吸交代の機序については，まだ明らかにされていないのが現状であろう．

a. 延髄の呼吸中枢

　吸息および呼息中枢が存在する．しかし，この両者を明確に分離することは難しい．吸息中枢の神経細胞は，延髄網様体の内腹側，下オリーブ核の上方4/5に散在し，呼息中枢は同じ延髄網様体で，吸息中枢よりやや外背側にある．この両中枢は，普通拮抗的に作用し吸息中枢が興奮しているときは呼息中枢が休み，これが交代して呼吸が営まれていると考えられていた．すなわち，吸息中枢を刺激すると，刺激を受けている間，すべての吸息筋が収縮して吸息状態が持続する．また，呼息中枢の刺激では吸息筋が弛緩し，呼息筋が収縮して最大呼気位に近くなるが，数分間で吸息に移行する．なお，この両中枢を同時に刺激すると吸息運動がみられる．これらのことは吸息中枢優位であることを示しており，ことに安静呼吸では呼息中枢の活動があまり行われていないと考えられている．すなわち，呼吸とは元来吸息が基本で，吸息中枢あるいは持続性吸息中枢が第1次の自律性を有し，これに内因性あるいは外因性の刺激が働いて，吸息，呼息の交代が行われていると考えられる．しかし，吸息，呼息の両中枢間には相互に中間ニューロンを介して，一方の中枢が興奮すると一方の中枢を抑制し，両中枢が同時に興奮することのないように調節されているのも事実である．

　また，最近，Euler によって延髄の孤束核の腹側部に呼吸の深さと，頻度を決定する機構のあることが示され，これによって吸息 off-switch theory がたてられてきている．

b. 脳橋の呼吸中枢

　脳橋の下2/3ぐらいの所に持続性吸息中枢がある．この中枢は内，外因性の抑制刺激すべてを不活性化したときに延髄の吸息中枢に刺激を送り，吸気性ニューロンを活性化し，吸気位での長い呼吸停止を持続させる．

　一方，脳橋の上部背面側方の両側に呼吸調節中枢が存在する．この中枢が興奮すると呼息を促進するが，ペースメーカー的働きではなく，吸気に際し発せられた吸息中枢の刺激が，この中枢にも伝えられ，ここから呼息中枢刺激を伝え呼息に移行させる．いわゆるネガティブ・フィードバック機構的な機序によるものと考えられている．結果的には周期的な呼吸運動のリズムを生じさせていることになる．

図73 呼吸運動の調節

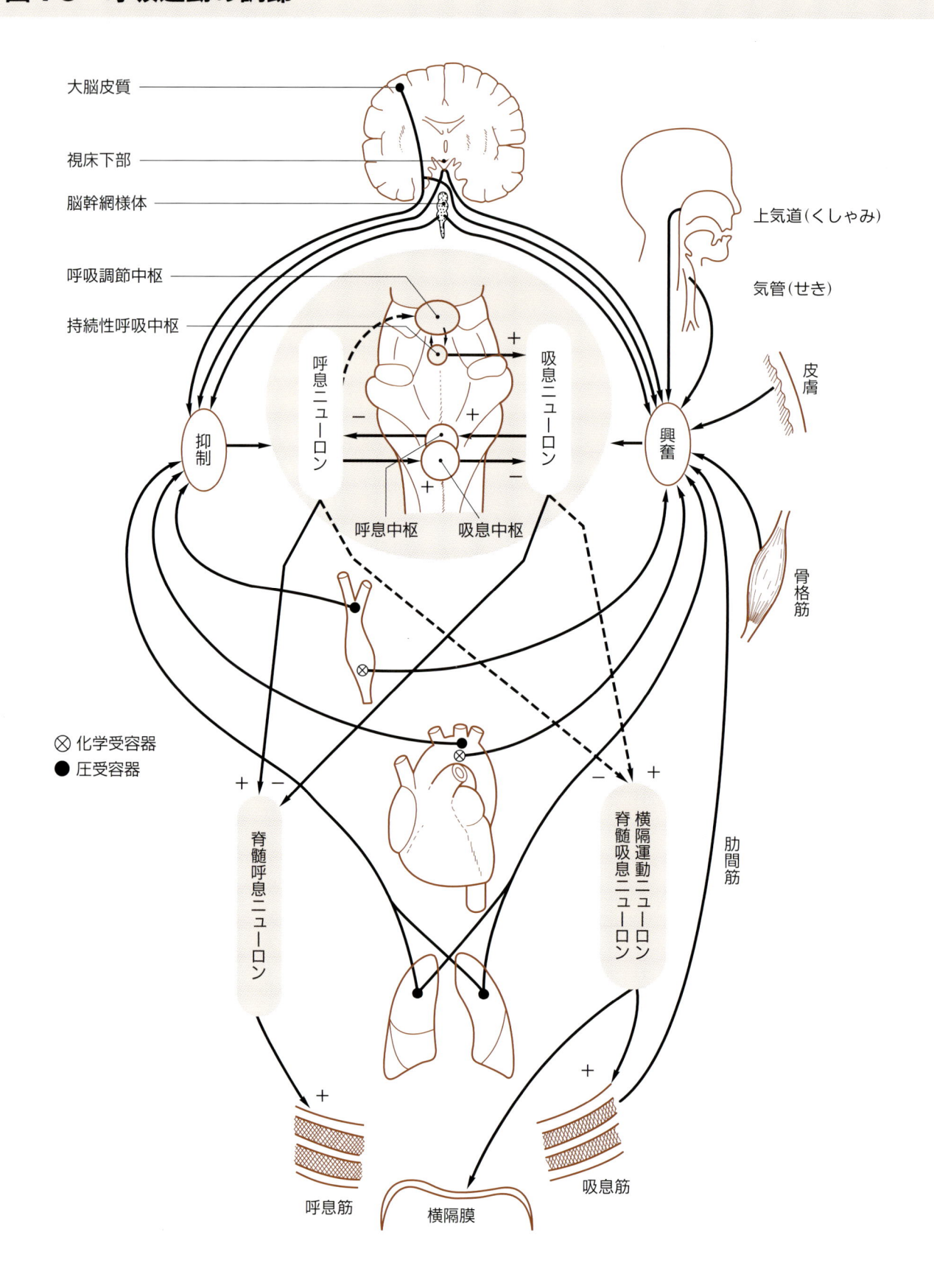

- 大脳皮質
- 視床下部
- 脳幹網様体
- 呼吸調節中枢
- 持続性呼吸中枢
- 呼息ニューロン
- 吸息ニューロン
- 抑制
- 興奮
- 呼息中枢
- 吸息中枢
- 上気道（くしゃみ）
- 気管（せき）
- 皮膚
- 骨格筋
- ⊗ 化学受容器
- ● 圧受容器
- 脊髄呼息ニューロン
- 横隔運動ニューロン／脊髄吸息ニューロン
- 肋間筋
- 呼息筋
- 横隔膜
- 吸息筋

3. 呼吸の神経性（反射的）調節

a. 肺迷走神経反射，Hering-Breuer の反射

呼吸運動を調節するしくみとして非常に重要な働きをしているもので，吸息によって肺が拡張し，肺胞壁が伸展するとその壁にある伸展受容器が興奮し，迷走神経を介して刺激を吸息中枢，持続性吸息中枢に送り，その中枢の興奮を抑制して，反射的に呼息に移行させる．これを呼息性反射 inflation reflex（吸息抑制反射）と呼んでいる．一方，呼息によって肺が収縮すると，迷走神経を介する刺激の興奮インパルスの数が減少して，結果的に吸息中枢，持続性吸息中枢優位となって，反射的に吸息に移行する．これを吸息性反射 deflation reflex（呼息抑制反射）といっている．この2つの反射を合わせて Hering-Breuer 反射という．

安静時の呼吸は，おそらく呼息性反射のみが働き，吸息性反射は特に強い収縮のみられた場合のみに働いているものと考えられる．吸息性反射が強くなると吸息期が早まり，呼吸の深さが制限されて呼吸数が増加することになる．呼吸中枢―呼吸筋―肺の膨張・収縮―迷走神経―呼吸中枢というフィードバック機序が成り立つことから呼吸の自動制御を行っているという意味で，呼吸運動の自家調節反射である．

b. 頸動脈洞反射 carotid sinus reflex および大動脈反射 aortic reflex

これらの反射は，本来心臓血管系に作用して血圧の変動を調節する反射であるが，頸動脈，大動脈の血圧が上昇すると，反射的に動脈血圧を抑制するとともに，呼吸中枢にも作用して，呼吸運動を抑制する．

c. その他の反射

私たちは深呼吸や肺活量の測定など，自分の意思，すなわち随意的に大脳皮質，上位中枢の影響によって呼吸運動を変化させることができる．ヒトでは大脳辺縁系のうち，島および眼窩回の後方，帯状回の前方に呼吸抑制を起こす部位があり，帯状回およびその後方に呼吸を促進する部位がある．また，精神的な興奮，温熱による呼吸促進，睡眠中の呼吸減少なども神経を介する調節であり，間脳，脳幹網様体賦活系も呼吸に影響を与えている．さらに咳，くさめ，冷水浴，激しい痛みなど気道，皮膚からの求心性刺激によっても呼吸運動が変化する．嗅ぐ，笑う，あくび，しゃっくりなども呼吸運動の変形である．

4. 呼吸の化学的調節

a. CO_2 の影響

普通の状態で，呼吸中枢の正常な働きを支配しているものの中で，血液中の CO_2 分圧（Pco_2）が一番重要な働きをしている．

吸気中の CO_2 濃度が 2% に達すると，呼吸の深さが 30% ぐらい増加し，肺胞の換気は 50% も促進される．しかし，この場合でも肺胞中の CO_2% の上昇はごくわずかである．このことは吸気中の濃度が異常に増加しても，直接肺胞内に影響することを極力防止するようなしくみがあり，ごくわずかな CO_2 濃度の上昇によっても呼吸を著明に促進し，常に呼吸を一定に保つような調節が行われているといえよう．

1) 脳幹の化学受容器 chemosensitive area (CSA), (medullary or central H^+ receptor, Mitchell)

延髄の腹側の両側の部分に，脳細胞外液，髄液中の H^+ イオンを感受すると考えられている化学受容器が存在する（M. S. Larea）．従来，血中 CO_2 は直接呼吸中枢に作用するものと考えられていたが，現在では血液中の Pco_2 が増加した場合，血液-脳関門を通過した CO_2 が H_2CO_3 を形成し，H^+ および HCO_3^- に解離して，この受容器を刺激し，呼吸を促進するものと考えられている．CO_2 過剰時の換気増大は，CSA からの刺激が，その 60〜80% を占めているとの報告もある．

2) 頸動脈小体(球)反射 carotid body reflex および大動脈小体(球)反射 aortic body reflex

左右の頸動脈分岐部付近および大動脈弓の付近に 1〜数個の化学受容器が存在する．血液中の化学刺激，ことに Pco_2 の増加，Po_2 の減少，pH の低下などに敏感に反応し，舌咽神経の枝である頸動脈洞神経，迷走神経を介して反射的に，吸息中枢を刺激して呼吸運動を促進させる．

b. O_2 の影響

血液中 O_2 の変化による呼吸運動の調節は，あまり著明ではない．しかし，吸気中の O_2 分圧が低下し，14% 以下にもなるような 3,000 m 以上の高地環境では，前述の化学受容器による呼吸の調節がみられ，呼吸数が増加する．

図74 換気量と血流量の比

換気($\dot{V}A$)／血流($\dot{Q}$) の正常と異常 (Comroe 改変)

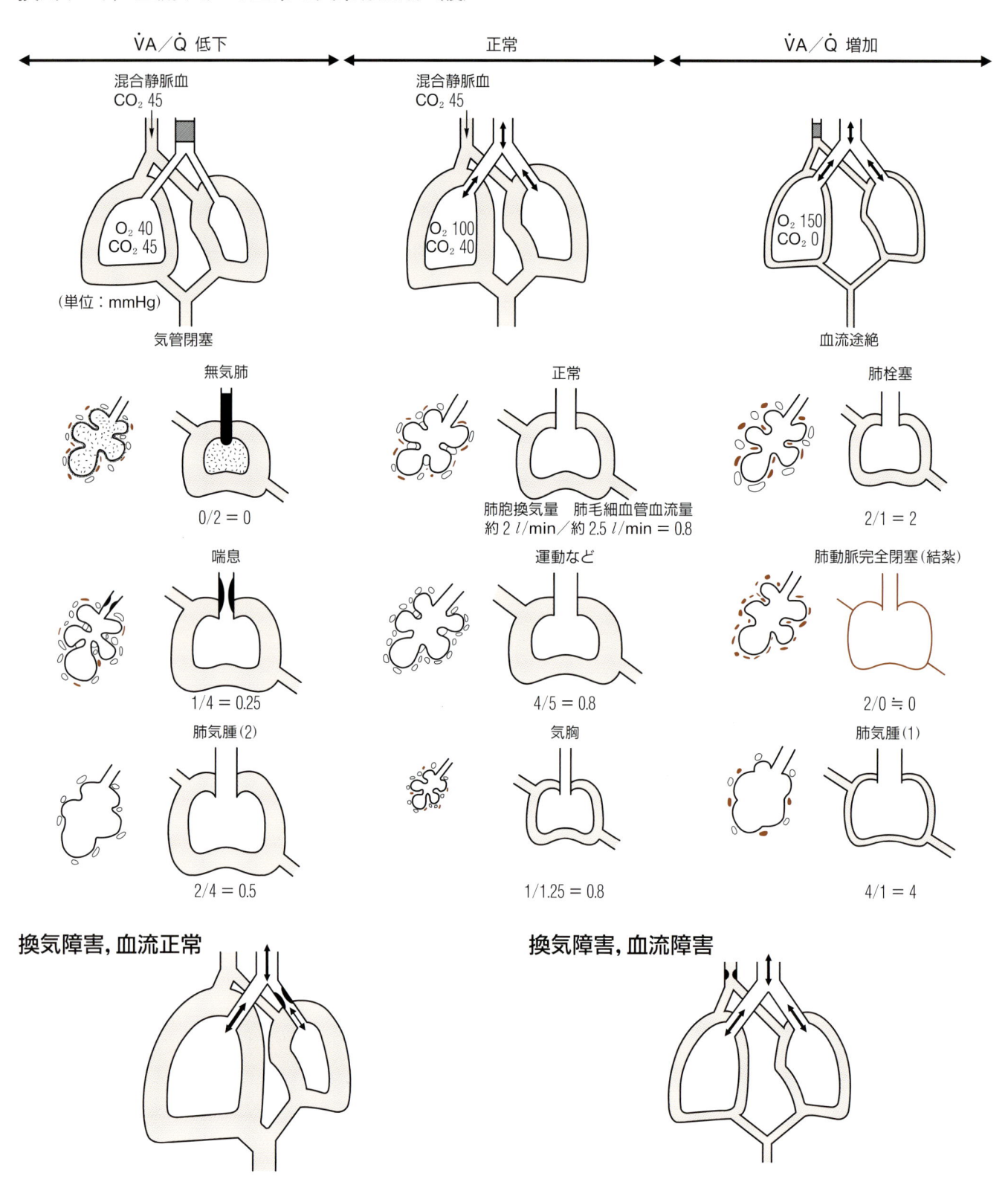

$\dot{V}A/\dot{Q}$ 低下 ←―――――→ 正常 ←―――――→ $\dot{V}A/\dot{Q}$ 増加

混合静脈血　CO_2 45

O_2 40　CO_2 45

(単位：mmHg)

混合静脈血　CO_2 45

O_2 100　CO_2 40

O_2 150　CO_2 0

気管閉塞 — 無気肺　$0/2 = 0$

正常　肺胞換気量　肺毛細血管血流量　約 2 l/min／約 2.5 l/min ＝ 0.8

血流途絶 — 肺栓塞　$2/1 = 2$

喘息　$1/4 = 0.25$

運動など　$4/5 = 0.8$

肺動脈完全閉塞（結紮）　$2/0 ≒ 0$

肺気腫(2)　$2/4 = 0.5$

気胸　$1/1.25 = 0.8$

肺気腫(1)　$4/1 = 4$

換気障害, 血流正常

換気障害, 血流障害

7 ガス交換と血流

1. 換気と血流

呼吸機能が正常に維持されるためには，換気能力と，肺胞におけるガス交換が円滑に行われなければならない．すなわち，換気量の多いときは血流量が増加し，換気が少ないときは血流もそれに対応して減少すれば，より理想的であろう．しかし，肺機能障害時には，換気障害があっても血流は正常，血液ガス異常がみられても換気が正常などの場合がしばしば見受けられ，また，肺内の換気・血液関係の不均等分布が問題となってくるところである．

2. 肺内における血流の分布と換気の分布

安静立位の肺内血流は肺尖部で少なく，肺下方にいくに従い増加する傾向にある．肺血流は肺動脈圧，肺胞内圧および肺静脈の圧差で決められるが，肺尖部では肺胞内圧が高く，肺の中部では肺動脈圧が肺胞内圧をやや上回り，下部では肺動・静脈圧の影響が強いものと考えられ，血管内圧に対する水力学的な圧が大きく作用していると考えられる．したがって背臥位あるいは軽い運動などでは，正常の立位にみられる肺上部における血流分布の不均等も少なくなり，均等な分布に近づくといわれている．肺内の換気も正常立位で肺の上部になるに従い換気量が低下する傾向にある．これは，呼吸運動における胸腔内圧変化の不均等によるものと考えられているが，血流分布ほど著明ではない．

3. 肺胞気-動脈血（分圧）較差 alveolar arterial difference A-a gradient（A-aD）

肺胞に循環してくる肺の静脈血が，肺胞気のガス分圧（P_A）と完全に平衡状態となり動脈血（Pa）として心臓に還流されるならば$P_A=Pa$となる．しかし，実際にはP_AとPaとの間には差がみられ，これをA-aDという．A-aDは正常の場合，それほどの差がみられない．しかし換気やガス交換の機能，肺循環などに障害があると大きな差が出てくる．

a. 肺胞気-動脈血 O_2 分圧較差（A-aD_{O_2}）

一般に肺胞気（A）のO_2分圧（P_{AO_2}）は，動脈血（a）より高いのでA-aD_{O_2}と記載する．正常のヒトがO_2約20.9%の普通の空気を呼吸している場合，肺胞気O_2分圧は約98〜105 mmHg，動脈血分圧は約72〜95 mmHgである．

普通，A-aD_{O_2}は5〜10 mmHgである．A-aD_{O_2}が0に近づくことは，肺胞でのO_2摂取が最大限に発揮されていることを示している．この値が大きくなることは，その効率が低下していることを示しており，肺循環のシャント，肺胞におけるシャント，O_2拡散の障害などにみられる．

b. 肺胞気-動脈血 CO_2 分圧較差（a-AD_{CO_2}）

一般に動脈血（a）のCO_2分圧のほうが，肺胞気（A）よりわずかに高いのでa-AD_{CO_2}と記載する．CO_2は拡散係数も高く，正常値は0〜0.9 mmHgで，正常の場合にはあまり問題にならない．しかし，肺の一部の換気が異常に亢進すると，肺胞のCO_2分圧が異常に低下して，a-AD_{CO_2}の増加がみられる．一部の肺の換気量/血流量比（$\dot{V}/\dot{Q}$）の大きいこと，およびその不均等のあることを示している．

4. 換気（量）/血流（量）比 ventilation-perfusion ratio（$\dot{V}/\dot{Q}$）

正常でも，肺における血流および換気は，必ずしも一様でなく，おのおのの分布は不均等であるが正常肺の場合それほど大きな影響を与えていない．肺機能障害では仮に1つの肺胞における両極端の換気量（$\dot{V}$）/血流量（$\dot{Q}$）を考えるならば，血流が正常，換気のない$\dot{V}/\dot{Q}=0$で肺胞気ガス分圧が混合静脈血ガス分圧と等しい状態と，換気が正常でも血流のない$\dot{V}/\dot{Q}=\infty$で肺胞気ガス分圧と吸入気ガス分圧が等しい状態とが考えられる．

さて，肺の一部の換気障害によって換気量が少なく，血流量が正常の場合でも，その部の$\dot{V}/\dot{Q}$値は小さくなる．しかし，ほかの肺胞における血流量が増大したり，高濃度のO_2を吸入することによって，肺全体のO_2摂取能力が増加すれば，A-aD_{O_2}値が増加して，肺全体の機能としては十分代償しうる状態となる．換気量の減少をきたさせる原因としては，膿，粘液による小気管支の閉塞，肺胞内壁における表面張力活性物質の変化による肺胞拡張不全，部分的無気肺，肺胞の浮腫などがあげられ，肺胞内ガスの拡散障害としては，肺胞膜の肥厚，肺胞の拡大による拡散距離の増大などがあげられる．また，血流障害としては，肺循環系の血栓，塞栓，肺動脈硬化，炎症，外部からの圧迫による血流障害などが考えられる．なお肺実質の変化としては線維症，嚢胞症，無気肺，局所の血流変化をきたさせる気管支喘息や肺気腫などがある．

図 75　呼吸の型　呼吸困難の分類

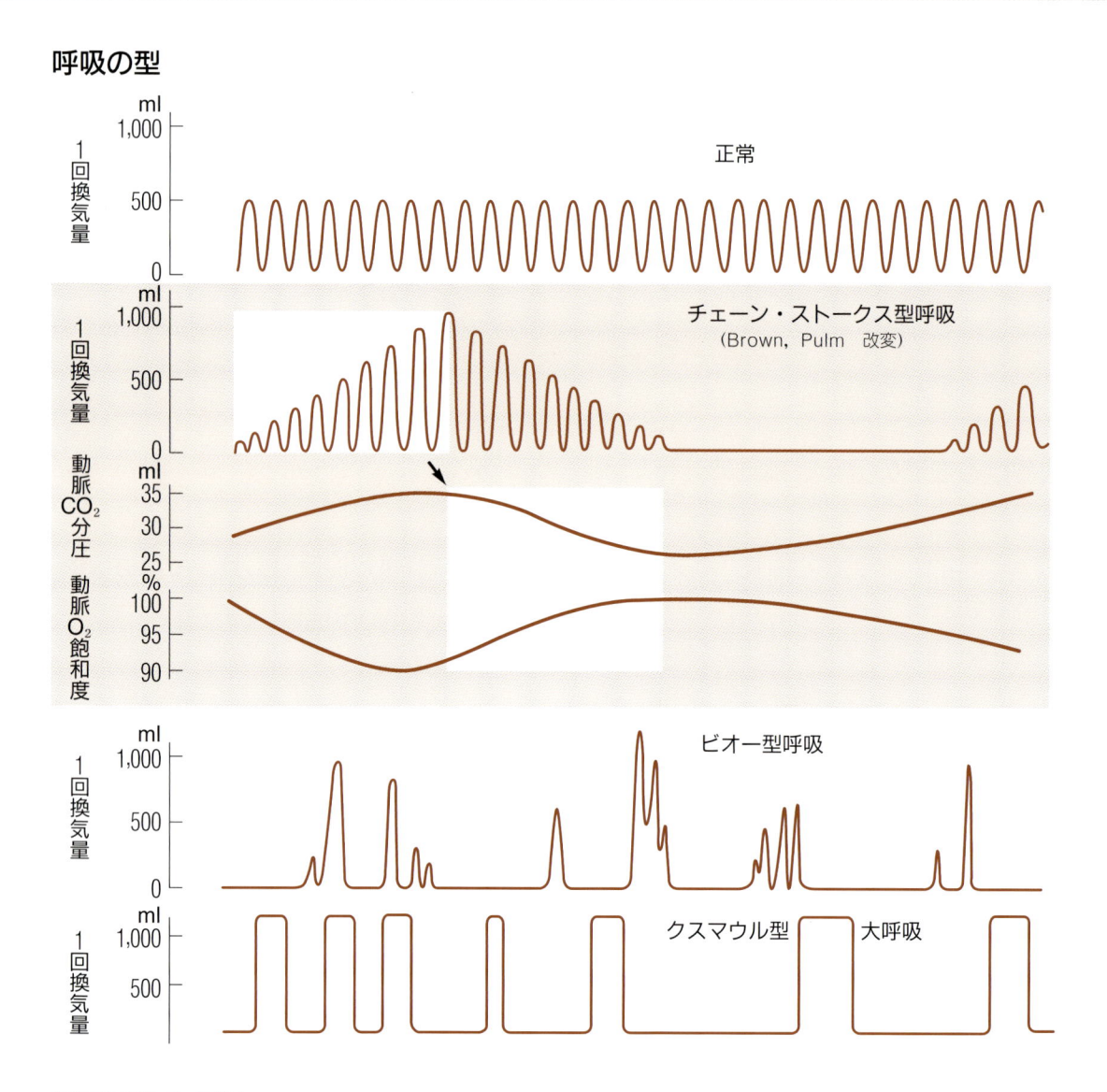

呼吸の型

正常

チェーン・ストークス型呼吸
(Brown, Pulm　改変)

ビオー型呼吸

クスマウル型　大呼吸

呼吸困難の分類(阿部)

I. 肺性呼吸困難	肺における換気の障害	1. 外気の酸素不足 2. 気道の狭窄 3. 細小気管支の狭窄 4. 肺胞面積の減少 5. 肺の伸展性低下 6. Hering-Breuer 反射の亢進 7. 胸郭運動の低下
II. 心臓性呼吸困難	1. 心臓障害による肺うっ血	呼吸面積の減少 肺の弾性減少 Hering-Breuer 反射の亢進
	2. 呼吸中枢の血流量減少	炭酸ガス増加による呼吸中枢興奮性の増大
	3. 動脈血中の酸素減少	酸素不足による呼吸中枢興奮性の増大

8　呼吸の型とその異常

1. 呼吸の型

正常の呼吸 eupnea は，吸息期に比べ呼息期がわずかに長く，一定の休息期をおいて毎分 12～24 回の頻度で規則的に繰り返されている．この呼吸運動のパターンは呼吸中枢活動が変化すると，呼吸の数，深さ，規則性が変化し，それらが種々組み合わされて異常あるいは病的な型の呼吸が現れる．

a. 呼吸数の変化
(1) 速呼吸 tachpnea：毎分 24 回以上，深さはあまり変わらず，換気量が増大する．情動の変化，心因性呼吸困難など．
(2) 遅呼吸 bradypnea：毎分 12 回以下，深さ，1 回呼吸時間はあまり変わらず，呼吸の休息期が延長する．呼吸中枢の興奮性が低下したときにみられる．深睡眠時，麻酔時など．

b. 呼吸の深さの変化
(1) 過呼吸 hyperpnea：頻度が変わらず深さが増加．換気量，換気率の増大をみる．運動の回復期など．
(2) 減呼吸 hypopnea：頻度は変わらず深さが浅くなる．肺気腫，呼吸筋麻痺などにみられ，換気量が低下する．

c. 呼吸数と深さの変化
(1) 多呼吸 polypnea：頻度，深さともに増加した場合
(2) 少呼吸 oligopnea：頻度，深さともに減少した場合

d. 換気量の変化
(1) 過換気 hyperventilation：頻度，深さのいずれか，あるいはその双方がともに増加し，換気量が増大．血液中の CO_2 が過剰に呼出され，血中 CO_2 欠乏 acapnia を起こし，呼吸性アルカローシス alkalosis となる．
(2) 減換気 hypoventilation：頻度，深さのいずれか，あるいはその両方がともに減少して，換気量が減少した場合で，血液中 CO_2 が増加する傾向となるため，アシドーシス acidosis に陥りやすい．

2. 病的な呼吸の型

病的な呼吸の型は，種々の呼吸の型の変化が組み合わされて現れてくるもので，呼吸中枢の興奮性の低下や，血中 O_2，CO_2 濃度が低下した場合にみられることが多い．

a. 周期性呼吸 periodic breathing
呼吸の頻度および深さのいずれか，あるいはその両方が周期的に異常な変動を繰り返すもの．

1）チェーン-ストークス型呼吸 Cheyne-Stokes respiration
無呼吸のあと，次第に呼吸の深さが増加し，その後，漸次減少して再び無呼吸となる周期が繰り返される呼吸．一般に呼吸中枢の機能が低下しているために血中 CO_2 分圧が変動しても，実際の呼吸運動の対応が時期的に遅れてくる．実際には無呼吸→血中 O_2 分圧低下→呼吸中枢興奮→血中 CO_2 分圧低下→無呼吸になると考えられている．脳腫瘍，尿毒症，重症アシドーシス，脳軟化など．

2）ビオー型呼吸 Biot's respiration
呼吸中枢が CO_2 に対して，ほとんど反応しないときにみられ，中枢の機能低下が著明で突然，深い喘ぎ呼吸が起こり，これがまた突然中断され，無呼吸となる．

3）クスマウル型呼吸 Kussmaul breathing
あまり規則性のない深く大きな呼吸が繰り返される．代謝性アシドーシス，重症糖尿病，尿毒症の末期など．

b. 非周期性呼吸

1）麻痺型呼吸
呼吸中枢の興奮性が抑制されて，呼吸の頻度が少なく浅い呼吸となる．血中 CO_2 の増加，O_2 の減少などに対し，中枢がこれを感知しても，これに対して反応しないものとも考えられている．一般にその病態が進行すると周期性になる．シアン中毒，ジフテリア，脳膜炎，脊髄灰白質炎など．

2）無酸素型呼吸
呼吸中枢の興奮性が異常に亢進している状態とも考えられ，呼吸の回数，深さともに増大する．喘ぎ呼吸，クスマウル型呼吸などは頻度が少ないものの，型としてはこの型の呼吸ともいえよう．気道狭窄，O_2 不足状態，早生児など．

3. 呼吸困難 dyspnea

呼吸困難という言葉は，漠然とした感覚的な概念で，一般に不快な困難感を伴った呼吸を努力して行っている状態といえよう．大脳皮質，呼吸中枢，自律神経，血液，循環，代謝，内分泌系などの直接的，間接的な機能の異常，種々の中毒などによって，正常とは異なった呼吸運動のため，肺胞でのガス交換が円滑に行われなくなった状態．呼吸が

図76 呼吸の馴化

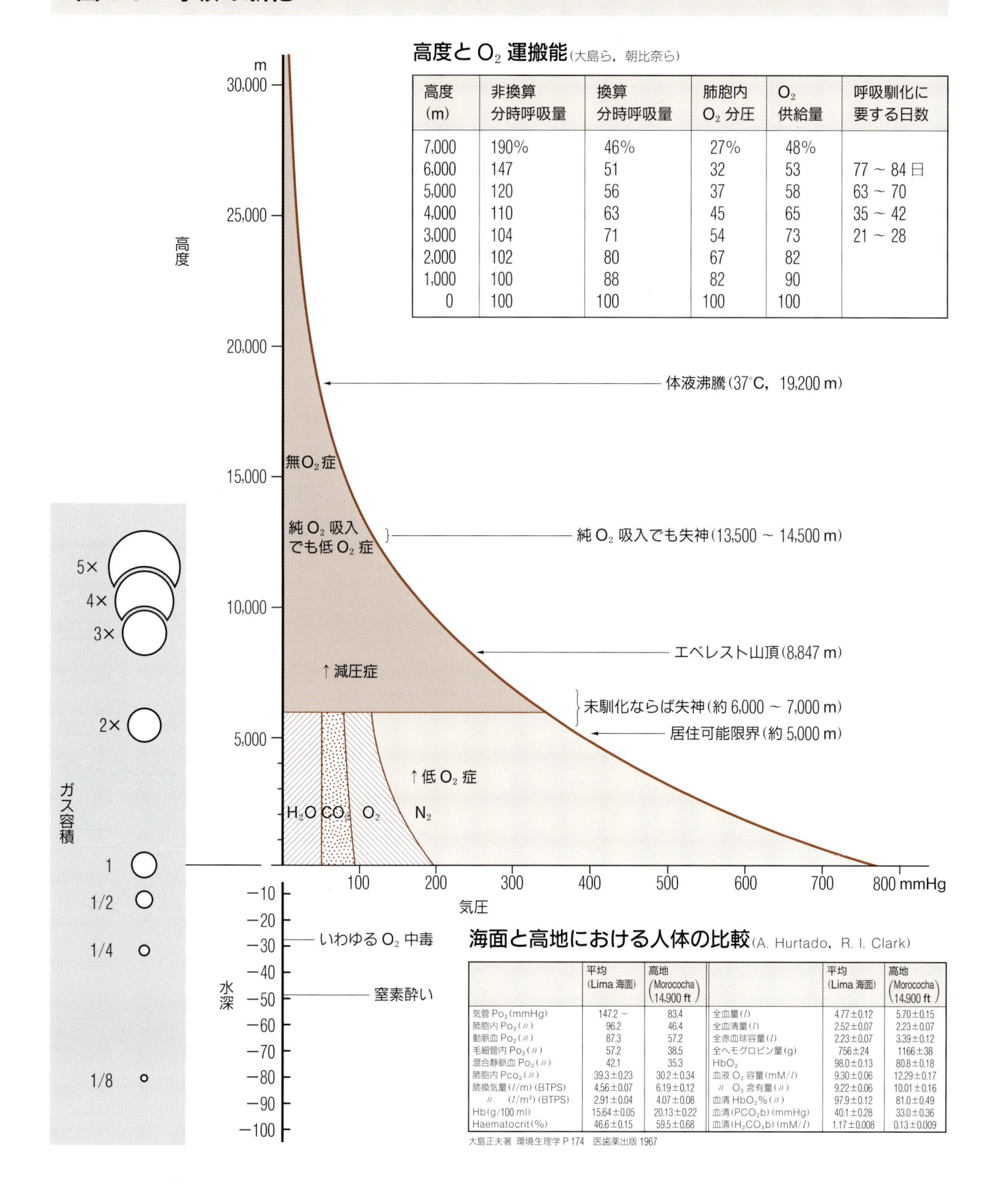

高度とO₂運搬能 (大島ら, 朝比奈ら)

高度(m)	非換算分時呼吸量	換算分時呼吸量	肺胞内O₂分圧	O₂供給量	呼吸馴化に要する日数
7,000	190%	46%	27%	48%	
6,000	147	51	32	53	77〜84 日
5,000	120	56	37	58	63〜70
4,000	110	63	45	65	35〜42
3,000	104	71	54	73	21〜28
2,000	102	80	67	82	
1,000	100	88	82	90	
0	100	100	100	100	

グラフ注記:
- 体液沸騰 (37°C, 19,200 m)
- 無O₂症
- 純O₂吸入でも低O₂症
- 純O₂吸入でも失神 (13,500〜14,500 m)
- ↑減圧症
- エベレスト山頂 (8,847 m)
- 未馴化ならば失神 (約 6,000〜7,000 m)
- 居住可能限界 (約 5,000 m)
- ↑低O₂症
- H₂O CO₂ O₂ N₂
- いわゆるO₂中毒
- 窒素酔い

ガス容積: 5×, 4×, 3×, 2×, 1, 1/2, 1/4, 1/8

海面と高地における人体の比較 (A. Hurtado, R. I. Clark)

	平均(Lima 海面)	高地(Morococha 14,900 ft)		平均(Lima 海面)	高地(Morococha 14,900 ft)
気管 P_{O_2} (mmHg)	147.2〜	83.4	全血量 (l)	4.77±0.12	5.70±0.15
肺胞内 P_{O_2} (〃)	96.2	46.4	全血清量 (l)	2.52±0.07	2.23±0.07
動脈血 P_{O_2} (〃)	87.3	57.2	全赤血球容量 (l)	2.23±0.07	3.39±0.12
毛細管内 P_{O_2} (〃)	57.2	38.5	全ヘモグロビン量 (g)	756±24	1166±38
混合静脈血 P_{O_2} (〃)	42.1	35.3	HbO_2	98.0±0.13	80.8±0.18
肺胞内 P_{CO_2} (〃)	39.3±0.23	30.2±0.34	血液 O_2 容量 (mM/l)	9.30±0.06	12.29±0.17
肺換気量 (l/m) (BTPS)	4.56±0.07	6.19±0.12	〃 O_2 含有量 (〃)	9.22±0.06	10.01±0.16
〃 (l/m²) (BTPS)	2.91±0.04	4.07±0.08	血清 HbO_2% (〃)	97.9±0.12	81.0±0.49
Hb (g/100 ml)	15.64±0.05	20.13±0.22	血清 (PCO_2b) (mmHg)	40.1±0.28	33.0±0.36
Haematocrit (%)	46.6±0.15	59.5±0.68	血清 (H_2CO_3b) (mM/l)	1.17±0.008	0.13±0.009

大島正夫著 環境生理学 P 174 医歯薬出版 1967

苦しいか否かの限界は，人によって異なっているので，現在の換気が，最大換気量の何％にあたるかという呼吸困難指数 dyspenic index をその目安としている．

$$呼吸困難指数 = \frac{MVV - RMV}{MVV} \times 100\%$$

〔MVV：最大換気量 l/分，RMV：分時呼吸量 l/分〕

この指数が 0.7 以下になると呼吸困難を自覚する．呼吸運動に要する機械的仕事量，呼吸中枢の興奮性が大きな要因となる．したがって，その成因から肺性，心臓性，血液性，脳（中枢）性，神経・筋性などに大別されている．

4. 呼吸と，環境の変化に対する馴化 acclimatzation

環境の変化として問題となるのは，居住環境の高度 altitude であろう．高度による気圧の変化，空気中の O_2 濃度が直接呼吸機能に対して影響を与えることになる．

a. 高所環境と呼吸

高所環境では，高度が高くなると外気圧が低下し，O_2 分圧も減少する．呼吸機能としては低 O_2，無 O_2 状態に対する適応が一番問題となる．登山者にみられる高山病と常に高所に居住する者にみられる高所病のいわゆる山岳病 mountain sickness とがある．また，職業的航空機操縦者などの航空病 aviation sickness がある．

1）低 O_2 の影響

高度約 3,000 m では，気圧約 520 mmHg，外気の O_2 が約 14％ となり，分時換気量は平地の約 70％ 強，O_2 供給量も約 30％ の低下がみられる．なお，高度に対する適応には個人差，高度に達する時間が問題となる．高度 4,000〜5,000 m で外気の O_2 が 11〜12％ に達すると，心拍数の増加と呼吸の深さと頻度が増加してくる．時として局所的なチアノーゼ cyanosis，視力障害，めまい，頭痛などの症状がみられるが，一般に，脳と心臓の循環は，皮膚，内臓などの貯蔵血液の動員（自家輸血 autotransfusion）によって確保される．最大限 5,500 m ぐらいが機能的な順応可能な範囲（代償相 compensatory phase）で，ヒトの居住可能限界と考えられている．高度 6,000〜7,000 m では外気の O_2 が 7〜10％ となり，O_2 不足による症状を呈する（代謝不全相 decompensation phase）．高度 8,000 m では O_2 は約 6％，O_2 吸入を行わなければ行動が不可能となり，10,000 m（O_2 約 5％），13,000 m（O_2 約 4％）では，1〜3 分以内に意識を失い，加圧 O_2 呼吸が必要となる．

2）低圧の影響

13,000 m の高度では 124 mmHg，約 1/7 気圧で，圧そのものの影響は耐えうる範囲にある．しかし，急激に減圧の行われた場合には，鼓膜伸展による内耳痛，鼓膜破裂，消化管内ガスの膨張とともに，体液中に存在する N_2 がガス状となり，気泡として血管栓塞，肺栓塞，関節痛などを起こす危険がある．低圧がさらに高度になると液体の沸騰点が低下し，体温を 37℃ とすれば高度約 19,200 m，48 mmHg，0.063 気圧以下になると体液沸騰 ebullism を起こす．

b. 高所馴化

一時的な登山と，永久居住している場合とでは本質的に異なっている．高所に登山の場合には，活動肺胞の増加，貯蔵血液の動員，肺毛細血管の拡張，心拍数，拍出量の増加，呼吸中枢の CO_2 感受性の亢進，呼吸数および深さの増加，血液 P_{CO_2} の低下による代償的 O_2 飽和度の増加，O_2 解離曲線の左方偏位，などが起こり，全体として O_2 摂取利用の能力が増強される．一方，永久居住者の場合，肺胞の増殖，毛細血管の増加，心肥大，骨髄造血能力の亢進，赤血球増多など器質的変化によって永続的な馴化がみられる．

さて，高所へ移った当初は，換気増大の結果，呼吸性アルカローシスとなるが，その後，H^+ による呼吸中枢への刺激によって呼吸反応が促進され，換気量の増大がみられる．一方，エリスロポエチンの分泌が増加して，赤血球増加がみられてくる．この高所順応の時間は 3,000 m で 21〜28 日，5,000 m で 63〜70 日を要するといわれている．

5. $\dot{V}/\dot{Q}$ 値とその異常

$\dot{V}/\dot{Q}$ 値を指標として，肺胞のガス交換面積とそこに分布する毛細血管との関連を模型的に示したのが **図 74** である．

仮に正常の場合，肺胞換気量（$\dot{V}$）約 2.0 l/分，肺毛細血管血流量（$\dot{Q}$）約 2.5 l/分とすれば，$\dot{V}/\dot{Q} = 0.8$ となる．この場合，肺胞毛細血管の約 50％ 近くが閉じている．$\dot{V}/\dot{Q}$ 値が増加する場合，肺栓塞のように換気量正常，血流量の著明な低下をきたす場合，極端な例で肺胞毛細血管が完全に閉じれば血流がないことになり，いわゆる生理的死腔 physiological dead space ともいうべき状態になる．$\dot{V}/\dot{Q}$ 値が減少する典型的な例は，無気肺で，換気量が 0 の場合，仮に毛細血管血流があってもガス交換が行われない．

肺気腫の場合には，肺の部位によって非常に異なった $\dot{V}/\dot{Q}$ 値を示すことが多い．

図77 消化器系

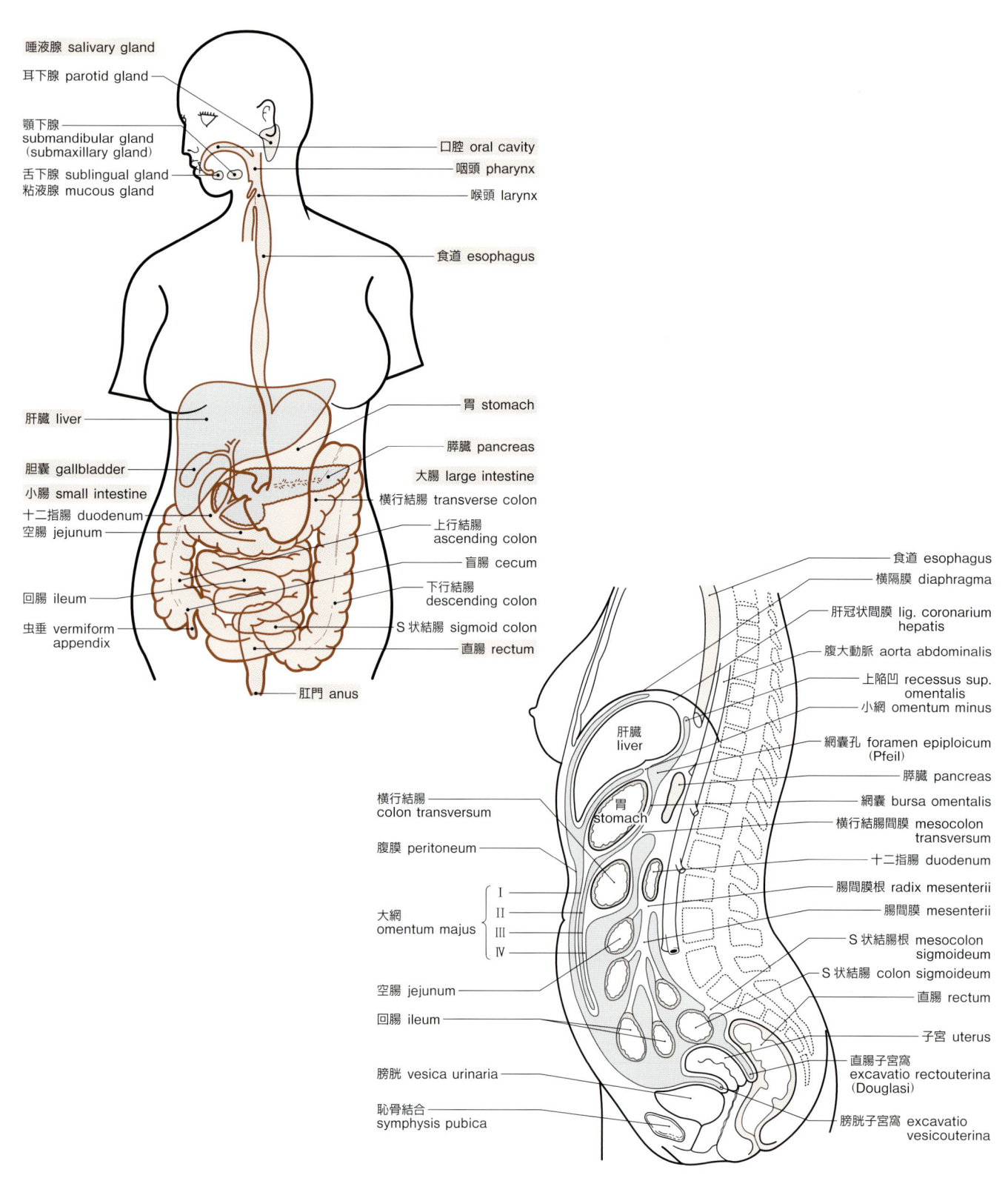

唾液腺 salivary gland
耳下腺 parotid gland
顎下腺 submandibular gland（submaxillary gland）
舌下腺 sublingual gland
粘液腺 mucous gland
口腔 oral cavity
咽頭 pharynx
喉頭 larynx
食道 esophagus
肝臓 liver
胆嚢 gallbladder
小腸 small intestine
十二指腸 duodenum
空腸 jejunum
回腸 ileum
虫垂 vermiform appendix
胃 stomach
膵臓 pancreas
大腸 large intestine
横行結腸 transverse colon
上行結腸 ascending colon
盲腸 cecum
下行結腸 descending colon
S状結腸 sigmoid colon
直腸 rectum
肛門 anus

横行結腸 colon transversum
腹膜 peritoneum
大網 omentum majus
 Ⅰ
 Ⅱ
 Ⅲ
 Ⅳ
空腸 jejunum
回腸 ileum
膀胱 vesica urinaria
恥骨結合 symphysis pubica

肝臓 liver
胃 stomach

食道 esophagus
横隔膜 diaphragma
肝冠状間膜 lig. coronarium hepatis
腹大動脈 aorta abdominalis
上陥凹 recessus sup. omentalis
小網 omentum minus
網嚢孔 foramen epiploicum (Pfeil)
膵臓 pancreas
網嚢 bursa omentalis
横行結腸間膜 mesocolon transversum
十二指腸 duodenum
腸間膜根 radix mesenterii
腸間膜 mesenterii
S状結腸根 mesocolon sigmoideum
S状結腸 colon sigmoideum
直腸 rectum
子宮 uterus
直腸子宮窩 excavatio rectouterina (Douglasi)
膀胱子宮窩 excavatio vesicouterina

(Sobotta, Jacob ら 改変)

V 消化器系

1 消化と消化液

1. 消化とは

消化管の中に取り入れた食物中の栄養素を消化管の壁を通りうる状態にまで変化させることを消化 digestion という．

すなわち，その栄養素をその最小構成単位，あるいはそれに近い状態にまで分解することである．

これによって栄養素は吸収，すなわち，消化管の上皮細胞の膜を通過し，細胞内に入り，血液またはリンパ液中に取り入れられる形となる．

吸収された栄養素は，体内でヒトに必要な栄養素として再合成される．当然，食物中のそれとはその最小構成単位の組み合わせが異なっていることはいうまでもない．すなわち，牛肉の蛋白質を食べて，体内ではヒトの蛋白質に再合成しているわけである．

これらの作用の多くは消化液中に含まれる消化酵素の加水分解によって行われている．

なお，消化を受けずにそのまま吸収されるものとしては，水分，塩類，ビタミンおよび最小構成単位として摂取されたブドウ糖，果糖，アミノ酸などの栄養素があげられる．

2. 消化の生理作用

消化の目的は，栄養素の吸収にある．消化器ではこの目的を果たすために，次の3つの消化作用が行われている．

a. 機械的消化（理学的因子）
(1) 磨砕作用，溶解作用—食物を硬固な固形状態から微細な泥状，液状にする作用
(2) 攪拌作用—食物成分と消化液とをよく混合させる作用
(3) 移動作用—食物の消化の状態に応じて次の場所に送り込む作用

b. 化学的消化（化学的因子，酵素的消化）
消化液中に含まれる消化酵素の化学的作用によって，栄養素を吸収できるような分子に分解する作用

c. 細菌学的消化（生物学的因子）
腸内細菌の作用によって，食物を発酵，腐敗などにより分解する作用

これら3つの因子の作用が巧みに組み合わされて食物中の栄養素が分解され，吸収されうる状態にまで変化するわけである．

3. 消化液の分泌とその機構

消化腺からの消化液の分泌は，能動的に行われ，単なる受動的な濾過ではない．

分泌腺としては，漿液腺 serous gland，粘液腺 mucous gland および混合腺 mixed gland の3種がある．

これらの分泌腺からの消化液の分泌は，次の3つの機序によって調節されている．

a. 神経性の機序 nervous mechanism
① 中枢性の反射 central reflex
② 局所性の反射 local reflex

中枢神経系による調節は，一般に消化管上部で強く，下部腸管では非常に弱い．たとえば，唾液の分泌は主として神経性に支配されているが，胃ではおよそその50%が神経性，膵臓では主に，後述の体液性すなわちホルモンによる調節が大部分を占め，中枢神経による支配はわずかである．すなわち，胃以下の消化管では，膵臓も含めて，神経性の局所反射によるか，ホルモンによる消化液の分泌調節が行われている．

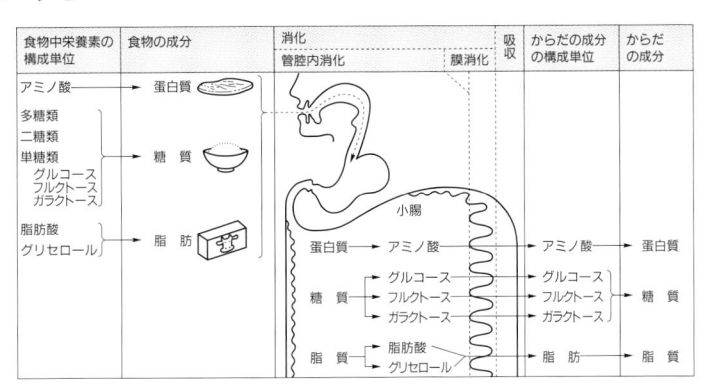

図78 消化液の分泌機序

自律神経系による消化液分泌の機序(唾液腺)
[Petersen, O H: Physiology of Gastrointestinal Tract (Johnson, L R ed, 1981)]

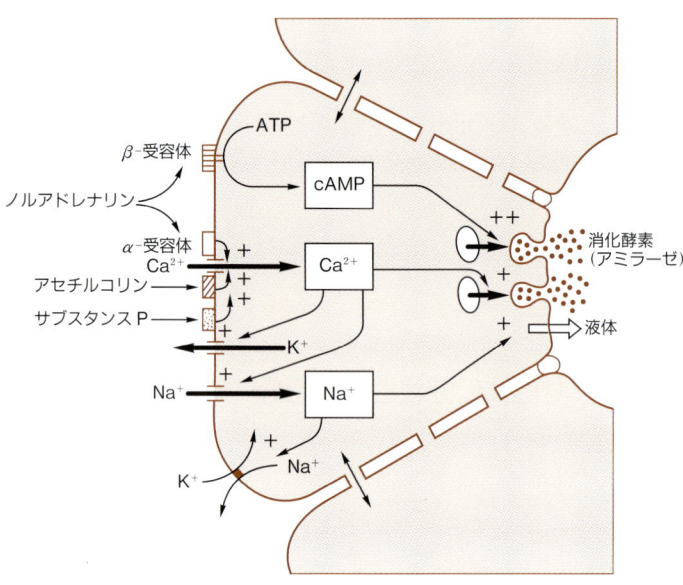

消化管ホルモンなどによるcyclic AMPを介する消化液分泌の機序(Tepperman, Jより改変)

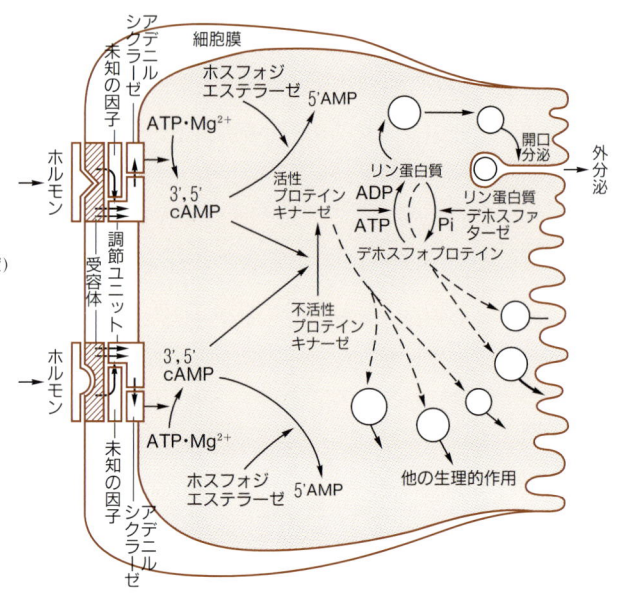

b. 化学的な機序 chemical mechanism

　化学的機序としては，主として，消化管ホルモンによる体液性の調節が行われている．すなわち，摂取した食物の種類，性質によって，それぞれ特有のホルモンが消化管壁内に成生され，血行を介して体内を循環し，ある特定の消化腺にのみ作用するというものである．

c. 機械的な機序 mechanical mechanism

　消化管の粘膜面を，摩擦，圧迫，伸展など，機械的に刺激をすると，消化液の分泌が起こる．この機序はおそらく神経性の局所反射によるものと考えられている．

　以上，消化管は，神経の働きとホルモンの作用とによって，消化液の分泌や，消化管の運動などが調節され，複雑な消化機能を円滑に営んでいるのである．

4. 分泌細胞に対する分泌機序

　消化液の分泌細胞に対する分泌機序にも神経性のものと体液性のものとがある．すなわち，そのいずれも分泌細胞基底膜に対し化学物質が作用することになるが，自律神経系の場合，消化器系に対し，交感神経末端からはノルアドレナリンが，副交感神経末端からはアセチルコリンが分泌され，体液性の場合，一般に種々の消化管ホルモンが，その第1メッセンジャーとなる．

　分泌細胞基底膜には，それぞれこれらの化学物質に対して特有の受容体があり，その受容体と第1メッセンジャーが結合することによって細胞膜に変化が起こり，種々の段階を経て細胞内伝達物質（第2メッセンジャー）が生成あるいは，その量的変化を起こし，さらにいくつかの段階を経て，消化酵素の開口分泌や，電解質などの分泌を起こさせることになる．これらの関係を示したのが図左上である．すなわち，自律神経の交感神経ではノルアドレナリンが細胞膜のα-受容体に作用した場合には，副交感神経の末端から分泌されるアセチルコリンと同様に膜の電位変化を起こさせ，細胞内のCa^{2+}を増量させ消化液の開口分泌，電解質の変化を起こさせる．

　なお，ノルアドレナリンが細胞膜のβ-受容体に作用した場合は，後述の消化管ホルモンと同様にcAMPを生成することとなる．消化管ホルモンでは，それぞれのホルモンの標的細胞の細胞膜に存在する受容体と結合し，これがregulatory unitに作用し，catalytic unitであるadenylcyclase系を活性化し，細胞内ではMg^{2+}の存在の下にATPから第2メッセンジャーとしてのcAMPを生成，細胞内のproteinkinaseを活性化し，種々の段階を経て最終的に消化液，電解質などの分泌を促すことになる．

2 消化液の一般性状と生理作用

部位	口腔 oral cavity	胃 stomach	小腸 small intestine			
消化液	唾液 saliva	胃液 gastric juice	膵液 pancreatic juice	胆汁 bile	腸液 intestinal juice	膜消化
性状	無色・弱酸性 pH 6.3～6.8 1日分泌量 〔1.0～1.5 l〕	無色・酸性 pH 1.5～2.5 〔1.5～2.5 l〕	無色・アルカリ性 pH 約8.5 〔0.7～1.0 l〕	肝胆汁・黄褐色 pH 約8.3 胆囊胆汁・赤褐色 pH 約6.9 〔0.5～0.8 l〕	無色・アルカリ性 pH 約8.3 〔1.5～3.0 l〕	
酵素作用を除いた主な作用	1. 食物を飲み込みやすくする 2. 粘膜保護	HClの作用 1. ペプシンの至適pH 2. 蛋白質変性・膨化 3. ペプシノーゲン→ペプシン	NaHCO₃の作用 HClを中和して，pHを弱アルカリ性に変える	1. リパーゼ活性化 2. 界面活性作用→脂肪の乳化 3. 脂肪酸，コレステロール脂溶性ビタミンの可溶化	1. 十二指腸，空腸，回腸から分泌される 2. pHの調整 3. 粘膜の保護	1. エンテロキナーゼがトリプシノーゲンをトリプシンに変える
消化酵素とその作用 — 糖質	1. プチアリン(α-アミラーゼ) でんぷん→デキストリン→マルトース 2. マルターゼ(α-グルコシダーゼ) マルトース→グルコース	(唾液アミラーゼ(至適pH 6.8)は不活性となる)	1. アミロプシン(α-アミラーゼ) でんぷん→デキストリン→マルトース 2. マルターゼ(α-グルコシダーゼ) マルトース→グルコース	────	────	1. マルターゼ(α-グルコシダーゼ) マルトース→グルコース 2. サッカラーゼ(インベルターゼ) (β-フラクトフラノシダーゼ) シュークロース→グルコース+フラクトース 3. ラクターゼ (β-ガラクトシダーゼ) ラクトース→ガラクトース+グルコース
消化酵素とその作用 — 脂質	────	リパーゼ(至適pH 4.5～5.0)成人の胃内でほとんど働かない	ステアプシン(リパーゼ) 脂肪→脂肪酸+グリセロール	────	────	リパーゼ 脂肪→脂肪酸+グリセロール
消化酵素とその作用 — 蛋白質	────	ペプシノーゲン ↓←HCl ペプシン(至適pH 2) ↓ 蛋白→ペプトン (ポリペプチド)	1. トリプシノーゲン │←エンテロキナーゼ トリプシン(至適pH 8) ↓ 蛋白→ペプチド 2. キモトリプシノーゲン ↓←トリプシン キモトリプシン ↓ 蛋白→ペプチド 凝乳作用 3. カルボキシペプチダーゼ C末端アミノ酸遊離	────	────	エレプシン(ポリペプチダーゼ) 1. アミノペプチダーゼ N末端アミノ酸遊離 2. ジアミノペプチダーゼ ジアミノペプチド→アミノ酸 トリペプチド 3. トリアミノペプチダーゼ
消化酵素とその作用 — その他	────	レンニン(凝乳酵素) (至適pH 2～6.5) カゼイン→パラカゼイン(不溶)にしペプシンの作用を受けやすくする(小児) 自身にも消化作用あり	リボヌクレアーゼ デオキシリボヌクレアーゼ RNA，DNA→モノヌクレオチド			ヌクレオチド ヌクレオチダーゼ→↓ H₃PO₄+ヌクレオシド ヌクレオシダーゼ→↓ 糖+塩基
非酵素成分	ムチン(粘素) Cl⁻，HCO₃⁻ PO₄³⁻，SCN⁻	HCl NaCl	NaHCO₃	粘素 胆汁色素 胆汁酸塩 コレステロール NaHCO₃	NaHCO₃	

(吉岡(政)，中野ら 改変)

図79 口腔の縦断面と口腔内の消化

口腔の縦断面

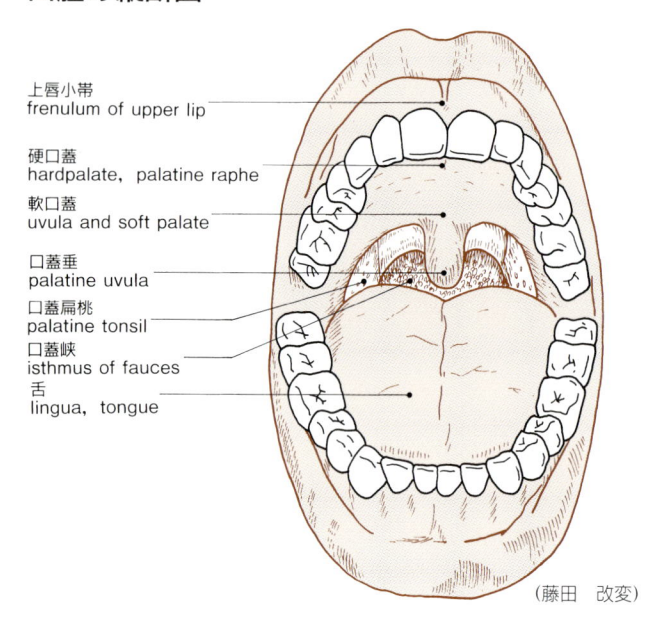

- 上唇小帯 frenulum of upper lip
- 硬口蓋 hardpalate, palatine raphe
- 軟口蓋 uvula and soft palate
- 口蓋垂 palatine uvula
- 口蓋扁桃 palatine tonsil
- 口蓋峡 isthmus of fauces
- 舌 lingua, tongue

(藤田　改変)

唾液腺とその開口部

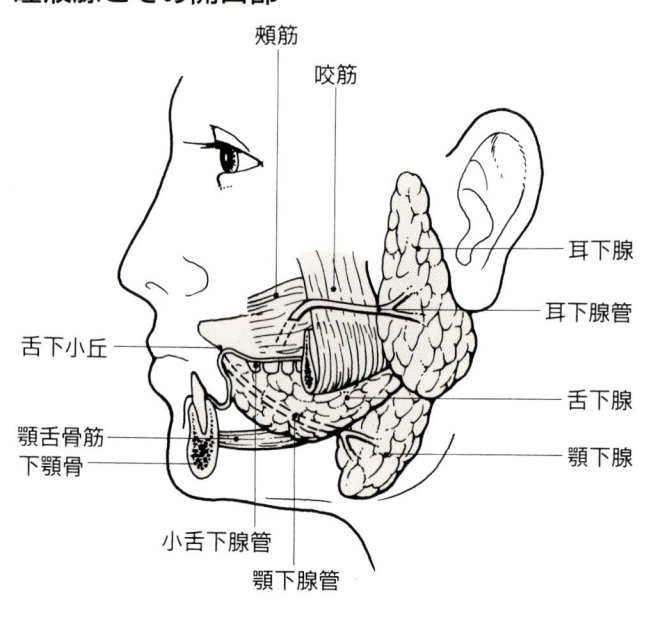

頬筋／咬筋／耳下腺／耳下腺管／舌下腺／顎下腺／舌下小丘／顎舌骨筋／下顎骨／小舌下腺管／顎下腺管

乳歯と永久歯

乳歯 (20本)	乳臼歯	犬歯	切歯		犬歯	乳臼歯	
	2	1	2	2	1	2	上顎歯
	2	1	2	2	1	2	下顎歯
永久歯 (32本)	大臼歯	小臼歯	犬歯	切歯	犬歯	小臼歯	大臼歯	
	3	2	1	2　2	1	2	3	上顎歯
	3	2	1	2　2	1	2	3	下顎歯

口腔内の消化

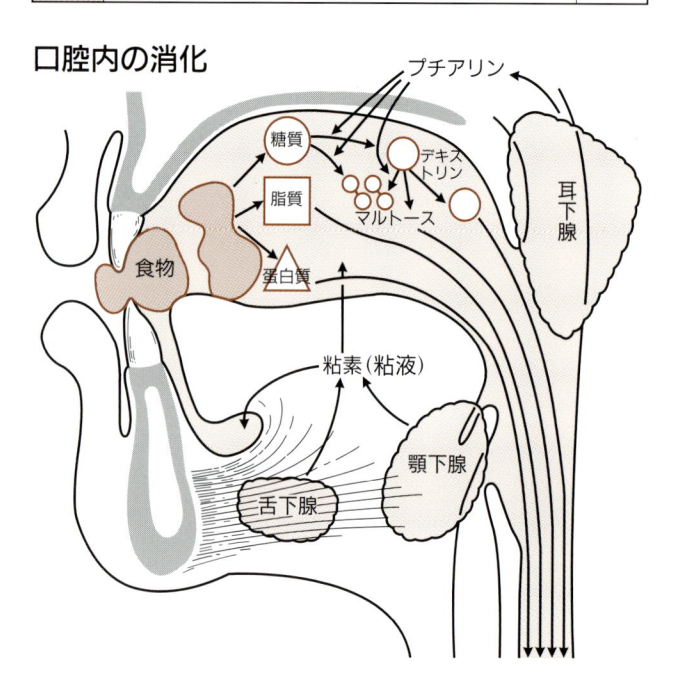

プチアリン／糖質／脂質／デキストリン／マルトース／蛋白質／食物／耳下腺／粘素(粘液)／顎下腺／舌下腺

唾液の生成と分泌

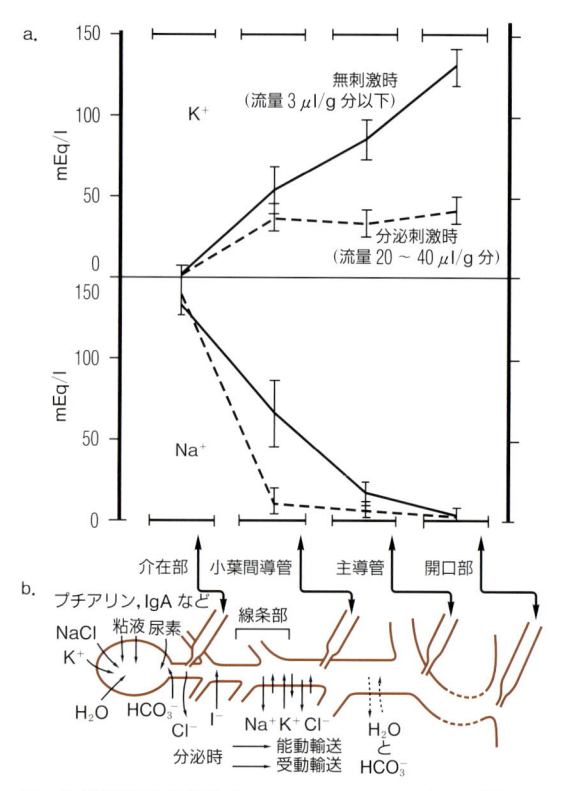

a. K^+　無刺激時（流量 3 μl/g 分以下）／分泌刺激時（流量 20〜40 μl/g 分）／Na^+

b. プチアリン, IgA など／NaCl／K^+／H_2O／HCO_3^-／Cl^-／粘液 尿素／$Na^+ K^+ Cl^-$／H_2O と HCO_3^-／介在部／小葉間導管／線条部／主導管／開口部／分泌時　→能動輸送　⇢受動輸送

ラット顎下腺の各部から micropuncture によって採取した唾液の Na^+, K^+ 濃度
(a. Young J A ら：Pflügers Archirv. 291:89, 1966,
b. 永坂鉄夫, 渡辺悟編集：人体生理学 Part 9, 1985 より)

3 口腔内の消化

1. 唾液腺の種類

唾液腺 salivary gland は，漿液腺 serous gland，粘液腺 mucous gland，混合腺 mixed gland の3種があり，それぞれ分泌する唾液 saliva の性質が異なる．これらには，口腔粘膜に付随する小唾液腺（口唇腺，舌腺，頬腺，口蓋腺など）と，独立した導管をもつ下記の大唾液腺とがある．

種類	腺細胞	分泌物	機能的分類	作用
1. 耳下腺 parotid Gl.	漿液細胞	水様性	漿液腺	プチアリンに富み消化が主である．
2. 舌下腺 sublingual Gl.	粘液細胞	粘稠	粘液腺	プチアリンに乏しく，食物の湿潤，催滑作用が主である．
3. 顎下腺 submandibular Gl.	漿液＋粘液細胞	水様または粘稠	混合腺	

2. 唾液の性状とその組成

唾液は粘稠不透明な液体で，pH 6.3～6.8，分泌が盛んになるとアルカリ性に傾き，空気中に放置すると CO_2 を放出してアルカリ性となる．1日分泌量は約1,000～1,500 ml，比重1.002～1.008，比粘度1.24～2.10である．

唾液の組成は，次のとおりである．

```
唾液の成分
水分
99.2～99.5%
有形成分  ┌ 有機物    ┌ ムチン mucin 約0.3%
0.5～0.8% │ 0.4～0.5% │ プチアリン ptyalin
          │           └ 尿素 urea
          │ 無機塩化物  NaCl, KCl, NaHCO₃
          │ 0.1～0.3%   Na₂HPO₄, NaH₂PO₄
          │             CaCO₃, CaH₂PO₄ 等
          └ ガス      ┌ O₂ : 1 vol%
                      │ N₂ : 2.5 vol%
                      └ CO₂ : 50 vol%
```

3. 唾液の生理作用

a. 消化作用

唾液中のアミラーゼ amylase であるプチアリン ptyalin の作用によって，でんぷん starch をデキストリン dextrin と麦芽糖（マルトース maltose）にまで分解する．

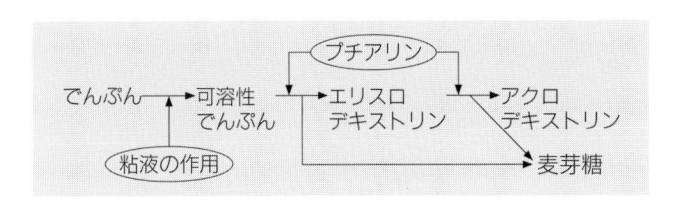

```
              ┌──── プチアリン ────┐
              │                    │
でんぷん → 可溶性 → エリスロ → アクロ
         でんぷん   デキストリン   デキストリン
  粘液の作用                    ↓
                              麦芽糖
```

この作用は，胃内に移送されてもしばらくの間持続する．

プチアリンの至適pHは6.8，0.0003%のHClによってその作用が停止する．また，至適温度は約40℃，0℃で作用が停止し，60～70℃で破壊されるといわれる．

プチアリンは，植物性細胞の膜に含まれるセルロース cellulose をほとんど分解しない．したがって植物性細胞はその膜を破っておかないとプチアリンの分解作用を発揮できない．なお，でんぷん構成成分であるアミロース amylose にはよく作用するが，アミロペクチン amylopectin のうち，1,6 α 結合を有するものに対してはその作用が弱い．

また，生のでんぷん（β-でんぷん）に対しては作用が弱く，α化したでんぷん（α-でんぷん）に対しては作用が強い．したがって，水を加えて煮たでんぷんの方が消化しやすいことになる．

b. 軟化作用

唾液中のムチン mucin の作用により食物を軟化し，その周囲を滑らかにして，嚥下しやすくする．

ムチンは唾液中の有機物の主たるもので，糖蛋白 glycoprotein からなり，唾液に高い粘稠性を与えている．舌下腺，粘膜の小粘液腺から分泌され，食物の最良の催滑剤であり，両性蛋白体であるためにpHの緩衝作用もある．また粘膜を機械的刺激から保護する役目も果たしている．

c. 湿潤，催滑作用

口腔内の軟部をうるおして，滑らかにする作用がある．しゃべるときに唇を湿めして弾力をもたせる．

d. 清浄作用

食物の細片，上皮細胞，異物などの表面を覆って，細菌の繁殖を防ぐ作用があり，その結果，口腔内が清浄化されていることになる．発熱が持続すると，唾液の分泌が抑制されるために，口腔内に細菌が繁殖し，いろいろの障害を起こしてくることがある．

図80　唾液の分泌機序　唾液分泌の神経性調節

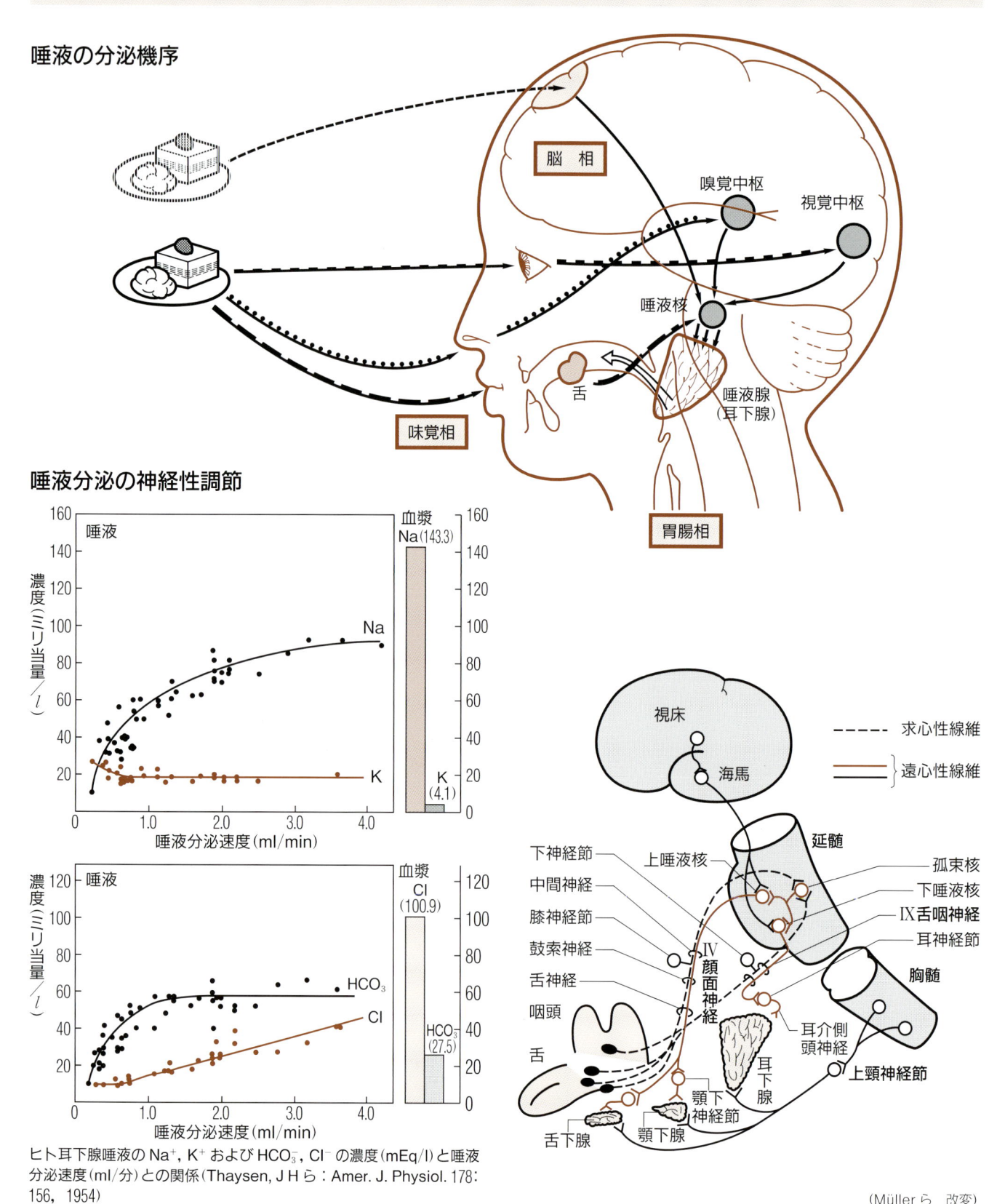

唾液の分泌機序

脳相

嗅覚中枢

視覚中枢

唾液核

舌

唾液腺（耳下腺）

味覚相

胃腸相

唾液分泌の神経性調節

ヒト耳下腺唾液の Na^+, K^+ および HCO_3^-, Cl^- の濃度（mEq/l）と唾液分泌速度（ml/分）との関係（Thaysen, J H ら：Amer. J. Physiol. 178: 156, 1954）

唾液　血漿 Na(143.3)　K(4.1)

唾液　血漿 Cl(100.9)　HCO_3^-(27.5)

視床
海馬

--- 求心性線維
── 遠心性線維

延髄
上唾液核
下神経節
中間神経
膝神経節
鼓索神経
舌神経
咽頭
舌
孤束核
下唾液核
Ⅸ舌咽神経
耳神経節
Ⅳ顔面神経
胸髄
耳介側頭神経
耳下腺
顎下神経節
顎下腺
舌下腺
上頸神経節

（Müller ら　改変）

e. 排泄作用

体内不要物を排泄する作用がある．たとえば，水銀中毒では唾液中に Hg が排泄されて口内炎を起こし，鉛中毒では Pb 硫化物が歯齦縁に付着し，慢性の胃炎，腎炎，尿毒症では尿素，重症の糖尿病ではブドウ糖の含まれることがある．

f. 体温の調節

体温と同じ温度の唾液を分泌し，また，その水分を蒸発させることによって体熱の放散に関与している．

g. 水分代謝の調節

1日約 1,500 ml もの唾液が分泌される．脱水時にはこの分泌が抑制されて，口渇感を訴える．

h. 唾液腺の内分泌

耳下腺および唾液中にパロチン parotin と名付けられた一種のホルモン様物質が分泌され，骨や歯の発育，加齢現象を抑制する作用などがあるといわれる．

4. 唾液の分泌機序

唾液の分泌は，主として神経性に調節されている．分泌の中枢は延髄および橋にある上・下唾液核 superior or inferior salivatory nuclei で，もっぱら反射的に行われている．

その機序としては，次の2つの機構が考えられている．

① 無条件反射 unconditioned reflex による分泌：口腔粘膜，味覚器などが直接刺激されて唾液が分泌されるもので，口腔内に食物その他が触れると2～3秒の潜伏期で唾液の分泌が起こる．口を動かしたり，ガムを嚙んだり，歯を刺激した場合にもみられる固有反射 propria reflex である．

② 条件反射 conditioned reflex による分泌：食物を連想したり，視たり，臭いを嗅いだり，調理の音を聞いたりすることでも唾液の分泌が起こる．これは，その食物を食べ，その味，形，臭いなどを過去に経験していた場合にのみみられ，これらの条件付けがなければ起こらない．大脳の連合線維を介して，唾液核に刺激が伝わるもので，視覚，嗅覚，聴覚などと，味覚との間に強い連絡のできたことが考えられる．

5. 唾液分泌の経過

唾液分泌の経過は次の3相に分けられる．

a. 脳相 cephalic phase，精神相 psychic phase

食事をしようとする連想，食物を見る，嗅ぐなどの刺激によって，2～3秒後に唾液の分泌がみられる．前述の条件反射による唾液の分泌相である．

b. 味覚相 gustatory phase

食物が口腔内に入り，直接，口腔粘膜，舌などを刺激した場合にみられる唾液の分泌をいう．食物が胃に送られた後も継続していることが多い．このときの唾液の組成は食物の種類によりある程度異なっている．無条件反射である．

c. 胃腸相 gastrointestinal phase

辛子，強い酸などの刺激の強い食物を摂ると，食物が胃腸へ移送されても，なお唾液が分泌される．刺激物を中和するような役割があると考えられ，迷走神経を介する反射的なものとされている．

6. 唾液分泌の神経中枢

唾液分泌の反射中枢は，延髄および橋の上・下唾液核にある．その求心路は，舌の前 2/3 の味蕾からの刺激を受け，舌神経，鼓索神経を通り，膝神経節でニューロンを替え，中間神経を経て延髄の孤束核に伝える．舌の後 1/3 からの刺激は，舌咽神経を経て，下神経節でニューロンを替え，孤束核に伝える．ここで上・下唾液核と反射弓をつくる．一方，この副交感神経系の遠心路は，耳下腺の場合，下唾液核より舌咽神経（Ⅸ）を経て，耳神経節でニューロンを替えて分布し，舌下および顎下腺の場合，上唾液核より鼓索神経を介して顎下神経節でニューロンを替えて分布している．

交換神経系としては，胸髄の1～，2～4などより出て，上頚神経節でニューロンを替え，外頚動脈に沿って進み各腺に分布している．自律神経刺激による唾液の分泌は，交感，副交感神経の作用が必ずしも拮抗的ではない．

自律神経系と唾液分泌

	量	濃度	粘液プチアリン	水塩類	意義	腺血管	名称
副交感神経刺激	多	希薄	少	多	正常の唾液分泌を支配する	拡張	鼓索唾液
交感神経刺激	少	濃厚	多	少	正常の唾液分泌にはあまり意味がない	収縮	交感唾液

図81 咀嚼と嚥下

咀嚼

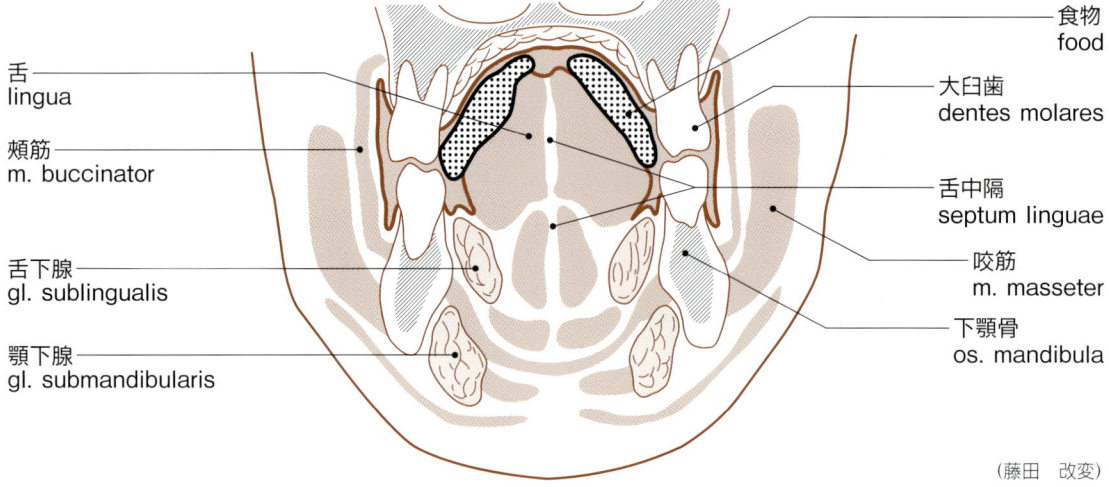

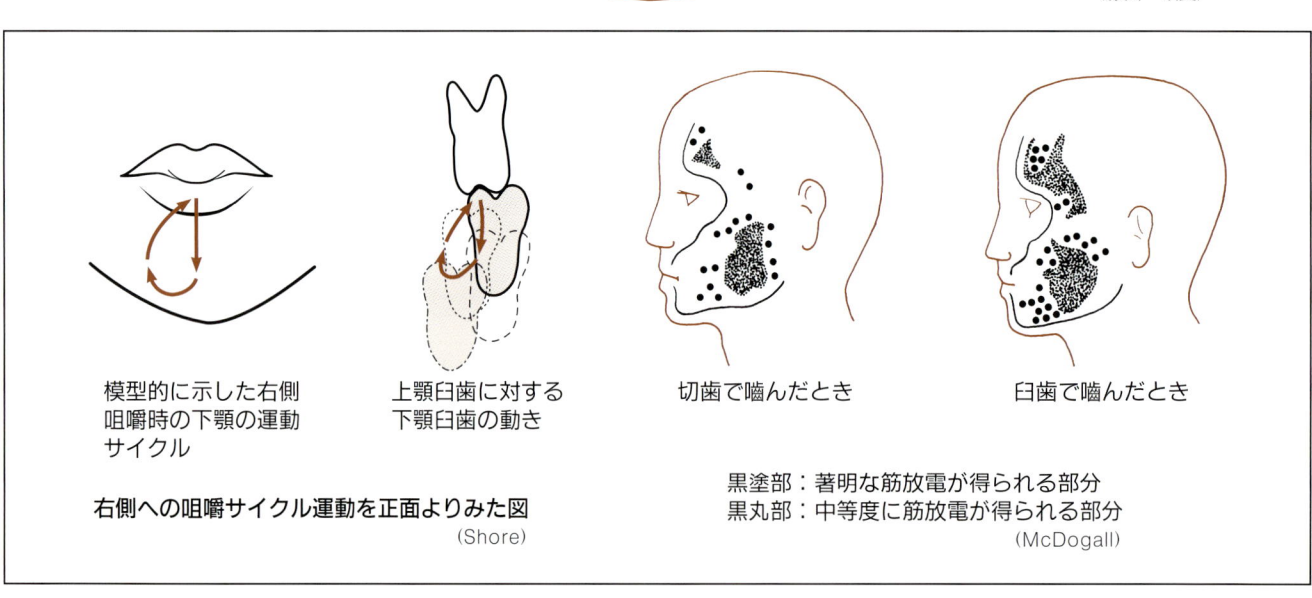

- 舌 lingua
- 頰筋 m. buccinator
- 舌下腺 gl. sublingualis
- 顎下腺 gl. submandibularis
- 食物 food
- 大臼歯 dentes molares
- 舌中隔 septum linguae
- 咬筋 m. masseter
- 下顎骨 os. mandibula

(藤田 改変)

模型的に示した右側咀嚼時の下顎の運動サイクル

上顎臼歯に対する下顎臼歯の動き

右側への咀嚼サイクル運動を正面よりみた図
(Shore)

切歯で嚙んだとき

臼歯で嚙んだとき

黒塗部：著明な筋放電が得られる部分
黒丸部：中等度に筋放電が得られる部分
(McDogall)

嚥下運動

食道の蠕動運動
(食塊が下方に運ばれる様子を示す)

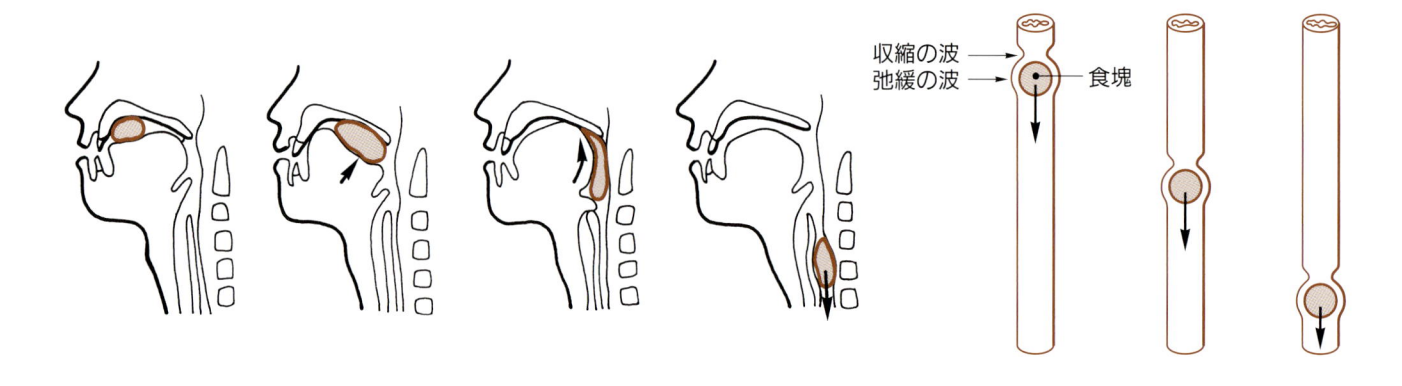

- 収縮の波
- 弛緩の波
- 食塊

4 咀嚼と嚥下

1. 咀嚼と吸引

咀嚼 mastication 運動は，下顎を上顎に対して上下，左右に動かし歯によって食物を磨砕するもので，舌，口唇，口頬の運動が補助している．これによって唾液の分泌も促進され，食物が適当な大きさにこね固められ，嚥下に適した食塊 bolus となる．咀嚼運動は，主として三叉神経第3枝に支配され，口唇，口頬は顔面神経，舌は舌神経の支配を受ける．一般に，随意運動と考えられているが，ほとんど無意識の中に反射的に行われている．吸引 suction 運動は，口腔を閉じて舌を後方に引き，口腔内を陰圧することによって行われ，液体などを摂取する．その圧は，新生児で4～14 cmH$_2$O，生後2～3カ月で10～30 cmH$_2$O，成人では70 cmH$_2$O以上にもなる．

2. 嚥下運動

口腔内の食塊を飲み込んで，咽頭，食道を経て胃に送り込むことを嚥下 swallowing という．

a. 第1期，口腔期 buccal stage

口腔より咽頭まで食塊を送り込む運動で，舌の働きによって行われる随意運動である．

b. 第2期，咽頭期 pharyngeal stage

咽頭より食道入口までの時期で，食塊が咽頭粘膜に触れると，反射的に種々の不随意運動が順序よく行われる．
すなわち，①舌の後退，口蓋弓の収縮によって咽頭と口腔とが遮断され，②軟口蓋と口蓋垂が上がって鼻腔との連絡を断ち，③同時に舌根が上がり，④喉頭蓋が閉じ，⑤声門も閉鎖して，⑥一時的無呼吸（嚥下性無呼吸）となる．⑦反射的に食道上端の輪状筋が弛緩し，⑧咽頭の筋が収縮して，食塊が食道入口に達する．

c. 第3期，食道期 esophagus stage

食塊が食道入口より胃の噴門まで達する時期で，不随意運動である．食塊が食道入口に達すると，食塊の上部の食道の輪状筋が収縮し，そのまま下方に移動する蠕動運動 peristalsis が起こり，その結果食塊が食道下端まで移送される．この1回の蠕動波の移行には4～6秒を要する．嚥下の第2期以降は口腔，咽頭の一定部位に加えられた触刺激によって誘発される不随意の反射である．これを嚥下反射 swallowing reflex といい，延髄の嚥下中枢によって統御されている．

3. 嚥下困難

嚥下困難 dysphagia とは，嚥下反射が種々の障害を受けた場合で，その原因により，次のように大別されている．

a. 口腔期および咽頭期の障害

口腔および咽頭の障害によって嚥下困難をきたす場合は，嚥下痛によるものが多い．口内炎，舌炎，扁桃炎，扁桃周囲膿瘍，後咽頭腫瘍などの場合にみられる．嚥下障害に先んじて嗄声があれば，喉頭結核，喉頭癌など考える必要がある．

b. 神経性，筋性嚥下困難

一般に，神経や筋麻痺によって起こる嚥下困難は，痛みが少なく，食道の狭窄もみられない．時として鼻腔，喉頭，気管に飲食物が流入し“せき”“くさめ”などを連発する．口蓋の動きが非常に弱いのも特徴である．灰白髄炎では嚥下中枢の侵されることがあり，中枢性の嚥下困難をきたす，進行性球麻痺，仮性球麻痺，側索硬化症，脳出血，脳軟化などによる麻痺，延髄の障害，ジフテリアの後麻痺，ボツリヌス中毒，などで中枢性の運動神経麻痺をきたした場合には，咀嚼障害，口蓋咽頭反射の消失，口蓋帆の挙上不能，偏位などを認め嚥下困難を招来する．重症筋無力症では，朝食よりも夕食時に嚥下困難が強く，破傷風，狂犬病，テタニーなどの場合には，嚥下に関する筋の痙攣による嚥下困難がみられる．

c. 食道期の障害

(1) 機械的通過障害：食道炎，潰瘍，瘢痕性狭窄，膿瘍，異物や憩室，あるいは周囲組織よりの圧迫などによる通過障害である．

一般に，その障害部位より上部の食道が拡張し，高度の場合は食道性嘔吐をきたす．

(2) 機能的通過障害：てんかん，ヒステリー，破傷風，狂犬病，髄膜炎，ストリキニーネ中毒などの症候としてみられる食道痙攣によって嚥下困難をきたすことがある．

図82 胃の構造と形状

胃の名称

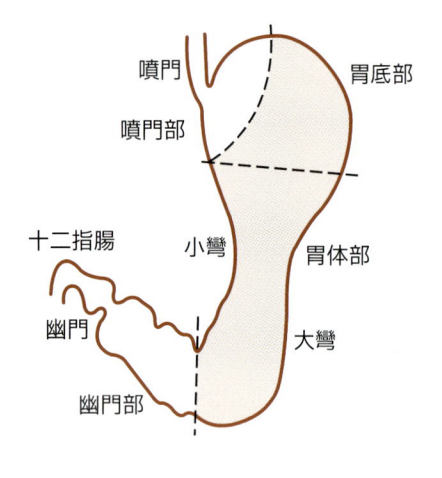

噴門
胃底部
噴門部
十二指腸
小彎
胃体部
幽門
大彎
幽門部

胃腺の分布

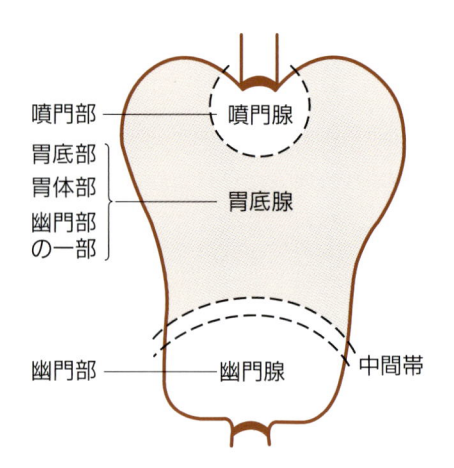

噴門部 — 噴門腺
胃底部
胃体部 — 胃底腺
幽門部の一部
幽門部 — 幽門腺
中間帯

胃の構造

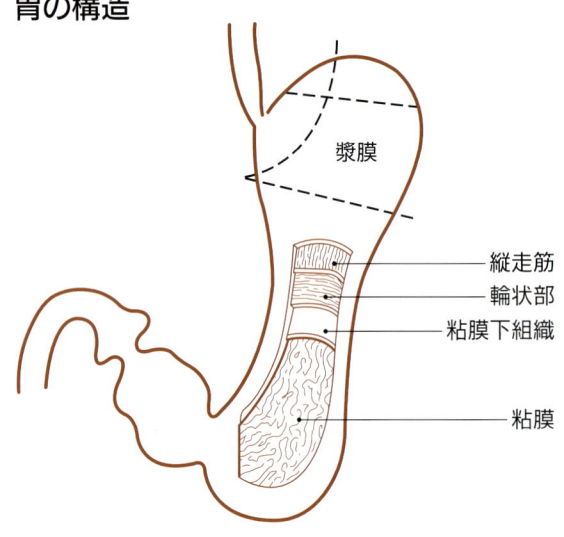

漿膜
縦走筋
輪状部
粘膜下組織
粘膜

胃の筋層

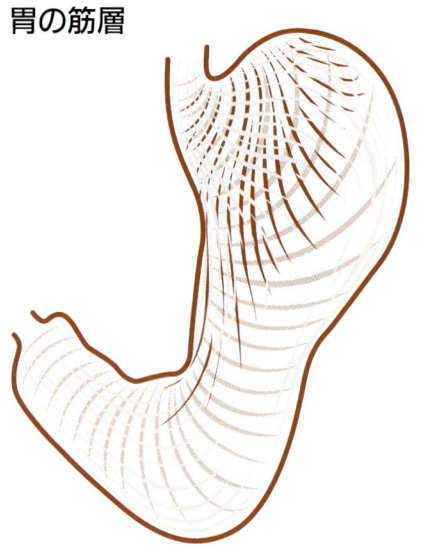

胃の形状

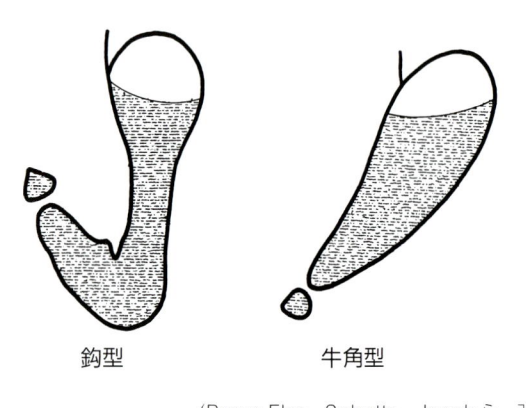

鈎型
牛角型

(Braus-Elze, Sobotta, Jacobら　改変)

胃底腺の細胞

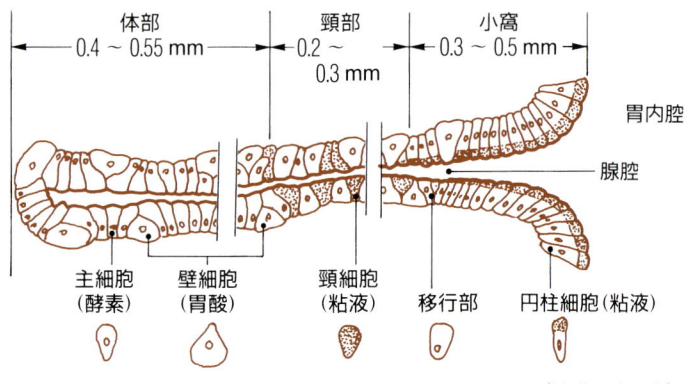

体部 0.4〜0.55 mm
頸部 0.2〜0.3 mm
小窩 0.3〜0.5 mm

胃内腔
腺腔

主細胞（酵素）
壁細胞（胃酸）
頸細胞（粘液）
移行部
円柱細胞（粘液）

(Hollander, F)

5　胃における消化

1. 胃腺の種類

胃粘膜には約 3,500 万個もの分泌腺があるといわれ，部位によって次の 3 種の胃腺 stomach gland が区別される．

種類	部位	腺細胞	分泌液	機能
1. 噴門腺 cardiac Gl.	噴門部	副細胞 mucous cell	粘液	粘膜保護
2. 胃底腺 fundic Gl.	胃底部 胃体部	1) 主細胞 chief cell	ペプシノーゲン	蛋白の消化作用
		2) 副細胞 mucous cell	粘液	粘膜保護
		3) 壁細胞 parietal cell	HCl 0.4〜0.5% pH 1.0〜1.5%	ペプシノーゲンの活性化．酸性にする．蛋白の消化を助ける．
3. 幽門腺 pyloric Gl.	幽門部	副細胞 mucous cell	粘液	粘膜保護

2. 壁細胞における HCl の生成

胃液中の HCl は，壁細胞 parietal cell（傍細胞ともいう）で生成分泌される．pH 約 1.0，約 165 mEq/l 含まれている．その中，遊離 HCl は 10〜40 mEq/l（0.4〜0.5%），総酸度は 10〜50 mEq/l（0.45〜0.6%）ぐらいである．HCl は壁細胞内に貯えられているものではなく，分泌時に生成されるものと考えられているが，その過程には多くの説がある．図 83 の下には Hollander（1952）と Davenport（1962）らの説を簡単に図示してある．すなわち，血液中あるいは壁細胞内の代謝によって得られた CO_2 が，炭酸脱水酵素 carbonic anhydrase の働きで H_2O と結合し H_2CO_3 をつくる．これが HCO_3^- と H^+ に分離する．また細胞内の H_2O あるいは代謝の結果生ずる H_2O が，壁細胞分泌管壁の膜内で加水分解され OH^- と H^+ になる．このいずれかの H^+ が，血中 NaCl より分離し能動輸送によって壁細胞内に取り入れられた Cl^- とともに壁細胞分泌管壁内で HCl に合成され，胃内に分泌されるものと考えられている．なお細胞内がそれほど酸性を呈さないのは，H_2O の分解による OH^- と，CO_2 に由来する H_2CO_3 が $HCO_3^- + H_2O$ となり，細胞内の中性化を図っているためといわれる．リン酸塩，塩化アンモンなども関係するともいわれている．いずれにしても，HCl は血中 CO_2 と NaCl を材料として種々の化学過程を経て生成される．

3. 胃液の成分と性状

胃液 gastric juice は主として主細胞，壁細胞を有する胃底腺から，1 日 1,500〜2,500 ml 分泌される．その 98.5〜99.5% は H_2O で，有形成分は 0.5〜1.5%，比重は 1.004〜1.006，pH は HCl 分泌によって異なるが 1.0〜2.5 である．食物と混ざればさらに中性側に傾く．有形成分としては，ムチン mucin，無機塩類，HCl，酵素などが含まれている．

4. 胃液の生理作用

胃の機能として重要なのは，口腔から送られた食塊を一時貯留し，その形状や消化の状態に応じて，順次小腸に送り込む機能である．胃液の生理作用には次のようなものがある．

a. HCl

胃底腺の壁細胞から分泌され，蛋白分解酵素であるペプシノーゲンを活性化する作用がある．また，食物をこの活性化されたペプシンの至適 pH に調整し，蛋白質を膨化して acid metaprotein に変え，ペプシンの作用を受けやすくするなど，胃内における蛋白質の消化に必要な物質である．なお，HCl には蛋白質を加水分解し，しょ糖を水解する作用があるが体温（37℃）ではその作用が弱い．さらに，酸に弱い菌を殺菌する作用があり，胃内の発酵も抑制するため HCl の減少で胃液中に乳酸などの有機酸が生成される．

また，後述のように，食物に酸度を与えるために，体液性の機序によって膵液，胆汁の分泌を促す作用もある．

b. 蛋白分解酵素

1) ペプシン pepsin

胃底腺主細胞内にある酵素原顆粒 zymogen granule 中に包まれるペプシノーゲン pepsinogen として分泌され，胃内で HCl の作用により活性化されペプシンとなる．ペプシノーゲンは分子量 42,500，ペプシンは分子量約 35,000 の酵素で，胃液中には少しずつ性質の異なった 3 種がある．ペプシンは芳香族アミノ酸とその隣のアミノ酸との結合を水解する蛋白分解酵素で，このため蛋白質の消化産物は大きさの異なった種々のポリペプチドとなる．ペプシンの至適 pH は 1.5〜2.0 で，5.0 以下になるとその作用が減弱する．

図83 胃液による消化

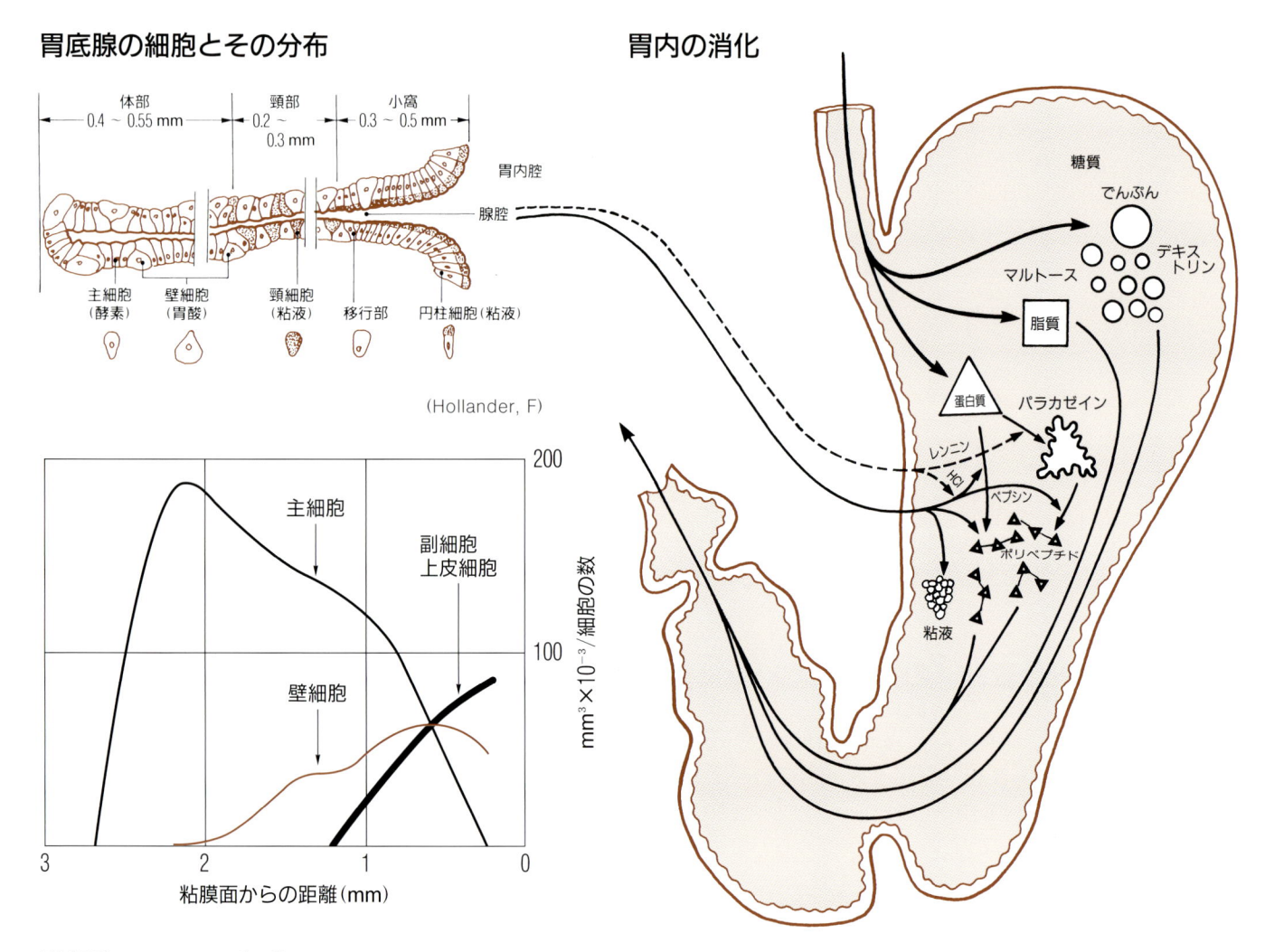

胃底腺の細胞とその分布

胃内の消化

壁細胞でのHCl生成

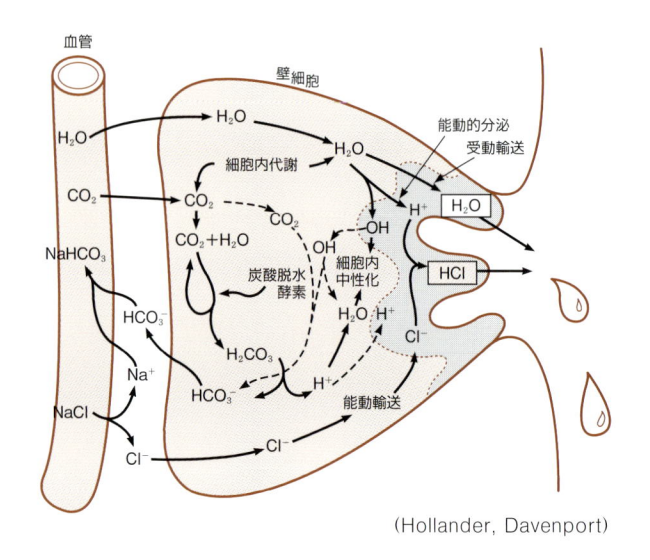

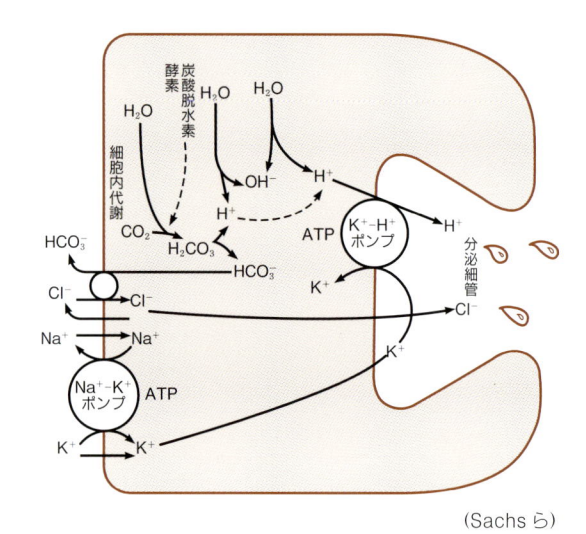

(Hollander, F)

(Hollander, Davenport)

(Sachsら)

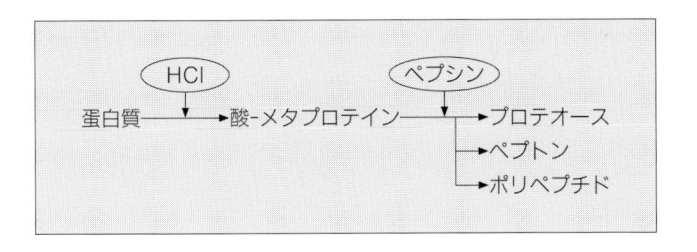

```
蛋白質 ──[HCl]──→ 酸-メタプロテイン ──[ペプシン]──→ プロテオース
                                              → ペプトン
                                              → ポリペプチド
```

2）レンニン rennin

ことに乳幼児の胃底腺主細胞でつくられる蛋白分解酵素で，凝乳酵素 chymosin と呼ばれる．至適 pH が 6.0～6.5 であるために成人の胃内では，その働きがあまりみられない（乳幼児の胃内 pH は 6.0 前後である）．乳汁中のカゼイ

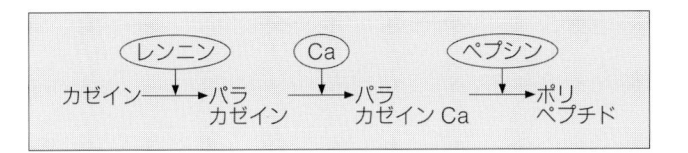

```
カゼイン ──[レンニン]──→ パラカゼイン ──[Ca]──→ パラカゼインCa ──[ペプシン]──→ ポリペプチド
```

ン casein に作用して，凝固性のパラカゼインとする．パラカゼインは，Ca と結合して不溶性の膨化したパラカゼイン Ca となり，ペプシンの作用を受けやすくなる，といわれるが近年，この存在意義を認めない者もいる．

c. 胃リパーゼ gastric lipase

胃底腺主細胞から分泌される至適 pH 4.5～5.0 の弱い脂肪分解酵素で，酸度の高い成人の胃内ではほとんど作用しない．

d. 粘液 mucus

溶解性 soluble と可視性粘液 visible mucus とがあり，前者は主として副細胞，後者は胃粘膜の上皮細胞より分泌されるといわれる．胃粘膜を機械的な刺激，損傷より保護し，食物を流動性にして，胃液の作用を受けやすくするとともに，その移動を円滑にしている．

e. その他

(1) キャッスル内因子 Castle's intrinsic factor：胃粘膜中に含まれるムコ蛋白 mucoprotein といわれ，その外因子 extrinsic factor とともに抗貧血因子 antianemic factor を生成させるといわれる．

(2) カテプシン kathepsin：蛋白分解酵素の 1 つ．pH 3.0～5.0 で作用するといわれるが，量も少なく，本態は不明．

5. 胃内で行われる現象

(1) 唾液ことにプチアリンによる糖質分解の継続
(2) 食物を糜粥 chyme の状態にまで変化させる．
(3) 糜粥の状態になった食物を胃内に停滞させ必要に応じて小腸に移送させる．
(4) 食物の腐敗，発酵を防ぎ，細菌の繁殖を防止する．
(5) ペプシン，レンニンにより蛋白質の消化分解を行う．これには HCl の作用も関与している．

6. パブロフの小胃法と偽餌法

胃液分泌の研究は，パブロフ Pavlov（1910）によって，小胃 pouch 法と偽餌 sham feeding 法が開発されて純粋な胃液の採取，分析が可能となり，胃液の分泌機序の研究が発展し，条件反射研究の基礎をつくった．小胃には同じ胃

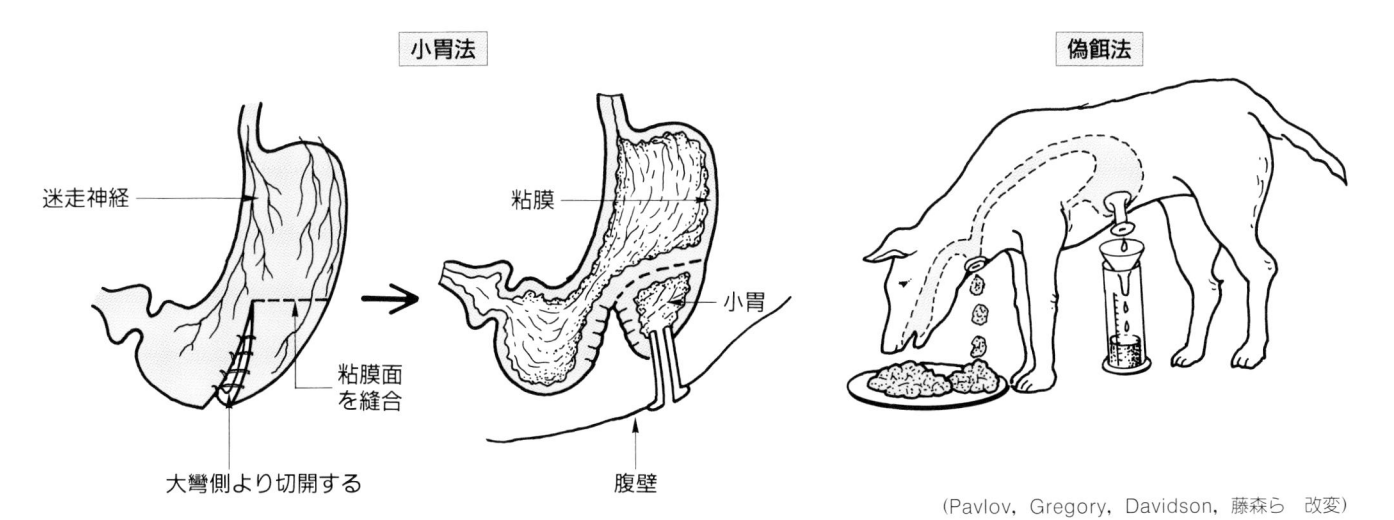

(Pavlov, Gregory, Davidson, 藤森ら　改変)

図84 胃液の分泌機序(1)

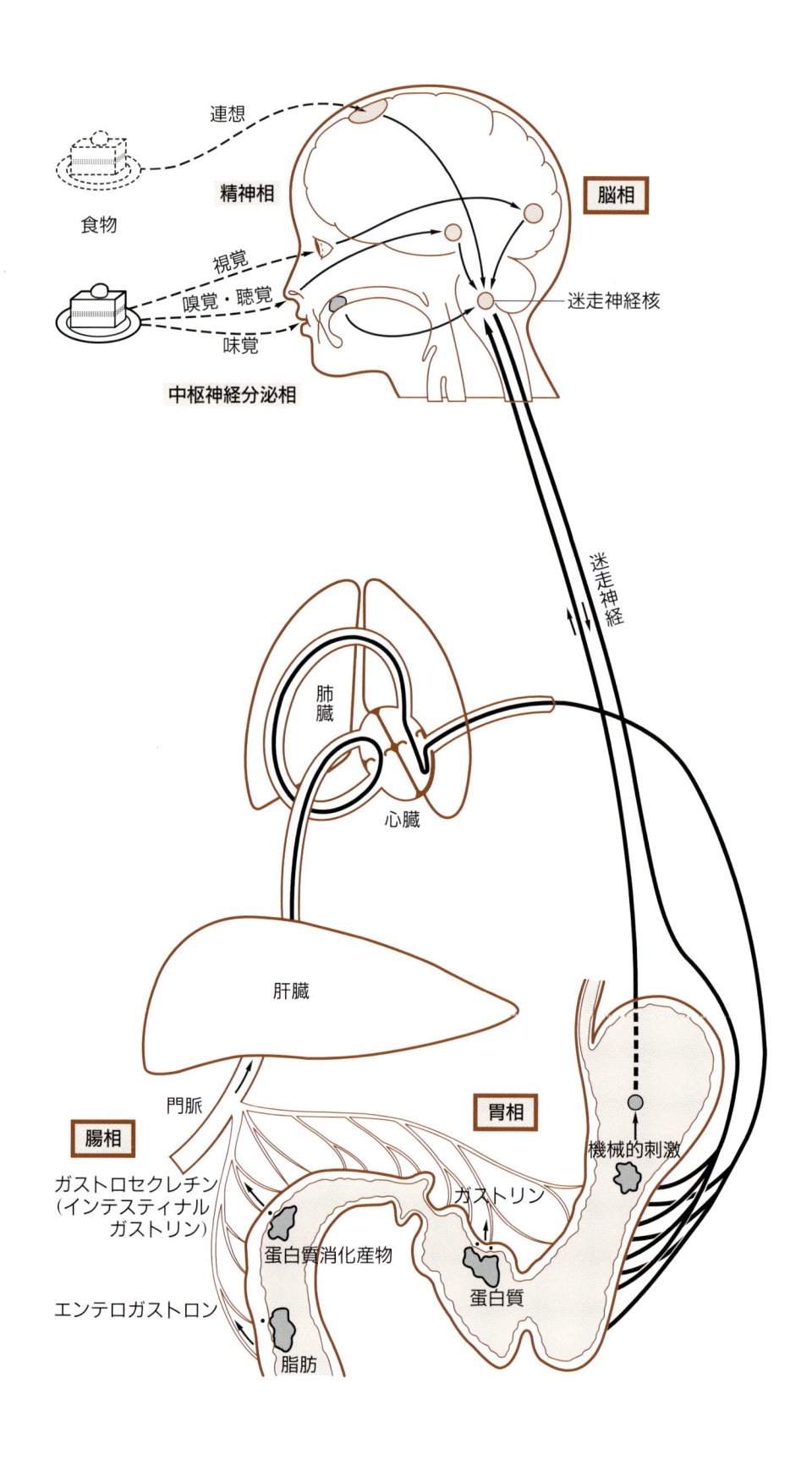

底腺，神経，血管系が分布しているため，食物が普通の胃に入って胃液の分泌を促した場合，小胃でも同じ胃液が分泌され，きれいな胃液を採取することができる．

7. 胃液の分泌の経過

胃液の分泌は，自律神経系による神経性の調節と，体液性のホルモンとによる調節が行われている．ことに迷走神経刺激は消化酵素に富む胃液を，ガストリン gastrin による刺激は HCl に富む胃液を分泌する．また，交感神経刺激によっても幽門腺の働きが促進され，必ずしも副交感および交感神経の作用が拮抗的とはいえない．しかも，その刺激の違いによって胃液の性状がそれぞれ異なっている．胃液の分泌は，消化時の分泌と，消化休止期の分泌（基礎相 basal phase）とに2大別され，消化時の分泌は，次の3相に分けられる．

1）第1相，脳相 cephalic phase（精神相 psychic phase，反射相 reflex phase，神経相 nervous phase）

この相の分泌は，迷走神経を介する反射性のもので，唾液の分泌と同様に条件反射による精神相と，無条件反射による中枢神経分泌相ともいうべき2つがある．

2）第2相，胃相 gastric phase（化学相 chemical phase）

食物が胃内に入ると大量の胃液が分泌される．食物の機械的な刺激による神経的なものと，胃に分布する神経すべてを切断してもみられる体液性の機序とがある．すなわち，幽門部に蛋白性の消化産物が触れると，その粘膜内にあるガストリン産生細胞でガストリンが生成され，血管内に移行し，大循環系を経て胃底腺に達し，少量の場合ことに HCl に富む大量の胃液を分泌させるというものである．なお，大量のガストリンはむしろ胃液分泌を抑制するともいわれる．

ガストリンは，分子量約2,100のポリペプチドで17個のアミノ酸からなり，その有効ペプチドは4個のアミノ酸である．なお，幽門粘膜内にガストロザイミン gastrozymin があり，ペプシン分泌を促進するといわれるが明らかではない．

3）第3相，腸相 intestinal phase

胃内容が十二指腸あるいは空腸に入っても胃液の分泌がみられる．この分泌は体液性のものと考えられ，蛋白性の消化産物によって十二指腸粘膜内にガストロセクレチン gastrosecretin というホルモン様物質が生成され，大循環系を経て胃液の分泌を促すといわれている．中枢神経を介する反射性分泌も考えられているが，まだ明らかではない．一方，脂肪が十二指腸粘膜に触れるとエンテロガストロン enterogastron（VIP，GIP など）と総称されるホルモンが生成され，同様に大循環系を経て胃液の分泌と運動を抑制する（p. 209，消化管ホルモンの項参照）．

4）その他

(1) 胃液分泌を促進するもの：副腎皮質ホルモン，インスリン，アルコール，ヒスタミン，アセチルコリン，カフェイン，ニコチン，ピロカルピン，肉スープ，香辛料など．なお，モルヒネは初期に分泌を抑制し，その後促進させる．

(2) 胃液分泌を抑制するもの：アルカリ（ごく少量では促進），酸，アトロピン，モルヒネの初期，脂肪．

		相		刺激	求心路	遠心路	効果
神経性調節	条件反射	脳相	精神相	食物の連想，見る，嗅ぐ	大脳の連合線維	迷走神経	消化酵素に富む胃液
	無条件反射		中枢神経分泌相	食物の味，物理化学的刺激	味覚神経		
		胃相		食物の機械的刺激	迷走神経		
体液性の調節				蛋白質の消化産物 → 幽門部の粘膜 → ガストリン → 血流へ		大循環 → 胃の動脈	HCl に富む胃液
		腸相		蛋白質の消化産物 → 十二指腸粘膜 → ガストロセクレチン（インテスティナルガストリン）→ 血流			胃液分泌
				乳糜（脂肪）→ 十二指腸粘膜 → エンテロガストロン（VIP，GIP）→ 血流			胃液分泌抑制

図85 胃液の分泌機序(2)

胃液の分泌機序(Soll, A. H., 大倉久直などを参考)

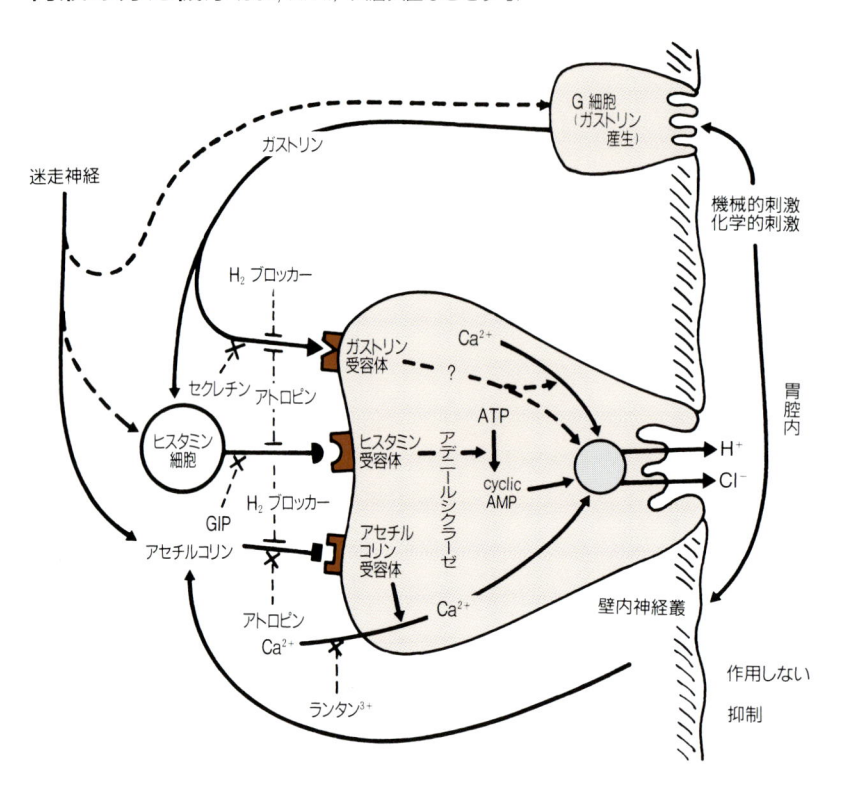

ヒト胃液中の Cl^- および H^+, Na^+, K^+ と分泌速度との関係
[Makhlouf, G. M.: Physiology of the Gastrointestinal Tract (Johnson, L. R. ed.), 1981]

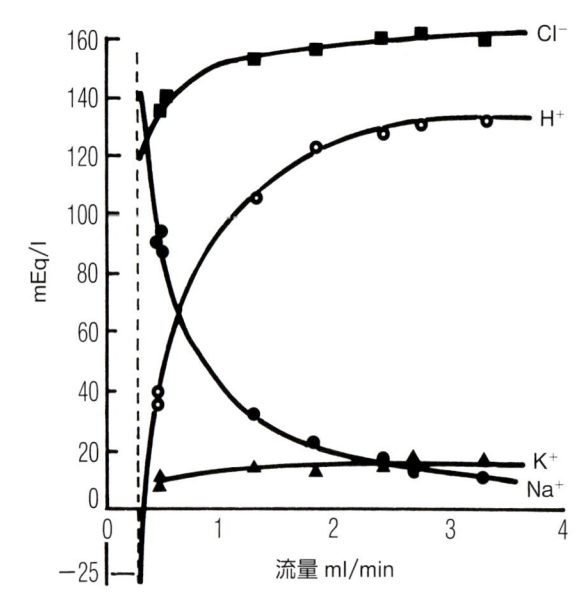

8. 胃液分泌の機序

1) 胃酸の分泌

胃液の分泌は神経性および体液性の2つの機序によって調節されている．前者は自律神経系による反射的調節であり，アセチルコリンが直接の刺激となる．一方，体液性には主として幽門部粘膜のG細胞から分泌されるガストリンが血行を介して壁細胞に作用し，胃酸分泌を促進させるほか，いくつかの消化管ホルモンの関与が考えられている．

すなわち，神経性には副交感神経の末端から分泌されるアセチルコリンが壁細胞の膜に働き，細胞内 Ca^{2+} を第2メッセンジャーとして胃酸の分泌を促す．また，壁内神経叢を介する反射としては機械的，浸透圧的，pH の変化などの粘膜への刺激が，粘膜受容器→求心性神経線維→胃壁内神経叢の神経細胞シナプス→遠心性神経線維という反射経路をたどり，その末梢からアセチルコリンを出して作用する．

一方，ガストリンによる胃酸の分泌は，主として粘膜に対する化学的刺激により行われる．なお壁細胞に対する作用はアセチルコリンと，ヒスタミン，ガストリンなどが協調して作用する場合もあり，相互に関連して胃酸の分泌を調節しているものと思われる．なお，副交感神経抑制剤であるアトロピンの投与によって抑制される．またヒスタミンの投与によって明らかに胃酸分泌が促進される．しかもヒスタミン受容体（H_2-リセプター）にヒスタミンとの拮抗薬であるシメチジン cimetidine を作用させるとヒスタミン投与による胃酸分泌が抑制されることなどから，壁細胞にはアセチルコリン受容体のほかにガストリン受容体とヒスタミン受容体とがあると考えられ，この場合，ガストリンはその受容体を刺激して胃酸の分泌を起こさせるとともにヒスタミンを遊離させ，ヒスタミン受容体を介して胃酸分泌をさらに増強させる．また，ヒスタミン受容体からの刺激は，第2メッセンジャーとして細胞内 cyclic AMP の生成を促進させることが知られている．なお，ガストリン受容体からの刺激はおそらく細胞内 Ca^{2+} の遊離を促進するものと考えられているが，まだ明らかではない．

そのほか，消化管ホルモンとしては，GIP がヒスタミン受容体に，セクレチンがガストリン受容体に抑制的に作用してヒスタミンおよびガストリンによる胃酸の分泌を低下させるといわれている．

2) ペプシノーゲンの分泌

ペプシノーゲンに限らず消化酵素の分泌は，一般に副交感神経の興奮によるアセチルコリンの分泌によって促進される．胃底腺主細胞にアセチルコリン（第1メッセンジャー）が作用すると，細胞内の Ca^{2+}（第2メッセンジャー）を遊離させ，これが分泌顆粒を腺腔側細胞膜へ開口分泌させると考えられている．なお，アセチルコリンは壁細胞を直接刺激して胃酸の分泌を促進するほか，ガストリン刺激に対する感受性を増大させるために胃酸の分泌をさらに増強させる．また，アトロピンを投与すると胃酸はもとよりペプシノーゲンの分泌をも低下させるが，その合成には影響しないといわれている．

3) 粘液の分泌

粘液の分泌機構については不明の点が多い．しかし，胃内 pH の変化（特にその低下）やセロトニン投与は，粘液分泌を促進する．迷走神経刺激やアセチルコリンの効果は必ずしも一定していない．

○ヘリコバクター・ピロリ（*helicobacter-pylori*）

従来，pH 1.5～2.5 の強酸性の胃内では，ほとんどの微生物が棲息できず，むしろ摂取した食物を胃液によって消毒しているとまでいわれていたのである．しかし，1983年マーシャルとウオーレンによって，胃粘膜に特殊な細菌のいることが確認され，その後，ヘリコバクター・ピロリ（胃幽門部に棲息する螺旋形の細菌）と名付けられた．近年，この細菌の働きが解明されるにつれて大きな問題が提起されてきている．すなわち，この菌の感染によって，塩酸を分泌する壁細胞が障害され，加齢による胃粘膜の萎縮，無症候性の急性胃炎などが起こり，さらには難治性の**胃・十二指腸潰瘍**の要因となり，胃癌の発生にまで関与しているのではないかといわれているのである．この論拠としては，胃・十二指腸潰瘍の治療に際し，まず制酸剤とともに抗生物質を同時に投与して胃粘膜の除菌をした後に潰瘍治療薬を投与すると，難治性の潰瘍でもその約80%近くが完治したという1994年の米国NIHによる報告が挙げられている．なお，日本人のこの菌の感染率は，欧米人に比べて高く，40歳以上のヒトで60～70%といわれている．このヘリコバクター・ピロリ感染の有無は，抗血清による免疫反応によって検査することができ，また，現在ワクチンの接種による予防の研究も盛んに行われている．

図86　胃の運動

胃の蠕動運動

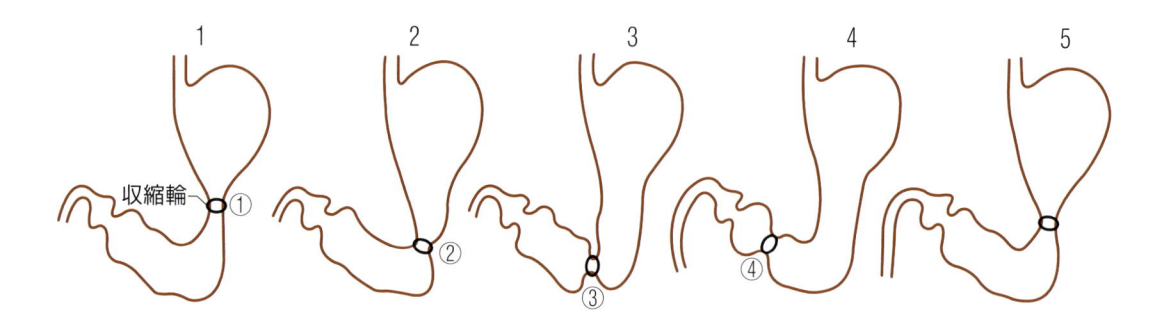

1　2　3　4　5

収縮輪　①　②　③　④

胃内容の重積

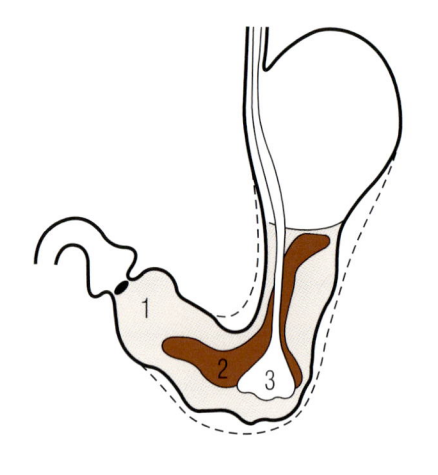

1, 2, 3は食べた食物の基本的な重積の状態

糖質試験食投与後その胃内残留量の経時変化
(Hunt, JNら：J Physiol 113:161～162, 1951)

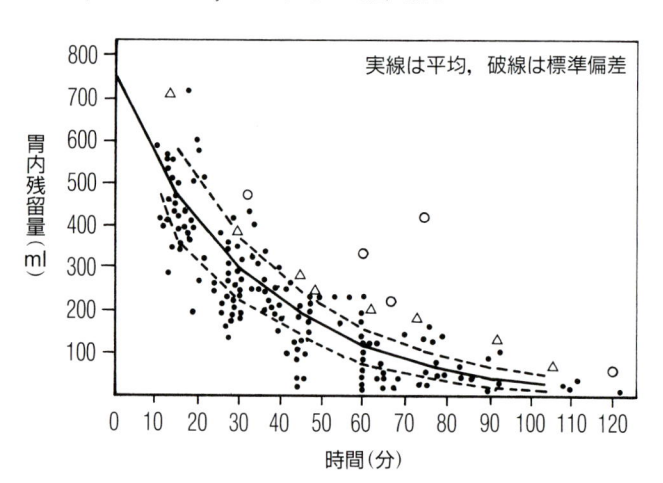

実線は平均，破線は標準偏差

胃内残留量(ml)

時間(分)

食塊の胃内における層形成 (市川)

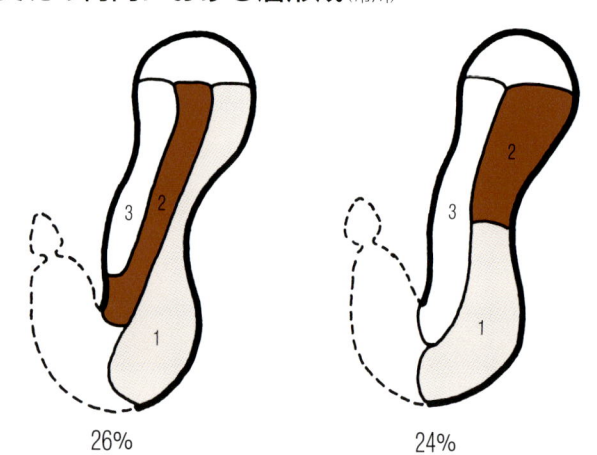

26%　　24%　　17%　　15%

1, 2, 3は食べた順序，%は頻度

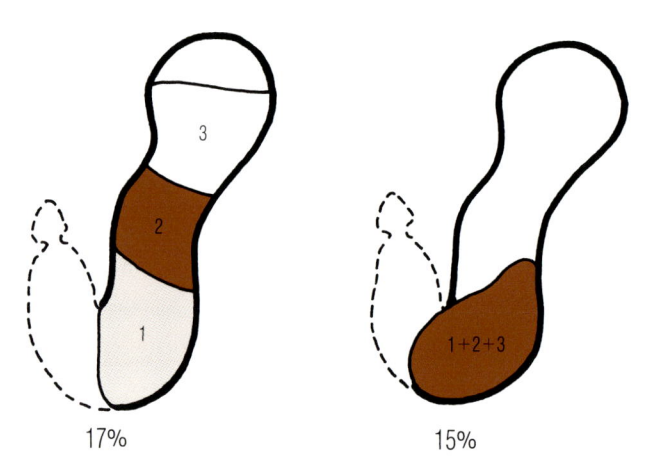

6 胃の運動

1. 胃内容の充実

　胃が空になっているときは，胃壁自身の緊張のために幽門付近および胃体部の一部の前後壁は互いに接触して内腔はほとんど認められない．口腔より漸次食塊が送られてくると，まず，胃の上部に集まり，ついで食塊の自重によって小彎側を下降し，順次重積して大彎側へ広がっていく．

　しかし，必ずしも食物を食べた順序で積み重なるものではなく，図86 のように各個人によって異なる．もし，胃アトニーなどで胃壁の緊張が弱いと，食塊がその重さによって胃の下方に溜まり，重度の胃下垂などでは下腹部の膨隆，胃内容の移送停滞がみられる．しかし，正常な緊張を保っている胃壁ならばその筋層の圧迫により食塊が押さえられ，一定の形を保つようになる（p.164, 図82 参照）．

2. 胃の運動

　胃の運動には，蠕動運動 peristalsis と，胃全体の緊張性収縮 tonic contraction とがある．

a. 蠕動運動

　胃体部の中央付近より輪状筋の収縮が起こり，この収縮輪が幽門部に移動する．初めの蠕動波は弱く，幽門に近づくほど強い収縮を起こす．ことに胃体部と幽門部との境あたりで深い"くびれ"を生ずる．これを角切痕 gastric angle という．

　普通，15〜20秒に1回の割で蠕動波が起こり，10〜30秒かかって幽門に達する．この至適内圧は 120 cmH$_2$O ぐらいといわれている．幽門が閉じて，この蠕動運動を繰り返すと，食塊が胃液とよく混じり，半流動性の糜粥 chyme となる．X線でみると糜粥があたかも幽門部から逆に胃体部の方へ移行するようにみえる．しかし，正常な胃でいわゆる逆蠕動 antiperistalsis はみられないといわれている．

　なお，一定時間を経過し，胃内容が糜粥の状態になり，消化がある程度まで進行すると，胃壁全体の緊張が高まり，胃内圧が上昇して，胃内容を十二指腸に排出しようとする緊張性収縮がみられるといわれているが必ずしも明確ではない．

b. 緊張性収縮

　従来，食物が胃に移送され，その内容が糜粥の状態になると，胃全体が緊張し，内圧が高まり十二指腸に排出されるといわれていた．しかし，近年，胃内容の移送は，十二指腸内容の消化状態によって調節されていると考えられている．したがって一般に胃の緊張性収縮を生じるのは，胃内の消化状態ではなく，むしろ胃内容がほとんどない飢餓状態の時（飢餓収縮）とみられている．

3. 胃内容の移送

　胃内圧が高まり，幽門括約筋と十二指腸壁の圧力にまされば，糜粥が十二指腸へ移送される．一般に，食後10分ぐらいから軟らかい消化のよい食物の移送が間欠的に始まり，3〜6時間でそのほとんどが移送される．この内容の移送には，胃内圧のほかに，胃内容の硬度，浸透圧，化学的性状などが関係する．水はほとんどそのまま十二指腸に流入するが，高張の溶液は等張に稀釈されてから移送される．

　3大栄養素では，糖質が最も早く，蛋白質はその2倍の時間がかかるといわれ，脂肪は胃の運動を抑制してさらに長時間を要する．

4. 胃の運動の調節

　神経性の調節としては，迷走神経を刺激すると胃の緊張および運動が亢進し，迷走神経を切断するか，交感神経を刺激すると低下する．

　反射としては腸胃反射 enterogastric reflex がある．これは十二指腸や空腸壁が伸展されると，胃運動の低下がみられるもので，蛋白質の分解産物もこの反射を誘発するといわれる．

　体液性の調節としては，脂肪や酸性液，高張液などが十二指腸粘膜に触れると，その壁内に前述のエンテロガストロン（VIP, GIP などの総称）が生成され，血行性に胃の運動および胃液の分泌を抑制する．

　いずれにしても十二指腸粘膜に加わる種々の刺激，たとえば十二指腸壁の拡張，粘膜の機械的刺激，酸，高および低張液，脂肪，糖質，蛋白質の消化産物などが，胃の運動を調節する刺激となっている．

　これらによって十二指腸への糜粥の移送が調節されているわけである．なお，インスリンの投与は迷走神経を介して分泌を促進するとともにその運動を盛んにする．

　また，胃を摘出して，胃に分布する神経，血管をすべて切断しても，胃の運動が行われる．これはアウエルバッハ神経叢（筋層内神経叢）による腸内の反射によるものと考えられている．

図87 嘔吐の成因とその神経支配

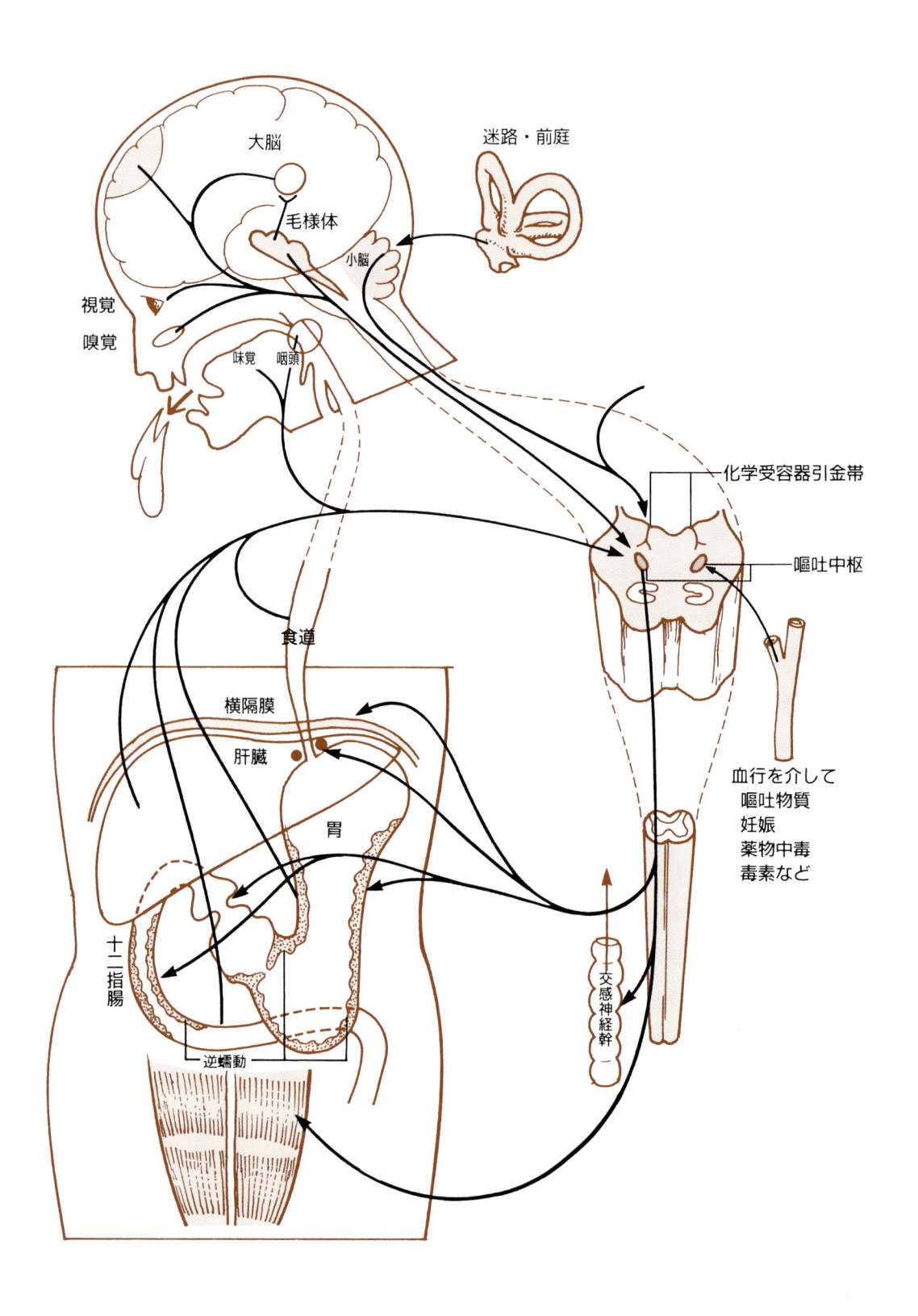

7　嘔気と嘔吐

1. 嘔気, 嘔吐のしくみ

　嘔気 nausea とは, 今にも吐きそうになる切迫した要求で, 嘔吐運動に先んじて現れ, 心窩部や上腹部に一種独特な不快感を伴い, 食欲が全くなくなる, いわゆる〝むかつき″という現象である. 嘔吐 vomiting とは, 胃内容が急激に口腔を経て, 体外に排泄される運動である. これは食道, 胃, 十二指腸, 横隔膜, 腹筋などの協同的な一連の反射運動によって行われる. いずれにしても, 動物が腐った食物や, 毒物を食べた場合, 速やかにこれを排出させるための身体防衛反応の1つであるといえよう.

　嘔気, 嘔吐の状態を腹部X線透視で観察すると, まず, 嘔気が現れてくると思われる時期と一致して, 十二指腸, 空腸, 回腸上部などに逆蠕動がみられ, 胃の緊張が低下してくる.

　ついで, 嘔吐に移るが, 嘔吐運動は, ①胃上部の緊張が完全になくなり, ②ついで強い蠕動波が胃体中央部付近から起こり, 角切痕, あるいは幽門の手前で強い収縮輪をつくる. ③同時に反射的な深い吸気が行われ, 声門が閉ざされ, 横隔膜, 腹筋の強い収縮によって腹圧が異常に高くなる. さらに正常ではみられない逆蠕動が起こり, 胃内容が噴門に向かって逆流する. ④食道が弛緩し口腔を経て体外に吐き出される. ⑤この間, 舌根は急激に後方に引かれ, 鼻腔との連絡も遮断される. また, これを統括する嘔吐中枢は延髄にあり, 呼吸中枢と近接しているためか嘔吐の間, 一時的無呼吸になるのが普通である.

　嘔吐運動があまりにも強く, また, 繰り返し起こると十二指腸にも比較的強い逆蠕動が起こり, ついには幽門括約筋の圧力を超えて十二指腸内容が逆流し, 吐出されることになる. この場合には吐物に胆汁が混入してくる.

2. 嘔吐中枢とその化学受容器引き金帯

　嘔吐は, 一連の協調的な反射運動で, 延髄にある嘔吐中枢 vomiting center によって統括されている. この中枢は一連の反射中枢で, 胃ばかりではなく, 種々の求心性刺激, あるいは中枢を流れる血液中の化学物質などによって興奮し, 嘔吐を起こさせる.

　嘔吐中枢は, 延髄の迷走神経背側核の付近に局在し, その直接刺激によって嘔吐を招来するほか, その背側に化学物質によって刺激される化学受容器 chemoreceptor trigger zone があり, これが引き金となって, そこから嘔吐中枢に刺激を伝える経路がある.

3. 嘔吐の成因とその原因による分類

　嘔吐運動を起こさせる嘔吐中枢あるいは化学受容器引き金帯に対する末梢からの求心性刺激は, 図87のように非常に多岐にわたっており, これらによる嘔吐の原因と, それによる分類を下表に示した.

4. 嘔吐の随伴症状

　嘔気, 横隔膜の攣縮, 唾液分泌増加, 気管, 気管支の分泌液増加, 発汗, 顔面蒼白などの血管運動神経症状など, 主として自律神経失調による症状が多い.

　何回も大量の胃液を吐出した場合には, 水分の喪失とHClの消失による低クロール血症, 血中重炭酸塩類の代償性増加, 代謝性アルカローシスをきたし, 代謝性障害をきたさせる危険がある. したがって, 嘔吐の激しい場合には, 体液, 電解質のバランスに十分注意しなければならない.

嘔吐の原因と分類(川口)

A. 直接的刺激(中枢性嘔吐)
　物理的……
　　1. 脳圧の亢進(脳腫瘍・髄膜炎・脳水腫など)
　　2. 脳の血行障害(脳貧血・脳充血・脳出血など)
　化学的……
　　1. 薬物中毒(アポモルヒネ, モルヒネ, ヒスタミン, アドレナリンなど)
　　2. 体内性毒素(代謝および内分泌異常) 尿毒症・胆毒症・糖尿病昏睡・妊娠悪阻など, およびバセドウ病・アジソン病など

B. 間接的刺激(反射性嘔吐)
　求心性神経路を経て, 中枢を反射的に興奮させる.
　主なるもの(消化器に関係ある神経を経る)
　　舌咽神経(舌根・咽頭), 迷走神経および交感神経(胃・腸・肝・腎・子宮その他の内臓)に対するもの
　その他……視神経(眼), 嗅神経(鼻), 味覚神経(舌), 迷走神経 からくるもの

C. 精神性嘔吐……
　　大脳皮質刺激(神経性嘔吐・ヒステリー・偏頭痛など)
　　脊髄刺激(脊髄癆発症)

図88　小腸における消化

膵臓と小腸の構造

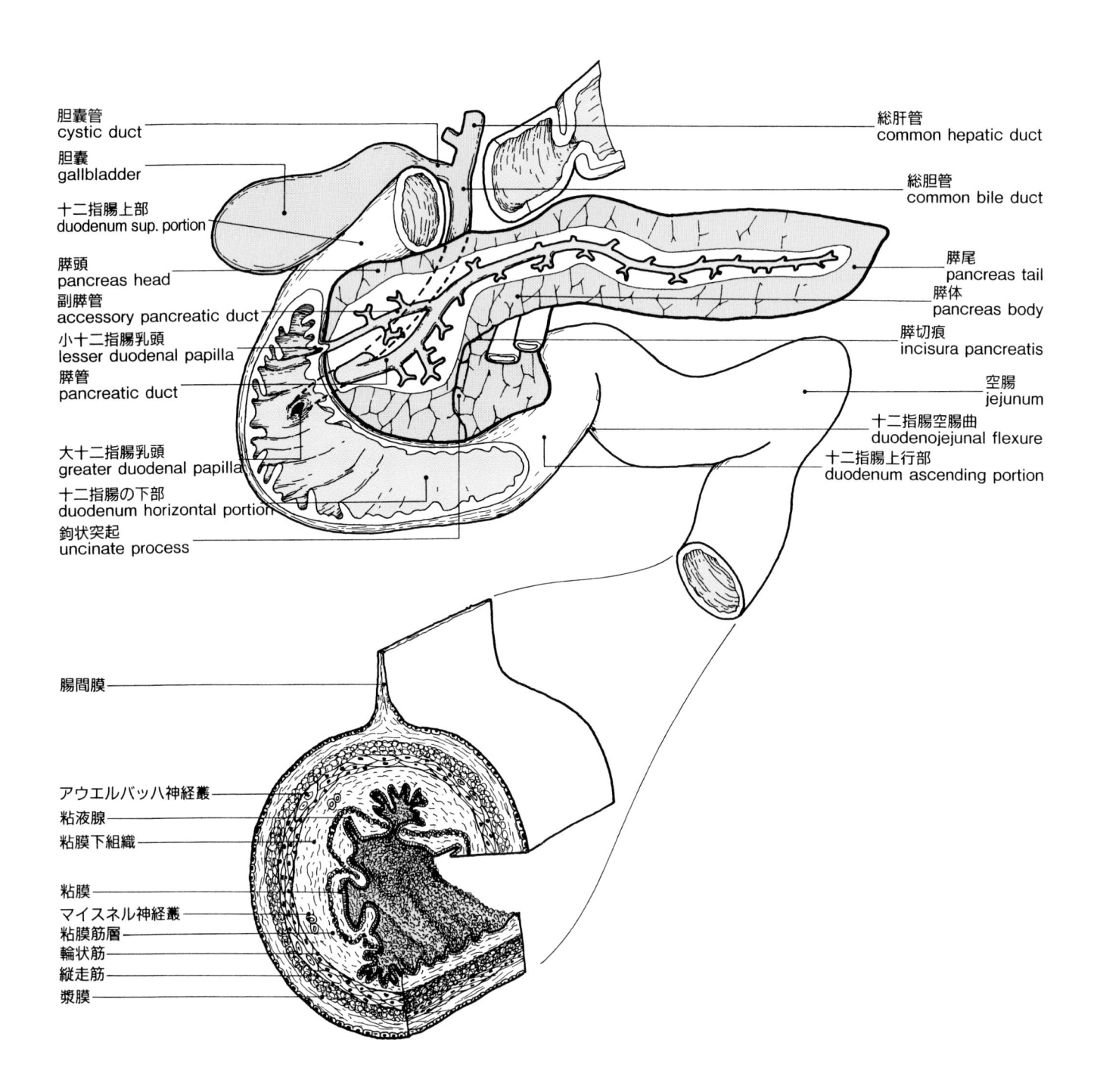

- 胆嚢管 cystic duct
- 胆嚢 gallbladder
- 十二指腸上部 duodenum sup. portion
- 膵頭 pancreas head
- 副膵管 accessory pancreatic duct
- 小十二指腸乳頭 lesser duodenal papilla
- 膵管 pancreatic duct
- 大十二指腸乳頭 greater duodenal papilla
- 十二指腸の下部 duodenum horizontal portion
- 鉤状突起 uncinate process
- 総肝管 common hepatic duct
- 総胆管 common bile duct
- 膵尾 pancreas tail
- 膵体 pancreas body
- 膵切痕 incisura pancreatis
- 空腸 jejunum
- 十二指腸空腸曲 duodenojejunal flexure
- 十二指腸上行部 duodenum ascending portion

- 腸間膜
- アウエルバッハ神経叢
- 粘液腺
- 粘膜下組織
- 粘膜
- マイスネル神経叢
- 粘膜筋層
- 輪状筋
- 縦走筋
- 漿膜

8 小腸における消化

　胃の中である程度消化された酸性の糜粥が，幽門から十二指腸に移送されると，膵臓から膵液，肝臓から胆嚢を経て胆汁，腸壁から腸液が分泌されて，3大栄養素の消化が十分に行われる．さらに空腸，回腸でも大量の腸液が分泌され，主として小腸の上部で，消化が完全に行われるとともに，この部の粘膜から吸収される．

小腸壁の構成

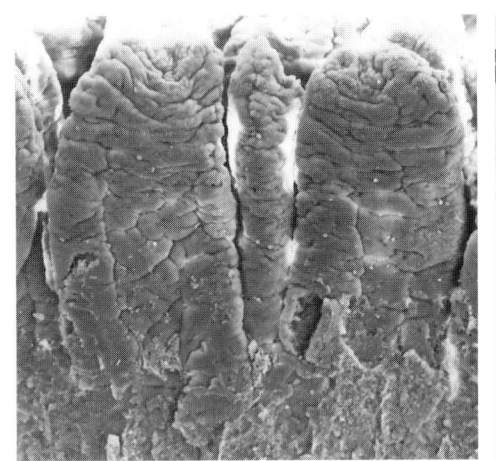

絨毛（走査型電顕）
（東海大医共利研病理）

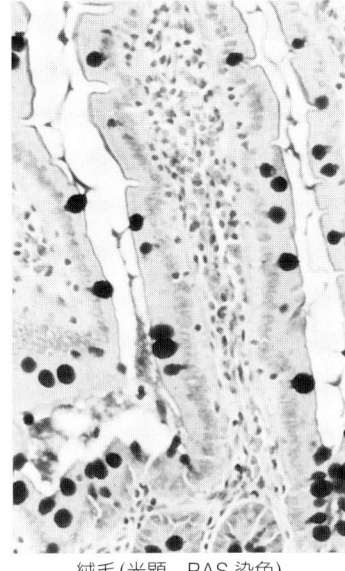

絨毛（光顕，PAS染色）

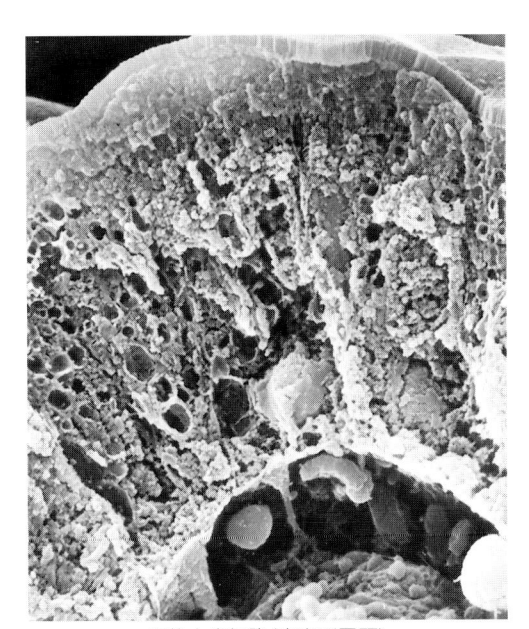

円柱上皮細胞（走査型電顕）
（東海大医共利研病理）

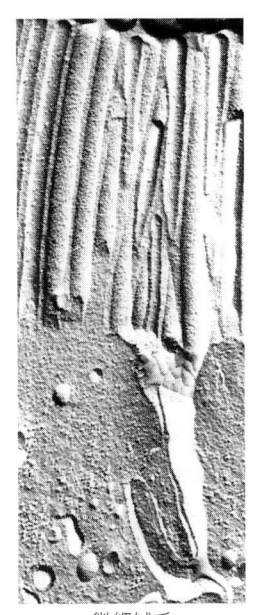

微細絨毛
（透過型電顕，フリーズフラクチャー法）

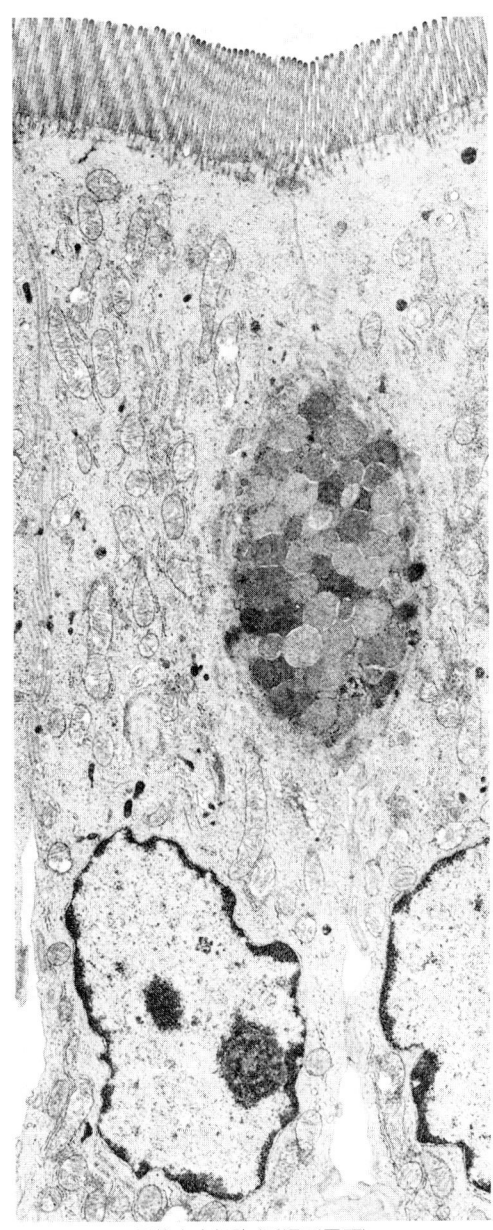

円柱上皮細胞（透過型電顕）

図89 膵液による消化

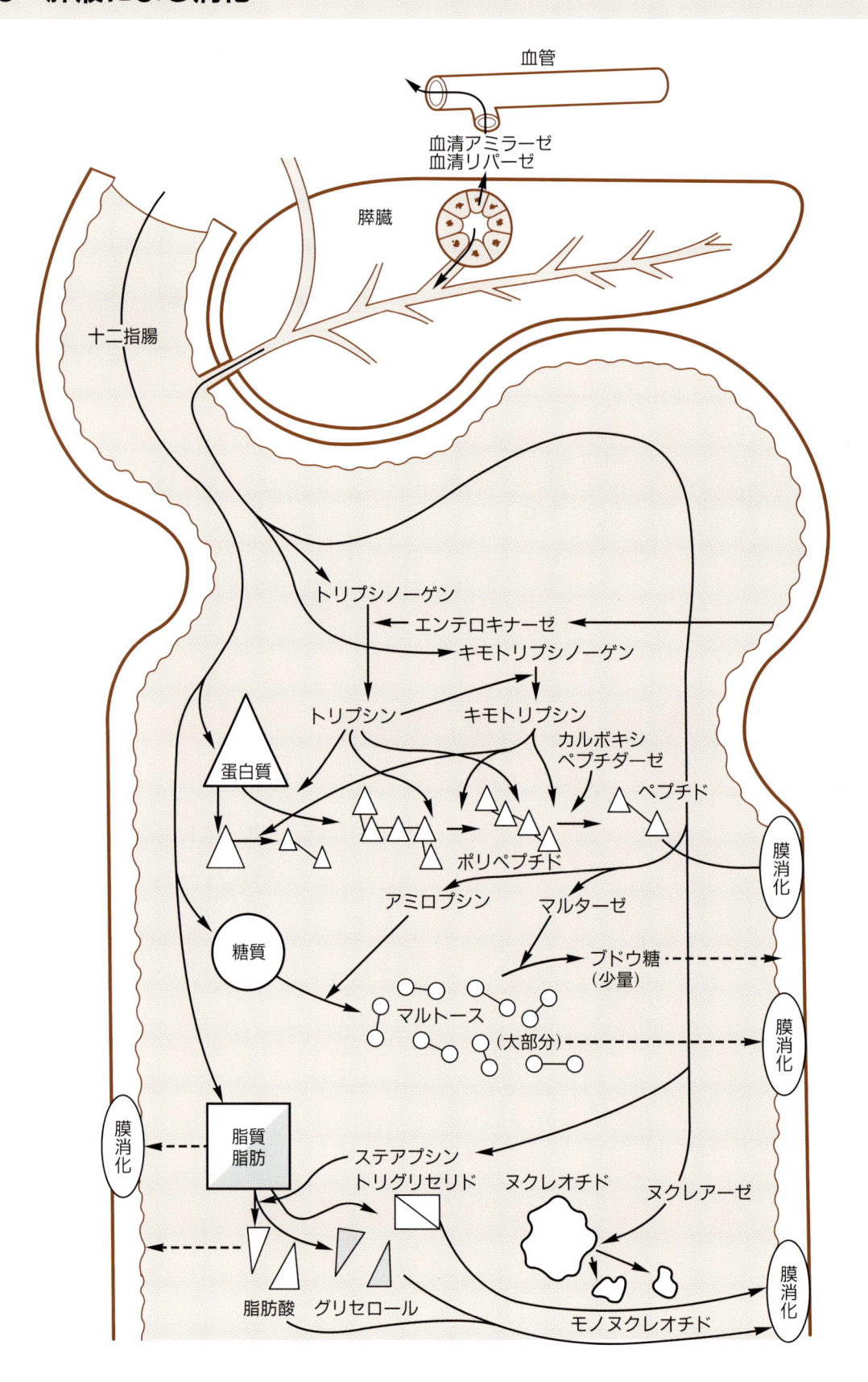

9 膵液による消化

1. 膵臓と膵液

膵臓は胃の後下部を左右に走る長さ14〜17 cm, 幅3〜5 cm, 厚さ2〜3 cm, 重さ60〜160 gの細長い臓器で, 頭部が十二指腸彎曲部に入り, 尾部は脾臓に達している. 膵臓は外分泌腺であると同時に, その組織内にランゲルハンス島と呼ばれる内分泌腺を有し, ここからインスリン, グルカゴンを内分泌している. 外分泌部は, 多数の小葉に分かれた複合胞状腺で, 各小葉の導管が合流して主膵管となり, 幽門から8〜10 cm肛門側に大十二指腸乳頭 papilla duodeni major として開口しており, この周囲には胆膵管膨大部括約筋 (オディー括約筋 m. sphincter Oddi) が存在する. この開口状態は総胆管と合併しているものが約75%を占めており, また, 大部分のものが副膵管 ductus pancreaticus accessorious (ductus of santorini) をもっている.

膵液 pancreatic juice は消化液中, 最も重要なもので, 3大栄養素を消化する主要な酵素を含む. そのほか, 諸種塩類, 特に, $NaHCO_3$, NaClを含み, ブドウ糖, ムコ蛋白質, 非蛋白窒素などを含んでいる. pH 7〜8の弱アルカリ性, 無色透明で, 1日約700〜1,000 mlが分泌される.

2. 膵液の生理作用
a. 蛋白分解酵素

(1) トリプシノーゲン trypsinogen：不活性型のトリプシン trypsin で, 腸壁から分泌されるエンテロキナーゼ enterokinase により活性化され活性のトリプシンとなる. そのほか, 少量の $MgSO_4$, $(NH_4)_2SO_4$ あるいは活性のトリプシンが Ca^{2+} の存在下でトリプシノーゲンを活性化する. 至適pHは8.0, 蛋白質, プロテオース, ペプトンに作用してペプチドまで分解する.

```
          エンテロキナーゼ
トリプシノーゲン → トリプシン
              蛋白質 → プロテオース → ペプトン → ペプチド
```

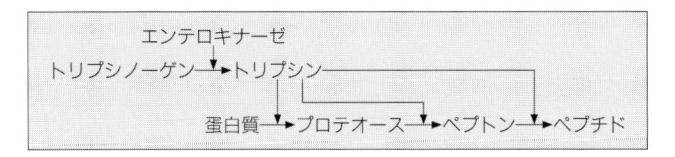

(2) キモトリプシノーゲン chymotrypsinogen：不活性型のキモトリプシン chymotrypsin で, トリプシンにより活性化される. 凝乳作用が強く, 蛋白質をペプチドまで分解する. 至適pHは8.0.

(3) カルボキシペプチダーゼ carboxypeptidase：ペプチドのC-末端アミノ酸を遊離させ, 漸次中心へ進み, 最終的にはジペプチドにまで分解する.

(4) ヌクレアーゼ nuclease, リボヌクレアーゼ ribonuclease, デオキシヌクレアーゼ deoxynuclease：核酸に作用して, ヌクレオチド nucleotide, ポリヌクレオチド polynucleotide にまで分解する.

b. 脂肪分解酵素, ステアプシン steapsin (膵リパーゼ pancreatic lipase)

摂取された脂肪は, 十二指腸に達するまで, ほとんど消化されずステアプシンによって初めて本格的な消化を受け, 脂肪酸とグリセロールに分解される. この作用は後述のように胆汁と腸内アルカリの助けが必要である. 至適pH 8.0.

c. 糖質分解酵素

(1) アミロプシン amylopsin：でんぷんをデキストリン, マルトースにまで分解する. プチアリンと同様であるが, その作用は強く, 生のでんぷんにも作用する. 至適pH 6.7〜7.0.

(2) マルターゼ maltase (α-glucosidase)：少量のマルターゼを含み, マルトース maltose (麦芽糖) をグルコース glucose (ブドウ糖) 2分子に分解する.

3. 膵腺房細胞における膵液の生成

膵液中の諸酵素は, 図90のように血液中から腺房細胞内に取り入れられたアミノ酸, 糖質, 脂肪酸などを材料として, 細胞内リボソーム上で生成される. 生成された酵素は粗面小胞体, ゴルジ装置を経てチモーゲン顆粒として細胞内に貯えられ, 用に応じて, 普通, 開口分泌により導管腔内に放出される.

その分泌刺激は, 副交感神経によるアセチルコリンの刺激とセクレチン, CCK, VIPなどの消化管ホルモンによる刺激である. 膵液成分は腺房細胞基底膜のそれぞれの受容体に結合すると, アセチルコリンおよびCCKは第2のメッセンジャーとして細胞内遊離 Ca^{2+} を増加させ, セクレチン, VIPなどは第2メッセンジャーとして cyclic AMP を介して, 腺腔側の細胞膜から開口分泌により酵素を分泌させると考えられている.

なお, 膵液中の電解質は, HCO_3^- が常に血漿値より高いのが特徴である. この分泌は管腔内への HCO_3^- の能動的な分泌と, 腺細胞から分泌された HCO_3^- が導管を流れる間に間質液の Cl^- と交換されることにより調節され, HCO_3^- と Cl^- が常に鏡像的に分泌されている. この HCO_3^- の分泌は, cyclic AMP を第2メッセンジャーとするセクレチンおよびVIPによって促進される.

図90 膵液の分泌機序

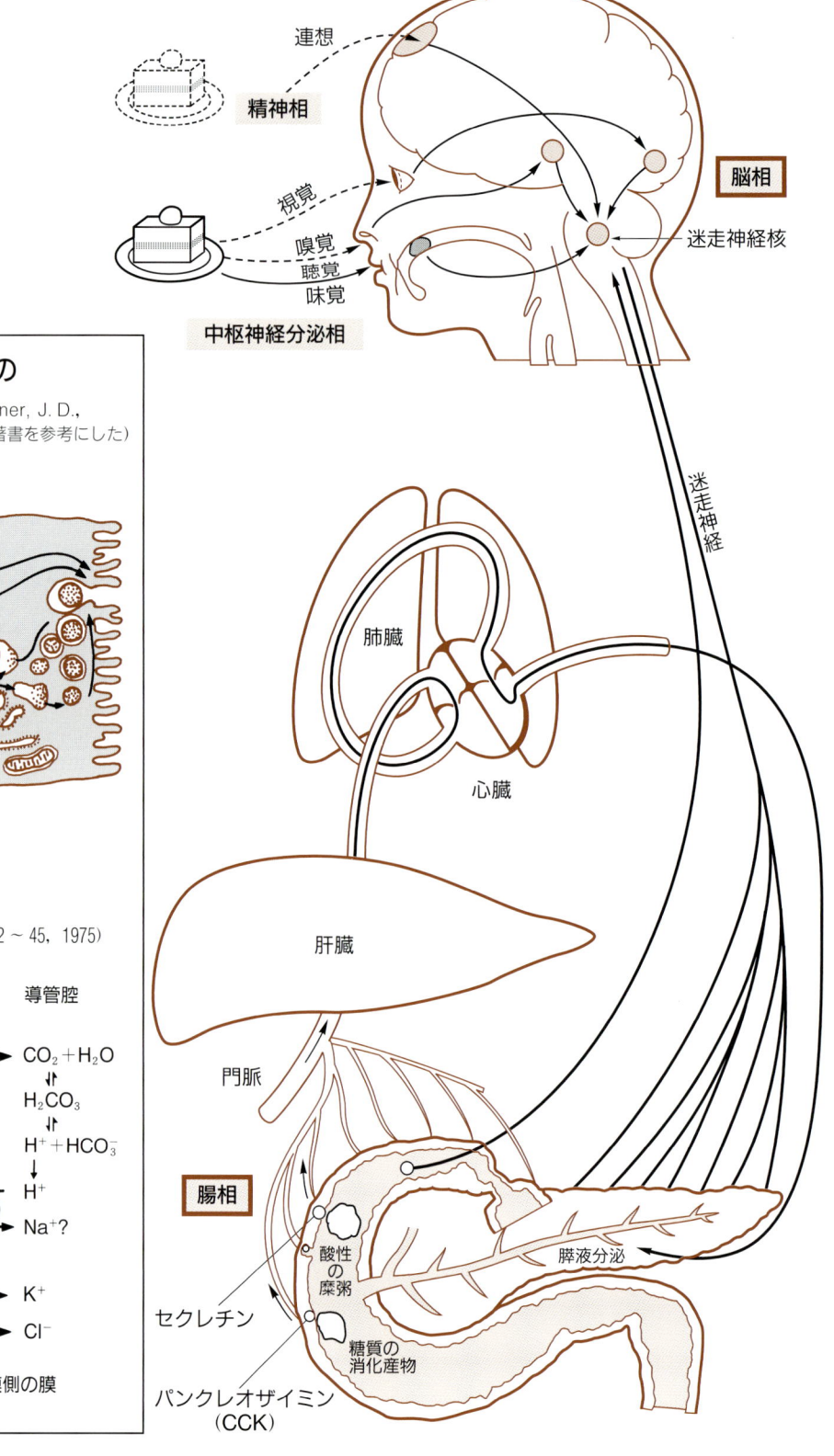

精神相
連想

視覚
嗅覚
聴覚
味覚

中枢神経分泌相

脳相
迷走神経核

迷走神経

肺臓
心臓
肝臓
門脈

腸相
酸性の糜粥
セクレチン
パンクレオザイミン（CCK）
糖質の消化産物
膵液分泌

膵腺房細胞における消化酵素の生成と分泌
(Best and Taylor's, Gardner, J.D., Petersen, O.H., 菅野富夫および黒住一昌の著書を参考にした)

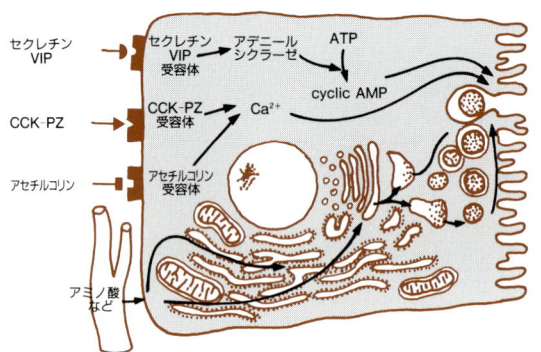

セクレチン VIP — セクレチン VIP 受容体 → アデニールシクラーゼ → ATP → cyclic AMP

CCK-PZ — CCK-PZ 受容体 → Ca^{2+}

アセチルコリン — アセチルコリン受容体

アミノ酸など

導管腔内での HCO_3^- の生成
(Swanson, C.H. ら：J. Gen. Physiol. 65:22〜45, 1975)

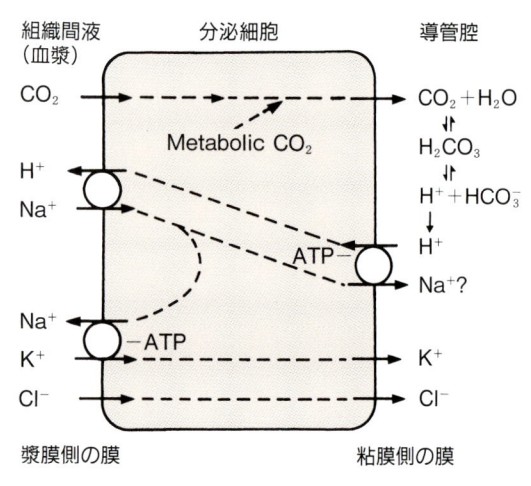

組織間液（血漿）／分泌細胞／導管腔

CO_2 → Metabolic CO_2 → $CO_2 + H_2O$ ⇅ H_2CO_3 ⇅ $H^+ + HCO_3^-$ ↓ H^+

H^+
Na^+
ATP — Na^+?

Na^+
K^+ —ATP
Cl^-
K^+
Cl^-

漿膜側の膜　　粘膜側の膜

10 膵液の分泌機序と胆汁による消化

1. 膵液の分泌機序

膵液の分泌も大別すると，神経性と体液性の機序とに分けられる．一般に，食事を始めようとすると1～2分で膵液の分泌が起こり，漸次増加して2～3時間持続後，減少する．これを分泌の経過から分けると下表のようになる．

		相	刺激	求心路	遠心路	効果
神経性調節	副交感神経の刺激					
	条件反射	脳相	精神相	食物の連想，見る，嗅ぐ	大脳の連合線維	迷走神経	消化酵素に富む膵液
	無条件反射		中枢神経分泌相	食物の味，物理化学的刺激	味覚神経		
体液性調節		腸相	酸性の乳糜→十二指腸粘膜	セクレチン	血流→大循環→膵臓の動脈	アルカリに富む大量の膵液
			糖質の消化産物	パンクレオザイミン		消化酵素に富む膵液

a. 脳相 cephalic phase

この分泌にも当然，条件付けされた反射性の膵液分泌が考えられ(精神相)，また，口腔内に食物が入ることによって味覚神経の求心性刺激による分泌も行われる（中枢神経分泌相）．これら神経性の分泌調節はすべて迷走神経を介するもので，実験的に迷走神経を刺激すると，消化酵素に富んだ H_2O および $NaHCO_3$ の少ない膵液が分泌される．また，これらの分泌は糜粥が腸管に入ってくる前から行われ，腸管に入ってからも継続する．しかし，腸管に糜粥が流入した場合には，次の体液性調節機序が発動され，膵液の分泌が急激に増加してくる．一般に交感神経はあまり影響がない．

b. 腸相 intestinal phase

必要に応じて，十二指腸あるいは小腸上部の粘膜内にセクレチンおよびパンクレオザイミンと呼ばれる2種のホルモンが産生され，血行を介して膵液の分泌調節を行っている．

1) セクレチン secretin

1902年，BaylissとStarlingによって発見され，初めてホルモンと名付けられたものである．27～33個のアミノ酸からなるポリペプチドで，分子量約3,250で合成もされている．

セクレチンは，十二指腸，小腸上部の粘膜に酸性の糜粥，HCl，胆汁，ブドウ糖，脂肪，アルコール，H_2O などが触れると，その粘膜のセクレチン生成細胞から遊離する．ついで門脈血中に入り，大循環系を経て膵臓に至り，直接腺細胞に働いて H_2O，$NaHCO_3$ の多い大量の膵液を分泌させる．これによって十二指腸内に移行した酸性の糜粥が自動的に中和されているものと考えられている．したがって酸が中和されるとセクレチンの分泌が停止する．胃酸の低下はセクレチンの分泌低下を招き，腸内の消化障害を引き起こす危険がある．

2) パンクレオザイミン pancreozymin

1943年，HarperとRaperによって発見されたもので，その後，後述のコレチストキニンと化学構造が同じであることがわかり，CCK-PZと表現された．その後，アミノ酸構造の異なるものが発見され現在では単にCCKと呼ばれている．十二指腸，小腸上部の粘膜に，特に糖質，あるいは脂肪，蛋白質などの消化産物，酸性の糜粥などが触れると，その粘膜内にCCKが生成される．これも血行を介して膵臓に至り，消化酵素に富んだ量の少ない膵液を分泌させる．

あたかも迷走神経刺激の場合と同様であるが，迷走神経を遮断しておいてもパンクレオザイミンの作用は変わらない．

2. 胆汁 bile の成分

胆汁は肝臓で生成され，1日500～800 ml，昼間約23 ml/時，夜間約15 ml/時の分泌があるといわれる．肝臓から分泌された直後のものを肝臓胆汁 hepatic bile（C胆汁），胆嚢内に貯えられているものを胆嚢胆汁 bladder bile（B胆汁），総胆管内にあるものを胆管胆汁 duct bile（A胆汁）という．B胆汁は胆嚢内で5～10倍に濃縮されpHも弱アルカリから弱酸性に変化する．主成分は，胆汁酸，胆汁色素，脂質および NaCl，$NaHCO_3$，Ca などの無機塩類で，そのほか，少量の CO_2，NH_3，尿素などを含んでいる．

a. 胆汁酸 bile salts

胆汁酸は，コレステロール由来のコール酸，デオキシコール酸，ヘノデオキシコール酸などと，グリシン，タウリンなどのアミノ酸が結合したもので，一般にグリココール酸，タウロコール酸およびその Na 塩として存在する．しかし，

図91 胆汁による消化とその分泌機序

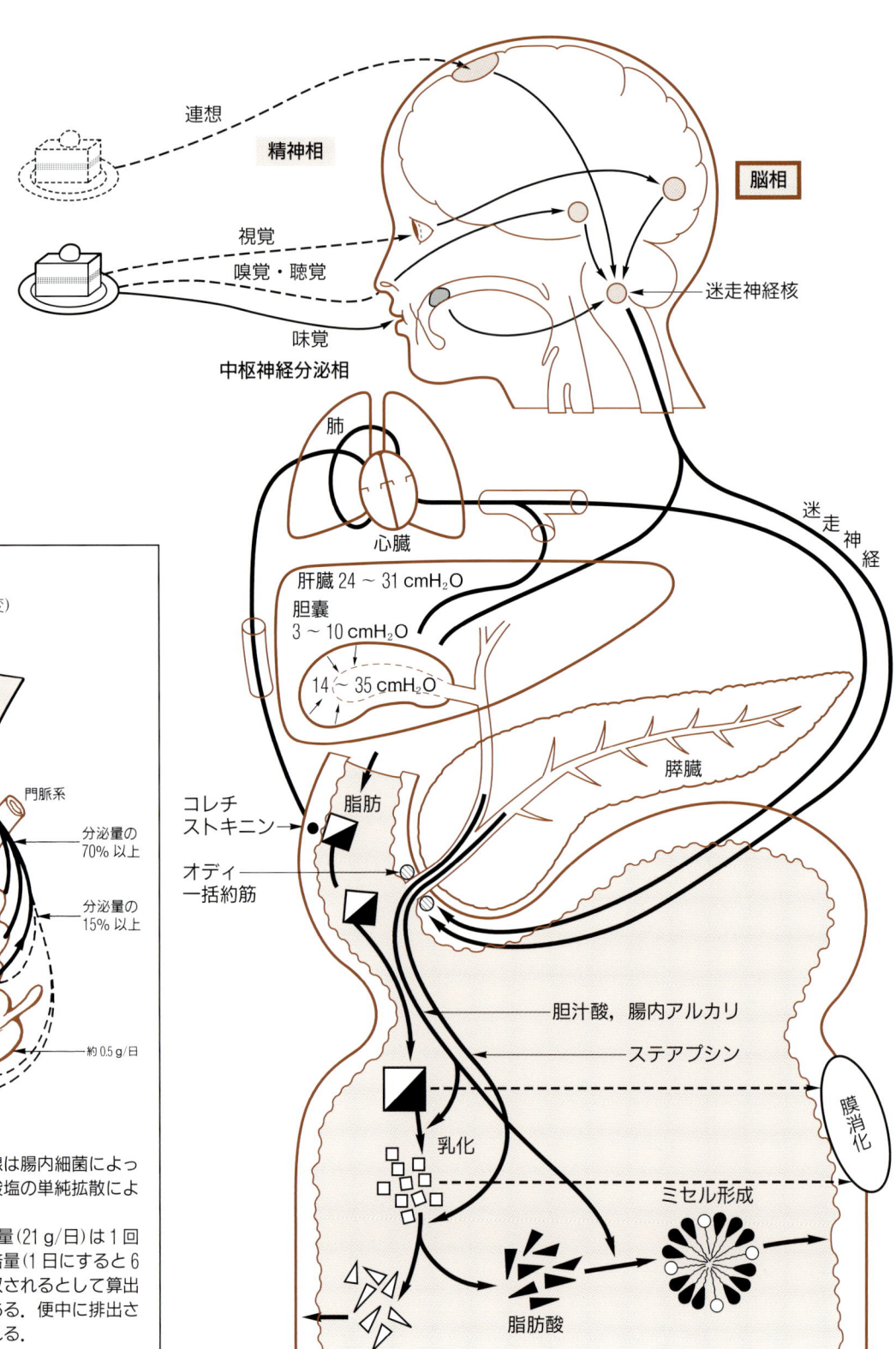

連想
精神相
脳相
視覚
嗅覚・聴覚
味覚
中枢神経分泌相
迷走神経核
肺
心臓
迷走神経
肝臓 24～31 cmH₂O
胆嚢 3～10 cmH₂O
14～35 cmH₂O
膵臓
コレチストキニン
脂肪
オディ一括約筋
胆汁酸，腸内アルカリ
ステアプシン
膜消化
乳化
ミセル形成
グリセロール
脂肪酸

胆汁酸の腸肝循環
(Tyor, M. P. ら，1971 を改変)

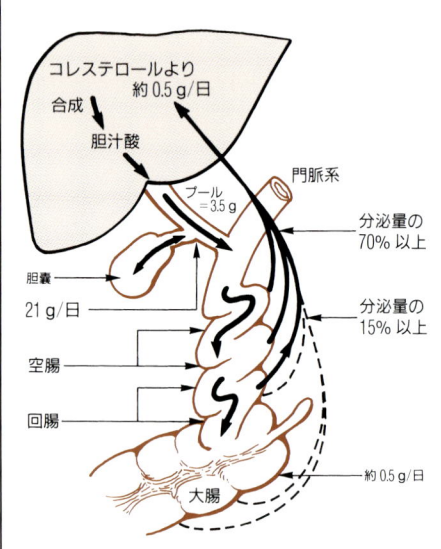

コレステロールより 約 0.5 g/日
合成
胆汁酸
門脈系
プール = 3.5 g
胆嚢
21 g/日
空腸
回腸
大腸
分泌量の 70% 以上
分泌量の 15% 以上
約 0.5 g/日

実線は抱合胆汁酸塩，破線は腸内細菌によって分解された非抱合胆汁酸塩の単純拡散による吸収を示す．
図中に示されている分泌量(21 g/日)は1回の食事ごとにプールの2倍量(1日にすると6倍量)の胆汁酸が分泌，吸収されるとして算出されたおおよその数値である．便中に排出されるのと同じ量が新生される．

生理的な状態では胆汁中に遊離の形で存在することはない．胆嚢から十二指腸に排泄された胆汁酸は，門脈からその80％以上が再吸収され，いわゆる腸肝循環 enterohepatic circulation を行い，肝臓に戻って胆汁の生成や分泌を促進している．

b. 胆汁色素 bile pigment

胆汁色素は全身の細網内皮系の細胞（肝臓では星細胞など）によって破壊された赤血球中のヘモグロビンの分解産物で，ビリルビン bilirubin とビルベルディン biliverdin の2種類がある．ヒトの胆汁色素は，大部分がビリルビンで，正常血液中に $0.2 \sim 0.8$ mg/dl ぐらい含まれている．これが 1.0 mg/dl 以上になると黄疸を起こしてくる．胆汁中の胆汁色素は人体からの排泄物としての意味があり，腸内で細菌の作用により還元されて，大部分が糞便の色を形成するウロビリン体として便中に排泄される．なお一部が門脈から吸収されて腸肝循環を行うと考えられていたが，近年，肝臓に戻ったビリルビンはさらに低ピロール群に分解され再び胆汁に入ることはない，と考えられている．

c. 脂質 lipid

胆汁中の脂質の大部分はコレステロールで，そのほか，レシチン，脂肪酸，中性脂肪などを含むが，体内の不要物としての排泄的意義が強い．

3. 胆汁の生理作用

胆汁の働きは，主として胆汁酸によるもので，脂肪の消化吸収を助長する作用がある．

(1) 脂肪の消化を促進する：胆汁酸とその塩基は表面活性，親水性が強いので脂肪を乳化し，リパーゼの作用を受けやすくする．

(2) 脂肪の吸収を促進する：胆汁酸は脂肪酸とミセル形成を行い水溶性の複合体をつくり脂肪酸の吸収を促進する．また，腸管壁絨毛の表面を覆って脂肪酸を引きつけ吸収を促進する．

(3) 脂溶性ビタミンの吸収を促進する．

(4) Fe，Ca の吸収を促進させる．

(5) 軽度の瀉下作用がある．

(6) 胆汁酸は腸肝循環により，肝臓における胆汁の生成分泌を促す．

(7) 腸管内腐敗を防止する．

(8) 排泄作用がある：胆汁色素，コレステロール，ホルモン，毒物，薬物などを排泄する．

4. 胆汁の分泌機序

胆汁には排泄物という意義もあるので，肝臓内で絶えず生成されている．その生成には神経による調節がみられない．食物ごとに脂肪，肉類を摂取すると胆汁の分泌が増加し，空腹時には低下する．胆汁酸とその塩類，セクレチン，高脂肪，高蛋白，迷走神経刺激，硫酸マグネシウム，パパベリン，ピロカルピン，インスリンなどの薬物は胆汁分泌を促進，高糖質食，交感神経刺激，脱水状態，麻酔剤などは胆汁分泌を抑制する．

さて，胆汁の生成，分泌，排泄には，①肝臓における胆汁の生成と分泌圧，②胆嚢内での胆汁の濃縮，③胆嚢の収縮，④十二指腸壁の緊張とオディー括約筋の抵抗，の4つが重要な働きをしている．

これらを調節し胆汁の分泌，排泄を司る機序にはほかの消化液と同様に神経性のものと，体液性のものとがある．

1）神経性調節

ほかの消化液の分泌と同様に精神相と中枢神経分泌相が考えられ，副交感神経の刺激は胆汁の分泌を促進する．

2）体液性調節

特に脂肪の消化産物が十二指腸壁に触れると，粘膜細胞内にコレチストキニン cholecystokinin というホルモンが生成される．前述のように現在ではパンクレオザイミンと同じ構造であることがわかり CCK といわれる．CCK は門脈より大循環系に入り，胆嚢を収縮させるとともにオディー括約筋を弛緩させて，胆汁を十二指腸に流出させる．

		相	刺激	求心路	遠心路	効果
神経性調節	副交感神経の刺激					胆嚢の収縮 オディー括約筋の弛緩 ↓ 胆汁の十二指腸への流出
	条件反射	脳相 / 精神相	食物の連想，見る，嗅ぐ	大脳の連合線維	迷走神経	
	無条件反射	中枢神経分泌相	食物の味，物理化学的刺激	味覚神経		
体液性調節		腸相	脂肪の消化産物→十二指腸粘膜	コレチストキニン	血流へ大循環→動脈へ	

図92 小腸における消化と小腸液の分泌機序

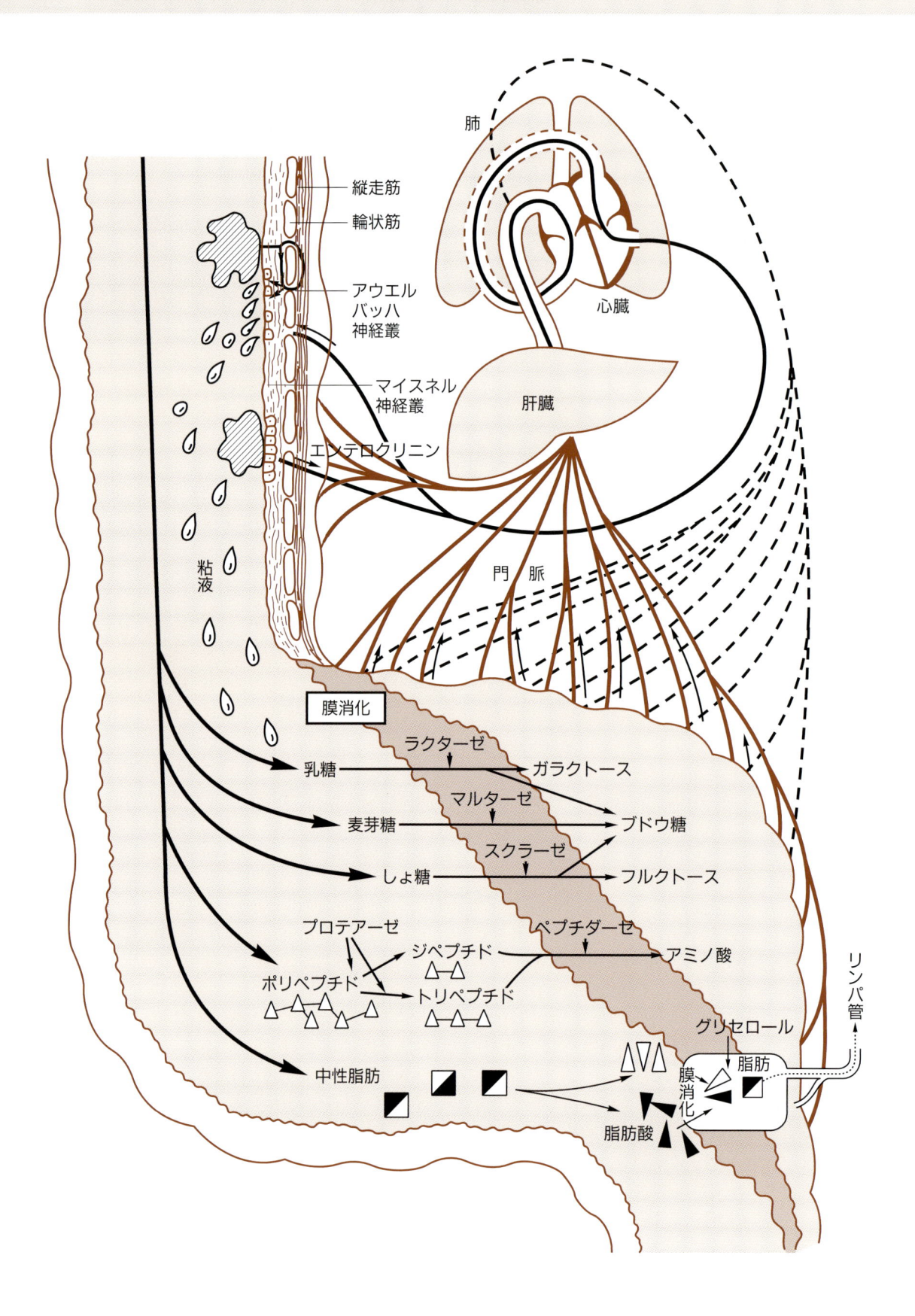

11 小腸液による消化

1. 小腸 small intestine の構造

小腸は，胃幽門部に続く管状の部で，腹腔内を蛇行して右下腹部で大腸に連なる生体で長さ約4m前後，死体で長さ5～6mの器官である．上部より十二指腸 duodenum（約25cm），空腸 jejunum（小腸の約2/5を占める），回腸 ileum（小腸の残り約3/5を占める）に分けられる．十二指腸には腸間膜がなく，後腹壁に付き，幽門から約10cmの所に膵管および総胆管が開口している．空腸および回腸は小腸間膜によって後腹壁に吊り上げられており，内壁には多数の輪状ヒダ plicae circulares があり粘膜の表面には無数の絨毛が存在する．粘膜は単層円柱上皮で，十二指腸腺（Brunner腺）および腸腺（Lieberkühn腺）が存在し，筋層は内輪外縦の2層，外側は漿膜に覆われ腸管の一側で二重層の腸間膜をつくり，その間に多数の血管（上腸間膜動脈，門脈の枝）が分布している．また，粘膜下のマイスネル神経叢 Meissner's plexus，筋層間にはアウエルバッハ神経叢 Auerbach's plexus があり，知覚，運動，消化液の分泌などを司っている．

2. 小腸液

小腸液は1.5～3*l*/日分泌されるといわれ，そのpHは7.0～8.5である．小腸液には多量の粘液，NaHCO$_3$，種々の電解質，少量の消化酵素，上皮細胞，白血球などが含まれている．

3. 小腸液の生理作用

小腸液中には3大栄養素の最終段階に作用する種々の酵素が含まれている．しかし，純粋に小腸液を遠心沈澱すると，消化酵素の多くはその上澄には存在せず沈澱物中に含まれている．すなわち，近年，小腸の絨毛を形成する微細絨毛を有する円柱上皮細胞は，常にその基底部で生成され，順次先端部へ移動し，およそ3～14日で，その先端から剥離し小腸内に放出されると考えられ，従来小腸液に含まれていると考えられていた3大栄養素の最終段階に作用する種々の酵素は小腸粘膜円柱上皮細胞の膜に付随して存在することが判ってきている．

したがって，後述のように小腸内における消化は管腔内で行われる胃液や膵液などによる消化と，小腸の粘膜で行われるいわゆる膜消化との2つに大別されるようになった．また，膵液中のトリプシノーゲンに作用して活性のトリプシンにするエンテロキナーゼも微絨毛膜に存在することが報告されている．

一方，粘液は，粘膜の保護，消化産物の溶解，催滑作用，pHの調整などの働きをしており，大量に含まれるNaHCO$_3$は腸内容の中和に役立ち，また電解質組成は血漿のそれとほとんど変わらない．

従来，蛋白分解酵素としてエレプシン erepsin という名前で総括されていた蛋白分解酵素があり，実際には各種のペプチダーゼの集まりであるとされており，蛋白質とペプトン，ポリペプチドをアミノ酸にまで分解する．至適pHは8.0．その他，ヌクレイナーゼ nucleinase があり，核酸を分解する．なお，アルギナーゼ arginase，ホスファターゼ phosphatase も少量含まれているとされていた．

つぎに糖質分解酵素としては2種類の分解酵素として，乳糖をブドウ糖とガラクトース galactose とに分解するラクターゼ lactase，麦芽糖 maltose をブドウ糖 glucose 2分子にするマルターゼ maltase，しょ糖をブドウ糖と果糖 fructose とに分解するスクラーゼ sucrase があり，ごく少量のアミラーゼも含まれているが，その作用は弱く，至適pHは5.5～6.8とされていた．

また，脂肪分解酵素として少量のリパーゼが含まれ，膵液で消化されなかった脂肪を脂肪酸とグリセロールに分解し，その至適pHは5.0位であるとされていた．

しかし後述のように，小腸液にはほとんど消化酵素が含まれていないことが判り，現在では絨毛の円柱上皮細胞が更新され，その分解物質に含まれるごく少量の消化酵素が検出されるに過ぎないとされている．

4. 小腸液の分泌機序

ほかの消化液と同様に，機械的，化学的刺激による神経性および体液性の分泌機序が考えられている．

すなわち，局所の粘膜が，糜粥の侵入，腸管の拡張，蠕動の亢進などの機械的刺激，ガストリン，セクレチン，CCK-PZ，膵液，脂肪，糖質および蛋白の分解産物，ヒスタミン，ピロカルピン，アセチルコリンなどの化学的刺激によって，腸液が分泌される．これらの分泌は，一般にマイスネル神経叢を介する局所反射と考えられている．また，迷走神経は促進的に，内臓神経は抑制的に作用する．一方，体液性機序としては，小腸壁の細胞内にエンテロクリニン enterocrinin，ビリキニン villikinin などが産生され，血行性に腸液の分泌，絨毛の運動を促進するといわれるが，まだ不明の点が多い．

図93 小腸の運動

蠕動運動

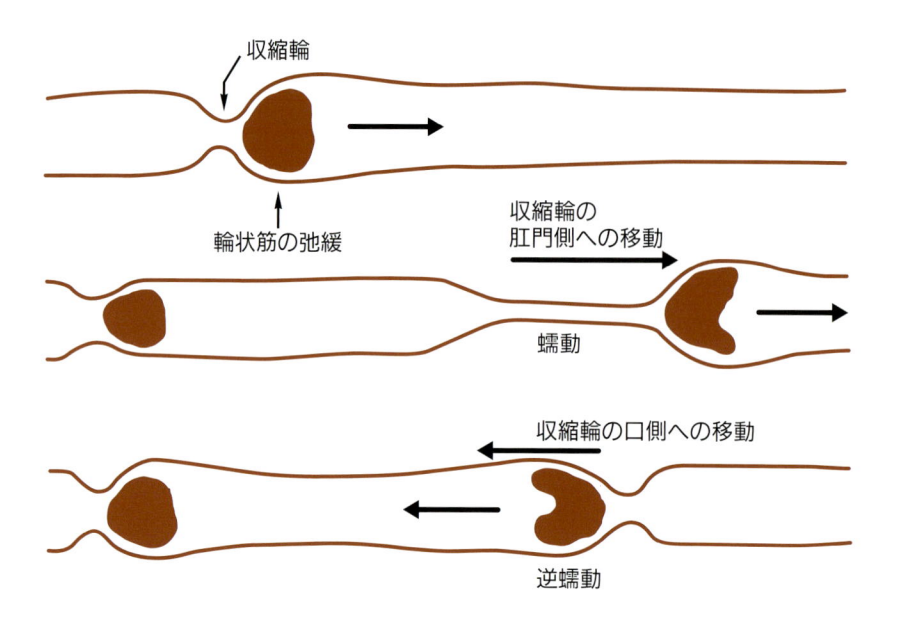

収縮輪
輪状筋の弛緩
収縮輪の肛門側への移動
蠕動
収縮輪の口側への移動
逆蠕動

分節運動

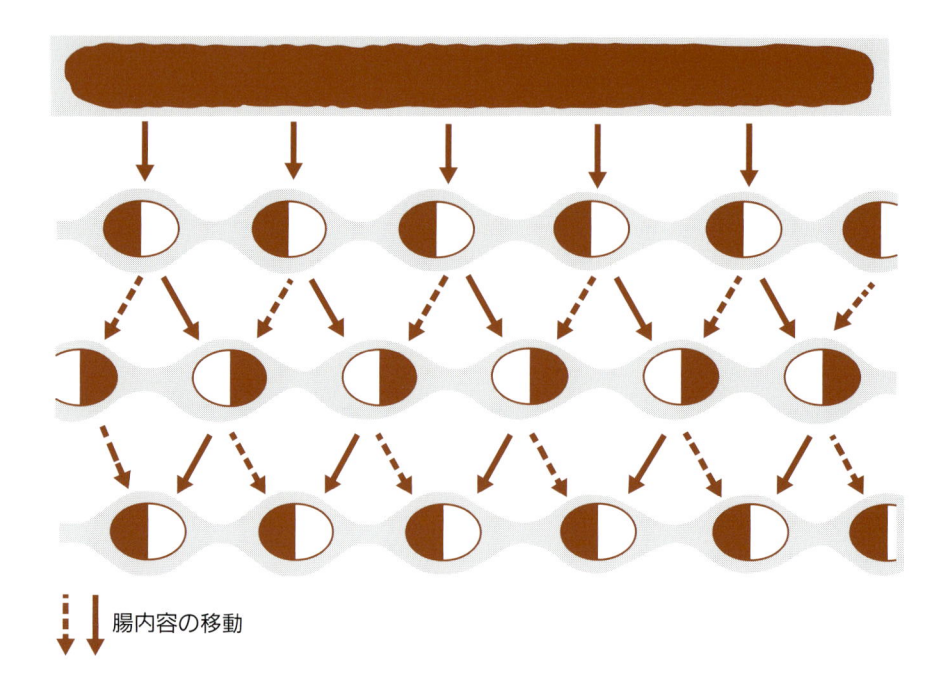

腸内容の移動

12　小腸の運動

1. 小腸の運動の種類

小腸の運動には，律動性収縮と蠕動運動 peristalsis の2つがある．律動性収縮には輪状筋が強く収縮する分節運動 segmentation と，主として縦走筋が収縮する振子運動 pendular movement がある．

a. 律動性収縮 rhythmical contraction

1) 分節運動 segmentation

分節運動とは，まず図93下のように輪状筋がある間隔をおいて収縮し，いくつかのくびれを生ずる．ついでその収縮輪と収縮輪の間が収縮する運動である．この運動が律動的に繰り返されることによって腸内容が消化液とよく混和されるとともに，腸壁ともよく接触させられる．これによって栄養素の消化および吸収が促進される．なお，腸壁の血流，リンパ流を促進させる効果もある．この運動は小腸上部で，毎分20～30回ぐらい行われ，下部にいくに従い少なくなり，同じ場所で約30分ぐらい繰り返されることが多い．

2) 振子運動 pendular movement

比較的狭い範囲の主として縦走筋が一定の周期で，収縮弛緩を繰り返す運動で，分節運動ほど著明ではなく，生理的意義も明らかでない．

b. 蠕動運動 peristalsis

主として輪状筋が収縮し，そのくびれが口側から肛門側へ向かって移動する運動である．この場合，図93上のように収縮輪より肛門側の腸内容によって拡張された部分の輪状筋は反射的に弛緩している．これをベイリス・スターリング Bayliss-Starling の腸の法則 law of intestine という．その運動の速度によって，① 小腸の比較的短い区域を毎分1～2 cm の速度で緩徐に進行する I 型と，② 毎秒2～25 cm，平均10 cm の速度で進行し，小腸の比較的長い部分を掃引する II 型とがある．時に小腸全長にわたって行われる蠕動運動の起こることがあり，これを直行蠕動 peristaltic rush という．また，十二指腸および回盲部付近では肛門側から口側へ向かう逆方向の逆蠕動運動 antiperistalsis がみられる．

c. 成因とその調節

小腸は，腸壁自身に自動性をもっていて，外来性の神経を全部切断しても運動がみられる．

一方，自律神経の支配も受け，迷走神経の刺激によって促進され，交感神経刺激によって抑制される．従来，アウエルバッハ神経叢は迷走神経性，マイスネル神経叢は交感神経性といわれ，主として前者が運動に関与するといわれていた．しかしこの両者間には多くのつながりがあり，これを明確に区分することはできない．

また，蠕動運動は主として神経原性，分節運動は主として筋原性ともいわれているが，神経叢を麻酔すると蠕動波が刺激部から両側性に伝わり，前述の腸の法則が成り立たなくなる．したがって，腸管の運動は腸管自体自動性をもっており，これが神経性に調節されていると考えたほうがよいであろう．

腸運動の成因としては，腸内容の機械的，化学的刺激，胃内容の移送度，大腸の充実状態などが関与している．また，自律神経の反射性亢奮，たとえば喜怒哀楽によっても変化する．

2. 小腸内容の移送

小腸内容は，分節，蠕動，逆蠕動などによって十分消化され，吸収されると，普通食後4～15時間で回腸の下部に達する．この部で長く停滞し，時々起こる強い蠕動により回盲部弁 ileocecale valve（Bauhin）を通って盲腸に移送される．この弁の周囲には回盲部括約筋があり，内容の逆流を防ぐとともに回腸からの移送速度を調節している．回腸下部の運動は，この部の内容が停滞することによって起こる局所反射と，食物が胃に入ったときにみられる胃小腸反射 gastroenteric reflex，胃回腸反射 gastroileal reflex のほか小腸小腸反射 intestino intestinal reflex などによって調節されている．回盲部括約筋は内臓神経によって支配される．また，小腸粘膜内に生成される消化管ホルモン，ビリキニン villikinin なども作用している．

図94 大腸における消化

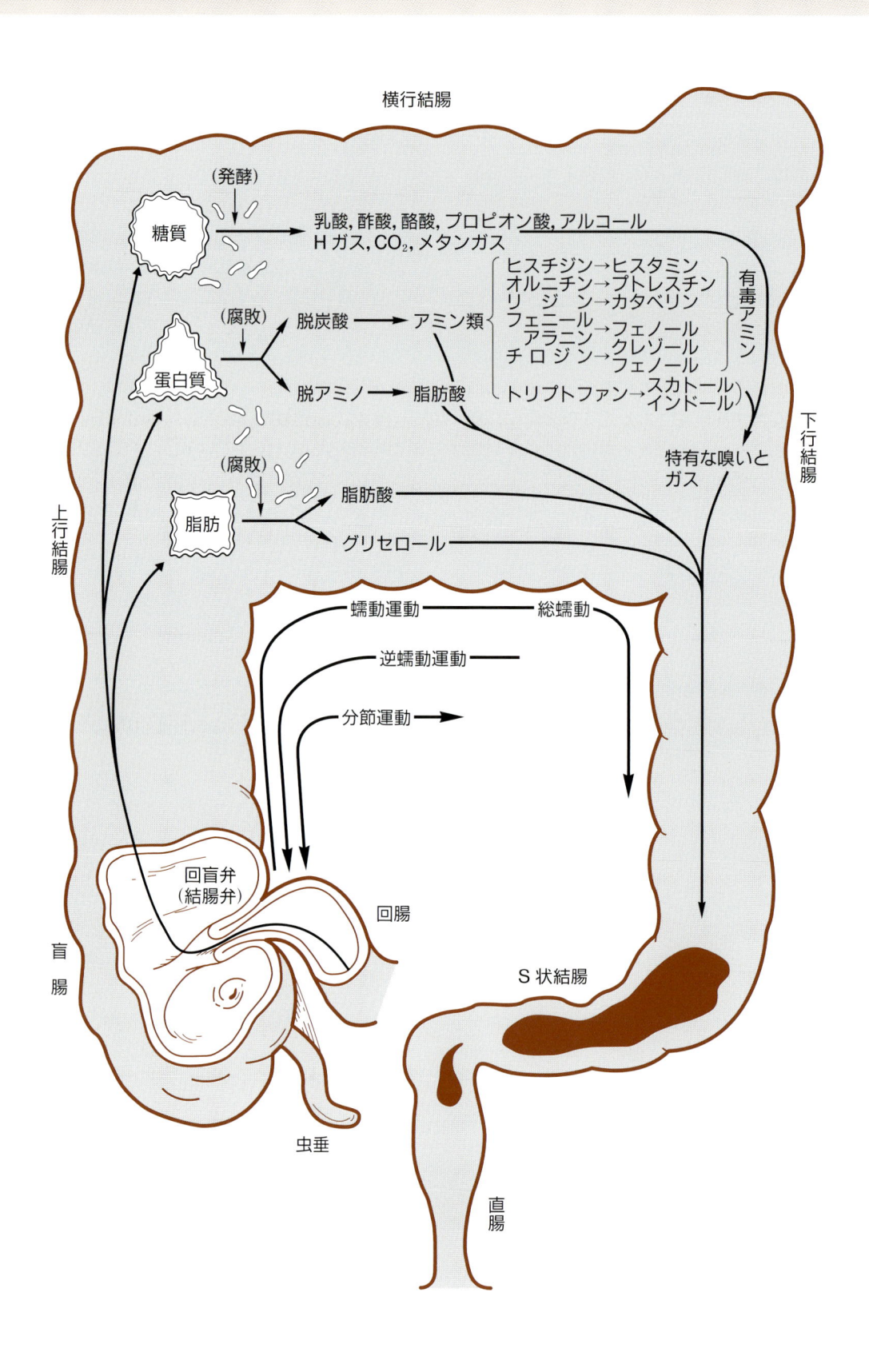

横行結必

糖質 →(発酵)→ 乳酸, 酢酸, 酪酸, プロピオン酸, アルコール
H ガス, CO_2, メタンガス

蛋白質 →(腐敗)
- 脱炭酸 → アミン類
  - ヒスチジン→ヒスタミン
  - オルニチン→プトレスチン
  - リ ジ ン→カタベリン
  - フェニール→フェノール
  - アラニン→クレゾール
  - チロジン→フェノール
  - トリプトファン→スカトール／インドール
  （有毒アミン）
- 脱アミノ → 脂肪酸

脂肪 →(腐敗)
- 脂肪酸
- グリセロール

→ 特有な臭いとガス

- 蠕動運動 ── 総蠕動
- 逆蠕動運動
- 分節運動 →

上行結腸／下行結腸

回盲弁（結腸弁）／回腸／盲腸／虫垂／S状結腸／直腸

13 大腸における消化

1. 大腸 large intestine における消化

　大腸は，消化管の終末部で，小腸よりも太く，長さ約 1.5 m，盲腸，結腸（上行結腸，横行結腸，下行結腸，S 状結腸）および直腸に分けられる．大腸の粘膜には単純な腸腺があって濃厚なアルカリ性（pH 8.4 ぐらい）の大腸液を分泌している．大腸液は粘液に富み，消化酵素をほとんど含んでいない．

　その作用は，粘膜の保護と，粘膜表面を催滑性にして内容の移送を円滑にすることにある．

　大腸液の分泌は，機械的刺激，骨盤神経刺激，ピロカルピンの投与などによって促進され，交感神経刺激剤，アトロピンの投与によって抑制される．

　一方，大腸内には，大腸菌 *Eschericha coli*，アエロゲネス菌 *Aerobacter aerogenes*，腸球菌，ブドウ球菌，ウェルシュ菌，プロテウス菌など，きわめて多数の細菌が存在する．小腸内で消化されなかった糖質は，これらの細菌により発酵を起こし，乳酸，酢酸，酪酸，プロピオン酸，アルコール，あるいは CO_2，H_2，メタンなどのガスを産生する．また，蛋白質や脂肪は細菌の分解により腐敗する．たとえば，蛋白質やアミノ酸が脱アミノ基作用，脱炭酸作用を受けると，硫化水素，インドール，スカトールなどを生成し，便特有の臭いを発生する．なお，アミノ酸の分解過程で，種々の有毒アミンが産生され，これが吸収されて肝臓で解毒されない場合には，いわゆる自家中毒の原因となるといわれている．また，少量のセルラーゼ cellulase があり，ことに植物性細胞膜を構成するセルロースを分解して，細胞を破壊する．

　大腸における生理作用は，主として水分の吸収であり，一方，Ca，Mg，Fe などをリン酸塩，硫酸塩として排泄している．また，前述の腸内細菌による分解，いわゆる生物学的消化が行われている．

2. 大腸の運動

　大腸の運動も小腸と同様に律動運動と蠕動運動があり，律動運動の主たるものは分節運動である．機能的には横行結腸の中間部で近側と遠側の結腸に分けられ，この境界部には常に輪状の収縮がみられる．ことに近側結腸では分節，蠕動運動が著明で，上行結腸，盲腸では逆蠕動も行われる．ここで生物学的消化，水の吸収が盛んに行われる．遠側結腸では水の吸収によって漸次内容の固形化が行われる．

　横行結腸以下の蠕動は，24 時間に 1〜2 回しか行われない．しかし食事を摂ると，横行結腸から S 状結腸にかけて急激に強い蠕動運動が起こる．これは胃結腸（大腸）反射 gastrocolic reflex によるもので，これによって結腸の内容が直腸に移送される．これを特に総（大）蠕動 mass peristalsis と呼んでいる．

　大腸の内容の移送時間は，食事の性質，大腸の運動機能，吸収能力，あるいはそのヒトの精神的，肉体的状態によって異なってくるが，およその時間的な関係を示すと**図 95 右上**のとおりである．

　大腸の運動も小腸と同様に，腸管壁の自動性によって行われ，自律神経の支配を受けている．副交感神経系としては，横行結腸中央部付近まで迷走神経，それ以下の部は骨盤神経が分布し，運動を促進するように働いている．交感神経としては横行結腸まで上腸間膜神経叢からの節後線維を，それ以下の部では下腸間膜神経節から出た下腸間膜神経と，下腹神経が分布し，運動を抑制するように働いている．

図95　便意と排便のしくみ

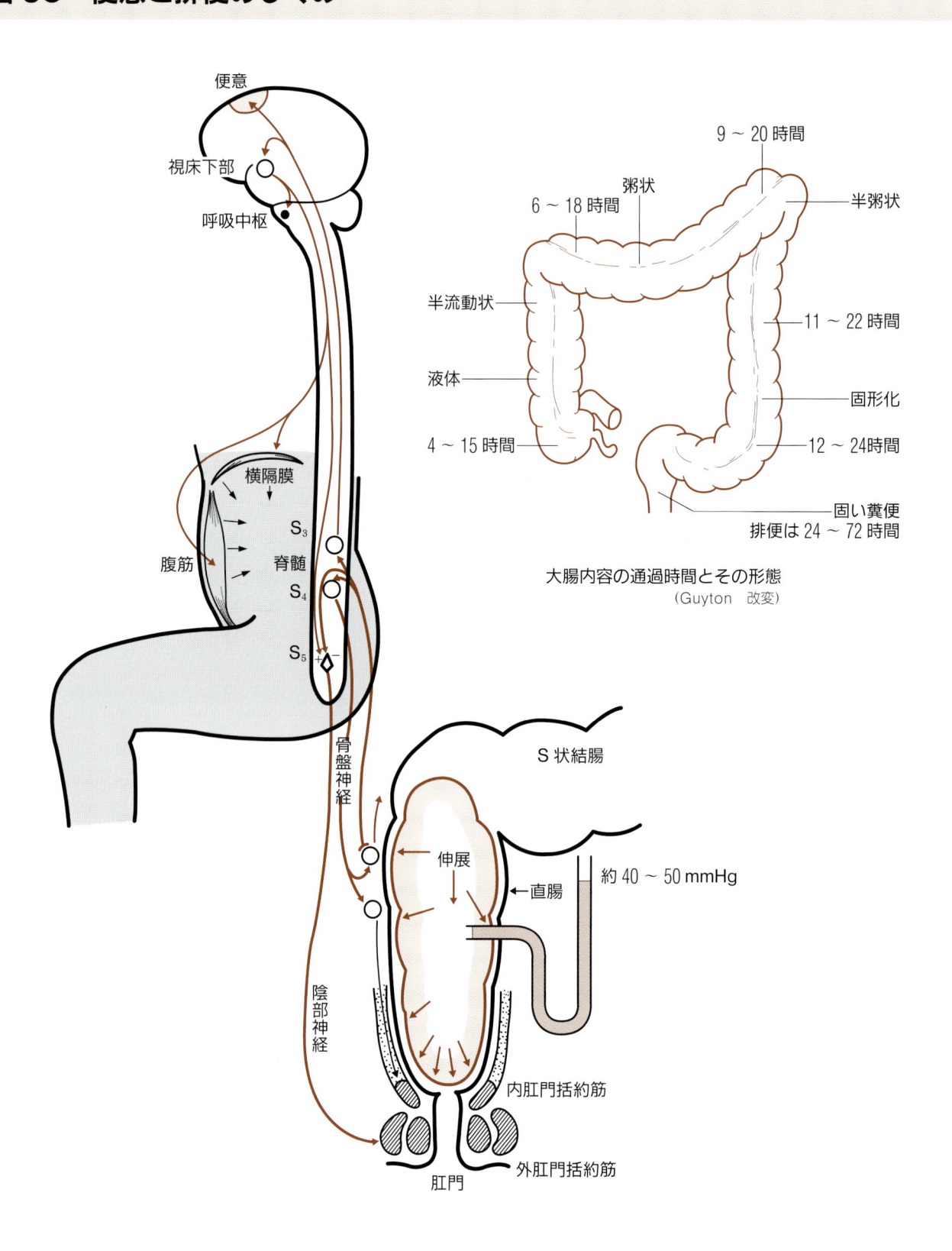

便意
視床下部
呼吸中枢
横隔膜
腹筋
脊髄
S_3
S_4
S_5
骨盤神経
陰部神経
伸展
S状結腸
直腸
約 40〜50 mmHg
内肛門括約筋
外肛門括約筋
肛門

6〜18 時間　半流動状
9〜20 時間　粥状
半粥状
11〜22 時間
液体
固形化
4〜15 時間
12〜24 時間
固い糞便
排便は 24〜72 時間

大腸内容の通過時間とその形態
（Guyton　改変）

14　排便

1. 便意 desire to defecate と排便 defecation の機序

　糞便 feces は，普通，下行結腸からS状結腸にあって直腸には存在しない．これはS状結腸と直腸との間の輪状筋が収縮して糞便の通過を制限しているためで，量が多くなると自重によって直腸内に入るか，あるいは総蠕動によって直腸に送られる．

　直腸壁が糞便によって伸展され，直腸内圧が30〜50 mmHg ぐらいに高まると，直腸壁に分布している骨盤神経を経て興奮が脊髄および大脳へ伝えられて便意が起きる．

　便意が起きると反射的に直腸の蠕動，内肛門括約筋の弛緩が起こって糞便が体外に排泄される．これが排便反射 defecation reflex といわれるもので，随伴症状として，随意的な腹圧の亢進，声門を閉じて息をつめるなどの現象が加わってくる．

　さて，直腸壁を構成する筋肉も，ほかの小腸と同様に輪状筋と，縦走筋より形成されているが，直腸肛門側の末端では輪状筋がよく発達し，不随意の内肛門括約筋をつくっている．なお，肛門周囲には横紋筋からなる随意筋である外肛門括約筋が存在する．

　直腸および内肛門括約筋は，自律神経の支配を受ける．交感神経系としては下腹神経が分布し，その興奮によって直腸の運動を抑制し，内肛門括約筋を収縮させて排便を抑制する．一方，副交感神経系としては骨盤神経が分布し，その興奮は，直腸の運動を促進させ，内肛門括約筋を弛緩させて排便を促すように作用する．

　また，外肛門括約筋には，仙髄から出る陰部神経が分布し，意識的にこの部の緊張，弛緩を調節することができる．

　前述の排便反射は，脊髄にある下位中枢と，延髄，視床下部の前部，大脳皮質などにある上位中枢とによって調節されている．

　脊髄の下位中枢のうち，$S_{2〜4}$ にあるものを肛門脊髄中枢 centrum anospinal といい，図95のような反射経路を形成している．もしこの部が損傷を受けると一時的に肛門括約筋の緊張が失われ，常に糞便が少量ずつ排泄される状態，いわゆる麻痺性糞便失禁という状態になる．この失禁は，その損傷数日後から回復しはじめ不完全ながら排便ができるようになるのが普通である．これは直腸壁にある筋層間神経叢によって調節されてくるものと考えられている．仙髄より上部で脊髄が損傷を受けると一時的に大小便の失禁をきたすが，しばらくすると脊髄内の中枢による局所反射で排便が行われるようになる．この場合には直腸内に相当大量の便が溜まったときのみ排便され，しかも全部排泄されることがない．間欠性糞便失禁といわれる．

　延髄にある上位中枢は，第四脳室底で呼吸中枢，嘔吐中枢の近くに存在するといわれる．直腸壁からの刺激がこの上位中枢に伝えられると，大脳皮質に投射するとともに便意をもよおしてくると考えられている．一般に，この上位中枢は，常に下位中枢を抑制しており，この抑制がとれた場合に大便失禁を招来すると考えればよいであろう．

　さて，便意は，しばらく我慢していると，直腸壁の緊張が低下して，便意を消失させることができる．また，意識的に外肛門括約筋の緊張を強めても排便を抑えることができる．しかし，このようなことを常に行っていると，普通の直腸圧の増加では便意が起こらなくなり，いわゆる常習性（直腸性）便秘の原因となる．

2. 糞便 feces

　糞便は，消化されなかった植物線維，細菌，水分，栄養素の分解産物そのほかの無機物質から構成されている．その組成は，食物の種類，量などによってそれほど変わるものではない．食物に由来しない成分が多いためといわれている．

図96 便秘

痙攣性便秘

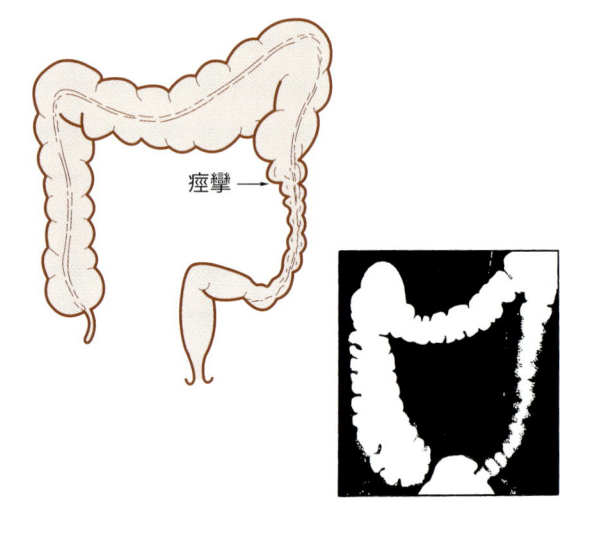

弛緩性便秘

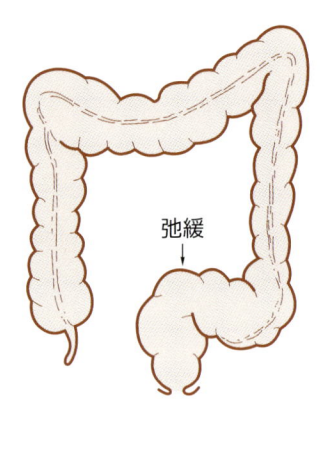

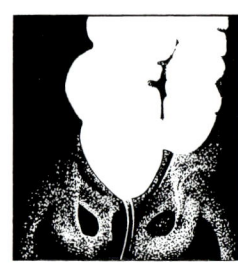

習慣性（直腸性）便秘

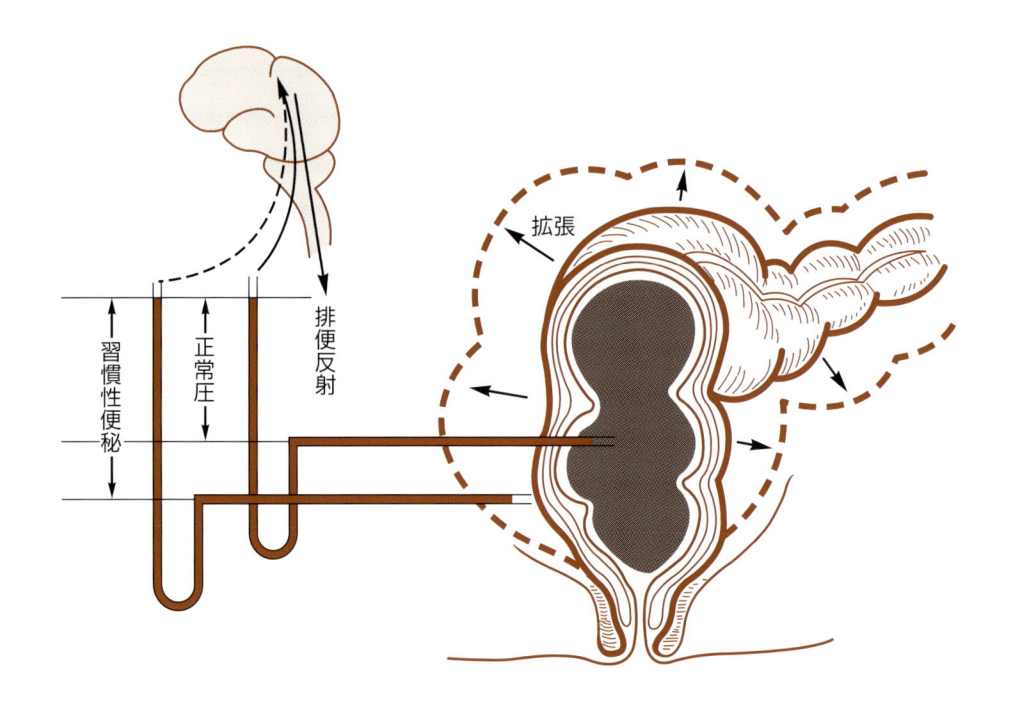

15　便秘

1. 便秘 constipation

便秘とは，糞便の大腸内通過が遅延した状態をいい，便秘の型としては，① 大腸の機能障害による大腸性便秘，② 直腸における排便機能の障害による直腸性便秘とに分けられる．

a. 大腸性便秘

大腸性便秘は大腸の機能障害の原因によって，次の3つに分類することができる．

① 弛緩性便秘：大腸壁の緊張低下，蠕動運動の不足により大腸内容の通過が遅れるものをいう．中枢神経系の障害，貧血，低栄養，全身衰弱，ビタミンB_1欠乏，CaおよびK欠乏時などにみられることがあり，過度の交感神経緊張の持続，慢性の腸粘膜炎症時などの場合も同様である．腸粘膜の感受性低下，機械的刺激の不足時などが原因となる．

② 痙攣性便秘：横行結腸以下の結腸壁が痙攣性の収縮を起こすために大腸内容の通過が遅延するもので，この場合には直腸内は全く空虚か，小さい固い糞塊があるのみといった状態になる．一般に腸壁の神経機能障害の場合にみられ，自律神経の不均衡，大腸壁の炎症，潰瘍など，あるいは胆囊炎，十二指腸潰瘍，虫垂炎，急性膵炎などにより反射的に副交感神経の異常な興奮をきたした場合などにみられる．

③ 機械的通過障害による便秘：大腸の腫瘍，瘢痕，そのほかの原因によって大腸の狭窄や閉塞を起こした場合で，長期にわたれば重篤な腸閉塞の症状となる．

b. 直腸性便秘

直腸に糞便が移送され便意が生じた場合，その便意を常習的に抑制していると起きることが多い．すなわち，大腸内内容は円滑に移送されているが，種々の社会的要因などによって常に便意を抑制し，外肛門括約筋を緊張させ排便反射を抑圧していると，正常の圧では直腸壁から便意を起こさせる刺激を出さなくなる．また，直腸は長時間糞塊によって満たされているために，拡張したままの状態となり，緊張が低下し，内容が多量になっても内圧が十分に上がらず，便意も発生しなくなる．日本人の便秘の大半を占めるもので，習慣性（常習性）便秘ともいわれている．

c. そのほかの便秘

脊髄，大脳の病変により排便反射が円滑に行われない場合，まれに，先天的な原因による場合にもみられることがある．

2. 生理機能に及ぼす便秘の影響

便秘の場合も，長期にわたる腹部不快感，膨満感，腹痛，嘔気，嘔吐などとともに食欲不振，不安，不眠，頭重，頭痛などの自律神経失調症状を訴えることが多い．

生理機能の障害を起こす原因としては，腸内容の腐敗，発酵によって，種々の毒性産物が産生され，これが吸収されるために種々の症候を呈してくるという自家中毒説がある．特に蛋白質，アミノ酸の腐敗によって生ずるヒスタミン，フェノール，クレゾール，カタベリンなどの有毒アミンが吸収されて障害を引き起こすというのである．一方，便秘によって大腸や直腸が過度に伸展されるために，その腸壁の刺激によって反射性に種々の神経症状を呈してくるという反射説がある．また，消化器系の症状としては，腸内容移送の遅延，停滞，逆流などによって，消化機能の変調をきたしてくることも考えられよう．

便秘の分類

```
1. 急性便秘
  a) 一過性単純性便秘
  b) 症候性便秘
2. 慢性便秘
  a) 常習便秘
    1) 弛緩性便秘
    2) 痙攣性便秘
    3) 直腸性便秘
  b) 症候性便秘
    1) 腸疾患：腸狭窄（癒着，腫瘍），S状結腸過長症，巨大結腸症（Hirschsprung病）
    2) 腸管外腫瘍：腹腔内腫瘍，膵臓，卵巣，子宮などの腫瘍
    3) 腹腔内器官の炎症：慢性腹膜炎，付属器，子宮などの炎症
    4) 内分泌疾患，神経疾患
```

図97 下痢

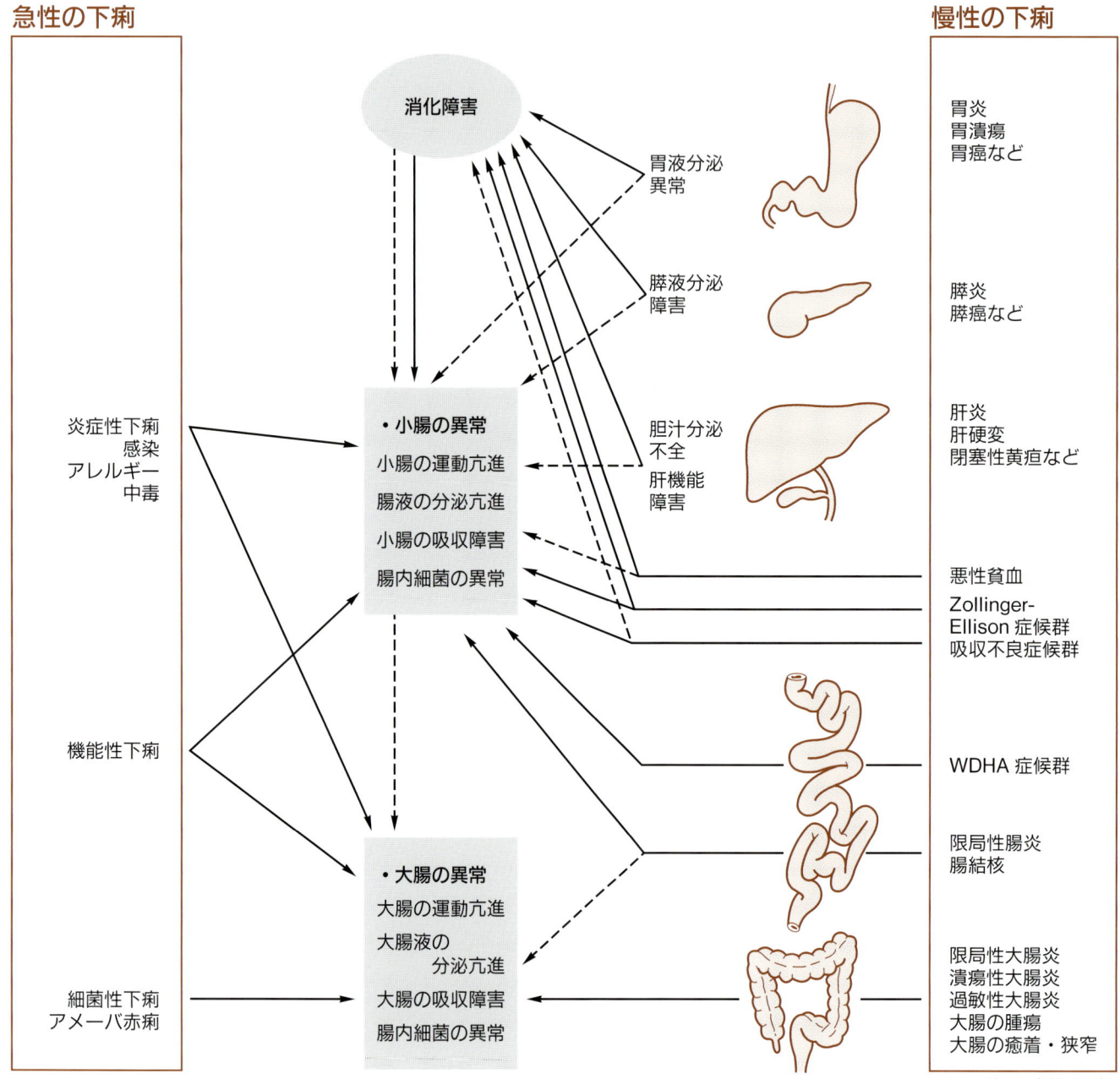

急性の下痢

- 炎症性下痢
  - 感染
  - アレルギー
  - 中毒
- 機能性下痢
- 細菌性下痢
  - アメーバ赤痢

消化障害

- 胃液分泌異常
- 膵液分泌障害
- 胆汁分泌不全
- 肝機能障害

・小腸の異常
- 小腸の運動亢進
- 腸液の分泌亢進
- 小腸の吸収障害
- 腸内細菌の異常

・大腸の異常
- 大腸の運動亢進
- 大腸液の分泌亢進
- 大腸の吸収障害
- 腸内細菌の異常

慢性の下痢

- 胃炎
- 胃潰瘍
- 胃癌 など

- 膵炎
- 膵癌 など

- 肝炎
- 肝硬変
- 閉塞性黄疸 など

- 悪性貧血
- Zollinger-Ellison 症候群
- 吸収不良症候群

- WDHA 症候群

- 限局性腸炎
- 腸結核

- 限局性大腸炎
- 潰瘍性大腸炎
- 過敏性大腸炎
- 大腸の腫瘍
- 大腸の癒着・狭窄

(藤平・斉藤 改変)

16　下痢

1. 下痢 diarrhoea とは

下痢は，大腸内の内容が，種々の原因によって腸管内を速やかに通過するために，水分の吸収が十分に行われない場合，あるいは腸粘膜からの水分の分泌が異常に多い場合にみられる．

いずれの場合も腸運動が亢進し，軟便あるいは水溶性の排便が，しばしばみられることが多い．一般に，腸液の分泌が亢進しているときには腸運動も盛んとなり下痢を招来することが多く，この両者を分別することはなかなか難しい．また下痢は大腸に起因することが多く，仮に小腸で吸収不十分な内容が大腸に移行しても，大腸の機能が正常であれば，下痢を起こすことは少ないとされている．普通，急性下痢と，慢性下痢に分けられ，その原因としては，次の4つが考えられている．

① 腸内容物の刺激：大量の不消化な食物が腸内に移送された場合，食物の機械的刺激や，腐敗，発酵などによる化学的刺激によって，腸管の運動，腸液の分泌が促進されて下痢が発生する．一般に消化不良性下痢といわれるもので，冷たい飲物を一時的に大量に摂取しても同じ機序で下痢を起こすことがある．

② 腸壁の器質的変化：腸壁の炎症，潰瘍，腫瘍などの器質的な病変があると，それが刺激となって下痢を招来する．腸炎，赤痢，コレラ，腸結核などの細菌性のもの，潰瘍性大腸炎，直腸癌，ポリープなどの刺激による下痢がこれにあたる．

③ 自律神経系の失調：特に副交感神経系の過敏，異常興奮によって，腸管運動の亢進，腸液分泌の過剰を起こして下痢をきたすものである．精神的な興奮による下痢，特定の食物のアレルギーによって起こる下痢などがあげられる．

④ 腸管壁を流れる血液成分の異常：細菌の代謝産物，毒素などが血行を介して腸壁を刺激し，下痢を起こすことがある．敗血症，重症肺炎などの重症感染症，あるいは水銀中毒，砒素中毒，尿毒症などの場合にみられる．

2. 生理機能におよぼす下痢の影響

一般に，下痢を繰り返すと脱力感，倦怠感，注意力の減退，腹痛，腹部膨満感，食欲不振，不安，不眠，頭痛など，その多くは自律神経系の失調による症状を訴えることが多い．

生理機能の障害としては，下痢が頻発した場合，第一に問題となるのが，水分と電解質バランスの失調である．ことに小児では容易に脱水状態に陥る危険があり，このような場合には，水の欠乏と同時に Na, Cl, K などの喪失による電解質の失調から，代謝性アシドーシスを惹起するおそれがある．当然，大量の水とバランスのとれた電解質，NaCl, KCl などの投与が必要となってくる．また，下痢が起きても，小腸の消化吸収機構に障害のないかぎり栄養障害を発生することはほとんどみられない．しかし，下痢の激しい場合には，小腸の運動も亢進していることが多いので，小腸内容の移送が早まり，食欲不振のあることとも相まって，ことに小児では消化不良を起こしてくることがある．

機序による下痢の分類

```
Ⅰ. 水性下痢              Ⅱ. 脂肪性下痢
  1. 分泌性下痢             1. 原発性吸収不良症候群
    1) 感染                 2. 続発性吸収不良症候群
    2) 非感染            Ⅲ. 少量便性下痢
    3) その他
  2. 浸透性下痢
  3. 運動異常性下痢
    1) 低運動性
    2) 過運動性
```

(高橋)

図 98 小腸壁の構造と粘膜細胞膜の構成

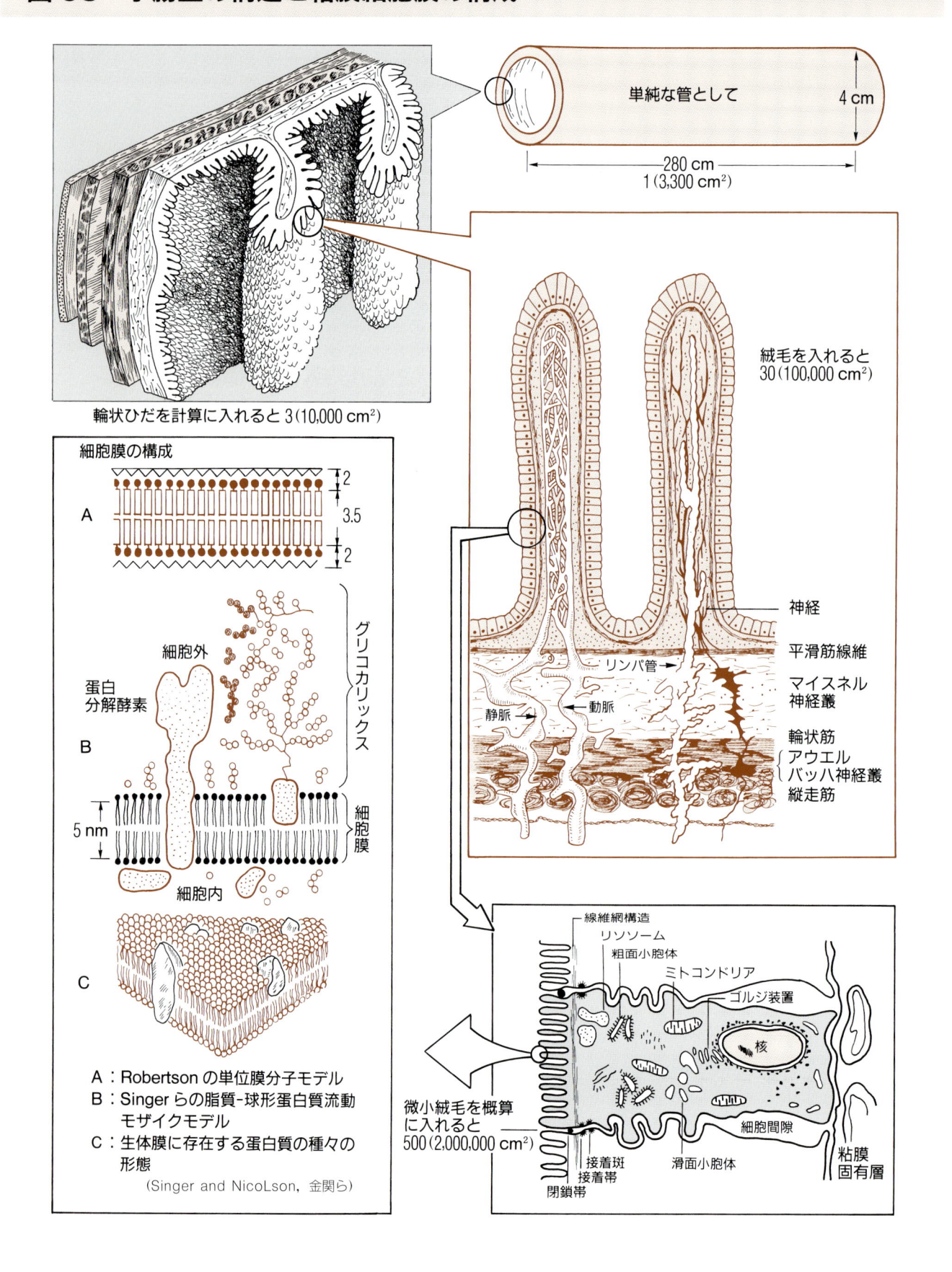

単純な管として
4 cm
280 cm
1 (3,300 cm²)

輪状ひだを計算に入れると 3 (10,000 cm²)

絨毛を入れると 30 (100,000 cm²)

神経
平滑筋線維
リンパ管
マイスネル神経叢
静脈
動脈
輪状筋
アウエルバッハ神経叢
縦走筋

細胞膜の構成

A
2
3.5
2

蛋白分解酵素
細胞外
グリコカリックス

B
5 nm
細胞膜

細胞内

C

A：Robertson の単位膜分子モデル
B：Singer らの脂質-球形蛋白質流動モザイクモデル
C：生体膜に存在する蛋白質の種々の形態

(Singer and Nicolson, 金関ら)

線維網構造
リソソーム
粗面小胞体
ミトコンドリア
ゴルジ装置
核

微小絨毛を概算に入れると 500 (2,000,000 cm²)

閉鎖帯
接着帯
接着斑
滑面小胞体
細胞間隙
粘膜固有層

17 吸収

1. 吸収 absorption とは

　摂取された食物は，消化管を通る間に，順次分子量の小さい，簡単な，溶解性の物質にまで消化される．このように消化された栄養素などを，消化管壁の上皮細胞を通して，血管またはリンパ管内に取り入れることを吸収という．この場合，上皮細胞の膜は半透膜として働き，これを通して腸管の内容が移動するわけである．

　栄養素の吸収は，口腔および食道では行われず，胃および大腸でもわずかに行われるに過ぎない．したがって，栄養素の吸収のほとんどすべては小腸において行われると考えればよい．

2. 小腸壁の構造

　吸収機能を司る小腸は，生体で直線距離にして約 3〜4 m，死後 5〜6 m の長さをもち，成人で直径約 4〜6 cm の柔軟な臓器である．その内壁には無数の輪状ヒダ plicae circulares があり，粘膜面には絨毛 villi がビロード状に存在している．しかも，この絨毛を構成する粘膜細胞の粘膜面細胞膜には微小絨毛 microvilli が存在する．図 98 のように小腸の内径を仮に 4 cm，長さ 280 cm の平滑な管として計算すると，その内面の面積は約 3,300 cm^2，微小絨毛まで入れて計算すると約 2,000,000 cm^2 という広大な表面積をもっていることとなる．これはただの平滑な管に比べて約 600 倍も面積が拡大されていることになり，物質の消化吸収に対して，その有効面積を増大させているという点で合目的的であろう．

　さて，吸収機能に直接関係する微小絨毛を有する粘膜細胞の細胞膜は，厚さ約 10 nm のいわゆる単位膜 unit membrane の構造をもっている．その細胞の構成は，粘膜表面から微小絨毛，その直下に表面と平行して存在する特異な線維網構造 terminal web，つづいて滑面小胞体 smooth surfaced endoplasmic reticulum，粗面小胞体 rough surfaced endoplasmic reticulum，および多数の糸状に近い桿状のミトコンドリア mitochondria が並んでおり，中心子 centriol と核の付近に常にゴルジ装置 Golgi apparatus が存在する．なお核より下部にはミトコンドリアおよび種々の小胞体，遊離のリボゾーム free-ribosome があって基底膜に達している．なお，基底膜は比較的単純な平滑面を呈しているが，隣接細胞との結合は一般の組織とは異なり，細胞膜表面近くにある閉鎖帯 tight junction，付着帯 intermediate junction および接着斑 desmosome の3者によって強固に接着されている．したがって，特殊な場合を除いてこの細胞と細胞の間隙から物質が侵入することはないと考えられている．また，細胞相互の接触面も，一般の細胞とは異なり図 98 右下のように複雑ないわゆる嵌合 interdigitation を形成し，細胞外側面の表面積が増大され，吸収された物質を粘膜固有層に放出する部位と考えられている．

3. 小腸粘膜細胞膜の構成

　生体内で物質の吸収に関係する細胞の多くは，その表面に微小絨毛を有しているが，その細胞膜は本質的にほかの細胞のそれとそれほど異なっていない．細胞膜の構成については古くから，膜透過機構と関連して多くの仮説がある．たとえば膜内に厚い脂肪の層があって膜透過を決定しているというリポイド説，膜に大小さまざまの穴があり，その大きさ，荷電の状態により膜の透過性が変わるという篩説，脂質層のところどころにほかの物質が混在しているというモザイク説などである．しかし，Danielli(1934)によって，蛋白質と脂質が層状に存在するといういわゆる lipoprotein leaflet theory が発表され，その後，電子顕微鏡的知見などが加えられて報告された Robertson らの単位膜説 unit membrane theory が，現在盛んに用いられるようになっている．図 98 左下の A は単位膜分子モデルの基本型を示したものである．すなわち膜は，蛋白質，脂質，蛋白質の3層構造からなり，脂質層は中央に疎水基を向け，親水基を蛋白層に向けた二重層となっている．また，膜の内外にある蛋白層は，それぞれその組成が異なり，性質の違う膜機能をもっており，これによって膜全体としての細胞内外の差異が生じてくるものと考えられている．さらに，膜の所々に蛋白層で内張りされた小孔の存在も考えられている．この膜の厚さは，一般の細胞で約 7.5 nm，微小絨毛を形成する膜で約 10 nm ぐらいである．図ではきわめて対称的に描かれているが，必ずしも一定しておらず，近年，脂肪二重層を基本として，B および C, D のような構造を想定させる報告がなされてきている．

4. 絨毛 villi

　絨毛は長さ約 1 mm の指状の突起で，表面は一層の円柱上皮によって覆われ，絨毛の中央部には中心乳糜管がある．その周囲に 1〜2 本の動脈が入り，分岐して毛細血管網をつくり，静脈に移行している．なお，粘膜下，中心乳糜管

図99 門脈系

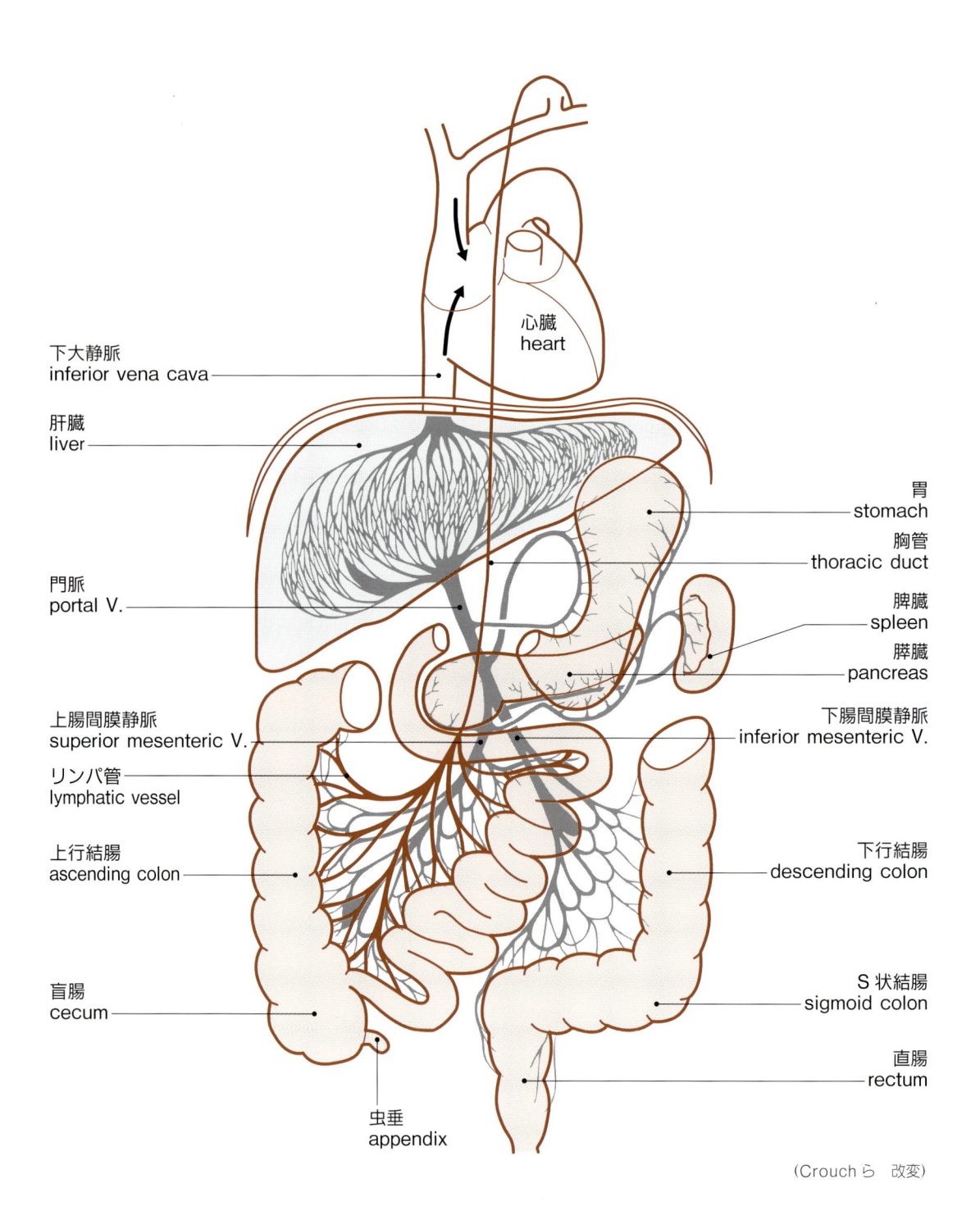

(Crouch ら 改変)

の周囲には粘膜下筋層から平滑筋線維が入り込んでおり，絨毛は律動的な摺動，伸縮，鞭打などの運動を行っている．これらの運動は粘膜下神経叢を介する局所反射，迷走神経刺激などによって調節されている．また，上部小腸粘膜内で産生されるビリキニン villikinin が血行を介して作用するともいわれているがまだ明らかでない．これらの絨毛運動によるポンプ作用によって，腸内消化産物が腸管粘膜によく接触するとともに，吸収された物質を含む絨毛内の血液が門脈系のほうへ押し出され，吸収が促進される．

さて，絨毛の細胞内へ吸収された物質のうち，脂肪および脂溶性物質の大部分は中心乳糜管よりリンパ系に移行し，胸管を経て直接大循環に入る．このため食後数時間は脂血症のみられることが多い．しかし，糖質，蛋白質その他ほとんどの物質は毛細血管網より門脈系に移行し，まず肝臓に送られて代謝その他を受ける．

5. 門脈系 hepatic portal vein system

門脈系は，腹腔内の諸臓器からの血流，すなわち，胃，小腸，大腸から吸収される物質および膵臓，脾臓からの血流を肝臓に送り込んでいる特殊な血管系である．

すなわち，小腸で吸収された栄養素，無機物質，あるいは大腸で再吸収される大量の水分などは，すべてこの門脈系を経て，まず肝臓に集められ，ここで代謝，解毒，分解などの作用を受け，肝静脈より下大静脈を経て全身に送られる（p. 211，肝臓の項参照）．

6. 吸収の機序

腸管粘膜細胞膜は，物質の透過に対して，大きな方向性をもっている．これはおそらく膜内に電気・化学的ポテンシャルの勾配を適宜調節する装置が存在し，膜の表裏を決定しているのではないかと考えられている．その1つとして膜内酵素の局在と配列があげられる．これらの酵素の作用が一方向のため物質が移動させられるというのである．たとえば，膜内に存在する ATPase が膜の外側のK，内側のNaに敏感であるとか，酸化還元酵素が規則正しく配列し，電子の輸送を一方的にしているなどのことが考えられている．

なお，小腸における物質吸収を論ずる場合，これら一般的な膜透過機構とともに，粘膜細胞の外表面に存在する"粘液多糖類の層 mucopolysaccharide layer"が問題である．すなわち，小腸粘膜表面は粘液多糖類でコーティングされており，その量，質が吸収される物質を選択的に引きつけ吸収する，というのである．また，粘膜の細胞膜表面に付随して二糖類分解酵素などが存在し，二糖類を分解しながら吸収する膜内消化の機構も考えなければならないであろう．

さて，小腸における物質吸収の機序としては，多くの実験成績から，次の4つの機構があげられている．

a. 受動輸送 passive transport, passive diffusion

膜を隔てて存在する物質が，その電気・化学的ポテンシャル勾配に従って拡散，浸透，濾過，電気泳動現象などにより移動するもので，特にエネルギーを必要としない．

一般に物理化学的な法則，中でも Fick の第1法則に従うといわれている．当然，膜内外の濃度差が大きいほど吸収が促進される．基本的にはこの方法による吸収がきわめて重要な働きをしており，細胞の形態維持，水溶性ビタミン，無機物質，核酸の分解産物，脂溶性物質などの吸収は，これに依存している．その通過方法としては，細胞膜の小孔を通じての輸送，脂質層に溶解しての拡散，荷電状態による輸送機構などが考えられている．その特徴を後述の能動輸送と対比すると，①濃度勾配に逆っては吸収されない，②拡散過程は細胞内代謝と無関係である．③代謝阻害剤の影響を受けない，④同時に類似構造物質が存在しても相互に干渉しない．すなわち競合作用がみられない，⑤温度が低下しても吸収能力は低下しない，などである．

b. 促進拡散 facilitated diffusion

いわゆるキャリアを介した拡散 carrier-mediate diffusion と考えられているものである．膜内に一定の分子のみを移送する一定量のキャリアが一定方向のみに回っていることを想定し，これによって物質を濃度勾配のみに従って移送する機構である．エネルギーを必要としないが，キャリアの数に制限があるので飽和現象を呈し，しかも類似構造物質との競合がみられても不思議ではないというものである．

c. 能動輸送 active transport

単純拡散とは異なり，物質が電気・化学的ポテンシャル勾配に逆って移動する機構をいう．このためにはエネルギーを必要とし，競合作用がみられ，飽和現象を呈する．たとえば，小腸内ブドウ糖，NaCl などの濃度が腸管壁細胞内より低くても，吸収されるという現象をいう．このような場合には，当然，生物学的エネルギーが必要である．このエネルギー源としては，現在，細胞内で生成される ATP が想定されており，小腸粘膜細胞膜内には多量の Na^+-K^+-

図100 吸収のしくみ

拡散と浸透

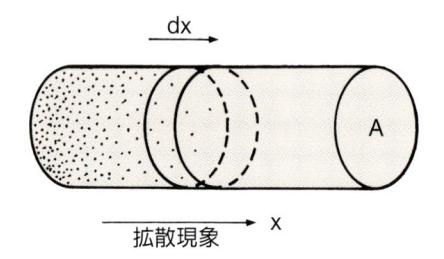

拡散現象

浸透圧と浸透現象

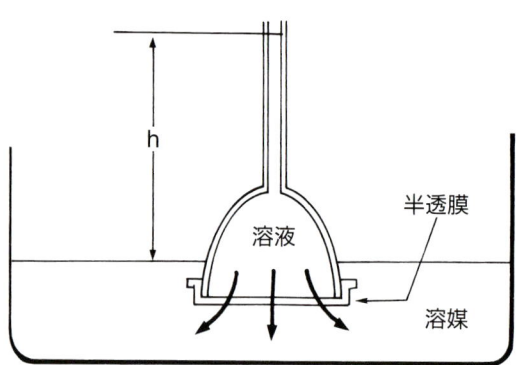

溶液／半透膜／溶媒

促進拡散(星)

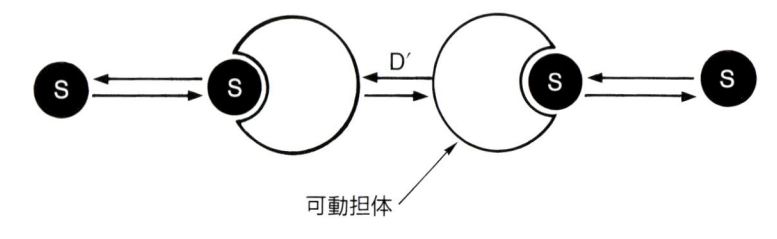

可動担体

能動輸送

Naと糖の共役輸送

フロリジン／Sm／Nam／P₁／Si／Nai／P₂／Ss／Nas／ウアバイン

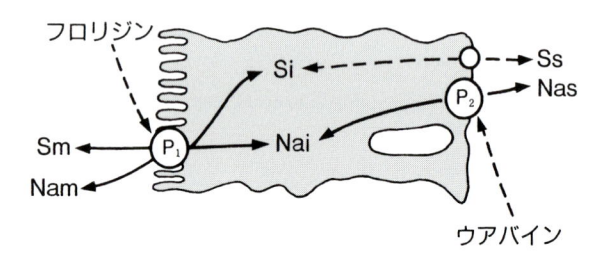

Craneのモデル（糖輸送とNa⁺, K⁺による調節）

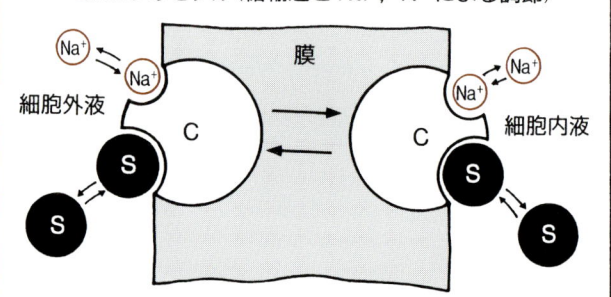

細胞外液／膜／細胞内液

糖（S）はキャリア（C）に乗って膜を移動する。キャリアには，糖を結合する部分と電解質（Na⁺, K⁺）を結合する部分とがある。

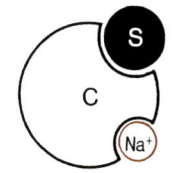

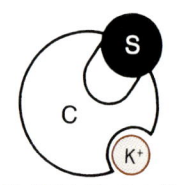

Na^+のついたキャリア（活性増大）　　K^+のついたキャリア（活性低下）

キャリアの糖との結合能は，キャリアと電解質との結合によって変化する。Na^+がつくことによりキャリアの結合能は増し，K^+がつくことにより減る。
(Crane)

ピノサイトーシス

脂肪の飲作用によるとり込み(Wilson)

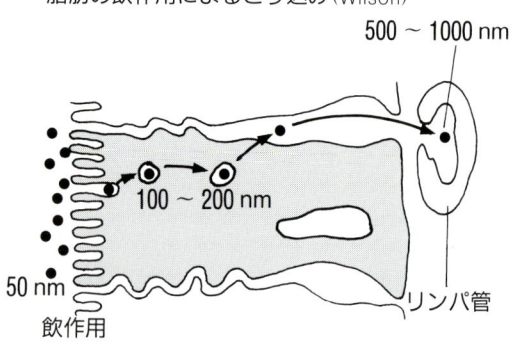

500〜1000 nm／100〜200 nm／50 nm 飲作用／リンパ管

ATPase の存在することが証明されている．

能動輸送の特徴とするところは，①電気・化学的ポテンシャル勾配に逆って輸送される，②細胞内代謝に関連し，輸送に際してエネルギーを必要とする，③したがって代謝阻害剤の影響を受ける，④類似構造物質と共存した場合，競合その他の干渉作用がある，⑤代謝に関連するため低温になると吸収能力が低下する，⑥吸収物質の濃度が高くなっても，ある一定度以上になると輸送量の増大がみられない，すなわち飽和現象がみられる，⑦これを速度論的にみると，酵素反応と同様に Km が認められ，Michaelis-Menten の法則と同様の関係が成立する，などである．

この輸送機構としては，従来，その物質を担って運ぶ因子，いわゆるキャリアの存在が考えられている．**図 100 中段左側**は，小腸粘膜上皮細胞のブドウ糖と Na の共役輸送 co-transport の模型図である．すなわち粘膜表面微小絨毛の部に Na^+ の流速によって駆動される取り込みポンプ P_1 があり，これによってブドウ糖と Na^+ が共役輸送され，細胞内に取り込まれる．ブドウ糖は漸次細胞内に拡散するが，Na^+ はおそらく Na^+-K^+-ATPase と考えられている基底膜側の Na ポンプ P_2 によって細胞外に排出され，常に細胞内外の Na 濃度を一定に保っているというのである．図のように P_1 はフロリジン，P_2 はウアバインによって阻害されることが証明されている．この共役輸送に関連して，糖質の膜内輸送が膜内外の Na^+，K^+ 濃度に依存しているという考えから，現在，**図 100 中段右**のようなキャリアの存在が想定されている．この考え方からすると，キャリアが膜内輸送の方向性を定めている1つの因子であるともいえる．仮にこのキャリアをアロステリック酵素 allostric enzyme に置き換えて考えるならば，キャリアの調節部分がアロステリック部であり膜内外の溶質の差によって膜内の酵素活性に方向性を生ずることにもなるであろう．近年これらのキャリアについても，いくつかの結合部を有する1つの多機能性キャリア polyfunctional carrier の存在が想定され，競合作用やアロステリック阻害などの解析が行われるようになってきている．

d. 飲作用 pinocytosis

腸管壁にはもう1つの物質取り込み機構として，比較的大きな分子の物質を細胞がその表面から機械的に包み込んで細胞内に取り入れ，微細な小球として完全に細胞膜から分離し，細胞内酵素によって消化分解する過程がある．その形態としては，白血球が偽足を出して積極的に細菌を捕捉するような食作用 phagocytosis とは異なり，やや液状の分子を"飲む"というような形で取り込む機構がある．これには前述の膜表面にある粘液多糖類が密接な関係を有している．また，電子顕微鏡的所見では，これ以外のタイプの取り込みなどもみられている．

以上，細胞膜透過の4つの機構について述べたが，ある1つの物質は，ある1つの機構のみによって輸送されるというものではない．たとえばブドウ糖は，その大半を高分子キャリアによる能動輸送によっているが，そのほかは低分子物質の膜透過として輸送される．また，脂肪はキャリアによる能動輸送，親脂質物質の膜透過，さらには飲作用による機構によっても輸送されることが考えられている．

(付) Permeation (tight junction permeability)

吸収の機序（膜透過機構）は，従来，上記のように腸管粘膜の絨毛を構成する円柱上皮細胞表面の微細絨毛の膜を透過する4つの機構が考えられており，これらの円柱上皮細胞と上皮細胞との間は，tight junction によって極めて強固に接着されており，ここから物質が透過することは，多くの問題があり全く否定されていたのである．しかし，近年，主としてラットの剔出腸管による実験によって，15000 daltons 程度の polysucrose，あるいは中程度の蛋白体が tight junction の部位から透過するという報告がなされてきている．

7. 吸収の部位

消化された栄養素は，消化管から取り入れられ，門脈に移行する．しかし，この吸収に関係する消化器系器官の機能にもおのずとその分担がある．ことに栄養素の吸収は，口腔，食道，胃ではほとんど行われず，特別の場合を除き大腸でも行われない．その大部分を受けもっているのは小腸である．しかし，小腸の吸収能力は，十二指腸，空腸，回腸などその部位によって著しい差がみられる．このことは与えられた物質の分子構造，イオンの有無，共存物質の性状，さらには小腸の消化能力など，多くの因子の複雑な作用の総合的な結果として吸収の部位が決められてくることを示唆している．従来，消化と吸収については，小腸の上部で主として消化が，下部で吸収が行われると考えられていた．しかし，現在では**図 101 左上**のように正常の場合，吸収も鼻から約 150〜200 cm の距離，すなわち空腸から回腸上部で行われることが明らかにされている．もちろん，小腸下部の粘膜も，その組織学的構造のうえからは，当然，吸収能力がある．

図101 物質の吸収と部位(1)

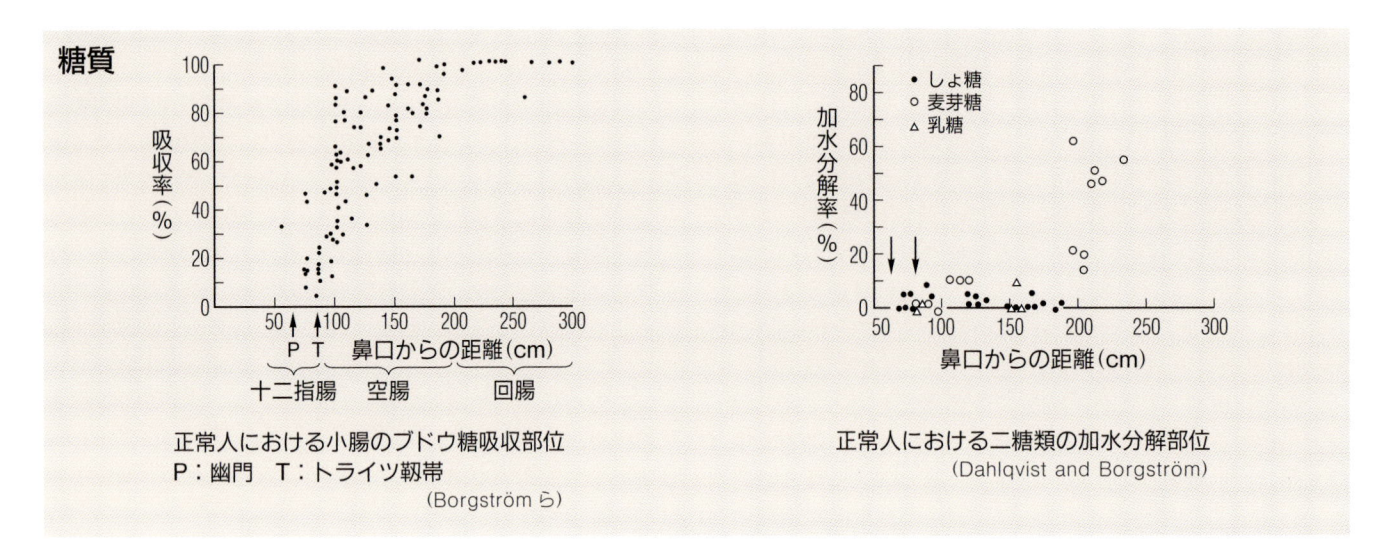

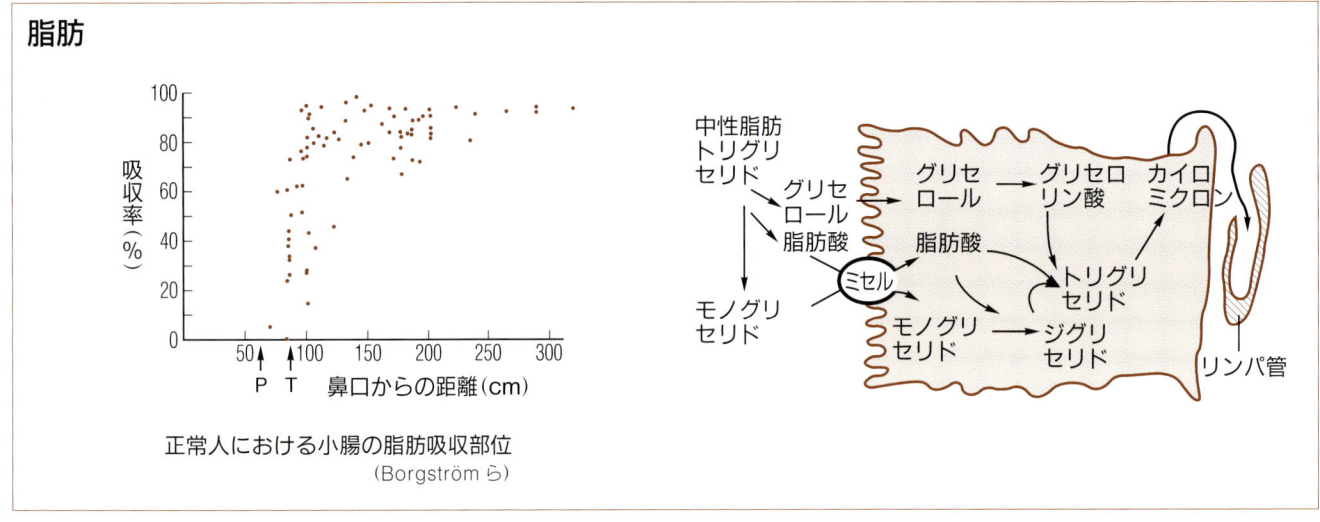

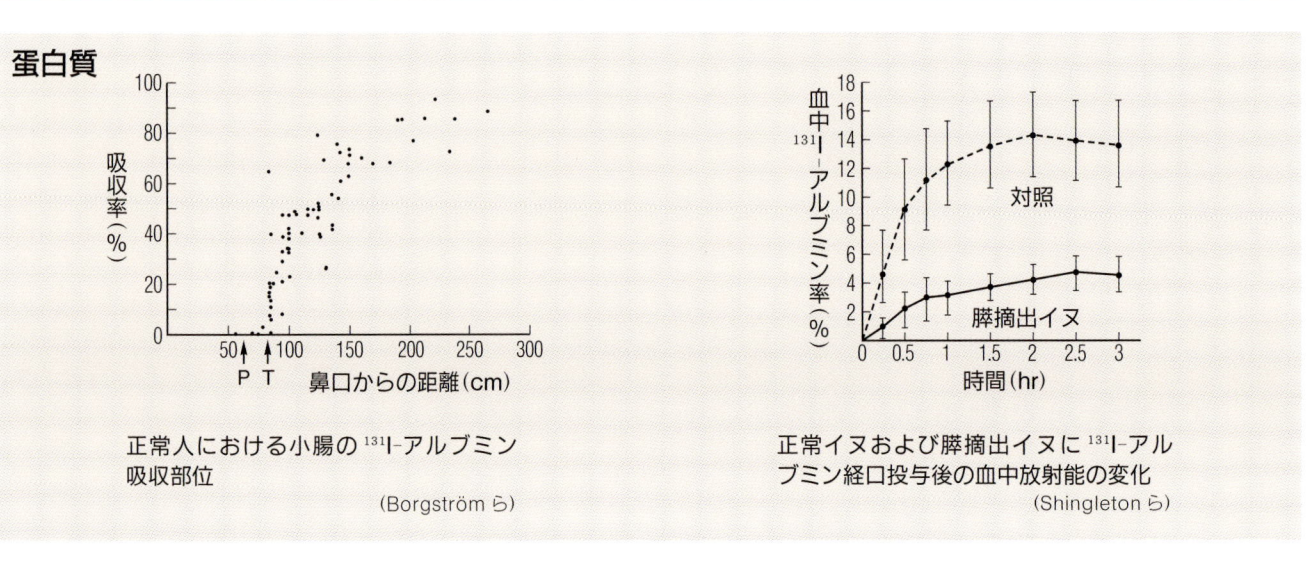

糖質

正常人における小腸のブドウ糖吸収部位
P：幽門　T：トライツ靱帯
(Borgströmら)

正常人における二糖類の加水分解部位
● しょ糖　○ 麦芽糖　△ 乳糖
(Dahlqvist and Borgström)

脂肪

正常人における小腸の脂肪吸収部位
(Borgströmら)

中性脂肪トリグリセリド → グリセロール・脂肪酸 → モノグリセリド
ミセル → グリセロール → グリセロリン酸 → カイロミクロン
脂肪酸 → トリグリセリド
モノグリセリド → ジグリセリド
リンパ管

蛋白質

正常人における小腸の ^{131}I-アルブミン吸収部位
(Borgströmら)

正常イヌおよび膵摘出イヌに ^{131}I-アルブミン経口投与後の血中放射能の変化
対照／膵摘出イヌ
血中 ^{131}I-アルブミン率(%)
(Shingletonら)

8. 糖質の吸収

糖質は，小腸内で大部分単糖類あるいは二糖類にまで分解される．これら単糖類の吸収は，同じ単糖類でもその種類によって相対的な吸収速度が異なっている．

ブドウ糖を100とすると，

galactose > glucose > ribose > fructose
110   100   74   43
          > mannose > xylose > arabinose
             19   15   9

といわれている．また，小腸壁粘膜細胞の微小絨毛の膜には二糖類を分解する酵素 disaccharidase があり，膜を透過しながら分解される膜消化が行われる．ブドウ糖の約65%は前述のようにキャリアを介する能動輸送により吸収され，ガラクトースも能動輸送に依存するといわれるが，果糖は主として促進拡散，受動輸送によっている．糖質の能動輸送に必要な条件としてはその化学構造上，D-pyranose環を形成し，C_2の位置にOH基の存在が必要である．なお，図101右上のように腸管内の二糖類分解酵素による加水分解は，回腸上部までほとんど行われていない．

さて，管腔内消化によって二糖類やCが10個以内のオリゴ糖まで分解された糖質が粘膜表層のグリコカリックス層に吸着され粘膜上皮細胞刷子縁まで誘導される．

そこで糖質の吸収に直接関係する膜消化が行われることになる．その概念を示したのが図103左下Aである．すなわち膜表面に存在する二糖類キャリアによって，それぞれ個々の単糖類となり，個々の単糖類キャリアに結合して，たとえばブドウ糖ならばNa^+とともに膜を透過し吸収されることになる．

なお，ブドウ糖輸送体として近年右上の表のようなGLUT-1〜GLUT-5までの5種類が明らかにされている．

これらは12のセグメントからなる蛋白体でそれぞれKmが異なり，その存在部位や役割も異なっている．また，ブドウ糖の輸送の機序は輸送体の蛋白質が常に一方向にコンフォメーションを変換させ，その輸送を行っているといわれている．こうして腸管粘膜細胞内に取り入れられた糖質は側底膜に存在する促進拡散系により漿膜側へ輸送され，肝臓に送られて代謝される．

表　ブドウ糖輸送体の各種

種類	分布と特徴	Km
GLUT-1	血管内皮，脳-血液関門，そのほか一般細胞に分布し，血糖レベルに関係なく糖を輸送する	1-2
GLUT-2	肝，腎，小腸など血中へ糖を放出する細胞や膵のβ細胞に分布，Kmが大きいから，広い範囲にわたって糖レベルに比例した輸送が行われる	17
GLUT-3	脳の神経細胞に分布，特徴はGLUT-1と同じ	<1
GLUT-4	筋や脂肪細胞の主要な糖輸送体で，インスリンが存在するときだけ膜に出現し，糖を高い速度で取り込む	5
GLUT-5	小腸や腎に分布するが詳細は不明	1-2

9. 蛋白質，アミノ酸の吸収

図101下のように，蛋白質もそのほとんどが回腸上部までに吸収される．しかし，図101右下のように膵摘出を行うと血中への移行が明らかに低下する．このことはその前段階として，膵臓の蛋白分解酵素による分解過程が必要であることを意味している．すなわち，蛋白質は原則としてアミノ酸にまで分解されてから吸収されると考えればよい．なお，L型-アミノ酸は主として能動輸送が行われ，Na依存性がある．D型-アミノ酸は主として受動輸送によっており，L/Dは一般に1.6（メチオニン）〜6.0（ヒスチジン）である．アミノ酸の輸送系としては，①中性アミノ酸輸送系，②塩基性アミノ酸輸送系，③ベタインなどの輸送系，④グリシン輸送系，⑤バリン，ロイシンなどの輸送系，などの5つが知られている．

なお，キャリアを介する能動輸送には，中性アミノ酸の場合，その化学構造上，α-炭素にNH_2と-COOHが非対称的に結合していることが必要で，メチオニン担体ではL型のα-アミノ酸で長い側鎖をもったもの，サルコシン担体ではLまたはD型，短い側鎖，あるいはイミノ基（NH-）の存在が必要であるといわれている．一方，アミノ酸にまで分解されなくても，ジ，トリペプチドの形，あるいは特殊なポリペプチドについては，アミノ酸の輸送系とは関係なく刷子縁の膜を通過することが知られている．この輸送系についても能動輸送を行うキャリアの存在が考えられているが，Na^+依存性が少ないともいわれ，細胞内での速やかな分解によって促進拡散が助長される結果であるとも考えられている．図103のBはGrayによって報告されたアミノ酸およびペプチドの粘膜上皮細胞刷子縁における膜透過機序の模型図である．

図102 物質の吸収と部位(2)

腸管における物質輸送と最大吸収および分泌の局在 (T.H.Wilson)

物質		吸収分泌能の局在			
		小腸			大腸
		上部	中部	下部	
吸収	単糖類(ブドウ糖など)	++	+++	++	0
	中性アミノ酸	++	+++	++	0
	塩基性アミノ酸	++	++	++	?
	サルコシン,ベタイン	++	++	++	?
	γ-グロブリン(新生児)	+	++	+++	?
	ピリミジン(チミン,ウラシル)	+	+	?	?
	中性脂肪(TG)	++	++	+	?
	脂肪酸吸収とTGへの転換	+++	++	+	0
	胆汁酸塩	0	+	+++	?
	ビタミンB_{12}	0	+	+++	0
	Na^+	+++	++	+++	+++
	H^+(HCO_3^- 分泌)	0	+	++	++
	Ca^{2+}	+++	++	+	?
	Fe^{2+}	+++	++	+	?
	Cl^-	+++	++	+	0
	SO_4^{2-}	++	+	0	?
分泌	K^+	0	0	+	++
	H^+(HCO_3^- 吸収)	++	+	0	0
	Sr^{2+}	0	0	+	0
	Cl^-(特別な場合)	+	?	?	?
	I^-	0	+	0	0

＊上部小腸は空腸,大部分の場合十二指腸を含む.例外として十二指腸はHCO_3^-を分泌し,NaClの吸収・分泌はほとんどない.

〔Wilson, T.H.: Intestinal Absorption p.52, 表8, 1962. W.B.Saunders Comp., Philadelphia, London より改写〕

なお，ある種の蛋白質あるいはポリペプチドがアミノ酸にまで分解されることなく，そのままの形で吸収されることも認められている．これらは主として食および飲作用によるものと考えられているが，まだ不明の点が多い．

腸管粘膜細胞内に取り入れられたアミノ酸はそのままの形で，ペプチドは細胞内のペプチダーゼの作用によって速やかにアミノ酸に分解され，細胞側底膜から絨毛内毛細血管網を経て門脈に移行し，肝臓に運ばれる．なお，特殊な例としてオリゴペプチドのまま門脈系に移行することが認められてきているが，その種類，分子の大きさなどについてはまだ明らかでない．

10. 脂肪の吸収

脂肪は小腸内で，腸内アルカリおよび胆汁の助けによって乳化し，主としてステアプシンによって50％以上が脂肪酸とグリセロールに分解され，残りがモノグリセリドとなる．グリセロールはそのまま吸収されるが，脂肪酸とモノグリセリドは胆汁酸塩の趨水作用 hydrotrophic action を受けて，直径約40〜50 nm のミセル micelle を形成し，微小絨毛の膜を通過する．1個の乳化脂肪小滴から約100万個のミセルが形成されるという．

消化された脂肪の大部分は中性脂肪の長鎖脂肪酸 long-chain fatty acid（LCFA）とグリセロールからなるトリグリセリド triglyceride（TG）である．中性脂肪は小腸内のアルカリ，胆汁中の胆汁酸などの助けによって乳化し，エマルジョンの状態となり，主として膵リパーゼであるステアプシンの作用によって，その約20％は脂肪酸とグリセロールまで分解されるが，約80％はモノグリセリド monoglyceride（MG）となる．グリセロールはそのままの形で粘膜上皮細胞刷子縁から吸収されるが，脂肪酸とモノグリセリドの吸収には胆汁酸の助けが必要である．すなわち，胆汁酸が限界ミセル濃度（約2 mmol）以上，また，限界ミセル温度以上（Krafft点：脂肪酸アルカリ濃度によって上昇する）になると，その界面活性作用によって胆汁酸や脂肪酸などの分子がそれぞれの非極性の疎水基を内部に向け，表面が親水性となった直径40〜60 nm の球状あるいは円柱状の脂肪酸，モノグリセリドおよび胆汁酸の3者からなる複合ミセル mixed micelle を形成し，グリコカリックス層がある微絨毛の刷子間隙（約400〜800 nm）を通り，細胞膜表面に達する．1個の乳化脂肪の小滴（直径約$0.5〜1.0\mu m$）から約100万個のミセルが生成される．脂肪酸およびモノグリセリドはこのミセルから出て膜の脂質層を通して受動的に吸収される．吸収された粘膜上皮細胞内ではそれらの物質からトリグリセリドの再合成が盛んに行われ，常に細胞内への受動的な拡散を可能にしている．なお，トリグリセリドに再構成される過程にはアシルCoAが大きな働きをしている．なお，細胞側底膜からリンパ系に移行するトリグリセリドのうち，食餌由来のものは約78％，内因性のものは約22％といわれ，グリセロールは大部分そのまま門脈系を移行すると考えられている．このようにして細胞内の主として滑面小胞体で再合成されるトリグリセリドはリン脂肪やコレステロールなどとともに蛋白質で覆われたカイロミクロン（乳状脂粒）chylomicron（直径75〜1,200 nm，比重＜0.96，質量1×10^{-9}），あるいは超低比重リポ蛋白 very low density lipoprotein（VLDL）となって，リンパ行中に移行する．

また，エステル型のコレステロールは膵および微絨毛膜に存在するコレステロール・エステラーゼによって水解される．しかし，食餌中のコレステロールは遊離型のものが多く，胆汁酸塩とミセル形成を行い，腸管微絨毛膜を通過し，細胞内でコレステロール・エステラーゼの作用によってエステル型となり，カイロミクロンの形成に参加し，リンパ行中に移行する．なお，腸内細菌により非抱合型となった胆汁酸が毎日約0.5 g ぐらい便中に排泄されている．

脂肪は，微細絨毛の膜を透過後，その細胞内で直ちに再合成されること，中心乳糜管からリンパ系に入り，すぐに肝臓を通らず，胸管から大循環系を通って全身の臓器組織を循環して利用されうることが，ほかの栄養素と大きく異なっている点である．

11. 水および電解質の吸収

水および無機塩類は，主として受動輸送により，粘膜上皮細胞膜を両方向に通過することができる．Na^+ の吸収はブドウ糖，アミノ酸の吸収とも関連し，能動的にも吸収される．Cl^-, I^-, K^+ は主として受動的に吸収される．Cl^- の吸収は HCO_3^- 濃度と関連があり，K^+ 欠乏による Cl^- の吸収障害があると，体内における酸が減少してアルカローシス alkarosis を起こす危険がある．2価の陽イオンでは，Ca^{2+} の吸収が速く，能動輸送が考えられ，これにはビタミンD，パラソルモンの作用が関与している．なお，Na_2SO_4, $MgSO_4$ は吸収されにくく，水を抑留して下痢を起こさせる（塩類下剤）．食物中の3価の Fe は，酸，ビタミンCなどによって2価の Fe に還元されてから能動的に吸収される．なお Fe は下部小腸にいくとリン酸塩を結合して難溶性となり，吸収されにくくなる．

図103 3大栄養素の管腔内消化と膜消化

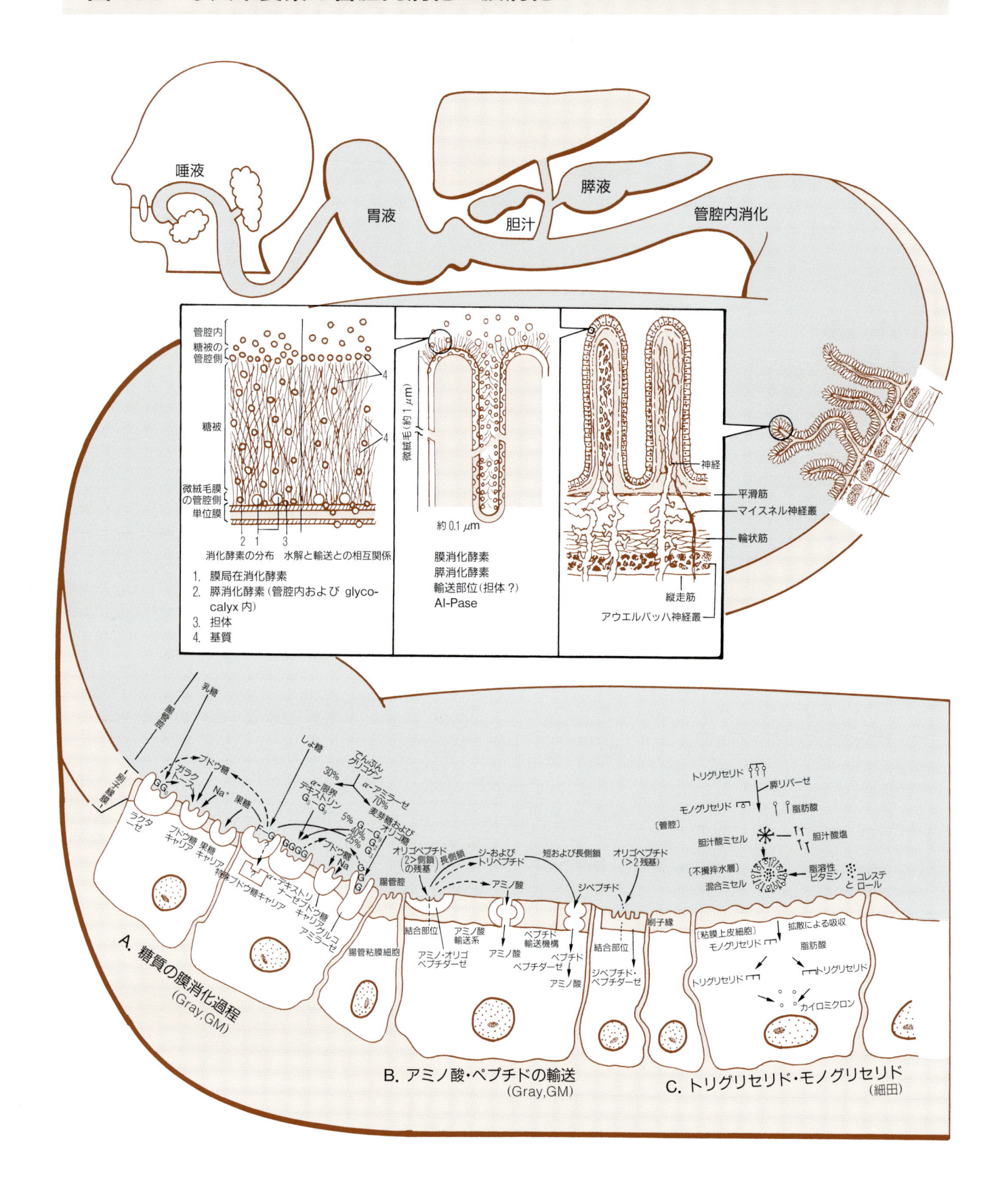

消化酵素の分布　水解と輸送との相互関係
1. 膜局在消化酵素
2. 膵消化酵素（管腔内および glycocalyx 内）
3. 担体
4. 基質

膜消化酵素
膵消化酵素
輸送部位（担体 ?）
Al-Pase

神経
平滑筋
マイスネル神経叢
輪状筋
縦走筋
アウエルバッハ神経叢

A. 糖質の膜消化過程 (Gray, GM)

B. アミノ酸・ペプチドの輸送 (Gray, GM)

C. トリグリセリド・モノグリセリド (細田)

18 管腔内消化と膜消化

　3大栄養素の最終段階における化学的消化は，当然，小腸内で行われる．しかし，純粋に採取した小腸液中にはほとんど消化酵素がみられぬ一方，小腸粘膜上皮細胞の刷子縁を構成する微絨毛 microvilli に付随して栄養素分解の最終段階に関する消化酵素の局在することがわかり，栄養素の最終段階の消化は小腸粘膜上皮細胞刷子縁で行われるという膜消化の概念が生まれてきた．すなわち，小腸内に送られてきた最終段階の一歩手前まで分解された消化産物が小腸粘膜の刷子縁を覆うグリコカリックス glycocalyx (mucopolysaccharide layer) に吸着され，その中を移送されて微絨毛膜に達し，そこに存在する酵素によって最終段階の消化を受けながら吸収されるというのである．したがって，消化作用は，唾液，胃液，膵液など外分泌液中に含まれる消化酵素および胆汁酸など口腔内を含めた消化管内で行われる管腔内消化と，膜消化とに大別して考えるようになってきたのである．

1. 管腔内消化 intracanal digestion

　管腔内の化学的消化は，唾液，胃液，膵液中の消化酵素などによって，近位空腸に至るまでの間でおおよそ完了する．その段階で，糖質は二糖類またはオリゴ糖に，蛋白質は一部アミノ酸，オリゴペプチドあるいはポリペプチド程度まで，脂質は一部グリセロールと脂肪酸，トリ，ディ，モノグリセリド程度まで分解されている．すなわち，管腔内消化では栄養素が最終構成単位の段階まで分解されるものは少なく，その前段階まで消化するにとどまっているのが普通である．

2. 膜消化 membrane digestion

　Cane (1961)，Ugolev (1965) らの実験によって，小腸粘膜細胞表面を覆うグリコカリックスの機能が解明され，さらに二糖類分解酵素やジペプチダーゼなどが粘膜細胞の刷子縁に局在していることが指摘され，膜消化の基本的概念が考えられてきた．このグリコカリックスは微絨毛の表面を覆うフィラメント状の層で，そこには膵アミラーゼなどの消化酵素が管腔内から浸透してきているが，それとは別に上皮細胞固有の消化酵素が微絨毛の表面に固着して存在している．図103はそれらの消化酵素の分布や，そこで行われる膜消化の過程を模式的に示したもので，ポリサッカライドなどの基質がグリコカリックス内の酵素によって逐次接触消化を受けながら内部に浸透し，微絨毛の表面に達するとその細胞膜に付随して存在する二糖類分解酵素によって単糖類に分解される．この両過程を含めて広義の膜消化という場合と，細胞膜で行われる分野のみを膜消化という場合とがある．いずれにしても刷子縁の膜表面で二糖類，ペプチドなどのオリゴマーが，ブドウ糖，アミノ酸などのモノマーとなるとともに，その場で直ちに細胞内へ吸収されることになる．実際にオリゴマーとしてのしょ糖と，モノマーであるブドウ糖およぼ果糖を投与すると，むしろしょ糖のほうがブドウ糖および果糖よりも吸収の度が速いという報告もあり，膜表面に吸着した状態で分解されたほうがより効率よく吸収されるという考えも成り立つわけである．

　また，近年，小腸粘膜細胞の刷子縁を単離する方法が盛んに行われ，刷子縁に局在する種々の酵素の存在が報告されている．少なくもこれらの基質となる物質の膜消化が行われていると考えなければならない．

　なお，これら栄養素の消化に関する酵素は，一般に刷子縁膜の外側に配列されており，膜で行われる物質の吸収機序，ことに能動輸送に対してもなんらかの影響を与えていることが考えられている．また，腸粘膜の円柱上皮細胞は絨毛の基底部において次々と新生され，漸次絨毛の上部に向かって移動し，3～14日で脱落する．そこでこの細胞膜に存在する種々の分解酵素も当然次々と生成される．この際，一般に絨毛上部にいくほどこれらの諸酵素の活性が高くなり，先端部で減少するといわれているが，酵素の種類によって異なっている．また，脱落して細胞内に存在した酵素が，管腔内で作用することも考えられよう．

図104 消化管ホルモン

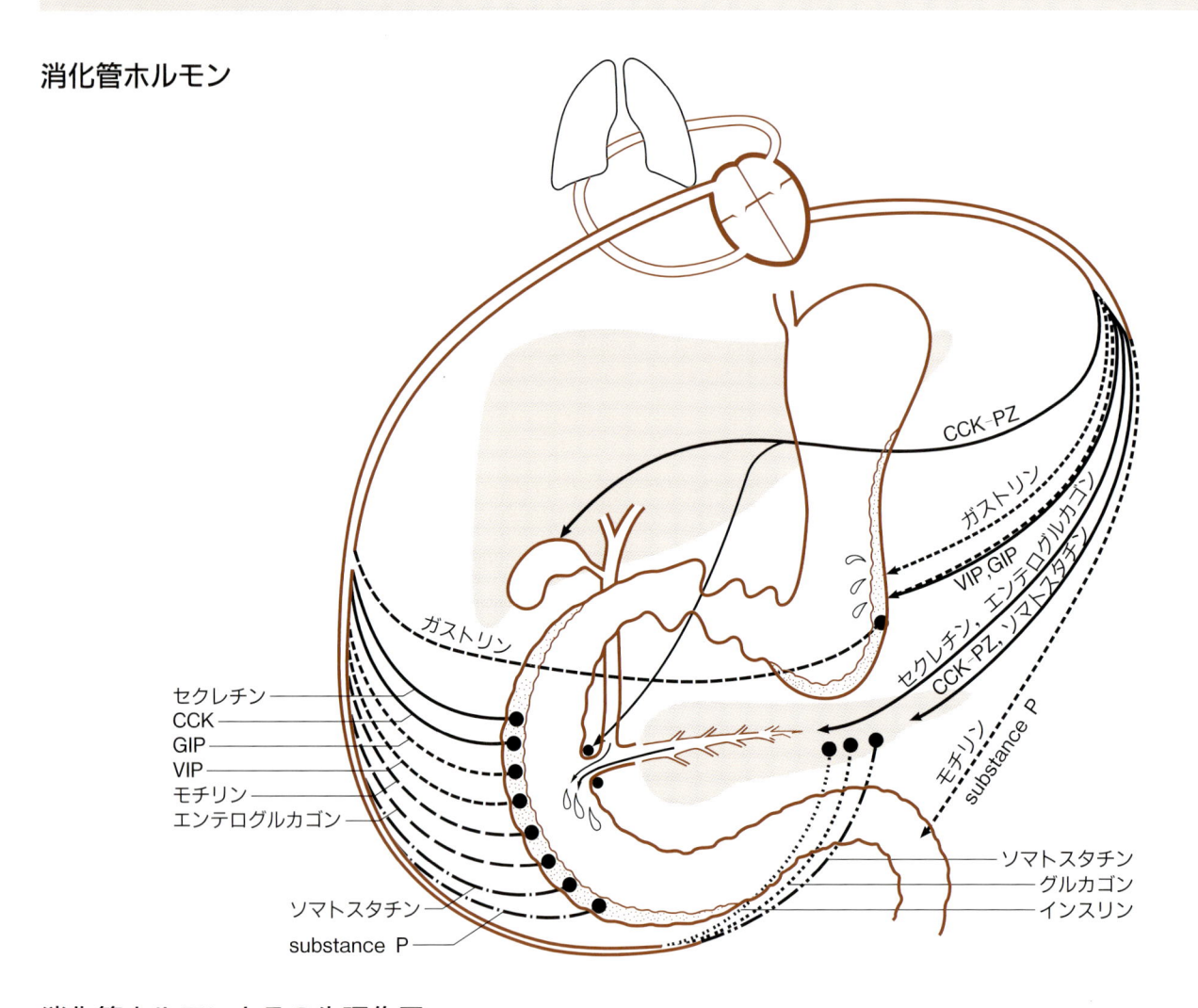

消化管ホルモン

消化管ホルモンとその生理作用 (松尾, 大原, 石森 改変)

分泌細胞	消化管ホルモン名	構成アミノ酸数	分子量	胃液分泌 酸	ペプシン	胃運動	膵液分泌 HCO_3^-	酵素	胆嚢収縮	腸液分泌	腸運動
胃 G 細胞	ガストリン	17	2,100	↑↑	↑	↑	↑	↑	0 ↑	↑	↑
腸 S 細胞	セクレチン	27	3,250	↓	↑	↓	↑↑	↑	↑	?	0 ↓
腸 I 細胞	CCK-PZ	33	3,900	↑	↑	↑	↑	↑↑	↑↑	?	↑
腸 K 細胞	GIP	43	5,105	↓	↓	↓	?	?	?	↑	?
腸 H 細胞	VIP	28	3,325	↓	↓	?	?	?	?	↑	?
腸 E, C 細胞	モチリン	22	2,700			↑					↑
腸膵 D 細胞	ソマトスタチン	14	1,900	↓			↓				
胃腸 E, C 細胞	substance P	11									↑
腸 E, C 細胞 (L)	エンテログルカゴン (グルカゴン)	(29)	(3,485)	(↓)	(↓)	(↓)	↓(↓)	(↓)	(0)	(↑)	↓(↓)

19 消化管ホルモン

1. 消化管ホルモンとは

　消化管ホルモンは，1902年BaylissとStarlingによってセクレチン，1905年Edkinsによってガストリンが発見され，近年，特に研究が進み，現在，20種を超える物質が報告されてきている．消化管ホルモンは，①ホルモン産生細胞が1個の分泌細胞として消化管粘膜内に散在している，②血行性に移動し，消化機能を司る消化液の分泌，消化管の運動などを調節する，③種々の消化管ホルモンが複雑に協調，あるいは拮抗的に働き消化機能全体としての調節を行う，④そのほとんどが蛋白性で，ポリペプチドあるいはそれと類似した構造を有している，⑤その分泌は，摂取した食物および分解産物の物理化学的刺激によって行われる，などの特徴がある．

(1) ガストリン gastrin (Ga) (1905, Edkins)

　ガストリンは分子量の異なった big-Ga, little-Ga, mini-Ga などに分けられるが，その主たるものはアミノ酸17個からなるポリペプチドである．胃幽門部の粘膜に，蛋白質，アミノ酸，アルコールなどが触れたり，あるいは食物の機械的刺激，インスリン低血糖などによって，粘膜内のG細胞からガストリンが分泌され，血行を介して胃腺の壁細胞，主細胞に働き，ことにHClに富む胃液を分泌させる．

(2) セクレチン secretin (Se) (1902, Bayliss, Starling)

　セクレチンは十二指腸粘膜が酸性の糜粥などによって刺激されると，そこに分布するS細胞から分泌され，血行を介して膵臓からアルカリに富む大量の膵液を分泌させる．また，ガストリン，HClの分泌を抑制し，幽門括約筋，胆嚢の収縮を促進し，小腸，大腸の運動を抑制する．一方，小腸，膵臓，腸間膜動脈の血流量を高め，胃粘膜血流を抑制する．

(3) コレチストキニン・パンクレオザイミン
cholecystokinin-pancreozymin (CCK-PZ)
(1928, Ivy, Oldberg; 1943, Harper, Raper)

　1928年，胆嚢を収縮させ，オディー括約筋を弛緩させる物質としてCCKが発見され，1943年，主として膵酵素を分泌する物質としてPZが発見された．その後，この両者が同一物質であると確認され，CCK-PZと呼ばれたが，最近では単にCCKと呼ばれることが多い．十二指腸，小腸粘膜に，主として糖質の分解産物，脂肪酸，ペプチド，そのほかが触れると，そこのI細胞やM細胞から分泌され，膵臓からことに消化酵素に富む膵液を分泌させる一方，胆嚢を収縮させ胃運動オディー括約筋の収縮を抑制する．

　当初発見されたのはアミノ酸33個のペプチドであるが，近年39個，58個のペプチドも発見されたため，それぞれCCK-33, CCK-39, CCK-58と呼ばれる．

(4) GIP (gastric inhibitory polypeptide)
(1930, Kosaka, Lin; 1970, Brown)

　1930年，胃液分泌，胃運動抑制物質が発見され，エンテロガストロン enterogastrone と名付けられたが，これはむしろその作用物質の総称であり，1970年GIPが単離された．遊離脂肪酸，ブドウ糖などが十二指腸粘膜に触れると，K細胞から分泌され，胃液分泌，ガストリン分泌を抑制する．

(5) VIP (vasoactive intestinal peptide)
(1970, Said, Mutt)

　GIPと同様に胃液分泌を抑制するとともに膵臓，胆嚢の機能を促進し，循環系に対し心拍促進，血管拡張，血圧降下などの作用があるといわれる．

(6) モチリン motilin (1966, Brown)

　小腸E, C細胞から分泌されると推定され，主として胃運動を促進し，腸管運動も促進するといわれる．

(7) ソマトスタチン somatostatin (Ss)
(1973, Guillemin)

　成長ホルモン分泌抑制ホルモンとして発見され，膵臓ランゲルハンス島，胃粘膜のD細胞から分泌され，ガストリン，セクレチン，インスリン，グルカゴンの分泌を抑制するといわれる．

(8) substance P (SP) (1931, Euler, Gaddum)

　アミノ酸11個のペプチドホルモンで，中枢神経系ことに後根神経中の伝達物質と考えられていたが，消化管内にも存在し，腸管平滑筋を収縮させ，腸管の運動を促進する．

図 105 　肝臓

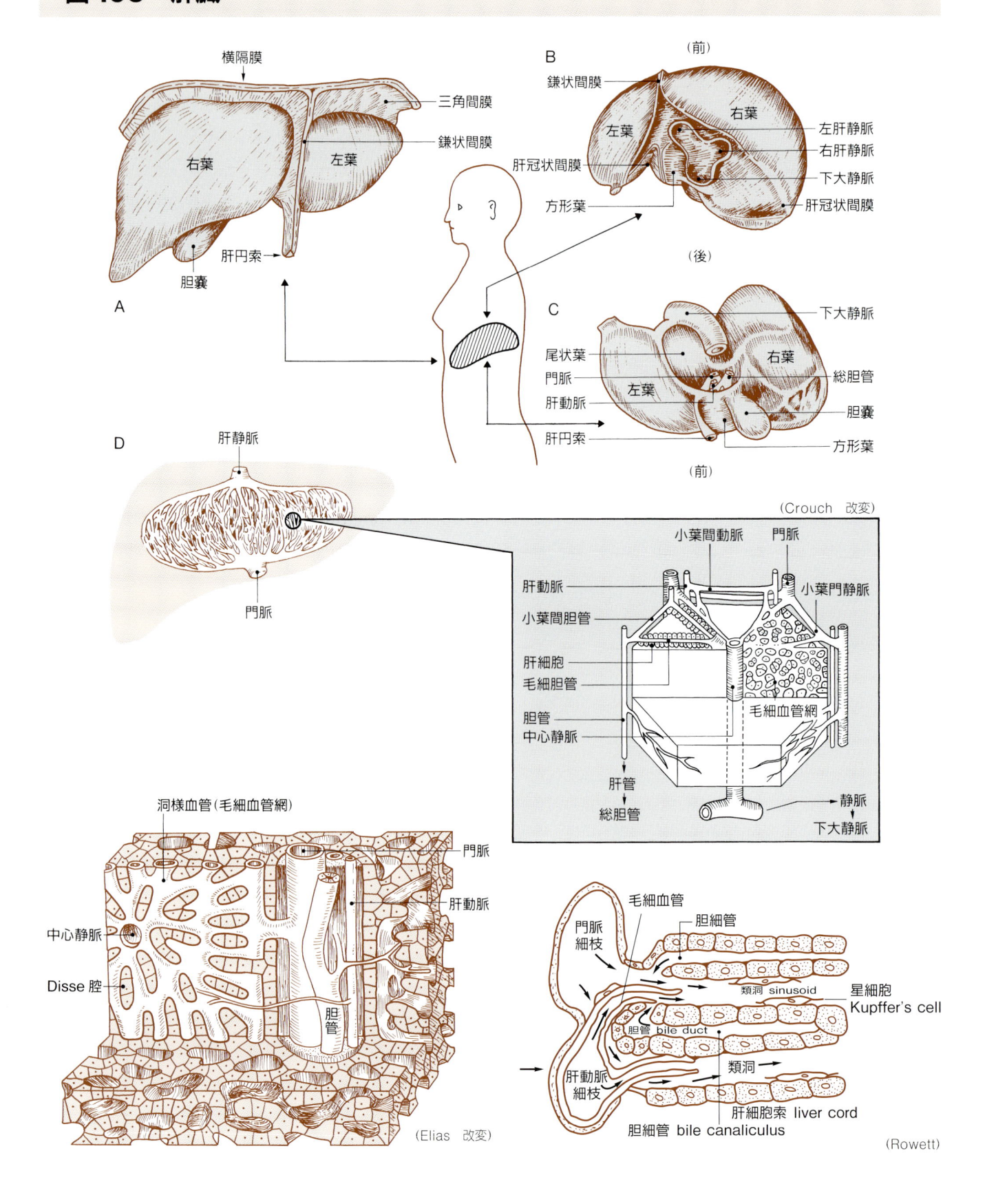

20 肝臓

1. 肝臓 liver の構造

　肝臓は，成人で重さ約 1,000〜1,400 g，暗赤色の生体内最大の臓器で，脳とともに最も複雑な機能を営んでいる．図 105 のように横隔膜下，左右上腹部に存在し，組織学的には，無数の肝小葉が集まっている．肝小葉は肝細胞索と毛細胆管および毛細血管が中心静脈を中心として放射状に集まった独特な構造をしている．肝細胞でつくられた胆汁は，肝細胞の間（肝細胞索）を通る毛細胆管に入り，肝小葉の間の小葉間胆管に注ぐ．これらが順次合流して胆管，総胆管を経て胆嚢に集まる．この胆嚢内に貯留されている胆汁が必要に応じて十二指腸に流出するわけである．肝細胞索の外側はリンパ腔で，その外側に特殊な毛細血管網 sinusoid があり，互いに交通して中心静脈に注ぎ，ついには肝静脈になる．また，毛細血管網をつくる血管壁には，細網内皮系に属する特殊な星細胞 Kupffer's cell があり，ここでは，ヘモグロビンからのビリビン生成や，生体防御機能が営まれている．また，肝臓には，肝動脈，肝静脈の他に門脈が入ってくる．門脈 vena portae は腹腔内のあらゆる臓器から血液を集め，消化管から吸収される物質，脾臓，膵臓からの物質などを肝臓に送り込んでいる．肝門から肝臓内に入った門脈は胆管に沿って肝小葉内に入り，肝細胞索周囲の毛細血管網に合流する．一方，肝臓の栄養血管である肝動脈も門脈に平行して肝小葉に入り，やはり毛細血管網に注いでいる．つまり肝臓は，肝動脈血と門脈血を受け，これが小葉内で合流し，中心静脈を経て肝静脈に移行している．安静時に肝臓内を流れる血液は，正常成人で，毎分約 1,000〜1,800 ml，平均 1,400 ml といわれ，その 3/4〜4/5 は門脈血から，残りの 1/5〜1/4 を肝動脈から受けている．肝動脈からの血液供給量は少ないが，肝細胞がその機能を営むために必要な O_2 を供給するという重要な役割をもっている．門脈からの血液供給量の多いことは，肝臓が消化管からの栄養の処理に重要な働きを演じていることから容易に納得できるところである．

2. 肝臓の機能

　肝臓は，栄養の処理，貯蔵，中毒性物質の解毒，分解，排泄，血液性状の調整，血液量の調節，胆汁の分泌，細網内皮系細胞による身体防衛作用など，生体の重要な機能を多く兼ね備えており，中でも生体内代謝の中心的役割を果たしている．そのうえ，肝臓の機能は非常に代償性に富み，その 3/4〜4/5 を摘出しても生命を維持することが可能であるといわれる．しかも肝臓の血液循環はいつも平等に流れているものではなく，ある部分は活発に流れていても，ある部分はほとんど流れていないというように，常に一定の予備力をもって働いている．また，肝臓は非常に再生能力が強いことも 1 つの特徴であろう．これらの機能を列記すると次のとおりである．

a. 肝臓は体内代謝の中心である

　(1) 糖代謝：グリコゲンの合成，分解を行い，必要に応じてブドウ糖を血液に供給し，血糖の調節を図る．また，脂肪，アミノ酸のグリコゲンへの転換も行われている．
　(2) 蛋白代謝：血漿アルブミン，フィブリノゲンを生成し，脱アミノ基作用，尿素の生成，アミノ基転移反応，アミノ酸および蛋白質の合成，貯蔵，放出などを行っている．
　(3) 脂質代謝：脂肪酸の分解，ケトン体産生，リポイドの合成，分解作用などがある．
　(4) ビタミン・ホルモンの代謝：各種ビタミンの活性化と貯蔵，女性ホルモン，抗利尿ホルモンなどの破壊が行われる．

b. 胆汁の生成

　肝細胞で胆汁酸を生成し，胆汁の合成を行っている．

c. 解毒作用

　グルクロン酸および硫酸抱合などにより有毒物の無毒化，および胆汁中への排泄が行われている．

d. 血液凝固作用

　プロトロンビン，フィブリノゲンを生成し，ヘパリンの産生にも関与する．

e. 血液量の調節

　血液を貯蔵して，必要に応じて放出する．胎生期には造血作用があり，成人では抗貧血因子，Fe の貯蔵も行われる．

f. 身体防衛作用

　星細胞など細網内皮系の働きにより赤血球の破壊，ビリルビンの生成，そのほか身体防衛的にも働いている．

図106 黄疸(1)

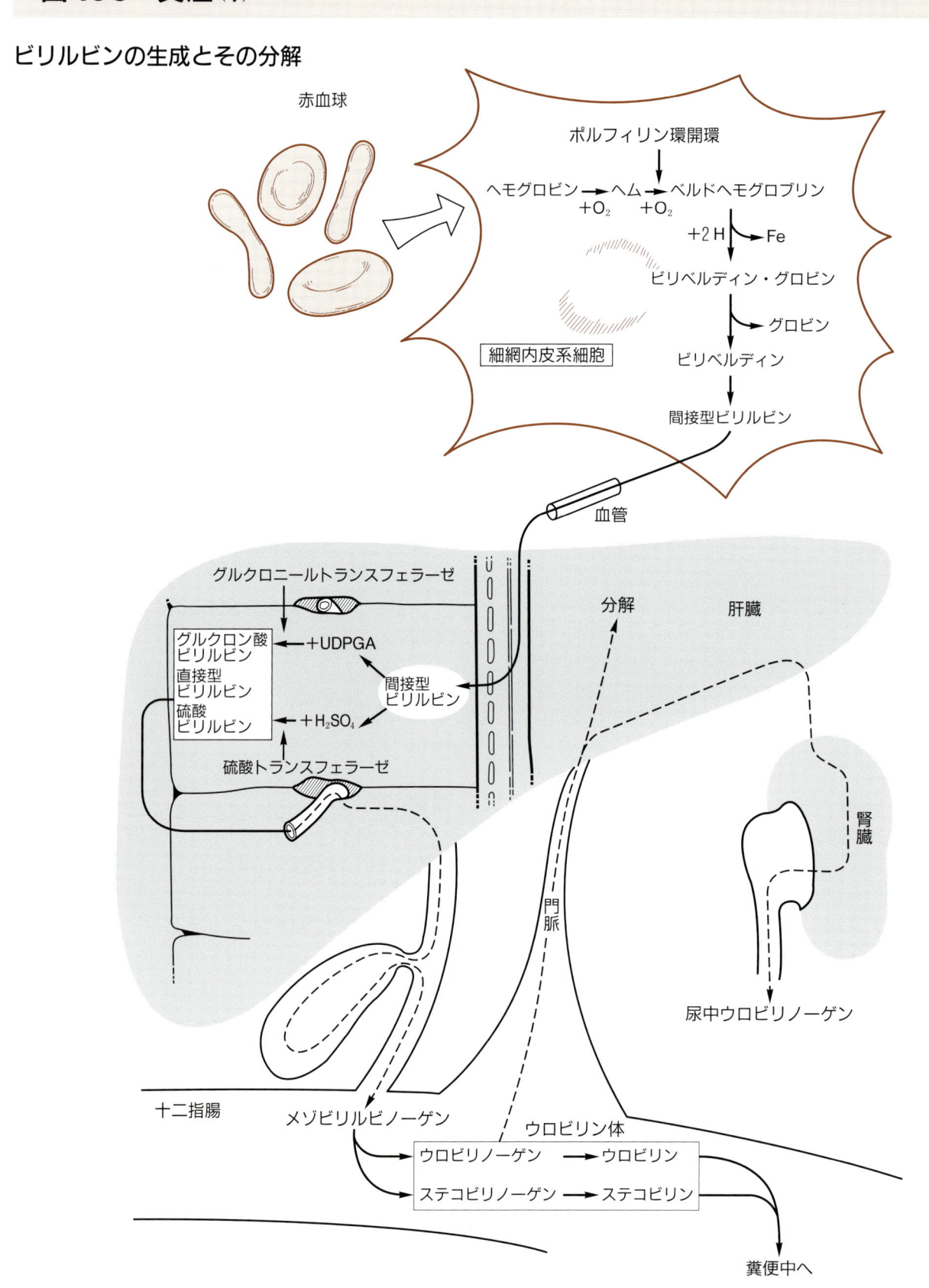

ビリルビンの生成とその分解

赤血球

ポルフィリン環開環

ヘモグロビン → ヘム → ベルドヘモグロブリン
　　　　　+O₂　　+O₂
　　　　　　　　　　　　+2H ↘ Fe
　　　　　　　　ビリベルディン・グロビン
　　　　　　　　　　↓ ↘ グロビン
　　　　　　　　ビリベルディン
　　　　　　　　　　↓
　　　　　　　　間接型ビリルビン

細網内皮系細胞

血管

グルクロニールトランスフェラーゼ

グルクロン酸ビリルビン
直接型ビリルビン　← +UDPGA ← 間接型ビリルビン
硫酸ビリルビン　　← +H₂SO₄

硫酸トランスフェラーゼ

分解　　肝臓

腎臓

尿中ウロビリノーゲン

門脈

十二指腸　メゾビリルビノーゲン　ウロビリン体

ウロビリノーゲン → ウロビリン
ステコビリノーゲン → ステコビリン

糞便中へ

21 黄疸

1. 黄疸とは

　黄疸 jaundice, icterus とは，組織および血清中にビリルビン bilirubin が過剰に存在する状態と定義されている．すなわち，眼瞼の結膜や，皮膚が黄色くなった状態で，肝臓機能障害のときに現れる著明な症候の1つである．しかし，黄疸があるからといって，後述のように必ずしも肝機能が侵されているとは限らない．血液中ビリルビンの正常値は 0.4～0.9 mg/dl で，常に 1.0 mg/dl 以下の値である．もし，これが 1.0 mg/dl 以上になるとビリルビンが血液から組織に移行して，いろいろの組織に沈着することになる．しかし，血中ビリルビン値が 1.0～2.0 mg/dl の場合には，外見上組織の黄染がみられないのが普通で，これを潜在性黄疸といっている．2.0 mg/dl 以上のビリルビン濃度になると明らかに皮膚や粘膜が黄染してくる．肝性黄疸では尿中へビリルビンの排泄が著明となり，時には汗にまで出て，シーツ，ふとんまで黄色くなることがある．しかし唾液，乳汁中には検出されず，乳幼児を除けば，髄液中にも移行しないのが普通である．これは成人になると血液-脳関門が発達し，ビリルビンの髄液への移行を阻止しているためである．しかし，乳幼児では，これが未発達のために重症黄疸になると大脳皮質までビリルビンが沈着し，いわゆる核黄疸となって，黄疸をきたす原因が除去されても，大脳皮質の欠落症状を残す危険がある．

2. ビリルビンの生成とその排泄

　黄疸の原因となるビリルビンは，赤血球中のヘモグロビン hemoglobin(Hb)から生成される．すなわち，図106のように赤血球が骨髄，脾臓，肝臓，リンパ節などに存在する全身の細網内皮系 reticuloendotherial system (RES) の細胞で破壊され，Hb が放出されると，まず Hb のポルフィン環 porphin ring が開環し，酸化されベルドヘモグロビン verdohemoglobin になる．ついで Fe やグロビンがとれてビリベルディン・グロビン→ビリベルディン biliverdin →ビリルビン（間接型 indirect type）となる．この間接型ビリルビンは水に不溶性で，腎臓の糸球体を通過できないために尿中に排泄されることはない．しかし，これが血行を介して肝臓にくると，肝細胞内でグルクロニールトランスフェラーゼ glucronyl transferase あるいは硫酸トランスフェラーゼ sulfate transferase の作用を受け，グルクロン酸および硫酸抱合を受けた親水性のグルクロン酸および硫酸ビリルビン（直接型 direct type）となる．これが胆汁中の成分として十二指腸に排泄される．この直接型ビリルビンが，もし血行を介して腎臓にいけば，糸球体を通過して尿中に排泄されることになる．

　一方，総胆管から胆嚢を経て十二指腸に排泄されたビリルビンの大部分は，腸内細菌の作用によって還元されてウロビリノーゲン urobilinogen となり，糞便に色をつけているウロビリン体 urobilin body となって大便中に排出される．また，その一部は小腸から再吸収されて門脈を通り肝臓に戻る．いわゆる腸肝循環を行うものと考えられていたが，近年肝臓に帰ったウロビリノーゲンは，再びビリルビンに酸化されることなく，低ピロール群に分解されるものと考えられている．さらに一部のウロビリノーゲンは，肝臓から血行を介して腎臓にいき，正常でも尿中に排泄されている．

3. 黄疸の分類

　黄疸とは，血中ビリルビンが過剰に存在する状態である．これをその発生のしくみから大きく3つに分けることができる．すなわち，
　① 全身の細網内皮系の細胞で，ビリルビンの産生が過剰となって，肝臓でこれを処理しきれなくなった場合（肝前性黄疸 prehepatic jaundice）
　② 肝臓自身に障害のある場合（肝性黄疸 hepatic jaundice）
　③ 肝臓その他の機能は正常であるが，胆汁の排泄通路が閉塞，狭窄を起こし，ビリルビンを腸内に排出しにくくなった場合（肝後性黄疸 posthepatic jaundice）である．

黄疸の分類

Ducci の分類		Rich の分類	McNee の分類
肝前性黄疸	溶血性黄疸	停滞性黄疸	溶血性黄疸
	非溶血性黄疸		
肝性黄疸	肝細胞性黄疸		肝細胞性黄疸
	細胆管性黄疸	逆流性黄疸	
肝後性黄疸	完全閉塞性黄疸		閉塞性(機械的)黄疸
	不完全閉塞性黄疸		

図107 黄疸(2)

黄疸の分類

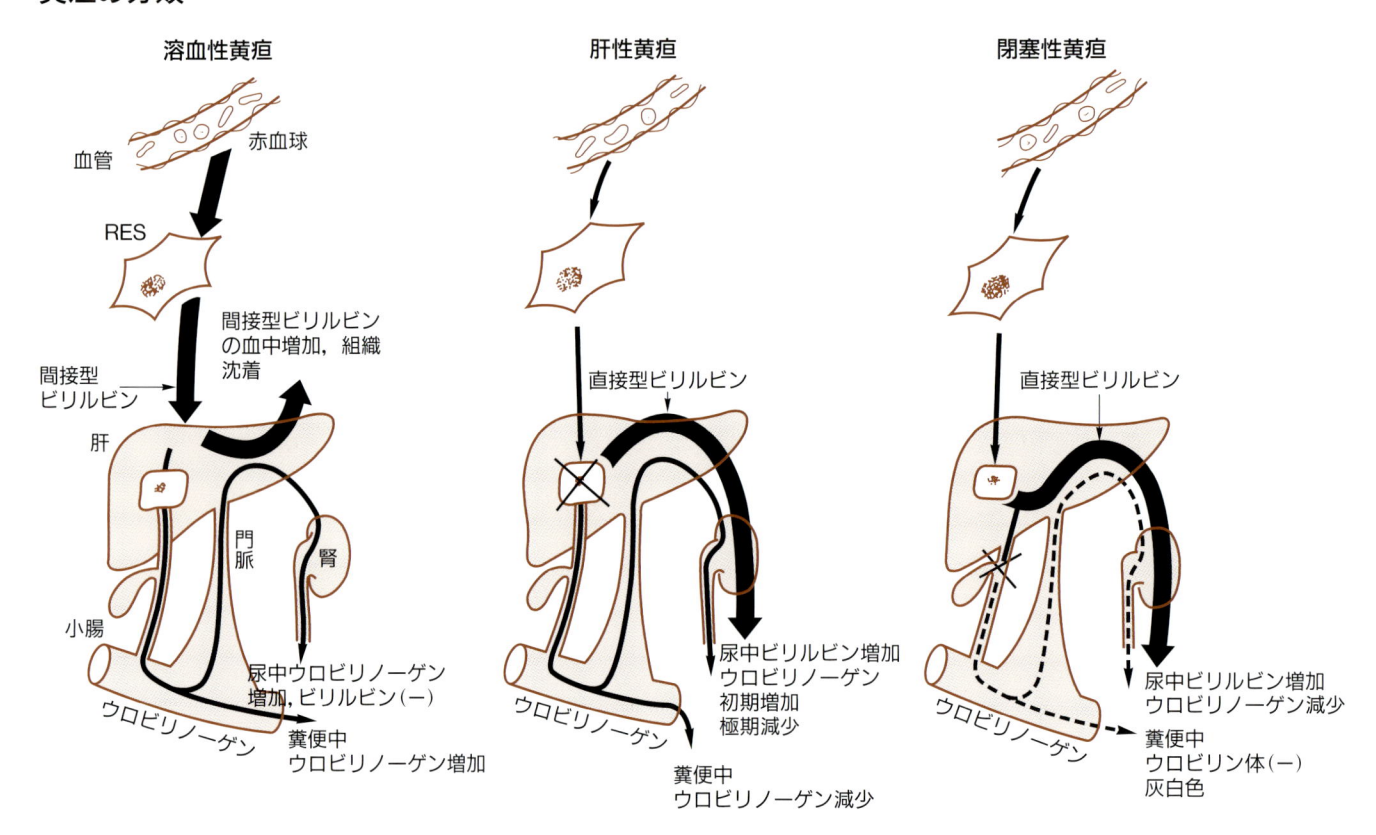

溶血性黄疸

- 血管
- 赤血球
- RES
- 間接型ビリルビン
- 間接型ビリルビンの血中増加，組織沈着
- 肝
- 門脈
- 腎
- 小腸
- ウロビリノーゲン
- 尿中ウロビリノーゲン増加，ビリルビン（−）
- 糞便中ウロビリノーゲン増加

肝性黄疸

- 直接型ビリルビン
- ウロビリノーゲン
- 尿中ビリルビン増加 ウロビリノーゲン初期増加 極期減少
- 糞便中ウロビリノーゲン減少

閉塞性黄疸

- 直接型ビリルビン
- ウロビリノーゲン
- 尿中ビリルビン増加 ウロビリノーゲン減少
- 糞便中ウロビリン体（−）灰白色

ビリルビン排泄までの経路と障害(大北)

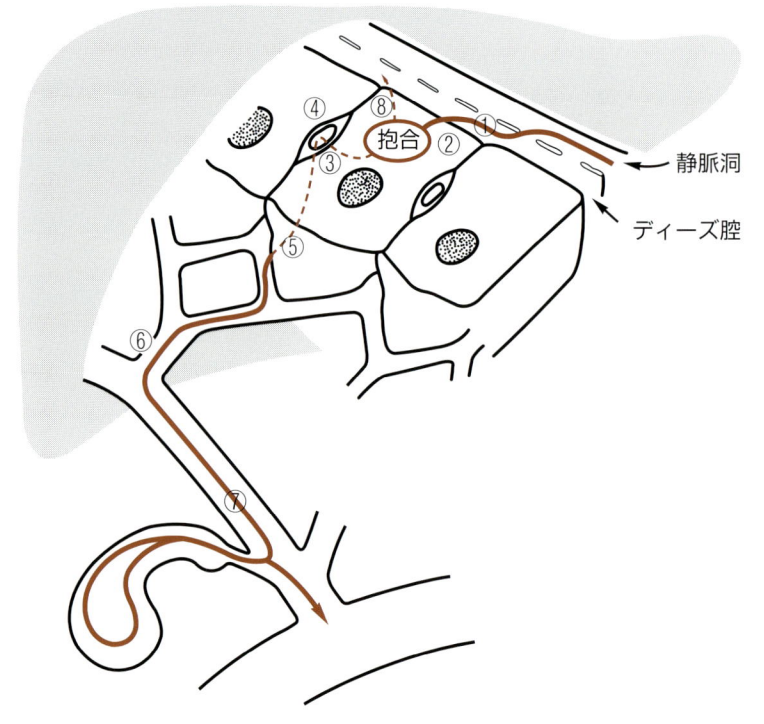

- 抱合
- 静脈洞
- ディーズ腔

①の障害	間接型ビリルビンが肝細胞に入らず，間接型ビリルビンが血中に増加	Gilbert病（Ⅱ型）
②の障害	間接型ビリルビン抱合不能（glucronyl transferase欠如のため）直接型ビリルビン生成不能	Crigler-Najjar症候群 Gilbert病（Ⅰ型）
③の障害 ④の障害	直接型ビリルビンが毛細胆管腔内に排泄されず，直接型ビリルビンが血中に増加	Dubin-Johnson症候群，Rotor型過ビリルビン血症
⑤の障害	毛細胆管腔より先へ流出しない	肝内性胆汁うっ滞
⑥の障害	細胆管腔より先へ流出しない	
⑦の障害	肝外胆管より腸管への排泄障害	肝外性胆汁うっ滞（胆石，腫瘍）
⑧の発現	ディーズ腔への漏出	肝実質障害のとき

4. 溶血性黄疸 hemolytic jaundice，(肝前性黄疸 prehepatic jaundice)

体内で，赤血球を破壊する機転が異常に亢進すると，Hbからのビリルビン産生が過剰となり，肝細胞での処理能力を上回り，間接型ビリルビンが血中に増加してくる．その特徴とするところは，間接型ビリルビンの増加であるため，腎糸球体を通過することができず，黄疸が存在するにもかかわらず尿中にビリルビンの排出をみないことになる．その原因としては，脾臓の機能亢進，中毒，感染，マラリア，悪性貧血などがあげられる．いわゆる新生児黄疸も，生後 O_2 の供給がよくなったために，一時的な赤血球破壊の亢進が起こり，肝細胞の未発達とも相まって一時的に溶血性黄疸を招来するものと考えられている．なお，Gilbert病，家族性非溶血性黄疸は，先天的な肝細胞内酵素の欠如により溶血がみられないにもかかわらず溶血性黄疸と同様に間接型ビリルビンの血中増加をきたしてくるものである．

5. 肝細胞性黄疸 hepatic jaundice

肝細胞の障害によって，ビリルビンの処理が障害されるために起こる黄疸である．肝細胞の障害の程度により血中ビリルビンの動態が異なっている．すなわちその疾病の初期には，肝細胞から細胆管へのビリルビン排泄障害が強いために停滞性黄疸の形をとる．したがって血中にはむしろ間接型ビリルビンが多い．しかし，極期になると肝細胞に取り込まれ処理を受けた直接型ビリルビンが肝細胞の破綻によって sinusoid から流血中に逆流する．したがって腎糸球体から排泄され，著明なビリルビン尿を呈してくる．この原因としては，感染症肝炎，血清肝炎，各種毒性物質の中毒性肝炎，急性黄色肝萎縮，肝硬変，うっ血肝などがあげられる．特徴的なのは尿中ウロビリノーゲンとビリルビンの動態で，初期にはウロビリノーゲンの増加，極期にはビリルビン増加，ウロビリノーゲンの現象，回復期には再びウロビリノーゲンの増加がみられることである．初期のウロビリノーゲン増加は肝細胞障害により腸管から吸収されたウロビリノーゲンの処理が悪くなるためであり，また，回復期の増加は肝細胞機能の回復によりビリルビンの処理能力が向上するためと考えられている．急性肝炎に由来する黄疸の場合，その全経過が 40～60 日ぐらいと推定されるので，これらの尿中排泄の動態を観察すれば，ある程度その予後を推定することができる．

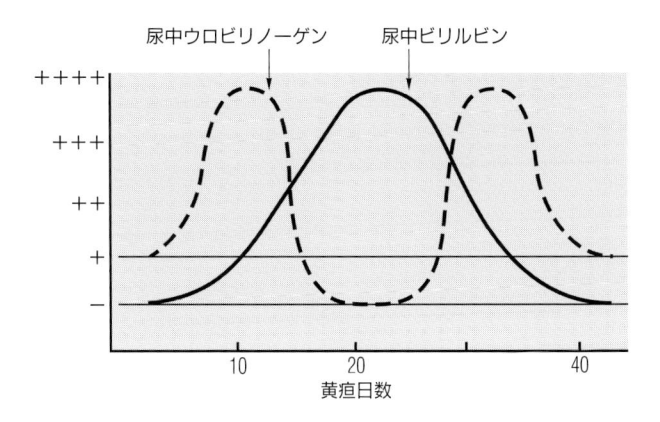

6. 閉塞性（機械的）黄疸 obstructive (mechanical) jaundice (肝後性黄疸 postohepatic jaundice)

肝細胞から排泄された胆汁は，毛細胆管，肝管，胆嚢，総胆管を経て十二指腸に排泄される．このいずれかの胆道が機械的に狭窄あるいは閉塞された場合に，胆汁がうっ滞し，胆管内圧の上昇，肝内細胆管の破裂などをきたし，血中に逆流して，高ビリルビン血症を起こしてくる．この場合にはすべて肝細胞による処理を受けているために，直接型ビリルビンとして尿中に排泄される．しかし，十二指腸にはビリルビンの排泄がみられないため，便の色をつけるウロビリノーゲンの欠乏をきたし，灰白色の糞便をみるようになる．この原因としては，胆石，寄生虫，周囲臓器の腫瘍による圧迫，あるいは先天性の閉塞などがあげられる．

7. ビリルビンの動態とそれによる疾病

近年，肝臓の病理組織学，生理生化学的研究の発展に伴い黄疸発生のしくみも精細に分けられるようになってきた．本質的には変わらないが，ビリルビンの動態と，それによる疾病との関係が明らかにされつつある．

すなわち，図107 下，①および②の段階の障害および細網内皮系 reticuloendotherial system (RES) そのほかの原因による赤血球破壊機転の亢進の場合は，いずれも結果的に間接型ビリルビンの増量をみることになろう．また，③，④，⑤，⑥および⑧の障害が，肝性黄疸であり，⑦以下の胆汁排泄経路の障害が，肝後性黄疸ということになる．

図108 身体の化学的分析

からだを構成する元素

元素名	元素記号	量的比(%)(含有量/50 kg)	形態	元素名	元素記号	量的比(%)(含有量/50 kg)	形態
酸素	O	65.0	水, 蛋白質, 脂質, 糖質	マンガン	Mn	微量(12 mg)	マンガン酵素, マンガン活性化酵素
炭素	C	18.0	蛋白質, 脂質, 糖質	銅	Cu	微量(72 mg)	銅蛋白質, 銅酵素
水素	H	10.0	水, 蛋白質, 脂質, 糖質	亜鉛	Zn	微量(2.3 g)	亜鉛蛋白質, 亜鉛活性化酵素
窒素	N	3.0	蛋白質, 核酸, クレアチンリン酸	ケイ素	Si	微量	
カルシウム	Ca	1.5(750 g)	Ca^{2+}, リン酸カルシウム, ハイドロキシアパタイト	ヒ素	As	微量	
				フッ素	F	微量(2.6 g)	フッ化物
リン	P	1.0(500 g)	リン酸カルシウム, リン脂質, ATP	臭素	Br	微量	
カリウム	K	0.35(175 g)	K^+	ニッケル	Ni	微量	
イオウ	S	0.25(125 g)	含硫アミノ酸, ケラチン, コンドロイチン硫酸	コバルト	Co	微量(1.5 mg)	ビタミンB_{12}
				アルミニウム	Al	微量	
ナトリウム	Na	0.15(75 g)	Na^+	セレニウム	Se	微量(13 mg)	セレン酵素
塩素	Cl	0.15(75 g)	Cl^-	ホウ素	B	微量	
マグネシウム	Mg	0.05(25 g)	リン酸マグネシウム, マグネシウム活性化酵素	ストロンチウム	Sr	微量	
				バナジウム	Va	微量	
鉄	Fe	0.004(3〜4 g)	ヘム蛋白質, 含ヘム酵素	モリブデン	Mo	微量(9 mg)	モリブデン蛋白質, モリブデン酵素
ヨウ素	I	0.00004(11 mg)	チロシン, トリヨードチロニン	カドミウム	Cd	微量	

からだの成分

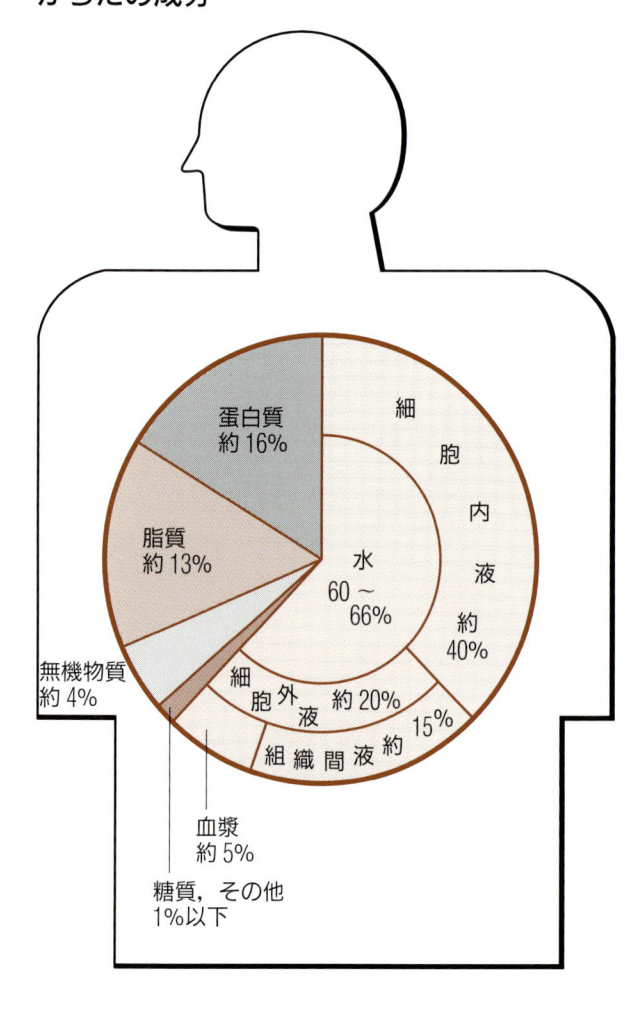

蛋白質 約16%
脂質 約13%
無機物質 約4%
糖質, その他 1%以下
水 60〜66%
 細胞内液 約40%
 細胞外液 約20%
  組織間液 約15%
  血漿 約5%

	joule	calorie	kilogrammeter
1 joule (erg×10^7)	1	0.239	0.102
1 calorie	4.184	1	0.426
1 kilogrammeter	9.81	2.34	1

動力の単位ワット(Watt)は1秒間に1 jouleの仕事をすることを表わす単位である

VI 栄養と代謝

1 栄養

1. 栄養 nutrition とは

　生物は生活現象を営むために，体内に貯えられた成分を常に消費している．したがって絶えず適当な物質を外部から取り入れ，代謝によってこれを利用し，からだの成分を補うとともに，新たにこれをつくり上げなければならない．

　このように生物が，外部から物質あるいはエネルギーを取り入れ，代謝を行い，これによって生活を営むことを栄養という．この場合，外部から取り入れられる物質が栄養素 nutrients である．

2. エネルギー energy とカロリー calorie, calory

　栄養学ではしばしばエネルギーという言葉が使われる．エネルギーとはギリシャ語の力とか能力を表すエネルゲイア enérgeia からきているもので，一般に，"仕事をなし得る能力"と定義されている．したがって，この能力を計るためには仕事をさせてみないとわからないことになる．私たちの日常の概念では筋肉労働も，食事も，物を考えることも仕事である．しかし，物理学的には物が動かないと仕事とはいわない．そこで仕事の大きさを表すのに，ある物体に加えられた力と，その物体が力によって動いた距離とを掛け合わせた値が用いられる．すなわち，1 kgm の仕事とは 1 kg の物体を重力に抗して支えることではなく，これをさらに 1 m 垂直に持ち上げることである．普通，物体に 1 dyne の力が作用して，1 cm 動いたときの仕事を 1 erg といい，1 erg の 10^7 倍の単位を 1 joule という．1 dyne とは 1 g の物体に働いて，毎秒 1 cm の加速度を生ずる力をいい，1/980 g の分銅を重力に抗して支える力である．

　さて，私たちは，太陽光線の輻射エネルギーが植物の光合成により化学的エネルギーに変わり，これが体内で運動，熱などのエネルギーに変わることを知っている．また，エネルギー保存の法則 conservation of energy によって，1 つのエネルギーが消失するとほかの種類のエネルギーが全く同等の値で入れ替わることも知っている．そこで，食品のもっている化学的エネルギーも，また，私たちの仕事の量までも，熱の単位であるカロリーで表現しているのである．

　カロリーとはラテン語の熱 calor という語に由来しており，1 cal は純水 1 ml の温度を 14.5℃ から 15.5℃ にまで上げるのに必要な熱量である．栄養の問題を扱う場合には，熱以外のエネルギーもすべてカロリーに換算して用いることが多く，普通のカロリーでは小さすぎるので，1000 倍のキロ(大)カロリー kcal を用いている．

3. からだの成分

a. からだの化学的分析

　からだを構成する元素は約 30 種類といわれ，その主なものは，酸素，炭素，水素および窒素で，それらの化合物としてみると，成人のからだの 2/3 は水である．図 108 上は，人体における元素の量的比を示したものである．

b. からだの無機成分

　水のほか，からだの無機物としては，骨や歯の成分をつくっているカルシウムと，リンが最も多い成分である．そのほか，体液成分にはナトリウムが多く，細胞内成分にはカリウムを多く含んでいる．ヒトのからだを焼いて残る灰分は，これら無機物の塩類で，塩化物，リン酸塩，炭酸塩として体重の約 4% を占めている．

c. からだの有機成分

　からだを構成している有機物としては，3 大栄養素である蛋白質，脂質および糖質がその主たるもので，その他，これらの分解産物，酵素，ビタミン，およびホルモンなどが含まれている．

　(1) **蛋白質** protein：蛋白質は人体固形成分の 50% 以上を占める重要な成分で，その大部分は筋肉中にある．また，生理作用の面においても後述のように最も重要な働きをしており，「蛋白質によって初めて生命現象が発現する」といわれている．

　(2) **脂質** lipid：脂質とは，脂肪，および脂肪を溶解する溶媒に溶解する化合物の総称で，人体成分としては中性脂肪のほか，ステロール類，リンおよび糖脂質として存在する．

　(3) **糖質** carbohydrate：体内の糖質は，グリコゲンとして肝臓と筋肉に，ブドウ糖として血液に，乳糖として乳腺，ガラクトースとして糖脂質，五炭糖として核酸の中などに存在している．一般に，非常に酸化されやすく，速やかにエネルギーとなり，もし過剰に存在すれば，種々の過程を経て容易に脂肪に変えられて貯蔵される．

　(4) **酵素** enzyme, ferment：酵素は体内で起こる種々の化学反応を順調に進めるために必要な物質で，生物の細胞によってつくられた一種の触媒と考えればよい．これに

図109 酵素の分類 作用の面から分類した栄養素

酵素の分類

I　加水分解酵素 (hydrolase) 　1.　エステル加水分解酵素 (esterase) 　　　　例：lipase, phosphatase, sulfatase, etc. 　2.　糖質加水分解酵素 (carbohydrase) 　　　1) oligase：α-glucosidase, invertase, etc. 　　　2) polyase：cellulase, amylase, etc. 　3.　アミノ酸加水分解酵素 (amidase) 　　　　例：urease, glutaminase, arginase, etc. 　4.　蛋白質加水分解酵素 (proteinase) 　　　　例：pepsin, aminopeptidase, etc.
II　炭酸脱水酵素 (carbonic anhydrase)
III　脱炭酸酵素 (carboxylase)
IV　酸化還元酵素 (redoxase) 　　　　例：cytochrome, catalase, succinic dehydrogenase, etc.

作用の面から分類した栄養素

I　エネルギーまたは熱量を供給する栄養素 　1.　糖質（含水炭素，炭水化物）：最も経済的なエネルギー源 　2.　脂質：単位当り，最も大きなエネルギーを出す 　3.　蛋白質：体構成物質として重要であるが，他の栄養素がない場合にはエネルギー源となり得る 　4.　有機酸：食物全体からみればわずかであるが果物のもつエネルギー源である
II　体内の操作を調節する栄養素 　1.　無機塩類 　2.　ビタミン 　3.　蛋白質および必須アミノ酸 　4.　繊維 　5.　水（これは特殊）
III　体組織を新生し，その消耗を補う栄養素 　1.　蛋白質，脂肪，糖質および水 　2.　無機類およびビタミン

この他 O_2 も不可欠で毎日成人で約 504 *l* を消費しているが，栄養素とはみなさないことになっている．

食品の酸度またはアルカリ度

酸生成食品	酸度	アルカリ生成食品	アルカリ度
米飯	11.0	リンゴ	3.7
白パン	7.1	バナナ	5.6
チーズ	5.5	サクランボ	6.1
鶏卵	11.1	オレンジ	5.6
サケ(生)	11.8	レモン	5.5
牛肉	11.8	イチゴ	6.6
鶏肉	10.7	ミルク	2.4
ハム	12.5	キャベツ	4.5
カキ	12.5	ニンジン	10.8
		サツマイモ	6.7
		ホウレンソウ	27.0
		トマト	5.6

よって，体内の代謝および消化が円滑に行われている．

(5) **ビタミン** vitamin：体内で起こる化学反応に対して，酵素と同様に触媒的な作用を営むもので，酵素の助酵素の一部を形成していることが多い．ビタミンは人体内で合成することができないか，あるいは合成できても不十分なためにどうしても食物からとらなければならない．

4. 食物の成分

私たちの食べる食物は，①からだの活動に必要なエネルギーを供給する，②からだの発育および各組織の消耗を補充するのに必要な成分を供給する，③体内で行われているいろいろの操作を調整し，内部環境を正しく保つ条件を満たすようにする，の3条件を備えている必要があり，これらの条件を満たした食物の成分を栄養素と呼ぶわけである．栄養素を含み，かつ食用に適したものが食品 food であり，食品を調理加工して，すぐに食べられる形にしたものが食物 food products, cooked である．また，食物が一定の目的のためにつくられた場合には，その食物の一群を食餌 diet と呼んでいる．

私たちが食べている食物に含まれる成分の中で，特に重要なものは，糖質，脂質および蛋白質で，1840年 Prout によって3大栄養素と名付けられた．このほか，絶対に必要な栄養素としては無機物質やビタミンなどがあげられる．

当然，食物の成分は，からだの成分と共通したものが多い．しかし，人体に含まれていない成分，たとえばしょ糖，でんぷん，セルローズ，アルカロイドなどがあり，脂質や蛋白質にしても人体のそれとは成分や性状が異なっている．そのほか，食物中には栄養素として役立たない成分，たとえば消化管で消化されなかったり，消化吸収されてもそのまま排出されるものなどがあるが，これらの中には食物に味や香りを与えて食欲を起こさせたり，腸管粘膜を刺激して運動を亢進させたりする作用をもっているものもある．いわゆる香辛料などがこの中に入る．

また，食物には，からだの中に入って酸性に作用するものと，アルカリ性に作用するものとがある．一般に Cl, S を含むものは酸性に作用し，Na, K, Mg, Ca を含むものはアルカリ性に作用する．動物性食品は蛋白質が多く，一般に酸性を呈するが，乳製品はアルカリ性である．植物性食品のうち穀類は酸性，野菜，果実，海藻類はアルカリ性である．この酸・アルカリ度は，普通，食品100gが1Nの酸またはアルカリの何mlに相当するかによって表される．

■**食物繊維** dietary fiber：難消化性物質

「日本人の食事摂取基準2015」では，食物繊維の摂取不足が生活習慣病の発症に関連するという報告が多いことから，食物繊維と発症予防・重症化予防との関係を踏まえ，成人・小児の1日摂取基準（g）を設定している．

(1) 食物繊維の効用：食物繊維量と生活習慣病の関連を検討した研究によれば，心筋梗塞の発症ならびに死亡，脳卒中の発症，糖尿病の発症，乳癌や胃癌は，食物繊維を多くとることで，そのリスクを低減させるとされる．また，血圧や血清コレステロール値を低下させる効用も指摘されている．さらには糞便量の増加による便秘の改善にも効果があるとされる．

(2) 食物繊維の摂取量：食物繊維を摂取することで生活習慣病のリスクを低減する研究がある一方で，摂取量との相関を明らかにした研究はほとんどない．したがって，これらの研究から目標量を設定することは困難である．食物繊維を多量に摂取することでリスクが高まる生活習慣病は報告されていないことを考えれば，「極端でない範囲でできるだけ多めに摂取することが望ましい」という結論になる．

こうした観点から，「日本人の食事摂取基準2015」では，理想的には24g/日以上，できれば14g/1,000kcal以上を目標量とすべきとしている．

なお，上記摂取基準では小児に関し，便秘症の改善効果を示す報告はあるものの信頼性にやや疑問があるとし，むしろ小児期の食事習慣がその後の食習慣に及ぼす影響を重視している．結果として，1～5歳の小児の摂取量は算定の根拠が乏しいところから省き，6～17歳を成人と同じ方法で算定し表に示すような摂取基準を設定している．

食物繊維の食事摂取基準 (g/日)

年齢等	男性目標量	女性目標量
6～7（歳）	11以上	10以上
8～9（歳）	12以上	12以上
10～11（歳）	13以上	13以上
12～14（歳）	17以上	16以上
15～17（歳）	19以上	17以上
18～29（歳）	20以上	18以上
30～49（歳）	20以上	18以上
50～69（歳）	20以上	18以上
70以上（歳）	19以上	17以上

「日本人の食事摂取基準2015」より

図 110 糖質の化学

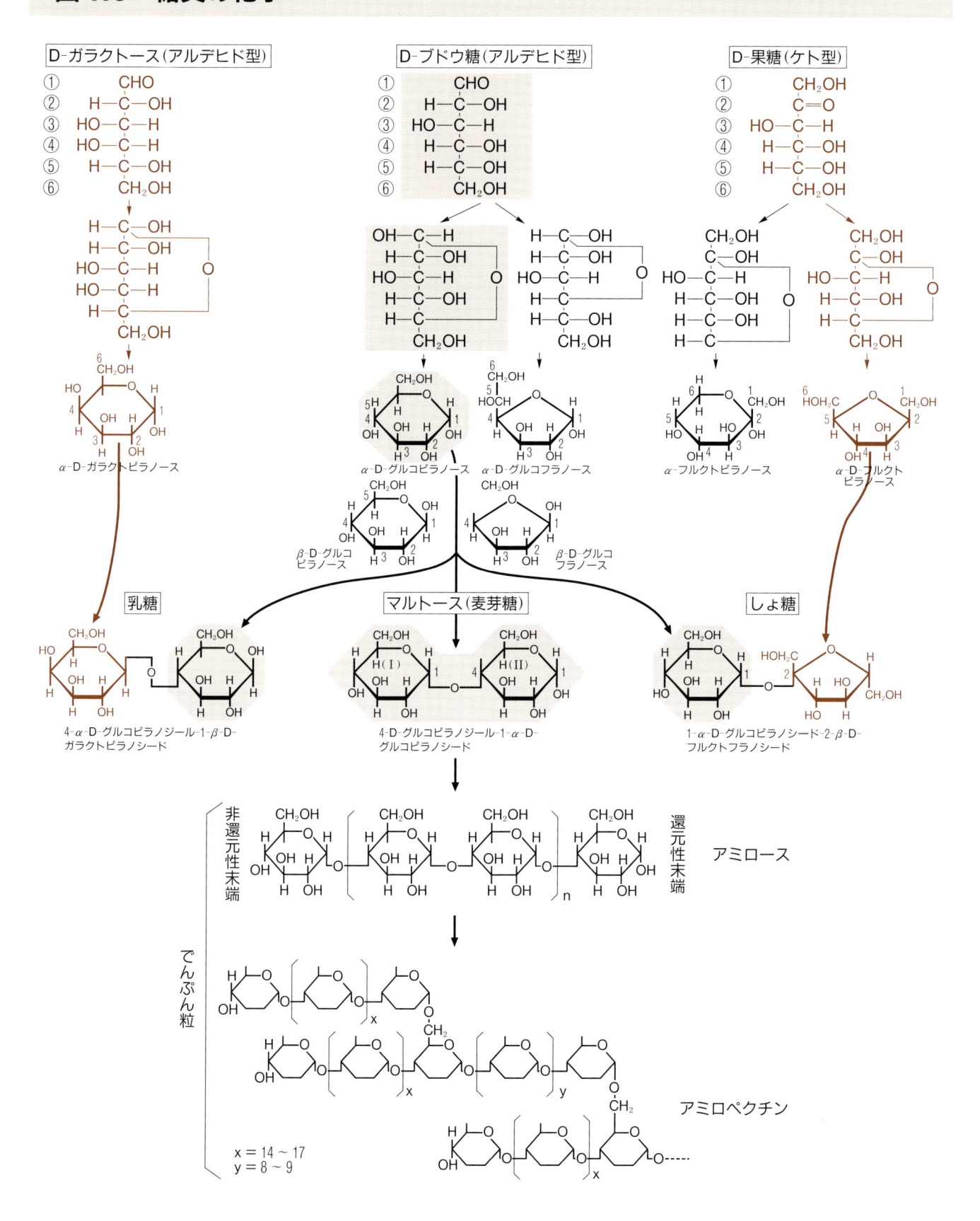

2 糖質

1. 糖質 carbohydrate とは

糖質は私たちの主食である米，パン，イモ類などに含まれ，私たちが食べる最も多い食物の成分である．通常，$Cn(H_2O)m$ なる一般式で表されるものが多く，このため炭水化物 carbohydrate あるいは含水炭素と呼ばれていた．しかし，ラムノース $C_6H_{12}O_5$，デオキシリボース $C_5H_{10}O_4$ などのように一般式に当てはまらない天然の糖質もあり，近年炭水化物は"分子内に少なくも1個のアルデヒド基あるいはケト基を有し，さらに2個以上の水酸基をもった一群の化合物およびその総合体"と定義されている．しかもそれらの多くのものは，加水分解するといわゆる糖として栄養学上重要な働きをするので，糖質という名称が広く使われている．

2. 糖質の分類

アルデヒド基（-CHO）をもつ糖をアルド糖 aldose，ケト基（-CO）をもつ糖をケト糖 ketose といい，炭素原子の数によって二～七炭糖などと区分される．一方，化学構造的に炭素原子に結合する配列の違いによって，これをD型とL型に区別する．天然に存在する糖は一般にD型が多い．また，同じ糖質でもピラン pyran 環（ピラノース pyranose）とフラン furan 環（フラノース furanose）を形成する2つの環状構造があり，これには α 型と β 型が考えられている．このうち α-D-グルコピラノースが栄養学的に重要である．

糖質は単糖類，二糖類，多糖類などに分類される．

3. 単糖類 monosaccharide の一般性状

単糖類は，水酸基のほかにアルデヒド基か，ケト基を有するため，これらの基による種々の性質をもっている．

(1) 溶解性：一般に水に易溶，エタノール，メタノール，アセトンに難溶，エーテル，クロロホルムには不溶である．

(2) 甘味度：しょ糖を100とした場合，果糖150～170，転化糖110～130，ブドウ糖74，麦芽糖32～60，グリセロール48，マニトール45，キシロース40，ガラクトース33，乳糖16～26で，ブドウ糖は α 型，果糖，乳糖は β 型のほうが甘い．

(3) 還元性：アルカリ性溶液中で加熱すると重金属類を還元し，種々の色彩を呈するので糖の定量に用いられる．

(4) 発酵性：一般に単糖類溶液に酵母を加えると発酵され，アルコールと CO_2 が生成される．

(5) 旋光性：糖はその分子中にある不斉炭素原子の数によって異性体をつくり，その異性体特有の光学的活性を生じる．

(6) オサゾン osazon 形成：糖はフェニールヒドラジンと化合して，その糖特有のオサゾンの結晶をつくる．

(7) カラメル caramel 形成：糖を高温で熱すると炭化する前に膠状のカラメルをつくる．

(8) アルコールの生成：アルデヒド基，またはケト基が還元されてアルコールに変化する．

(9) 酸の生成：アルデヒド基がさらに酸化されると酸を形成し，ケト基ではその部分から分離して2個の酸となる．

(10) 配糖体の生成：糖はアルコール，フェノールなどと結合してエステル様の配糖体 glucosid をつくる．

(11) アルドール縮合 aldol condensation：アルドースはそのアルデヒド基と，他のアルドースあるいはケトースのアルコール基と結合して，炭素数が両糖の和になる糖をつくる．

4. 生理機能にもっとも関連の深い糖質

a. 単糖類 monosaccharide

(1) **三炭糖** triose：三炭糖は，直接栄養素として摂取されることは少ない．しかし体内で六炭糖が分解する過程で，グリセリンアルデヒド glyceraldehyde と，ジヒドロキシアセトン dihydroxyacetone の三炭糖をつくる．この2者は，解糖過程のメンバーであり，糖および脂質代謝に重要な役割を演じている．

(2) **五炭糖** pentose：五炭糖は，熟した果実中に少量遊離の状態で存在しているが，主としてペントサン pentosan という多糖類として植物中に存在する．動物体内では種々の配糖体として細胞の構成成分となっている．また，ビタミン B_2 の母体としても利用される．栄養に関係するものとしては次のようなものがある．① アラビノース arabinose：アラビアゴムの主成分であるアラバン araban という多糖類の構成成分，② キシロース xylose（木糖）：ワラ，木材などにあるキシラン xylan という多糖類の構成成分，③ リボース ribose：細胞核中の核酸の構成成分として重要であり，リボフラビン riboflavin の母体でもある．④ ラムノース rhamnose：植物中の配糖体として存在し，花の色素の成分でもある．

(3) **六炭糖** hexose：六炭糖は自然界に広く存在し，食物

図111 糖質の分類

糖質の分類

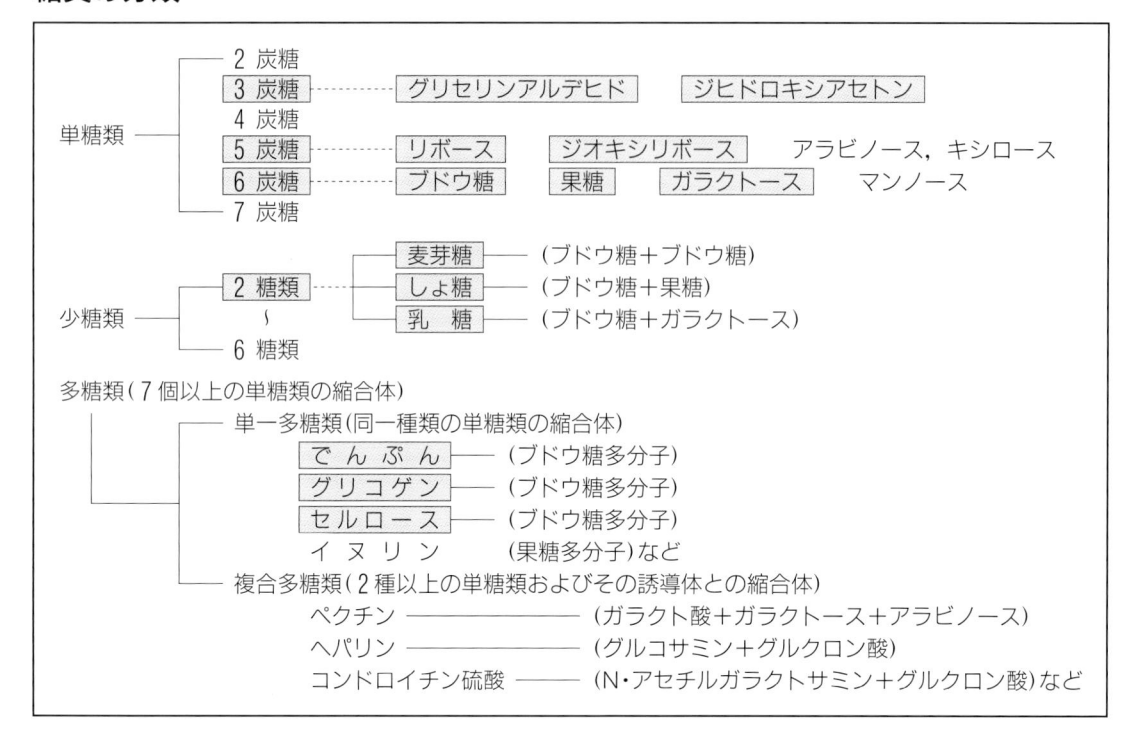

```
          ┌─ 2炭糖
          ├─ 3炭糖 ········ グリセリンアルデヒド    ジヒドロキシアセトン
          ├─ 4炭糖
単糖類 ───┼─ 5炭糖 ········ リボース    ジオキシリボース    アラビノース，キシロース
          ├─ 6炭糖 ········ ブドウ糖    果糖    ガラクトース    マンノース
          └─ 7炭糖

                        ┌─ 麦芽糖 ──（ブドウ糖＋ブドウ糖）
少糖類 ──┬─ 2糖類 ─┼─ しょ糖 ──（ブドウ糖＋果糖）
         │            └─ 乳 糖 ──（ブドウ糖＋ガラクトース）
         └─ ～
            6糖類

多糖類（7個以上の単糖類の縮合体）
     ┌─ 単一多糖類（同一種類の単糖類の縮合体）
     │     でんぷん ──（ブドウ糖多分子）
     │     グリコゲン ──（ブドウ糖多分子）
     │     セルロース ──（ブドウ糖多分子）
     │     イヌリン   （果糖多分子）など
     └─ 複合多糖類（2種以上の単糖類およびその誘導体との縮合体）
           ペクチン ──────────（ガラクト酸＋ガラクトース＋アラビノース）
           ヘパリン ──────────（グルコサミン＋グルクロン酸）
           コンドロイチン硫酸 ──（N・アセチルガラクトサミン＋グルクロン酸）など
```

多糖類の分類

A	構成成分の単糖類の種類による分類	
i	単純多糖類	1種類の単糖類のみからできているもの でんぷん，グリコゲンなど
ii	複合多糖類	2種類以上の単糖類からできているもの マンナン，キシランなど
B	生理的意義による分類	
i	貯蔵多糖類	動植物体内に貯蔵物質として存在するもの でんぷん，グリコゲンなど
ii	構造多糖類	動植物体内で，組織の支柱あるいは皮膜を形成しているもの セルロース，キチンなど
iii	酸性多糖類	動植物体内で，特殊な作用を有し，この多糖類の鎖の中に酸性基をもっているもの ヒアルロン酸，コンドロイチン硫酸など

多糖類のヨード反応

多糖類の種類	ヨード反応
でんぷん（amylose）	青藍色
アミロデキストリン（amylodextrin）	紫色
エリスロデキストリン（erythrodextrin）	赤色
アクロデキストリン（achrodextrin）	無色

および栄養に関して最も意義が深い．

① ブドウ糖 D-glucose, dextrose：ブドウ糖は多くの糖質の基本となるもので，二糖類，多糖類の成分を構成する．果実の汁液中にあり，動物では血液中のブドウ糖として常に $60 \sim 80$ mg/dl が含まれている．還元性が強く，また，酵母によりアルコール発酵および乳酸菌により乳酸発酵をする．結晶は純白粉末で，湿気を吸わず，上品な甘味がある．生物の日常活動エネルギーを供給する重要な物質である．

② 果糖 fructose, levulose：果糖は植物の汁液中，果実中にそのままの形で含まれ，また，しょ糖，イヌリンの構成成分である．

③ ガラクトース galactose：ガラクトースはブドウ糖と結合して乳糖をつくり，また，ガラクタン galactan という多糖類として海藻やゴムの成分で，体内では糖脂質の配糖体ガラクシード galacsides として脳，神経組織にも含まれる．

④ マンノース mannnose：マンノースはこんにゃくいもの成分であるマンナン mannan の主成分である．

b. 二糖類 disaccharide

二糖類は，単糖類が2つ結合して1分子の H_2O を失った形のもので，その結合の仕方によってアルデヒド基およびケト基を失うと還元性，オサゾン形成などの性質が失われる．普通水溶性，アルコールに難溶，酸水解され単糖類となる．

(1) **麦芽糖** maltose：麦芽糖は天然には存在せず，麦が発芽するときに生じ，また，麦芽中の酵素 maltase によって分解されるのでこの名がある．ブドウ糖2分子が結合したもので，還元性がある．でんぷんを水解して大部分麦芽糖とし，煮詰めたものが水飴である．米飯をよく噛んでいると，プチアリンの作用によって分解され麦芽糖を生じる．

(2) **しょ糖** saccharose, sucrose：しょ糖は植物界に広く分布し，甘蔗，甜菜根中に多量に含まれる．α-ブドウ糖と β-果糖の結合物で，一般に砂糖と呼ばれている．還元性がなく，腸液中のスクラーゼ sucrase によって容易にブドウ糖と果糖と分解する．しかし，人体の静脈内にしょ糖を注射しても，体内にはそれを分解する酵素がないために，そのまま尿中に排泄される．

(3) **乳糖** lactose：乳糖は乳汁中にあり，人乳中に $6.0 \sim 7.0\%$，牛乳，山羊乳中に $4.5 \sim 5.0\%$ 含まれている．新生児，新生動物の重要な栄養源である．ブドウ糖とガラクトースの結合したもので，腸液中のラクターゼ lactase により分解される．還元性はあるが酵母により発酵されず，ラクターゼを含む一種の菌によってアルコール発酵する．馬乳より Kumys，牛乳より Kefir などの酒がつくられる．

c. 多糖類 polysaccharide

多糖類は単糖類が多数結合したものの総称で，三，四糖類も存在するが，重要なのは少なくとも30個以上の単糖類が集まった一般式 $(C_n(H_2O)_{n-1}) \times x + H_2O$ で表される高次多糖類である．一般に無色，非結晶性，甘味が少なく還元性，発酵性，旋光性をもっていない．

(1) **でんぷん** starch：でんぷんは米の主成分で，穀類，根菜類，豆類などに多く含まれる．その構造はブドウ糖のみが多数結合しているもので，冷水に難溶，熱湯により膨化溶解して膠状のでんぷん糊を生ずる．普通，ブドウ糖が鎖状に結合しているアミロース amylose と，ブドウ糖24個に1個の側鎖を出しているアミロペクチン amilopectin とからなったでんぷん粒を形成している．その割合は植物の種類によって異なり，じゃがいも，うるち米で1：4，もち米ではそのほとんどがアミロペクチンである．生のでんぷんは β-でんぷんといわれ，ブドウ糖が規則正しく配列しており，消化酵素の作用を受けにくい．しかし，水とともに加熱しゲル化した状態にすると，その配列が乱れ，消化酵素の作用を受けやすくなる．これを α-でんぷんという．α-でんぷんは常温に放置すると老化が起こり，β-でんぷんに戻るが，α 化した状態で乾燥すると老化が起こりにくい．ビスケット，せんべいのたぐいである．

(2) **デキストリン，糊精** dextrin：デキストリンはでんぷんの加水分解過程で生じ，でんぷんよりブドウ糖分子の数が少なくなった状態で，分子の量に従いヨード反応によってアロミ，エリスロ，アクロデキストリンなどに分けられる．

(3) **グリコゲン** glycogen：グリコゲンは動物性のでんぷんともいうべきもので，ブドウ糖多分子からなる単純多糖類である．ヒトでは，肝臓に約 $6 \sim 10\%$，筋肉に約 $0.3 \sim 0.8\%$ ぐらい貯えられており，貝類，菌類，酵母などの原形質中にも存在する．無味，無臭，非結晶性の粉末で，水に溶け，ヨード反応は微褐色→赤褐色を呈する．

(4) **セルロース** cellulose：セルロースは植物界にはでんぷん以上に豊富に存在するブドウ糖多分子の多糖類で，植物細胞膜を形成している．ヒトではこれを消化する酵素がないために消化吸収されず栄養的価値は少ない．しかし，腸管壁を刺激して排便を促すなどの作用がある．草食動物では特殊な酵素によってこれを分解し，ブドウ糖として利用している．

図112 脂質の分類 飽和と不飽和脂肪酸 栄養に関係する主な脂肪酸

脂質の分類

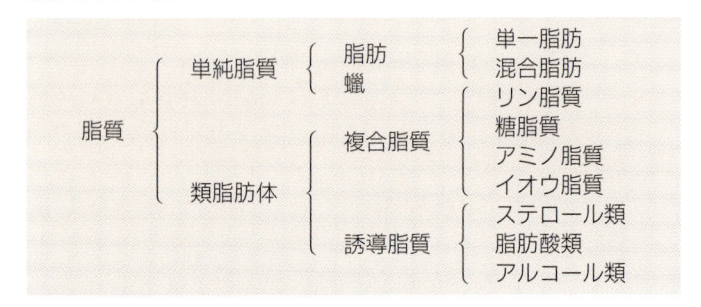

脂質 ┬ 単純脂質 ┬ 脂肪 ┬ 単一脂肪
　　　│　　　　　└ 蠟　　└ 混合脂肪
　　　└ 類脂肪体 ┬ 複合脂質 ┬ リン脂質
　　　　　　　　　│　　　　　├ 糖脂質
　　　　　　　　　│　　　　　├ アミノ脂質
　　　　　　　　　│　　　　　└ イオウ脂質
　　　　　　　　　└ 誘導脂質 ┬ ステロール類
　　　　　　　　　　　　　　　├ 脂肪酸類
　　　　　　　　　　　　　　　└ アルコール類

ステロールの構造

ステロール核

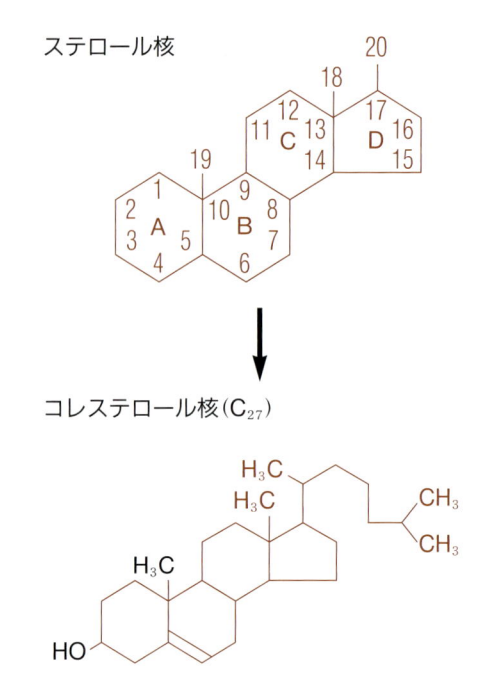

↓

コレステロール核（C_{27}）

飽和と不飽和脂肪酸

飽和脂肪酸

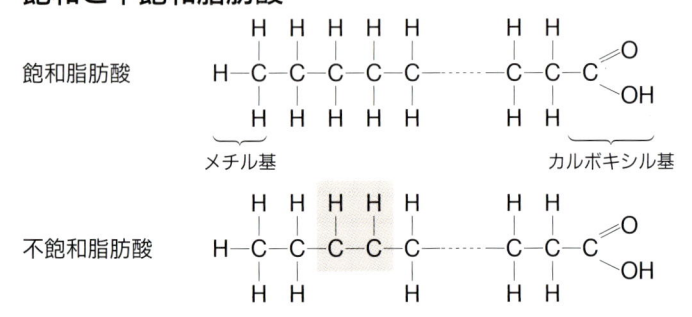

メチル基　　　　　　　　カルボキシル基

不飽和脂肪酸

栄養に関係する主な脂肪酸

1. 飽和脂肪酸（$C_nH_{2n}O_2$）

名称	炭素数	存在例
蟻酸	1（C_1）	昆虫の刺毒
酢酸	2（C_2）	酢
酪酸	4（C_4）	バター
カプロン酸	6（C_6）	椰子油
カプリール酸	8（C_8）	棕梠油，バター
カプリン酸	10（C_{10}）	棕梠油
ラウリン酸	12（C_{12}）	バター，椰子油
ミリスチン酸	14（C_{14}）	バター，椰子油
パルミチン酸	16（C_{16}）	一般動植物油
ステアリン酸	18（C_{18}）	一般植物油
アラキン酸	20（C_{20}）	落花生油，菜種油
ベーヘン酸	22（C_{22}）	ベヘン油，落花生油
リグノセリン酸	24（C_{24}）	糖脂質，落花生油
セロチン酸	26（C_{26}）	蜜蠟
メリシン酸	30（C_{30}）	

2. 不飽和脂肪酸（$C_nH_{2n-2x}O_2$）

名称	炭素数	存在例
オレイン酸	18（C_{18}）	一般動植物油
リノール酸	18（C_{18}）	一般植物油
リノレン酸	18（C_{18}）	亜麻仁油
アラキドン酸	20（C_{20}）	肝油
エルカ酸	22（C_{22}）	菜種，芥子，魚油
クルパノドン酸	22（C_{22}）	一般魚油

3 脂質

1. 脂質 lipid とその分類

脂質とは，脂肪酸またはその誘導体からできている天然化合物である．水に不溶，有機溶媒に溶ける．生物学的には生体の成分であって生物によって利用される．

その構造によって単純脂質と類脂肪体に大別される．

2. 単純脂質 simple lipid

単純脂質は，アルコールと脂肪酸とのエステルで，最も多いのは3価のアルコールであるグリセロールと脂肪酸が結合した狭義の脂肪である．

(1) **脂肪** fat（中性脂肪 neutral fat）：中性脂肪は，脂肪酸とグリセロールのエステルで，グリセリド glyceride といいグリセロールの3つの水酸基にエステル結合している．脂肪酸の数によりモノ，ジおよびトリグリセリドに分けられ，天然のものは主としてトリグリセリド trigricerid (TG)で，常温で液体のものを油 oil，固形のものを脂肪 fat という．

(2) **脂肪酸** fatty acid：脂質を構成する有機酸で，$C_nH_{2n}O_2$ の一般式で表される．n は一般に偶数で，まれに奇数のものもあり，多くのものは一端にカルボキシル基，他端にメチル基をもった一塩基性酸である．アルキル基のCの結合手が全部H原子で飽和されたものを飽和脂肪酸といい，結合手の一部が飽和されないで二重結合のあるものを不飽和脂肪酸という．このうち，リノール酸，リノレン酸，アラキドン酸は，欠乏するとラットでは成長が停止し，皮膚炎などの症状を起こす．このため必須，不可欠脂肪酸，ビタミンFなどと呼ばれている．

(3) **蠟** wax：分子量の大きな高級脂肪酸と高級アルコールとのエステルで，生物界に広く分布し，植物では葉，茎，果皮，種子など，動物では体表面，脳，臓器などに存在し，一般に被覆保護物質である．常温で固形，化学的に安定しており分解されないから栄養にはならない．

3. 複合物質 compound lipids

一般に N を含む複雑な脂質で，グリセロール，脂肪酸の他に，種々の分子を含んでいる．

(1) **リン脂質** phospholipid, phosphatid：リン脂質は普通，グリセロール1分子，脂肪酸2分子とリン酸が結合し，さらに他のアルコールとエステル形成して結合している．

① レシチン lecithin, phosphatidyl choline：リン脂質の構成アルコールとしてコリンのついたもので，身体細胞中の重要な成分であり，体内脂質代謝に重要な働きをしている．脳，脊髄，肝，骨髄，血液，大豆油，卵黄中に多く含まれる．

② セファリン cephalin：リン脂質の構成アルコールとしてアミノエチールアルコール（コラミン colamine）のついたエタノラミン・セファリン ethanolamine cephalin，セリンのついたセリン・セファリン serine cephalin があり，脳，神経，肺，卵黄，大豆などに含まれている．

③ スフィンゴミエリン sphingomyelin：スフィンゴジン核に脂肪酸とリン酸コリンエステルの結合したもので，グリセロールが含まれない．脳，神経，肝臓，卵黄などに含まれる．

(2) **糖脂質** glycolipid：糖質にはセレブロシド cerebroside，ガングリオシド ganglioside などがあり，スフィンゴジン核に脂肪酸とガラクトース，さらに核酸などが結合したもので，主として脳神経系の組織中に含まれる．

(3) **蛋白脂質** proteolipid, **リポ蛋白** lipoprotein：脂質と蛋白質の複合体で，大脳の白質，心臓，肝臓などに含まれる．

4. 誘導脂質 derived lipid

誘導脂質とは脂質の加水分解によって生じる物質で，高級脂肪酸類，高級アルコール類などもこの中に入るが重要なのはステロール sterol 類である．その多くのものはエステル形成した細胞の構成成分で，そのほか胆汁酸，副腎皮質ホルモン，性ホルモン，ビタミンDの構成にも関係している．

(1) **コレステロール** cholesterol, cholesterine：コレステロールは動物細胞には常に含まれている脂質成分で，脳，神経，胆汁，血液，リンパ，腎臓，肝臓，脾臓に多く，卵黄，動物油にも多い．胆汁酸，ステロイドホルモン，ビタミンDの材料となる．

(2) **エルゴステロール** ergosterol, ergosterine：エルゴステロールは，きのこ類，麦角，酵母などに含まれ，紫外線の照射によりビタミンD_2に変化するのでプロビタミンDともいうべきものである．動物体内では 7,デヒドロエルゴステロール 7,dehydroergosterol として存在する．

(3) **シトステロール** sitosterol, sitosterine：シトステロールは植物界に広く分布するステロールである．

図113　アミノ酸の分類(1)

天然の蛋白質を構成している基本的なアミノ酸

名称	略号	構造式	分子量	人体内での合成	分布・性状
A. 中性アミノ酸(モノアミノ・モノカルボン酸)					
a. 脂肪族アミノ酸					
1. グリシン glycine	Gly	COOH H_2N-C-H H	75.07	可能	最も簡単なアミノ酸で旋光性もない．コラーゲン，ゼラチン，絹蛋白質などに多量に含まれる．
2. アラニン alanine	Ala	COOH H_2N-C-H CH_3　(基本型)	89.06	可能	すべての蛋白質に広く含まれ，とくに絹蛋白質に多い．
3. バリン Valine	**Val**	COOH H_2N-C-H $CH<^{CH_3}_{CH_3}$	117.15	不可能 必須	広く分布しているが，量的にはあまり多くない．
4. ロイシン leucine	**Leu**	COOH H_2N-C-H $CH_2-CH<^{CH_3}_{CH_3}$	131.17	不可能 必須	広く分布しており，バリンの同族体である．
5. イソロイシン isoleucine	**Ile** (Ileu)	COOH H_2N-C-H $CH<^{CH_3}_{CH_2-CH_3}$	131.17	不可能 必須	ロイシンとともに分布するが，量的には少ない．
b. オキシ・モノアミノ・モノカルボン酸					
6. セリン serine	Ser	COOH H_2N-C-H CH_2OH	105.09	可能	絹のセリシンから分離された．絹，カゼイン，卵黄に多く，リン酸と結合した形で存在する．
7. スレオニン threonine	**Thr**	COOH H_2N-C-H $CH(OH)-CH_3$	119.12	不可能 必須	セリンの同族体，CH_3 だけが多い．
c. 芳香環アミノ酸					
8. フェニールアラニン phenylalanine	**Phe**	COOH H_2N-C-H CH_2-⬡	165.19	不可能 必須	代表的な芳香族アミノ酸であるが，分布量は少ない．肝で酸化されてチロジンになり，これよりメラニン色素を生ずる．
9. チロジン tyrosine	Tyr	COOH H_2N-C-H CH_2-⬡$-OH$	181.19	可能	体内でフェニルアラニンが酸化されて生ずる．
10. トリプトファン tryptophane	**Trp** (Try)	⬡−インドール−$CH_2-CH-COOH$ 　　　　　　　　NH_2	204.21	不可能 必須	分布は広いが量的には少なく，ことに穀類の蛋白質やケラチン中にはほとんどない．体内でナイアシン，セロトニン等の重要な化合物を生ずる．
11. プロリン proline	Pro	CH_2-CH_2 $CH_2\ \ \ CH-COOH$ 　　$\\N\\$ 　　　H	115.13	可能	イミノ基 NH を有し，アルコールによく溶ける．例外的アミノ酸，グリアジン，カゼイン，ケラチン中に多い．
12. ヒドロキシプロリン hydroxyproline	Hyp (Hypro)	$HO-CH-CH_2$ $H_2C\ \ \ CH-COOH$ 　　$\\N\\$ 　　　H	131.13	可能	特定の蛋白質にのみ分布，とくにケラチンに多い(14%)．

4 蛋白質

1. 蛋白質 protein とは

ギリシャ語の"本質的なもの"、"第一義的なもの"という意味から protein と呼ばれ、日本語では卵の白身に由来して蛋白質と名付けられている。からだの固形成分の50%以上を占め、細胞の構成成分や酵素、ホルモンの母体となる重要な成分で、その大部分が筋肉中にある。生理学的にも重要な働きをしており、蛋白質によって初めて生命現象が営まれると考えてよい。蛋白質は、アミノ酸分子が多数結合して構成されたもので、化学的には C, H, O のほかにアミノ基中の N を含むのが特徴である。この N は蛋白質の平均16%を占め、したがって蛋白質の量を知るためには、まず、その N 量を測定し、100/16＝6.25（米では5.95、大豆5.71、牛乳6.38）を乗ずればその蛋白質の重量となる。これを窒素係数という。

2. 蛋白質の組成と分子量

蛋白質はおよそ、C 50〜55%、H 5〜7%、O 20〜25%、N 15〜18%、S 0.4〜2.5%、そのほか P, Cu, Fe, 少量の元素で構成されている。蛋白質の分子量はきわめて大きく、小さいもので5,000〜10,000、大きいものでは数百万に及び、これを化学的に把握することはなかなか難しい。

3. アミノ酸の化学構造と一般性状

蛋白質を強酸あるいは適当な酵素で分解するとアミノ酸になる。アミノ酸は基本的に、

$$NH_2-\underset{R}{\overset{COOH}{\underset{|}{\overset{|}{C}}}}-H$$

なる共通化学構造を有し、R の位置に種々の物質が結合している。カルボキシル基に直結する C を α の位置といい、アミノ基が α の C に結合しているものを α-アミノ酸という。また、カルボキシル基に対するアミノ基の位置によって L 型と D 型に分けられる。天然のアミノ酸は大部分 L 型である。

4. アミノ酸の種類

人体に関係するアミノ酸は約30種類あるといわれる。
このうち、動物の栄養、成長に欠くことができず、しかも体内で合成しえないものを必須あるいは不可欠アミノ酸 essential amino acid, indispensable amino acid という。

5. ペプチド結合 peptide bond

2個以上のアミノ酸が、1個のアミノ酸のカルボキシル基と、他のアミノ酸のアミノ基との間で脱水縮合した化合物を総称してペプチドという。すなわち、2つのアミノ酸が結合して、水1分子がとれ $-CO-NH-$ 結合することを一般にペプチド結合と呼んでいる。

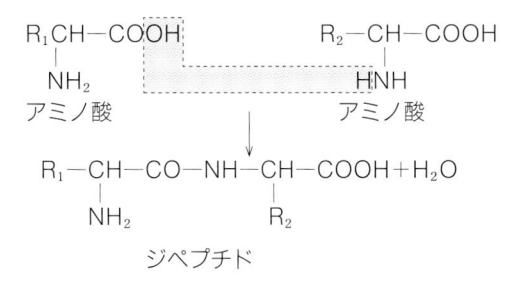

$$R_1CH-COOH \qquad R_2-CH-COOH$$
$$\underset{NH_2}{|} \qquad\qquad \underset{HNH}{|}$$
$$\text{アミノ酸} \qquad\qquad \text{アミノ酸}$$
$$\downarrow$$
$$R_1-CH-CO-NH-CH-COOH + H_2O$$
$$\underset{NH_2}{|} \qquad\qquad \underset{R_2}{|}$$
$$\text{ジペプチド}$$

これらのペプチドは末端にそれぞれカルボキシル基、アミノ基をもっているので、さらに他のアミノ酸と結合でき、その構成アミノ酸の数によって、ジ、トリ、テトラ……ペプチドと呼ばれる。これらのペプチドがさらに大きくなり、ポリペプチドから大分子化合物になったものが蛋白質と考えてよいであろう。

6. 蛋白質の一般性状

蛋白質の分子量は非常に大きく、小さいものでもアミノ酸約40個（分子量約5,000）、大きいものではアミノ酸8,000個以上（分子量100万以上）から構成されている。この高分子と、それを構成するアミノ酸の性質から共通の特徴を有する。

(1) 膠質性：蛋白質は一般に膠質態（コロイド colloid）をなし、セロファン、コロンジュウム膜を通過しない。このため透析、乳化、拡散、凝集などの物理的性質がある。

(2) 溶解性：蛋白質の種類により、水、希塩類、希酸、希アルカリ溶液、エタノールなどに対する溶解性が異なる。これを利用しある程度蛋白質を分類することができる。

(3) 粘(稠)性：高分子溶液のため粘度 viscosity が高い。

(4) 凝固性：蛋白質をある温度以上に加熱すると、一般に不可逆性の凝固 coalation を起こす。

(5) 沈澱性：水溶性蛋白質は有機塩類、たとえば三塩化

図114 アミノ酸の分類(2) 蛋白質の構造

名称	略号	構造式	分子量	人体内での合成	分布・性状
d. 含硫アミノ酸					
13. システイン cysteine	Cys (CyS)	COOH H₂N−C−H CH₂−SH	121.16	可能	ケラチン中に多量(16%)含まれ，毛髪の成分として，またSH基が，S-S型に移行する際，酸化還元作用を営むため重要な働きをする．
14. シスチン cystine	Cys ‖ cys	S−CH₂−CH(NH₂)−COOH S−CH₂−CH(NH₂)−COOH	240.30	可能	$2 \cdot SH \xrightleftharpoons[+2H(還元)]{-2H(酸化)} S-S$
15. メチオニン methionine	**Met**	COOH H₂N−C−H CH₂−CH₂−S−CH₃	149.21	不可能 **必須**	シスチン，システインとともにイオウの供給源であり，またメチル基の供給源として重要である．
B. 酸性アミノ酸(モノアミノ・ジカルボン酸)					
16. アスパラギン酸 aspartic acid	Asp	COOH H₂N−C−H CH₂−COOH	133.10	可能	アスパラガス中にそのアミド型であるアスパラギン〔Asp(NH₂)〕とともに含まれ，そのほか植物に広く分布する．必須ではないがアミノ基転移に重要な働きをする．
17. グルタミン酸 glutamic acid	Glu	COOH H₂N−C−H CH₂−CH₂−COOH	147.13	可能	アスパラギン酸の同族体，植物に多く小麦のグリアジンには43%もある．アミド型〔Glu(NH₂)〕も分布．アミノ基転移に重要で脳の代謝にも関与．ナトリウム塩は"味の素"として調味料に使用．
C. 塩基性アミノ酸(ジアミノ・モノカルボン酸)					
18. リジン lysine	**Lys**	COOH　　　　　　NH₂ H₂N−C−H CH₂−CH₂−CH₂−CH₂	146.19	不可能 **必須**	植物蛋白には含まれていないものもあるが，動物蛋白ことにケラチンやヘモグロビンには多い．
19. アルギニン arginine	Arg	COOH　　　　　　NH H₂N−C−H　　　　‖ CH₂−CH₂−CH₂−NH　C−NH₂	174.20	可能 準必須	広く分布しプロタミンには特に多い(80%)．アルギナーゼの作用によりオルニチンと尿素に分解されるため生理的に重要である．
20. ヒスチジン histidine	His	H HC−C−CH₂−C−COOH HN　N　　　NH₂ 　C 　H	155.16	可能 準必須	広く分布し，特にヘモグロビン中に多い．

蛋白質の構造

蛋白質の2次構造

β-ケラチン

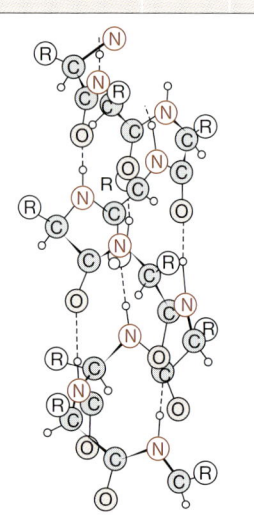

α-ケラチン(α-ヘリックス)

蛋白質の3次元構造

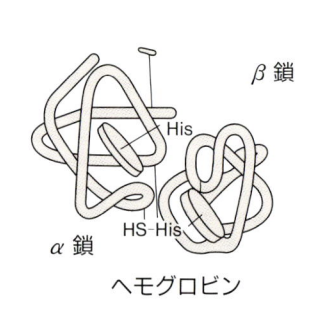

β鎖
α鎖
ヘモグロビン

酢酸，ピクリン酸，スルホサリチル酸，タングステン酸，モリブデン酸，あるいは昇汞，硫酸銅，酢酸塩などの添加にによって一般に不可逆的な沈澱 precipitation を起こす．

(6) 塩析：蛋白質溶液に，硫酸アンモニウム，硫酸ナトリウムなどの中性塩類を加えると，可逆的な沈澱を起こす．これを塩析 salting out といい，蛋白質の種類によってその中性塩濃度が異なるため，蛋白質を分画することができる．

(7) 光学的活性：蛋白質溶液は，溶液中の分子構造によって旋光性 polarisation，屈折性 refraction などの光学的反応を示し，また，芳香族アミノ酸に由来する特異な紫外部（275～285mμ）吸光を示す．

(8) 両性電解質：蛋白質は必ずアミノ基とカルボキシル基をもち，また水酸基（チロジン），イミダゾール基（ヒスチジン），グアニジン基（アルギニン）などをもっている．アミノ基はアルカリと結合し，酸としての作用があり，また，カルボキシル基はアンモニアの塩基性性質をもっているので酸と結合する能力がある．このため，酸およびアルカリの両者に反応 (amphoteric reaction) する両性体である．これらの基はすべて荷電しうる状態にあり，等電点付近が最も小さく，水和度，溶解度，粘度，浸透圧なども最小となる．一般に，等電点より酸性側では陽イオンとして陰極側へ移動し，アルカリ側では陰イオンとして陽極へ移動する．したがって，適当な pH，電圧で電流を通じると，荷電状態および分子量の異なった蛋白質が異なった速度で移動する．これを電気泳動 electrophoresis 現象といい，蛋白質の分画を行うことができる．ヒト血清中の蛋白質の移動速度は，アルブミン＞α-グロブリン＞β-グロブリン＞γ-グロブリンの順である．

(9) 免疫性：蛋白質がアミノ酸にまで分解されず，ある程度高分子のまま生体内に入ると，体内ではこの異種蛋白に対する抗体を産生する．抗体は常に同じ蛋白質に対して特異的な生物学的反応を呈し，これを免疫 immunity 現象という．

(10) 呈色反応：蛋白質は，その構成成分であるアミノ酸の種類およびそれに含まれる種々の物質の化学的性状によって種々の色彩反応を呈する．① ビューレット反応—強アルカリ性で蛋白質に稀硫酸銅溶液を滴下すると赤～紫青色を呈する．ジペプチドより大きい蛋白体で陽性となる．② ニンヒドリン反応—遊離アミノ酸の存在する溶液に，10% ニンヒドリンを加え熱すると青紫色となる．③ キサントプロテイン反応—チロジン，フェニールアラニン，トリプトファンなどベンゼン核を有するアミノ酸が含まれている場合にみられる反応．④ ミロン反応—フェノール基を有するチロジンの存在を示す反応．⑤ ホプキンス・コール，アダム・キワイツェ，リーベルマン反応—すべてインドール基による反応で，トリプトファンの存在を示す．⑥ ジアゾ反応—ヒスチジン，チロジンの存在を示す反応．⑦ 坂口反応—グアニジン基をもつアルギニンの存在を示す．⑧ 硫黄反応—含硫黄アミノ酸の存在を示すが，メチオニンは反応しない．

7. 蛋白質の分類

1) 単純蛋白質 simple protein
① アルブミン albumin：卵白中，牛乳中，血清中
② グロブリン globulin：卵白中，牛乳中，血清中，ミオシン（筋肉中），フィブリン（血清中）
③ グルテリン glutelin：グルテリン（小麦中），オリセニン（米中）
④ プロラミン prolamin：（小麦，トウモロコシ，大麦中）
⑤ ヒストン histone：（血色素中，胸腺，魚の精液中）
⑥ プロタミン protamine：（魚の精液中）
⑦ 硬蛋白 skleroprotein，アルブミノイド albuminoid：毛髪，羽毛，爪，角などのケラチン，軟骨，骨，腱などのコラーゲン，靭帯のエラスチン，絹糸のフィブロイン

2) 複合蛋白質 compound protein
① 色素蛋白質 chromoprotein：ヘモグロビン（血色素），チトクロム C（筋肉中），クロロフィール蛋白（植物の葉），カロチノイド蛋白，フラビン蛋白など．
② 糖蛋白質 glycoprotein：蛋白質と糖質の結合したもの．ムチン，ヒアルロン酸，コンドロイチン硫酸など．
③ リポ蛋白質 lipoprotein：蛋白質と脂質の結合したもの．レシチン，ケファリンなど，脳，神経組織中に多い．
④ 核蛋白質 nucleoprotein：核酸とヒストン，プロタミンなどの結合物，細胞核中にある．
⑤ リン蛋白質 phosphoprotein：蛋白質とリン酸の結合したもの．カゼイン，ビテリンなど．
⑥ 金属蛋白質 metal protein：蛋白質に金属が結合したもの．フェリチン，インスリンなど．

3) 誘導蛋白質 induction protein
① 変性蛋白質 degenerated protein：天然の蛋白質が変性したもの．プロテアン，メタプロテインなど．
② 分解蛋白質 peptides protein：蛋白質がアミノ酸にまで分解される過程のもの．プロテオース，ペプトンなど．

図 115 無機質

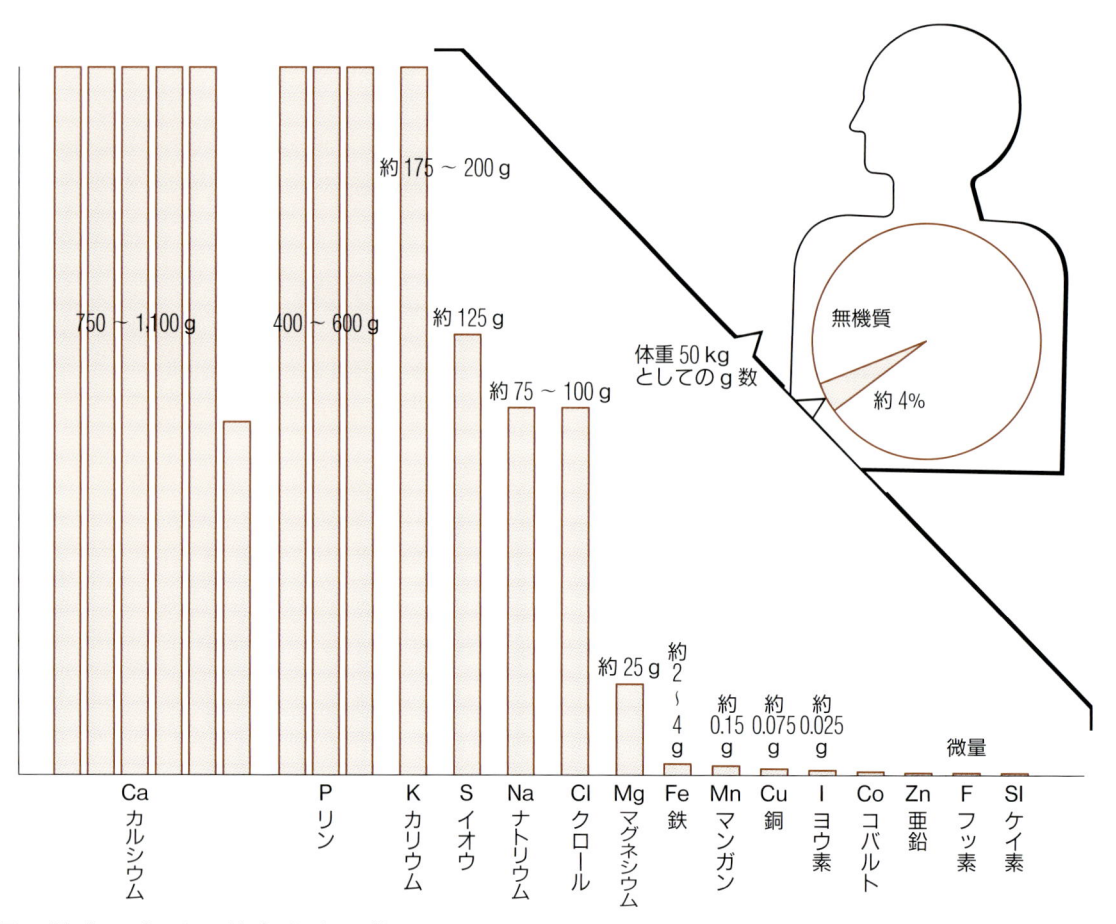

体重 50 kg としての g 数

- Ca カルシウム 750〜1,100 g
- P リン 400〜600 g
- K カリウム 約 175〜200 g
- S イオウ 約 125 g
- Na ナトリウム 約 75〜100 g
- Cl クロール 約 75〜100 g
- Mg マグネシウム 約 25 g
- Fe 鉄 約 2〜4 g
- Mn マンガン 約 0.15 g
- Cu 銅 約 0.075 g
- I ヨウ素 約 0.025 g
- Co コバルト 微量
- Zn 亜鉛 微量
- F フッ素 微量
- Sl ケイ素 微量

無機質 約 4%

無機塩類の体内における分布と生理作用 (吉岡ら 改変)

無機塩類の種類		主な体内における分布	主な生理作用
カルシウム	Ca	骨，歯，血清など，成人男子で約 1 kg，リン酸塩 85%，炭酸塩 12%ぐらい	1. 骨，歯の成分　2. 筋・神経の機能維持　3. 血液凝固因子　4. 酸素の Co-factor および賦活など
リン	P	骨，歯（80%），筋（10%），脳，神経など，Ca，Mg と結合して存在する	1. 高エネルギーリン酸化合物としてエネルギーの供給　2. 骨，歯の成分　3. リン脂質，核酸の構成成分　4. 浸透圧，pH の調整など
カリウム	K	筋，血清，細胞内液，成人男子で約 200 g	1. 筋，神経の興奮性維持　2. 細胞内液の pH，浸透圧の調整
イオウ	S	体蛋白質，筋，インスリン，血清，含硫アミノ酸など	1. SH 化合物として生理機能の調節　2. 硫化脂質，含硫アミノ酸，コンドロイチン硫酸などの構成成分　3. 硫酸抱合による解毒作用
ナトリウム	Na	各組織，血清，細胞外液，成人男子で約 100 g	1. 筋，神経の興奮性維持　2. 細胞外液の pH，浸透圧の調整
クロール	Cl	各組織血清，胃液，細胞外液など	1. 体液の浸透圧維持　2. 胃液の HCl
マグネシウム	Mg	骨，歯の微量成分，各組織など	1. 神経，筋の機能維持　2. 酸素の Co-factor　3. $MgPO_4$ として骨歯の成分
鉄	Fe	赤血球，臓器，骨髄，筋など	1. ヘモグロビン，ミオグロビンの成分　2. チトクロム，カタラーゼ，ペルオキシダーゼの成分
マンガン	Mn	肝，脾，副腎，ミトコンドリアなど	1. 酵素の co-factor 賦活剤
銅	Cu	骨髄など	1. 鉄，蛋白の合成に関与する　2. 酵素の co-factor
ヨウ素	I	甲状腺など，成人で約 25 mg	1. 甲状腺ホルモンの成分
コバルト	Co	血清	1. ビタミン B_{12} の成分　2. 酵素の賦活剤？
亜鉛	Zn	膵，肝，甲状腺	1. 酸素の co-factor　2. インスリンの生成に必要

5 無機質とビタミン

1. 無機質 inorganic substance とは

　私たちのからだの中で，有機物質を構成しているC，H，OおよびN以外の元素を総称して無機質と呼んでいる．金属あるいは塩類など，いわゆるミネラル mineral と呼ばれるもので，その大部分は燃焼するといわゆる灰となるため灰分とも呼ばれる．

　直接エネルギーを供給する栄養素ではなく，人体の数％，すなわち体重50 kgのヒトで約2 kgを占めている．大部分$Ca_3(PO_4)_2$とかNaClのように単なる無機化合物として，骨，歯牙などの支持組織として存在し，あるいはイオン化して体液の浸透圧の平衡を維持したり，筋肉の収縮，血液の凝固など，生理機能に重要な働きをしている．また，一部は，有機化合物と結合してその構成にあずかっているものもある．

　無機質は，尿，糞便，汗などによって毎日20 g以上が体外に排泄されており，常に食物からの補給が必要である．しかし，その主たるものはNaClで，そのほかK，Ca，Mg，Fe，PO_4などがごく少量失われるに過ぎない．したがってNaCl以外のものは一般に食物および飲料水中に含まれている量で十分である．

2. 無機質の共通生理作用

　無機質は，消化される必要もなく吸収され，体内で酸化されてエネルギーを供給することもない．しかし無機塩類としてからだの機能を営むために重要な生理作用を営んでいる．
　(1) 骨，歯などの重要な構成要素である．
　(2) 細胞内および体液中に存在して浸透圧調整に関与する．
　(3) 細胞内および体液の酸-塩基平衡，水分平衡を調節する．
　(4) 各塩類に特有なイオン作用によって，酵素反応，血液の凝固，筋肉の収縮，神経の伝導などに関与している．
　(5) ホルモン，酵素，ビタミン，ヘモグロビンなど重要な生理機能を有する有機物質の構成成分となっている．
　その主たる存在部位は，①骨や歯の主成分であるP，Ca，Mg，②細胞内に存在するK，③細胞外に存在するNa，Cl，④有機物と結合したものとして，インスリン中のS，ホスフォリラーゼのP，ヘモグロビン，ミオグロビン中のFe，サイロキシンのI，ビタミンB_{12}のCoなどがある．

3. ビタミンとは

　ビタミンは糖質，脂質，蛋白質以外の有機物で，人体内で合成されることが難しく，もっぱら食物として摂取しなければならない栄養素である．微量で生体の生活現象を調節する．主たる作用は体内の酵素の助酵素として働く調節素である．

4. ビタミンという名称──歴史

　1885年高木は，海軍の食事を麦飯に変えることによって脚気が防止できることを実験し，Eijkmanが米糠中にニワトリの白米病を予防する成分があることを発見した．その後，1909〜1912年鈴木により米糠中の有効成分が初めて抽出され，オリザニンと名付けられ，Funkもハト白米病を予防するアミンの性質をもつ有効成分を抽出し，生命 vita に必要なアミン amine，ビタミン vitamine と名付けたのである．一方，バター中にネズミの成長発育に必要な成分のあることが発見され，これら脂溶性のものと，水溶性のものとが区別された．Dorummondらはこれら一群の微量有効成分が必ずしもアミンでないところから語尾のeを除いてvitaminの一般名で呼ぶことを提唱し，脂溶性のものをA，水溶性のものをB，新鮮野菜中にある抗壊血病因子をCと呼ぶことにしたのである．その後，多くのビタミンが発見され，アルファベット順に名付けられたが，しかし近年，微量で栄養に関係ある新成分が発見されると，一応適当な符号で呼ばれ，化学構造が決定すると化学名が付けられるようになってきている．また，体内に入ってからビタミンに変化しうる物質をプロビタミン provitamin と呼んでおり，カロチン類（→ビタミンA），エルゴステロール（→ビタミンD）などがある．

5. ビタミンの分類とその概要

　各種ビタミンは，それぞれその性質，化学構造，作用およびその欠乏による症状が異なり，特異的な機能を有しているので，これらを一括して論ずることはできない．現在，ビタミンはその溶媒に対する関係から，脂溶性のもの（A，D，E，F，K）と，水溶性のもの（B群，C，P）の2大群に分類されている．その概要を図116に示した．

図116　ビタミンの分類

名称	化学名		生理作用	欠乏症状	所在
脂溶性ビタミン					
ビタミンA プロビタミンA	アクセロフトール ｛カロチン 　カロチノイド	抗眼疾性因子 上皮保護因子	1. rhodopsin(視紅)の成分 　　　　光 　　　　↓ 　視紅→A₁ aldehyde + opsin 　視覚の明暗に対して重要な働きをする． 2. 皮膚，粘膜上皮細胞の機能を保つ 3. 正常な成長，骨の発育，機能を維持させる．	夜盲症，角膜乾燥症，角膜軟化症，毛孔性角化症，成長停止	肝油，バター，モツ，卵黄，ニンジン，トマト，ほうれん草，魚油（ビタミンA₂），ノリ，ウナギ，イナゴ
ビタミンD （D₂D₃） プロビタミンD	カルシフェロール ｛エルゴステロール 　デヒドロコレステロール	抗くる病性因子	1. Ca，Pの吸収，利用を調節する． 2. リン酸とCaを結合させ骨に沈着させる．	くる病，骨軟化症，骨および歯の発育不全	肝油，モツ，卵黄，バター，ニシン，イワシ，サケ，サバ，シイタケ
ビタミンE	トコフェロール	抗不妊症因子	1. 抗酸化剤として働き，不飽和脂肪酸やビタミンAの酸化を防止する． 2. クレアチン-リン酸を保持させる．	鼠不妊症	米，小麦の胚芽油，マーガリン，チサ，キャベツ
ビタミンF	リノール酸 リノレン酸 アラキドン酸	白鼠鱗状尾予防因子	1. 必須脂肪酸（essential fatty acid）といわれる．	皮膚炎 成長停止	大豆油，トウモロコシ油
ビタミンK	フィロキノン メナジオン誘導体	抗出血性因子	1. prothrombinの生成に必要である． 2. Caの透過性を高める．	血液凝固障害 肝障害	肝臓，モツ，骨髄，トマト，キャベツ，緑葉，海草，肝油
水溶性ビタミン					
ビタミンB群　ビタミンB₁	サイアミン（チアミン），アノイリン	抗神経炎因子	1. thiamine pyrophosphate(TPP)として種々の酵素の助酵素として働く． 例えば 　　decarboxylase類 　　pyruvate decarboxylase 　　α-ketoglutarate 　　　decarboxylase など	脚気，軸性視神経炎，多発性神経炎，消化障害，食欲減退	胚芽 酵母 肝臓
ビタミンB₂	リボフラビン ラクトフラビン	成長促進因子	1. flavin mononucleotide(FMN), flavin adenine dinucleotide (FAD)の構成成分として，種々の酵素の助酵素として働く． 例えば 　　dehydrogenase類 　　succinate dehydrogenase 　　acyl CoA dehydrogenase など	成長停止，口角炎，口唇炎，舌炎，脂漏性皮膚炎，びまん性表層角膜炎	
ナイアシン	ナイアシン（アマイド），ニコチン酸（アマイド）	抗ペラグラ因子	1. NAD(niacinamide adenine dinucleotide) NADP(niacinamide adenine dinucleotide phosphate)として種々の酵素の助酵素として働く． 例えば 　　dehydrogenase類 　　glyceraldehyde-3-phosphate 　　　dehydrogenase など	ペラグラ	

名称		化学名		生理作用	欠乏症状	所在
ビタミンB群	ビタミン B_6	ピリドキシン アデルミン	抗白鼠皮膚炎因子	1. pyridoxal-5-phosphate(PALP)として種々の酵素の助酵素として働く. 例えば 　aminotransferase 　amino acid decarboxylase など	白鼠皮膚炎	胚芽 酵母 肝臓
	パントテン酸	パントテン酸	抗鶏皮膚炎因子	1. coenzyme A として種々の酵素の助酵素として働く. 　acyl CoA synthetase 類 　pyruvate dehydrogenase(acetyl CoA 生成)など	鶏皮膚炎	
	ビタミンH	ビオチン	抗卵白障害因子	1. 多くの carboxylase の助酵素として酵素中に含まれる. 例えば 　pyruvate carboxylase, acetyl CoA carboxylase, propionyl CoA carboxylase など	鼠皮膚炎 脱毛	
	パラアミノ安息香酸	パラアミノ安息香酸	抗白毛症因子	1. 葉酸の構成成分	鼠毛髪色素沈着不良, 鶏成長停止	
	イノシトール	イノシトール(イノシット)	抗脂肪肝因子 抗鼠無毛症因子	1. コレステロールの代謝に関係する.	鼠無毛症 脂肪肝	
	コリン	コリン	抗脂肪肝因子	1. メチル基転移に関与する.	脂肪肝 肝硬変	
	ビタミン L_1 L_2	アントラニール酸 アデニールチオメチルペントース	白鼠泌乳因子	1. prolactin 生成を促進する(催乳作用).	白鼠泌乳停止	
	葉酸	フォラシン(PGA)	抗貧血因子	1. 活性蟻酸の生成と転移に関与する. 2. 活性ホルムアルデヒドの生成とヒドロキシメチル基転移(プリン, ピリミジン生成)に関与する. 　transformylase, 　transmethylase など	貧血	
	ビタミン B_{12}	コバラミン	抗悪性貧血因子	1. カルボキシル基転移の助酵素 例えば 　methylmalonyl CoA mutase など	貧血	
	ビタミン B_{13}	オロット酸	成長促進因子	1. pyrimidine nucleotide の前駆物質	白鼠, 鶏, 豚の成長停止	
	α-リポ酸	α-リポ酸(チオクト酸)	ピルビン酸酸化因子	1. 種々の α-ケト酸の酸化的脱炭酸に助酵素として働く. 例えば 　α-keto acid decarboxylase 　pyruvate decarboxylase 　α-ketoglutarate decarboxylase	ピルビン酸酸化障害	
ビタミンC		アスコルビン酸	抗壊血病性因子	1. 生体内酸化還元系に関与し水素運搬体として働く. 2. tyrosine, phenylalanine の代謝に必要である.	壊血病	果物, レモン汁, 大根汁, 野菜類, 緑茶, イモ類, コンブ, トウガラシ
ビタミンP		シトリン ヘスペリジン ルチン	抗浸透性因子	1. 血管強化作用がある. 　(ビタミンC酸化抑制) 2. 抗アナフィラキシー作用がある.	血管性紫斑病	レモン汁, ソバやトマトやタバコの葉や茎, トウガラシ

図117 食事摂取基準（「日本人の食事摂取基準」2015年版より）

日本人の食事摂取基準（成長期および生活活動強度II（やや低い）における栄養摂取基準）

性別	エネルギー(kcal) 男性	エネルギー(kcal) 女性	炭水化物[*1] 目標量(範囲)	脂質[*2] 目標量(範囲)	たんぱく質推奨量(g/日) 男性	たんぱく質推奨量(g/日) 女性	カルシウム推奨量(mg/日) 男性	カルシウム推奨量(mg/日) 女性	鉄推奨量(mg/日) 男性	鉄推奨量(mg/日) 女性
0〜5(月)	550	500		50(目安量)	10(目安量)		200(目安量)		0.5(目安量)	0.5(目安量)
6〜8(月)	650	600		40	15(目安量)		250(目安量)		5.0	4.5
9〜11(月)	700	650			25(目安量)					
1〜2(歳)	950	900			20		450	400	4.5	4.5
3〜5(歳)	1,300	1,250			25		600	550	5.5	5.0
6〜7(歳)	1,550	1,450			35	30	600	550	6.5	6.5
8〜9(歳)	1,850	1,700	50以上 65未満	20以上 30未満	40	40	650	750	8.0	8.5
10〜11(歳)	2,250	2,100			50	50	700	750	10.0	10.0(14.0)[*3]
12〜14(歳)	2,600	2,400			60	55	1,000	800	11.5	10.0(14.0)
15〜17(歳)	2,850	2,300			65	55	800	650	9.5	7.0(10.5)
18〜29(歳)	2,650	1,950			60	50	800	650	7.0	6.0(10.5)
30〜49(歳)	2,650	2,000			60	50	650	650	7.5	6.5(10.5)
50〜69(歳)	2,450	1,900			60	50	700	650	7.5	6.5(10.5)
70以上(歳)	2,200	1,750			60	50	700	650	7.0	6.0
妊婦(付加量) 初期		+50				+0				+2.5
中期		+250				+10				+15.0
末期		+450				+25				
授乳婦(付加量)		+350				+20				+2.5

[*1] 炭水化物の総エネルギーに占める割合(%エネルギー)　[*2] 脂質の総エネルギーに占める割合(%エネルギー)　[*3] （　）内は月経ありの場合

年齢(歳)	ビタミンA 推奨量(μgRE[*1]/日) 男	ビタミンA 推奨量(μgRE[*1]/日) 女	ビタミンD 目安量(μg/日)	ビタミンE 目安量(mgα-TE[*2]/日) 男	ビタミンE 目安量(mgα-TE[*2]/日) 女	ビタミンK 目安量(μg) 男	ビタミンK 目安量(μg) 女	ビタミンB₁ 推奨量(mg) 男	ビタミンB₁ 推奨量(mg) 女	ビタミンB₂ 推奨量(mg) 男	ビタミンB₂ 推奨量(mg) 女	ナイアシン 推奨量(mgNE[*3]) 男	ナイアシン 推奨量(mgNE[*3]) 女	ビタミンB₆ 推奨量(mg) 男	ビタミンB₆ 推奨量(mg) 女	ビタミンB₁₂ 推奨量(μg)	ビタミンC 推奨量(mg)
0〜5(月)[*5]	300(目安量)		5.0	3.0		4		0.1(目安量)		0.3(目安量)		2[*4](目安量)		0.2(目安量)		0.4	40
6〜11(月)[*5]	400(目安量)		5.0	4.0		7		0.2(目安量)		0.4(目安量)		3(目安量)		0.3(目安量)		0.6	40
1〜2	400		2.0	3.5		60		0.5		0.6	0.5	5		0.5		0.5	35
3〜5	500		2.5	4.5		70		0.7		0.8	0.8	7		0.6		0.9	40
6〜7	450	400	3.0	5.0		85		0.8		0.9	0.9	9	8	0.8	0.7	1.0	55
8〜9	500	500	3.5	5.5		100		1.0	0.9	1.1	1.0	11	10	0.9	0.9	1.3	60
10〜11	600	600	4.5	5.5		120		1.2	1.1	1.4	1.3	13	12	1.2	1.2	1.5	75
12〜14	800	700	5.5	7.5	6.0	150		1.4	1.3	1.6	1.4	15	14	1.4	1.3	1.8	95
15〜17	900	650	6.0	7.5	6.0	160		1.5	1.2	1.7	1.4	16	13	1.5	1.3	2.5	100
18〜29	850	650	5.5	6.5	6.0	150		1.4	1.1	1.6	1.2	15	11	1.4	1.2	2.4	100
30〜49	900	700	5.5	6.5	6.0	150		1.4	1.1	1.6	1.2	15	12	1.4	1.2	2.4	100
50〜69	850	700	5.5	6.5	6.0	150		1.3	1.0	1.5	1.1	14	11	1.4	1.2	2.4	100
70以上	800	650	5.5	6.5	6.0	150		1.2	1.0	1.3	1.1	13	10	1.4	1.2	2.4	100
妊婦		+0	7.0		6.5	150		+0.2		+0.3		−		+0.2		+0.4	+10
授乳婦		+450	8.0		7.0	150		+0.2		+0.6		+3		+0.3		+0.8	+45

[*1] RE：レチノール当量　[*2] α-TE：α-トコフェロール当量　[*3] NE：ナイアシン当量　[*4] 単位：mg　[*5] 0〜11(月)はいずれも目安量

6　3大栄養素の栄養学的特徴

1. 糖質の栄養学的特徴

(1) 熱量素である：非常に酸化されやすく，エネルギー源として働く．毎日の主食中最大の成分で，1g当たり4kcalの熱量を発生する．

(2) 糖質が体内で酸化して利用されるためには，B_1のリン酸結合物であるサイアミンピロリン酸が必要である．多くの糖質を摂るときは多くのビタミンB_1を必要とする．

(3) 糖の人体における消化吸収率は最大約99％で，そのほとんど全部が利用される．しかも短時間で酸化してエネルギーになるためエネルギーの補給が速やかに行われる．

(4) 過剰の糖質は体内で肝臓，筋肉などのグリコゲンとして貯えられ，さらに余剰のあるときは脂肪に生合成される．

(5) 嗜好素である：甘味料，調味料として食欲を増進させる．

(6) エチルアルコール，グリセリン，麦芽糖，乳糖，しょ糖，ブドウ糖，果糖，でんぷん，デキストリン，イヌリン，グリコゲンなどは栄養価が高く，ガラクトース，マンノース，マンナン，アラビノース，キシロースなどははるかに劣り，寒天はほとんど消化されない．

(7) 日本人は米飯を主食として必要エネルギーをまかなっているために糖質の摂取量が多く，全熱量の約80％を占めている．このため食物の量が多くなり，消化管に多くの負担をかけ，胃腸障害を起こしやすい．

2. 脂質の栄養学的特徴

(1) 熱量源である：脂肪は1g当たり9kcalの熱量を発生する．これは他の栄養素に比較して2倍以上のカロリーで代謝に際しての酸化水も多く体内の水分代謝にも寄与している．

(2) 貯蔵脂肪として熱量の体内貯蔵に役立っている．

(3) 人体の構成素でもある：類脂肪体として脳，神経，肝臓など人体重要臓器組織の細胞構成成分となっている．類脂肪体は燃焼してエネルギーとなることはない．

(4) 必須脂肪酸がある：リノール酸，リノレン酸，アラキドン酸の不飽和脂肪酸は，動物の成長発育に不可欠である．

(5) 脂溶性ビタミンの溶媒として，その供給源となる．

(6) ビタミンD，ステロイドホルモンなどの供給源である：コレステロール，エルゴステロール，デヒドロエルゴステロールに紫外線が照射されるとビタミンDとなる．コレステロールは性ホルモン，副腎皮質ホルモンの素材でもある．

(7) 脂肪が体内で酸化する場合，糖質に比べてビタミンB_1の必要量が少ないため，ビタミンB_1の節約となる．

(8) 貯蔵脂肪の働き：大網膜，腹腔内臓器の周囲の脂肪は，これらの臓器を外力から防御し，皮下脂肪は体表面を保護するとともに熱の放散を防いだり外気温の影響を防止するのに役立っている．

(9) 脂肪は消化管内に長くとどまって満腹感を与える．

(10) 近年，脂肪の摂取量は増加の傾向にあるが，まだ，欧米人に比べて少なく，少なくとも1日50g以上，熱供給率にして25％ぐらいを摂取することが望ましいといわれている．

3. 蛋白質の栄養学的特徴

(1) 構成素である：細胞の主成分で，人体のあらゆる組織の構成にあずかり，人体固形成分の47～54％を占めている．

(2) N化合物である：蛋白質はその構成アミノ酸中にNを含んでいることが特徴で，他の栄養素によってこれを補給することはできない．

(3) 熱量素でもある：他の熱量素が不足したり，過剰の蛋白質があると脱アミノ基作用を受けた後に酸化され，1g当たり4kcalの熱量を発生する．また，特異動的作用も約30％で，3大栄養のうち最高である．

(4) 蛋白質，ことに血漿蛋白質は体液の膠質浸透圧を維持し，体内の水分移動に重要な働きをしている．

(5) 緩衝作用がある：蛋白質は両性電解質であるため，体液のpHを維持する緩衝剤となっている．

(6) 運搬の機能：赤血球中のヘモグロビンはO_2，CO_2，血漿蛋白質はホルモン，色素などの運搬を行っている．

(7) 酵素，ホルモンなどの材料である：種々の化学反応を司る多くの酵素は，種々の物質と結合した蛋白体であり，ホルモンも蛋白質とその誘導体からできているものも多い．

(8) 抗体とその産生：種々の感染に対して抵抗力を生じる体内の抗体産生は，異種蛋白質を抗原として行われる反応である．これによって産生される抗体自身もγ-グロブリン分画に属している蛋白体が多い．

(9) 蛋白質の栄養価と，その所要量（次項参照）

図118 蛋白質の栄養価

プロテインスコアーの算出 (1956) (FAO)

	必須アミノ酸の最少必要量 (mg/kg)			トリプトファンを基準にした最少必要量の比率				標準蛋白質のアミノ酸(FAO)パターンと牛乳中アミノ酸			
								アミノ酸 g/蛋白100 g		アミノ酸 mg/N 1 g	
	小児	成人(♂)	成人(♀)	小児	成人(♂)	成人(♀)	標準比率	牛乳	標準蛋白質	牛乳	標準蛋白質
イソロイシン	90	10.4	5.2	3.0	3.6	2.5	3.0	6.4	4.2	407	270
ロイシン	—	9.9	7.1	—	3.4	3.3	3.4	9.9	4.8	630	306
リジン	90	8.8	3.3	3.0	3.0	1.6	3.0	7.8	4.2	496	270
メチオニン+(チスチン)	85	13.1	5.2	2.8	4.6	2.5	3.0	3.3	4.2	211	270
フェニールアラニン+(チロジン)	90	4.3	3.1	3.0	1.5	1.5	2.0	4.9	2.8(5.6)	311	180(360)
スレオニン	60	6.5	3.5	2.0	2.2	1.7	2.0	4.6	2.8	292	180
トリプトファン	30	2.9	2.1	1.0	1.0	1.0	1.0	1.4	1.4	90	90
バリン	85	8.8	9.2	2.8	3.0	4.4	3.0	6.9	4.2	440	270

アミノ酸スコアー (1973) (FAO, WHO)

	FAO/WHO の暫定アミノ酸パターン		人乳アミノ酸 mg/N 1 g	鶏卵アミノ酸 mg/N 1 g	日本人摂取蛋白質	
	アミノ酸 mg/蛋白100 g	アミノ酸 mg/N 1 g			混合物 A (動物性蛋白40%) アミノ酸 mg/N 1 g	混合物 B (動物性蛋白0%) アミノ酸 mg/N 1 g
イソロイシン	40	250	320	330	278	266
ロイシン	70	440	610	530	472	470
リジン	55	340	420	440	359	243
メチオニン+(チスチン)	35	220	220	380	236	226
フェニールアラニン+(チロジン)	60	380	580	560	527	534
スレオニン	40	250	270	290	239	220
トリプトファン	10	60	100	100	81	78
バリン	50	310	370	410	335	337
アミノ酸スコアー			100	100	96	72
プロテインスコアー			100	100	87	84
生物価			95	94~97	—	—

各種蛋白質の必須アミノ酸組成とプロテインスコアー (アミノ酸 mg/N 1 g)

	標準蛋白質	鶏卵	ほうれん草	牛肉	牛肝臓	さつまいも	牛乳	だいず	米	魚(平均)	小麦	パン	じゃがいも
イソロイシン	270	415	290	327	327	301	407	336	279	317	253	288	274
ロイシン	306	550	478	512	577	358	626	482	513	472	391	448	311
リジン	270	400	386	546	468	295	496	395	235	548	160	151	333
メチオニン+(チスチン)	270	342	230	234	224	216	213	195	188	266	217	229	138
フェニールアラニン+(チロジン)	180(360)	361(630)	269(467)	257(469)	315(549)	348(629)	309(634)	309(508)	299(571)	232(401)	288(506)	312(475)	276(388)
スレオニン	180	311	276	276	297	294	294	246	233	271	168	189	246
トリプトファン	90	103	101	75	94	109	90	86	64	62	72	61	67
バリン	270	464	343	347	393	468	438	328	416	333	270	292	334
プロテインスコアー		100	100	85	83	83	80	79	72	70	69	59	56	51
生物価			87	—	76		72	90	75	—	75			71

□ は制限因子

7　蛋白質の栄養価

1. 蛋白質の必要性

体内の蛋白性物質を補うためには，どうしても食物からの蛋白質摂取が必要である．しかし，人体が必要としているのは蛋白質そのものではなく，それを構成する個々のアミノ酸で，ことに摂取される8種類の必須アミノ酸量と，その比率が問題となる．

2. 生物価 biological value

被検蛋白食と，無蛋白食を投与して，体内の N-平衡の状態からその蛋白質の栄養価を決めようとする方法で，

$$\text{生物価} = \frac{\text{体内に保留された N}}{\text{体内に吸収された N}} \times 100$$

で算出される．

3. 蛋白価, プロテインスコアー protein score

プロテインスコアーは1956年に国際連合の食糧農業機構 Food and Agriculture Organization（FAO）が設定した必須アミノ酸最少必要量から算出される．理想的な蛋白質の必須アミノ酸暫定的基準構成を想定したもので，小児，成人男女子におけるアミノ酸最少必要量のトリプトファン量を基準（1.0）として，それぞれの比率を求め，その価をおのおの平均して標準比率を決める．この比率で必須アミノ酸を含む蛋白質があれば，理想的な標準蛋白質であると仮定したのである．次に，この仮定の標準蛋白質の必須アミノ酸含有量を決めるために，仮に生物価の高い牛乳蛋白質に含まれるトリプトファン 1.4 g/蛋白 100 g の値を代入し，各必須アミノ酸量を算出し，これを mg/N 1 g 当たりに換算して，標準蛋白質アミノ酸組成を設定した．この値と，ある蛋白質の各必須アミノ酸 mg/N 1 g を比較して，最も不足している必須アミノ酸（制限因子 limiting factor）との量的百分率を算出し蛋白質の栄養価としたのがプロテインスコアーである．

4. アミノ酸スコアー amino acid score

1973年，FAOと世界保健機構 World Health Organization（WHO）とが共同で，ヒトの必須アミノ酸必要量パターンと，蛋白質必要性（安全摂取レベル）の2つを考慮して設定した暫定的アミノ酸評点パターンを基準として，ある蛋白質の各必須アミノ酸含有量との比をとり，制限因子の値で示したものがアミノ酸スコアーである．

5. 蛋白質所要量

蛋白質所要量は，生理的な蛋白質最少必要量を基として，必要な安全率を掛け，健康の維持，正常発育成長をするために必要な量として算出される．従来，所要エネルギー中の蛋白質の占める割合や，理想的な比較蛋白質 reference protein を想定してその必要量をN出納法から推定して算出する方法，また不可避N損失 oligatory nitrogen losses の総和から蛋白質の必要量を推定して種々の要因を加算していく法 factorial method などが用いられてきている．日本では昭和50年，厚生省栄養審議会から昭和55年までを目標として，日本人の栄養所要量について答申がなされている．すなわちこれは，不可避尿および糞便，皮膚，唾液，鼻汁，精液，月経血などの要因を加算して，日本人の全N損失量を算出し，これを補充する卵蛋白質利用効率から，その必要量を決める．ついでストレスによる影響，日本人日常食蛋白質の質，個人差などの安全率を乗じ，これにN係数（蛋白質換算係数）を掛けて蛋白質所要量を次のように算出している．

$$\text{日本人成人蛋白質所要量} = 58 \times \overset{ⓐ}{} \frac{100}{50} \times \overset{ⓑ}{1.1} \times \overset{ⓒ}{\frac{100}{80}} \times \overset{ⓓ}{1.3} \times \overset{ⓔ}{6.25}$$

$$= 1.14 \text{ g/kg}$$

ⓐ不可避N損失量 58 mgN/kg，ⓑ卵蛋白質成人利用効率 55% による補正，ⓒストレスなどによる安全率 10% の補正，ⓓ日本人摂取蛋白質の質による補正，相対利用効率 80%，ⓔ個人差の安全率 30%，ⓕN係数

なお，1歳幼児では N-平衡維持，N蓄積のため不可避N必要量を 207+54 mgN/kg/日 として算出し，妊娠前半では N必要量 3,374 mgN，後半 4,493 mgN に，卵蛋白質利用効率 $\frac{100}{50}$ および $\frac{100}{60}$ を乗じて求められる．また，授乳期には母乳による N損失量 1.5 g，卵蛋白質の利用効率 60%，食事の質による効率 80%，個人差 30% として蛋白質付加量 25 g/日 を算出して加算されている．

図119　糖質の代謝

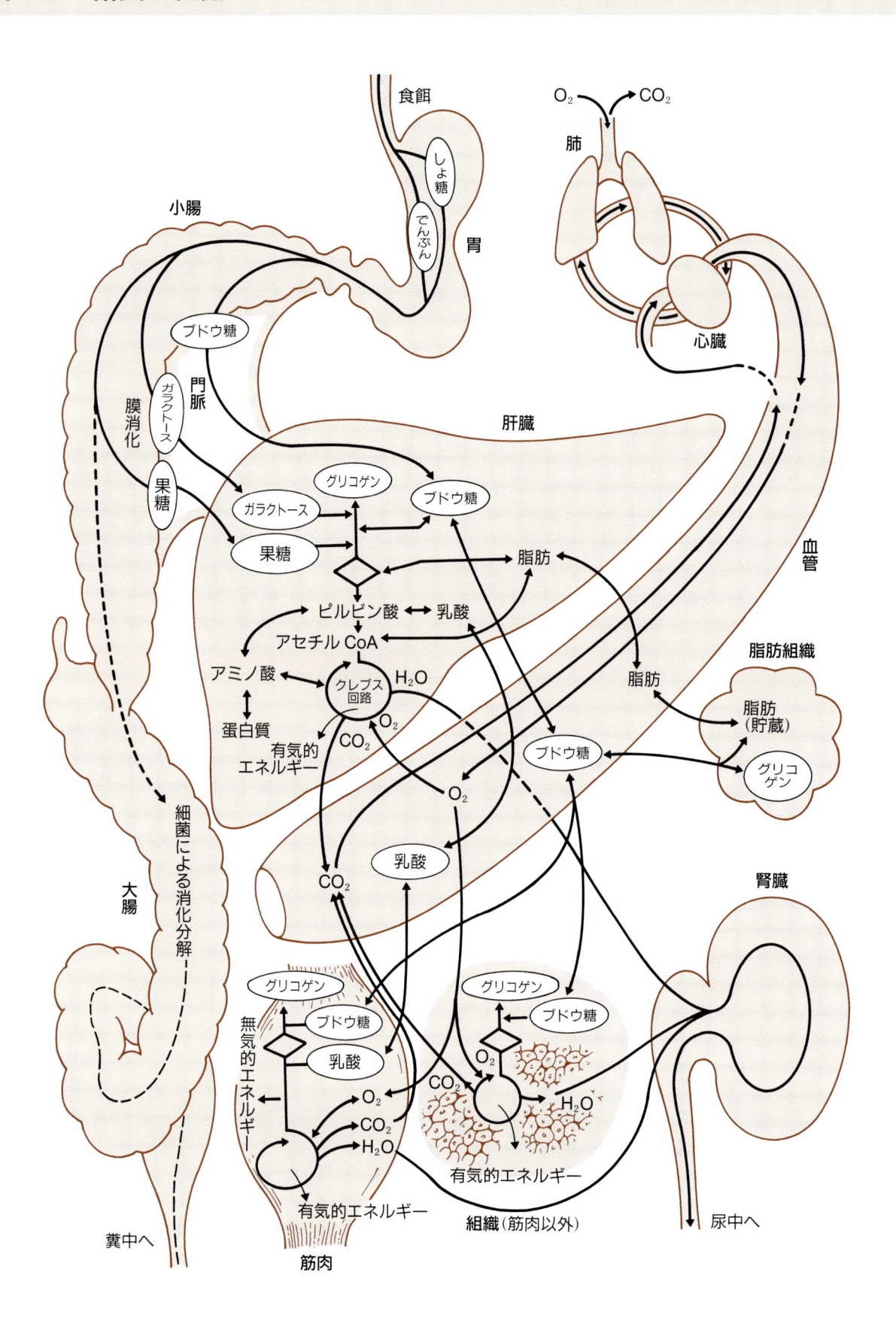

8 代謝の概念と糖代謝

1. 代謝 metabolism とは

　代謝とは，栄養の行われる過程を視察する概念で，体内に吸収された栄養素が種々の過程を経て排泄される間に行われる新旧物質の交代をさしている．このうち，取り入れられた栄養素を材料として新しい細胞をつくり，不足した成分を補う過程が同化作用 anabolism，これらを燃焼して利用し，その分解産物を排出する作用が異化作用 catabolism である．これらの代謝を円滑に能率よく働かせているものが，組織に運ばれた O_2，細胞内の酵素，ビタミン，ホルモンなどで，神経系統もこれらの調節に関与している．さて，栄養素が体内でいろいろと化学的変化を受け同化あるいは異化していく過程を追求していくのが，中間代謝 intermediary metabolism である．また，摂取された栄養素の量と，体外に排出された量との比から体内で利用，蓄積された量を知ろうとする場合，栄養素の出納 balance of nutrients をみるという．代謝にはこのような中間代謝と，同じ代謝をエネルギーの出納の面から観察するエネルギー代謝の2つが区分される．

2. 栄養素の出納 balance of nutrients

　栄養素にはすべてその出納が考えられる．しかし，一般に出納の測定できるものは，①蛋白質に関する N，②S，③水分，④塩類ことに NaCl，⑤K，Fe，Ca，P などである．

　出納の測定は，食物中の含有量，糞便中の量，尿中の量をそれぞれ精確に測定して，その物質の利用 utilization あるいは蓄積率 retention rate が算出される．これを出納試験 balance test という．

利用率（蓄積率）

$$= \frac{摂取量-（糞便中排泄量-基礎食品による排泄量）-（尿中排泄量-基礎食品による排泄量）}{摂取量-（糞便中排泄量-基礎食品による排泄量）} \times 100$$

$$= \frac{保留量}{吸収量} \times 100 = x\%$$

　この x が（＋）のとき，出納は陽性または正であるといい，体内で利用，蓄積が行われている．（－）のときは陰性または負といい，摂取量よりも消耗の度が高いことを意味している．（0）のときは平衡状態を示し，N-平衡，NaCl-平衡，Fe-平衡に達したなどと表現される．

3. 中間代謝 intermediary metabolism

　中間代謝もすべての栄養素に存在するが，水，無機塩類のそれは主として量的，位置的変化であり，ビタミンはその体内化学的変化に不明の点が多い．ここでは3大栄養素について述べることにする．

4. 糖（炭水化物）代謝 carbohydrate metabolism

　食物として摂った糖質は，消化を受け，原則的には単糖類にまで分解されてから吸収される．五炭糖は量も少なく，エネルギーとしても利用され難く，主として体構成成分として存在するので，糖代謝の主役を演ずるものは六炭糖である．

a. ブドウ糖，グリコゲンと糖の利用

　ブドウ糖は，肝臓で大部分グリコゲンや脂肪に変換され，一部がそのまま血液中に入り血糖として筋肉グリコゲンに合成されたり，そのほかの組織のエネルギー源として利用される．果糖やガラクトースもすべて肝臓でブドウ糖に変えられ同様の経過をとる．人体のグリコゲン量は，肝臓でその重量の 6〜10% ぐらい，筋肉で 0.3〜0.8% ぐらい，総量は肝臓で約 90〜150 g，筋肉で約 100〜400 g といわれている．また，ブドウ糖の総量はおよそ 10〜17 g に過ぎず，これらすべてが燃焼しても約 1,500〜2,000 kcal の熱量を発生するに過ぎない．摂取する食物中の糖質が非常に多いのに体内にはこのように少量しか存在しないのは，①直ちに酸化して CO_2 と H_2O に分解し，エネルギーとして利用される，②速やかに脂肪に変換する，③一部はアミノ酸や蛋白質の材料となる，ためと考えられている．このように，糖質をブドウ糖からグリコゲンにする反応も含めて，体内でいろいろ利用することを糖の利用 glucose utilization という．

b. 単糖類からグリコゲンの合成

　単糖類からグリコゲンが合成される過程は**図 120** にみられるように，ブドウ糖はグルコキナーゼによってブドウ糖-6-リン酸となり，さらにホスフォグルコムターゼの作用によってブドウ糖-1-リン酸から，さらにアルドール縮合してグリコゲンとなる．果糖はフルクトキナーゼによって果糖-1-リン酸，ホスフォフルクトムターゼにより果糖-6-リン

図120 共通代謝経路

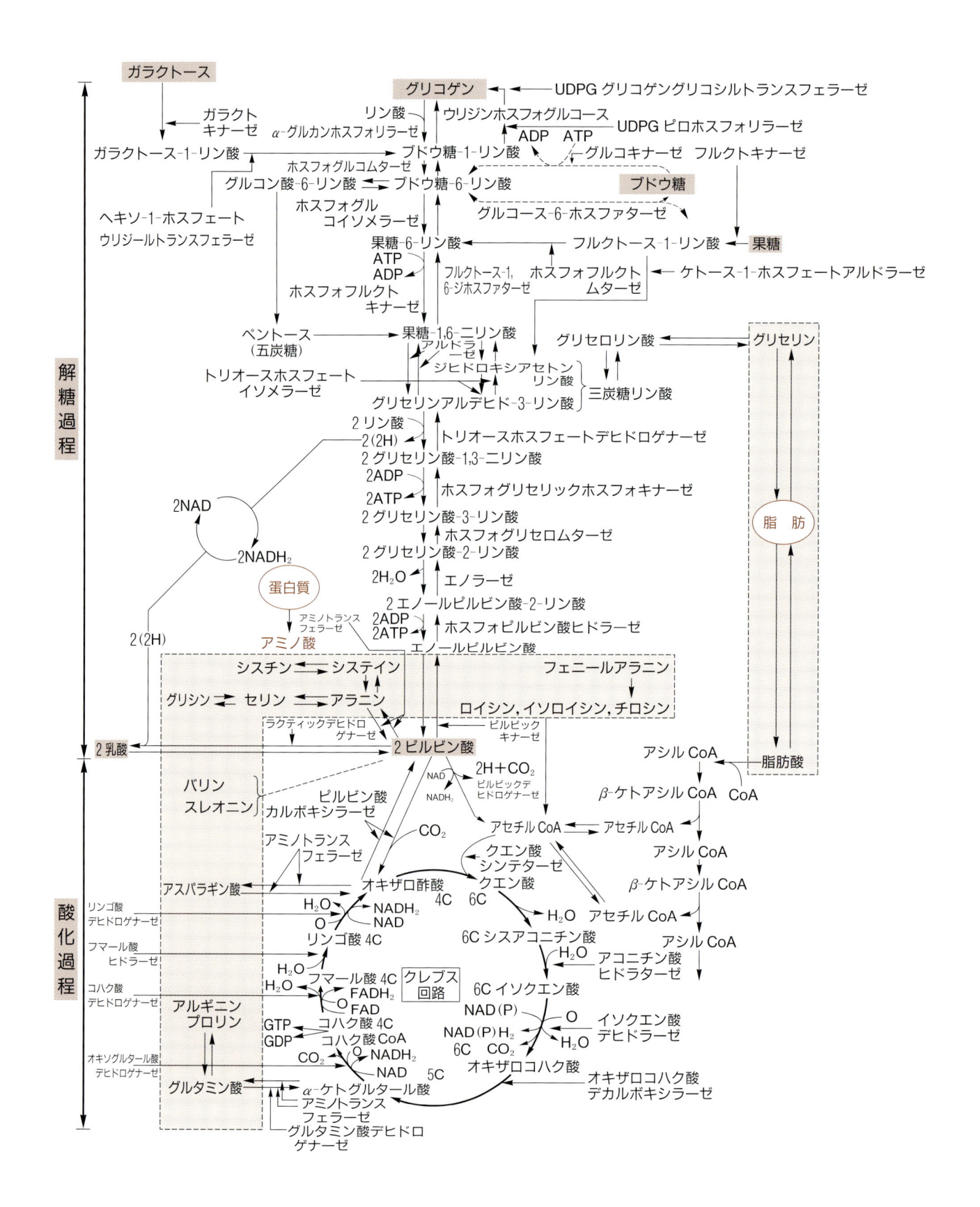

酸,ついでホスフォフルクトイソメラーゼによりブドウ糖-1-リン酸から同様にグリコゲンとなる.ガラクトースはガラクトキナーゼによってガラクトース-1-リン酸,ホスフォガラクトイソメラーゼによってブドウ糖-1-リン酸からグリコゲンに合成される.これらの六炭糖のいずれも,その主要経路はグリコゲンへの合成過程をとることになる.

c. 解糖 glycolysis

糖質が体内で燃焼してエネルギーを発生するのは,酸化作用ばかりではなく,脱水素,脱水,分子内転換など種々の作用を受け,最終的に CO_2 と H_2O に分解されるのである.仮に O_2 の供給が行われない無気的なときでも,酸化を伴わない糖質の分解反応が起こり,ピルビン酸または乳酸が生成される.これを解糖反応といい,**図120**のようにいくつもの段階を経て行われる複雑な反応で,その発見者の名をとって Embden-Myerhof の経路(EMP)とも呼ばれる.

無気的な解糖反応としては,グリコゲンが分解する場合,この過程中のグリセリン酸-1,3-二リン酸と,エノールピルビン酸二リン酸は非常にエネルギー準位が高く,この過程でおのおの2分子のADPから2分子のATPを生ずる.しかし果糖-6-リン酸から果糖1,6-二リン酸のところで1分子のATPが消費されているために,差し引き3分子のATPを生じることになる.なお,ブドウ糖からの解糖では,ブドウ糖-6-リン酸になる過程で1分子のATPを消費しているために,差し引き2分子のATPしか産生されない.この無気的な過程では,グリセリンアルデヒド-3-リン酸から2グリセリン-1,3-二リン酸の過程でNADにHを移して,いわゆる酸化が行われているが,ピルビン酸から乳酸への過程で,乳酸脱水素酵素(LDH)の作用でHが渡されるために,H原子の出入が相殺されて,酸化も還元も行われなかったと同じ結果となり,O_2 の供給を必要としない.

もし,有気的な過程としてこの解糖が行われる場合には,グリセリンアルデヒド-3-リン酸からグリセリン酸1,3-二リン酸にいく過程で生ずる $NADH_2$ が,後述の呼吸鎖に渡されて,6分子のATPを生ずることになり,グリコゲンの分解ではさらに1分子のATPが消費されないため,3+6=9分子のATPが生ずる.

d. 糖の酸化反応

体内で O_2 の供給が十分にあると,ブドウ糖やグリコゲンは有気的な解糖過程をとり,ピルビン酸からさらに酸化されて CO_2 と H_2O に分解される.この経路はその発見者の名をとってクレブス回路 Krebs cycle,あるいはその途中でクエン酸ができるためにクエン酸回路,また,3基のカルボン酸化合物であるために3カルボン酸回路 tricarboxylicacid cycle, TCA cycle などと呼ばれている.

すなわち,ピルビン酸が酸化されて CO_2 を発生し,パントテン酸を含む助酵素Aと酢酸の結合したアセチルCoA(活性酢酸)となる.これが細胞中のオキザロ酢酸と縮合してクエン酸を合成する.クエン酸は,さらにアコニット酸,イソクエン酸に変化し,ついで CO_2 を放し,再び酸化されてオキザロコハク酸から α-ケトグルタール酸となり,また,酸化されると同時に CO_2 を発生してコハク酸に変わる.コハク酸はさらに酸化されてフマール酸,リンゴ酸と変化した後,酸化を受けてオキザロ酢酸を生じる.これは初めに細胞中に存在していた酸であるから元に戻るわけで,このようにクレブス回路を1回転する間に1分子のピルビン酸が5原子の O_2 によって酸化され,3分子の CO_2 と2分子の H_2O を生じたことになる.さて,この回路では,ピルビン酸からアセチルCoA,イソクエン酸からオキザロコハク酸,さらに α-ケトグルタール酸からコハク酸になる過程,また,リンゴ酸からオキザロ酢酸になる過程の4カ所で $NADH_2$ を生じ,これらがすべて呼吸鎖に渡されて,それぞれ3分子のATP,合計12分子のATPを生じる.また,コハク酸からフマール酸の過程で $FADH_2$ を呼吸鎖に提供して2分子のATPを,α-ケトグルタール酸からコハク酸への基質準位で1分子のATP(GTP)を生ずるため,合計15分子のATPが産生される.実際には,1分子のブドウ糖が酸化するとまず有気的解糖によって2分子のピルビン酸を産生し,8分子のATPを生ずる.ついでクレブス回路による2分子のピルビン酸 $+5O_2 \rightarrow 6CO_2+4H_2O+$(30ATP)の反応が加わり,合計38分子のATPが産生されることになる.グリコゲンの分解ではATP1分子が消費されないため,39分子のATP産生となろう.さて,この回転のすべての段階も解糖反応と同様に,**図120**のようにそれぞれの酵素によって順序よく推進されている.このクレブス回路は,糖質の燃焼ばかりではなく,脂肪やアミノ酸の酸化燃焼の場合にもこの回路に合流することが明らかにされ,これを共通代謝経路 common metabolic pathway とも呼ぶようになってきている.

図121 脂質の代謝

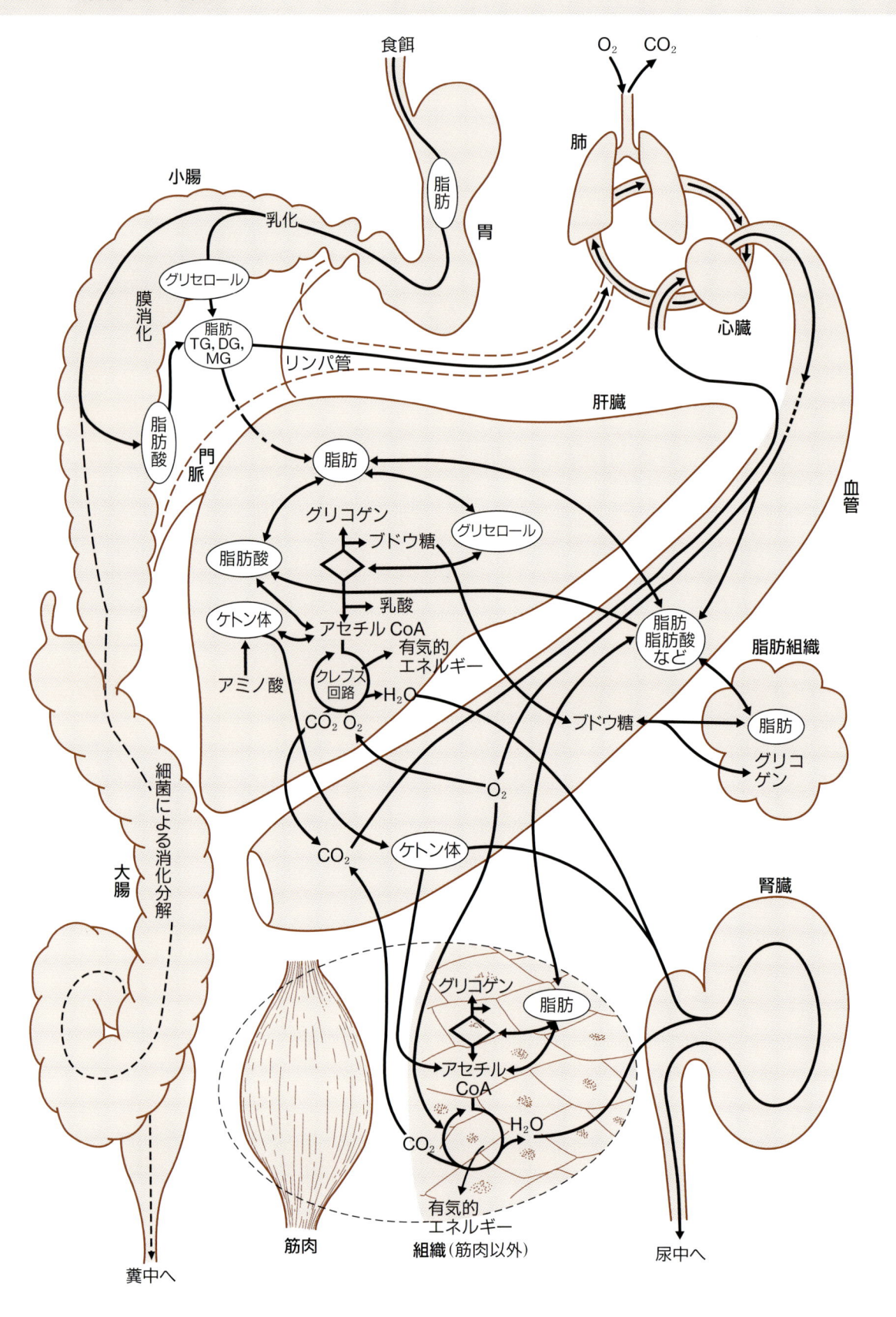

9 脂質代謝

1. 脂質代謝 lipid metabolism とは

脂質には，単純脂質と類脂肪体があり，この両者の代謝過程は多少異なっている．しかし，食物として摂取された脂質は，小腸内で脂肪酸とグリセロールに分解されて腸管壁細胞内に吸収される．その大部分は，その細胞内で再び脂肪に合成され，乳糜管を経て胸管から直接血行内に入り，身体各部で利用，蓄積されるわけである．流血中では大きさ 1μ ぐらいのカイロミクロン chylomicron と呼ばれる脂肪球をつくっている．

類脂肪体は主に構成素として利用され，単純脂質は主に熱量素として用いられる．大部分の脂肪は皮下そのほかの脂肪組織に貯えられ必要に応じて動員され利用される．

2. 体内の脂質の分布

体内の脂質は，その生理化学的な作用によって，次のように分けられる．

① 貯蔵脂肪：皮下結合織，腸間膜，筋肉間組織，臓器の周囲などに貯えられている中性脂肪で，オレイン酸，パルミチン酸，ステアリン酸などの脂肪酸を含むトリグリセリドが多い．必要に応じてエネルギー源として利用されるとともに，臓器組織を保護する役目も果たしている．

② 組織脂肪：細胞の構成成分として存在する脂質，コレステロール，リン脂質が多く，エネルギー源としての意義はほとんどない．

③ 肝臓脂質：肝臓は脂質代謝の中心で，脂肪酸，コレステロールなどを合成し，血液脂質をつくり，脂肪酸を処理し，ケトン体を生成する．成分としては中性脂肪，コレステロール，リン脂質などが多く，貯蔵脂肪と相互に脂肪を転換させ脂質代謝の調節を行っている．

3. 脂質の輸送とリポ蛋白

血液中の脂質は，普通，水に溶けない疎水性の中性脂肪などの固りが，親水基をもったリン脂質や蛋白質で覆われ，臓器組織間を移動している．それらはその密度によって，普通5型に分けられる．すなわち，その密度が 0.95 g/ml 以下のカイロミクロンから，その密度が高くなるに従い超低比重，低比重，高比重，超高比重リポ蛋白と呼ばれる．下表にその脂質組成と働きを簡単に示した．さて，消化吸収された脂質は普通，リポ蛋白の一番軽い形ともいうべきカイロミクロンとして輸送されており，血漿蛋白質の密度が 1.33 g/ml であるのに対してリポ蛋白の密度は通常 1.21 g/ml 以下である．

4. 脂肪の分解

脂肪は細胞内のリパーゼ lipase により脂肪酸とグリセロールに分解され，それぞれの代謝過程をとる．

a. グリセロールの分解

グリセロールは，ATP および Mg^{2+} の存在下で，グリセロキナーゼによってリン酸化され，α-グリセロリン酸となり，α-グリセロリン酸デヒドロゲナーゼによって酸化され

血漿リポ蛋白の分類とその働き(佐伯)

分類	比重 g/ml	分子の大きさ 直径(Å)	主な脂質成分	アポ蛋白質	働き
カイロミクロン	<0.95	750～10,000	トリグリセリド	A, B, C, E	トリグリセリドの運搬 (食餌由来のトリグリセリド) (小腸→抹梢組織)
超低比重リポ蛋白 (VLDL)	0.95～1.006	300～700	トリグリセリド	B, C, E	トリグリセリドの運搬 (内因性のトリグリセリド) (肝臓→抹梢組織)
低比重リポ蛋白 (LDL)	1.006～1.063	150～250	コレステロールエステル	B	コレステロールエステルの運搬 抹消組織でのコレステロール生合成の調節 (肝臓→末梢組織)
高比重リポ蛋白 (HDL)	1.063～1.21	75～120	リン脂質	A, C, E	リポ蛋白リパーゼ，レシチンコレステロール・アシルトランスフェラーゼ(LCAT)活性の調節(末梢組織→肝臓)
超高比重リポ蛋白 (VHDL)	>1.21	約60	リン脂質		

注) 分類には上記以外に IDL(1.006～1.019)，また HDL を HDL_2(1.063～1.125) と HDL_3(1.125～1.21) と分類する場合もある．

図122 脂肪の分解

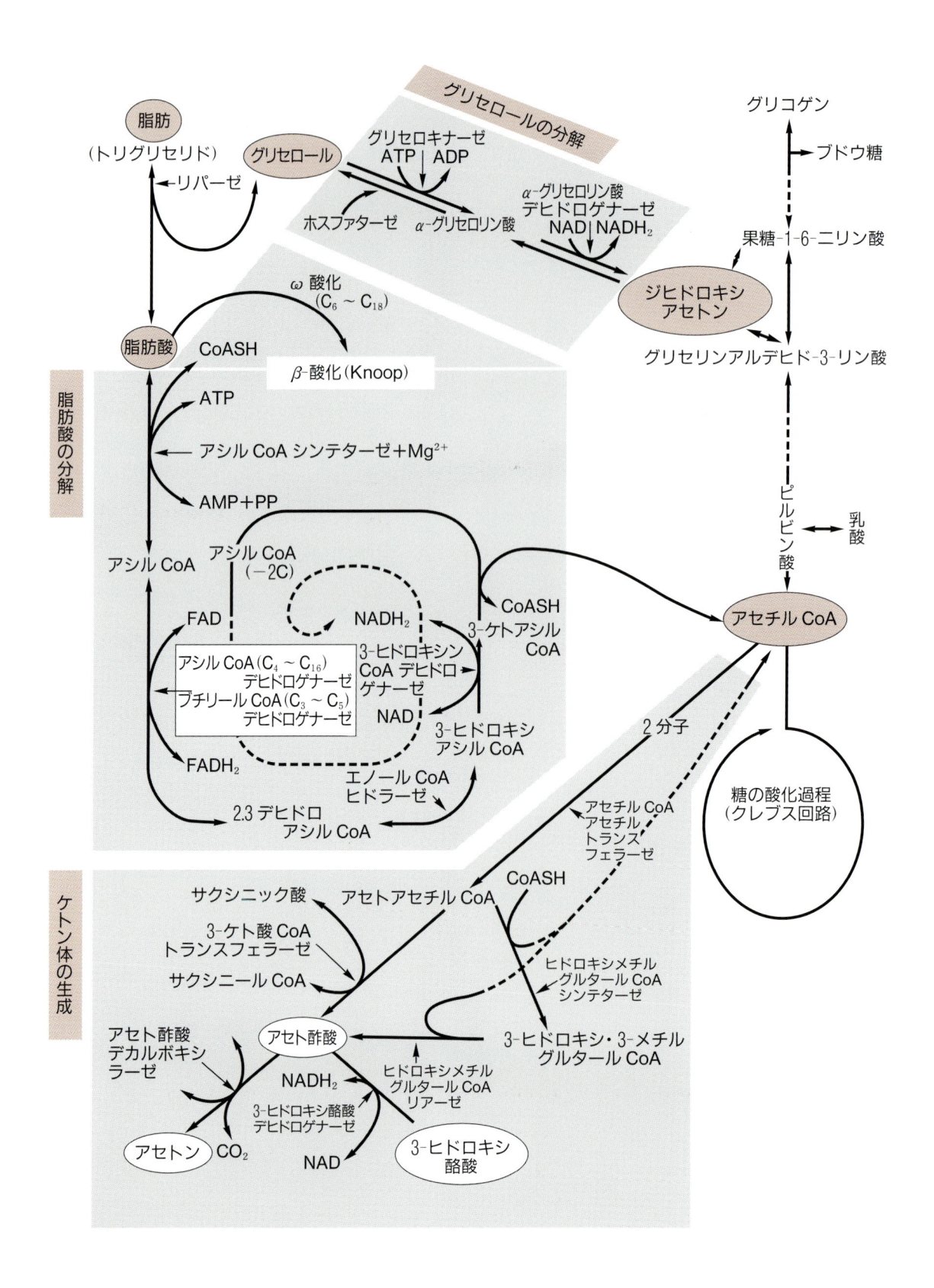

グリセロールの分解

脂肪（トリグリセリド）→[リパーゼ]→ グリセロール
グリセロール →[グリセロキナーゼ ATP/ADP]→ α-グリセロリン酸
α-グリセロリン酸 ←[ホスファターゼ]→
α-グリセロリン酸 →[α-グリセロリン酸デヒドロゲナーゼ NAD/NADH$_2$]→ ジヒドロキシアセトン

グリコーゲン ⇔ ブドウ糖 ⇔ 果糖-1-6-ニリン酸 ⇔ ジヒドロキシアセトン ⇔ グリセリンアルデヒド-3-リン酸 ⇔ ピルビン酸 ⇔ 乳酸

脂肪酸の分解

脂肪 ⇔ 脂肪酸
ω酸化（C$_6$〜C$_{18}$）

β-酸化（Knoop）

脂肪酸 + CoASH + ATP →[アシル CoA シンテターゼ + Mg^{2+}]→ AMP + PP + アシル CoA

アシル CoA（−2C）→[アシル CoA（C$_4$〜C$_{16}$）デヒドロゲナーゼ／ブチリール CoA（C$_3$〜C$_5$）デヒドロゲナーゼ]→ FAD → FADH$_2$ → 2,3 デヒドロアシル CoA →[エノール CoA ヒドラーゼ]→ 3-ヒドロキシアシル CoA →[3-ヒドロキシンCoA デヒドロゲナーゼ NAD/NADH$_2$]→ 3-ケトアシル CoA → CoASH → アセチル CoA

ケトン体の生成

サクシニック酸 / アセトアセチル CoA
→[3-ケト酸 CoA トランスフェラーゼ]→
サクシニール CoA

アセチル CoA（2分子）→[アセチル CoA アセチルトランスフェラーゼ]→ アセトアセチル CoA
+ CoASH →[ヒドロキシメチルグルタール CoA シンテターゼ]→ 3-ヒドロキシ・3-メチルグルタール CoA →[ヒドロキシメチルグルタール CoA リアーゼ]→ アセト酢酸

アセト酢酸 →[アセト酢酸デカルボキシラーゼ]→ アセトン + CO$_2$
アセト酢酸 ⇔[3-ヒドロキシ酪酸デヒドロゲナーゼ NADH$_2$/NAD]⇔ 3-ヒドロキシ酪酸

アセチル CoA → 糖の酸化過程（クレブス回路）

ジヒドロキシアセトンリン酸となり，解糖反応の系路に入って，ピルビン酸からクレブス回路へと酸化される．

b. 脂肪酸の分解

脂肪酸は，主としてその分子中のCが1つおきに酸化されるβ-酸化（Knoop）系で分解される．すなわち，脂肪酸がATPおよびMg^{2+}の存在下でCoASHと結合して脂肪酸アシルCoAとなる．これが2,3-デヒドロアシルCoA，3-ヒドロキシアシルCoAを経て3-ケトアシルCoAとなり，CoAを放して，再びCが2個少ない脂肪酸アシルCoAとなる回路が形成されるために，脂肪酸回路 fatty acid cycle（Lynen cycle）とも呼ばれている．この反応は，主として細胞のミトコンドリアで行われ，いずれもCoAのチオエステルの形で進行し，その結果，脂肪酸のCはC_{n-1}分子のアセチルCoAと，1分子のプロピオニールCoAを生成する．また，この回路を1回転し，1分子のアセチルCoAを生じるごとに1分子の$FADH_2$と$NADH_2$を生ず る．したがって，脂肪酸のβ-酸化では，$FADH_2$が呼吸鎖に渡されて生じる2分子のATP，$NADH_2$に由来する3分子のATPと，アセチルCoAがクレブス回路に入って酸化されて生ずる12分子のATP，の合計17分子のATPを産生することになる．しかし，初めのアシルCoA生成に際し，ATP1分子を消費しているので，初めのβ-酸化1回転に由来するATPは都合16 ATPである．

なお，脂肪酸の末端メチル基が酸化されてカルボン酸を生じ，ついでβ-酸化を受けるω-酸化もあるが，その意義は不明である．またα-酸化は植物にのみみられる．

c. ケトン体の生成

正常の脂肪酸代謝でも前述のβ-酸化あるいは後述の脂肪酸合成中に生成される3-ケトアシルCoA（アセトアセチル acetoacetyl CoA）がCoAを放してアセト酢酸 acetoaceticacidを産出している．また，チロジン，フェニールアラニン，ロイシンなどのアミノ酸の代謝中に生じるアセト酢酸も同様である．普通これらのアセト酢酸は，筋肉，腎臓，肝臓などで再びCoAと結合してアセトアセチルCoAとなり，2分子のアセチルCoAをつくり，クレブス回路で代謝される．

糖代謝障害や飢餓などで，このアセチルCoAの酸化が順調に行われないと，2アセチルCoA→アセトアセチルCoA→アセト酢酸の過程を経て，その増量をきたし，アセト酢酸が，CO_2を放してアセトン acetone，および$NADH_2$の存在下で，β-ヒドロキシ酪酸 β-hydroxybutyric acid などの脂肪酸不完全酸化物を生じる．

この3者を，ケトン体 keton body あるいはアセトン体 acetone body という．ケトン体が血中に増量し，体内に貯留した場合をケトーシス ketosis（ケトン症，ケトン血症）といい，ケトン体の尿中排泄がみられる．体内が酸性に傾き，アシドーシス（酸性症）を招来し，体内の代謝に障害を起こしてくる．

ケトン体は正常血液中にも微量に存在し，早朝空腹時で0.5～0.8 mg%，1日尿中に約10 mg前後の排出をみるといわれるが，通常の方法では定性的にも証明できない．

5. 脂肪の合成

トリグリセリドやリン脂質は，体内でグリセロール，脂肪酸あるいはコリン等から生成される．グリセロールは，糖質の中間代謝産物である解糖過程の三炭糖リン酸，すなわち，グリセリンアルデヒド-3-リン酸からジヒドロキシアセトンリン酸となり，還元されてα-グリセロール-3-リン酸を生じ，ついでリン酸がとれてグリセロールとなる．

一方，脂肪酸も糖質の中間代謝産物であるピルビン酸が酸化的脱炭酸によりアセチルCoAとなった段階で，CO_2が加わりATPの存在下でアセチルCoAカルボキシラーゼが作用して，マロニルCoAとなる．これに再びアセチルCoAが加わり，マロニルCoAデカルボキシラーゼによりアセトアセチルCoA，さらに$NADH_2$とアセトアセチルCoAリダクターゼの作用で3-ヒドロキシブチルCoAとなり，エノイールCoAヒドラターゼによりクロトニールCoA，$FADH_2$とブチルCoAデヒドロゲナーゼによりブチリルCoAとなる．これが再びマロニルCoAの作用で連続的に縮合し，逐次Cが2個多い脂肪酸に合成される．

この過程は，脂肪酸の分解過程であるβ-酸化の逆行と非常によく似ているが，アセチルCoAのC_2がマロニルCoAを経ていること，デヒドロゲナーゼのH_2供与体が$NADH_2$という点が異なっている．なお，β-酸化を逆行して脂肪酸の合成が行われているともいわれている．これらの反応は，細胞の可溶性分画（小胞体）で行われていると考えられている．

さて，脂肪の合成は，生成されたグリセロールが再びMg^{2+}とATPの存在下でグリセロキナーゼによりリン酸化されてグリセロール-3-リン酸となり，脂肪酸から生じた2分子の脂肪酸アシルCoAとエステル化して，ホスファチジン酸を生じ，さらにホスファターゼの働きによってジグリセリドができる．これに1分子の脂肪酸アシルCoAがつけばトリグリセリドとなるわけである．

図123 蛋白質の代謝

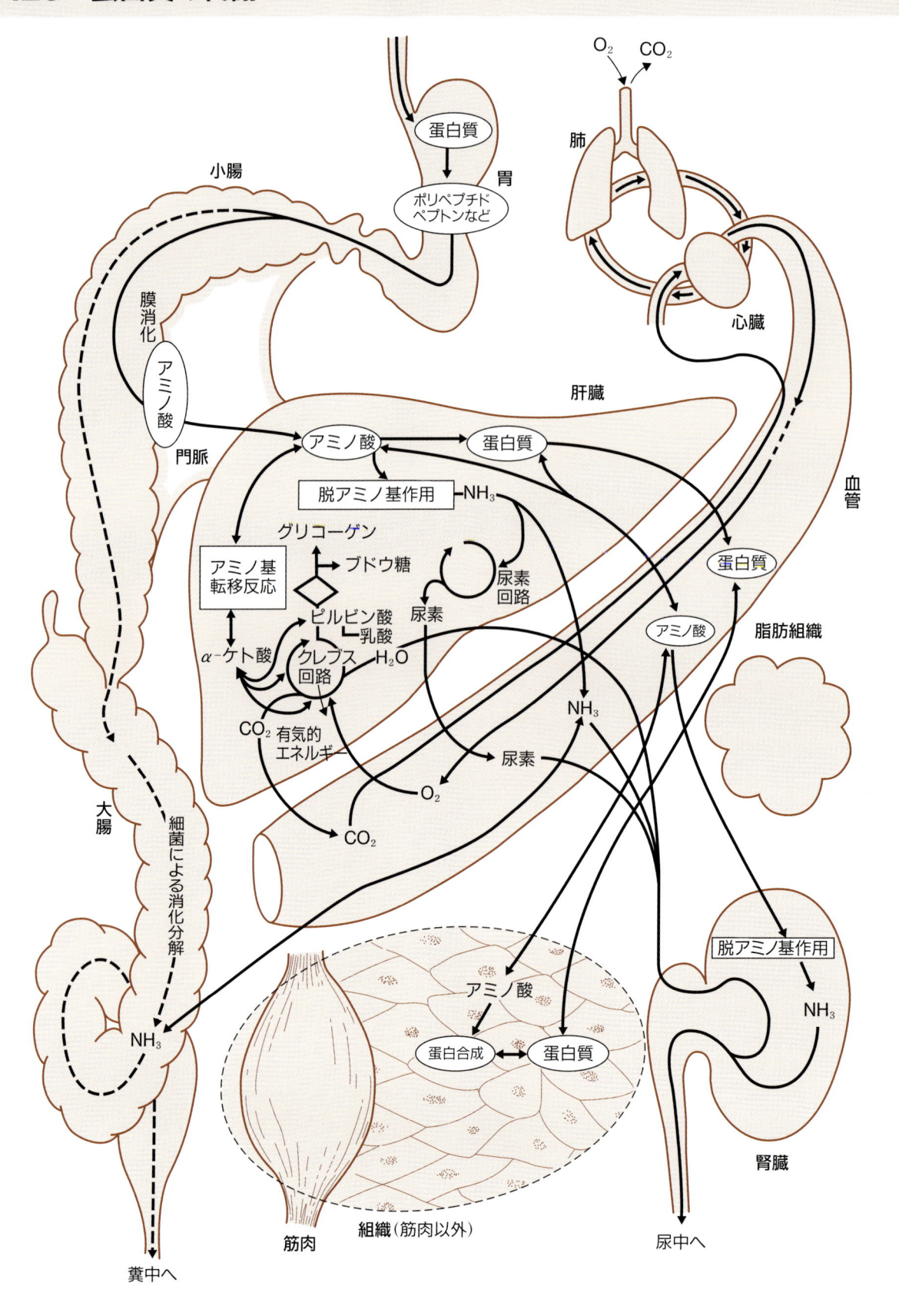

10 蛋白質の代謝

1. 蛋白質の代謝 protein metabolism とは

蛋白質は，消化管内で基本的にはアミノ酸にまで消化分解されて，腸管壁細胞内に吸収される．吸収されたアミノ酸は門脈を通って肝臓に運ばれ，ここで再び蛋白質に合成されるが，一部のアミノ酸は肝臓を通過して循環血液中に入り，身体各部の組織で必要なアミノ酸が取り込まれ，その組織細胞を構成する蛋白質として再合成される．すなわち，人体の組織は，食物としてどんな種類の蛋白質を摂っても，分解されたアミノ酸の中から自己に必要な種類のみを取り入れるのである．したがって，その材料のいかんにかかわらず，ヒトの蛋白質はヒト特有の組成をもっている．また，アミノ酸はホルモンや酵素の材料として利用される．

蛋白質の生合成には，その材料として，人体を構成するおよそ30種類のアミノ酸が全部必要で，もし，蛋白質を合成するために必要なアミノ酸が摂取されない場合には，組織蛋白質の合成が不能となり，発育が停止してしまう．しかし，必要なアミノ酸の多くのものは体内で合成することが可能であり，問題となるのは必須アミノ酸である．この意味で食物の必須アミノ酸の含有度が，蛋白質の生物学的価値（栄養価）を決める重要な因子となるのである．

2. 蛋白質の合成

蛋白質の生合成は，多くのアミノ酸が順次ペプチド結合を行い，漸次高分子のポリペプチド蛋白質に合成される．まず，個々のアミノ酸がそれぞれ特有の活性化酵素 aminoacyl-t-RNA，ARSase によって活性化され，転移リボ核酸 transfer RNA（t-RNA），soluble RNA（s-RNA）によって，蛋白とリボ核酸 ribonucleic acid（RNA）からできているリボソーム ribosome 上に運ばれる．このリボソーム上のリボソーム・リボ核酸 ribosome RNA（r-RNA）のところで活性アミノ酸のアミノ基末端の部から順次アミノ酸の結合が行われていくのである．この場合，そのアミノ酸配列順序を規定しているのがメッセンジャー・リボ核酸 messenger RNA（m-RNA）である．m-RNA は，デオキシリボ核酸 deoxyribonucleic acid（DNA）と，ATP，CTP，GTP，UTP などの核酸関連物質を基質として，リボ核酸ポリメラーゼ RNA polymerase の作用によってつくられ，DNA から蛋白質のアミノ酸配列順序を規定する鋳型 template を写しとする．すなわち，活性アミノ酸と t-RNA がリボソームの r-RNA 上で，GTP の存在の下に m-RNA の指示に従って順次アミノ基末端から結合することになる．

$$R_1-\overset{H}{\underset{NH_2}{C}}-CO-O-t\text{-}RNA + R_2-\overset{H}{\underset{NH_2}{C}}-CO-O-t\text{-}RNA_2$$
$$\xrightarrow{GTP}$$
$$R_1-\overset{H}{\underset{NH_2}{C}}-CO-NH-\overset{R_2}{\underset{H}{C}}-CO-O-t\text{-}RNA_2 + t\text{-}RNA_1$$

このようにして順次アミノ酸を結合し，高分子のポリペプチドとなり，さらに折りたたまれて蛋白質の生合成が行われていくものと考えられているが，その詳細については，現在なお研究段階である．

3. 蛋白質の分解

体内で利用され，種々の機能を果たした蛋白質は，脾臓，肝臓，腎臓などに多く含まれる蛋白分解酵素の作用を受けて，ペプチド結合が切れ，種々のアミノ酸に分解される．分解されたアミノ酸の一部のものは再び一般的な蛋白質に再合成され，いわゆる予備蛋白 reserve protein として細胞内外に貯蔵される．血漿蛋白質もその1つといえよう．体内で利用されないアミノ酸や，過剰のアミノ酸は，代謝され分解されるが，その過程はアミノ酸の構造によって異なっている．

さて，アミノ酸が分解された場合問題となるところは，体内の蛋白性物質のみがもっているアミノ基あるいはNの処理である．普通，アミノ基は後述のようにアミノ基転移反応によって新しいアミノ酸を生成するか，あるいは酸化的脱アミノ基作用，尿素回路を経てNを尿中に排泄することになる．アミノ基以外のアミノ酸構成成分は，共通代謝経路に入って代謝される．

ロイシン，イソロイシン，フェニールアラニン，チロジンなど特殊なアミノ酸の残基はアセト酢酸となり，アセチル CoA に合成される．また，メチオニンやコリンはメチル基を提供して種々物質の合成に，アルギニン，グリシン，メチオニンはクレアチンの生成に重要な働きをしている．

a. アミノ基転移反応 transamination

アミノ基転移反応はアミノ酸が体内で分解され，また，合成される重要なしくみの1つで，α-アミノ酸のアミノ基

図124 蛋白質の分解

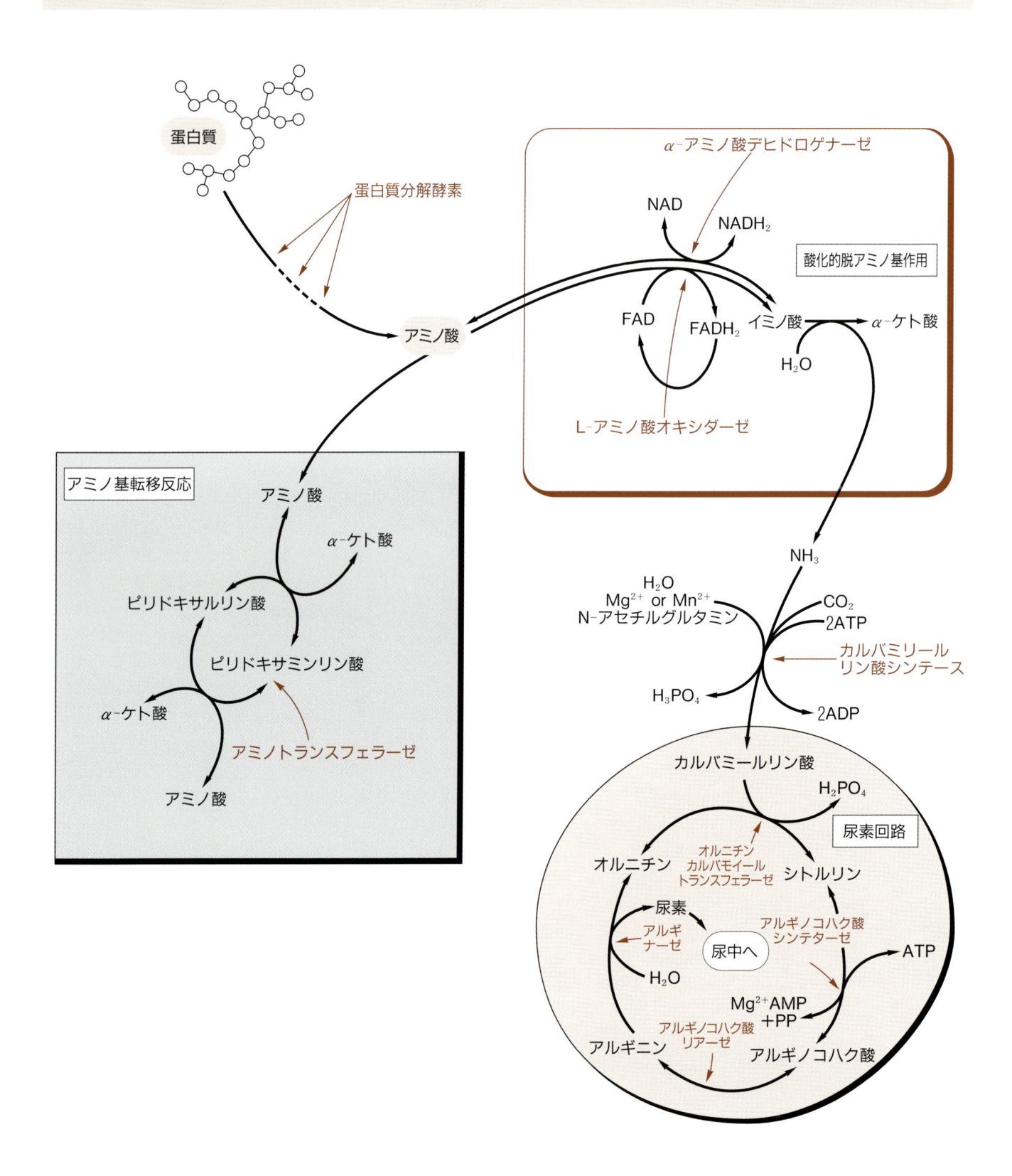

を α-ケト酸に移して新しいアミノ酸をつくり，自身は新しい α-ケト酸となる反応である．この反応を触媒する酵素をアミノ基転移酵素 aminotransferase, transaminase という．その代表的なものは，グルタミン酸とピルビン酸とを仲介して α-ケトグルタール酸とアラニンを生ずるグルタメート・ピルベート・トランスアミナーゼ glutamate pyruvate transaminase（GPT）と，グルタミン酸とオキザロ酢酸を仲介して α-ケトグルタール酸とアスパラギン酸を生ずるグルタメート・オキザロアセテート・トランスアミナーゼ glutamate oxaloacetate transaminase（GOT）である．

なお GOT，GPT は最近はそれぞれ ALT（alanine aminotransferase），AST（aspartate aminotransferase）とよばれることが多い．

さて，このアミノ基転移反応に関係する α-ケト酸はいずれも糖代謝の重要中間代謝産物であり，この反応は一面，蛋白代謝と糖代謝を結び付けているものといえよう．

b. 酸化的脱アミノ基作用 oxidative deamination

酸化的脱アミノ基作用とは，L-アミノ酸が L-アミノ酸酸化酵素 L-amino acid oxidase，あるいは L-アミノ酸脱水酵素 L-amino acid dehydrogenase の作用によって，イミノ酸となりアミノ基に由来した N をアンモニアに合成し，それ自身は α-ケト酸となる反応である．生成された α-ケト酸は糖代謝経路を経て代謝され，アンモニアは肝臓でそのほとんどが尿素回路に入り，尿素に生成されて尿中に排泄される．

そのほか，一部のアンモニアは酸アミド形成 amidation によって主にグルタミン酸およびアスパラギン酸を生ずる．また，α-ケト酸のアミノ化 amination に用いられる場合もある．

c. アミノ酸の脱炭酸 decarboxylation

アミノ酸の脱炭酸とはアミノ酸が，主としてピリドキサールリン酸 pyridoxal phosphate（PALP）を助酵素とする脱炭酸酵素 decarboxylase によって CO_2 を分離し，1級アミンを生じる反応である．ドーパミン（DOPA）からアドレナリン，ヒスチジンからヒスタミン，5-ヒドロキシトリプトファンからセロトニンなど多くの生理作用を発揮する物質の産生に関係しており，これらを総称して生物学的活性アミン biologenicamine と呼んでいる．

d. 尿素回路 urea cycle，オルニチン回路 ornithine cycle

尿素回路は酸化的脱アミノ基作用によって生じたアンモニアが，肝臓内で2分子の ATP の存在下にカルバミールリン酸となり，オルニチンと結合してリン酸を放し，シトルリンとなる．シトルリンは1分子の ATP の存在下でアルギノコハク酸からアルギニンとなり，特殊なアルギナーゼ arginase の作用によって尿素を生成するとともにオルニチンに帰る回路を形成する．これを尿素回路あるいはオルニチン回路という．さて，生成された尿素は腎臓を経て尿中に排泄されるが，尿中の N 化合物の約 82〜88％ は尿素である．この1分子の尿素を生成するためには合計3分子の ATP が必要である．

なお，アルギノコハク酸はクレブス回路の中間代謝物質であるフマール酸への転換が可能で，リンゴ酸，オキザロ酢酸と変化し，アミノ基転移によってアスパラギン酸となり，再びアルギノコハク酸へ転移することもできる．このことは糖代謝の酸化過程であるクレブス回路とも密接に関連していることを示唆している．

e. 特殊なアミノ酸の体内における変化

(1) 糖質に変化するもの（抗ケトン体性アミノ酸）：アラニン，グリココール，セリン，シスチン，アスパラギン酸，グルタミン酸，プロリン，アルギニンなど．

(2) 脂肪に変化するもの（ケトン体産生性アミノ酸）：ロイシン，チロジン，フェニールアラニンなど．

(3) 体内で合成されるアミノ酸：アラニン，アスパラギン酸など．

(4) 体内で合成できないアミノ酸：必須アミノ酸．

(5) その分解過程で特殊な物質をつくるアミノ酸：フェニールアラニン，チロジン（アドレナリン，サイロキシン，メラニンなどの生成に関係する）．トリプトファン（メラニン，ナイアシン，キヌレイン，キサントレン酸などの生成に関係する）．メチオニン（体内でメチル基を転移させる）．シスチン，システイン（グルタチオンとして体内の酸化還元に重要である）．グルタミン酸（ほかのアミノ酸の代謝と関係する）．

図125 エネルギーの産生

共通代謝経路によるATPの産生

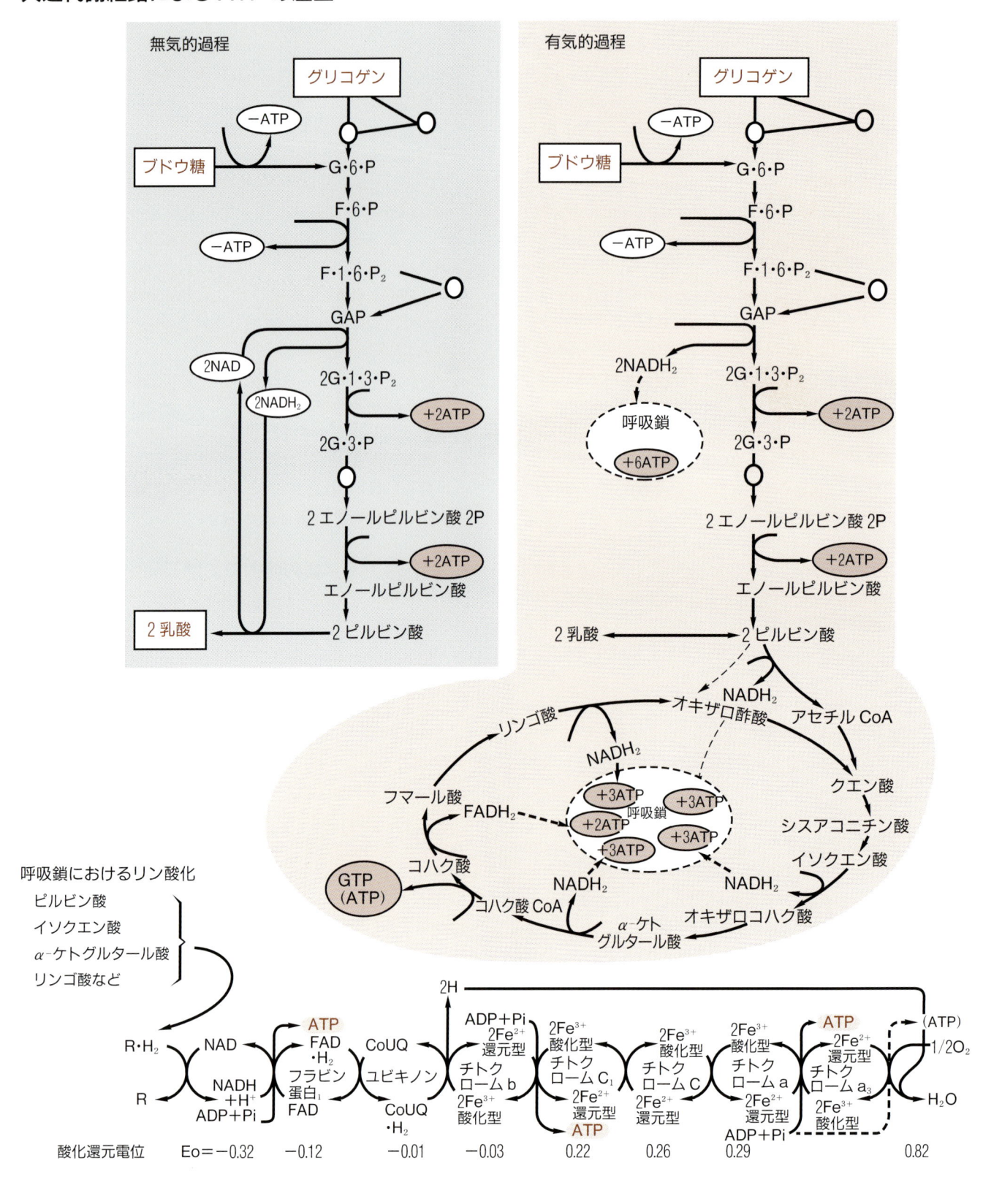

11 エネルギー代謝

1. エネルギーの産生

　私たちは，摂取した栄養素を消化吸収して体内に取り入れ，代謝によってこれを利用し，主として酸化反応によって生命維持や日常生活に必要なエネルギーを得ている．この過程を生体酸化 biological oxidation という．このエネルギーの大半は熱のエネルギーとして体温を一定に保つために使われ，一部は化学的エネルギーとなり，必要に応じて力学的エネルギーとして筋運動や，電気的エネルギーとして神経の伝導などに利用されている．

a. 無気的過程による ATP の産生

　前述のように，細胞内でブドウ糖1分子が解糖系を経て代謝される場合，まず，ブドウ糖-6-リン酸になる過程で1分子の ATP が，さらに果糖-6-リン酸から果糖-1,6-二リン酸になる場合，1分子の ATP が ADP に変換される．しかし，2グリセリン酸1,3-二リン酸からグリセリン酸-3-リン酸になる過程およびエノールピルビン酸-2-リン酸からエノールピルビン酸になる過程で，おのおの2分子の ATP が生成される．すなわち，1分子のブドウ糖から差し引き2分子の ATP を生じ，2分子の乳酸に分解されることになる．なお2グリセリンアルデヒド-3-リン酸から2グリセリン-1,3-二リン酸になる過程で酸化が行われ NAD → $NADH_2$ を生じているが，無気的な場合にはピルビン酸→乳酸の過程で還元が行われているために相殺され，結果的に O_2 の供給がなくてもこの過程が進行し乳酸の蓄積が行われることになる．グリコゲンが分解される場合には，1分子の ATP 消費が節約され3分子の ATP が生成される．

b. 有気的過程による ATP の産生

　有気的過程でも，ブドウ糖，グリコゲンの酸化は，初め無気的過程と同じ解糖系を経るが，この場合，2グリセリンアルデヒド-3-リン酸の分解で生じた $NADH_2$ が，後述の呼吸鎖に送られリン酸化が行われ6 ATP が生成される．すなわち，ブドウ糖の分解では，合計8 ATP，グリコゲンの分解では合計9 ATP が発生することになる．さらにアセチル CoA を経てクレブス回路に入る場合には，ピルビン酸→アセチル CoA の過程，イソクエン酸→オキザロコハク酸，α-ケトグルタール酸→コハク酸 CoA の過程，およびリンゴ酸→オキザロ酢酸の過程の4カ所で生成された $NADH_2$ が，呼吸鎖に送られそれぞれ3 ATP を生成する．またコハク酸→フマール酸の過程で生成される $FADH_2$ によって2分子の ATP を，さらにコハク酸 CoA →コハク酸の過程で1分子の GTP（ATP）を生ずる．したがって，1分子のピルビン酸が酸化されると呼吸鎖で14 ATP，基質準位で1 ATP，合計15 ATP を発生する．なお，1分子のブドウ糖が分解すると2分子のピルビン酸を生じるから，解糖系で8 ATP，クレブス回路で30 ATP，合計38 ATP が生成されることになる．グリコゲンの分解では，さらに1 ATP が加算される．

c. 酸化的リン酸化 oxidative phosphorylation

　生体内で行われる代謝過程において，酸化還元反応に共役して，無機リン酸のエステル化反応が起こり，有機リン酸エステル結合が生ずる．すなわち，高エネルギーリン酸結合によって ATP が生成されるわけである．
　広義の酸化的リン酸化には次の2つの場合がある．
　(1) 基質準位リン酸化 substrate level phosphorylation：基質準位リン酸化とは，生体内の中間代謝産物が酸化還元される際に，H あるいは電子を直接他の代謝産物あるいは酵素に渡して生じる高エネルギーリン酸結合で，これによって1分子の ATP が産生される．
　(2) 呼吸鎖リン酸化 respiratory chain phosphorylation：呼吸鎖リン酸化とは，生体内中間代謝産物の酸化還元反応によって生じた H，あるいは電子が次々と電子伝達系の間をあたかも鎖のように酸化還元を繰り返しながら移動して，最終的には O_2 を還元し，H_2O になる過程の途中行われるリン酸化，すなわち ADP から ATP を産生する反応である．図125下のように H がフラビン蛋白$_1$→ユビキノンと渡され，ついでその電子のみがチトクローム b → C_1 → c → a → a_3 と運ばれ，1/2 O_2 を還元して，先に放出した2 H^+ とともに H_2O を生成する．この ATP の産生は，酸化還元電位差が十分にあるときにのみ行われると考えられており，NAD → FAD，チトクローム b → C_1 およびチトローム a あるいは a_3 → O_2 の過程が推定されている．したがって，$NADH_2$ による場合には3分子の ATP を，$FADH_2$ による場合には2分子の ATP を発生する．この呼吸鎖の反応は，主としてミトコンドリアのクリステ cristae で行われる．

2. エネルギー代謝 energy metabolism とは

　私たちは，飲食物中の種々の栄養素を摂取し，一方呼吸によって得られた O_2 によって，これらの栄養素を酸化し，

図126 エネルギー代謝

直接法(Atwater-Benedict 呼吸熱量計)

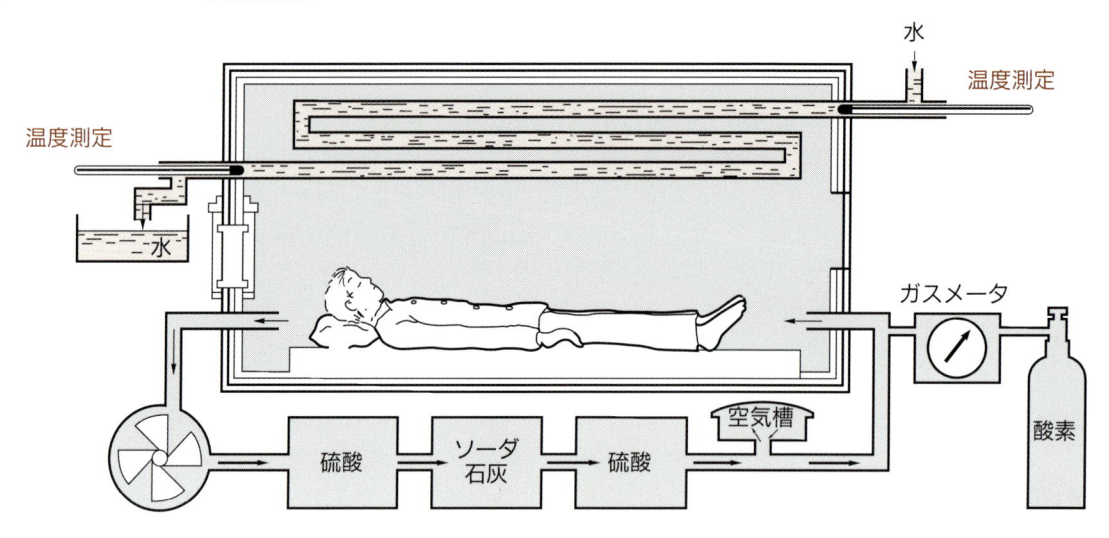

間接法(Benedict 呼吸計)

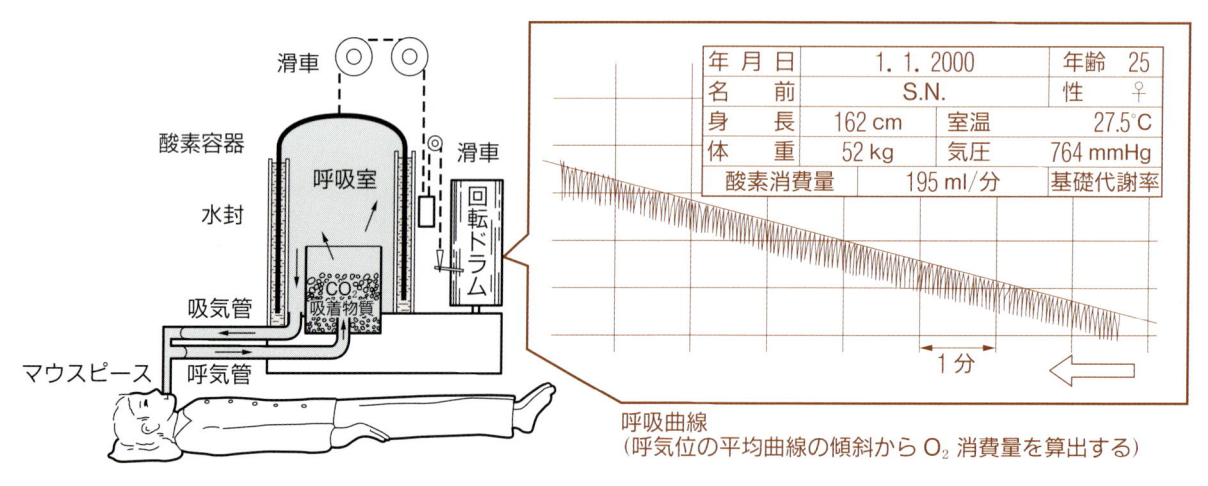

呼吸曲線
(呼気位の平均曲線の傾斜から O_2 消費量を算出する)

年月日	1. 1. 2000	年齢	25
名前	S.N.	性	♀
身長	162 cm	室温	27.5℃
体重	52 kg	気圧	764 mmHg
酸素消費量	195 ml/分	基礎代謝率	

年齢, 性別基礎代謝

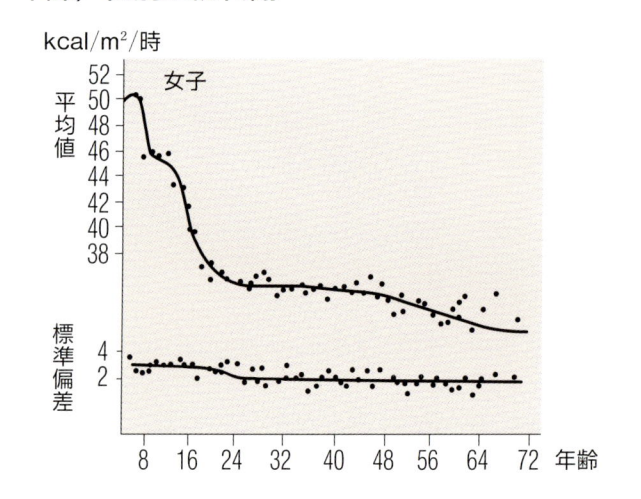

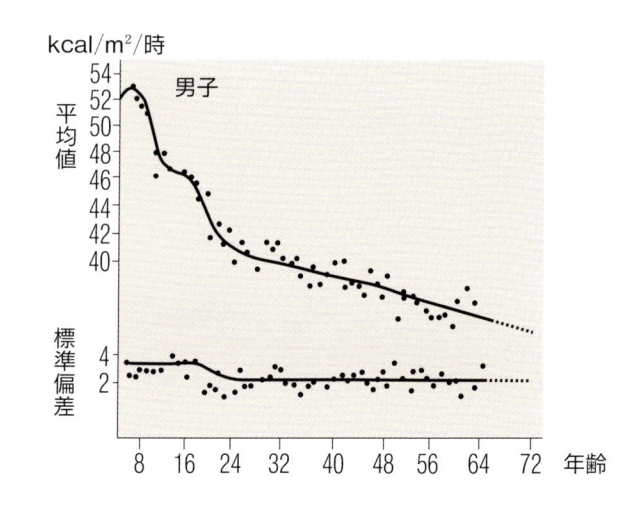

発生するエネルギーを生活に利用している．このエネルギーは，熱，仕事，貯蔵の3つに分けられるが，これを体内代謝の面からエネルギーの出納として観察することをエネルギー代謝という．3大栄養素を試験管内で燃焼すると，1g当たり糖質は平均4.1 kcal，脂質は平均9.3 kcal，蛋白質はNの量を引いて平均4.1 kcalの熱量を発生する．これをルブナー Rubner の係数という．しかし生体内では，食物の種類によって消化吸収率が異なっているため糖質，脂質，蛋白質の1g当たりkcalを4:9:4としたアトウォーター Atwater 係数が，一般の熱量計算に用いられる．

3. 食物の熱量計算

食物のもっている全カロリーを測定するには，ボンブカロリメーター bombcalorimeter に入れて燃焼させ，発生する熱量を直接測定することができる．しかし，生理的な生体内燃焼とは異なるので，実際にはその食物中の3大栄養素の量を測定し，アトウォーター係数を乗じて算出している．

4. 人体代謝量の測定

a. 直接法 direct calorimetry

被検者を断熱した小密室に入れ，図126上のようにそこを循環する水温の変化から一定時間に発生する熱量を測定する．

b. 間接法 indirect calorimetry

生体内の酸化によって生じたエネルギー量は，それに要したO_2，その結果産生されるCO_2および蛋白質の異化によって生ずるN量を測定すれば計算できるはずである．すなわち，一定時間内に消費したO_2量と，発生したCO_2および尿中に排泄されたN量から，体内で燃焼された栄養素の分量比を計算し，発生した熱量を知ろうとする方法である．仮に，ブドウ糖の酸化では，1モルのブドウ糖（180 g）が6モルのO_2（32×6=192 g）と化合する．アボガドロ Avogadro の原理で，1モルの気体は22.4 l（0℃，760 mmHg）の容積を占めるから1gのブドウ糖を酸化するには0.75 l（134.4/180）のO_2を必要とする．一方，1gのブドウ糖の燃焼によって得られる熱量は4.1 kcalなので，1 lのO_2でブドウ糖を酸化すると5.47 kcal（4.1/0.75）の熱量が産生されることになる．同様に脂肪，蛋白質では表で示したとおりになる．

3大栄養素から得られる熱量と酸素消費量

	糖質	脂肪	蛋白質
1gを酸化するのに必要なO_2量（l）	0.75	2.03	0.95
1gを酸化した場合に発生するCO_2量（l）	0.75	1.43	0.76
呼吸商（RQ）	1.00	0.71	0.80
1gを酸化した場合に生産される熱量（kcal）	4.10	9.30	4.10
1 lのO_2を消費して得られる熱量（kcal）	5.47	4.58	4.31

しかし，O_2消費量が伴っても，栄養素の種類によって発生する熱量が異なるので，体内で何が酸化されているかを知る必要がある．その手掛かりとなるのが呼吸商である．

c. 呼吸商 respiratory quotient（RQ）

RQとは，単位時間内に排出されるCO_2と消費されたO_2の比（CO_2/O_2）である．糖質，脂肪，および蛋白質のNを含まない部分が体内で酸化するために必要なO_2量と，分解されて発生するCO_2量は，各栄養素によって決まっている．すなわち，糖質ではO_2消費量とCO_2産生量が等モル（等容積）のためRQは1，脂肪は平均0.71，蛋白質は平均0.80である．もし，体内で糖質と脂質のみが燃焼したと仮定すれば，RQは0.71～1.0の間となり，測定したRQから体内で代謝された両成分の割合を知ることができる．しかし実際には蛋白質も燃焼しているために，それに要したO_2消費量とCO_2産生量を算出する必要がある．蛋白質が燃焼すれば，そのN分はすべて尿中に排泄される．したがって，尿中N排泄量に蛋白質のN含有量（約16%）の比であるN係数6.25（100/16）を乗ずれば，蛋白質の燃焼量を知ることができる．また，表のように，蛋白質1gの燃焼に必要なO_2量は0.95 l，CO_2産生量は0.76 lなので，N 1gを含む蛋白質6.25gを燃焼するに必要なO_2は5.94 l（0.95×6.25），CO_2は4.75 l（0.76×6.25）産生されることになる．したがって，全CO_2産生量とO_2消費量から，この蛋白質の燃焼に要した量を差し引けば，糖質と脂肪のみのRQを算出することができる．これを非蛋白呼吸商 nonprotein RQ という．

$$非蛋白呼吸商 = \frac{全CO_2産生量 - 尿中N量 \times 4.75}{全消費O_2量 - 尿中N量 \times 5.94}$$

これによって按分比例による糖質と脂肪の量を求めることができる．この糖質量，脂肪量および上述の蛋白質量にそれぞれ1g当たりのkcalを乗ずれば全代謝量を算出できる．通常，日本人の混合食によるRQは0.82～0.84である．

図127　基礎代謝

生活活動強度の区分(目安)

生活活動強度と指数(基礎代謝量の倍数)	日常生活活動の例		日常生活の内容
	生活動作	時間	
I (低い) 1.3	安静 立つ 歩く 速歩 筋運動	12 11 1 0 0	散歩，買物など比較的ゆっくりした1時間程度の歩行のほか，大部分は座位での読書，勉強，談話，また座位や横になってのテレビ，音楽鑑賞などをしている場合
II (やや低い) 1.5	安静 立つ 歩く 速歩 筋運動	10 9 5 0 0	通勤，仕事などで2時間程度の歩行や乗車，接客，家事等立位での業務が比較的多いほか，大部分は座位での事務，談話などをしている場合
III (適度) 1.7	安静 立つ 歩く 速歩 筋運動	9 8 6 1 0	生活活動強度II(やや低い)の者が1日1時間程度は速歩やサイクリングなど比較的強い身体活動を行っている場合や，大部分は立位での作業であるが1時間程度は農作業，漁業などの比較的強い作業に従事している場合
IV (高い) 1.9	安静 立つ 歩く 速歩 筋運動	9 8 5 1 1	1日のうち1時間程度は激しいトレーニングや木材の運搬，農繁期の農耕作業などのような強い作業に従事している場合

注) 1. 生活活動強度II(やや低い)は，現在，国民の大部分が該当するものである．生活活動強度III(適度)は，国民が健康人として望ましいエネルギー消費をして，活発な生活行動をしている場合であり，国民の望ましい目標とするものである．
2. 「生活動作」の「立つ」「歩く」等は付表1のとおり，必ずしも「立つ」「歩く」のみを指すのでなく，これと同等の生活動作を含む概念である．
3. 「時間」は1時間を単位としているので，20～30分前後のものは「0」としての表示になっているが，例えばIII(適度)での筋運動は全く行わないということではない．

性・年齢階層別基礎代謝基準値と基礎代謝量

年齢(歳)	男		女	
	基礎代謝基準値(kcal/kg/日)	基礎代謝量(kcal/日)	基礎代謝基準値(kcal/kg/日)	基礎代謝量(kcal/日)
1～2	61.0	710	59.7	660
3～5	54.8	890	52.2	850
6～7	44.3	980	41.9	920
8～9	40.8	1,120	38.3	1,040
10～11	37.4	1,330	34.8	1,200
12～14	31.0	1,490	29.6	1,360
15～17	27.0	1,580	25.3	1,280
18～29	24.0	1,510	22.1	1,120
30～49	22.3	1,530	21.7	1,150
50～69	21.5	1,400	20.7	1,110
70以上	21.5	1,280	20.7	1,010

安静にしている人の献立例

食物	カロリーの%	摂取量		吸収量		SDA	
		g	kcal	g	kcal	%	kcal
蛋白質	15	74	304	68	280	30	84
脂肪	25	54	506	50	466	4	19
糖質	60	297	1,220	274	1,124	6	67
			2,030		1,870		170
					170		
					1,700		

年齢区分別推定エネルギー必要量(kcal/日)

性別	男性			女性		
身体活動レベル	I	II	III	I	II	III
6～7(歳)	1,350	1,550	1,700	1,250	1,450	1,650
8～9(歳)	1,600	1,800	2,050	1,500	1,700	1,900
10～11(歳)	1,950	2,250	2,500	1,750	2,000	2,250
12～14(歳)	2,200	2,500	2,750	2,000	2,250	2,550
15～17(歳)	2,450	2,750	3,100	2,000	2,250	2,500
18～29(歳)	2,250	2,650	3,000	1,700	1,950	2,250
30～49(歳)	2,300	2,650	3,050	1,750	2,000	2,300
50～69(歳)	2,100	2,450	2,800	1,650	1,950	2,200
70以上(歳)	1,850	2,200	2,500	1,450	1,700	2,000
妊婦(付加量)　初期				+50	+50	+50
中期				+250	+250	+250
末期				+450	+450	+450
授乳婦(付加量)				+350	+350	+350

成人では，推定エネルギー必要量＝基礎代謝量(kcal/日)×身体活動レベルとして算定した．18～69歳では，身体活動レベルはそれぞれI＝1.50，II＝1.75，III＝2.00としたが，70歳以上では，それぞれI＝1.45，II＝1.70，III＝1.95とした．上段の生活活動強度の区分とは異ることに注意．

5. 基礎代謝 basal metabolism（BM）

BMとは，目ざめている状態で生命を維持するために必要な最小限のエネルギー代謝をいう．すなわち，心臓の拍動，呼吸運動，体温の維持，腎臓の働き，筋の緊張維持などに必要な代謝で，60kgのヒトで1日約1,300～1,600kcalぐらいである．なお，睡眠時には一般に6～10％低下する．これは睡眠代謝としてBMとは区別している．

6. 体表面積 body surface area

BMは，風土，人種，性別，年齢，体格に応じて変化し，日常生活の条件，労働，食物の質と量などによっても異なっているが，同性，同年齢ならば，体表面積に比例することが知られている．しかし，体表面積を実際に測定することはなかなか難しく，間接的な推定値による方法が一般に用いられている．現在，多く用いられている方法は身長（H）と体重（W）から体表面積（A）を測定する方法で，ドウ・ボアは，$A = W^{0.425} \times H^{0.725} \times 71.84$，高比良は $A = W^{0.425} \times H^{0.725} \times 72.46$，西は $A = 0.1263 \times W + 55.23 \times H - 36.76$ なる式を考案している．現在一般に昭和44年栄養審議会答申によって，年齢を考慮した藤本らの式が採用されている．

$$0 歳 \quad A = W^{0.473} \times H^{0.655} \times 95.68$$
$$1\sim 5 歳 \quad A = W^{0.423} \times H^{0.362} \times 381.89$$
$$6 歳以上 \quad A = W^{0.444} \times H^{0.663} \times 88.83$$
$$A : cm^2, \quad H : cm, \quad W : kg$$

7. 基礎代謝基準値

近年，体表面積と体重との相関をとり，算定しやすい体重当たりで基礎代謝，活動代謝を評価するようになってきている．

平成11年公衆衛生審議会答申による日本人の年齢別，性別基礎代謝基準値などを示すと**図127上**のごとくである．

8. 基礎代謝率 basal metabolic rate（BMR）

BMRは実際に測定したBMの量が，そのヒトの基準値と比較してどのくらいの相違があるかを，種々の条件で比較する場合に用いられる．すなわち，実測値（X）と基準値（Y）との差が基準値の何％に当たるかを計算するもので，

$$BMR = \frac{X - Y}{Y} \times 100 = x\%$$

±10％を正常範囲としている．

9. 基礎代謝率を左右する因子

（1）からだの大きさ，形：からだの小さい人のほうが基礎代謝が高く，同じ体重の人では，細く背の高い人のほうが体表面積が大きいために肥った背の低い人より高い．

（2）からだの組成：男子は女子より約6～10％ぐらい高い．また，同年齢同体重でも細胞の活性度が異なるために，運動家は非運動家よりも，筋骨型の人は脂肪肥りの人よりも高い．

（3）年齢：2～3歳で最高，成人すると漸次減少する．

（4）ホルモンの影響：甲状腺ホルモン，下垂体前葉ホルモン，副腎皮質ホルモン（コルチゾルなど），副腎髄質ホルモンなどの分泌過剰は基礎代謝を亢進させる．ことにサイロキシンの過剰によるバセドウ病（グレーブス病）は，全身の細胞の酸化が促進されるために著明な増加をみることが多い．またサイロキシンの分泌低下（粘液水腫，クレチン病）では基礎代謝が減少する．女子では，性ホルモン（ことにプロゲステロン）の影響により，排卵後体温が上昇し，月経前5日ぐらいが最高となり，月経後低くなり8日目ぐらいが最低で，約6％ぐらいの増減がみられる．また，精神的な緊張，感情の変化などによって，交感神経緊張状態，アドレナリンの分泌が起これば当然，代謝が亢進する．

（5）体温の上昇，発熱：体温の上昇は，体内の代謝を促進させ，基礎代謝も増加する．

（6）栄養状態：栄養失調，低栄養では低下し，動物性食品，ことに蛋白質を多食すると高くなる．

（7）妊娠：妊娠の後半，胎児の成長，体重の増加に従って10～25％の増加を認める．

（8）気候：寒い地方に住む人は一般に高く，熱帯に住む人は低い．季節的には冬高く，夏に低い．また，紫外線の照射は基礎代謝を高めるといわれている．

10. 食物の特異動的作用 specific dynamic action（SDA）

食餌，ことに動物性食品を多食する人は，食後安静にしていても代謝量が増加する．この増加は3大栄養素によって特異的に異なり，蛋白質が最も多く20～40％増に，糖質6～9％増，脂質5～14％増といわれている．この作用を栄養素のSDAといい，その本態はまだ明らかにされて

図128 運動と代謝(1)

日常生活活動と運動の強度の目安

日常生活活動と運動の種類		生活活動と運動の強度 エネルギー代謝率(RMR)	エネルギー消費量(kcal/kg/分)(Ea)	
			男	女
非常に弱い運動	睡眠	基礎代謝の90%	0.017	0.016
	休息・談話(座位)	0.2	0.023	0.022
	食事	0.4	0.027	0.025
	身の回り(身仕度,洗面,便所)	0.5	0.029	0.027
	机上事務(記帳,算盤,ワープロ,OA機器の使用)	0.6	0.030	0.029
弱い運動	乗物(電車,バス,立位)	1.0	0.038	0.035
	ゆっくりした歩行(買物,散歩)	1.5	0.046	0.043
	洗濯 電気洗濯機	1.2	0.041	0.038
	干す,とりこむ	2.2	0.059	0.055
	炊事(準備,片付け)	1.6	0.048	0.045
	掃除 電気掃除機	1.7	0.050	0.046
	普通歩行(通勤,買物)	2.1	0.057	0.053
	入浴	2.3	0.061	0.056
普通の運動	自転車(普通の速さ)	2.0	0.066	0.061
	掃除 雑巾かけ	3.5	0.082	0.076
	急ぎ足(通勤,買物)	3.5	0.082	0.076
	ゴルフ(平地)	3.0 (2.0〜4.0)	0.073	0.068
	サイクリング(時速10 km)	3.4	0.080	0.074
	エアロビクスダンス	4.0 (3.0〜5.0)	0.091	0.084
	ハイキング(平地)	3.0 (2.5〜4.0)	0.073	0.068
強い運動	階段を昇る	6.5	0.135	0.125
	テニス	6.0 (4.0〜7.0)	0.126	0.117
	スキー(滑降)	6.0 (4.0〜8.0)	0.126	0.117
	バレーボール	6.0 (4.0〜7.0)	0.126	0.117
	ジョギング(120 m/分)	6.0 (5.0〜7.0)	0.126	0.117
	ジョギング(160 m/分)	8.5 (7.0〜10.0)	0.170	0.157
	登山(平均)	6.0	0.126	0.117
	サッカー,ラグビー,バスケットボールなど	7.0 (5.0〜9.0)	0.144	0.133
	水泳 クロール	20.0	0.374	0.345
	縄とび(60〜70回/分)	8.0 (7.0〜9.0)	0.161	0.149
	ランニング(200 m/分)	12.0 (11.0〜13.0)	0.232	0.214

注:( )内は範囲を示した

スポーツにおける運動強度と継続時間(山岡)

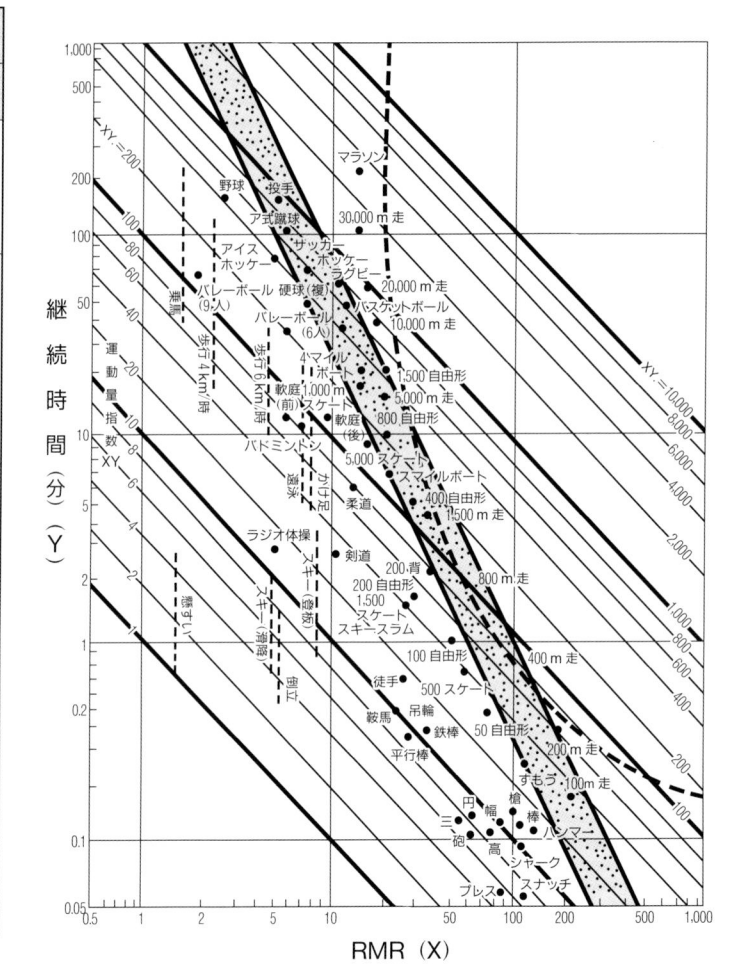

レジャー活動のエネルギー消費量とMETs(スポーツ,運動,ゲーム,ダンス)

種目	METs 平均	範囲	エネルギー消費量(kcal/kg/分)	体重別1時間当たりのエネルギー消費量			種目	METs 平均	範囲	エネルギー消費量(kcal/kg/分)	体重別1時間当たりのエネルギー消費量		
				50 kg	60 kg	70 kg					50 kg	60 kg	70 kg
バドミントン	5.8	4〜9	0.066〜0.150	200〜450	240〜540	280〜630	ランニング						630
バスケットボール(ゲーム)	8.3	3〜12	0.050〜0.200	150〜600	180〜720	210〜840	(12分/マイル)分速134 m	8.7		0.145	440	520	610
ボウリング		2〜4	0.033〜0.066	100〜200	120〜240	140〜280	(9分/マイル)分速179 m	11.2		0.187	560	670	790
丘登り	7.2	5〜10+	0.083〜0.167+	250〜500+	300〜600+	350〜700+	スケート		5〜8	0.083〜0.133	250〜400	300〜480	350〜560
サイクリングレジャーと通動		3〜8+	0.050〜0.133+	150〜400+	180〜480+	210〜560+	スキー,雪						
エアロビクスダンス	3.7	4〜10	0.066〜0.167	200〜500	240〜600	280〜700	ダウンヒル		5〜8	0.083〜0.133	250〜400	300〜480	350〜560
磯釣り	3.7	2〜4	0.033〜0.066	100〜200	120〜240	140〜280	クロスカントリー		6〜12+	0.100〜0.200+	300〜600+	360〜720+	420〜840+
ゴルフ(クラブをかつぐ,カートをひく)	5.1	4〜7	0.066〜0.117	200〜350	240〜420	280〜490	サッカー		5〜12+	0.083〜0.200+	250〜600+	300〜720+	350〜840+
ハイキング		3〜7	0.050〜0.117	150〜350	180〜420	210〜490	水泳		4〜8+	0.066〜0.133+	200〜400+	240〜480+	280〜560+
柔道	13.5		0.225	680	810	950	卓球	4.1	3〜5	0.050〜0.083	150〜250	180〜300	210〜350
登山		5〜10+	0.083〜0.167+	250〜500+	300〜600+	350〜700+	テニス	6.5	4〜9+	0.066〜0.150+	200〜450+	240〜540+	280〜630+
縄跳び	11		0.183	550	660	770	バレーボール		3〜6	0.050〜0.100	150〜300	180〜360	210〜420
60〜80回/分	9		0.150	450	540	630							

資料) 平成6年公衆衛生審議会答申;Guidelines for Exercise Testing and Prescription. ACSM, 1991.(一部改変)

いない．しかし，アミノ酸などの血中濃度上昇による細胞代謝の亢進，脱アミノ，尿素生成などのエネルギー，脂肪，糖代謝の亢進による熱発生などがその原因と考えられている．食後3時間ぐらいが最高で，日本人のように糖質を主食としている場合のSDAは平均約10%ぐらいである．SDAによる熱量は主として体温の維持に用いられるといわれ，成人では年齢に関係なく，栄養の良い人では高く，悪い人では低い．SDAは食餌療法を行う場合の献立作成上重要な意義をもっている．安静にしている状態の献立例を図127中段右に示した．食物として2,030 kcalを与えた場合，その吸収量として1,870 kcalの食餌を与えたことになっているが，SDAとして約10%の170 kcalが失われ，実際に体内で利用されるのは1,700 kcalである．すなわち，実際に必要とするkcalに対して，SDAによる10%のkcalを加えたkcalを与えなければ体内で必要とするkcalが得られないのである．

11. エネルギー代謝率 relative metabolic rate（RMR）

RMRは，労働代謝の指標として用いられているもので，仕事の強さを標示する．仕事の必要とするエネルギーは，基礎代謝＋安静代謝＋仕事に要する熱量ということになる．この仕事に要したエネルギーの量を示す数値として，ある仕事が基礎代謝に対して何%の代謝亢進をきたしたかを知ろうとするのがRMRである．

$$\text{RMR} = \frac{(作業時の消費エネルギー量) - (安静時の消費エネルギー量)}{基礎代謝量（作業時間当たり）} \times 100$$

で表される．RMRは体格に関係なく，作業の強度を示すもので，仕事の種類に対して一定の値をとる．季節的変化にも関係ないが静的な筋労作にはうまくあてはまらない．

12. エネルギー所要量

エネルギー所要量は，生命維持に必要な基礎代謝＋生活に必要な活動代謝＋SDAの総和と考えられ，昭和54年公衆衛生審議会答申でもエネルギー消費量をもって，その所要量とし，安全率(10%)は考慮しない．

次式によって表される．

$$A = B + Bx + \frac{1}{10}A \quad \cdots\cdots（\text{I}式）$$

A：1日のエネルギー所要量，B：1日の基礎代謝量，x：生活活動指数，Bxは1日の生活活動に使われるエネルギー．ただし発育期のBx中には体重の1日増加量に相当するエネルギーも含む．$1/10 A$：1日のSDAに使われるエネルギー

13. 活動代謝と生活活動指数

従来，日常生活のカロリー所要量は，昭和44年の栄養審議会答申によって，次式により計算されていた．

1日の消費カロリー（必要量）
$= 0.9Bmts + 1.2Bmtr + Bm\sum \text{RMR}tw$

Bm：1分当たり基礎代謝量（kcal/分）
tr：1日の覚醒時間（分）
ts：1日の睡眠時間（分）
tw：各種生活活動の時間（分）

しかし，昭和50年の答申ではRMRを算出する計算が複雑であること，体重1 kg当たり1分間の消費エネルギー（活動代謝Ea）がRMRときわめて相関の高いことから各種の活動代謝Eaが測定された．すなわち，

Ea = 活動時の全エネルギー消費量(kcal)/体重(kg)/活動時間(分)

である．Ea (kcal/kg/分)は性，年齢により異なるので，実際には従来用いられていたRMRから換算される．

一方，生活時間調査time studyを行い，次式によって1日エネルギー消費量（所要量）が算出される．

1日のエネルギー消費量（所要量）A
$= BmTbW + \sum EaTwW \quad \cdots\cdots（\text{II}式）$

Bm：基礎代謝基準値（体重当たり1分間 kcal）
Tb：就床中の時間（分）
W：体重（kg）
Ea：各種活動時のエネルギー消費量（体重当たり1分間当り kcalで，実測による）
Tw：各種の活動時間（分）

これらは睡眠，安静代謝，およびSDAはすべて包含されているものとして特に分かれてはいない．

以上の式によって得られた1日のエネルギー消費量A（II式）と，前項におけるI式から計算される所要量Aとを等しいものとして，実測値を当てはめ生活活動指数xが計算される．なお，発育期には体重増加指数，乳児，妊娠，授乳時には付加量，労作強度別にはBMに生活活動指数を乗じた量が加算される．

図129 運動と代謝(2)

呼吸数と1回呼吸量の肺胞換気量に及ぼす影響（分時換気量を8,000 ml として）

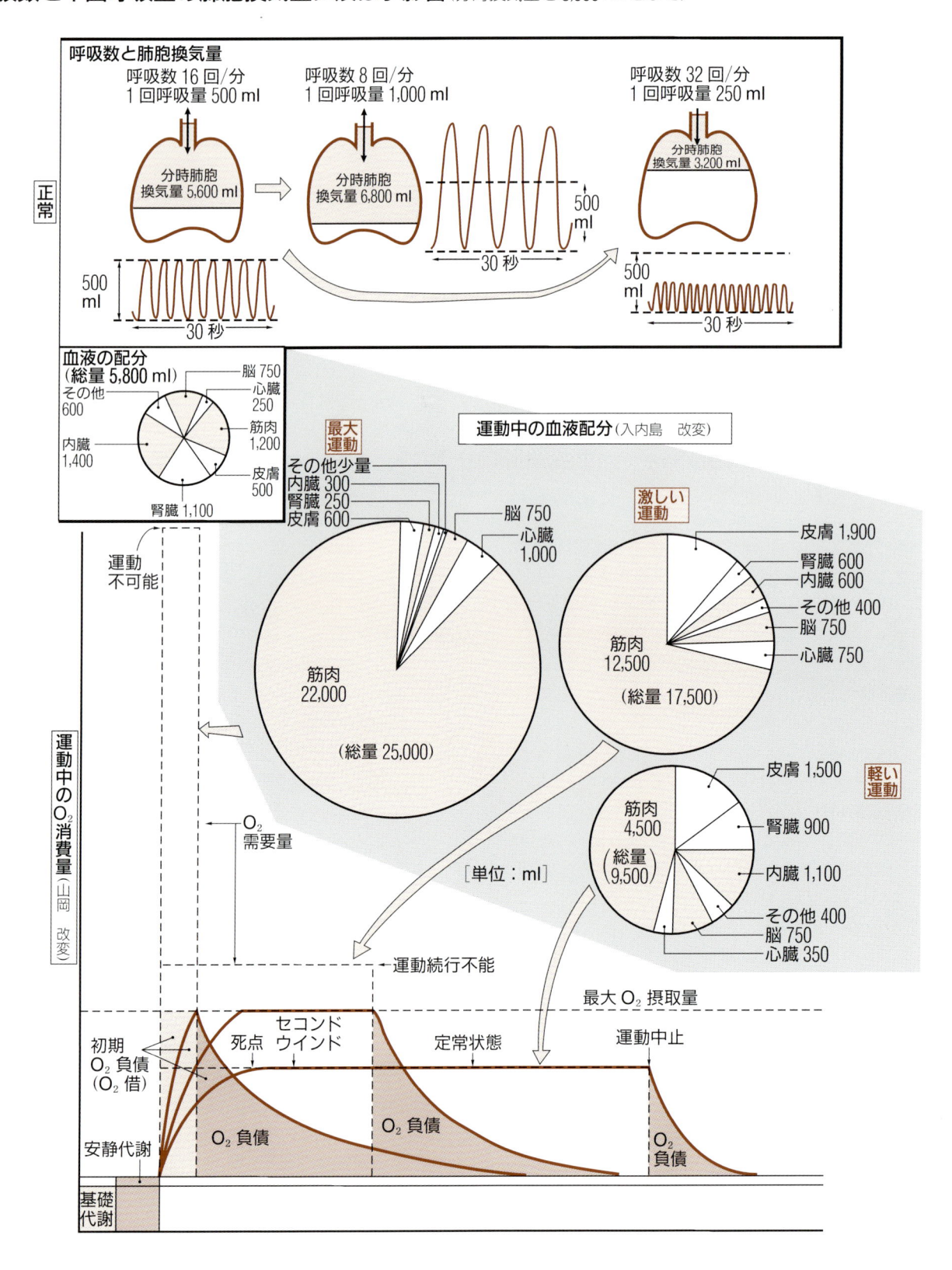

12 運動と代謝

1. 運動とは

　物理学的には，物が動いたときに運動という．人体の運動は，骨に付着している筋肉が収縮弛緩して骨が移動したとき，初めて運動が起こされるわけである．これは当然，筋肉の機能，それに命令する大脳，それを伝える神経，さらに筋肉の収縮に必要なO_2を供給する呼吸・循環の機能などが関与してくる．一方，これを力として考えるならば，それが筋力であり，これに時間を入れて力積として考えた場合，筋の持久性ということになる．また，動く力の速さを考えて仕事率として考えれば，それが筋のパワーとなる．

2. 呼吸によるO_2の摂取

　安静にしているときでも，1分間に 200〜300 ml のO_2が供給されなければ体内の代謝を維持することができない．運動時には筋活動の増大によって，当然，体内のO_2需要量 oxygen requirement が増加し，O_2摂取 oxygen intake の増加が要求され，呼吸・循環機能の促進が必要となる．まず，肺呼吸によるO_2の取り込みには，第一に肺胞における換気が問題となろう．仮に安静時の分時換気量を 8,000 ml として，深呼吸とその深さの相互関係から，分時肺胞換気量の変動をみると，考えられうる範囲で，図 129 上のように 3,200〜6,800 ml の差がでてくる．運動時には呼吸数も 30〜最大 60 回，1回呼吸量も 2〜3 l 以上にも及ぶことがあり，分時肺胞換気量が 80〜100 l 以上にもなるといわれている．肺胞における換気が増大したからといって，必ずしもO_2の取り込みが増大するとは限らないが，呼吸機能として少なくも運動に対応して，安静時の 10 倍にも及ぶ能力があるといえよう．

3. 運動時の血流配分

　安静時の心拍出量は1回 60〜70 ml，心拍数 65〜75 回/分でその分時拍出量は 4〜5 l ぐらいである．しかし，運動時には1回拍出量，心拍数の増大をきたし，交感神経の緊張，還流血液量の増大とも相まって分時拍出量は 20〜30 l にも及ぶといわれている．すなわち，軽い運動でも分時拍出量は2倍近くになり筋への血流配分は約4倍にも増加し，最大運動では分時拍出量が約4倍，血流配分は 20 倍近くにも達する．これによって筋肉，そのほかへのO_2供給が増大することになる．この場合でも脳への血流配分はほとんど変化しない．

4. 運動時の呼吸ガス代謝

　さて，運動が開始されると，その運動の強度に伴い体内のO_2需要量が増加する．この場合，前述のように，呼吸・循環機能の促進をみるわけであるが，運動開始と同時に必要なO_2を取り入れられるわけではない．それらの機能は漸次亢進して，その必要量を満たすことになる．したがって，運動開始時には常にO_2需要量がO_2摂取量を上回ることになり，この差がO_2負債 oxygen debt, negative oxygen balance として残り，運動終了後も呼吸数，心拍数がある程度高値を保ち，その負債分だけのO_2を返済するわけである．

　軽い運動の場合には，呼吸・循環の機能がすぐに適応してO_2の消費と補給のバランスをとり，安定した運動が継続できる状態，すなわち，定常状態 steady state に入ることができる．しかし，呼吸・循環機能には自ら限界があるため，最大O_2摂取量 maximum oxygen intake（$\dot{V}O_2$ max）が，有気的な運動の限界となり，無気的な運動では最大O_2負債量 maximum oxygen debt（$\dot{V}O_2$ debt）がその最大の指標となる．

　すなわち，$\dot{V}O_2$ max を上回るような激しい運動では，最大限に呼吸・循環機能を働かせても，その運動のO_2需要量をまかないきれず，$\dot{V}O_2$ debt の範囲内で運動を続行しうることになろう．しかし，初めから $\dot{V}O_2$ max＋$\dot{V}O_2$ debt を上回るような運動では，その限界で運動続行が不可能となる．

5. デッドポイント dead point とセカンドウィンド second wind

　$\dot{V}O_2$ max 以内の運動を行った場合，定常状態に入る前に呼吸が促進し，心悸亢進がみられ非常に苦しい時期がある．これをデッドポイントといい，まだ呼吸・循環機能や身体の諸条件がその運動に適応せず，O_2摂取とO_2需要とのバランスがまだとれていない状態が最高に達したときである．しかし，その時期を過ぎると激しい発汗とともに呼吸が楽になり，動悸も治まり，動作も楽になって運動を続行しうるようになる．これをセカンドウィンドといい，これに入るには一定の運動持続時間が必要で，また運動の強弱，各個人によっておのおの異なっている．非常に軽い運動ではみられず，長距離走行では 8.8 km/時間以上の速さでなければ現れないといわれる．デッドポイントもきわめ

図130 エネルギーの配分

分時換気量・分時拍出量・O_2消費量の関係(朝比奈ら)

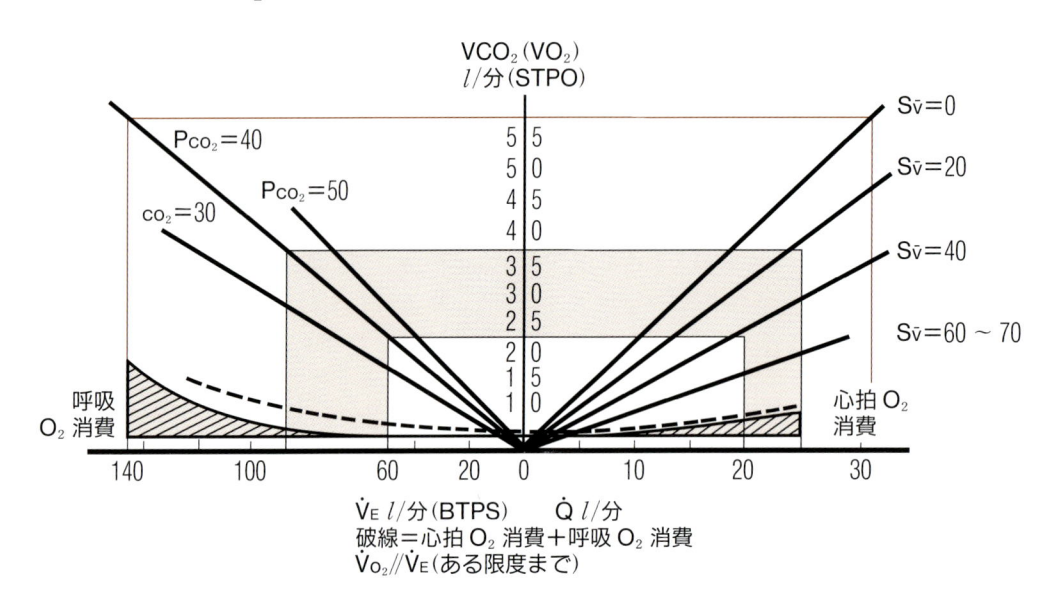

破線＝心拍O_2消費＋呼吸O_2消費
$\dot{V}_{O_2}//\dot{V}_E$(ある限度まで)

運動強度によるエネルギー供給の差異(Mathewsら)

A. 定常状態に入り得る運動

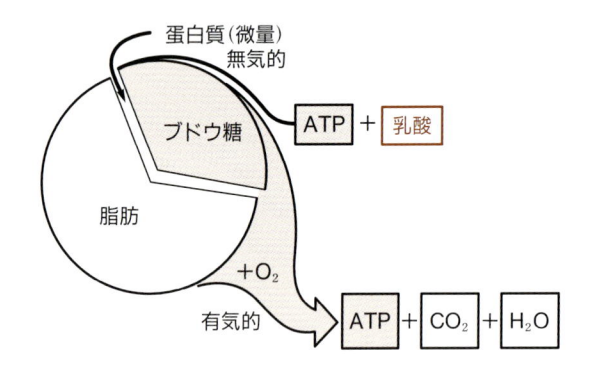

B. オールアウトをきたす運動

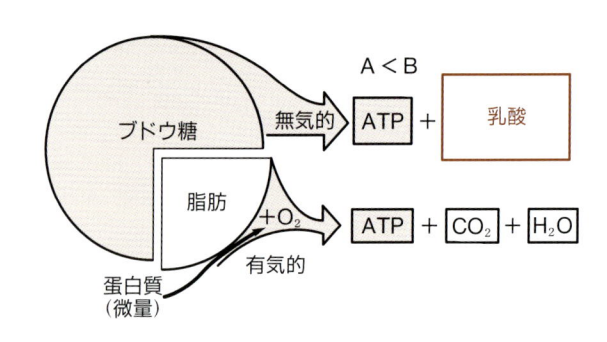

A＜B

激運動時におけるエネルギー供給源の想定(Keul)

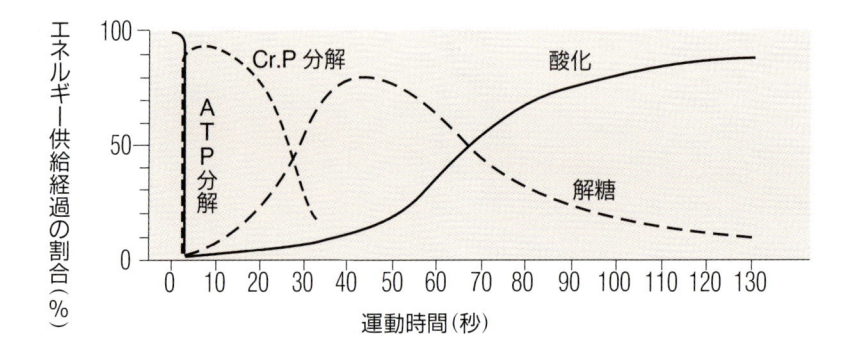

て緩徐に行う運動ではみられず，激しい運動ほど早く現れ，400m走行では運動開始後30秒ぐらいで出現するのが普通である．

6. 運動の強度とエネルギーの供給

さて，代謝的な面から，運動に対するエネルギーの供給を考えると，$\dot{V}O_2$ max 以下の定常状態に入りうる運動と，無気的なオールアウト all out をきたす運動とでは，筋肉内の代謝，ATPの産生の過程が自ずと異なってこよう．

定常状態に入りうるような比較的長時間の運動では，呼吸・循環機能が円滑に対応して，有気的なブドウ糖およびグリコゲンの酸化，さらには脂肪の分解によるエネルギーの供給が主流をなし，無気的な過程により生成された乳酸も常に酸化されて，ある程度の増加を示したまま推移することになる．

しかし，オールアウトをきたすような激しい比較的短時間の運動では，当然，$\dot{V}O_2$ max を上回った O_2 の供給が要求される．この場合，主たるエネルギーは解糖過程による無気的なATPの産生によるほかはなく，有気的な糖質や脂肪の酸化過程によるATPの供給はごくわずかとなる．したがって，解糖過程の最終代謝産物である血中，組織中の乳酸が増加し，からだが酸性に傾き，種々の代謝も円滑に行われなくなることが予想される．

仮に激しい運動を例にとって，これらエネルギー供給の割合を示したものが**図130の下図**である．すなわち，激しい運動では，筋肉中のATPの高エネルギーリン酸結合によるエネルギーの供給はわずか1〜2秒間で，その後約20秒間は筋肉内のクレアチンリン酸の分解を経たATP産生によってエネルギーが供給され，同時に筋肉グリコゲンの無気的な解糖過程によるATP供給が始まり，約40〜50秒間持続するものと考えられている．しかし，60秒を超えれば有気的な酸化過程によるATPの供給，呼吸による十分な O_2 摂取をまたなければ，運動の継続が不可能となってくると考えられるのである．

この無気的，および有気的なエネルギー供給の割合を，陸上競技場のトラックにおける走行運動を例にとって，その走行距離と所要時間との関係から想定したものが**下図**である．

走行時間が3分45秒〜9分ぐらいを要する1,500〜3,200mの走行の場合，無気的および有気的な代謝過程によるエネルギー供給の割合が，それぞれ50:50，40:60ぐらいになるであろうことを示している．当然，100m疾走では全く無気的な，マラソンでは完全に有気的な過程をとる．

7. O_2 摂取量と換気量，心拍出量の関係

前述のように，運動強度が増大するに従い，体内では O_2 摂取量の増加が要求される．当然，換気量が増加し，心拍出量も大きくなる．これらの関係を示したものが**図130上**で，横軸左側に分時換気量（$\dot{V}_E$），右側に分時拍出量（$\dot{Q}$），縦軸に酸素消費量（$\dot{V}O_2$）をとってある．なお，この場合，運動時の RQ は1.00に近いとして $\dot{V}O_2 = \dot{V}CO_2$ と仮定し，右側の斜線の部は呼吸運動，左側のそれは心運動による O_2 消費量を示し，PCO_2 は動脈血の，$S\bar{V}$ は静脈血 O_2 飽和度である．

すなわち，分時 O_2 摂取量 2.0 l の運動時には，PCO_2 40 mmHg とすれば分時換気量約 50 l，$S\bar{V}$ を45% とすれば分時拍出量 20 l になることを示している．

ここで重要なのは，仮に $\dot{V}O_2$ 5.8 l にも及ぶ激しい運動

トラック走行における走行距離と所要時間に対する無気的および有気的エネルギーの割合 (Mathews)

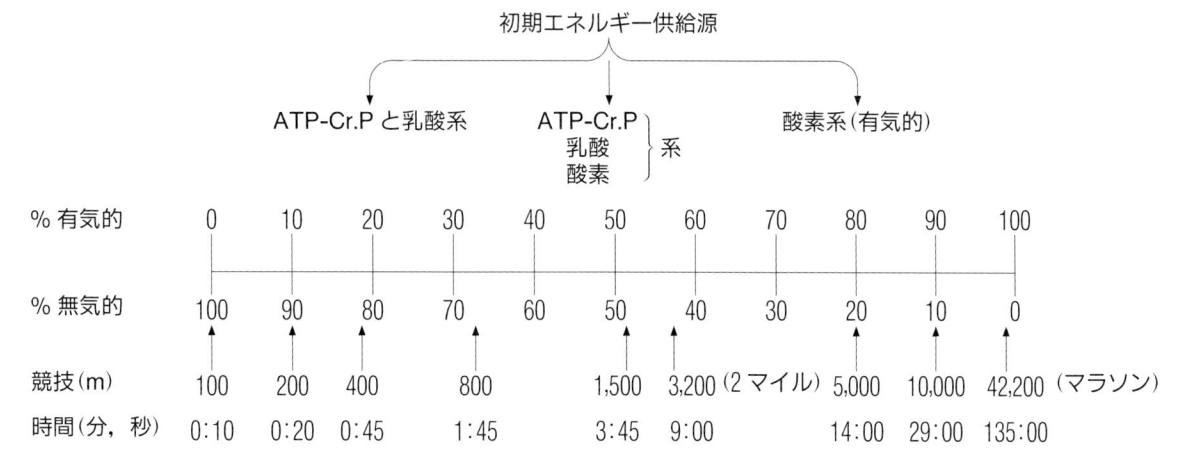

初期エネルギー供給源

| | ATP-Cr.P と乳酸系 | ATP-Cr.P 乳酸 酸素 系 | 酸素系（有気的） |

% 有気的	0	10	20	30	40	50	60	70	80	90	100
% 無気的	100	90	80	70	60	50	40	30	20	10	0
競技(m)	100	200	400	800		1,500	3,200 (2マイル)		5,000	10,000	42,200 (マラソン)
時間(分，秒)	0:10	0:20	0:45	1:45		3:45	9:00		14:00	29:00	135:00

図131 筋肉におけるエネルギーの産生

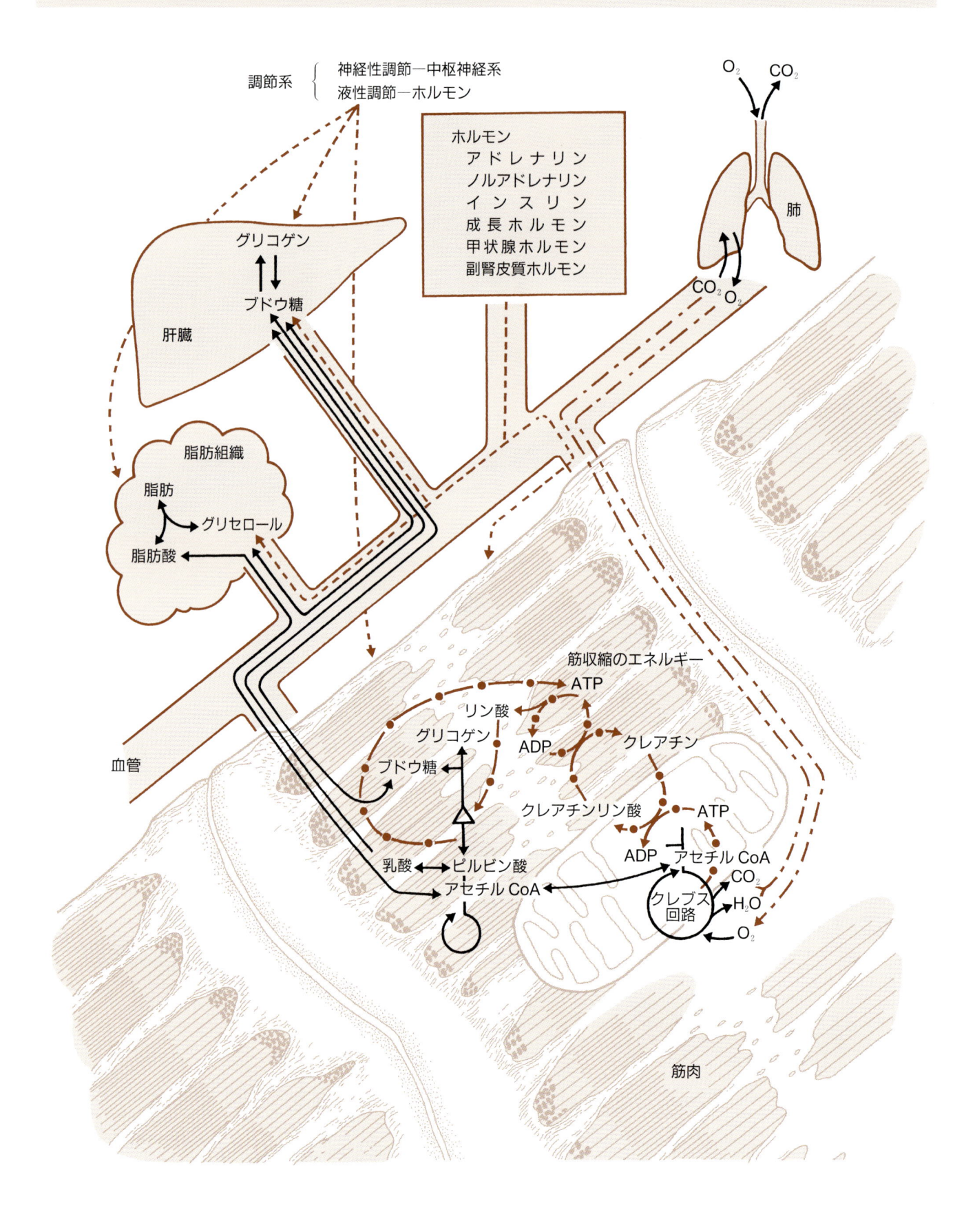

を行ったとすると，分時換気量は148 l にも達し，分時拍出量を32 l としても $S\bar{V}$ は0に近くなっている．これは，換気量増大に伴う呼吸運動のための O_2 消費が飛躍的に増大してくるということである．すなわち，折角 O_2 摂取量を増大させても，その O_2 が呼吸運動のために消費されて，筋肉への供給がそれほど大きくならないという結果となる．

一方，心筋の消費する O_2 は，呼吸運動に用いられる O_2 ほど著明には増大しない．したがって，ほかに多くの因子があるとしても，激しい運動を行う場合には，この呼吸運動に用いられる O_2 の増加が，運動に対する1つの制約因子となってくるのであろうといわれている．

なお，運動時の筋組織では，O_2 消費量が増大して Po_2 が著明に低下し，動脈血中 Po_2 との差が大きくなり，容易に O_2 が筋肉中に取り込まれる．また，組織の酸性度，温度が増加するため，O_2 の解離度も大きくなり，きわめて合目的々である．このため，組織に対する単位血液当たりの O_2 供給量は3倍にも達し，仮に血液流量が正常の30倍にも達しているとすれば，筋肉へは100倍にも近い O_2 が供給されていることになろう．

8. 運動時の筋肉におけるエネルギーの産生とその調節

運動の基本となる筋収縮の直接エネルギーは，筋肉内の高エネルギーリン酸化合物から供給される．その代表的なものは，アデノシン-3-リン酸 ATP と，クレアチンリン酸 creatine phosphate（Cr.P）である．ATP の分子が加水分解されて ADP に，さらに AMP に分解されるとき，また，Cr.P からリン酸が放たれるときに大量のエネルギーが放出され，筋肉の収縮，物質の能動輸送，種々の化合物の合成などに使われる．そのほか，グアノシン-3-リン酸 GTP，チミジン-3-リン酸 CTP，イノシン-3-リン酸 ITP，ウリジン-3-リン酸 UTP などもエネルギー供給に関与していると考えられている．すなわち，エネルギーの発生は ATP＋H_2O → ADP＋H_2PO_4＋12,000 kcal/モルによるが，前述のように筋肉内に常時貯えられている ATP には限度があり，生成された ADP は同じ筋肉中に存在する Cr.P からのリン酸供給によって ADP から ATP への再合成が行われる．一方，定常状態に入りうる運動では，当然，クレブス回路による糖質の酸化過程を経てエネルギーの供給を受けているわけである．このことは筋肉に O_2 やブドウ糖，中性脂肪などを補給する血液，循環，呼吸の機能などが順調に行われていることを意味していよう．さて，このような場合には，筋肉に対する血中ブドウ糖の供給とともに，筋肉内では脂肪の分解によって，グリセロールが解糖過程のグリセリンアルデヒド-3-リン酸へ，脂肪酸が β-酸化によってクレブス回路のアセチル CoA へ入り ATP を生成することによってエネルギー産生に関与していることが予想される．図131はクレアチンリン酸を中間体として，筋肉のサルコメアとミトコンドリアによる解糖過程と酸化過程の ATP 産生を模型的に描いたものである．

さて，安静時の筋肉内は一定量の ATP と Cr.P，およびグリコゲンを保有している．筋肉が収縮してこれらの分解によるエネルギーを消費すれば，当然，体内の貯蔵エネルギーである肝臓からブドウ糖，脂肪組織から中性脂肪，遊離脂肪酸，さらにはアラニン，グルタミン酸などのアミノ酸までが血行を介して補給される．これによって糖新生 glyconeogenesis が行われ，エネルギーの供給を行うことになる．これをからだ全体として統括しているのが中枢性の神経性調節であり，体液性調節としてのホルモンである．これらの調節機構によって中間代謝的には，下図のようないわゆるコーリー回路 Cori cycle（乳酸回路 lactic acid cycle），ブドウ糖・アラニン回路 glucose-alanine cycle などという概念が成り立つことになる．

コーリー回路とブドウ糖・アラニン回路

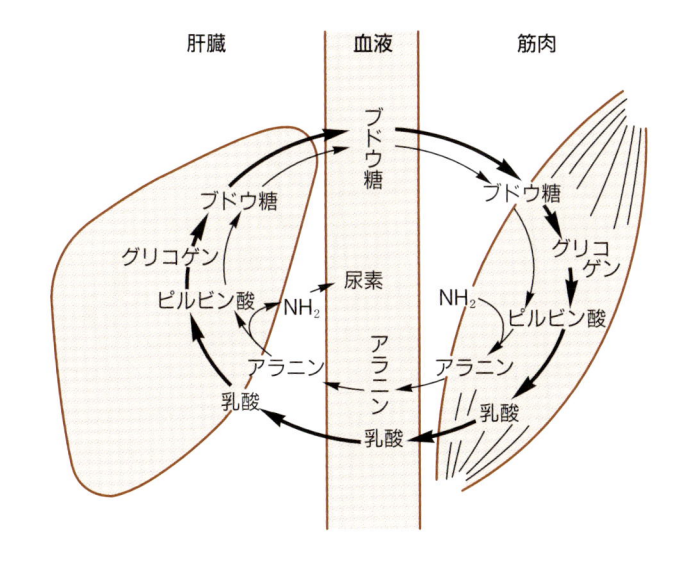

図133 体温の生理的変動

乳幼児期の体温(阿部)

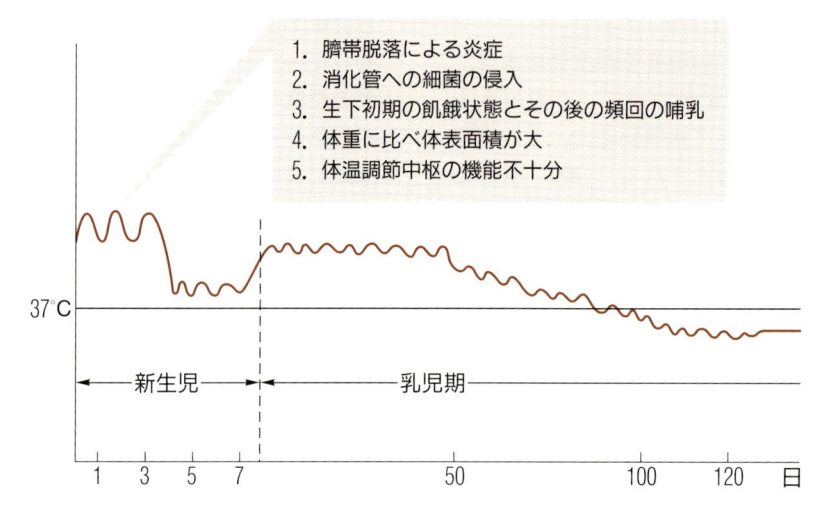

1. 臍帯脱落による炎症
2. 消化管への細菌の侵入
3. 生下初期の飢餓状態とその後の頻回の哺乳
4. 体重に比べ体表面積が大
5. 体温調節中枢の機能不十分

新生児 / 乳児期

体温の日内変動(日差)

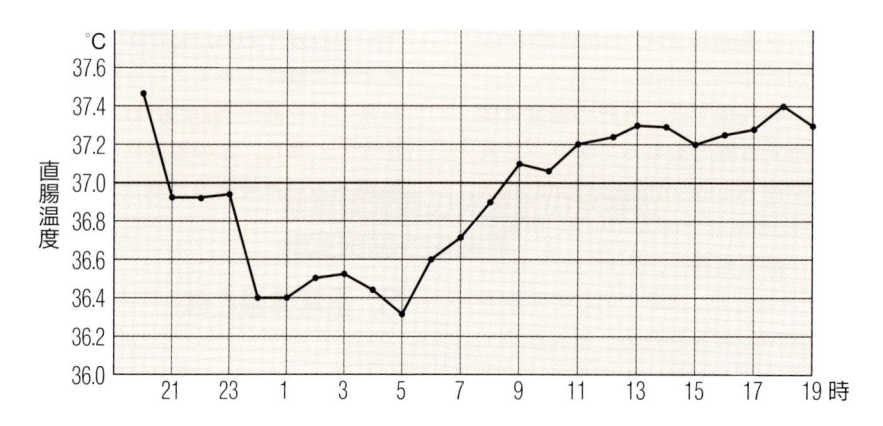

直腸温度

2相性基礎体温(人によっては明瞭でない)

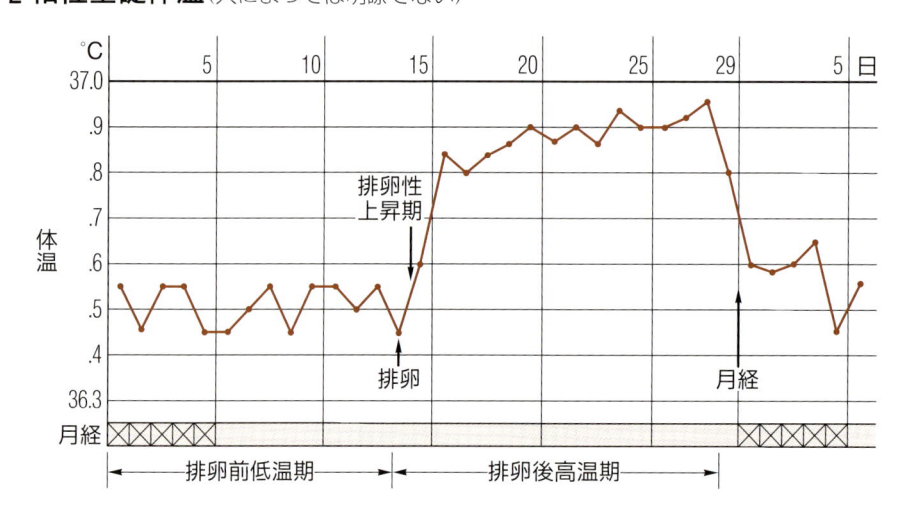

排卵性上昇期 / 排卵 / 月経

排卵前低温期 / 排卵後高温期

4. 体温の測定

a. 腋窩温の測定

体温計を腋窩の深部で真中よりやや前方に挿入する．これは上腕二頭筋と大胸筋側のほうが上腕三頭筋と広背筋側よりもやや高いためである．また，注意しなければならないのは，腋窩温が，つくられる温度であるということで，上腕を側胸部に密着してつくられる腔内の温度が一定になるためには図132下右のように10分間以上を必要とする．すなわち，腋窩温は本来皮膚温を反映したもので，腋窩腔内の温度が一定して，初めて体温としての意義が生じることになる．そのほか，汗が出ていると気化潜熱の影響で体温が低く出る恐れがあり，側臥位で測定する場合には圧反射の影響で下側よりも上側のほうが高くなる傾向にある．なお，左右差は0.1℃ぐらいといわれている．

b. 口腔温の測定

一般に口腔内で，最も温度の高い舌下温が測定される．測定時間は普通5分，長くて10分間で一定の値となる．この点腋窩温より安定しているが，口腔底を経て外気の影響を受け，唾液の分泌，呼吸，冷たい飲料，うがい，食事，談話，運動などによっても変化するため，これらの条件がなくなった後，30分以上経過してから測定する必要がある．

c. 直腸温の測定

直腸温は体腔内の温度であり，正確さの点からは，よく真の体温を反映している．一般に肛門より6cm，できれば8〜10cmの深さで測定すれば比較的安定している．挿入の深さは常に一定でなければならない．腟温でも同様である．しかし，肛門，直腸，腟などを傷つけたり体温計の汚染などの欠点があり，日常あまり用いられない．

5. 体温の生理的変動

a. 年齢差

乳幼児期は，体温調節機構が未発達のために環境条件の影響を強く受ける．一般に，生後3日間ぐらい比較的高温の時期がみられる．これは，臍帯の脱落による炎症，消化管への細菌侵入，生下初期の飢餓，頻回の哺乳，体重に比較して体表面積が大きい，体温調節中枢の機能の未発達などによるものと考えられている．

その後，4日目頃より漸次下降して7日目ぐらいまで持続するが，第8日目ぐらいから再び上昇し，体温の変動も少なくなってくる．なお，体温は生後50日頃より再び下降し，100日を過ぎると37℃以下となり，約120日で安定し，2歳頃より生理的な日内変動がみられるようになり，10歳ぐらいで体温調節機構が発達してくるといわれている．

b. 日内変動（日差）

体温は1日のうちでも，生理的に0.6〜1.0℃の変動を示すのが普通である．日常生活では一般に，午前2〜6時の夜中，または明け方が最低，午後3〜8時の午後から夕方が最高となる．この日差は，その日の労働，食事，睡眠時間などに関係するといわれるが，昼夜逆の生活を行ってもそれほど変化せず，夜眠らずにいても夜間に体温が下降するので，むしろ，長い年月にわたって獲得された生体リズムと考えるのが妥当とされている．この日内変動は生後2歳頃よりみられ，高齢になると漸次朝側に移動する．

c. 個人差

自律神経系，内分泌系の機能の相違によって，個人差がみられる．一般に副交感神経緊張の強い人では体温，血圧も低く脈拍も遅い．

d. 基礎体温 basal body temperature

朝，覚醒した直後，基礎代謝測定の条件と同じ状態における体温を意味している．成人女子では卵巣周期に伴って基礎体温が変化する．すなわち，卵巣で排卵が行われると，その後に黄体が形成され黄体ホルモンの分泌が行われる．この黄体ホルモンが体温調節中枢を直接刺激するのか，黄体ホルモン自身の代謝に対する作用なのか，甲状腺ホルモンを介する間接的な代謝促進によるものかは明らかでないが，結果的に体内代謝の促進がみられる．

その結果，体温は排卵後上昇し，次回月経の開始に伴って下降する典型的な周期性基礎体温の変動を呈することになる．しかし，卵巣，月経周期が必ずしも周期的でない人もあり，人によってはその周期が明瞭でない場合もある．

測定部位による体温の差異

直腸温＞口腔温＞腋窩温
直腸温－口腔温＝0.4〜0.6℃
直腸温－腋窩温＝0.8〜0.9℃
口腔温－腋窩温＝0.2〜0.3℃（臥床時） 　　　　　　　＝0.3〜0.5℃（椅坐時）

図 134　体熱の平衡

体温の調節

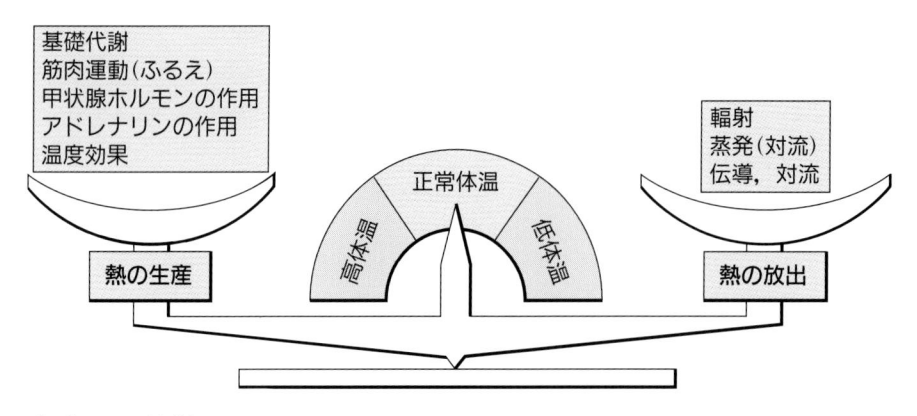

熱の生産
- 基礎代謝
- 筋肉運動（ふるえ）
- 甲状腺ホルモンの作用
- アドレナリンの作用
- 温度効果

正常体温／高体温／低体温

熱の放出
- 輻射
- 蒸発（対流）
- 伝導，対流

体熱の生産量と放散量（1日2,700 kcalとした場合）(Rubner)

生産		放散	
骨格筋	1,570 kcal	輻射	1,181 kcal
呼吸筋	240	伝導と対流	833
肝臓	600	蒸発	558
心臓	110	食物を温める	42
腎臓	120	吸気を温める	35
その他	60	その他	—
		運動（仕事）	51
計	2,700 kcal	計	2,700 kcal

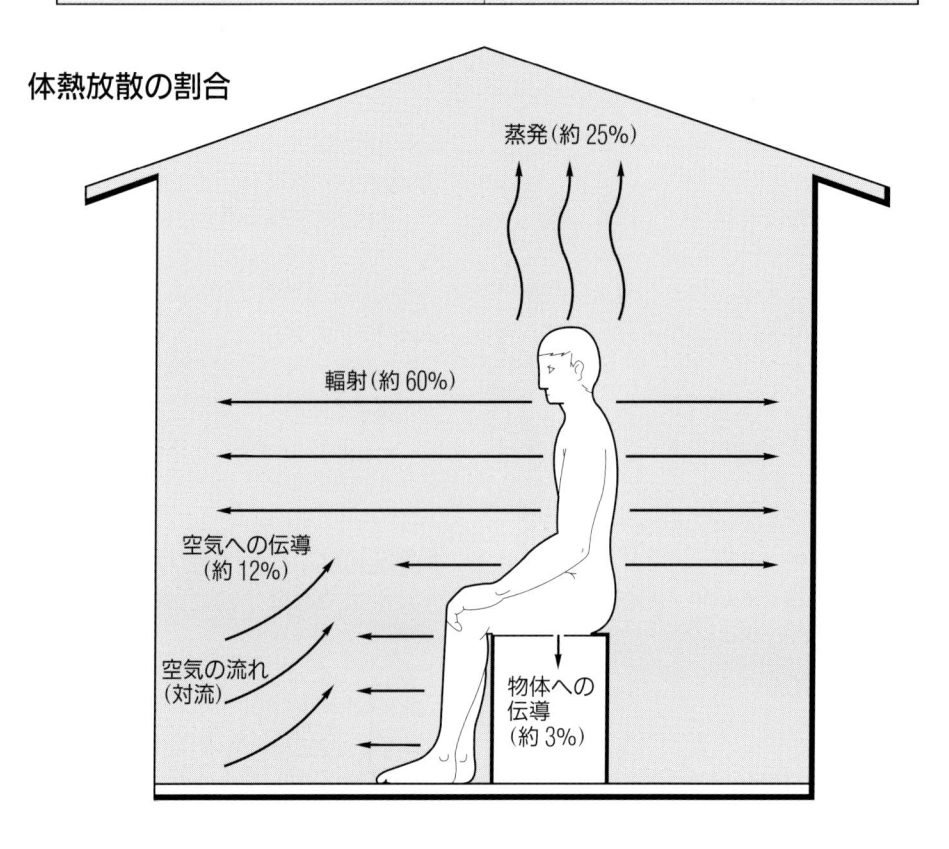

体熱放散の割合

- 蒸発（約25％）
- 輻射（約60％）
- 空気への伝導（約12％）
- 空気の流れ（対流）
- 物体への伝導（約3％）

2 体温の平衡とその調節

1. 体熱の平衡 heat balance

　私たちのからだは，外気温や体内の熱産生量の変化とは無関係に，ほぼ一定の体温に保たれている．これは熱産生と放散とが常に動的な平衡を保っているためで，このためには環境条件に応じて，それらを適宜増減させなければならない．この機能を体温調節といい，間脳視床下部の前および中央核群に存在する熱放散の中枢（温熱中枢 heat center）と，後核群に存在する発熱保温の中枢（寒冷中枢 cold center）という2つの体温調節中枢によって総合的に統括されている．

2. 体熱の産生 heat production

　さて，体熱の産生は主として化学的に行われる．すなわち，私たちが摂取した食物中の3大栄養素が体内で代謝され，その結果，多くの臓器組織におけるエネルギー産生に伴い熱を発生することとなる．ヒトの発生するエネルギーは，その1/3〜1/4が機械的，化学的あるいは電気的エネルギーとして利用されるのみで，後の2/3〜3/4はすべて熱に変換されて体温の維持にあてられていると考えればよい．すなわち，体内における熱産生のしくみは，すべて生物学的酸化機転により化学的変化である．このため体熱産生の調節は，化学的調節とも呼ばれている．実際に体内で熱産生に関与している主たる因子としては，次の5つがあげられる．

　(1) **基礎代謝** basal metabolism（BM）：生命を維持するための必要最少カロリーである基礎代謝が，常時熱を産生して体温を維持している．青年男子で約 40 kcal/時/m²，体表面積 1 m² 当たり，1時間に 40 kcal の熱を産生している計算となる．最も多く熱を産生しているのは肝臓で，その約 20〜30% を受けもっていると考えられている．また，脳が基礎代謝の約 15% を受けもっており，この2つの臓器が体内でいかに重要な働きをしているかがわかるであろう．

　(2) **筋肉運動**：基礎代謝状態におけるからだの全筋肉の熱産生量は，全熱産生量の約 25% を受けもっているに過ぎない．しかし少しでも運動を行うと，その割合が急激に増加し，全熱産生量の大部分を占めることになる．寒いときにふるえ shivering たり，筋肉の緊張が高まるのは，少しでも筋肉を動かして熱を産生させようとしているためである．

　(3) **甲状腺ホルモンの作用**：サイロキシンは，全身の体細胞の酸化反応を促進し，代謝を高める作用がある．したがって，熱産生量を増大させる．バセドウ病のときに基礎代謝率が 100% 以上もの増加をみることのあるのはこのためである．

　(4) **アドレナリンの作用**：アドレナリンや交感神経の緊張は，体細胞の代謝を促進し体熱の産生を増加させる．

　(5) **体温そのものの作用**：化学反応は，温度の上昇に伴いその速度が促進される．代謝は 10℃ の温度上昇によって 2〜3倍も増加するといわれ，その結果熱産生も増加する．

3. 体熱の放散 heat loss

　体熱の産生の度は，体内の臓器組織によってそれぞれ異なっている．そこで体熱放散の手段としては，各臓器組織を流れる血液に熱が伝導され，温められた血液が全身を循環して，熱を体内に平等に分配するとともに，皮膚表面を流れるときに，冷たい外気の影響を受けて熱を放散している．この熱放散の手段は，輻射，伝導，対流および水分の蒸発など物理的な機転によって行われているために，物理的調節とも呼ばれている．なお，体内に熱が蓄積して，体温上昇の危険があるときは，発汗 sweating によって水分の蒸発を増加させ体温の上昇を防いでいる．熱放散の主たる部位は，前述の皮膚および粘膜面が大部分で，そのほか，呼吸器では吸入した外気を体温にまで温め，呼気によって放散し，消化器では飲食物を体温にまで温めるために熱を消費し，排泄器では糞尿とともに熱を放出している．

　(1) **輻射** radiation：熱が電磁波の形で移動する現象を輻射というが，常温の物体より輻射が起こる場合には，一般に波長の長い赤外線として熱が放散される．人体の皮膚の赤外線に対する吸収率は 98% にも達するので，ほとんど完全黒体とみなしえるため，Stefan-Boltzman の式が成立する．

$$H_R = \delta(T_S^4 - T_A^4)S_R \cdot t$$

　　H_R：輻射熱量
　　δ：Stefan-Boltzman 恒数 $= 4.92 \times 10^{-8}$ kcal/m²/時/m
　　T_S：平均皮膚絶対温度
　　T_A：外界・物体表面絶対温度
　　S_R：輻射の有効面積，t：時間

　この式でもわかるように輻射は，皮膚温と周囲の物体の温度との差が最も大きな要因となっており，外界の温度が皮膚温より低い場合にのみ有効で，両者の差が大きいほど放熱量も大となる．また，輻射の有効面積は姿勢に関係し，裸体で座っている場合，全体表面積の約 75% の輻射面積がある．輻射で失われる熱量は比較的大きく，裸体で安静時，

図135　発汗

汗と尿の成分の比較(%)(久野)

物質	汗	尿	物質	汗	尿
食塩	0.648～0.987	1.538	アンモニア	0.010～0.018	0.041
尿素	0.086～0.173	1.742	尿酸	0.0006～0.0015	0.129
乳酸	0.034～0.107	—	クレアチニン	0.0005～0.002	0.156
硫化物	0.006～0.025	0.355	アミノ酸	0.013～0.020	0.073

温熱性発汗(久野)

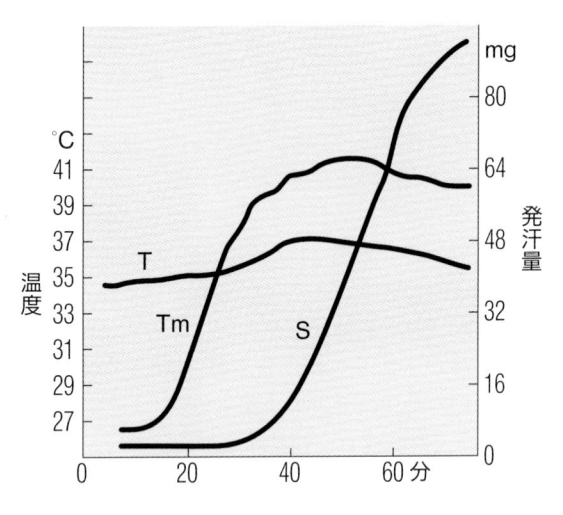

Sは胸部の発汗量
Tはその部の皮膚温
Tmは室温

精神性発汗(久野)　陰影部で暗算を行わせた

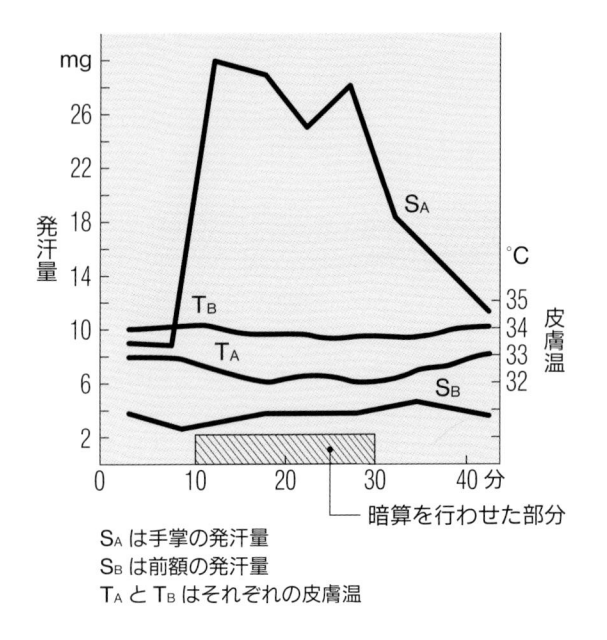

S_Aは手掌の発汗量
S_Bは前額の発汗量
T_AとT_Bはそれぞれの皮膚温

温熱性発汗と精神性発汗の比較

比較項目	温熱性発汗	精神性発汗
部位	手掌・足底を除く全身	手掌・足蹠・腋窩
原因	温熱	精神的興奮
潜時	長い	短い
汗腺の興奮性	夏期に高く冬期に低い	季節によらない
平常時の分泌	なし	多少ともあり
睡眠中の分泌	発汗性高まる	低下する
発達	生後2日～2週間で現れる	生後2～3か月で現れる

皮膚圧部位と半側発汗(小川)

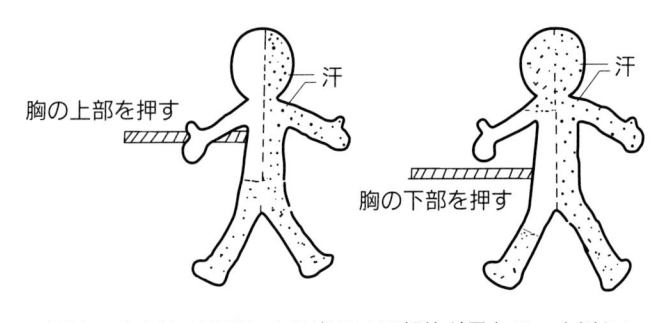

胸の上部を押す
胸の下部を押す
汗

　汗は，その時の姿勢により出てくる部位が異なる．小川らによれば，立位では，ほとんど同時に全身の皮膚から出るが，仰臥位では足の方から，側臥位では右を下にしていると左側の皮膚からというように皮膚を圧迫することによって，その反対側に発汗がみられる．これは半側発汗といわれるもので，図のように圧迫する部位によって汗の出る部位も異なってくる．

全熱放散量の60%にも達するといわれる．

(2) **伝導 conduction**：体熱は皮膚表面および気道を通じてこれと接する空気に伝えられ外界に放散される．無風状態のとき，皮膚に接している空気層の温度は気温よりも高い．この層を限界層といい約4〜8mmといわれる．熱の伝導はこの限界層を通して行われ，この熱放散量は次式によって計算される．

$$H_C = KA(T_H - T_A)$$

H_C：放熱量
K：熱伝導度（kcal/m²/時/1℃）
A：皮膚・粘膜の表面積
T_H：平均皮膚温
T_A：外界・物体表面温度

すなわち伝導による熱放散は，皮膚，粘膜表面と，これに接する物体との温度差に比例して行われる．空気のような不良導体では，身体表面に接する薄い空気層が同じ温度になると，これが移動しなければその効率が著明に低下する．このため伝導による放熱は，対流による放熱と比例して増減する．

(3) **対流 convection**：皮膚に接する空気が皮膚温により温められると，空気の対流が起こり皮膚表面の空気が絶えず置き換えられて失われる熱量が増大する．からだを動かしたり，風があると伝導，対流による放熱が増量する．

$$H_K = k\sqrt{V}(T_H - T_A)$$

H_K：放熱量
k：人によって異なる係数，普通2ぐらい
V：風速，T_H：平均皮膚温，T_A：外界温度

限界層の厚さは，そのときの風速によって異なり，10mの風速があると約0.3mmに減少し，熱の放散が著しく増加する．衣服で覆われれば対流が起こりにくく，衣服の繊維の間にある空気はほとんど動かないために伝導によって失われる熱も少なくなる．なお，寒気にさらされると反射的に立毛筋が収縮し，鳥肌となる．毛の多い動物では，その間にある空気の動きが悪くなり放熱が妨げられる．寒いときは自然に縮まった姿勢となり，熱伝導に関する有効面積を減少させ，暑いときは逆にのびのびした姿勢となる．

(4) **蒸発 evaporation**：皮膚表面，呼吸器の粘膜を通じて，水分の蒸発が絶えず行われている．これは，その部位の温度と，周囲の空気との比湿によって異なるが，蒸発面に接する空気の流動が大きいほど放熱量も大きくなる．水1gが蒸発すれば約0.585kcalの気化潜熱が奪われ熱の放散が行われる．

体表面からの水分蒸発のしくみとしては不感蒸泄 insensible perspiration と，発汗 sweating がある．不感蒸泄は，無自覚的に常時行われているもので，皮膚から500〜700ml/日，肺から150〜450ml/日の蒸発があるといわれ，安静時平均約30ml/m²/時の水が失われていることになる．したがって，1日800〜1,000mlもの水が放出され，これが全部蒸発したとするならば，500〜600kcalの熱が放散されることになる．気温の上昇，発熱時などで呼吸が促進すればこの放熱が助長される．イヌなど汗腺の少ない動物では，有効な手段である．

4. 発汗 sweating

外気温の上昇や，運動などによって体熱産生の増大などが起こると，上述の4つの体熱放散のしくみのみでは間に合わなくなる．そこで，本質的には感蒸泄 sensible perspiration にあたる発汗によって体熱の平衡が図られる．

1）汗腺 sweat gland と汗 sweat

汗腺には，分泌様式の異なるエクリン腺 glandula eccrina と，アポクリン腺 glandula apocrina との2種がある．アポクリン腺は腺細胞自体の破壊によって分泌が行われる形のもので，ヒトでは大部分腋窩に，一部は乳頭や外陰部に限局している．したがって，放熱の手段としての発汗は全身に分布するエクリン腺からの分泌によって行われる．日本人の汗腺の総数は200万〜500万個といわれるが，実際に働いている能動汗腺は180万〜280万個ぐらいと考えられている．汗腺は，腋窩，手掌，足蹠，前額などに多く，全身の皮膚に分布している．また，発汗の様式には温熱性発汗，精神性発汗および特殊な味覚性発汗の3種がある．発汗と汗腺との関係は，およそ次のように考えられている．

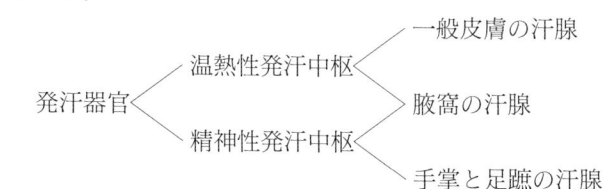

```
                    ┌─温熱性発汗中枢─┬─一般皮膚の汗腺
発汗器官─┤                       ├─腋窩の汗腺
                    └─精神性発汗中枢─┴─手掌と足蹠の汗腺
```

汗の固型成分の量は，**図135**上のようにわずか0.3〜1.5%，このうち重要なものはNaClで，そのほか，尿素，乳酸などを含んでいる．尿の成分ときわめて類似しているが，含まれる量の比が明らかに異なっている．

NaClの濃度は，発汗の速度に比例し，発汗量が多くなると汗腺の導管部での再吸収が少なくなり，Na濃度が増加するといわれる．したがって大量の汗を出した場合には，発汗によって失われるNaClの量を常に考慮する必要があろう．暑いとき，家の中で仕事をしていると毎時間100ml

図136 体温調節のしくみ

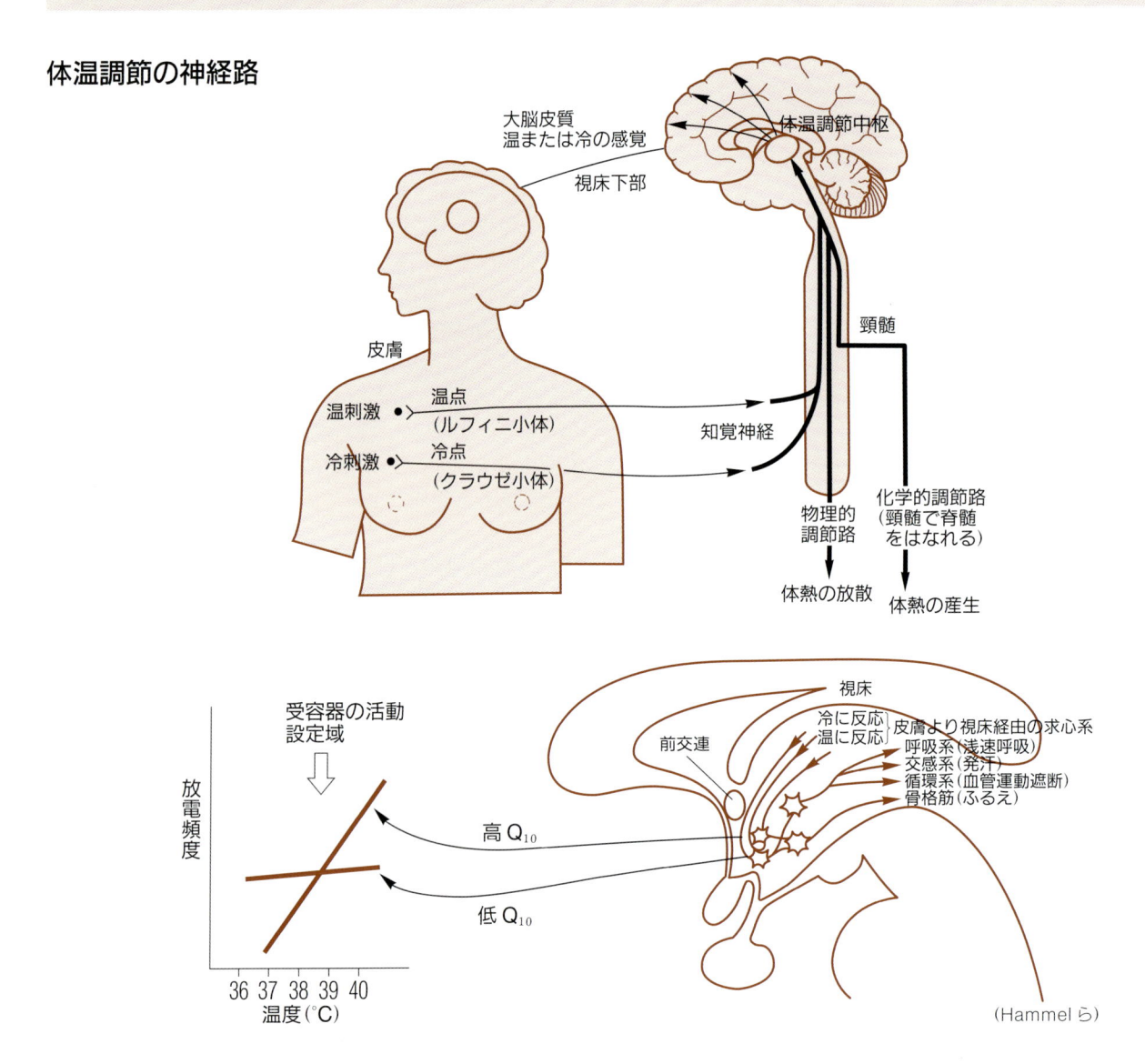

体温調節の神経路

- 大脳皮質 温または冷の感覚
- 体温調節中枢
- 視床下部
- 皮膚
- 温刺激 → 温点（ルフィニ小体）
- 冷刺激 → 冷点（クラウゼ小体）
- 知覚神経
- 頸髄
- 物理的調節路
- 化学的調節路（頸髄で脊髄をはなれる）
- 体熱の放散
- 体熱の産生

受容器の活動設定域

放電頻度 — 高 Q_{10} / 低 Q_{10}

温度(℃): 36 37 38 39 40

- 視床
- 前交連
- 冷に反応／温に反応
- 皮膚より視床経由の求心系
- 呼吸系（浅速呼吸）
- 交感系（発汗）
- 循環系（血管運動遮断）
- 骨格筋（ふるえ）

(Hammelら)

体温調節の模型 (Gelinees)

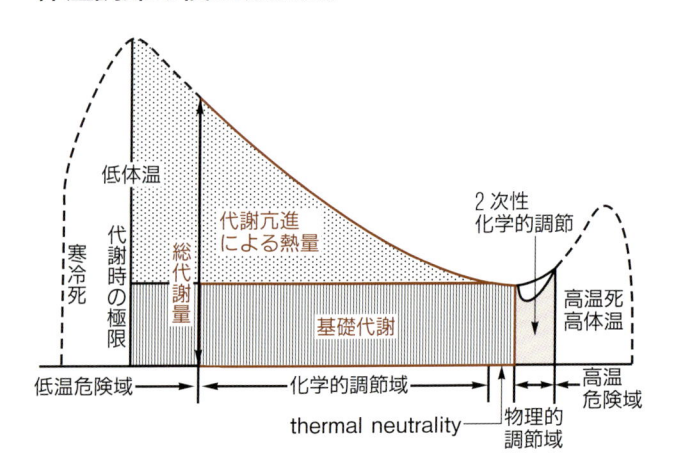

- 寒冷死
- 低体温
- 代謝時の極限
- 総代謝量
- 代謝亢進による熱量
- 基礎代謝
- 2次性化学的調節
- 高温死 高体温
- 低温危険域 — 化学的調節域 — 物理的調節域 — 高温危険域
- thermal neutrality

気温の変化と体温の調節 (久野ら)

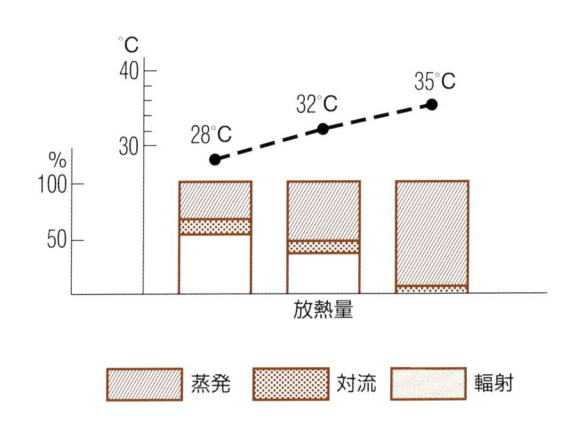

28℃, 32℃, 35℃

放熱量

凡例: 蒸発／対流／輻射

以上，歩いていれば約 400 ml，激しい筋肉運動では1時間に 1,500 ml もの汗が出るといわれており，最大 10 l にも達することがある．汗の効用は，水分蒸発による熱放散によって体温の調節を図ることと，皮脂 talg とともに皮膚の乾燥を防ぐことにある．

2) 温熱性発汗 thermal sweating

高温によって引き起こされるもので，発汗動機があってから発汗が起こるまでに一定の潜伏期間があり，長いときは 30 分にも達することがある．すなわち，高温環境や運動を行っても直ちに汗が出るとは限らず，ある程度の時間が経ってから発汗が起こる．手掌，足蹠を除く全身の皮膚にみられるが，ことに前額，頸部，躯幹の前後面などに多い．

また，側臥位ではからだの正中線を境として，上側の半側の発汗が増加し，下側のそれは減退する．あるいはからだの一側の皮膚を圧迫すると，その側のからだ半側の発汗が抑制される．これを半側発汗 hemihydrosis といい，圧反射の1つと考えられている．

3) 精神性発汗 mental sweating

高温には反応せず，精神的興奮や痛刺激などの感覚受容器からの反射によって起こるもので，発汗動機があれば直ちに手掌，足蹠，腋窩などに顕著な発汗が現れる．

精神的な緊張によって物の把握を確実にする効用が考えられ，腋窩では臭いを発散させるためとも考えられている．

4) 味覚性発汗 gustatory sweating

酸味，辛味などの強い味覚刺激によって顔面にみられる特殊な発汗で，誰にでもみられるというものではない．

5. 体温調節のしくみ

ヒトは，常にある一定の体温を維持している恒温動物で，37°C 内外の体温を維持しなければ，体内の代謝が阻害されて，生命を維持することが困難になる．

私たちのからだは，普通の生活の場合，基礎代謝，日常生活および種々の労作に必要な代謝による熱産生を基盤として，常にこれに対応した熱放散を行う必要があり，しかも，そのときの環境温度が低下すれば，当然，熱産生量を増加させ，その放散を抑制し，温度が高くなれば熱放散の手段を活発にし，産生を抑制しなければならない．

すなわち，気温の低い環境では，まず化学的調節の手段として交感神経が緊張し，副腎髄質のアドレナリンおよび甲状腺ホルモンが分泌され，体細胞の酸化が促進されるとともに，一方では，いわゆる"ふるえ"による体熱の産生が行われる．また，物理的調節として，皮膚の末梢血管の収縮，立毛などの現象および発汗の抑制がみられる．気温の高い環境では，化学的調節機構として副交感神経優位となり，アドレナリンの分泌抑制，意識的な筋肉の緊張低下などがみられる．物理的調節としては，皮膚血管の拡張，皮膚血流量の増加，発汗による水分の蒸発，さらには呼吸促進，唾液分泌増加などによって熱の放散が図られる．

これらの体熱の平衡を保たせている機構を統括しているのは，主に体温調節中枢の働きと考えられている．この中枢からの命令によって，その刺激が骨格筋，皮膚血管，汗腺，立毛筋，副腎あるいは呼吸中枢などへ伝えられ前述のような種々の生理学的な変化を起こさせるわけである．

体温調節中枢の確実な局在については，現在なお議論があるが，少なくとも視床下部に2つの中枢の存在が認められている．すなわち，前視床下部の正中線付近に熱放散の中枢，あるいは温熱刺激により興奮するところから温中枢とも呼ばれる中枢があり，これに対して後視床下部に体温の下降を防ぐという意味で冷中枢とも呼ばれる熱産生の中枢がある．この体温調節中枢に刺激を送るしくみとしては，神経経路によるものと，体液性のものとの2つがある．

神経経路としては，皮膚に加えられる温あるいは冷刺激によって，温点あるいは冷点が刺激され，知覚神経を通じてその刺激が視床下部の体温調節中枢に伝えられる．次に，中枢から末梢へ刺激が伝えられる場合，体温を放散させる物理的調節経路と，体熱を産生させる化学的調節経路とは，少し異なった経路をとるといわれている．すなわち，化学的調節経路は頸髄の下端で脊髄から離れ，物理的なものは脊髄をそのまま下降することが脊髄の切断実験によって証明されている．

一方，体液性の経路によるものとしては，体温調節中枢の部を流れる血液の温度が，直接中枢を刺激して一番大きな影響を与える．そのほか，血行性に移動するアドレナリン，サイロキシン，黄体ホルモンも代謝を変動させることによって体温調節のしくみに関与しているであろう．

体温調節のしくみとしては，まず，2つの体温調節中枢が，環境温度と無関係に正常体温の調節レベルに設定されており，いわゆるセットポイント set point を有している．仮に，外気温が変動し，それが皮膚から伝えられるか，あるいは血液の温度が変化して体温調節中枢に伝えられると，図 136 の上図のようにその温度変化を感受するそれぞれの受容器からの放電頻度によって，そのセットポイントとの差を感受して，正常の設定レベルへ戻そうとする負のフィードバック機構が発動されると考えればよい．

図137 発熱と熱型

体温調節レベルと発熱

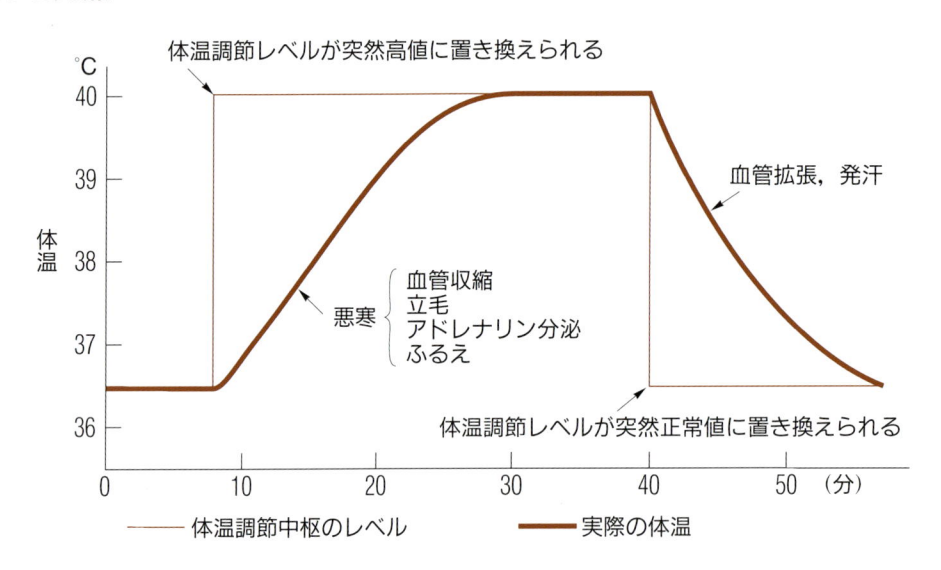

体温調節レベルが突然高値に置き換えられる

悪寒 { 血管収縮 / 立毛 / アドレナリン分泌 / ふるえ }

血管拡張，発汗

体温調節レベルが突然正常値に置き換えられる

── 体温調節中枢のレベル　━━ 実際の体温

熱型のパターン

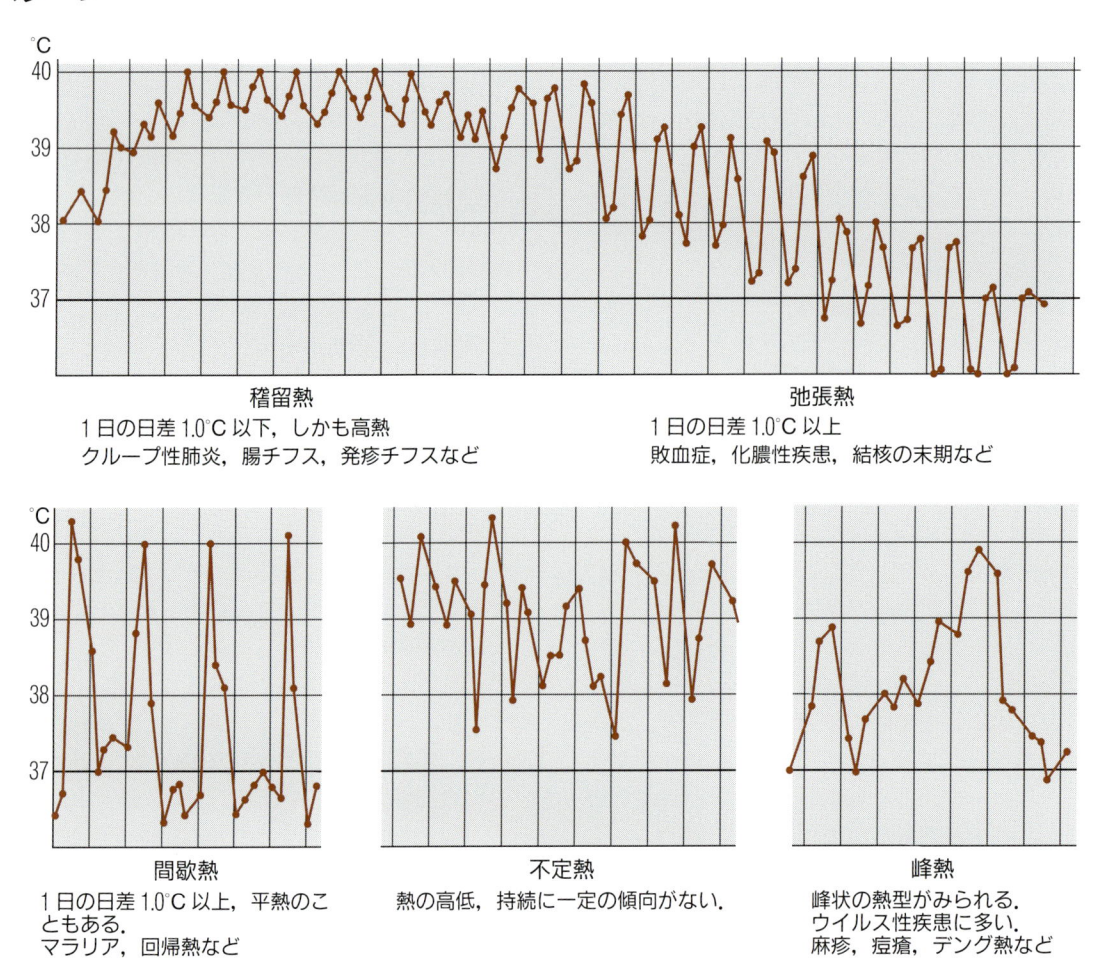

稽留熱
1日の日差 1.0℃以下，しかも高熱
クループ性肺炎，腸チフス，発疹チフスなど

弛張熱
1日の日差 1.0℃以上
敗血症，化膿性疾患，結核の末期など

間歇熱
1日の日差 1.0℃以上，平熱のこともある．
マラリア，回帰熱など

不定熱
熱の高低，持続に一定の傾向がない．

峰熱
峰状の熱型がみられる．
ウイルス性疾患に多い．
麻疹，痘瘡，デング熱など

3 発熱

1. 発熱 fever のしくみ

体温が異常に上昇する状態には2つの機序が考えられる．その1は，種々の原因によって体温調節レベルの変調をきたし発熱した場合であり，その2は環境温度や湿度の上昇や激しい運動を行って体熱放散の限界を超えたために，体内に異常な熱の蓄積が起こったうつ熱という状態である．うつ熱は，単に，体熱の産生，放散が体内における体温調節機構の能力の限界を超えた場合と考えればよいであろう．発熱とは，前述の視床下部に存在する2つの体温調節中枢の体温調節レベルのセットポイントが，何らかの原因によって，正常のレベルより高い位置にセットされ，このレベルで体温の調節が行われている場合と考えればよい．たとえば，正常の37℃付近にセットされていた体温調節レベルが，何らかの原因によって，突然40℃にセットされたとすると，そこを流れている血液の温度は急に上昇するわけにいかず，体温調節中枢としてはセットレベルよりも低い温度の血液にさらされることになる．このため中枢は直ちに反応して，熱の産生を高め，放散を抑制させるために，筋肉のふるえ，皮膚血管の収縮，立毛（鳥肌），アドレナリン分泌などの現象を起こさせることになる．これに先立って，その人の感じる一種特有な不快感が悪寒 chill である．これらの現象によって，血液の温度が上がり，40℃に見合う代謝その他が行われるようになると，その人はただ暑いと感じるだけで，そのレベルで体温調節が行われることになる．次に，体温調節レベルを上昇させていた原因が取り除かれると，そのセットポイントは直ちに下降してほとんど正常のレベルに戻るが，血温は早急に戻ることができないため，中枢からみれば高い温度の血液にさらされていることとなり，発汗，皮膚血管の拡張，そのほかの熱放散の機構を最大限に働かすことによって，体温を正常に戻す努力がなされることになる．この解熱機序が急激に起きた場合を，熱の分利 crisis といっている．

2. 発熱の原因と熱型

発熱の原因としては，前述の体温調節中枢を異常に興奮させるものとして，次の3つの機序が考えられている．
①機械的刺激：脳出血，脳腫瘍，頭蓋底骨折などにみられる発熱で，体温調節中枢の機械的な刺激が考えられる．
②化学的刺激：蛋白質の分解産物，各種細菌の代謝産物，毒素など，いわゆる発熱物質（パイレキシン pyrexine, パイロジェン pyrogen など）である．
③精神的刺激：ヒステリー，神経症にみられる発熱など，大脳皮質からの影響によっても発熱することがある．

3. 発熱時における体内の変化

(1) 基礎代謝の変化：発熱時には体温の上昇に比例して基礎代謝量が増加する．体内温度の上昇に伴い化学反応が促進されるために起こるもので，体温1℃の上昇によって，代謝は7〜13％，40℃の発熱では約60％の促進がみられる．

(2) 蛋白質の分解亢進：発熱時には代謝亢進に伴う栄養補給が円滑に行われないため蛋白質の分解によるエネルギーの補給を余儀なくされ，蛋白代謝の異化が促進される．

(3) 水と電解質の代謝：発熱時には細胞内代謝が亢進するため細胞内浸透圧が上昇し，細胞外液が細胞内に移行する．このため血液水分が減少して血液の濃縮をきたす．一方，発汗など水分の蒸散も促進されているため，結果的に脱水状態になることが多い．血中電解質，細胞内電解質の濃縮がみられ，ことにClの組織内貯留から胃液のHClが不足し，消化力の低下，食欲不振に拍車をかける．間接的には体内の代謝すべての円滑な回転を妨げ，生体現象に大きな影響を与え，その悪循環を助長する結果となろう．

(4) 内分泌臓器の働き：発熱そのものがストレッサーとなって，視床下部－下垂体－副腎皮質系に働き，副腎皮質糖質コルチコイドの分泌を促すとともに，代謝に関係するアドレナリン，甲状腺ホルモン，水，電解質代謝を調節するアルドステロン，抗利尿ホルモンなどの分泌に大きな影響を与える．

(5) その他：代謝の亢進，高熱そのものの作用などによって，からだの多くの機能に種々の変調をきたさせる．たとえば，心拍数の増加，心悸亢進，呼吸促進，呼吸困難，食欲不振，消化液の分泌減少，消化能力の低下など，また，中枢神経機能も障害され，頭重，頭痛，めまい，嘔気，嘔吐，精神作業能力の低下などのみられることが多い．直腸温が41℃以上になっていると，脳細胞に障害を起こし，43℃を超すとうわ言，嗜眠，昏睡など意識障害を起こし，42〜44℃の高体温が数時間持続すると死に至るといわれる．

4. 熱型

種々の疾患による発熱の場合，時として図137下のように，その疾患特有の熱型を示すことがある．

図138 腎の構造

身体の断面

前から見た図

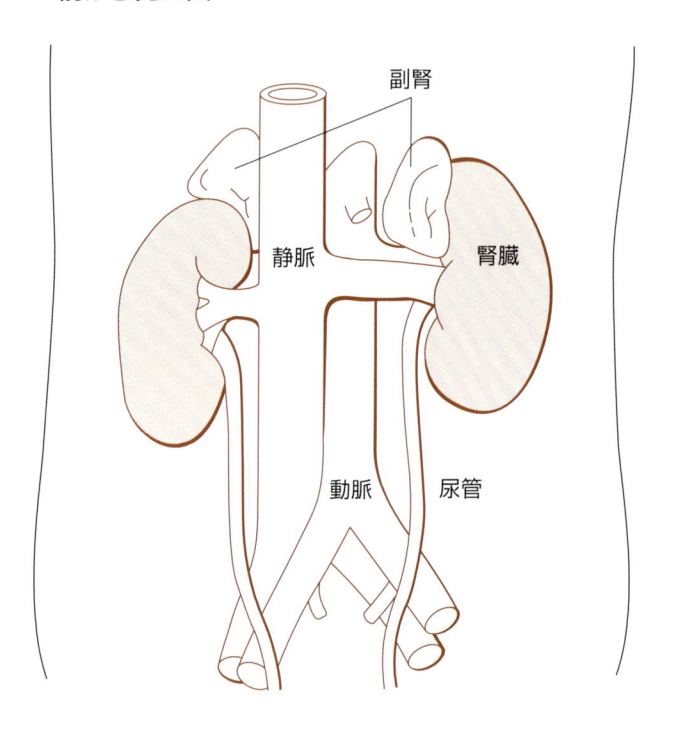

- 副腎
- 静脈
- 腎臓
- 動脈
- 尿管

上から見た図

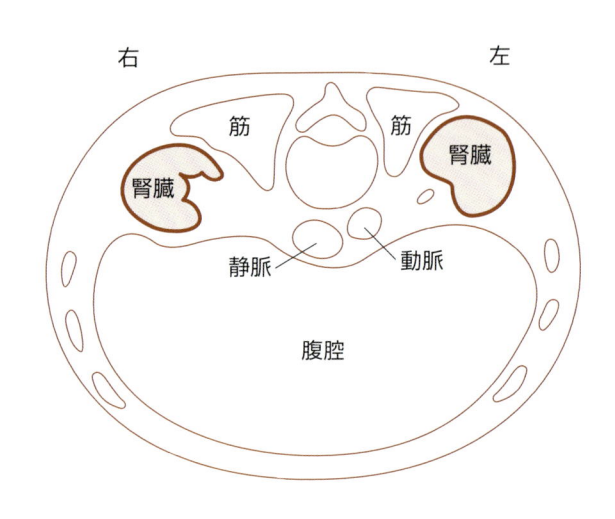

- 右
- 左
- 筋
- 腎臓
- 静脈
- 動脈
- 腹腔

腎の断面

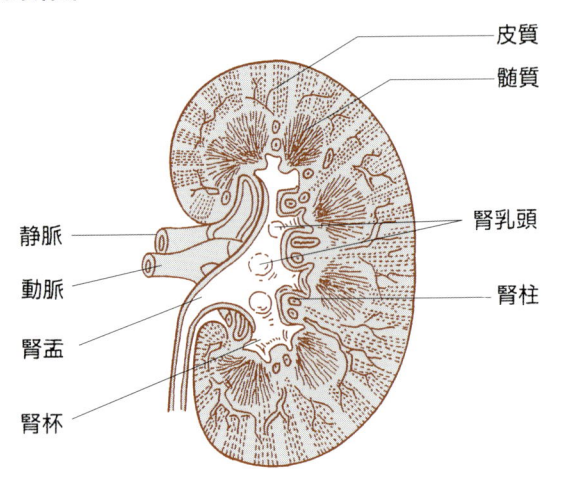

- 皮質
- 髄質
- 静脈
- 動脈
- 腎盂
- 腎杯
- 腎乳頭
- 腎柱

ネフロン

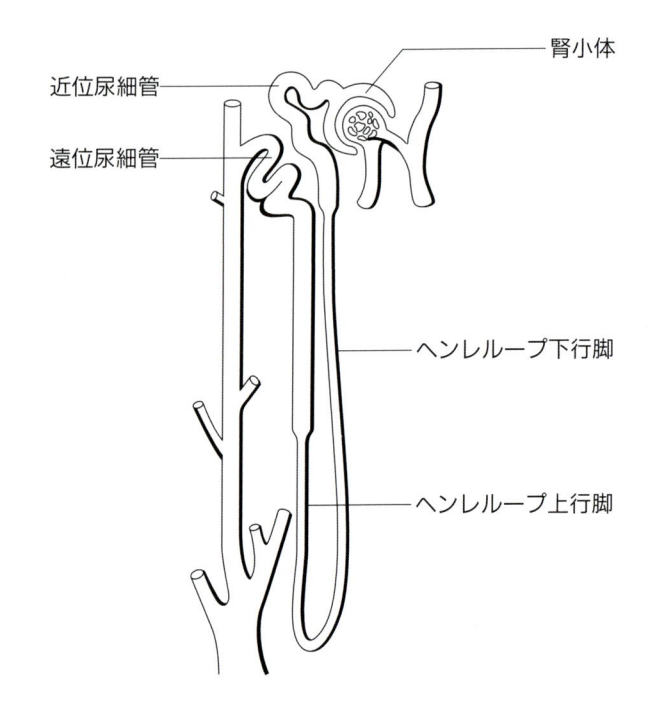

- 腎小体
- 近位尿細管
- 遠位尿細管
- ヘンレループ下行脚
- ヘンレループ上行脚

VIII 排泄系

1 腎の構造

1. 腎臓の機能

　私たちは生きていくうえで，代謝産物や毒物などを体外に捨てるという作業が必要である．このための機構を総称して排泄系という．その代表が腎臓 kidney であり，不要物質を尿 urine という形で体外に排泄している．生体の恒常性を維持するために，尿の量や成分は状況に応じて常に変化している．腎臓で生成された尿は，尿管，膀胱，尿道を通って体外へ導かれる．腎臓の主な機能は次のとおりである．
　(1) 老廃物や毒物などを排泄する．
　(2) 体液の量や質（イオン組成，浸透圧，pH など）を維持する．
　(3) レニン renin を生成し，血圧を調節する．
　(4) エリスロポエチン erythropoietin を分泌し，造血を調節する．
　(5) ビタミン D の活性化を行い，Ca 動態を調節する．

2. 腎臓の位置と構造

　腎臓は後腹膜腔の脊柱の両側に脂肪組織に包まれて存在する．成人男子での左腎の高さは，上縁は第11胸椎，下縁は第3腰椎付近であり，右腎はこれより 1/2 〜 1 椎体分低い所に存在する．また女子ではやや低く，小児ではさらに低い．腎臓は重さ約 100 g，大きさは，長さ約 10 cm，幅約 5 cm，厚さ 3 〜 3.5 cm のソラ豆状で，普通左腎のほうがやや大きい．内側中央部にある陥凹部は腎門と呼ばれ，前方より腎静脈，腎動脈，尿管の順で管が通じている．
　腎臓が腹腔ではなく後腹膜腔に存在するということは，臨床的には次のことを意味している．①手術後の癒着が激しい．腸管などの腹腔内臓器と比べ，腎臓の2回目以降の手術は癒着のため非常な困難を伴う．②腎臓に炎症があるとき，背部から腎臓の位置を叩くと痛みを感じる．③周囲に空気を含んだ部分がないので，背部から腎臓へ超音波が容易に到達する．なぜなら超音波は空気中の伝搬が悪いからである．この超音波は画像診断や結石破砕に利用されている．
　腎臓は外層の皮質 cortex と，内側の髄質 medulla とに分けられる．皮質は血管に富み，腎小体を含むため赤褐色顆粒状を呈している．皮質の一部は髄質の間に入り，腎柱を形成する．髄質は血管がやや少なく，蒼白淡紅色で放射状をしている．腎柱によって 10 〜 15 個に隔てられているため，髄質のことを腎錐体ともいう．錐体の先端は腎乳頭となって腎盂（腎盤ともいう）に突出しており，腎杯に囲まれている．
　腎動脈は葉間動脈に枝分かれして腎柱部を走る．これがさらに小葉間動脈から輸入細動脈となり腎小体に入り込み，小さく分岐して 20 〜 40 本の毛細血管の塊を形成する．これが糸球体である．この毛細血管が合流して輸出細動脈となり腎小体を出て，再び細かく分岐して尿細管を取り巻く毛細血管網を形成する．すなわち，動脈→毛細血管（糸球体）→動脈→毛細血管（尿細管周囲）→静脈となっているわけである．

3. ネフロン nephron

　腎臓での尿生成は，腎小体，尿細管，集合管によって行われている．尿細管は，近位尿細管，ヘンレループ，遠位尿細管に分けられる．腎小体から尿細管までは，分岐も合流もない1本の管であるから，腎小体とそれに続く尿細管を1つの独立した尿生成の基本単位とみなし，ネフロン（腎単位）と呼んでいる．ネフロンは片腎で約100万個存在し，その長さは約 4 〜 7 cm である．厳密にはネフロンは集合管を含まないが，機能的にネフロンを考えるうえでは集合管までを含めてもよいであろう．さらに腎臓全体を1個の巨大なネフロンと仮定すれば，腎臓の機能を考えるうえでは理解しやすい．
　総腎機能の面からは，腎臓は1つ1つのネフロンの集合体とみなせるが，厳密にはネフロンにはいくつかの種類がある．つまり形態学的にはネフロンは均一ではない．当然，機能的にこれらはそれぞれ異なっていると考えられているが，具体的な機能の差異に関してはまだよくわかっていない．
　ネフロンでは，まず腎小体で血液（血漿）を濾過して糸球体濾液（原尿）をつくり，次に尿細管でのこの原尿に対して吸収や分泌を行って成分を変化させ，最終的な「尿」（体外に排泄される完成尿）を生成している．いったん濾過した水分や物質を再び吸収するので，尿細管での吸収のことを再吸収という．分泌より再吸収のほうがはるかに多く，また濃縮とは水の再吸収のことであるから，尿生成を単純に表現すれば，腎小体での濾過と尿細管での再吸収といえる．

図139 腎小体(1)

糸球体の断面図

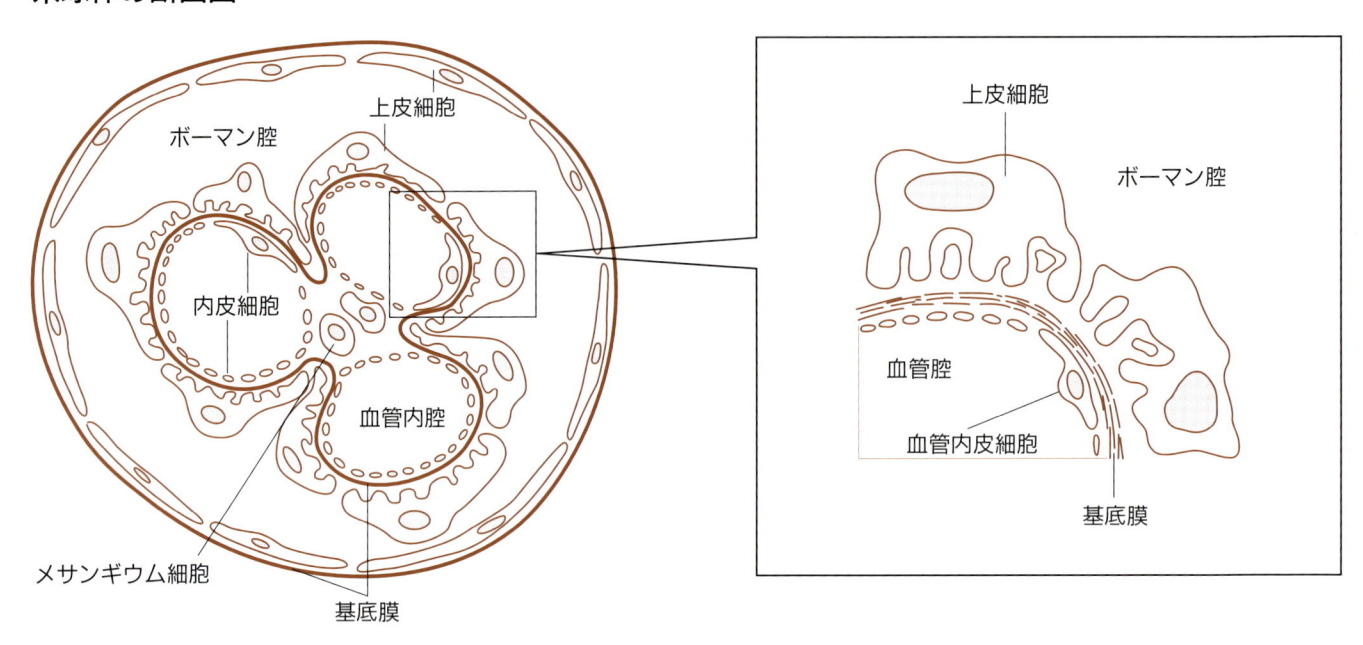

（図：ボーマン腔、上皮細胞、内皮細胞、血管内腔、メサンギウム細胞、基底膜、血管腔、血管内皮細胞）

糸球体における濾過

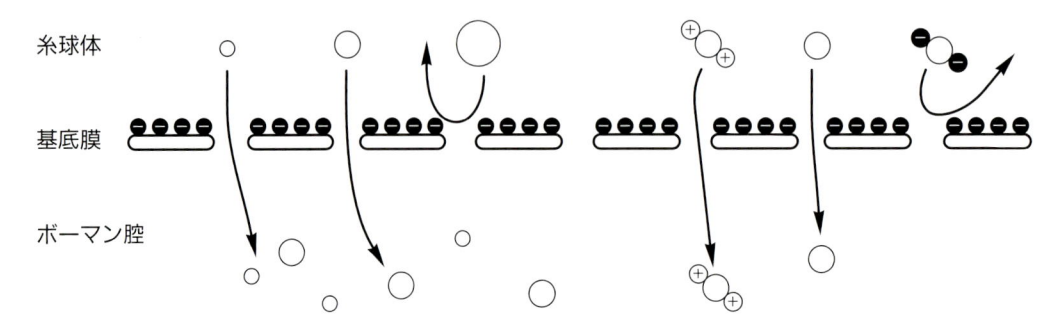

基底膜はマイナスに荷電している．大きな分子ほど濾過されにくく，同じ分子量ならマイナス荷電の多いものほど濾過されにくい．

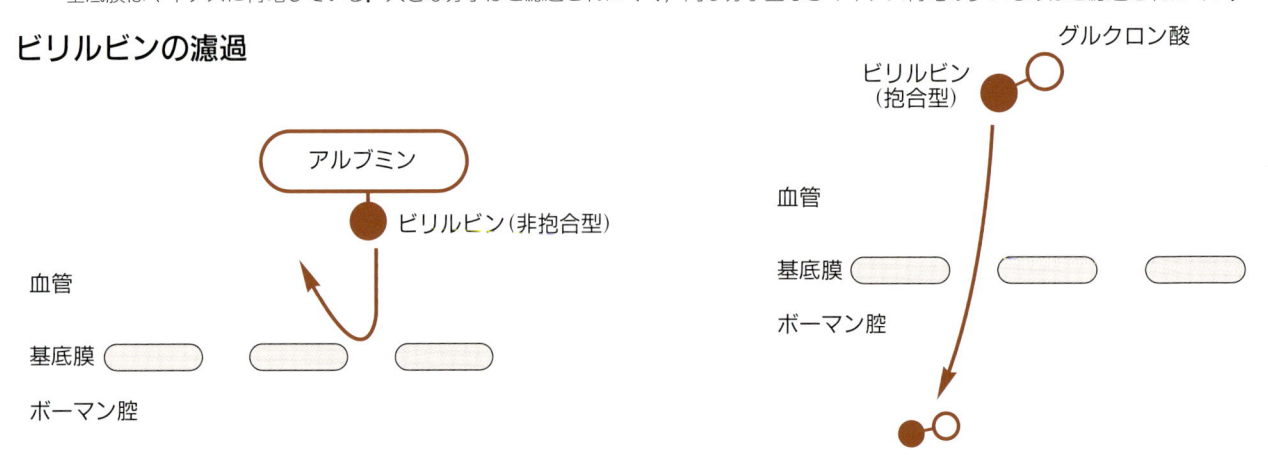

ビリルビンの濾過

ビリルビン自体の分子量は約600である．非抱合型はアルブミンという巨大分子（分子量約69,000）が結合しているので濾過できない．抱合型はグルクロン酸という小分子（分子量約200）が結合しているに過ぎないので，濾過できる．

2 腎小体

1. 腎小体 renal corpuscle とは

糸球体 glomerulus は，輸入細動脈と輸出細動脈との間にある，細かく枝分かれした血管の塊である．輸入細動脈はまず数本の枝に分かれ，各枝はさらに洞状に分岐している．この洞状の毛細血管の相互の軸（つまり中央部）にあたる部分をメサンギウムと呼び，ここには血管間膜細胞（メサンギウム細胞）がある．糸球体嚢（ボーマン嚢 Bowman's capsule）はこの血管の塊を包みこむように張り付いて存在している．ボーマン嚢の内腔をボーマン腔という．糸球体とボーマン嚢とを合わせて腎小体（マルピギー小体 Malpighian corpuscle）というが，腎小体のことを糸球体と呼ぶこともある．腎小体では細動脈が出入りしている部分を血管極，その反対側の尿細管起始部を尿極という．

ボーマン嚢の細胞は上皮細胞であり，その底部には基底膜 basement membrane を有している．すなわち，血管内腔とボーマン腔との間には，毛細血管内皮細胞，基底膜，上皮細胞の3者が存在するわけである．

内皮細胞には直径 50〜100 nm の窓 fenstration と呼ばれる多数の小孔があいている．

基底膜は内皮細胞と上皮細胞との間になる厚さ約 300 nm の非細胞性の膜様構造物である．この基底膜は非常に細かい線維が網目状にびっしりと詰まったものであり，マイナス荷電を帯びている．そのため，マイナス荷電をもった物質は電気的に反発して通過が妨げられる．なお，基底膜の網目の隙間は電子顕微鏡の標本で約 3〜4 nm を示したという報告がある．

上皮細胞は多数の突起をもつので足細胞 podocyte とも呼ばれている．これらの突起は基底膜を覆っており，突起間の隙間は約 23〜30 nm である．

2. 糸球体での濾過のしくみ

微小ピペットをボーマン腔内に挿入し，原尿を採取して調べてみると，その成分は血漿から蛋白質を引いたものにほぼ等しい．このことは，糸球体内の血液成分はボーマン腔へ濾し出されていることを示している．糸球体における濾過の原動力は，糸球体内の圧力，すなわち血圧である．

また，血液中の物質がボーマン腔に達するためには，内皮細胞の窓，基底膜，上皮細胞突起間隔を通り抜けなければならない．逆にいうと，これらを通過可能な物質だけが糸球体で濾過されるわけである．この3者の中では基底膜が最もきびしい障害物である．結局，粒子の形が小さく，しかもマイナス荷電の少ない物質だけが濾過されている．

具体的には，分子量2万以下の物質はだいたい自由に濾過される．また分子量8万以上の物質はまず濾過されない．分子量2万〜8万の物質は，その粒子の大きさ，形態，およびマイナス荷電の量によって，濾過される率が変わってくる．たとえば，血清アルブミンは分子量約 69,000 で細長い形をしている．粒子形態面だけから考えると濾過可能と予想されるが，実際にはほとんど濾過されない．これは血清アルブミンのマイナス荷電が強いため，基底膜のマイナス荷電と反発して通過が妨げられていると考えられる．

分子量および分子の荷電状態と濾過の程度との関係は，デキストランを用いた実験からも明らかである．デキストランは多糖体であり，人工的に種々の分子量や荷電のものをつくり出すことができる．同じ荷電ならば分子量の大きいものほど濾過されにくく，同じ分子量ならマイナス荷電の強いものほど濾過されにくい．

正常の尿は蛋白質をほとんど含んでいない．しかし，糸球体腎炎などのときは尿中に蛋白質（そのほとんどは血清アルブミンである）が混入してくる．このときの蛋白漏出の機序は，基底膜の網目が広がったためという考え方と，基底膜のマイナス荷電が減少したためにアルブミンが通過可能になったという2通りの考え方がある．

3. 限外濾過 ultrafiltration

糸球体における濾過のように，膜の両面の圧力差を原動力とする濾過法を限外濾過という．糸球体濾過における有効な限外濾過圧は，糸球体毛細血管内の圧力つまり血圧からボーマン腔内圧と糸球内の血漿膠質浸透圧とを引いたものである．血液は糸球体内を通るに従い，水分が濾過されるため蛋白濃度が上昇し，膠質浸透圧は上昇してくる．逆に血圧は，入り口で高く出口では低くなる．その結果，有効な限外濾過圧は，糸球体の入り口で最も高く出口に近づくに従い低くなる．

図140 腎小体(2)

RBF, GFRの変化

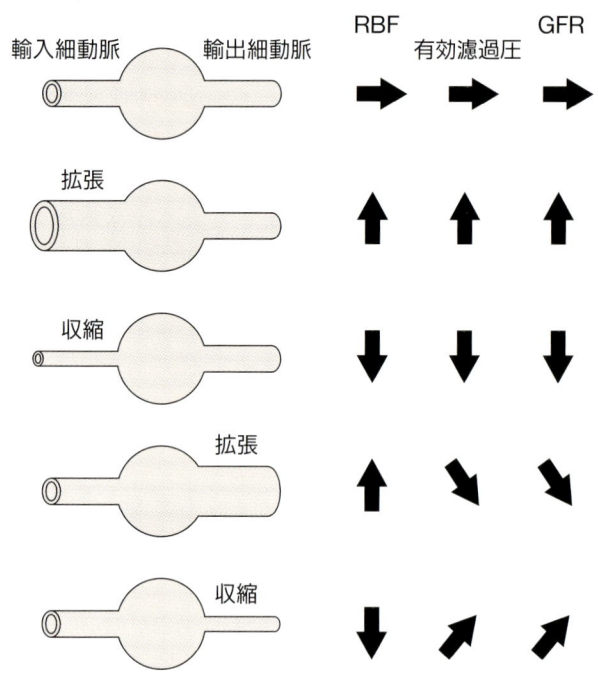

輸出入細動脈の拡張・収縮によるRBF, GFRの変化. 腎動脈における血圧は一定とした時.

腎臓の自己調節(イヌ)

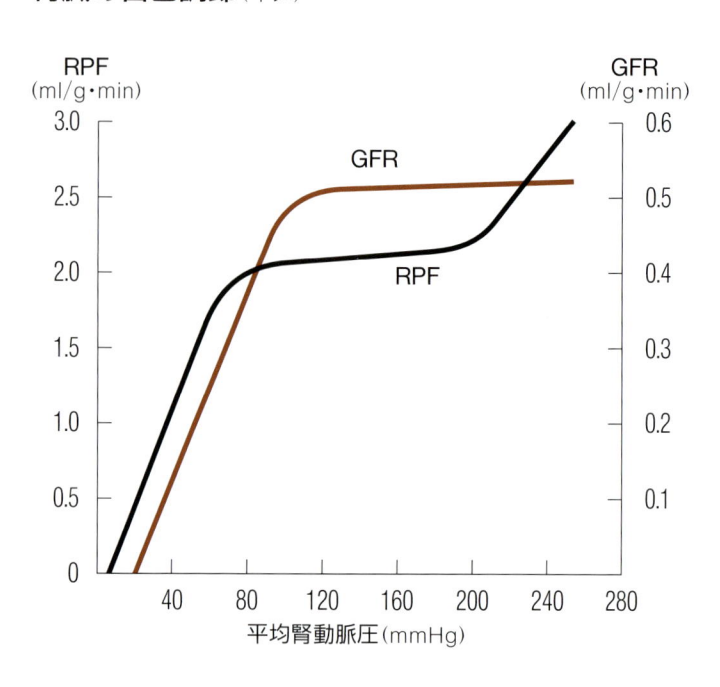

80 mmHg以上では，その血圧にかかわらずGFRはほぼ一定に保たれる.

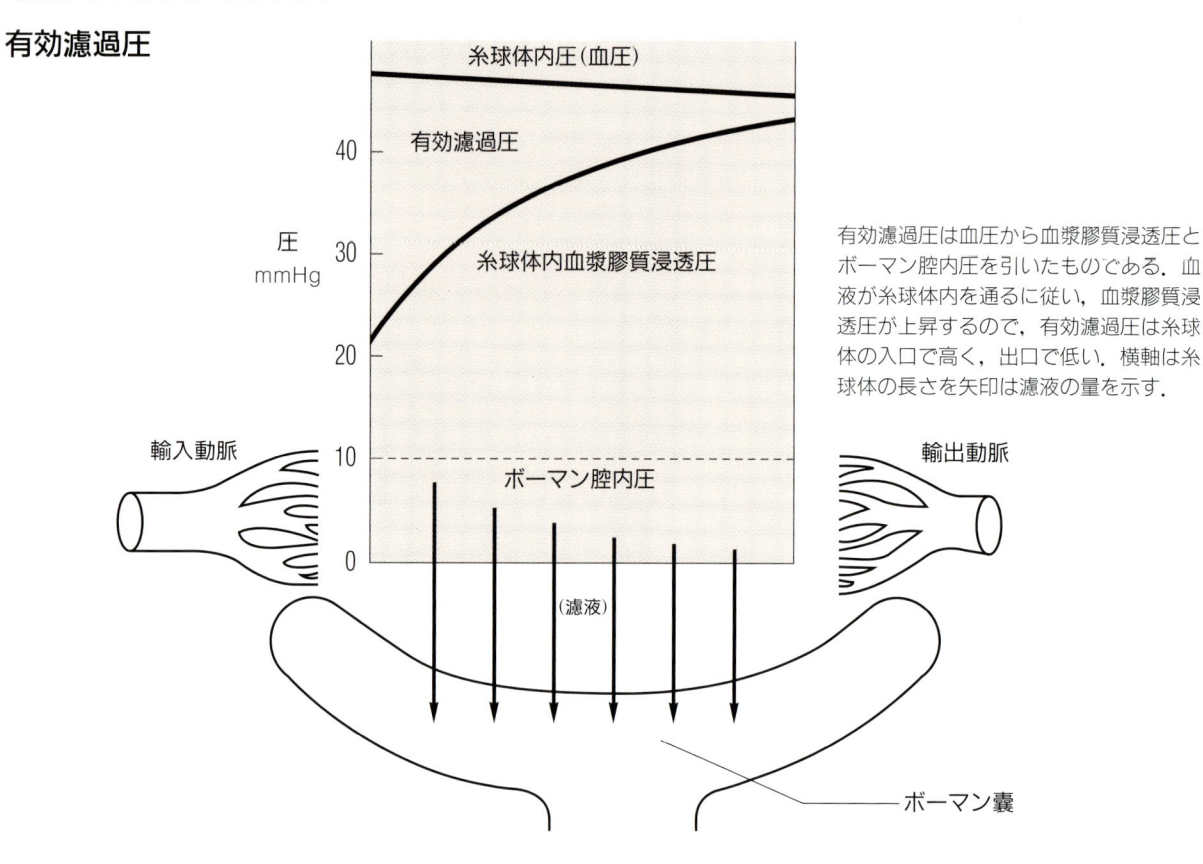

有効濾過圧

有効濾過圧は血圧から血漿膠質浸透圧とボーマン腔内圧を引いたものである．血液が糸球体内を通るに従い，血漿膠質浸透圧が上昇するので，有効濾過圧は糸球体の入口で高く，出口で低い．横軸は糸球体の長さを矢印は濾液の量を示す.

4. 糸球体濾過量 gromerular filtration rate（GFR）

腎臓はきわめて血管に富んだ臓器であり，心拍出量の20～25％およそ1,000～1,300 ml/分もの血液が腎臓に流れ込んでいる．単位時間当たり腎臓を流れる血液の量を腎血液流量 renal blood flow（RBF）という．

血液は血球成分と血漿成分とに分けられるが，尿生成に直接関係あるのはこのうちの血漿成分だけである．したがって，腎機能を考えるうえでは血漿成分だけで考えたほうが合理的であるから，腎臓に対する血漿の流量のことを腎血漿流量 renal plasma flow（RPF）という．RPFの正常値は500～700 ml/分である．RBFとRPFとはヘマトクリット値によりお互いに換算可能である．

糸球体の濾過によって生成された原尿の量を糸球体濾過量（GFR）という．GFRの正常値は100～130 ml/分である．このことは，糸球体に到達した血漿量のおよそ1/5が濾過されて原尿になっていることを示している．このGFRとRPFの割合のことを濾過率 filtration fraction（FF）という．FFはGFR/RPFで計算され，その正常値は約0.2つまり20％である．

正常のGFRを確保するためには，十分なRBFが得られるだけの適正な血圧が必要不可欠である．なお，適正な血圧がある場合，GFRはRPFと有効な限外濾過圧に影響される．よって，同じRBFでもヘマトクリット値が低いほど，また血漿膠質浸透圧が低いほどGFRは上昇する．

腎疾患の患者は，高血圧・貧血・低蛋白血症になりやすい．これらの症状は生体全体からみると悪影響を及ぼすことが多いが，尿生成つまりGFRの増加という点だけに関する限りは合目的的であり，低下した腎機能を助けていることになる．

5. 腎の自己調節

腎動脈圧が約80～180 mmHgの範囲では，腎血流量およびGFRは一定に保たれる．このことは輸出入細動脈での抵抗が腎動脈圧の変化に応じて正確に応答していることを示しており，特に輸入細動脈の変化が主役であると考えられている．この現象は，神経性あるいは体液性の因子を除いた条件下でも認められるため，腎自体による自己調節の結果である．この現象には次の2つの機序が考えられている．①腎動脈圧の上昇により輸入細動脈が伸展を受け，血管平滑筋の張力が増加する．その結果，平滑筋は能動的に収縮する．②尿細管内の濾液の成分（おそらくCl^-）などの変化を傍糸球体装置が感知し，同じネフロンに属する糸球体の輸入細動脈を収縮させる．この②の機構は尿細管糸球体フィードバックと呼ばれており，このときの収縮物質には，レニンやプロスタグランジンなどが候補にあげられているがその詳細はまだよくわかっていない．

6. 解毒 detoxication

解毒とは生体に対する毒性をもった物質の毒力を減少させることである．そのためには代謝などによって，その物質の毒力を減少させるかまたはその物質を排泄されやすい形に変換することにより，その毒物の生体に対する影響を減少させることが必要である．このための毒物の主要な排泄臓器が腎臓である．

たとえば，ヘムの代謝産物である非抱合型ビリルビンは水にきわめて溶けにくい．一般に，不溶性の物質が血中に溶けた状態で存在できるのは，血漿蛋白質と結合しているからであり，非抱合型ビリルビンは血清アルブミンと結合した状態で血液に溶けている．ビリルビン自体の分子量は非常に小さいが，血清アルブミン（分子量約69,000）と結合した状態では結果的に巨大な分子になっているため，糸球体で濾過されない．肝臓でグルクロン酸抱合を受けたビリルビンは，グルクロン酸が親水性を与えるために水に溶けるようになり，抱合型ビリルビンはアルブミンと結合する必要がなくなる．このように抱合型ビリルビンはアルブミンに比べ分子量は小さく，糸球体で濾過されるのである．

また，脂溶性の高い物質は尿細管で再吸収されやすい傾向がある．そのため，毒物の親水性を高める方向に代謝を行うことは，再吸収を低下させ，結果として尿中への排泄を促すことになる．ポリ塩化ビフェニル（PCB）のような脂溶性が高くかつ代謝されにくい毒物は，尿への排泄はきわめて困難である．

図141 尿細管(1)

尿細管における水と電解質の再吸収と分泌

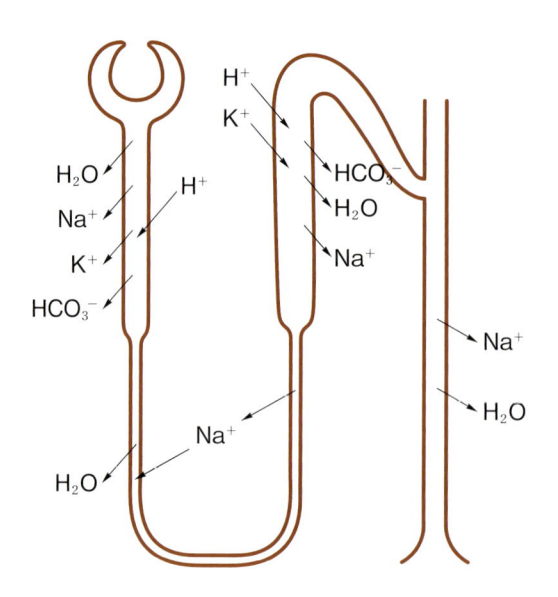

ブドウ糖および無機リンのTm

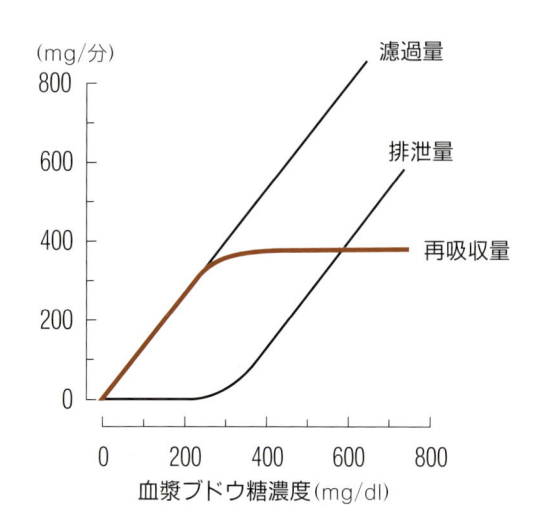

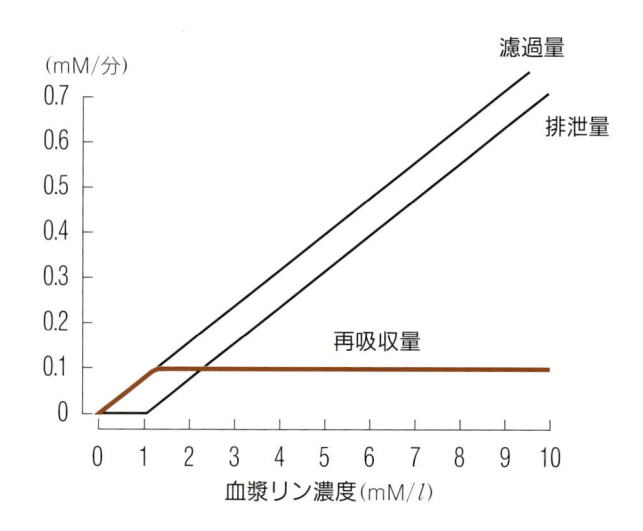

3 尿細管

1. 受動輸送と能動輸送

あらゆる物質は自然の状態では，濃度の高い所から低い所へ移動しようとする．腎臓の尿細管においても同様であり，この部位での物質の輸送には次のことがいえる．
(1) 物質は濃度勾配に従って移動しようとし，そのときはエネルギーを必要としない．これを受動輸送という．
(2) 濃度勾配に逆らって移動するときは，エネルギーを必要とする．これを能動輸送という．
(3) ある物質が移動する際，他の物質もそれに伴って移動することがある．このときの移動方向は，順方向のこともあれば逆方向のこともある．

2. 再吸収と分泌

糸球体から濾過される原尿の量（GFR）は約 $100 \sim 125$ ml/分（$150 \sim 170\ l$/日）であるが，実際の尿量は約 1 ml/分（$1 \sim 1.5\ l$/日）である．つまり糸球体で濾過される水分のうち，体外に排出されるのは 1% 以下であり，99% 以上が尿細管で再吸収を受けることになる．

再吸収される割合は物質によって異なっており，一般的にいって，生体にとって大切な物質ほど再吸収されやすい傾向がある．また物質によっては，全く再吸収されなかったり，逆に分泌を受けたりすることもある．

3. Tm

尿細管における再吸収と分泌には限界があり，その限界は物質によって異なっている．この最大限度のことを尿細管再吸収極量および尿細管分泌極量といい，Tm で表す．m はマキシマムの意味であり，Tm とは尿細管における最大物質輸送量のことである．Tm という現象は，能動輸送のためのエネルギー供給の枯渇ではなく，キャリアー carrier の飽和によるものと考えられている．

たとえば，原尿中のブドウ糖は正常状態であれば Tm 以下のため，すべてが尿細管で再吸収される．しかし，もしブドウ糖が Tm を超えると，その超過分は再吸収できずに尿中に混入してくる．これが尿糖である．一般の糖尿病では，血漿中のブドウ糖濃度が高いために，原尿中のブドウ糖濃度も高くなり，Tm を超えた分だけが尿中に出てくる．

ブドウ糖の Tm は約 375 mg/分である．ブドウ糖の再吸収量をグラフに描くと，Tm 付近では曲線を示す．この曲線部分をスプレーと呼ぶ．Tm 付近でスプレーが出現する理由は，個々のネフロンの機能差およびキャリアーの飽和に必要な「過飽和」のブドウ糖が一部漏れ出てくることによると考えられている．スプレーのせいで，血漿ブドウ糖濃度が約 170 mg/dl 以上のとき，尿中へ糖が出現する．

Tm が低い物質に対しては，腎はその物質の血中濃度の維持に役立っている．たとえば，無機リンの再吸収における Tm は濾過量よりも低い．そのため正常状態でも少量のリンが尿中に排出されている．もしリンの血中濃度が上昇すると，過剰なリンは再吸収できずに尿中へ排出されてしまう．逆にリンの血中濃度が低下すると，濾過されたリンはすべて再吸収によって回収可能である．このようにして，腎臓はリンの血中濃度を調整しているのである．

無機リンのように Tm が低い物質に対しては，腎臓は主要な血中濃度の調節器官であるが，ブドウ糖のように Tm が高い物質に対しては，正常状態では腎臓は血中濃度の調節には役立っていない．

4. 近位尿細管

近位尿細管において管腔内と尿細管上皮細胞内とを比べると，Na^+ 濃度は管腔内のほうが高い．そのため，Na^+ は受動的に管腔側から細胞内へと移動しようとする．さらに，両者間の電位は細胞内のほうが低い（マイナスが強い）ので，プラスイオンである Na^+ はマイナス側つまり細胞内へ動こうとする．このように電気的にみても，この電位差は Na^+ を細胞内へ動かす方向に働いている．結局この濃度差および電位差によって，Na^+ は受動的に管腔内から尿細管上皮細胞内へと移動するのである．上皮細胞内に入った Na^+ はナトリウムポンプにより能動的に周囲毛細血管の方向（血管側）へ汲み出される．

この部位では，Cl^- と水は Na^+ と一緒に移動するという性質がある．そのため結局，NaCl と水は近位尿細管で再吸収されることになる．糸球体で濾過された NaCl と水はこの部位でおよそ 2/3 が再吸収され，K^+ も同様におよそ 2/3 が再吸収される．これらの再吸収の割合は体液量やホルモンなどにあまり影響されず，常にほぼ一定である．

図142　尿細管(2)

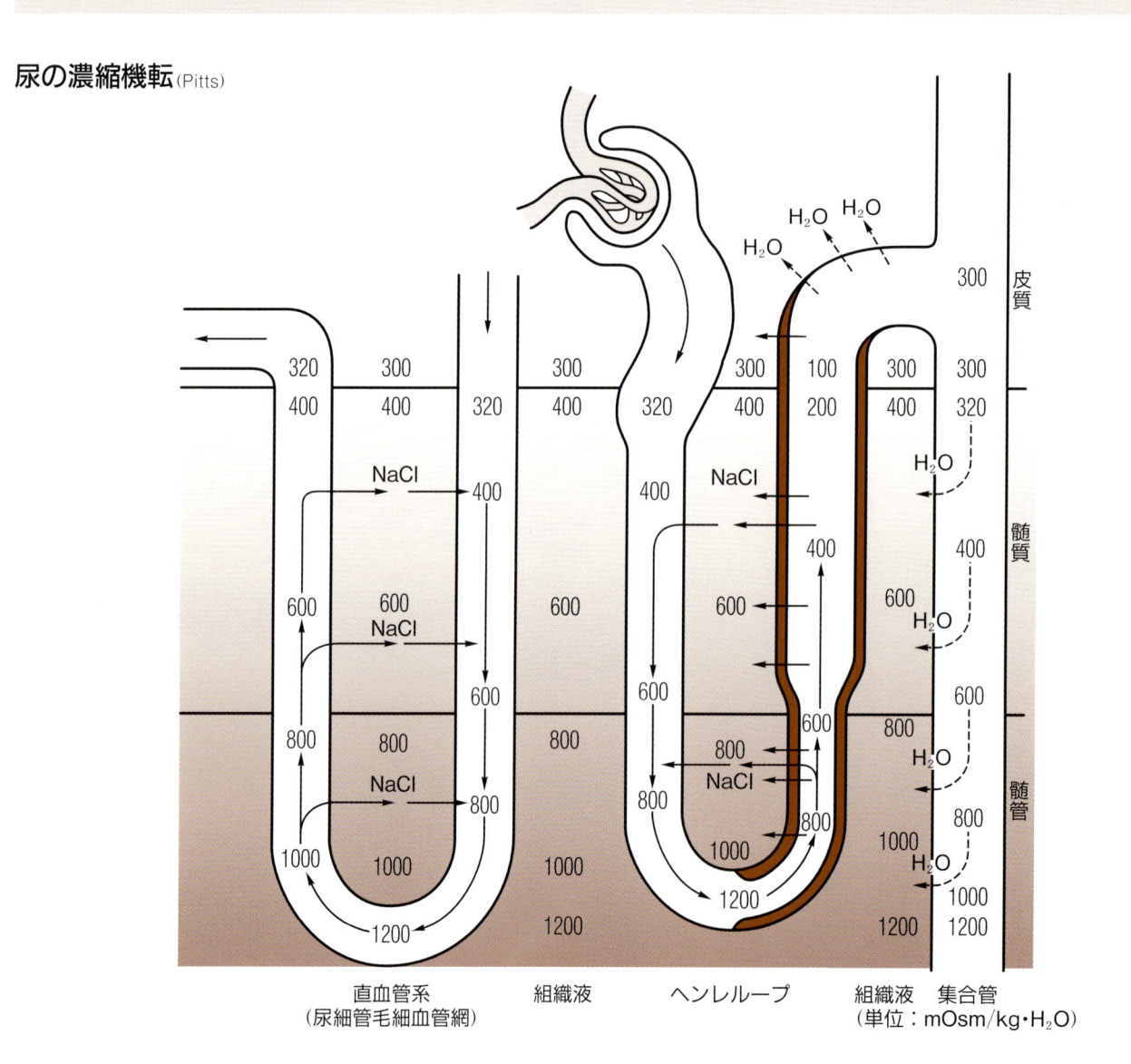

尿の濃縮機転(Pitts)

| | 直血管系
(尿細管毛細血管網) | 組織液 | ヘンレループ | 組織液　集合管
(単位：mOsm/kg・H₂O) |

(皮質／髄質／髄管)

分泌された酸のゆくえ

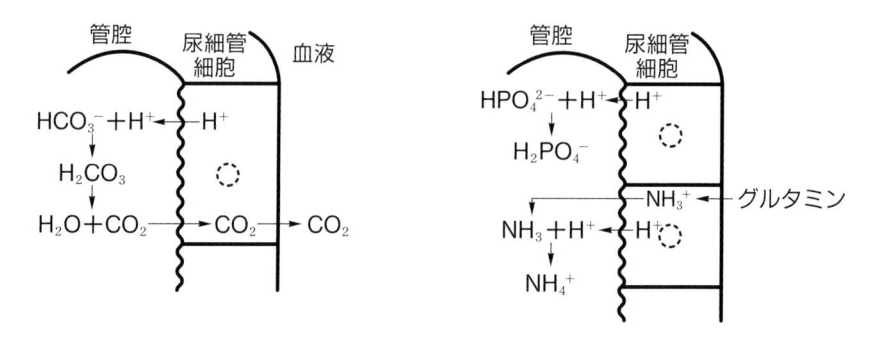

管腔｜尿細管細胞｜血液

$HCO_3^- + H^+ \leftarrow H^+$
H_2CO_3
$H_2O + CO_2 \longrightarrow CO_2 \longrightarrow CO_2$

管腔｜尿細管細胞

$HPO_4^{2-} + H^+ \leftarrow H^+$
$H_2PO_4^-$
$-NH_3^+ \leftarrow$ グルタミン
$NH_3 + H^+ \leftarrow H^+$
NH_4^+

揮発性の酸は CO_2 となりやがて肺から排泄される(左).
不揮発性の酸は $H_2PO_4^-$ や NH_4^+ という形で尿中に排泄される(右).

5. ヘンレループ

ヘンレループは皮質から髄質内部へ進み，そこで向きを変え再び反対向きにUターンするというヘアピン状の構造をしている．前半部を下行脚，後半部を上行脚といい，このような構造を対向流系 countercurrent system という．腎髄質がこのような複雑な構造をしているのは，尿を濃縮するためである．

腎臓の組織間液の浸透圧は，皮質では血漿とほぼ等しいが，髄質では錐体の先端に近づくにつれ次第に高くなり，先端部では約 1,400 mOsm/kgH$_2$O と血漿の数倍程度まで高くなっている．下行脚は水の透過は良好であるが，上行脚は水を通さない．そのためヘンレループ部の内腔液は，下行脚を下がるに従って水が抜け浸透圧が高くなり，次に上行脚では上がるに従い NaCl が抜けて浸透圧が低くなり，結局水と NaCl の両者が再吸収される．ヘンレループでの水の再吸収量は GFR の約 15％ である．

6. 遠位尿細管

遠位尿細管でも Na$^+$ や水などが再吸収されるが，この Na$^+$ 再吸収量はアルドステロン（副腎皮質ホルモン）により調節されている．

アルドステロンは Na$^+$ を再吸収するが，このとき再吸収された Na$^+$ の代わりに K$^+$（あるいは H$^+$）が分泌される．そのためアルドステロンが過剰になると低 K 血症やアルカローシスが起こる．また Na$^+$ の移動に伴って水も一緒に動くので，アルドステロンにより Na$^+$ が再吸収されると水も同時に再吸収される．つまり，アルドステロンは Na$^+$ と水との再吸収に加え，K$^+$ と H$^+$ との排泄を促していることになる．また，K$^+$ の動きからみると，K$^+$ は再吸収もされるが同時に分泌もされていることになる．

7. 集合管

集合管では抗利尿ホルモン antidiuretic hormone (ADH)（バゾプレッシン）の働きにより水の再吸収が行われている．この ADH による水の再吸収量は割合でみると GFR の数％ にすぎないが，1 日量に換算すると 10 l 以上におよび，尿量調節機序としては重要な働きをしていることになる．この水の移動は受動輸送であり，ADH 依存性水チャネル蛋白の遺伝子はすでに同定されているので，この水の再吸収の詳しいメカニズムがもうすぐ明らかになるであろう．

8. 酸の分泌

体内では代謝に伴って酸が過剰に産生される．組織で産生された酸はそのままの形ではなく重炭酸イオン (HCO$_3^-$) などと結合した形で腎へ運ばれてきて，尿細管から H$^+$ という形で管腔内に分泌される．排泄すべき酸の総量から換算すると，もし分泌された H$^+$ がそのままの形で尿中に排泄されると仮定すると尿は強酸性になってしまう．実際には管腔内に分泌された H$^+$ は次の 3 種類の反応により処理を受けており，尿の酸性度はそれほど強くならずにすんでいる．

a. HCO$_3^-$ と反応

糸球体で濾過された HCO$_3^-$ と分泌された H$^+$ とが反応し H$_2$CO$_3$ となる．H$_2$CO$_3$ は，炭酸脱水酵素 carbonic anhydrase の働きにより H$_2$O と CO$_2$ とに分解される．CO$_2$ は膜を自由に通過でき，この CO$_2$ は結局肺から排泄される．つまり尿細管から分泌された酸 (H$^+$) は，めぐりめぐって肺から CO$_2$ という形で排泄されるのである．なお，炭酸脱水酵素は近位尿細管上皮細胞に多く含まれており，この反応は主として近位尿細管で行われている．

b. HPO$_4^{2-}$ と反応

分泌された H$^+$ は濾液中の HPO$_4^{2-}$ と反応して H$_2$PO$_4^-$ になる．この反応は主として遠位尿細管の集合管とで行われ，結局 H$^+$ はリン酸塩の形で体外に排出される．

c. NH$_3$ と反応

主として近位尿細管の上皮細胞内ではグルタミンからアンモニア（NH$_3$）を産生し，管腔内に分泌している．分泌された H$^+$ はこの NH$_3$ と反応して NH$_4^+$ を形成しこの形で体外に排泄される．この反応は主として近位尿細管で行われている．

以上のような処理を管腔内で受けるため，多量の酸が管腔内に排泄される割には管腔内を流れる濾液の pH はそれほど下がらずにすんでいる．上記 a で処理される酸を揮発性酸，b, c で処理される酸を不揮発性酸という．量的には揮発性酸がはるかに多いが，この酸は肺から排泄可能である．しかし不揮発性酸は尿中へ捨てる以外には処理方法がなく，腎臓の果たす役割がきわめて大きい．そのため，腎不全では不揮発性酸が体内に蓄積し，代謝性アシドーシスになる．

図143 腎クリアランス

腎クリアランス

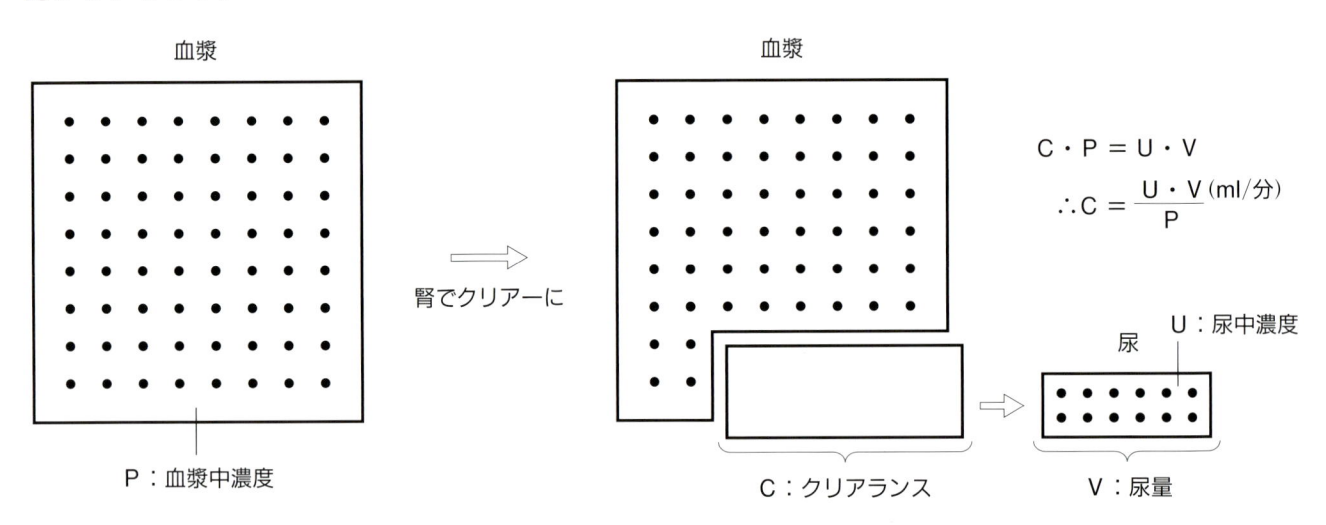

$$C \cdot P = U \cdot V$$
$$\therefore C = \frac{U \cdot V}{P} \, (\text{ml/分})$$

P：血漿中濃度
C：クリアランス
U：尿中濃度
V：尿量

面積は水分量，点の密度は濃度を表わしている．血漿中の点が濃縮されて尿に出てきていることを示す．尿中の点の数と同じ数の点を含む血漿の面積（血漿量）が腎クリアランスである．式で表現すると右のようになる．

各物質のクリアランス

パラアミノ馬尿酸（PAH）
$C_{PAH} = 600 \, \text{ml/分}$

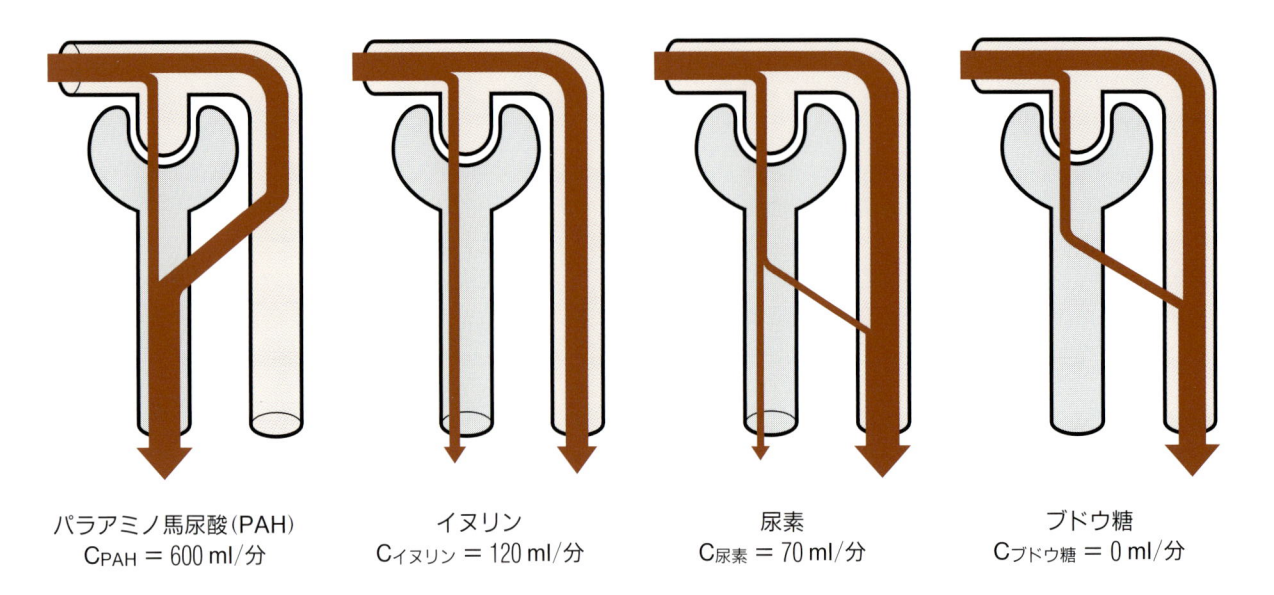

イヌリン
$C_{イヌリン} = 120 \, \text{ml/分}$

尿素
$C_{尿素} = 70 \, \text{ml/分}$

ブドウ糖
$C_{ブドウ糖} = 0 \, \text{ml/分}$

$C_{PAH} = RPF$，$C_{イヌリン} = GFR$ となる

4 腎クリアランス

1. 腎クリアランスとは

腎機能を表現する1つの方法として腎クリアランスというものがある．これは，血漿中のある物質が単位時間当たりどれだけ体外に排泄されたか，すなわち，単位時間当たり何 ml の血漿がきれいに（つまりクリアーに）なったかを示すものである．当然クリアランス値は物質によって異なっている．クリアランス値の高い物質はどんどん体外に排泄され，大量の血漿がクリアーになっていることを示し，逆にクリアランス値の低い物質は血漿中からなかなか除去されないことになる．つまりクリアランスとは，物質 S の血漿中からの排泄速度を血漿量で表したものである．

物質 S の血漿中の濃度を P_s，S の尿中濃度を U_s，1分当たりの尿量を V とすると，S の腎のクリアランス値 C_s は

$$C_s \cdot P_s = U_s \cdot V$$

という関係が成り立つ．すなわち

$$C_s = U_s \cdot V / P_s \,(\mathrm{ml}/分)$$

として表せられる．なお，ある物質の腎クリアランス値は C の右下に小さくその物質名を書く習慣になっている．

2. RPF と GFR の測定法

パラアミノ馬尿酸 p-aminohippuric acid (PAH) は糸球体で濾過され，しかも濾過されなかった残りのすべては尿細管で分泌されてしまう．つまり PAH は腎を通過すると血漿から完全に抜き取られるので，PAH のクリアランス値は腎血漿流量 RPF を表すことになる．この性質を利用して，実際の RPF の計算は PAH のクリアランス値を測定することにより行われている．なお，造影剤の一種であるダイオドラストも PAH とほぼ同様な動態をとる．

イヌリン inulin は分子量約 5,500 の多糖体であり，糸球体で濾過されるが，尿細管では再吸収も分泌も受けない．そのためイヌリンのクリアランス値 C_{inulin} は糸球体濾過量 GFR を表す．イヌリンとほぼ同様な動態を示す物質にクレアチニン creatinine とチオ硫酸ナトリウム $Na_2S_2O_3$ とがある．これら3者のクリアランス値はほぼ等しい．なお，クレアチニンは内因性にすでに体内に存在するため，クリアランス値を測定する場合，他の物質のようにわざわざ注射する必要がない．そのため，臨床上では内因性クレアチニンクリアランス値 C_{cr} が GFR の指標としてよく用いられている．

尿素は糸球体で濾過され，尿細管で一部再吸収を受ける．そのため尿素のクリアランス値 C_{urea} は GFR より小さい．ブドウ糖は糸球体で濾過されるが，尿細管でそのすべてが再吸収されてしまい，結局尿中には出てこない．よって，ブドウ糖のクリアランス値 $C_{glucose}$ は 0 である．なお，水のクリアランス値は尿量そのものである．

たとえば，ある人の血漿中のクレアチニン濃度 P_{cr} を 1.0 mg/dl，尿中のクレアチニン濃度 U_{cr} を 100 mg/dl，一日尿量 V を 1,500 ml とすると，この人の GFR は

$$\begin{aligned}
\mathrm{GFR} &= C_{cr} \\
&= U_{Cr}/P_{Cr} \times V \\
&= 100/1.0 \times 1,500 \,(\mathrm{ml}/日) \\
&= 100/1.0 \times 1,500 \times 1/24 \times 60 \,(\mathrm{ml}/分) \\
&= 104 \,(\mathrm{ml}/分)
\end{aligned}$$

となる．

C_{cr} を個人の体格差なしで評価したい場合には，C_{cr} は体表面積で補正する．日本人の平均体表面積は $1.74\,\mathrm{m}^2$ であるから，

$$C_{cr} = 104 \times 体表面積 / 1.74 \,(\mathrm{ml}/分)$$

とすることもある．なお正確な正常値とは少し異なっているが，次の値を記憶しておくと何かと便利である．

$$\begin{aligned}
&\mathrm{GFR} = 100\,\mathrm{ml}/分 = C_{cr} = C_{inulin} \\
&\mathrm{RPF} = 500\,\mathrm{ml}/分 = C_{PAH} \\
&\mathrm{RBF} = 1{,}000\,\mathrm{ml}/分 = \mathrm{RPF}/(1-\mathrm{Ht}) \\
&\mathrm{FF} \;\;= 0.2 = 20\,\% = \mathrm{GFR}/\mathrm{RPF} \\
&血漿浸透圧 = 300\,\mathrm{mOsm/kgH_2O}
\end{aligned}$$

図144 尿路(1)

尿管の蠕動

腎盂の尿を尿管が蠕動運動によって膀胱に運んでいる様子を示す．
尿は「塊」として間欠的に運ばれている．

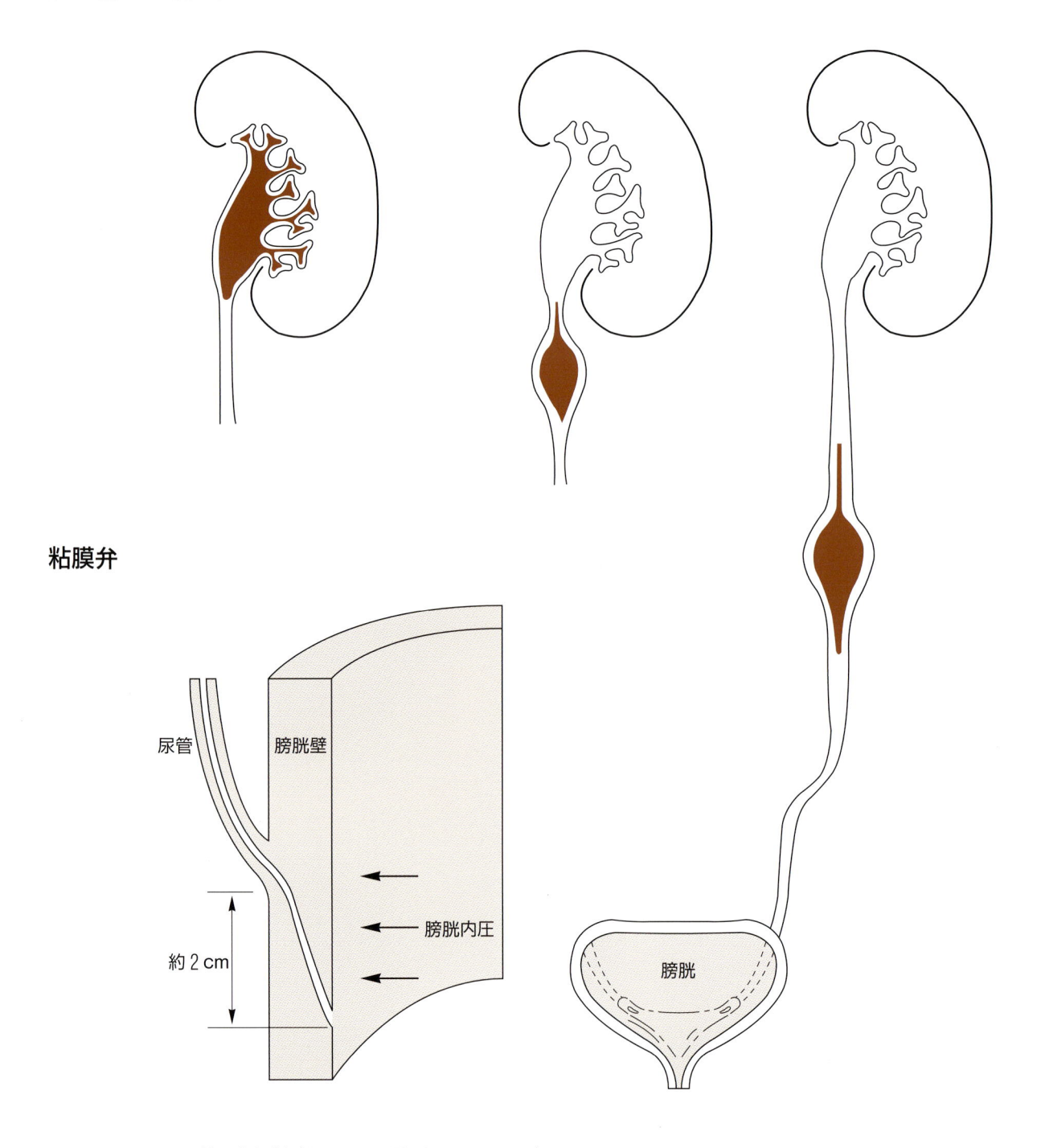

粘膜弁

mucosal valve：尿管は膀胱壁を斜めに貫いて開口している．そのため膀胱内圧により尿管腔が押しつぶされて尿の逆流が防がれている．

5　尿路

1. 尿路 urinary tract とは

　腎臓で生成された尿は乳頭部で集合管から腎杯に集まり，さらに腎盂→尿管→膀胱→尿道へと流れて体外に排泄される．この尿の流れは一方向性であり，逆流しないようなしくみになっている．腎杯から尿管までを上部尿路，膀胱と尿道とを下部尿路と分けている．尿路は単なる尿の通路であるから，もうここでは尿の成分や量は変化しない．

2. 尿管 ureter

　腎盂および尿管は膀胱側へ向かって毎分1～5回の規則的な蠕動運動を行い，間欠的に尿を膀胱に運んでいる．この蠕動の周期は尿量に対応しており，しかも自律性であるため，腎杯もしくは腎盂付近にペースメーカーが存在していると考えられている．このように尿管が蠕動運動によって尿を運んでいるため，インジゴカルミンという青色の色素を静注して尿を着色し膀胱内側から尿管開口部を観察すると，あたかも間欠泉のように周期的に尿が噴出するのが見える．

　尿管には3カ所の狭窄部が存在する．すなわち，腎盂尿管移行部，尿管と総腸骨動静脈との交叉部，尿管の膀胱開口部，である．結石などはこのいずれかの部位で引っかかることが多い．

　尿管は膀胱壁を斜めに貫通して膀胱内に開口している．そのため膀胱内に尿が貯留すると，膀胱壁の伸展によりその部の尿管を圧迫し，結果的に尿管への尿の逆流を阻止している．これを粘膜弁 mucosal valve という．

3. 膀胱 urinary bladder の構造

　膀胱壁の内面の粘膜は移行上皮である．両側の尿管口から内尿道口に続く部分は平滑な逆三角形をしており膀胱三角部と呼ばれている．膀胱の筋層は多数の平滑筋線維束が斜めあるいは輪状に走ることにより構築されている．そのため膀胱壁は厚く弾力性がある．膀胱では粘膜と筋層との間（粘膜下層）がゆったりしているので，粘膜にはかなりの可動性がある．したがって粘膜面には膀胱収縮時には多数のひだがみられるが，拡張時にはそのひだは消失する．

4. 尿道 urethra

　膀胱の内尿道口から外界までの尿路を尿道という．その長さは，男性では約20 cm前後，女性では約4 cmである．

　内尿道口付近では膀胱壁の平滑筋束が寄り集まって尿道を輪状に取り囲んでおり，内尿道括約筋を形成している．すなわち内尿道括約筋は平滑筋（不随意筋）であり，膀胱壁の特殊な筋とみなすこともできる．この内尿道括約筋は尿の流出を防ぎ貯尿に役立っていると考えられているが，その力はあまり強くなく，本来の生理作用に関しては異論も多い．内尿道括約筋のすぐ下には横紋筋（随意筋）でできた外尿道括約筋がある．尿の流出を止めている主役はこの外尿道括約筋である．なお男性では両括約筋の間に前立腺が存在する．

5. 膀胱の自浄作用

　膀胱は尿道を通じて外界と直接つながっているため，外来性の細菌などの感染を受けやすい．これが細菌性の膀胱炎である．一般に尿路系の感染症は尿道から侵入してきた菌によるものがほとんどである．腎臓で生成されたばかりの尿は完全無菌なので，膀胱はこの滅菌水で常に洗浄されているとみなすことができる．尿の逆流があったり，あるいは，完全排尿ができず排尿後にも膀胱内に尿が残っていると，すなわち残尿があると，**次頁**のように細菌の繁殖を許し膀胱炎などになりやすい．残尿がないということ，さらに，尿の逆流がないということは，尿路の感染を防ぐうえできわめて重要なことである．

　ふつう，膀胱炎だけでは発熱しない．しかし細菌がさらに上行して腎盂にまで達すると高熱が出る．これが腎盂腎炎である．

6. 前立腺 prostate

　前立腺は男子尿道を取り囲んで存在し，直腸から容易に触知することができる．内腺と外腺の2種の分泌腺がある．高齢者では内腺肥大して尿路の通過を障害しやすい．これが前立腺肥大症で良性の腺腫である．外腺は本来の前立腺であり，前立腺癌のほとんどは外腺から発生する．

図 145 尿路(2)

膀胱の自浄作用

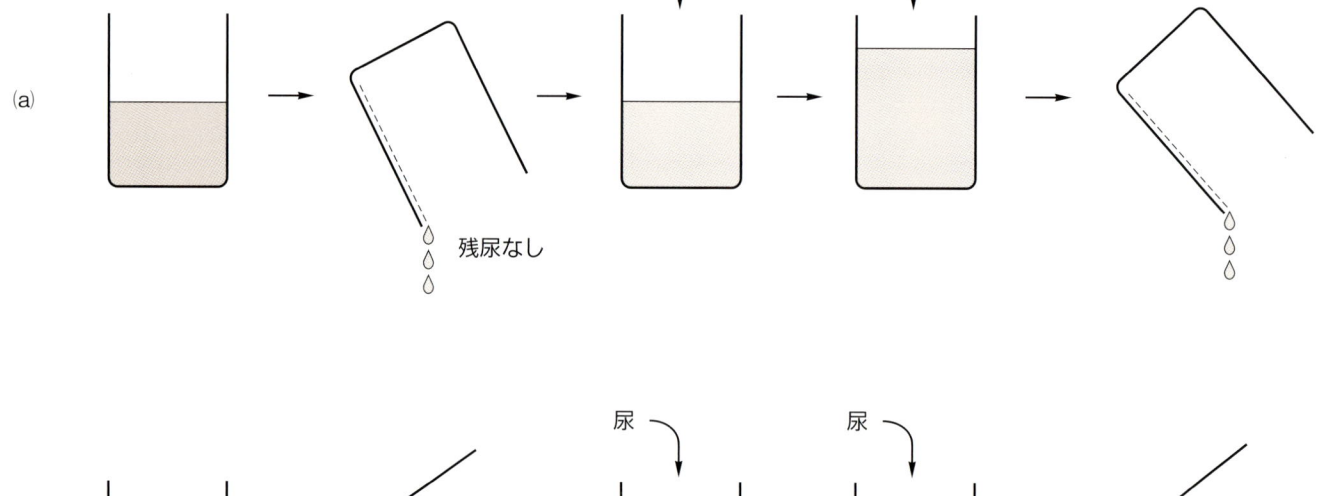

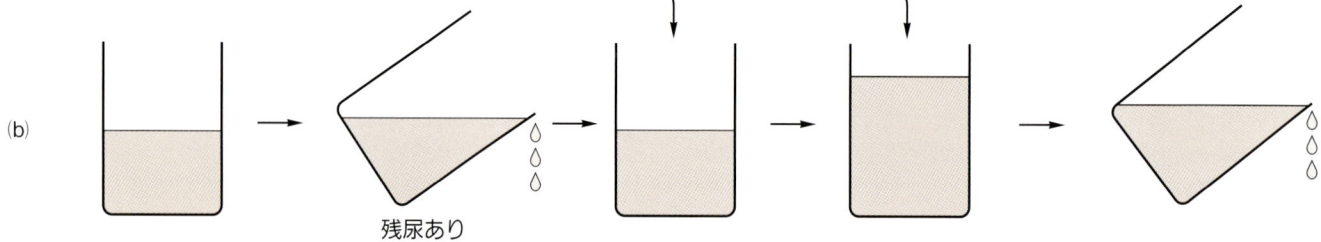

(a) 残尿なし

(b) 残尿あり

コップは膀胱を，コップ内の尿の濃度は細菌を表わす．残尿がなければ(a)膀胱内はきれいになるが，残尿がある(b)と細菌はたちまち繁殖する．

膀胱内圧曲線(ヒト)

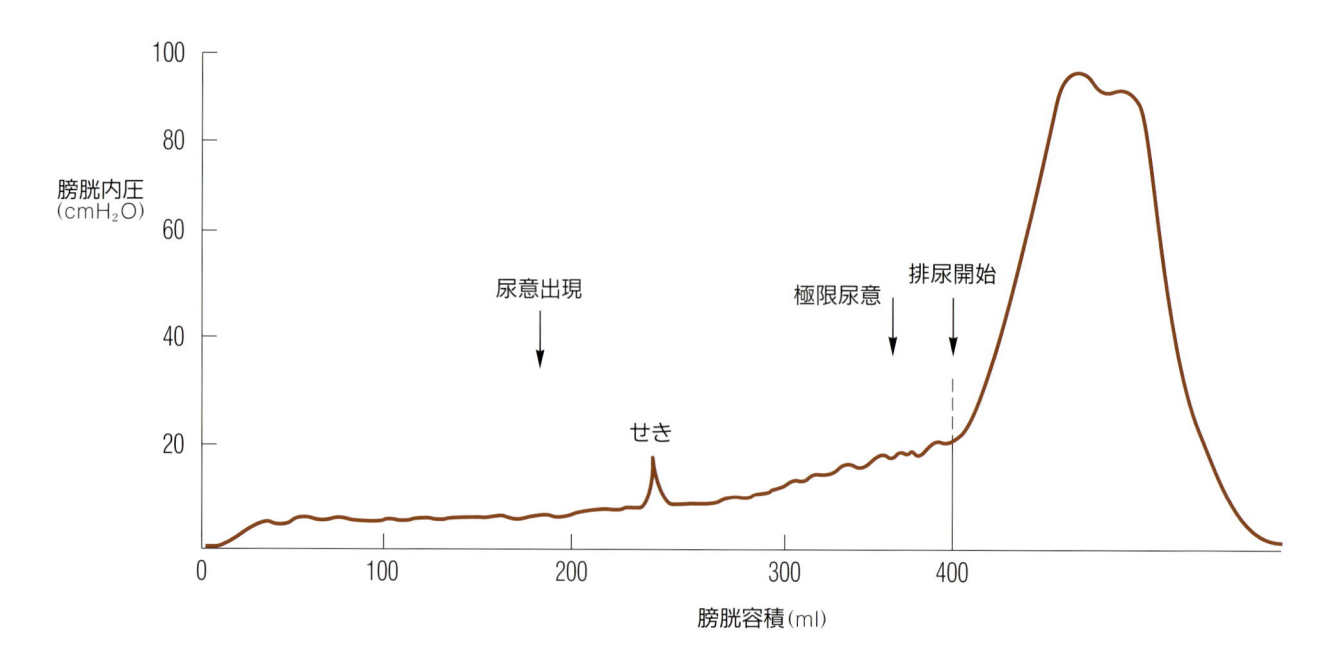

膀胱内圧 (cmH₂O) を縦軸、膀胱容積 (ml) を横軸にとる。尿意出現、せき、極限尿意、排尿開始のポイントが示される。

6 排尿

1. 尿意と排尿

　腎臓でつくられた尿は,持続的に膀胱に流れ込んでいる.尿意は膀胱壁の緊張によって生じる.膀胱壁の緊張度は膀胱内圧に比例し,膀胱容量とは必ずしも比例しない.すなわち,尿意は蓄尿量ではなく膀胱内圧により決定される.そのため,たとえ蓄尿量が少なくても,寒いときや精神的に緊張したとき,あるいは膀胱炎などで過敏になったときには尿意が生じる.

　ある程度尿が膀胱に貯留すると内圧上昇により尿意が生じ,頃合を見計らって排尿が意識的に開始される.そして,ひとたび排尿を開始すると,特に意識しなくてもすべての尿を出し終えるまで排尿は持続する.つまり,排尿の開始は上位中枢からの命令であるが,排尿動作の継続と終了は自律的なものである.このように,排尿という動作は,随意機能と自律機能との共同作業の結果である.

2. 下部尿路の神経支配

　下部尿路は主として尿貯留と排尿の機能を司っており,副交感神経である骨盤神経($S_{2\sim4}$) pelvic nerve,交感神経である下腹神経($Th_{11}\sim L_2$) hypogastric nerve,体性神経である陰部神経($S_{1\sim4}$) pudendal nerve の3者によって支配されている.

　膀胱壁の緊張度は骨盤神経を介して中枢に伝えられ,尿意として成立する.膀胱三角部付近の温痛覚や触覚は下腹神経を介して,また外尿道括約筋からの求心性刺激は陰部神経を介して伝えられる.

　骨盤神経の節前線維は膀胱底部で下腹神経とともに骨盤神経叢を形成する.そして膀胱壁付近で節後線維にニューロンを替え,膀胱や尿道を広く支配する.骨盤神経の刺激により膀胱壁の平滑筋は収縮し内尿道括約筋は弛緩し排尿が起こる.

　下腹神経の節前線維は下腸間膜動脈神経節で節後線維にニューロンを替え,膀胱や尿道に分布する.下腹神経の刺激により膀胱は弛緩し,内尿道括約筋は収縮し,その結果排尿は抑制される.

　陰部神経は随意筋である外尿道括約筋を支配している.陰部神経の刺激で外尿道括約筋は収縮し排尿は抑制される.

　以上をまとめると次のようになる.普段は交感神経優位の状態であり,同時に陰部神経は緊張している.そのため,膀胱壁は弛緩し尿道括約筋は収縮し,尿の貯留が起こる.排尿時には副交感神経優位となり,同時に陰部神経の緊張も解除される.その結果,膀胱壁は収縮し,尿道括約筋は弛緩する.

　仙髄には排尿反射中枢があり,これと骨盤神経のみで,膀胱壁の伸展刺激による膀胱収縮反射を起こすことができる.しかし尿意を感じ取り,それに応じた排尿の抑制や開始はもっと上位の中枢が行っている.下部尿路の知覚は最終的には大脳の知覚野に伝えられる.また,前頭葉と橋〜中脳とには排尿中枢があり,前者は後者を支配している.さらに後者は仙髄の排尿中枢を支配している.この経路以外にも視床,辺縁系,小脳などとの間にも多数の連絡路が存在し,円滑な蓄尿・排尿にはこれらすべての協力が必要と考えられている.

　このように下部尿路の神経支配はきわめて複雑であり,中枢末梢を問わずどの部位が障害されても円滑な機能を保てなくなる.神経の障害により機能の異常をきたした膀胱を神経因性膀胱 neurogenic bladder と呼び,その障害の部位や程度によりさまざまな種類がある.

3. シストメトリ cystometry

　蓄尿・排尿という動作は下部尿路における内圧の変化として捉えることができる.その例として膀胱内圧測定法(シストメトリ)がある.これは膀胱内にカテーテルを留置し,そこから水を注入して膀胱壁の伸展に伴った膀胱内圧の変化を測定したものであり,注入量と内圧との関係をグラフに描いたものが膀胱内圧容量曲線である.

　膀胱内に水を徐々に注入していくと,初期には注入量に応じて膀胱壁は伸展するので膀胱内圧は $5\sim10\,cmH_2O$ を保ったままほとんど上昇しない.$150\sim200\,ml$ 注入した時点で尿意が出現する.これを最小尿意という.さらに水の注入を続けると,圧はそれほど上昇しないが尿意は増強し $300\sim500\,ml$ で我慢が限界に達する.これが極限尿意であり,そのときの注入量が膀胱容量である.ここで排尿を命じると膀胱は収縮し,圧は急速に上昇する.膀胱内圧には膀胱壁の収縮のみならず,腹部の諸筋や横隔膜の収縮が腹圧として加わっている.排尿時には正味の膀胱内圧は $30\sim60\,cmH_2O$ 程度であるが,腹圧を意識的に加えると,すなわち「いきむ」と $100\,cmH_2O$ 以上にも達する.

　排尿は膀胱内圧が尿道抵抗を上回ったとき可能となるから,怒責などで一瞬でも腹圧が上昇し膀胱内圧が尿道抵抗を上回ると失禁となる.

図146 尿

混濁尿の鑑別法

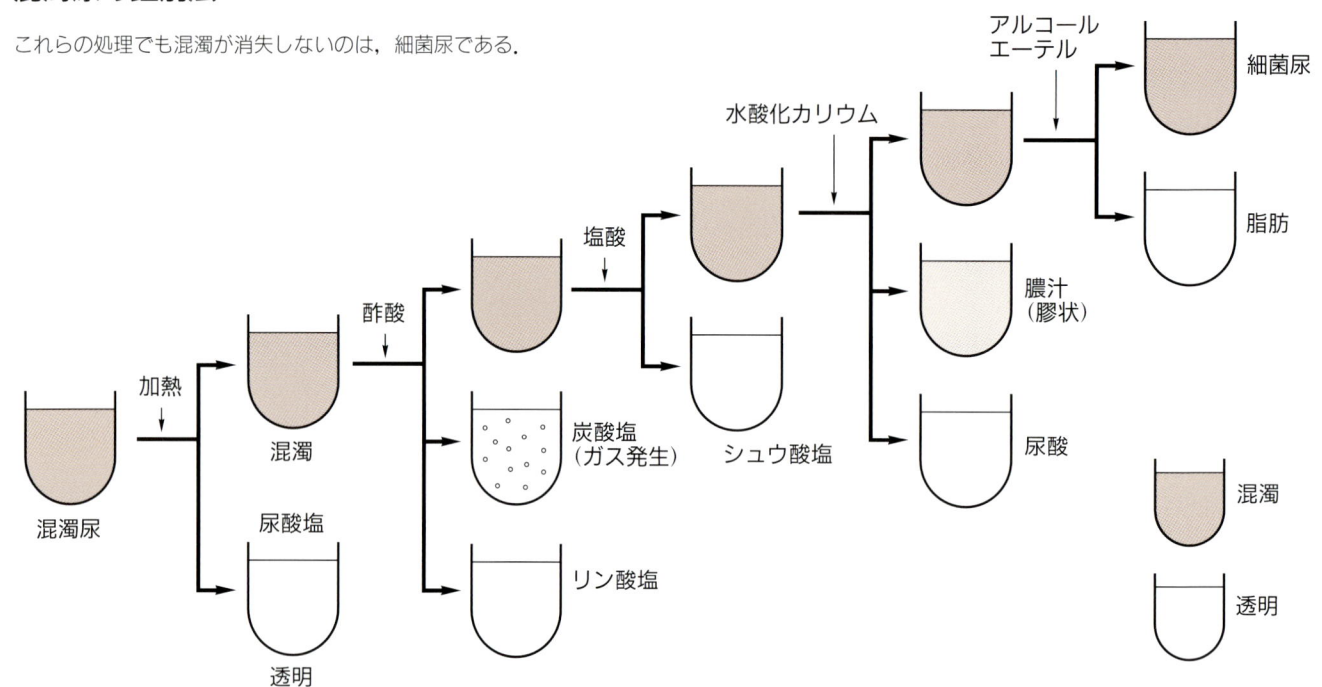

これらの処理でも混濁が消失しないのは，細菌尿である．

混濁尿 →(加熱)→ 混濁 / 尿酸塩（透明）
混濁 →(酢酸)→ 混濁 / 炭酸塩（ガス発生）/ リン酸塩（透明）
混濁 →(塩酸)→ 混濁 / シュウ酸塩（透明）
混濁 →(水酸化カリウム)→ 混濁 / 膿汁（膠状）/ 尿酸
混濁 →(アルコールエーテル)→ 細菌尿 / 脂肪（混濁／透明）

尿沈渣

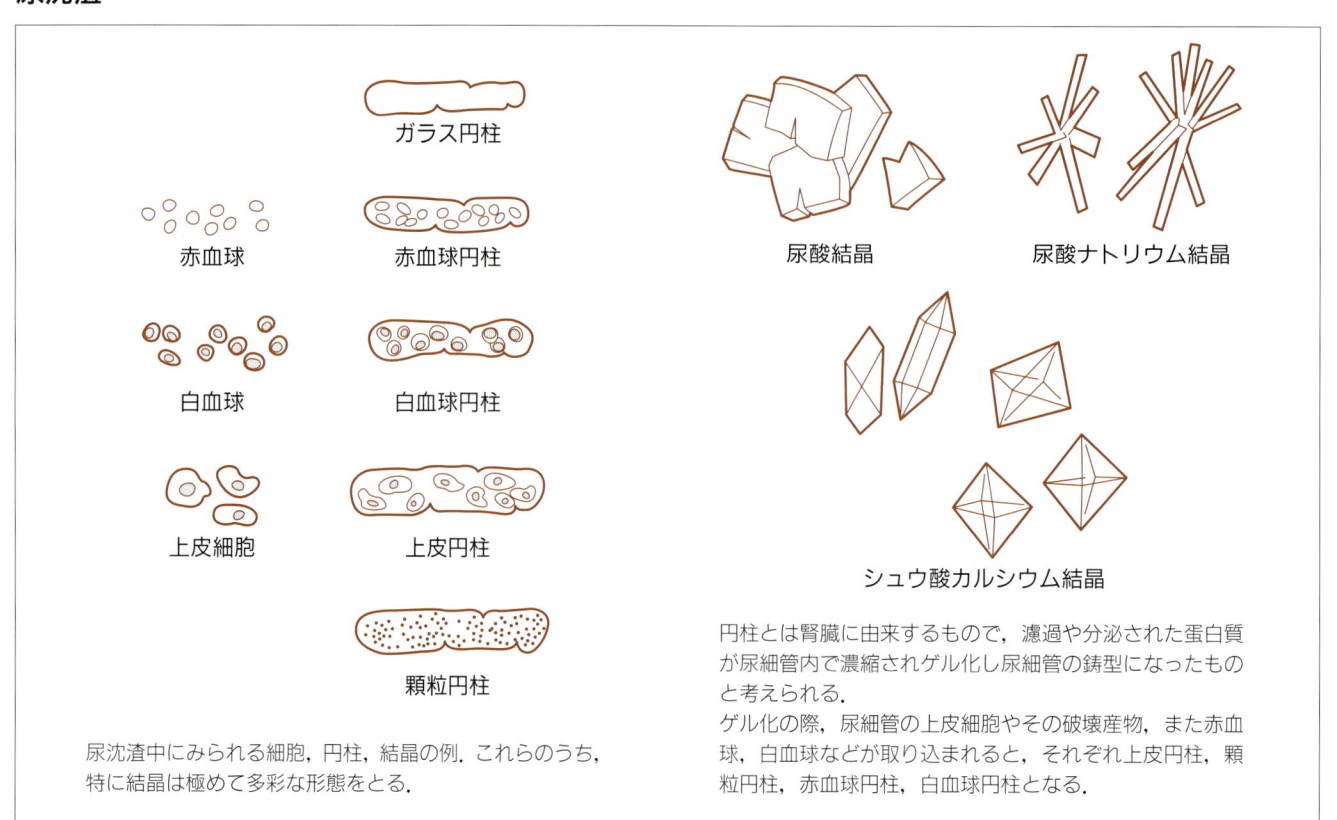

ガラス円柱
赤血球　赤血球円柱
白血球　白血球円柱
上皮細胞　上皮円柱
顆粒円柱

尿酸結晶
尿酸ナトリウム結晶
シュウ酸カルシウム結晶

尿沈渣中にみられる細胞，円柱，結晶の例．これらのうち，特に結晶は極めて多彩な形態をとる．

円柱とは腎臓に由来するもので，濾過や分泌された蛋白質が尿細管内で濃縮されゲル化し尿細管の鋳型になったものと考えられる．
ゲル化の際，尿細管の上皮細胞やその破壊産物，また赤血球，白血球などが取り込まれると，それぞれ上皮円柱，顆粒円柱，赤血球円柱，白血球円柱となる．

7 尿

1. 尿検査

生体は，水や電解質をはじめ，さまざまな代謝産物を尿という形で排泄している．そのため，尿の変化は生体の変化を反映していることが多く，身体の状態判定のために尿を調べることはきわめて有意義である．しかも尿の検査はほとんど患者に苦痛を与えない．このような苦痛を与えない検査を非侵襲検査という．

試験紙による尿検査はきわめて簡便にできるので，スクリーニング検査に多用されている．pH値，蛋白質，ブドウ糖，ケトン体，ビリルビン，ウロビリノーゲン，潜血，亜硝酸塩などの判定を手軽に行うことができる．

2. 尿の性質

尿量 尿量は飲食物の摂取量や発汗量に大きく左右されるが，健康成人でおよそ1,000～1,500 ml/日（約1 ml/分）である．2,000 ml/日以上を多尿 polyuria，500 ml/日以下を乏尿 oliguria，さらに100 ml/日以下を無尿 anuria という．尿は産生されているが排尿機構の障害のため排尿できない状態を閉尿 urinary retention という．尿閉では尿が膀胱内に停滞していることが多い．また，昼と夜とでは昼のほうが3～4倍程度尿量が多く，排尿回数も昼のほうが多い．正常排尿回数はおよそ4～6回/日である．総尿量は多いとは限らないが，排尿回数が多いもの（約10回/日以上）を頻尿 pollakisuria という．また，不随意に排尿の行われることを尿失禁 urinary incontinence という．

浸透圧 尿浸透圧は主として尿中の Na^+，Cl^-，尿素などの濃度によって決まるため，体内の水・電解質代謝，さらに腎臓の希釈力や濃縮力を最もよく反映している．血漿浸透圧は約290 mOsm/kgH_2O であり，尿浸透圧はその時々で50～1,300 mOsm/kgH_2O くらいまで変化する．このことは尿浸透圧は血漿の1/5から5倍程度まで変動しうること，すなわち，腎臓は約5倍の希釈力と濃縮力をもっていることを示している．浸透圧が血漿より低い尿を低張尿，ほぼ等しいものを等張尿，高いものを高張尿という．

比重 比重は浸透圧にほぼ比例するが，蛋白質や糖などの存在に大きく影響されるため，体内の水・電解質代謝等をみるうえでは浸透圧の方が信頼性が高い．比重は温度補正が必要であるが，尿比重計1本できわめて簡単に測定でき，糖・蛋白尿ではその濃度によりさらに補正すればよいので，日常の臨床では比重測定が繁用されている．尿比重の範囲はおよそ1.002～1.030くらいである．また24時間尿では約1.015程度である．血漿の限外濾液の比重は約1.010であるから，等張尿を1.010として，尿の濃縮・希釈状態の判定を浸透圧ではなく比重測定で代用していることも多い．

色調 普通，藁黄色から淡黄褐色である．この色は主としてウロクロームに由来するがウロビリンなども関与している．

清濁 一般に排尿直後は清澄である．しかし正常でも種々の塩類が析出して混濁していることもある．塩類の鑑別法は図146上を参照のこと．

臭気 独特な臭気がある．新鮮尿ではアンモニア臭は弱い．食物によっても左右され，たとえばコーヒーやアルコールなどの摂取後はそれぞれ特有な臭気を発する．

pH 一般に尿は弱酸性でpH 6前後のことが多いが，食物の種類によりpH 4.5～8.0程度まで変動する．腎機能が正常ならば，代謝性アシドーシスでは尿の酸性度が強くなり，代謝性アルカローシスでは尿はアルカリ側に傾く．

3. 排尿後の尿の変化

放置尿の色調は，空気中の酸素や光などによってウロクロモーゲン（無色）→ウロクローム（黄色），ウロビリノーゲン（無色）→ウロビリン（褐色）などの変化が生じ，黄褐色が強くなる．また，尿を放置すると尿路から分泌された粘液などが変化して混濁（これをヌベクラという）してみえることもある．尿中の有形成分（尿沈渣）は時間とともに変形していく．

尿は細菌の絶好の培地であるから，尿を放置しておくとたちまち細菌が繁殖する．プロテウス菌 proteus は尿素を分解してアンモニアを発生させる．そのため，放置尿はアンモニア臭が強くなり，pHはアルカリ側に傾く．尿温下降やpHの変化により炭酸塩やリン酸塩などの沈殿を生じることもある．なお，代謝性アルカローシスがないのにアルカリ尿が出た場合には，細菌性膀胱炎の可能性が高い．

4. 尿沈渣

尿中に含まれる有形成分を調べるために，尿を遠心してその沈渣を鏡検することを尿沈渣検査という．沈渣の種類と量を調べることは，腎尿路疾患の種類と程度を知るための重要な検査である．尿沈渣中にみられる成分は，円柱，赤血球，白血球，上皮細胞，腫瘍細胞，細菌，析出した各種結晶などである．

図147 腎不全

尿毒症症状

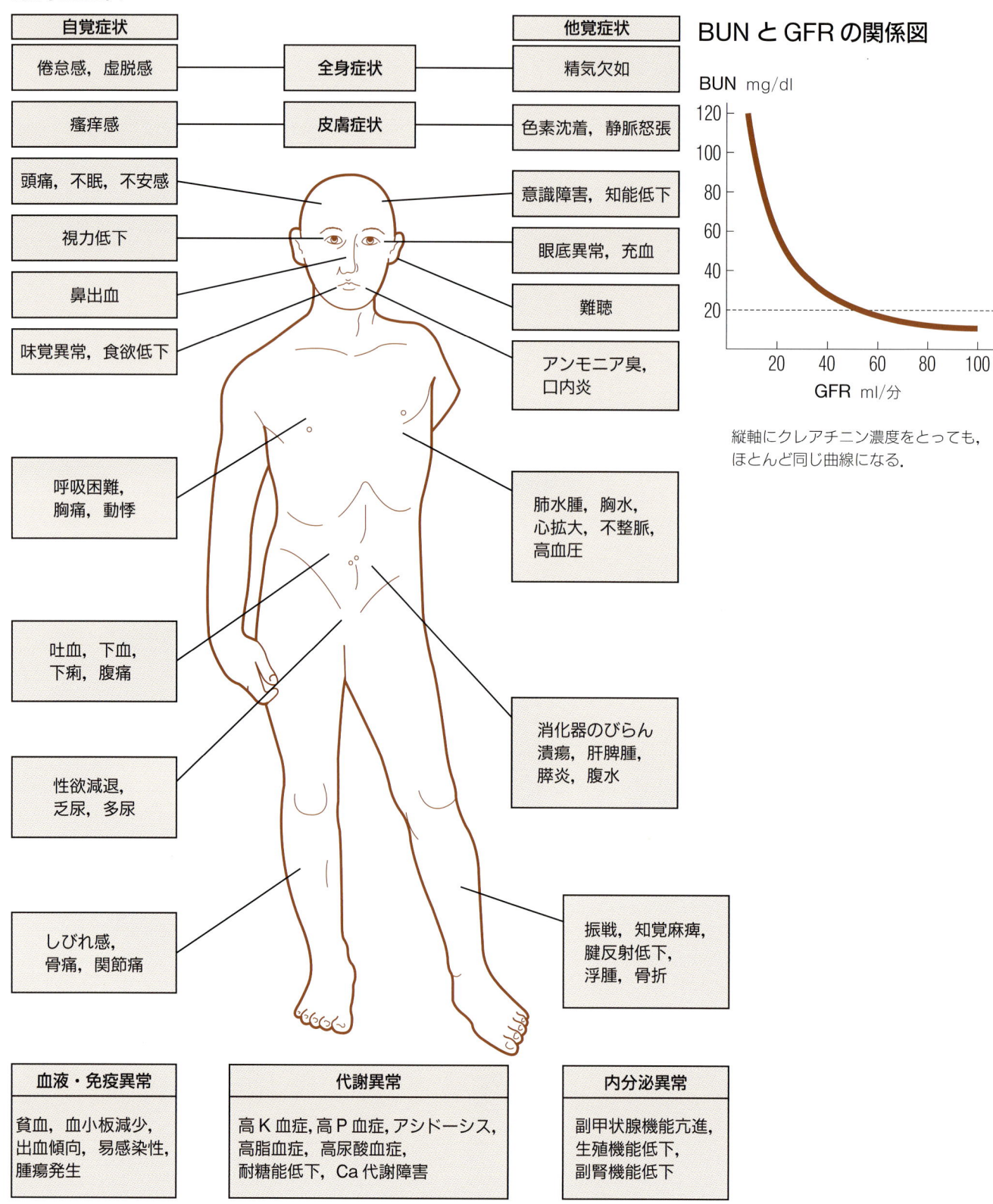

自覚症状
- 倦怠感，虚脱感 — 全身症状
- 瘙痒感 — 皮膚症状
- 頭痛，不眠，不安感
- 視力低下
- 鼻出血
- 味覚異常，食欲低下
- 呼吸困難，胸痛，動悸
- 吐血，下血，下痢，腹痛
- 性欲減退，乏尿，多尿
- しびれ感，骨痛，関節痛

他覚症状
- 全身症状 — 精気欠如
- 皮膚症状 — 色素沈着，静脈怒張
- 意識障害，知能低下
- 眼底異常，充血
- 難聴
- アンモニア臭，口内炎
- 肺水腫，胸水，心拡大，不整脈，高血圧
- 消化器のびらん，潰瘍，肝脾腫，膵炎，腹水
- 振戦，知覚麻痺，腱反射低下，浮腫，骨折

血液・免疫異常
貧血，血小板減少，出血傾向，易感染性，腫瘍発生

代謝異常
高K血症，高P血症，アシドーシス，高脂血症，高尿酸血症，耐糖能低下，Ca代謝障害

内分泌異常
副甲状腺機能亢進，生殖機能低下，副腎機能低下

BUNとGFRの関係図

縦軸（BUN mg/dl）、横軸（GFR ml/分）

縦軸にクレアチニン濃度をとっても，ほとんど同じ曲線になる．

8　腎不全

1. 腎不全 renal failure とは

　さまざまな原因により両側の腎臓に生じた腎機能低下もしくは廃絶状態を腎不全という．急速に生じた腎不全を急性腎不全，ゆっくりと発症した腎不全を慢性腎不全と分けている．

　急性腎不全の原因には腎臓自体の疾患（腎性腎不全）もあるが，それ以外にも，腎臓への有効血流量の減少や，尿路の閉塞などもなりうる．前者を腎前性腎不全，後者を腎後性腎不全という．腎性腎不全は尿細管の障害が原因であることが多い．糸球体は再生しない．しかし，尿細管細胞は再生可能なので，尿細管の障害，たとえば急性尿細管壊死のような場合は，時間がたてば腎機能は回復してくる．すなわち，急性腎不全の多くは可逆性であり，その低下した腎機能は原則的には回復可能である．

　慢性腎不全はあらゆる腎疾患のなれのはてであり，全身の恒常性（ホメオスターシス）が維持できなくなった状態のことをいう．慢性腎不全のほとんどは不可逆性であり，もはや腎機能は回復できない．

　腎不全の本態は糸球体濾過量（GFR）の減少と考えてよい．たとえ尿細管の疾患であっても，理由は不明であるが，結果的にやはりGFRが減少する．

2. 慢性腎不全の病期

　慢性腎不全の程度とGFR減少の程度とはほぼ比例しているので，GFRをもって慢性腎不全の病期を4つに分けることがよく行われている．なお，GFRは内因性クレアチニンクリアランスで評価することが多い．

　元来，正常の腎臓（GFRが約100 ml/分以上）というものはかなりの予備力をもっている．そのためGFRが約半分に減少しても，この予備力が減少するだけで，症状としては何も出現してこない．このようなGFRが80〜50 ml/分の時期を腎予備力低下期（第1期）といい，まだ無症状である．GFRが50〜20 ml/分になると腎臓の濃縮力の低下が前面に出てくる．そのため尿量が増加し，夜間多尿を認めるようになる．この時期を腎機能障害期（第2期）という．第3期は腎機能不全期と呼ばれ，乏尿，アシドーシス，貧血，高窒素血症などを認めるようになる．この時期のGFRは20〜10 ml/分である．GFRが10 ml/分以下になると，種々の尿毒症症状を示すようになる．この時期は尿毒症期（第4期）と呼ばれ，ここまで腎不全が進行すると，もはや正常な代謝は営めず，血液浄化法などの積極的な治療が必要となる．

3. 腎不全の病態生理

　腎不全が進行してくると，図147のようなさまざまな症状が出現してくる．この中で最も注意しなければならないものは高K血症である．なぜなら高K血症は心室細動を引き起こすため，急死の原因になるからである．

　腎不全では種々の代謝産物の排泄力が低下しているため，これらの物質が体内に蓄積しさまざまな症状を引き起こす．たとえば，腎臓より排泄される代表的物質に不揮発性の酸や尿素，クレアチニンなどがある．腎不全ではこれらが蓄積し，代謝性アシドーシスとなり，尿素窒素（BUN），クレアチニンなどの血中濃度が上昇する．逆にいうと，BUNとクレアチニンの血中濃度は腎不全の程度の指標に一応なりうる．しかしながら図147右で示したとおり，腎不全の初期（第1期）ではBUNやクレアチニンの血中濃度はほとんど上昇しない．よって，正確に腎不全の程度を評価するためには，クレアチニン濃度だけでは不十分であり，クレアチニンクリアランス値を算出しなければならない．

　腎臓は排泄だけでなく代謝や内分泌機能も営んでいるため，腎不全では，Ca代謝障害，貧血，高血圧などの症状も出現する．尿量は一般に減少するが，逆に多尿になることもある．濃縮力も希釈力も低下するため，最終的には等張尿しかつくれなくなる．尿蛋白は原疾患により出現したりしなかったりする．

　大量の蛋白質を尿中に喪失する病態を特にまとめてネフローゼ症候群 nephrotic syndrome と分類している．これは単一の疾患名ではなく，1つの臨床的概念である．その診断基準は高度の蛋白尿と低蛋白血症とが必須条件であり，高脂血症や浮腫を伴うこともある．この条件さえ満足すれば，原疾患の種類に関わらずネフローゼ症候群と診断できる．なお，腎疾患にはネフローゼ症候群になるものとならないものとがある．

図148 血液浄化法

中空線維型（ホローファイバー型）透析器

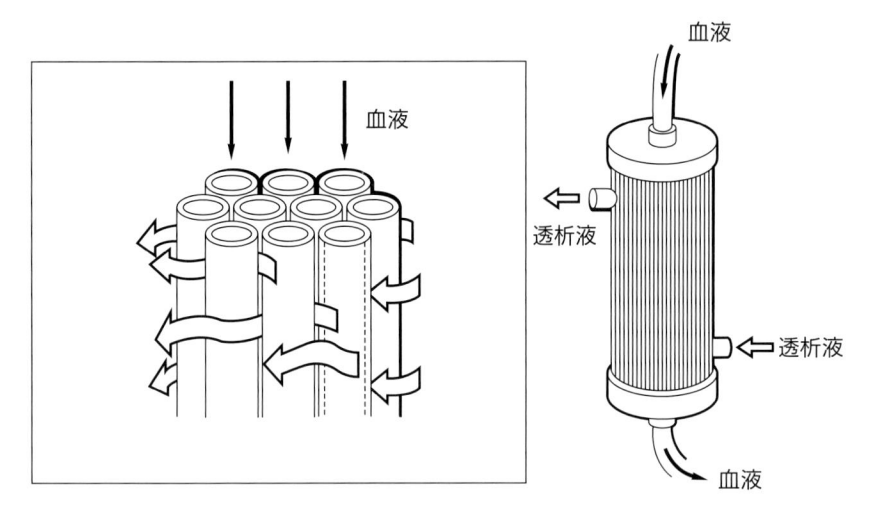

細いストロー状の透析膜が8,000〜20,000本束ねられている．ストロー状の膜の内側を血液が通り，その外側を反対向きに透析液が流れる．

HDとHF

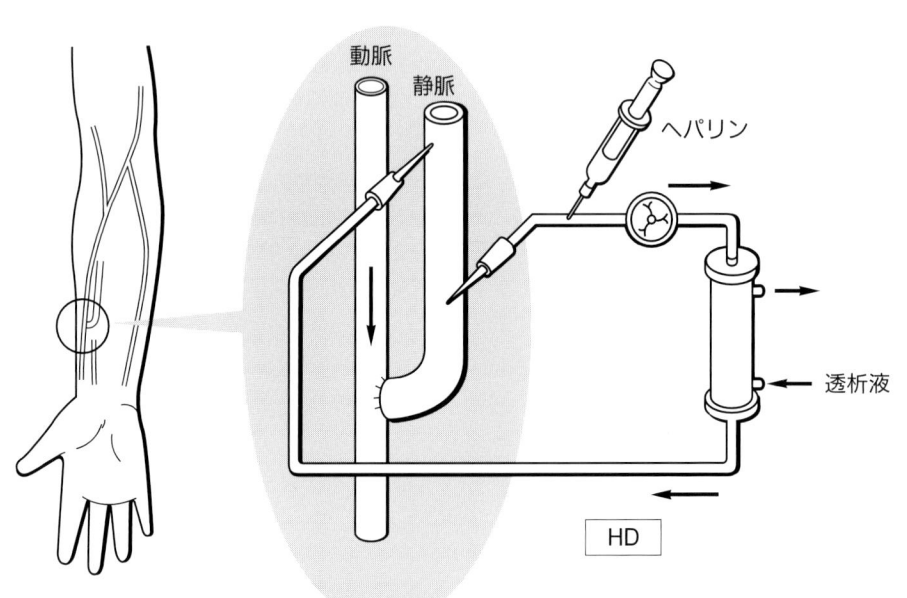

血液透析法（HD）では，透析膜を介して血液と透析液とを接触させる．血液濾過法（HF）では，圧力により水分と老廃物を濾し出す．

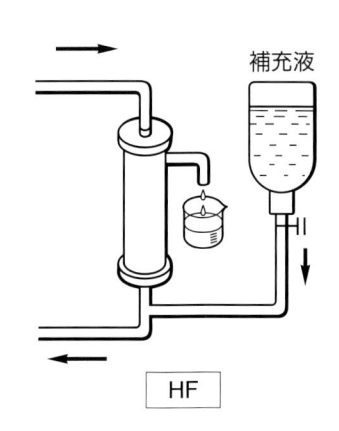

透析液の成分と役割

	正常血液濃度	腎不全	透析液濃度	透析後血液濃度		正常血液濃度	腎不全	透析液濃度	透析後血液濃度
Na	135〜145 mEq/l	⇅	135〜140 mEq/l	変わらず	ブドウ糖	70〜120 mg/dl	⇨	100〜150 mg/dl	変わらず
K	3.5〜50 mEq/l	⇧	2.0 mEq/l	正常濃度に下がる	BUN	8〜23 mg/dl	⇧	0	取り除かれる
Ca	4.5〜5.5 mEq/l	⇩	3.0 mEq/l	補われる	クレアチニン	0.5〜1.3 mg/dl			
HCO₃	27 mEq/l	⇨	100〜150 mEq/l	変わらず	尿酸	2〜6 mg/dl			
					P	2.5〜4.0 mg/dl			

9　血液浄化法

1. 血液浄化法とは

　腎機能が極度に低下した場合，生体は恒常性を維持できなくなる．そしてそのまま放置すると，体内に老廃物などが蓄積し，最終的には尿毒症で死亡してしまう．

　尿毒症を防ぐためには，不要な物質を人工的に体内から排除しなければならない．このための方法が血液浄化法であり，主として血液透析と腹膜透析が腎不全患者に対して行われている．血液透析は人工腎臓とも呼ばれているが，腎臓のすべての機能を代用しているわけではなく，あくまで水分と一部の老廃物の除去，および電解質濃度の是正しかできない．そのため長期間人工腎臓を使用している患者には，本来の腎臓が行っていた内分泌・代謝の障害の影響と，除去できなかった老廃物の蓄積の影響が出現してくる．

2. 血液透析 hemodialysis（HD）

　血液透析とは，人工の半透膜を隔てて血液と透析液とを接触させることにより，血液中の不要物質を除去する方法である．半透膜に隔てられて2種の液体中の物質は，両者間の濃度差および圧力差によって，濃度と圧力が等しくなるような方向に移動する．したがって，透析液の成分を正常血漿の電解質と糖濃度にほぼ等しくすると，老廃物は血液から透析液へと移動し，電解質などの濃度も是正されることになる．実際に使用されている半透膜は，セルロースや合成高分子物質（ポリアクリルニトリルなど）によってつくられている．これらの膜には直径約2nm程度の小さな穴があいており，低分子の物質はこの穴を自由に通過できる．幸いなことに，老廃物の主体は尿素やクレアチニンのような低分子の物質であるから，透析によりこれらを効率よく除去することができる．水分子自体も通過できるので，圧力をかけることにより血液からの水分の除去，すなわち除水も可能である．このようにして，血液から水分や老廃物を除去し，血液電解質を適正化させることが，透析によって可能なのである．

　現在最も多く使用されている透析器 dializer は中空線維型（ホローファイバー型）であり，これは厚さ7～50nmの半透膜を細いストロー状にし，これを8,000～20,000本束ねたものである．ストロー状の膜の内側を血液が流れ，その外側を透析液が反対方向に流れる．表面積は0.7～2.1 m² であるが，その割には容量も小さく丈夫である．効率よく血液透析を行うためには，約200ml/分もの多量の血流が必要である．通常の静脈穿刺ではこれだけの血流が得られにくいので，動脈と静脈を手術で吻合させ，太い血管（太くなった静脈）をつくる．これをシャントという．

　一般の血液透析は分子量約1,000以下の低分子物質しか除去することができない．しかし，尿毒症物質には，中～大分子量のものも存在すると考えられている．血液濾過法 hemofiltration（HF）は，穴の大きな膜を用いて，圧力により血液を濾過することにより不要成分を除去する方法であり，分子量約5,000程度までの中分子量物質の除去が可能である．血液濾過法では透析液は用いないが，濾過除水した分だけ置換液を補充する必要がある．なお，血液透析法と血液濾過法との両者の長所を取り入れた血液濾過透析法 hemodiafiltration（HDF）も行われている．

3. 腹膜透析 peritoneal dialysis（PD）

　生体自身も広い面積の半透膜をもっている．それは腹膜である．この腹膜を利用して透析を行うのが腹膜透析である．腹腔内に透析液を入れ，そこに貯留させることにより，体内の老廃物や過剰な水分を透析液へと移動させることができる．

　現在，慢性腎不全患者に主に行われているのは持続的外来（携行式）腹膜透析法 continuous ambulatory peritoneal dialysis（CAPD）で，腹腔内に透析液500～2,000mlを4～8時間貯溜させ，1日3～5回液を交換する方法である．毎回通院する必要もなく家庭でできるが，細菌感染に注意しないと腹膜炎を起こすことがある．

　腹膜透析の長所と欠点は次の下表のとおりである．

血液透析（HD）とCAPDの特徴

	HD	CAPD
透析膜	ダイアライザー	腹膜
透析装置	複雑	簡単
血液シャント	必要	不要
蛋白喪失	なし	あり
除水	濾過圧による	浸透圧による
飲水食事制限	あり	ほとんどなし
透析時間	4～5時間×2～3回/週	4～8時間×3～5回/日
透析時の行動	不可能	可能

図149　腎移植

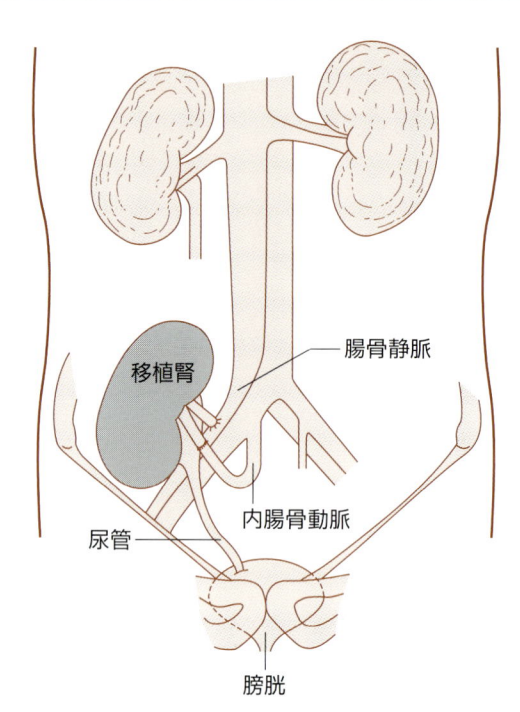

ドナー腎は左腎であろうと右腎であろうと常にレシピエントの右骨盤内の腹膜腔外に移植する．腎動脈は内腸骨動脈と端々に，腎静脈は腸骨静脈と端側に吻合する．

（図中ラベル：腸骨静脈，移植腎，内腸骨動脈，尿管，膀胱）

HLAの種類（血清による*）(Bodmerら　1996)

A	B		C	D	DR	DQ	DP
A1	B5	B50(21)	Cw1	Dw1	DR1	DQ1	DPw1
A2	B7	B51(5)	Cw2	Dw2	DR103	DQ2	DPw2
A203	B703	B5102	Cw3	Dw3	DR2	DQ3	DPw3
A210	B8	B5103	Cw4	Dw4	DR3	DQ4	DPw4
A3	B12	B52(5)	Cw5	Dw5	DR4	DQ5(1)	DPw5
A9	B13	B53	Cw6	Dw6	DR5	DQ6(1)	DPw6
A10	B14	B54(22)	Cw7	Dw7	DR6	DQ7(3)	
A11	B15	B55(22)	Cw8	Dw8	DR7	DQ8(3)	
A19	B16	B56(22)	Cw9(w3)	Dw9	DR8	DQ9(3)	
A23(9)	B17	B57(17)	Cw10(w3)	Dw10	DR9		
A24(9)	B18	B58(17)		Dw11(w7)	DR10		
A2403	B21	B59		Dw12	DR11(5)		
A25(10)	B22	B60(40)		Dw13	DR12(5)		
A26(10)	B27	B61(40)		Dw14	DR13(6)		
A28	B2708	B62(15)		Dw15	DR14(6)		
A29(19)	B35	B63(15)		Dw16	DR1403		
A30(19)	B37	B64(14)		Dw17(w7)	DR1404		
A31(19)	B38(16)	B65(14)		Dw18(w6)	DR15(2)		
A32(19)	B39(16)	B67		Dw19(w6)	DR16(2)		
A33(19)	B3901	B70		Dw20	DR17(3)		
A34(19)	B3902	B71(70)		Dw21	DR18(3)		
A36	B40	B72(70)		Dw22			
A43	B4005	B73		Dw23	DR51		
A66(10)	B41	B75(15)					
A68(28)	B42	B76(15)		Dw24	DR52		
A69(28)	B44(12)	B77(15)		Dw25			
A74(19)	B45(12)	B78		Dw26	DR53		
A80	B46	B81					
	B47	Bw4					
	B48	Bw6					
	B49(21)						

（　）内はそのスプリット抗原を表す．＊DNAレベルではHLAの種類は約900種に分けられる．

10 腎移植

1. 腎移植

　組織を他の場所に移すことを移植 transplantation という．慢性腎不全の唯一の究極的治療法は腎移植である．欧米では腎移植の件数も多く，しかも屍体からの腎移植が主流である．しかし，日本ではさまざまな理由により，腎移植は欧米ほど普及しておらず，しかも近親者からの生体腎移植が主流である．

　組織の提供者をドナー donner といい，受け取る者をレシピエント recipient という．ドナーの腎臓は左腎であろうと右腎であろうと，レシピエントの右下腹部の腹腔に移植される．腎動脈は右内腸骨動脈に，腎静脈は右総腸骨静脈に，尿管は膀胱にそれぞれ吻合する．生体腎の場合は，血管の吻合が行われた途端に尿管より尿が吹き出す．屍体腎の場合は，ドナーの死亡を確認後に腎臓を摘出するので腎臓は障害を受けていることが多い．このような屍体腎は急性腎不全（急性尿細管壊死）状態にあり，移植後に正常な腎機能を回復するためには数週間から数カ月かかることもある．

　レシピエント自身は腎臓はそのまま残しておくことが多い．たとえ尿生成の機能はなくとも，その他の代謝や内分泌的な機能は残っていることが多いからである．

2. 拒絶反応と免疫抑制薬

　ヒトでは一卵性双生児間を除いては，移植された腎臓は必ず拒絶される．近年，腎移植の成績が向上してきているが，この大きな理由は，移植後の拒絶反応を巧みに抑えることができるようになったからである．この拒絶反応の抑制のために，これまでステロイドホルモンやアザチオプリンなどのさまざまな薬物が使用されてきた．最近，シクロスポリン（サンディミュン）やタクロリムス水和物（プログラフ）などの新しい免疫抑制薬が開発された．これらは主にＴリンパ球に作用して拒絶反応を抑えるため，骨髄抑制などの副作用が少ない．そのため，この薬を使用するようになってからは，移植腎の生着率が80〜90％以上へと飛躍的に向上した．なお，これらの免疫抑制薬は移植後一生服用し続ける必要がある．

3. 移植免疫とHLA抗原

　移植された組織が生着するか拒絶されるかは細胞表面の抗原に依存している．この中で特に重要なものを主要組織適合性抗原複合体（MHC）といい，ヒトではHLA抗原，マウスではＨ２抗原系と呼ばれている．HLAの名称は human leukocyte antigen（ヒト白血球抗原）に由来しているが，HLA抗原は白血球だけでなくほとんどの細胞に発現している．

　ヒトのHLAの遺伝子は第６染色体短腕上に，HLA-A，-B，-C，-D，-DR，-DQ，-DPと呼ばれる7種の遺伝子座として存在する．そして各遺伝子座はそれぞれ28，61，10，26，24，9，6種の異なる抗原を発現する．染色体は２本あるので，ある人の遺伝子はHLA-Aは27種の中から２種，HLA-Bは49種の中から２種……というようになり，たとえばA1とA2，B5とB7……をもつことになる．半分が父親，半分が母親由来である．HLA抗原のすべての組み合わせとしては$27×49×10×26×24×9×6≒5×10^8$，さらに染色体は２本あるので合計約$10^9$通りもの種類が存在することになる．しかし現実にはHLA型には偏りがあるため，およそ１万人に１人くらいの割合で似たようなHLA型をもつ人が存在するようである．なお，HLA型は一卵性双生児間では100％，同胞間では25％の確率で一致する．

　HLA-A，-B，-Cの抗原はほとんどの細胞で発現しているが，HLA-D，-DR，-DQ，-DPはマクロファージ，Bリンパ球，内皮細胞，精子などの細胞にしか発現しない．そのため前者をクラスⅠ，後者をクラスⅡと分けている．すべてのHLAを一致させることは不可能に近いので，実際の腎臓移植などでは検査時間の関係などもあり，HLA-A，-B，-DRを重点的に合わせているようである．クラスⅡのほうが移植に関しては重要だと考えられている．

　移植組織にリンパ球が含まれていると，その移入されたドナーのリンパ球がレシピエントの組織を攻撃してしまうことがある．これは移植片対宿主反応 graft-versus-host reaction と呼ばれ，重篤な症状を示すことが多い．腎移植ではまれであるが，骨髄移植などのときにみられることがある．

図150 内分泌系

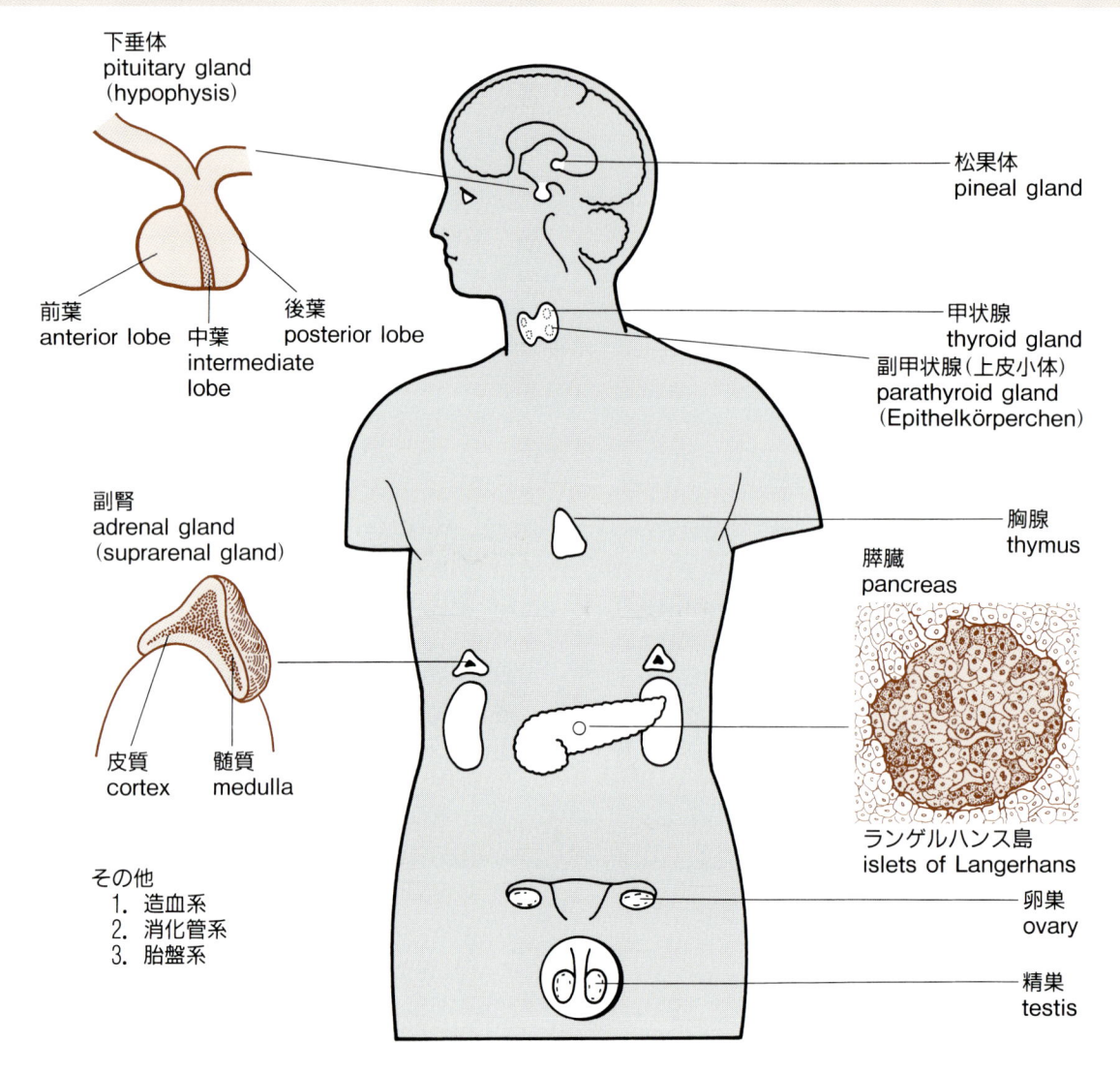

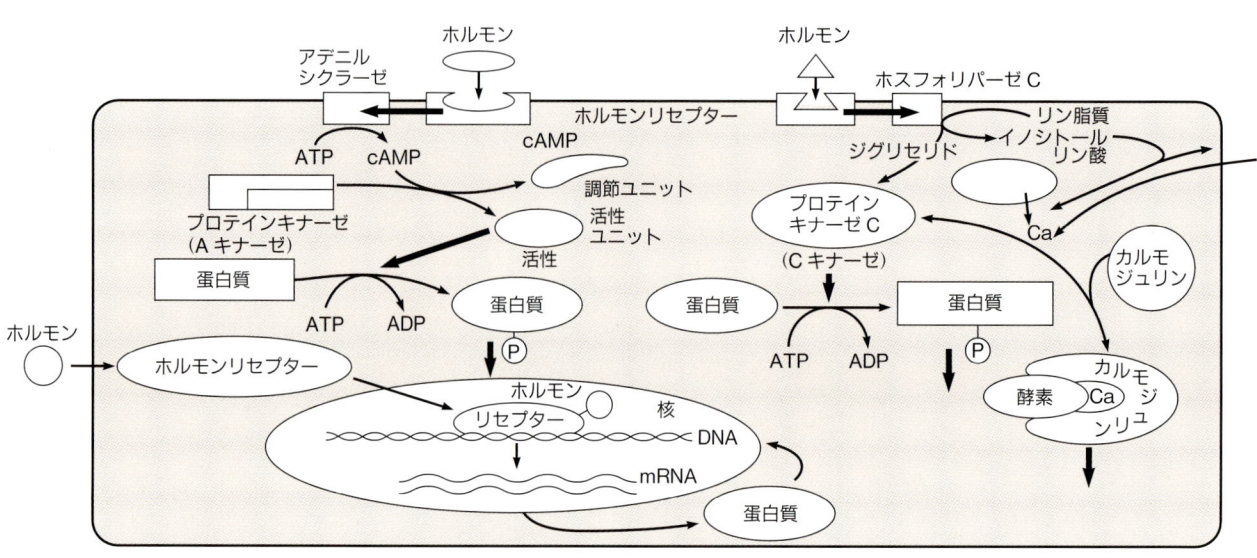

下垂体 pituitary gland (hypophysis)
- 前葉 anterior lobe
- 中葉 intermediate lobe
- 後葉 posterior lobe

松果体 pineal gland

甲状腺 thyroid gland

副甲状腺(上皮小体) parathyroid gland (Epithelkörperchen)

胸腺 thymus

副腎 adrenal gland (suprarenal gland)
- 皮質 cortex
- 髄質 medulla

膵臓 pancreas
ランゲルハンス島 islets of Langerhans

卵巣 ovary

精巣 testis

その他
1. 造血系
2. 消化管系
3. 胎盤系

ホルモン
アデニルシクラーゼ
ホルモンリセプター
ホスフォリパーゼC
ホルモン

ATP → cAMP
cAMP
ジグリセリド
リン脂質
イノシトールリン酸

プロテインキナーゼ(Aキナーゼ)
調節ユニット
活性ユニット
活性

プロテインキナーゼC(Cキナーゼ)

蛋白質
ATP → ADP
蛋白質
Ⓟ

蛋白質
ATP → ADP
蛋白質
Ⓟ

Ca
カルモジュリン

ホルモン
ホルモンリセプター
ホルモンリセプター
核
DNA
mRNA
蛋白質

酵素 Ca カルモジュリン

IX 体液性調節

1 内分泌

1. 内分泌とは

19世紀の中頃より，ニワトリの精巣をヒヨコの体内に植え込むとトサカが生え，オンドリのような鳴き声になることがわかっていた．これは精巣から何らかの物質が出て，血液を介して全身に作用し，成長したオンドリのように変化させると考えていたのである．

動物の体内には，微量で特異な作用を有する物質を生成する特別な器官があり，生成した物質を分泌する導管をもたないために，分泌物を直接血液，リンパ液などの体液中に放出する．このような腺を内分泌腺 endocrin gland, ductless gland といい，その分泌物をホルモン hormone という．この内分泌腺が行うホルモンの分泌が内分泌 internal secretion である．ヒトの機能の調節として血液，リンパ液など体液を介して行われる液性協関の主役をなすものである．

2. ホルモン hormone とは

1907年，Starling および Bayliss が，十二指腸粘膜でつくられ，一度血液中に入り，大循環系を経て膵臓にいき膵液の分泌を促す化学物質を発見し，これに分泌させるという意味からセクレチン secretin と名付けた．そしてこのように血行を介して他の器官の活動を調節するような物質を総称してホルモンと呼ぶことを提唱した．ホルモンという名称は，ギリシャ語の「刺激する」「呼び覚ます」という意味の "ホルマオ hormao" に由来している．

現在，ホルモンとは，"種々の内分泌器官から分泌され，血液あるいはリンパ液を介して体内を循環し，それぞれ特有の器官に対して特別の機能を示す微量成分の一群" と定義されている．

ホルモンの一般的な作用は，普通，臓器組織内の代謝に関係するが，代謝そのものには関係せず，その速度を調整するものと考えればよいであろう．すなわち，

(1) 発育および生長の調整，および生殖器，副性器，骨格などの発達に関与する：下垂体，甲状腺，性腺，副腎皮質，胸腺，唾液など

(2) 自律機能およびいわゆる本能的行動の調整．たとえば，性行動，母性行動，交感神経緊張状態など：下垂体，性腺，副腎皮質および髄質など

(3) 内部環境の維持，調節．たとえば，電解質，栄養素などのバランス，蓄積，処理など：下垂体，副甲状腺，副腎皮質および髄質，膵臓，腎臓，消化管など

があげられる．

各種のホルモンは，その化学構造のうえから，

(1) 蛋白質，ポリペプチド，アミノ酸誘導体：たとえば，下垂体前葉および後葉ホルモン，インスリン，グルカゴン，パラソルモン，甲状腺ホルモン，副腎髄質ホルモンなど

(2) ステロイド体：副腎皮質ホルモン，性ホルモンなどの2種に大別することができる．

また，ホルモンの一般的な呼び方として，

(1) 天然ホルモン：生体の臓器組織から抽出されたもの

(2) 合成ホルモン：人工合成されたもの

(3) 人工ホルモン：化学的には必ずしも同一ではないが同じ作用を有するもの

(4) パラホルモン：CO_2 や乳酸のような代謝産物などで生理作用を有し液性協関に重要な働きをするものも一種のホルモンとみなし，パラホルモンということもある．

(5) 局所ホルモン：神経線維末端より分泌され直ちにシナプス後部膜に作用するアセチルコリン，アドレナリンなどを一種のホルモンとみなして呼ぶこともある．

(6) 組織ホルモン：組織が損傷されると産生されるヒスタミンなどは著明な生理作用を呈するので組織ホルモンとも考えられている．

3. ホルモンの作用機序

ホルモンは，その化学構造の違いによって作用機序が異なっている．すなわち，蛋白性ホルモンは細胞膜に存在する受容器と伝達器からなる受容体に作用し，細胞内伝達物質として cyclic AMP, GMP を生成し，さらに種々のプロテインキナーゼを介してホルモン作用を発揮する．一方，ステロイドホルモンは細胞膜を透過して，細胞内の受容体と結合して活性化され，細胞核内に入り，さらに核内のクロマチンと結合してホルモン作用を発揮することになる．

図151 ホルモンの種類および内分泌腺とその主な作用

	内分泌系	腺	ホルモン	化学物質	作用部位	主要作用・効果・その他
I	下垂体前葉系 成長ホルモン系	視床下部	成長ホルモン放出抑制ホルモン GH Release Inhibiting Factor (GRIF) ソマトスタチン Somatostatin 成長ホルモン放出ホルモン GH Releasing Factor (GHRF)	蛋白質	下垂体前葉	成長ホルモン分泌刺激
		下垂体前葉	成長ホルモン Growth Hormone (GH) 〔Somatotrophic Hormone (STH)〕	蛋白質	骨・筋・一般体組織	成長促進, 同化作用促進, 血糖上昇
	甲状腺系	視床下部	甲状腺刺激ホルモン放出因子 Thyrotropin Releasing Factor (TRF)	蛋白質	下垂体前葉	甲状腺刺激ホルモン分泌刺激
		下垂体前葉	甲状腺刺激ホルモン Thyroid Stimulating Hormone (TSH)	蛋白質	甲状腺	甲状腺ホルモン分泌刺激
		甲状腺	サイロキシン Thyroxine (T_4) Tetraiodothyronine トリヨードサイロニン Triiodothyronine (T_3)	ヨード, アミノ酸	一般体組織	熱量産生, 異化促進, 血糖上昇, 成長(分化)促進, TSH 分泌抑制
	副腎皮質系(1) (糖質コルチコイド)	視床下部	副腎皮質刺激ホルモン放出ホルモン Corticotropin Releasing Factor (CRF)	蛋白質	下垂体前葉	副腎皮質刺激ホルモン分泌刺激
		下垂体前葉	副腎皮質刺激ホルモン Adrenocorticotrophic Hormone (ACTH)	ポリペプチド	副腎皮質	糖質コルチコイド分泌刺激
		副腎皮質	コルチゾール Cortisol コルチコステロン Corticosterone コルチゾン Cortisone など	ステロイド	一般体組織	ストレスに対する抵抗性の維持, 血糖上昇, カテコールアミンに対する許容作用
	性腺系	視床下部	卵胞刺激ホルモン放出ホルモン Follicle Stimulating Hormone Releasing Factor (FSHRF)	蛋白質	下垂体前葉	卵胞刺激ホルモン分泌刺激
			黄体形成(化)ホルモン放出ホルモン Leteinizing Hormone Releasing Factor (LRF)	蛋白質	下垂体前葉	黄体形成ホルモン分泌刺激
			プロラクチン抑制ホルモン Prolactin Inhibiting Factor (PIF)	蛋白質	下垂体前葉	プロラクチン分泌抑制
		下垂体前葉	卵胞刺激ホルモン Follicle Stimulating Hormone (FSH) 精子形成ホルモン Spermatogenic Hormone	蛋白質	卵巣	卵胞の成熟, 最終的な成熟には LH も共働
					精巣	精子形成を刺激
			黄体形成(化)ホルモン Luteinizing Hormone (LH) 〔間質細胞刺激ホルモン Interstitial Cell Stimulating Hormone (ICSH)〕	蛋白質	卵巣	排卵誘発, 黄体の形成と分泌刺激
					精巣	テストステロン分泌刺激
			プロラクチン Prolactine 〔黄体刺激ホルモン Luteotrophic Hormone (LTH)〕	蛋白質	乳腺	乳汁分泌刺激
					中枢神経	母性行動を刺激
					卵巣	プロゲステロン, エストロゲン分泌刺激
		卵巣(卵胞)	エストロゲン Estrogen	ステロイド	一般体組織, 子宮内膜	女性2次性徴の発現, 発情・機能層の形成
		(黄体)	プロゲステロン Progesterone	ステロイド	子宮内膜	妊娠前状態に変化させる
			リラキシン relaxins	蛋白質	子宮, 恥骨結合	弛緩
		精巣 (Leydig cell)	テストステロン Testosterone	ステロイド	一般体組織	男性2次性徴の発現, 同化作用促進, 筋発育, 精子形成
II	下垂体中葉系	下垂体中葉	メラニン細胞刺激ホルモン Melanocyte Stimulating Hormone (MSH)	ポリペプチド	皮膚	色素顆粒の拡散

	内分泌系	腺	ホルモン	化学物質	作用部位	主要作用・効果・その他
III	下垂体後葉系	下垂体後葉	抗利尿ホルモン Antidiuretic Hormone (ADH)（バゾプレッシン Vasopressin）	ポリペプチド	尿細管, 集合管	体液浸透圧調節・体液量調節・水分の再吸収促進・血圧上昇
			オキシトシン Oxytocin	ポリペプチド	乳腺, 子宮	射乳・分娩促進
IV	副甲状腺系	副甲状腺	パラソルモン Parathormone	ポリペプチド	骨, 腎臓	血漿 Ca^{2+} 濃度増大・血漿リン酸濃度低下・リン酸塩尿誘起・欠乏時に低カルシウム血症テタニー
			カルシトニン Calcitonine ?	ポリペプチド	骨	血漿 Ca^{2+} 濃度低下
		甲状腺	サイロカルシトニン Thyrocalcitonine	ポリペプチド		
V	副腎髄質系	副腎髄質	アドレナリン Adrenaline（エピネフリン Epinephrine）	アミン	循環器系	交感神経類似作用
					肝臓, 筋	血糖上昇(A>NA)・遊離脂肪酸レベル増大・熱量産生作用
			ノルアドレナリン Noradrenaline（ノルエピネフリン Norepinephrine）		中枢神経	alertness 増大
VI	副腎皮質系(2)（電解質コルチコイド）	腎臓	レニン Renin	蛋白質	血漿, $α_2$-グロブリン	アンジオテンシン I の産生
		血漿蛋白	アンジオテンシン II Angiotensin II	蛋白質	副腎皮質球状帯	アルドステロン分泌刺激
		下垂体前葉	副腎皮質刺激ホルモン(ACTH)	ポリペプチド	副腎皮質球状帯	緊急時のアルドステロン分泌刺激
		副腎皮質球状帯	アルドステロン Aldosterone	ステロイド	尿細管	Na^+ 再吸収の増大・細胞外液量維持
VII	膵臓系	ランゲルハンス島 Langerhans' islands	$β$細胞	インスリン Insulin	蛋白質	肝臓, 筋, 脂肪組織	筋の糖とり込み増大・肝グリコゲン分解低下・血糖低下・成長促進・脂質代謝の正常化
			$α$細胞	グルカゴン Glucagon	蛋白質	肝臓, 脂肪組織	肝グリコゲン分解上昇・血糖上昇・脂肪分解促進・絶食時の血糖維持
VIII	その他造血系	腎臓	腎臓血因子 Renal Erythropoietic Factor (REF)	?	血漿グロブリン	エリスロポエチン生成
			エリスロポエチン Erythropoietin	蛋白質	骨髄	赤血球形成を刺激
	消化管系	胃粘膜	ガストリン Gastrin	蛋白質	胃腺	胃液分泌刺激
		小腸粘膜	エンテロガストロン Enterogastrone VIP, GIP など	?	胃	胃運動抑制・胃腺分泌抑制
			セクレチン Secretin	蛋白質	膵臓	膵液(アルカリ性)分泌刺激
			コレチストキニン・パンクレオザイミン Cholecystokinin-Pancreozymine (CCK-PZ)	蛋白質	膵臓, 胆嚢	膵臓の消化酵素分泌刺激・胆嚢収縮, オディ括約筋弛緩
			ビリキニン Villikinin	?	小腸絨毛	運動刺激
			エンテロクリニン Enterocrinin	蛋白質	小腸	消化酵素の分泌刺激
		胃・小腸粘膜	腸性グルカゴン Enteroglucagon	蛋白質	膵臓$β$細胞, 肝臓	血糖上昇・絶食時の血糖維持, インスリン分泌刺激
	胎盤系	胎盤合胞体栄養膜細胞	ヒト絨毛ゴナドトロピン Human Chorionic Gonadotropin (hCG)	蛋白質	妊娠黄体	黄体ホルモンの分泌刺激
			プロゲステロン Progesterone	ステロイド	子宮	妊娠維持と乳腺の発達を促進
			エストロゲン Estrogen			
			絨毛性成長ホルモン・プロラクチン Chorionic Growth Hormone Prolactin (CGP)	蛋白質	乳腺	妊娠時の乳腺の発達

図152 甲状腺とそのホルモン

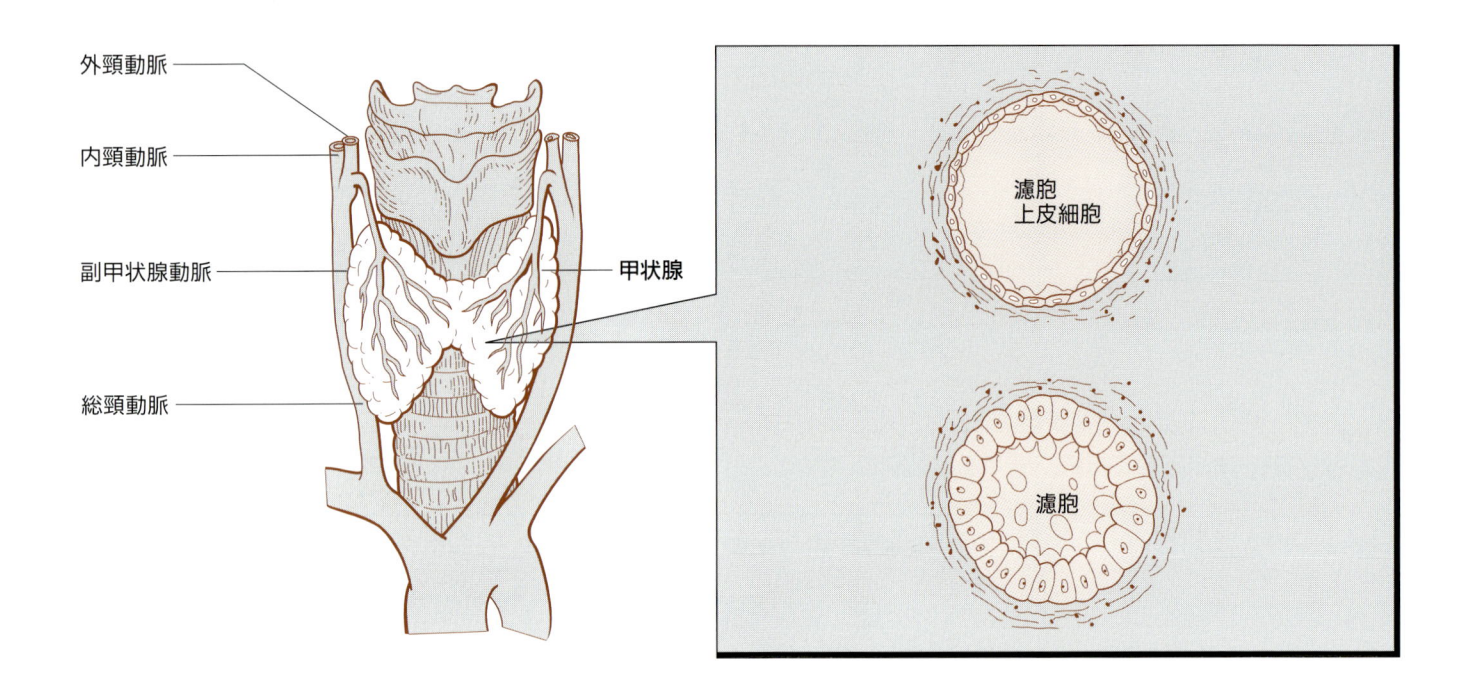

外頸動脈
内頸動脈
副甲状腺動脈
総頸動脈
甲状腺

濾胞上皮細胞
濾胞

T_4：3,5,3',5'-テトラヨードサイロニン（サイロキシン）

HO—〈 〉—O—〈 〉—$CH_2 \cdot CH \cdot (NH_2) \cdot COOH$

T_3：3,5,3'-トリヨードサイロニン

HO—〈 〉—O—〈 〉—$CH_2 \cdot CH \cdot (NH_2) \cdot COOH$

T_4 と T_3 の動態の比較
（稲田ら）

比較項目	T_4	T_3
蛋白質との結合率（％）	99.96	99.6
ホルモン遊離率（％）	0.04	0.4
ホルモン分泌量（代謝量）（μg/日）	95.4 ± 5.5	42.4 ± 4.3
全ホルモン血中濃度（μg/100 ml）	7.26 ± 0.10 / 8.46 ± 0.48	0.22 ± 0.03 / 0.20 ± 0.05
遊離ホルモン血中濃度（ng/100 ml）	2.49 ± 0.06	0.39 ± 0.17
組織内分布率（％）	25 ± 4	56 ± 9
細胞分布容積（l）	2.1 ± 0.4	26.6 ± 10.4
代謝クリアランス（l/日）	1.04 ± 0.14	17.0 ± 3.2
ホルモン消費率（％/日）	10.5 ± 0.53	45.7 ± 7.3
血中半減期（日）	6.7	1

2 甲状腺とそのホルモン

1. 甲状腺 thyroid gland

　喉頭と気管の前上部，前頸部にあり，左右に羽を広げた蝶型の腺で，成人で15〜25g，定型的な内分泌腺である．
　組織学的には，一列に並んだ腺細胞に囲まれた多数の球または卵型の濾胞 follicle がある．濾胞は直径約40〜120μ，その中には，主としてサイログロブリン thyroglobulin からなる膠様物質 colloid が充満している．この腺細胞の構造およびコロイドの状態は，甲状腺の機能と密接な関係があり，その機能をよく反映している．

	機能亢進	機能低下
濾胞の大きさ	だいたい小さくなる	通常大きくなる
コロイドの状態	希薄 空胞がある 好塩基性	濃厚 空胞がない 好酸性
上皮(腺)細胞 分泌顆粒 ミトコンドリア	高さが高い 多数 増加	扁平 ほとんどない 消失
ゴルジ装置 ペルオキシダーゼ チトクロムオキシダーゼ	高度に発達 増加	少ない

2. 甲状腺ホルモン

　1870年代に，甲状腺機能が低下すると，成人では粘液水腫 myxedema，子供ではクレチン病 cretinism の起こることが報告されていた．その後，ヒツジ甲状腺抽出液が粘液水腫に著効を奏すること，甲状腺抽出液に多量のヨード(I)が含まれていることがわかり，その含有成分が蛋白質とIの結合物であるところからサイログロブリンと呼ばれた．その後，Kendall (1915) によってその有効成分が分離抽出され，サイロキシン thyroxine と名付けられた．
　サイロキシンは，重量の60〜65％にIを含むアミノ酸の誘導体で，1926〜1927年には構造も決定され，化学的に3,5,3',5'-テトラヨードサイロニン 3,5,3',5'-tetraiodothyronine であることがわかり人工合成もされている．
　さらに，その生合成の過程が解明されるにおよび，3,5,3'-トリヨードサイロニン 3,5,3'-triiodothyronine のほうが，むしろ単位重量当たりにすると甲状腺ホルモン作用の強いことがわかっている．しかし，その他のヨードサイロニンには，甲状腺ホルモンとしての作用は認められない．
　現在，甲状腺ホルモンとして認められているのは3,5,3',5'-テトラヨードサイロニンであるサイロキシン(T_4)と，3,5,3'-トリヨードサイロニン(T_3)の2つであり，その動態を比較したのが図152下である．血中濃度，1日代謝量などは T_4 のほうがはるかに高く，組織，細胞内分布率は T_3 のほうが高い．

3. 甲状腺ホルモンの生合成と貯蔵

　甲状腺細胞は，そこを流れる血液中のヨードイオンを選択的に取り入れる．これをヨードポンプ iodide pump or iodide trapping という．甲状腺細胞膜電位は約−50mVであり，ヨードイオンはこれに逆らって取り込まれ，ウアバイン ouabain などの代謝阻害剤によって抑制される．いわゆる能動輸送 active transport である．細胞内に取り込まれたヨードイオンは直ちに細胞内の酸化酵素（ペルオキシダーゼ peroxydase，チトクロムオキシダーゼ cytochromoxydase など）の作用によって酸化され，遊離のヨードとなり数秒のうちにサイログロブリンに付着しているチロジン tyrosin の3の位置に結合してモノヨードチロジン monoiodo thyrosin (MIT) となり，さらに5の位置に I_2 が結合してジヨードチロジン diiodothyrosin (DIT) となる．この DIT が2分子結合して T_4 となるわけである．
　一方，T_3 は MIT と DIT の縮合によって合成される．甲状腺中のヨード化合物の約23％が MIT，約33％が MDT，T_4 が約35％，T_3 が約7％を占めるといわれている．
　さて，甲状腺細胞内で生合成されたこれらのヨード化合物は，細胞内でグロブリンと結合し，4個のペプチド鎖をもつ分子量約650,000〜700,000のサイログロブリンとなって細胞基底膜より濾胞内に放出され貯蔵される．

4. 甲状腺ホルモンの分泌と分解

　甲状腺ホルモンの分泌は，後述のように，主として下垂体前葉の甲状腺刺激ホルモンによっているが，いずれにしても濾胞内サイログロブリンが，いわゆるエンドサイトーシス endocytosis といわれる機構によって細胞内に取り込まれ，T_3，T_4 が分離して血液中に放出される．
　血液中に出た甲状腺ホルモンは，血漿中の蛋白質と結合して移動する．血漿の除蛋白を行うと蛋白とともに沈澱するために甲状腺ホルモンのヨードは，蛋白結合ヨード pro-

図153 甲状腺ホルモンの生合成と分解

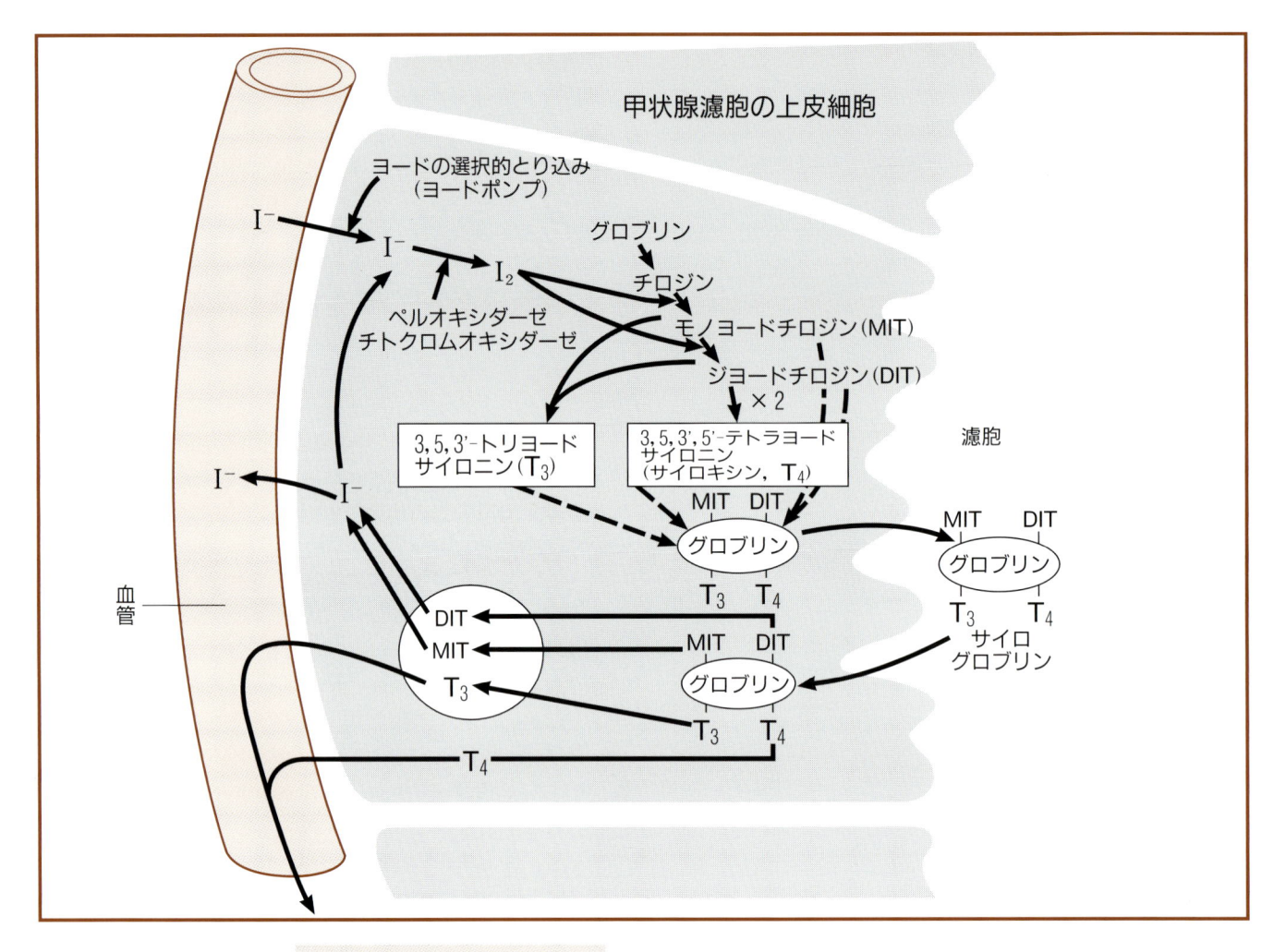

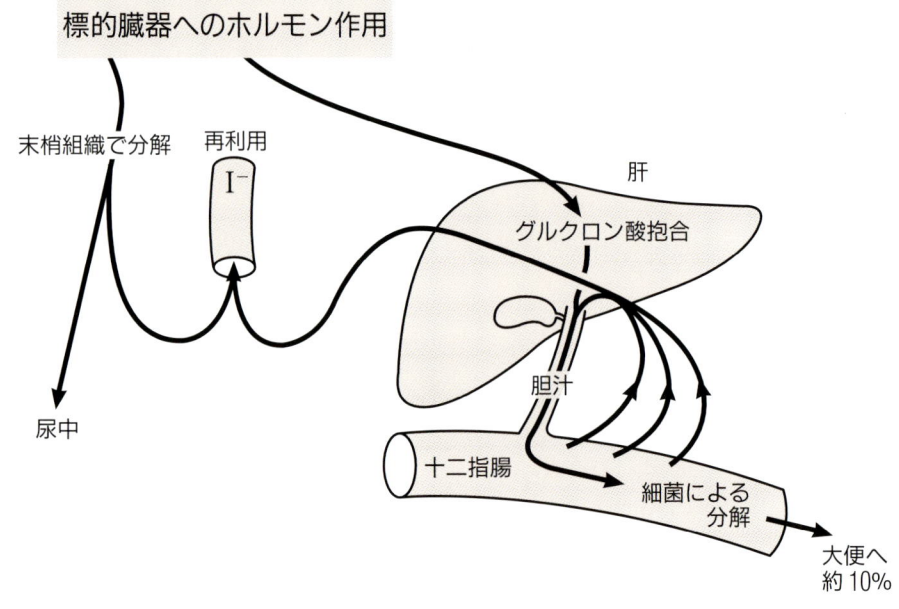

甲状腺濾胞の上皮細胞

ヨードの選択的とり込み（ヨードポンプ）

I^- → I^- → I_2

ペルオキシダーゼ
チトクロムオキシダーゼ

グロブリン
チロジン

モノヨードチロジン（MIT）

ジヨードチロジン（DIT）×2

3,5,3'-トリヨードサイロニン（T_3）

3,5,3',5'-テトラヨードサイロニン（サイロキシン，T_4）

濾胞

MIT　DIT
グロブリン
T_3　T_4

MIT　DIT
グロブリン
T_3　T_4
サイログロブリン

血管

DIT
MIT
T_3

T_4

標的臓器へのホルモン作用

末梢組織で分解　再利用 I^-

肝
グルクロン酸抱合

胆汁

十二指腸　細菌による分解

尿中　　大便へ約10%

tein bound iodine (PBI) と呼ばれ，この血漿中 PBI を測定することによって甲状腺ホルモンの量を推定できる．この PBI は通常 3.5～8 μg/dl で，そのヨードは主としてサイロキシン中のものと考えられている．これが，15 μg/dl 以上の場合，甲状腺機能亢進を，1～3 μg/dl では機能低下を考えなければならない．また，サイロキシン中のみのヨードをよく反映するといわれる血漿中のブタノール抽出性ヨード butanol extractable iodine (BET) も甲状腺機能の指標として用いられる．さて，甲状腺ホルモンは，甲状腺組織内ではサイログロブリン分子内で強固な結合をしている．しかし，血漿中ではその結合がゆるやかで，血液中サイロキシン結合蛋白 thyroxine bound protein (TBP) としては，サイロキシン結合グロブリン thyroxine bound globulin (TBG)，サイロキシン結合アルブミン thyroxine bound albumin (TBA)，サイロキシン結合プレアルブミン thyroxine bound prealbumin (TBPA) の 3 種がある．なおトリヨードサイロニンは主としてグロブリン，一部アルブミンと結合している．

末梢組織に運ばれた甲状腺ホルモンは，結合蛋白から分離し，そのままの形で，あるいは酢酸塩となって作用するといわれ，体内では種々の臓器，組織に分布し，ことに肝臓，筋肉，皮膚，視床下部，下垂体前葉などに認められる．その分解過程は，末梢組織で，脱ヨード作用，脱アミノ基作用を受ける．肝臓ではトリヨードサイロニンが急速に硫酸エステル化され，サイロキシンはグルクロン酸抱合を受けて胆汁中に排泄される．遊離したヨードは，再び甲状腺に運ばれて甲状腺ホルモンの材料として再利用される．

5. 甲状腺ホルモンの分泌機構

甲状腺ホルモンの分泌は，主として下垂体前葉から分泌される甲状腺刺激ホルモン thyroid stimulating hormone, thyrotrophic hormone (TSH) によって調節されている．また 2 次的には，抗利尿ホルモン，アドレナリンなどのホルモン，さらには I 供給の過不足，寒冷などのストレス状態，年齢差など多くの因子が関与している．

a. 甲状腺ホルモンの作用機序

下垂体前葉から分泌される TSH は，アミノ酸 200～300 個からなる分子量 26,000～30,000 の糖蛋白で，血行を介して甲状腺細胞に達するとその細胞膜に在存するといわれるアデニルサイクラーゼに作用し，細胞内 ATP より cyclic AMP を産生させる．この cyclic AMP を介する作用によって，一方では濾胞側の細胞膜がコロイド中のサイログロブリンを膜捕捉 endocytosis によって，細胞内に取り込ませるとともに，一方では細胞内リソソーム lysosome を細胞内に取り込まれたサイログロブリンに作用させ，加水分解して T_3, T_4 を血行中に放出させると考えられている．

b. 甲状腺ホルモンの分泌調節

甲状腺ホルモンの分泌は，上述のように TSH によっているが，この TSH の分泌は視床下部で生成される甲状腺刺激ホルモン放出ホルモン thyrotropin releasing hormone (TRH) によりその分泌が調節されている．また，この TRF の分泌は，視床下部を流れる甲状腺ホルモンの量により調節される．

すなわち，血中甲状腺ホルモンの量が多くなれば，TRF の分泌が抑制され，その結果 TSH 分泌量が減少し，甲状腺ホルモンの分泌を低下させることになる．いわゆる典型的なフィードバック機構が成立している．なおこの機構には，血中甲状腺ホルモンの量が下垂体前葉の TSH 分泌に，TSH の量が TRF の分泌へ，さらには TRF の量が直ちに視床下部の TRF 生成へフィードバックする経路も考えられている．

c. 甲状腺ホルモンの分泌を左右する因子

(1) **ヨード**：I の投与は，甲状腺ホルモンの生成材料となるほかに，甲状腺機能亢進状態にあるときは，甲状腺ホルモンの過剰分泌を抑制する作用がある．

(2) **種々のストレス**：種々のストレスによって，体内がストレス状態になると甲状腺ホルモンの分泌抑制がみられる．その機序は非常に複雑で不明の点が多い．ストレス→視床下部→TSH の分泌減少，という経路のほかにストレス→甲状腺血管の収縮，ストレス→副腎皮質ホルモン→尿中 I の排泄増大など多くの因子が考えられる．

(3) **寒冷**：寒冷も一種のストレスと考えられ，甲状腺ホルモンの分泌が促進する．基礎代謝量が増加する．これは体温を維持し，生体の恒常性を維持する適応現象の 1 つであろう．

(4) **年齢**：高齢になると甲状腺ホルモンの分泌が低下する．甲状腺の萎縮，血液供給の減退，TSH 分泌低下による．

(5) **思春期，妊娠時**：甲状腺ホルモンの分泌が増加する．

6. 甲状腺ホルモンの生理作用

甲状腺を摘出すると，生体内で消費される O_2 量，および排出される CO_2 量が著明に減少する．これは，甲状腺ホル

図154　甲状腺ホルモンの分泌調節

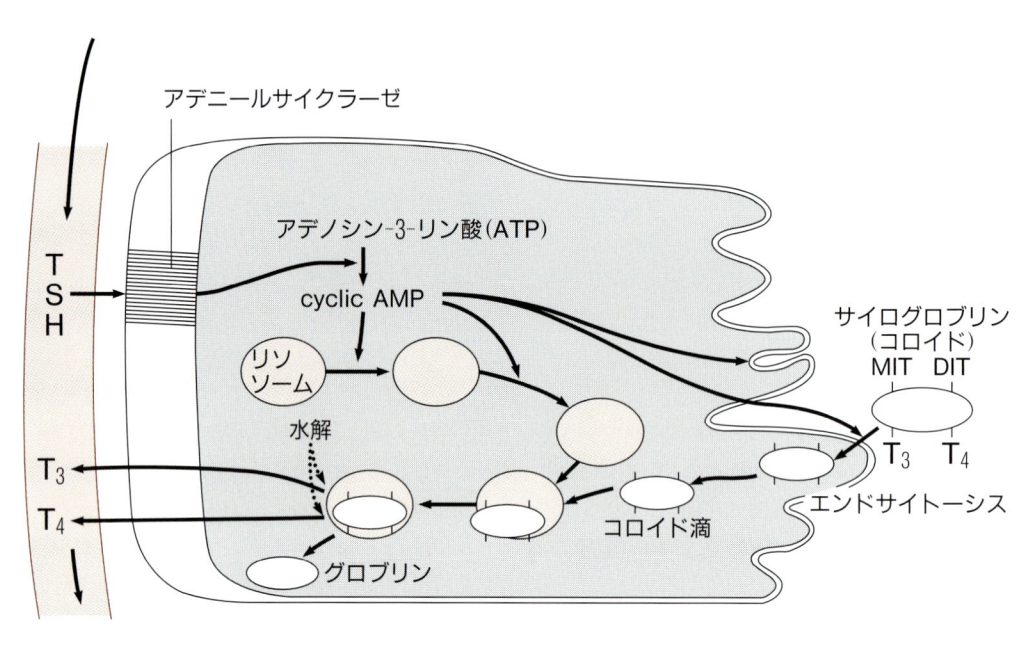

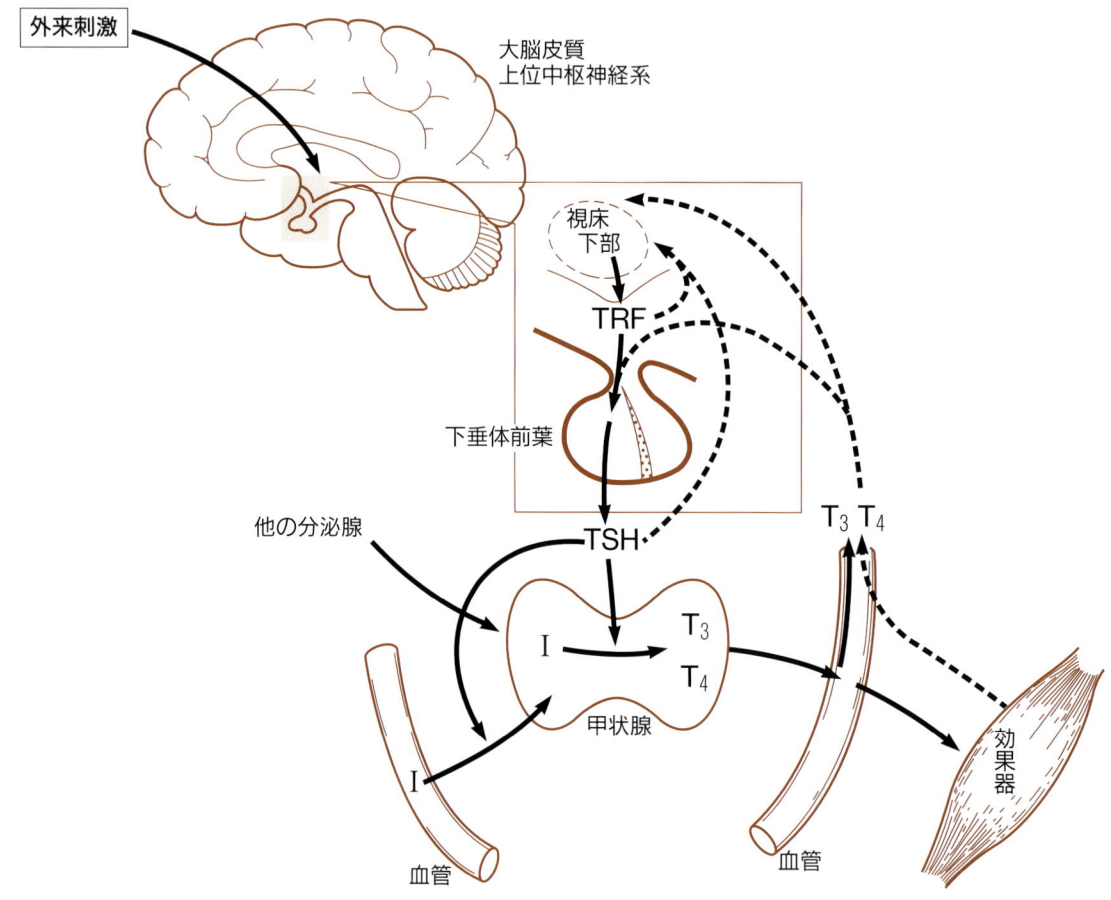

モンが体内における種々の代謝に対して，酸化を促進させていることを意味している．すなわち，甲状腺ホルモンの第1の生理作用は，種々の細胞組織におけるO_2消費を刺激することであり，その2次的な変化として種々の生理作用を呈してくるものと考えればよい．甲状腺ホルモンの化学的な作用機構としては，細胞のミトコンドリア内における酸化反応とリン酸化反応との関連を阻害して，エネルギー効率を下げ，高エネルギーリン酸化合物中に蓄積されるエネルギーを抑え，大部分を熱として放散させる（熱量産生作用 calorigenic action）ことにあると考えられているが，まだ不明の点も多い．これらの作用はT_3のほうがT_4よりはるかに強い．しかし，流血中にはT_4のほうが多量に存在している．

甲状腺ホルモンをヒトに投与すると，投与後6～7時間頃から基礎代謝の上昇がみられ，24時間を経ると，明らかな生理作用がみられてくる．すなわち，この作用はきわめて遅効性で，しかも作用が発揮されると，その作用が漸次増強し，8～12日で最高となり，約15日後に半減期に達するといわれ，6～15週後もその作用が残っている場合もある．

a. 代謝促進作用（熱量産生作用）

甲状腺ホルモンの酸化促進は，心臓，胃粘膜，肝臓，平滑筋，腎臓，横隔膜，骨格筋の順でその作用が発揮され，生体全体としてO_2消費量の増加がみられる．しかし，脾臓，脳，精巣ではほとんど変化がみられない．

b. 栄養素その他の代謝に及ぼす影響

(1) **糖代謝**：甲状腺ホルモンは小腸における糖の吸収を促進させる．一方，肝臓では代謝が促進され肝グリコーゲンが分解し，ブドウ糖への転化がみられる．また，脂肪その他からの糖新生 gluconeogenesis も促進される．その結果，一過性の高血糖，糖尿のみられることがある．

(2) **脂肪代謝**：甲状腺機能亢進では，血中コレステロールの減少がみられる．しかし，甲状腺ホルモンはコレステロール生成を抑制するものではなく，コレステロールの胆汁中への排泄を促進させる作用があり，このため血中コレステロールの減少がみられるのであろうといわれている．

(3) **蛋白代謝**：甲状腺ホルモンは，少量の投与では同化的に，大量では異化的に作用する．その結果，大量では蛋白質の分解が亢進し，尿中Nの増量をきたす．しかし蛋白質の補給が十分な状態のときに，少量の甲状腺ホルモンを投与すれば発育成長が促される．また，大量の甲状腺ホルモンはクレアチン→クレアチニン，ホスフォクレアチンの合成を阻害し，クレアチン尿をきたすことがある．

(4) **ビタミン代謝**：甲状腺機能亢進状態では，代謝が促進されるためにビタミン需要量も増大する．その結果，代謝に関係するビタミンが欠乏状態に陥りやすい．ことにカロチン→ビタミンAになる過程に甲状腺ホルモンが必要といわれ，甲状腺機能低下ではカロチン血症をきたすことがある．

(5) **水と無機物の代謝**：甲状腺機能低下（粘液水腫）の人に甲状腺ホルモンを投与すると利尿効果，細胞外液の減少，Naの排出がみられる．これは正常の場合にはほとんどみられない．また，大量の甲状腺ホルモンを投与すると水，K，Ca，Pなどの排出が多くなり，必然的に骨組織の脆弱をきたす．

c. 身体機能に及ぼす影響

(1) **成長**：哺乳動物が正常に発育するためには甲状腺ホルモンが必要であり，成長ホルモンとの協調が考えられる．小児で甲状腺機能が低下するとクレチン病 cretinism になる．

(2) **循環系**：O_2消費量，代謝産物の増加によりこれを運搬する血流量の増加，血管の拡張が要求され，心拍出量が増加する．また，甲状腺ホルモンはカテコールアミンの作用と密接な関係にあり，結果的にこれらの作用を助長する．

(3) **神経系**：幼若動物で甲状腺機能が低下すると神経のミエリン髄鞘の形成が阻害され，脳，神経の発育が不全となる．また，甲状腺ホルモンは神経系の機能を正常に維持するためにも必要であるといわれ，成人で甲状腺機能の低下があると精神機能の低下がみられ，その亢進では神経質，四肢のふるえ，落ち着きがなくなるなどの症状を呈してくる．

(4) **その他**：甲状腺ホルモンは乳腺における乳汁の生成を促進する作用もあるが，直接作用によるか否かは不明である．また，オタマジャクシの変態を促進したり，変態しないサンショウウオなどでも変態を起こさせるなどの作用がある．

7. 甲状腺ホルモンの異常

一般に，甲状腺機能亢進の状態では血中甲状腺ホルモンの量が増加し，その作用によって種々の甲状腺中毒 thyrotoxicosis の症状を呈してくる．また，その機能低下では慢性的な甲状腺ホルモン欠乏による障害がみられてくる．成人における甲状腺機能障害は男子に比べ女子のほうがはるかに多い．

図155　甲状腺ホルモンの生理作用

^{131}I（放射性ヨード）の甲状腺へのとり込み

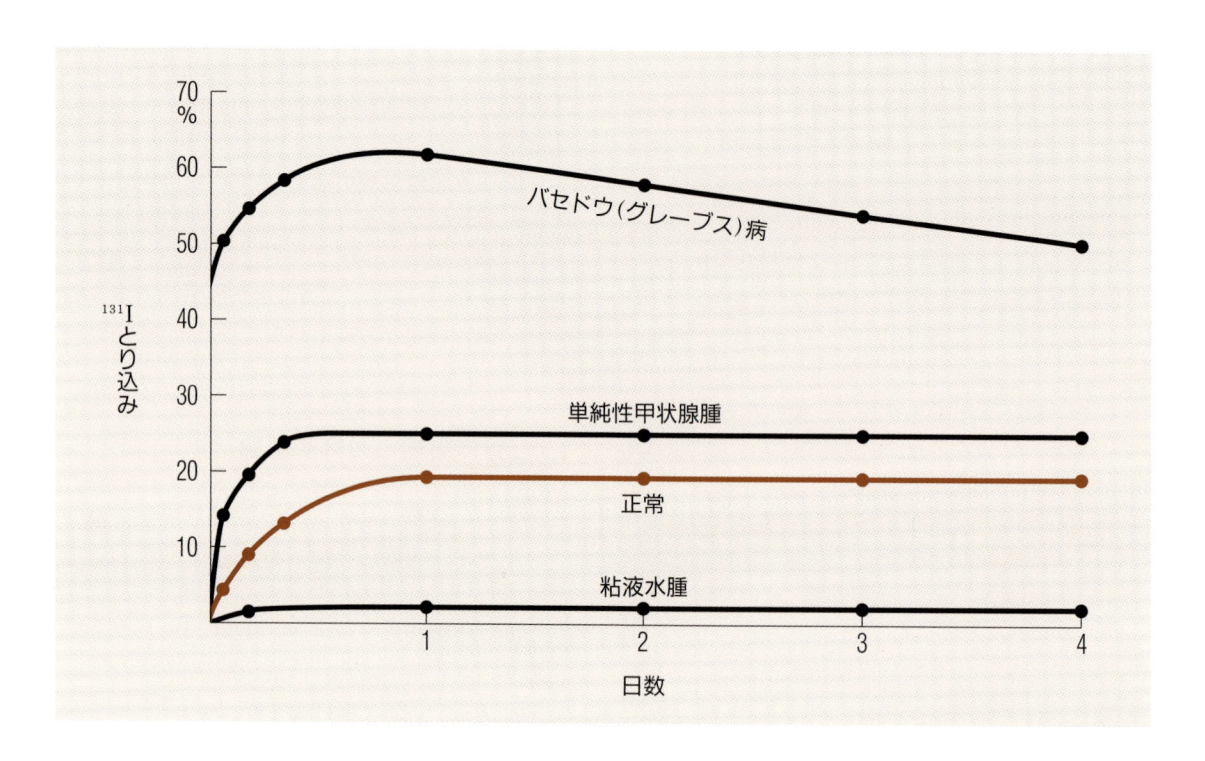

縦軸：^{131}I とり込み（％）
横軸：日数

- バセドウ（グレーブス）病
- 単純性甲状腺腫
- 正常
- 粘液水腫

甲状腺ホルモンと他のホルモンとの代謝関係

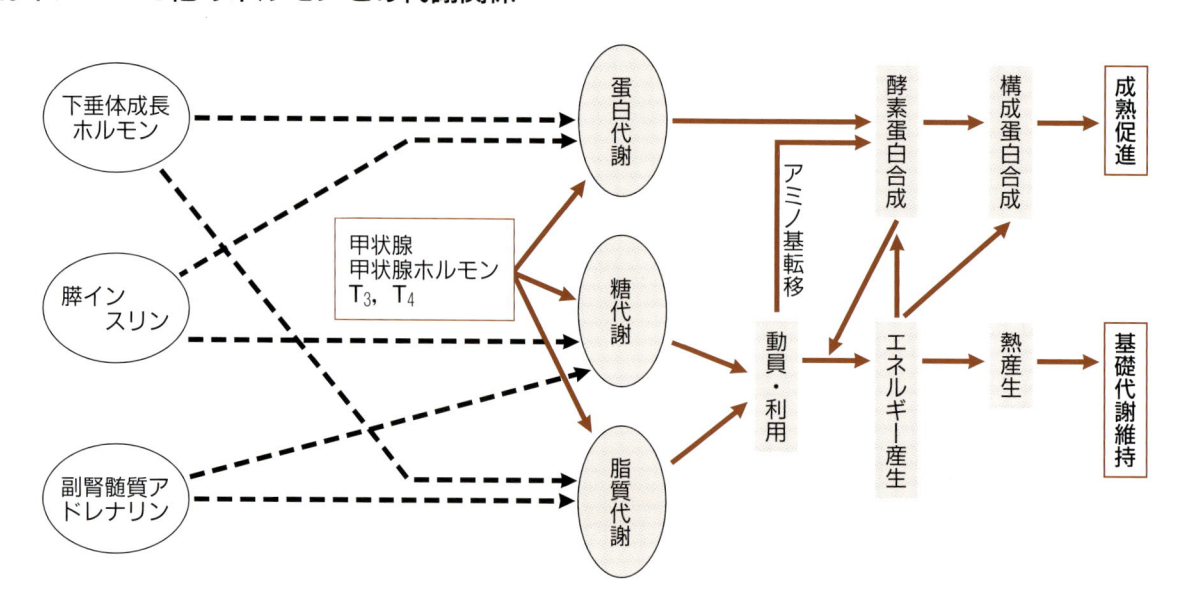

- 下垂体成長ホルモン → 蛋白代謝、脂質代謝
- 膵インスリン → 蛋白代謝、糖代謝
- 副腎髄質アドレナリン → 糖代謝、脂質代謝
- 甲状腺　甲状腺ホルモン T_3, T_4 → 蛋白代謝、糖代謝、脂質代謝

蛋白代謝 → 酵素蛋白合成 → 構成蛋白合成 → 成熟促進
糖代謝・脂質代謝 → 動員・利用 → エネルギー産生 → 熱産生 → 基礎代謝維持
（アミノ基転移）

a. 甲状腺機能の測定

前述の甲状腺ホルモンの生合成，貯蔵，分泌，生理作用などの性質を利用した種々の甲状腺機能検査法が行われており，その大要を示すと，次のとおりである．

(1) 間脳下垂体-甲状腺機能をみるもの：血中 TRF (TRH)，TSH，LATS (longacting thyroid stimulator) などの測定，T_3 抑制試験，TRF 負荷試験．

(2) 甲状腺の I 代謝をみるもの：^{131}I 摂取率，^{131}I 尿中排泄率の測定，甲状腺スキャンニング，シンチグラム．

(3) 血中甲状腺ホルモンの測定：蛋白結合ヨード (PBI)，ブタノール抽出ヨード (BEI)，血中 T_3 および T_4，free T_4 index，^{131}I-T_3 および T_4 のレジンスポンジ摂取率 (RSU) などの測定．

(4) 甲状腺ホルモンの生理作用によるもの：基礎代謝率 (BMR)，血中コレステロール，アルカリホスファターゼ，血糖，尿中クレアチン，腱反射時間などの測定．

(5) 甲状腺の形態，免疫機序など：甲状腺生検，自己抗体の測定など．

b. 甲状腺腫 goiter, stroma

一般に，甲状腺が腫脹した場合を甲状腺腫といい，機能的には非中毒性甲状腺腫 nontoxic goiter と中毒性甲状腺腫 toxic goiter とに分けられる．その原因としては，

(1) 下垂体よりの TSH 分泌過剰：I 摂取の不足，甲状腺組織の崩壊，甲状腺ホルモン消費の増大などによって，慢性的な血中甲状腺ホルモンの減少があると，間脳-下垂体系を刺激して TSH の分泌が持続的に亢進し甲状腺腫を招来する．

(2) 甲状腺の病変：甲状腺に原発する良性の腫瘍，甲状腺嚢腫および癌などがあり，機能亢進の代表的なものとしては Basedow 病（Graves 病）がある．

c. 甲状腺機能亢進 hyperthyroidism

甲状腺ホルモンの分泌過剰による症候を呈する代表的な疾患として Basedow 病がある．Basedow 病の原因には，まだ多くの説があり，現在なお不明である．しかし，最近その血液中に 4S グロブリンに属する TSH とは異なり，7S グロブリンに属し甲状腺を持続的に刺激する LATS という自己抗体が発見され，これが TSH の支配を離れて自律性にホルモンの過剰生産を行っているという考え方が有力になってきている．また，甲状腺に結節性の良性腺腫が発生し，機能亢進の状態となったものが Plummer 病であり，その他，甲状腺製剤の大量投与による人工的甲状腺中毒症などがある．

さて，Basedow 病は 20〜40 歳の女性に多く，主要症状として甲状腺腫，頻脈および眼球突出 (Merseburg の 3 徴) があげられているが，その程度は一定していない．ほとんどの例で，びまん性の弾力のある，表面が比較的平滑あるいは顆粒状の甲状腺腫がみられ，脈拍の促進，心悸亢進を訴え，心電図上，洞性頻脈，心房細動，期外収縮，T の増高などをみることが多い．最大血圧の軽度上昇，最小血圧の低下を認めることが多く，末梢血管抵抗が低下する．なお精神神経症状として，興奮しやすく，神経質，不安を訴え，手指の振戦を認める．また，筋力の低下，筋萎縮を伴うことがある．通常，消化・吸収機能が亢進し，食欲の増進をみる．特異な眼球突出も多くの例にみられ眼裂の拡大，眼瞼腫脹，結膜の充血などを呈する．全身の代謝が亢進される結果，基礎代謝率 (BMR) は +80% に及ぶこともあり，しばしば尿糖の発現をみる．

d. 甲状腺機能低下 hypothyroidism

甲状腺ホルモンの産生，分泌が阻害された状態で，TSH 分泌不足，甲状腺の TSH 感受性の低下，甲状腺組織の障害などによって起こってくる．成人になってから機能が低下した場合，その臨床症状から粘液水腫 myxedema と呼ばれ，先天性のものはからだの発育，知能の発達が抑制され，特有なコビト dwarfism を呈し，白痴 idiocy になることもある．機能低下の症状としては，基礎代謝の低下，循環，精神，肉体活動などの低下がみられ，成人では皮膚が冷たく乾燥し，細胞外液のムチン，塩類，水分の蓄積から水腫様にみえる．

甲状腺疾患の分類(橘)

機能亢進症　hyperthyroidism 　Basedow 病(実質性甲状腺腫) 　Plummer 病(活性腺腫) 　hashitoxicosis 機能低下症　hypothyroidism 　粘液水腫(特発性，続発性) 　cretinism 単純性甲状腺腫　simple goiter 甲状腺炎　thyroiditis 　急性化膿性甲状腺炎 　亜急性甲状腺炎(de Quervain) 　慢性甲状腺炎(橋本病) 　慢性特異性甲状腺炎－結核，梅毒	腫瘍　tumor 　良性：腺腫，嚢腫 　悪性：癌 ┌ 分化癌 　　　　　　├ 乳頭腺癌 　　　　　　├ 濾胞腺癌 　　　　　　└ 髄様癌 　　　　　　　未分化癌 　悪性リンパ腫 　その他

図156　副甲状腺とそのホルモン

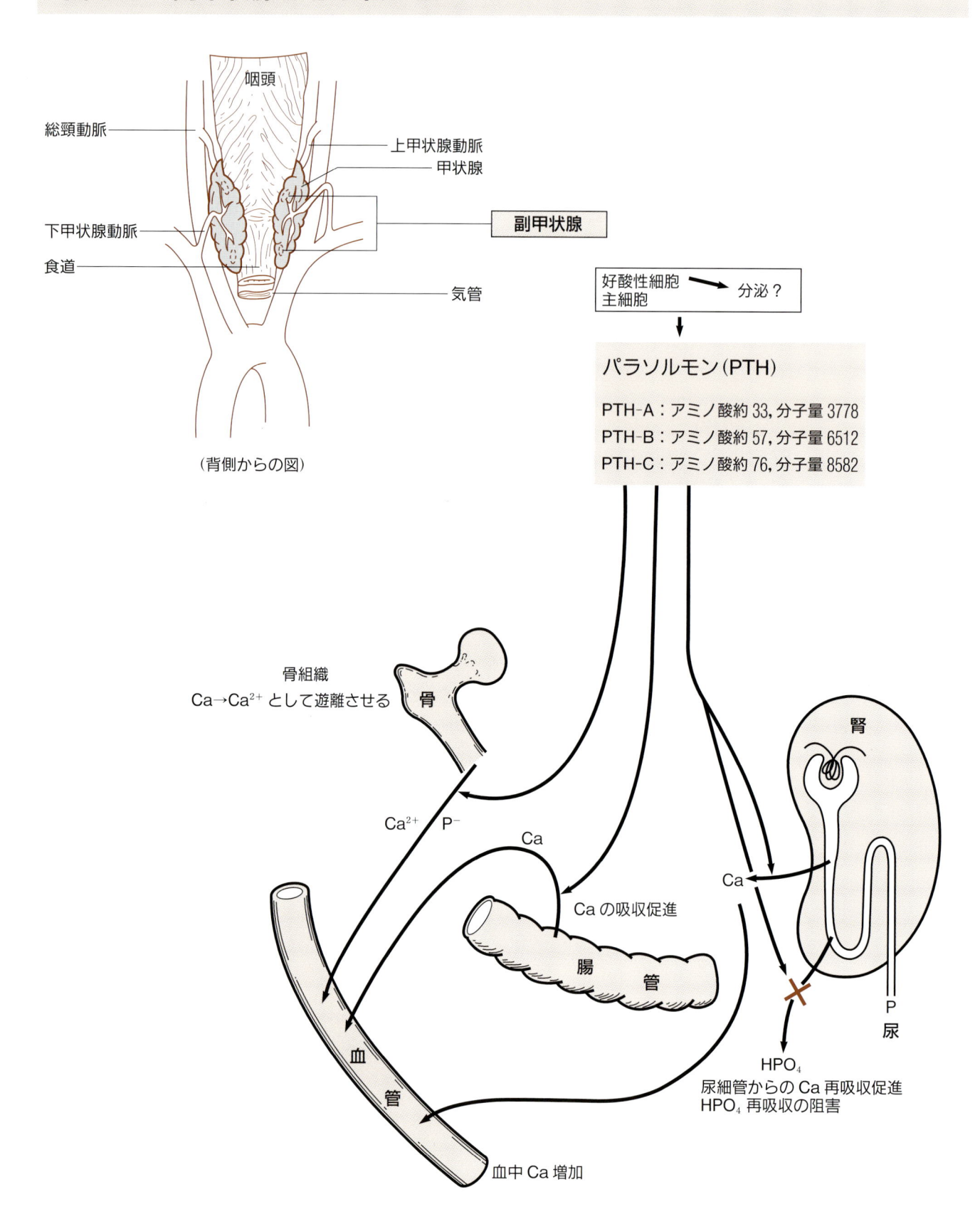

咽頭
総頸動脈
上甲状腺動脈
甲状腺
下甲状腺動脈
副甲状腺
食道
気管

（背側からの図）

好酸性細胞
主細胞　→　分泌？

パラソルモン（PTH）

PTH-A：アミノ酸約33, 分子量3778
PTH-B：アミノ酸約57, 分子量6512
PTH-C：アミノ酸約76, 分子量8582

骨組織
Ca→Ca^{2+} として遊離させる
骨

Ca^{2+}　P^-

Ca

Caの吸収促進

腸管

腎

Ca

P
尿

HPO_4
尿細管からのCa再吸収促進
HPO_4再吸収の阻害

血管

血中Ca増加

3 副甲状腺とそのホルモン

1. 副甲状腺 parathyroid gland （上皮小体 Epithelkörperchen）

副甲状腺は甲状腺の裏側にある米粒大の組織で，通常，上下1対，4個で約0.1gぐらいの内分泌器官である．この数，位置は個人差があり，必ずしも一定していない．また，副副甲状腺 accessory parathyroid が，胸腺や縦隔に存在することがある．組織学的には，主細胞と好酸性細胞があり，後者からパラソルモンが分泌されると考えられている．

2. パラソルモン parathormone (PTH)

パラソルモンはペプチドホルモンで，アミノ酸33～84個，分子量4,000～9,500ぐらい，PTH-A，B，およびCの3種を区別する報告もあるがまだ確定していない．その生理作用は，血漿中のCa^{2+}を一定に維持する働きがある．PTHの投与によって血中Ca量が増加し，尿中Pの排泄が促進される．

その機構としては，骨組織中のCaを，Ca^{2+}として血中に遊離させる．腸管のCa吸収を促進させる．腎尿細管からのCa^{2+}再吸収を促進させるとともにHPO_4^{2-}の再吸収を阻害する．これらの作用によって，結果的に血中Ca^{2+}の増量，Pの減少，尿中Pの増大をきたす．この作用機序はcyclic AMPを介するものと考えられている．

3. パラソルモンの分泌調節

血中Ca^{2+}の濃度が，直接副甲状腺にフィードバックしてPTHの分泌を調節しているものと考えられている．分泌神経は存在せず，下垂体からの上位ホルモンも現在のところ発見されていない．

4. 副甲状腺機能障害

a. 副甲状腺の摘出，副甲状腺機能低下

副甲状腺摘出による影響は，動物の種類，年齢により異なり，一般に幼若動物で著明に現れる．また，イヌ，ネコでは激しい痙攣がみられるが，ウシ，ウサギではそれほど著明ではない．この場合，血中Ca濃度が低下し，PO_4^{3-}は一度低下したのちに増加を示すことが多い．その症状としてはイヌの場合，筋肉の線維性攣縮，上下肢のふるえ，突然の全身性緊張性および間代性痙攣を起こし，いわゆる副甲状腺性テタニー parathyroid tetany となる．その後，呼吸数増加，体温上昇がみられ，漸次痙攣の発現，消失の間隔が短くなり，ついには呼吸困難を起こし，十数時間で死亡する．ヒトの場合には，下顎骨角を軽く叩くと同側の顔面の筋肉が痙攣するChvostek徴候，上肢の肘と手掌を曲げ指関節を伸ばす特異な助産婦姿勢 obsteric position をとるTrousseau徴候などがみられる．これらの症状はCaの投与あるいはPTHの投与によって緩解する．

なお，副甲状腺テタニーの発生機序としては，血液中Ca^{2+}の低下から，神経筋接合部の興奮性が増大して，インパルスに対する感受性が高まっているためと考えられている．

b. 副甲状腺機能亢進

高Ca血症，低PO_4血症，骨組織の無機物消失，尿中Ca排出の増加などがみられ，骨に嚢胞ができ，軟らかい線維性組織が多くなる．このため骨はもろくなり，曲がったり骨折を起こしやすい嚢胞性線維性骨炎 osteitis fibrosa cystica となる．その他，血中Caの増加から血管壁や内臓にCaが沈着し，種々の結石をみる．

5. サイロカルシトニン thyrocalcitonin

副甲状腺を摘出した動物にCaを投与すると正常な動物よりも血中Caの著明な増量をきたすことがある．このことから副甲状腺中に血中Ca濃度を低下させる因子も存在することが推定され，この因子に対してCaの濃度を保つという意味でカルシトニン calcitonin と名付けていた．

しかし，その後，この物質は甲状腺から分泌されていることがわかり，サイロカルシトニン thyrocalcitonin と名付けられた．サイロカルシトニンは分子量約3,500のポリペプチドで，動物によってその構造が異なっている．パラソルモンよりは速効性で，直接骨組織に作用して，パラソルモンとともに血中Caの量を調節しているものと考えられているがまだ不明の点が多い．

図157 副腎

中胚葉性 → 副腎皮質
外胚葉性 → 副腎髄質

副腎／腎臓

被膜 ── 副腎皮質 ── 副腎髄質

- 球状帯（厚さ約15%） → 主としてミネラルコルチコイド（アルドステロン）
- 束状帯（厚さ約75%） → 主として糖質コルチコイド（コルチゾール）
- 網状帯（厚さ約10%） → 主として17-ケトステロイド

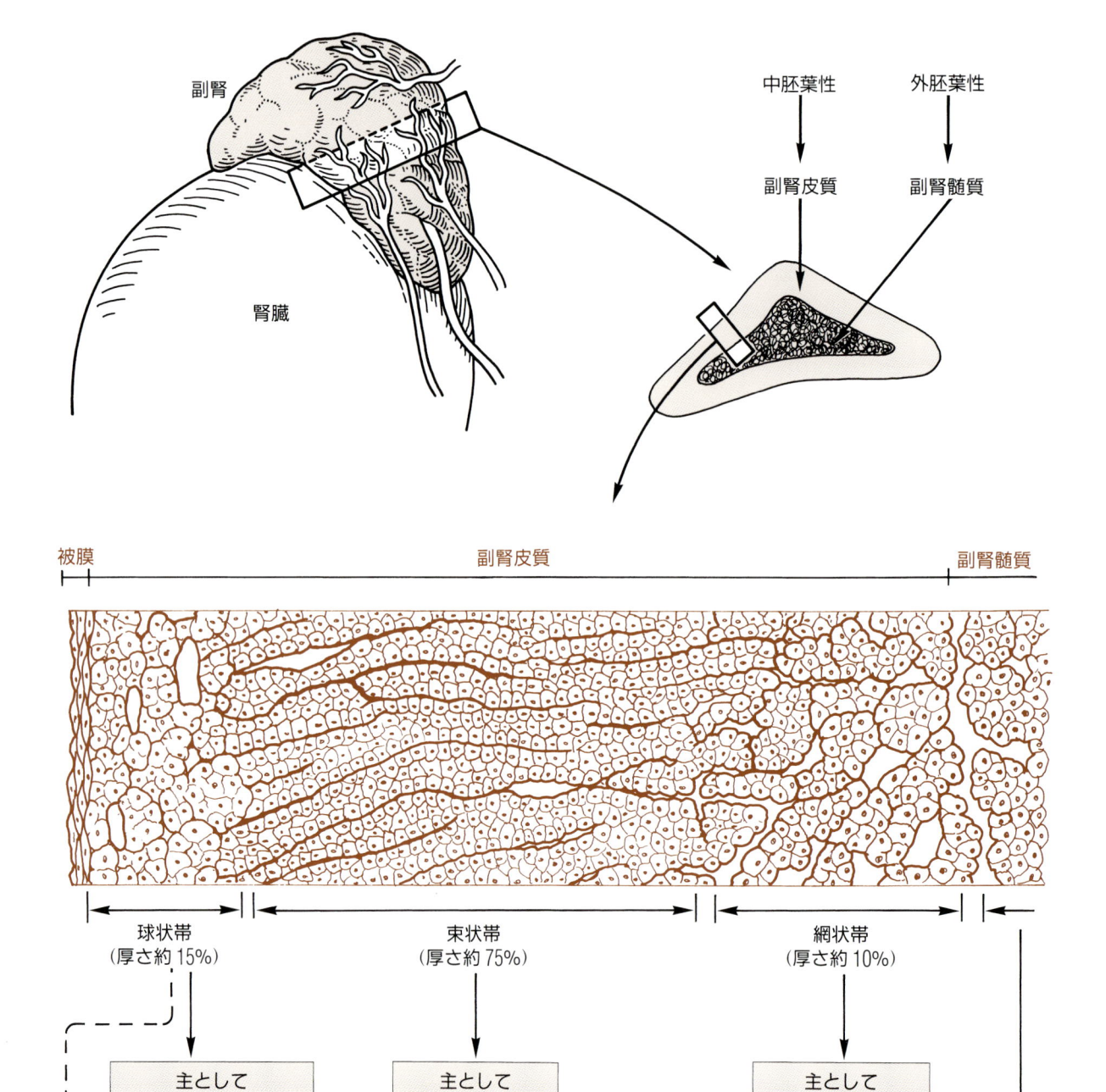

──（コルチコステロン）──

副腎アンドロゲン

アドレナリン／ノルアドレナリン

4 副腎とそのホルモン

1. 副腎 adrenal gland, neben niere

副腎は腎臓の前内側上部に存在する左右1対の内分泌臓器で，腎上体 glandula suprarenalis とも呼ばれていた．成人の場合，長さ約 40〜60 mm，幅約 30 mm，厚さ約 2〜10 mm の三角形あるいは半月状の扁平な器官で，片側約 5〜6 g の重さがある．

発生学的には，外胚葉性の髄質と，中胚葉性の皮質からなり，組織学的にはヒトの場合，外側の被膜から内側へ，球状帯 zona glomerulosa，束状帯 zona fasciculata，網状帯 zona reticularis と並んだ皮質と，クロム親和性細胞の集まりである髄質とがある．しかし，鳥類，爬虫類，両生類などでは皮質の中に髄質が散在しているものもある．

なお，副副腎皮質組織 accessory cortical tissue が副腎，腎臓の付近，精巣，卵巣などに存在している場合もある．

副腎は1855年 Addison によって初めて報告され，翌年 Brown Séquard によって生命維持に不可欠であることが立証された．その後，この働きはことに副腎皮質の機能によることが明らかにされた．

2. 副腎から分泌されるホルモン

副腎の皮質と髄質は，本質的に異なっており，全く異なった種類のホルモンを分泌している．

a. 副腎髄質のホルモン

副腎髄質は，実質的に軸索を失った形の交感神経節後神経細胞が多数集まり，分泌細胞としての形態をとったものと考えればよい．したがってここには，神経が密に分布し，腹部交感神経である内臓神経の節前神経線維を刺激すると，髄質の分泌細胞から分泌が起こる．形態学的には2種の細胞があり，おのおのアドレナリンと，ノルアドレナリンを分泌している．

b. 副腎皮質のホルモン

前述のように外側から球状帯，束状帯，網状帯の3層が区分され，それぞれ異なったステロイドホルモン steroid hormone を分泌している．

すなわち，球状帯は主として Na などの電解質代謝に対して重要な働きをする電解質コルチコイド mineralcorticoid，束状帯は主として糖および蛋白代謝などに影響する糖質コルチコイド glucocorticoid，網状帯は副腎性性ホルモンおよびそれらの分解産物を生成しているといわれている．しかし，これらのホルモン，ことに性ホルモンその他については，必ずしもその生成部位が明確に区分されているものではない．

ヒトで，副腎皮質から実際に分泌されるホルモンは，コルチゾールがその80％以上を占め，コルチコステロンは少なく，アルドステロンはごく少量で，この3種によってその大部分が占められている．

なお，副腎皮質の細胞は，他の細胞に比べ滑面小胞体に富み，この滑面小胞体とミトコンドリアで，ステロイドホルモンの合成が行われていると考えられている．

また，下垂体を摘出すると副腎の束状帯と網状帯の萎縮がみられる．しかし，球状帯はなかなか変化しない．したがって下垂体前葉から分泌される副腎皮質刺激ホルモン（ACTH）の支配を受けているのは，主として糖質コルチコイドである．また，束状帯，網状帯を切除しても，ある程度の球状帯が残存していれば，束状帯，網状帯の再生が可能であるといわれている．

副腎の組織像(光顕75倍)

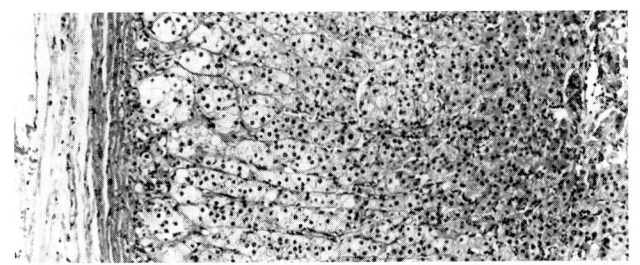

(東海大学共利研病理)

図158 副腎髄質とそのホルモン

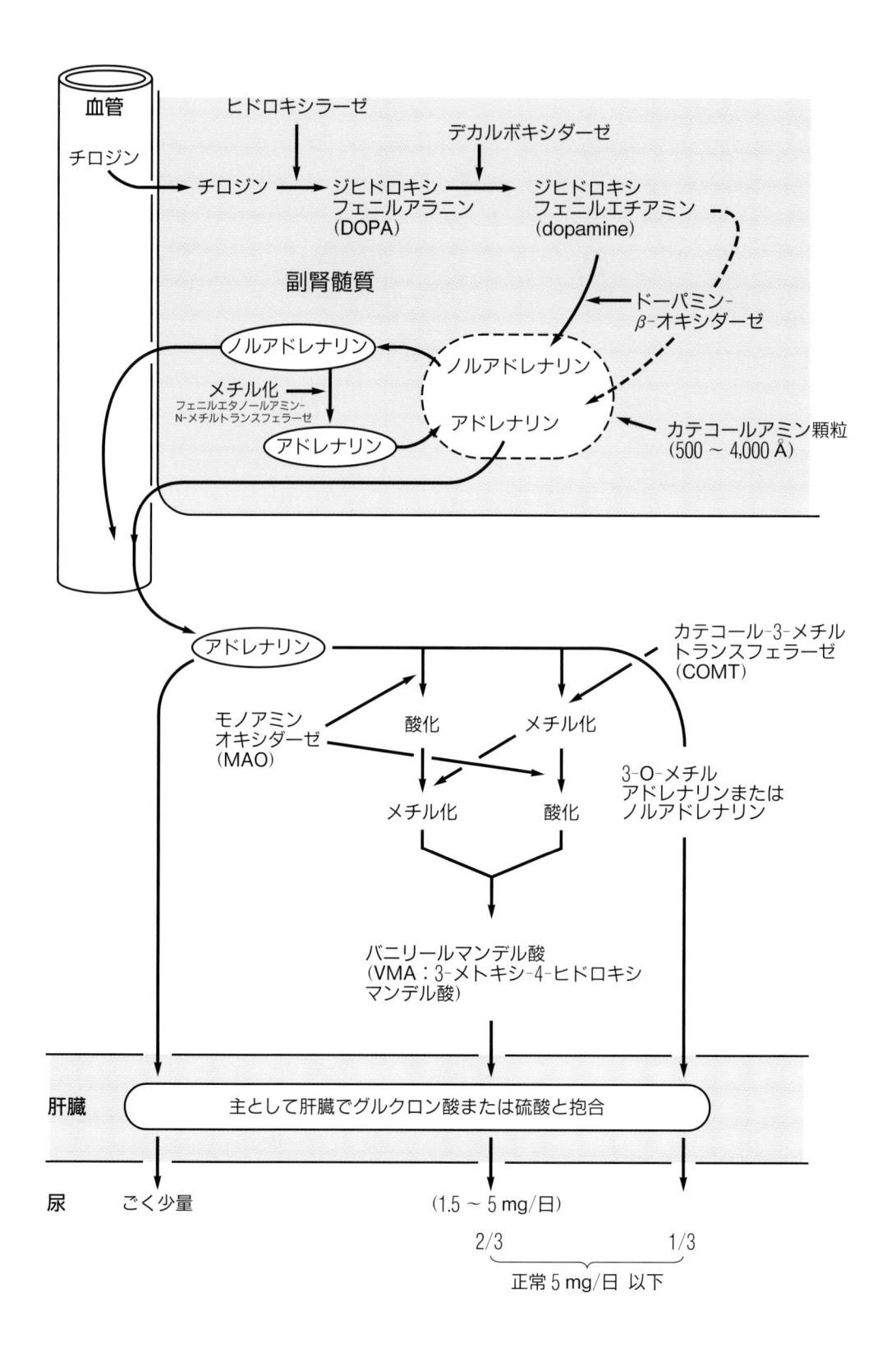

血管
チロジン
ヒドロキシラーゼ
デカルボキシダーゼ
チロジン → ジヒドロキシフェニルアラニン（DOPA） → ジヒドロキシフェニルエチアミン（dopamine）

副腎髄質

ノルアドレナリン ← ノルアドレナリン
ドーパミン-β-オキシダーゼ

メチル化
フェニルエタノールアミン-N-メチルトランスフェラーゼ

アドレナリン
カテコールアミン顆粒（500〜4,000 Å）

アドレナリン

カテコール-3-メチルトランスフェラーゼ（COMT）
モノアミンオキシダーゼ（MAO）
酸化　メチル化
メチル化　酸化

3-O-メチルアドレナリンまたはノルアドレナリン

バニリールマンデル酸（VMA：3-メトキシ-4-ヒドロキシマンデル酸）

肝臓　主として肝臓でグルクロン酸または硫酸と抱合

尿　ごく少量　　（1.5〜5 mg/日）
2/3　　　1/3
正常 5 mg/日 以下

5 副腎髄質

1. 副腎髄質 adrenal medulla ホルモン

　副腎髄質ホルモンは，1901年高峰およびAbelによって発見され，それぞれアドレナリンadrenalineおよびエピネフリンepinephrineと名付けられ，Stolz (1904) によりアドレナリンの合成が行われている．その後，副腎髄質第2のホルモンとして1932年小島，1947年Holtzがノルアドレナリンnoradrenalineあるいはノルエピネフリンnorepinephrineを発見した．この両者は，いずれもカテコール基をもったアミンで，一般にこのような化学構造の物質を総称して，カテコールアミンcatecholamineといっている．

a. 副腎髄質ホルモンの生合成

　カテコールアミンの生成は，主として血中の必須アミノ酸であるチロジンを材料として行われる．すなわち，チロジンが髄質細胞内で水酸化され，ジヒドロキシフェニルアラニン（DOPA）に変わり，これがデカルボキシラーゼの作用によってジヒドロキシフェニルエチアミン（ドーパミンdopamine）となる．これがカテコールアミン顆粒中で，ドーパミン-β-オキシダーゼの作用によって酸化されノルアドレナリンが生成される．これがメチル化されるとアドレナリンになる．このメチル化に関係する酵素はフェニルエタノールアミン-N-メチルトランスフェラーゼで副腎髄質細胞に多量に存在し，他の組織にはほとんどみられない．すなわち，アドレナリンが大量に合成されるのは副腎髄質のみといえよう．肝臓ではフェニルアラニンの水酸化によってもチロジンが合成され，カテコールアミンの材料となる．一方，ノルアドレナリンはアドレナリン作動神経の末端など副腎以外の交感神経系の組織でも生成される．ヒトの血漿中のカテコールアミンの正常値は3.0～5.0 $\mu g/l$で，その約80％はノルアドレナリンである．

　しかし，髄質中のアドレナリンとノルアドレナリンの比は動物によって異なり，ヒト，ウマ，イヌなどではアドレナリンが80～90％を占め，ウシで約70％，ヤギ，ブタ，ネコでは約35～45％，クジラでは20％にすぎない．

b. 副腎髄質ホルモンの分泌調節

　副腎髄質ホルモンは常時両側の副腎から分泌されているといわれるが，極微量で必ずしも生理作用を発揮しているとはいえない．その分泌調節は主として神経性に行われ，交感神経刺激によって腹部交感神経である大内臓神経（一部腰部神経幹から出る枝もある）の節前線維の末端からアセチルコリンが分泌され，直接髄質細胞を刺激して髄質ホルモンを分泌させる．この副腎髄質細胞が興奮して脱分極が起こり，分泌顆粒の放出からホルモンの分泌までの機序を，刺激分泌関連 stimulus-secretion coupling といっている．このように副腎髄質ホルモンの分泌が交感神経を介するものとすれば，その分泌に関する下位中枢が脊髄にあり，上位の主要中枢が延髄にあると解してもよいであろう．また，必要に応じてアドレナリンとノルアドレナリンの分泌量が異なりいわゆる選択的分泌を行って，視床下部にそれぞれの中枢的役割を演ずる部位があるともいわれているが，否定的な見解が多い．

c. 副腎髄質ホルモンの分解

　アドレナリンとノルアドレナリンは，酸化とメチル化によって不活性化され，ホルモンとしての作用が消失する．すなわち，循環血液中ではカテコール-O-メチルトランスフェラーゼ catechol-O-methyltransferase (COMT) の作用を受けてメタアドレナリンあるいはノルメタアドレナリンとなり，さらにモノアミンオキシダーゼ monoamine oxydase (MAO) によって酸化されて3-メトキシ-4-ハイドロキシマンデル酸 3-methoxy-4-hydroxy mandelic acid, Vanillyl mandelic acid (VMA) となり，主として肝臓でグルクロン酸抱合あるいは硫酸抱合を受けて尿中に排泄される．

　この尿中に排泄されるVMAは比較的安定で，体内で代謝されたカテコールアミンの指標として用いられる．一方，メチル化を受けたままの形でも，量は少ないが同様の過程を経て尿中に排泄される．したがってこのメタアドレナリン，ノルメタアドレナリンを別個に測定できれば，体内におけるカテコールアミン分解の割合を知る指標となろう．

2. 副腎髄質ホルモンの生理作用

　アドレナリンとノルアドレナリンは，化学構造上，単にメチル基があるかないかの違いにすぎない．しかしその生理作用はかなり異なり，要約すれば，アドレナリンは糖代謝の促進，心臓機能の増大作用が著明であり，ノルアドレナリンは全身の末梢血管収縮作用による血圧上昇作用が著明である．

a. 心臓・血管系に対する作用

　副腎髄質ホルモンは一般に，心拍動を強め，血管を収縮

図159 アドレナリンとノルアドレナリン

		ヒト	ウサギ	ウマ イヌ	ウシ	ヤギ	ブタ	ネコ	クジラ
HO-C6H3(OH)-CH(OH)・CH₂・NH・CH₃	アドレナリン（エピネフリン）	約80〜90%	約95〜100%	約80%	約70%	約65%	約60%	約55%	約20%
HO-C6H3(OH)-CH(OH)・CH₂・NH₂	ノルアドレナリン（ノルエピネフリン）	約20〜10%	約0〜5%	約20%	約30%	約35%	約40%	約45%	約80%

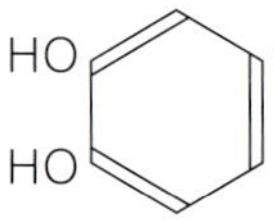

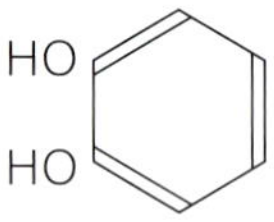

アドレナリン	生理作用	ノルアドレナリン
±	末梢血管循環抵抗の増加	++++
+	血圧上昇作用	++++
++	脂肪の動員 FFAの放出	+++
+++	心拍出量の増加	±
+++	心拍数の増加	±
++++	肝グリコーゲンの分解	+
++++	血糖値上昇	+
++++	基礎代謝の増加	++
++++	流血中好酸球の減少	+
++++	中枢神経系の興奮	−

させ，血圧を上昇させる．しかし，アドレナリンの作用は，心拍動の増加，心収縮力の増大，皮膚と腎などの小動脈収縮であって，骨格筋や肝臓の動脈，冠状動脈，脳などには作用せず，末梢血管の抵抗をそれほど増加させない．したがって最大血圧の上昇をみるが，最小血圧はほとんど変わらないか，むしろ下降する傾向がある．

一方，ノルアドレナリンは，体内すべての小動脈を収縮させるために，著明な末梢血管抵抗の増大をきたさせ，最大，最小血圧ともに急速に上昇させる．心臓に対する作用はアドレナリンよりはるかに弱い．なお，これらの作用によって血圧の著明な上昇が起これば，生体内では，当然これに対応する変化として頸動脈洞，大動脈弓反射が起こり，心臓活動が抑制され心拍出量の低下，血圧の下降が図られることとなる．

b. 糖代謝に対する作用

副腎髄質ホルモン，ことにアドレナリンは肝臓グリコゲンに作用して解糖 glycolysis を起こさせ，血中ブドウ糖の増量とともに筋グリコゲンを分解して血中乳酸量を高める．これらの作用機序は，アドレナリンが細胞内の cyclic AMP を増量させてホスホリラーゼの活性化を亢進させることにより，細胞内リン酸化が促進されることによっている．ノルアドレナリンによるこれらの作用はアドレナリンよりもはるかに弱い．

c. 血管以外の平滑筋に対する作用

副腎髄質ホルモンは消化管の平滑筋を弛緩させて，その運動を抑制し，消化管の括約筋を収縮させる．また，気管支平滑筋も弛緩する．虹彩の瞳孔散大筋を収縮させ，結果的に散瞳をきたす．なお子宮筋に対する作用は動物によって異なり，ヒトでは一般に収縮させるといわれるが，妊娠時には弛緩させるという報告もある．

d. その他の作用

副腎髄質ホルモンは脂肪組織に作用して脂肪酸を遊離させ，血中遊離脂肪酸の増量をきたす．なお，種々の代謝を亢進させる結果として O_2 消費量の増大，体温の上昇，基礎代謝の増加がみられる．

3. 副腎髄質ホルモン分泌が促進する場合

(1) 交感神経緊張状態を招来するような場合：精神的興奮，恐怖，怒り，突然の喜びなど

(2) 著明な内部環境の変化がみられた場合：高度のストレス状態，O_2 不足，CO 中毒，KCN 中毒，血圧低下，出血，アナフィラキシーショック，低血糖，体温の低下など

(3) 知覚神経が強く刺激された場合：痛覚，冷覚，アンモニアによる鼻粘膜の刺激など

(4) 運動を行った場合：運動を行わんとする精神的緊張によってもカテコールアミンの分泌を招来するが，筋運動の持続，強度の筋労作によっても代謝的な関係からアドレナリン，ノルアドレナリンの分泌を招来する．

(5) 薬物による場合：ウレタン，モルフィン，ニコチン，ストリキニン，アセチルコリンなど

4. 副腎髄質ホルモンの異常

副腎髄質の機能低下としては，動物実験で副腎の髄質のみを摘出しても，それほど著明な欠落症状はみられず，臨床的にも特にそれによる症状を認めにくい．また，血中カテコールアミンの消長も，交感神経由来性のものと混同して，直ちに副腎髄質機能と結びつけて考えることはできない．

副腎髄質機能亢進としては，副腎髄質細胞あるいは交感神経節細胞などのクロム親和性細胞に発生する褐色細胞腫 pheochromcytoma あるいはパラガングリオーマ paraganglioma がある．これらの腫瘍はカテコールアミンを産生し分泌するもので，血中アドレナリンおよびノルアドレナリンが増量し，これらのホルモンの作用による症状がみられる．

すなわち，大部分の例で持続的な高血圧あるいは発作性高血圧を示し，心悸亢進，四肢振戦，冷汗，散瞳などのアドレナリン中毒症状のみられることがある．その他，頭痛，視力障害，精神不安定，神経質，発汗過多，顔面蒼白，心窩部痛，胸痛，嘔気，嘔吐，呼吸困難などを訴える．抗カテコールアミン剤（エルゴタミン，ダイベナミン，フェントラミンなど）によって，著明な血圧の低下がみられ，これが診断の指標として用いられる．なお，血中のカテコールアミンあるいは尿中のそれと，そのメタ誘導体，あるいは VMA の増量がみられることが多い．

図160 副腎皮質ホルモンの生成

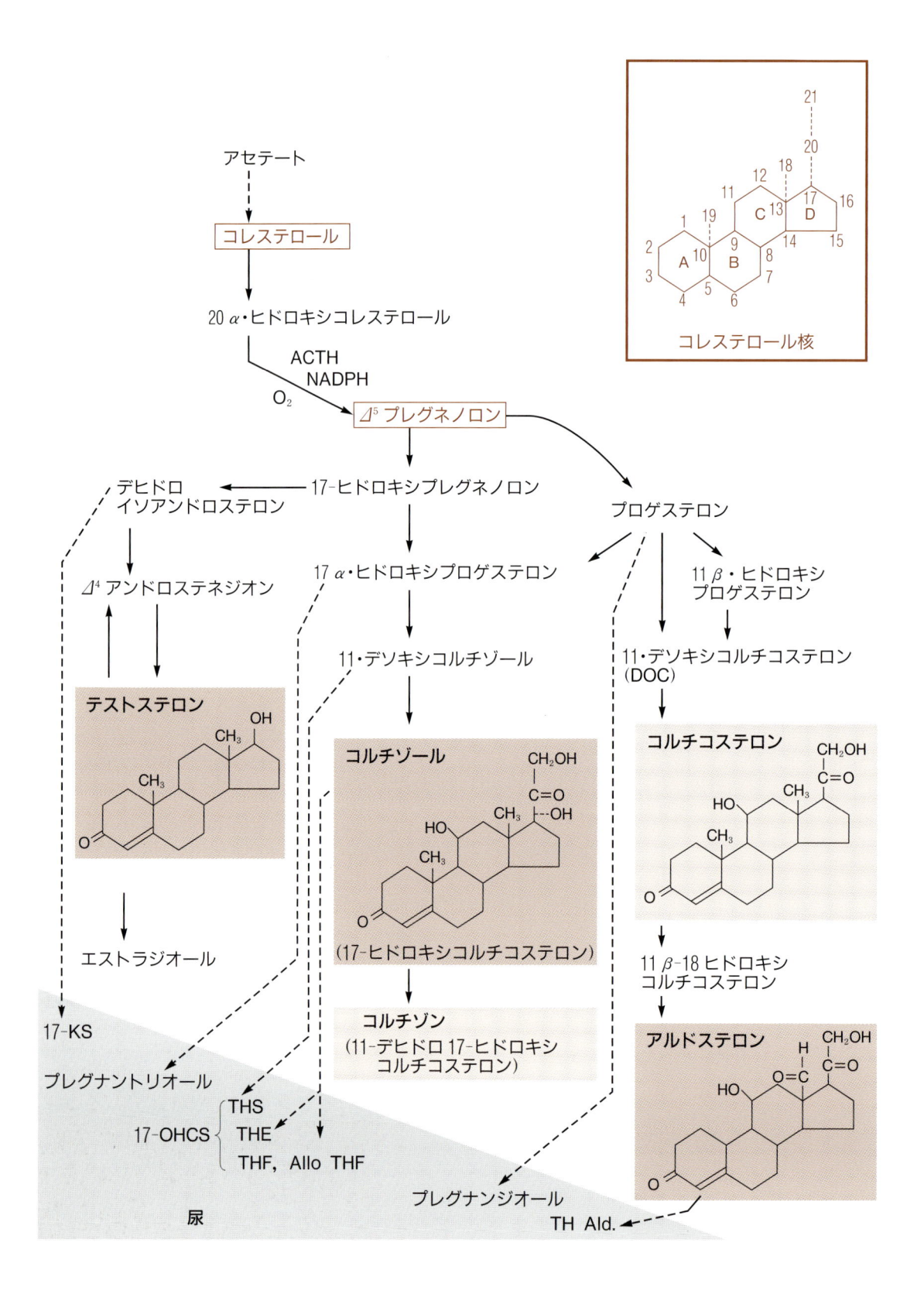

アセテート
↓
コレステロール
↓
20α-ヒドロキシコレステロール
↓ ACTH, NADPH, O$_2$
Δ^5 プレグネノロン

コレステロール核

プレグネノロンから:
- デヒドロイソアンドロステロン ← 17-ヒドロキシプレグネノロン → プロゲステロン
- 17-ヒドロキシプレグネノロン → 17α-ヒドロキシプロゲステロン
- プロゲステロン → 11β-ヒドロキシプロゲステロン

Δ^4 アンドロステネジオン
↕
テストステロン
↓
エストラジオール

17α-ヒドロキシプロゲステロン
↓
11-デソキシコルチゾール
↓
コルチゾール
(17-ヒドロキシコルチコステロン)
↓
コルチゾン
(11-デヒドロ17-ヒドロキシコルチコステロン)

プロゲステロン / 11β-ヒドロキシプロゲステロン
↓
11-デソキシコルチコステロン (DOC)
↓
コルチコステロン
↓
11β-18 ヒドロキシコルチコステロン
↓
アルドステロン

尿中:
- 17-KS
- プレグナントリオール
- 17-OHCS { THS, THE, THF, Allo THF }
- プレグナンジオール
- TH Ald.

6 副腎皮質

1. 副腎皮質 adrenal cortex ホルモン

副腎皮質で生成されるホルモンは，化学的にコレステロールの誘導体であるところからステロイド steroid と称され，すべてその構造中にステロール核といわれるサイクロペンタノペルヒドロフェナントレン核 cyclopentanoperhydrophenanthrene nucleus をもっている．

また，皮質から分泌されるステロイドという意味でコルチコイド corticoid と呼ばれる．コルチコイドはその作用のうえから電解質コルチコイド mineral corticoid と，糖質コルチコイド gluco corticoid，および男性ホルモン様作用をもつ副腎アンドロゲン adrenal androgen の3つに大別される．

2. 副腎皮質ホルモンの生合成

副腎皮質ホルモンの生合成は，まず副腎皮質内で，酢酸より転化されたコレステロールが図160のように，ACTH，NADPH，O_2 などの作用を受けてプレグネノロン pregnenolone となる．これから分かれて17-ヒドロキシプレグネノロン 17-hydroxypregnenolone からは一方でコルチゾール cortisol，一方でアンドロステロン→テストステロンが生成される．またプロゲステロン progesterone からはコルチコステロン corticosterone，アルドステロン aldosterone が合成される．これらの反応は主として水酸基の添加で，ヒドロキシラーゼ hydroxylase と NAD，NADPH の触媒によっている．

3. 電解質コルチコイドの生理作用

塩類代謝に関するコルチコイドとして生理的意義をもつものは，主としてアルドステロンである．その他 11-desoxycorticosterone（DOC），コルチコステロンもわずかではあるがその作用をもっている．アルドステロンの主な生理作用は，人体から排泄される尿，汗，唾液，胃液などから Na^+ の再吸収を促進させることである．その最たるものは腎尿細管（ことに遠位）の上皮細胞に作用して mRNA の合成を促進し，その結果 ATP 合成が盛んとなり，Na^+ の能動輸送が増大して尿細管での Na^+ 再吸収を促進することである．したがって尿中への Na^+ 排泄が減少する．この Na^+ の再吸収は H^+ との交換で行われる．この H^+ は体液中の H_2CO_3 に由来するため，体液中 HCO_3^- が増し細胞外液が漸次アルカリ性に傾くことになる．また，Na^+ の再吸収に伴い Cl^- の再吸収も盛んとなり，同じ陽イオンである K^+ の再吸収が抑制される．したがって，血液中の Na^+，Cl^-，HCO_3^- の増加，K^+ の減少をきたすことから，からだ全体としては体液中の電解質が増加し，浸透圧が上昇する．その結果，尿細管からの水の再吸収が促進され，血液水分および細胞外液の増加をきたすことになり，全身的浮腫をきたす傾向となろう．

4. 糖質コルチコイドの生理作用

糖質コルチコイドとは，コルチコイドのうち，特に糖代謝に影響を及ぼすものという意味であるが，必ずしも糖質に限らずその他の中間代謝に対しても，種々の生理作用を有している．化学的にはステロイド構造の17位に水酸基のついているものが大部分である．ヒトでは糖質コルチコイド作用の85〜90％をコルチゾールが受けもっているといわれ，その他コルチコステロン，コルチゾンなどがある．

(1) **糖代謝に対する作用**　糖質コルチコイドは血中ブドウ糖を取り込ませ，肝臓グリコゲンを増加させる（glycogenesis）．また脱アミノ基作用を促進し，肝臓におけるアミノ酸取り込みを増大させ，糖新生 gluconeogenesis も促進させる．

一方，インスリンの作用に拮抗して末梢組織における糖利用を阻害するとともに，肝臓のグルコース-6-ホスファターゼの活性を増大させて，血中へのブドウ糖放出を促進し，結果的に高血糖状態を招来させる．

(2) **蛋白代謝に対する作用**　糖質コルチコイドは末梢組織細胞の蛋白異化を促進し，同化を抑制する．この結果，組織蛋白の減少，血中アミノ酸の増量がみられる．

(3) **脂肪代謝に対する作用**　糖質コルチコイドは脂肪組織より脂肪を遊離させ，血中遊離脂肪酸を増量させる．エネルギーの供給が十分であれば脂肪生成 lipogenesis の促進がみられ，脂肪沈着，コレステロール産生も増加するといわれる．

(4) **抗炎症，抗アレルギー作用**　糖質コルチコイドには炎症症状，アレルギー状態を緩解する作用がある．これらの作用は結合織の基質となる物質の形成阻害，線維芽細胞の増加抑制，肉芽組織形成の抑制，抗体産生の抑制，さらには血管壁透過性の抑制などの作用が総合的に働いているものと考えられているが，まだ不明の点が多い．

(5) **血液，リンパ組織に対する作用**　糖質コルチコイドの投与は血中好酸球，リンパ球を減少させ，好中球，血小

図161　副腎皮質ホルモンの分解　糖質コルチコイド（コルチゾール）の分泌調節

副腎皮質ホルモンの分解

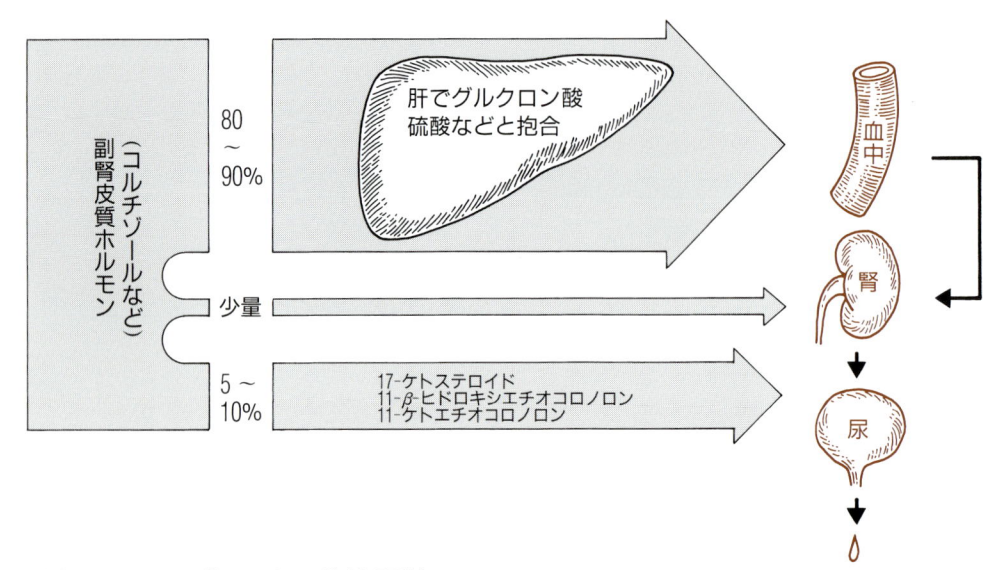

（コルチゾールなど）副腎皮質ホルモン

- 80〜90%：肝でグルクロン酸硫酸などと抱合 → 血中 → 腎 → 尿
- 少量：→ 腎 → 尿
- 5〜10%：17-ケトステロイド／11-β-ヒドロキシエチオコロノロン／11-ケトエチオコロノロン → 尿

糖質コルチコイド（コルチゾール）の分泌調節

- ストレッサー → 大脳皮質
- 体内リズム → 視床下部
- 視床下部 → CRF（副腎皮質刺激ホルモン放出因子）→ 下垂体前葉
- 下垂体前葉 → 副腎皮質刺激ホルモン（ACTH）
- ACTH → コレステロール → プレグネノロン → コルチゾールなど
- フィードバック機構：コルチゾールなど → 視床下部・下垂体前葉・大脳皮質

アルドステロン（フィードバック機構はみられない）

副腎性アンドロゲン（コルチゾールの先天的な生成障害があると，先天性副腎性器症候群を呈する）

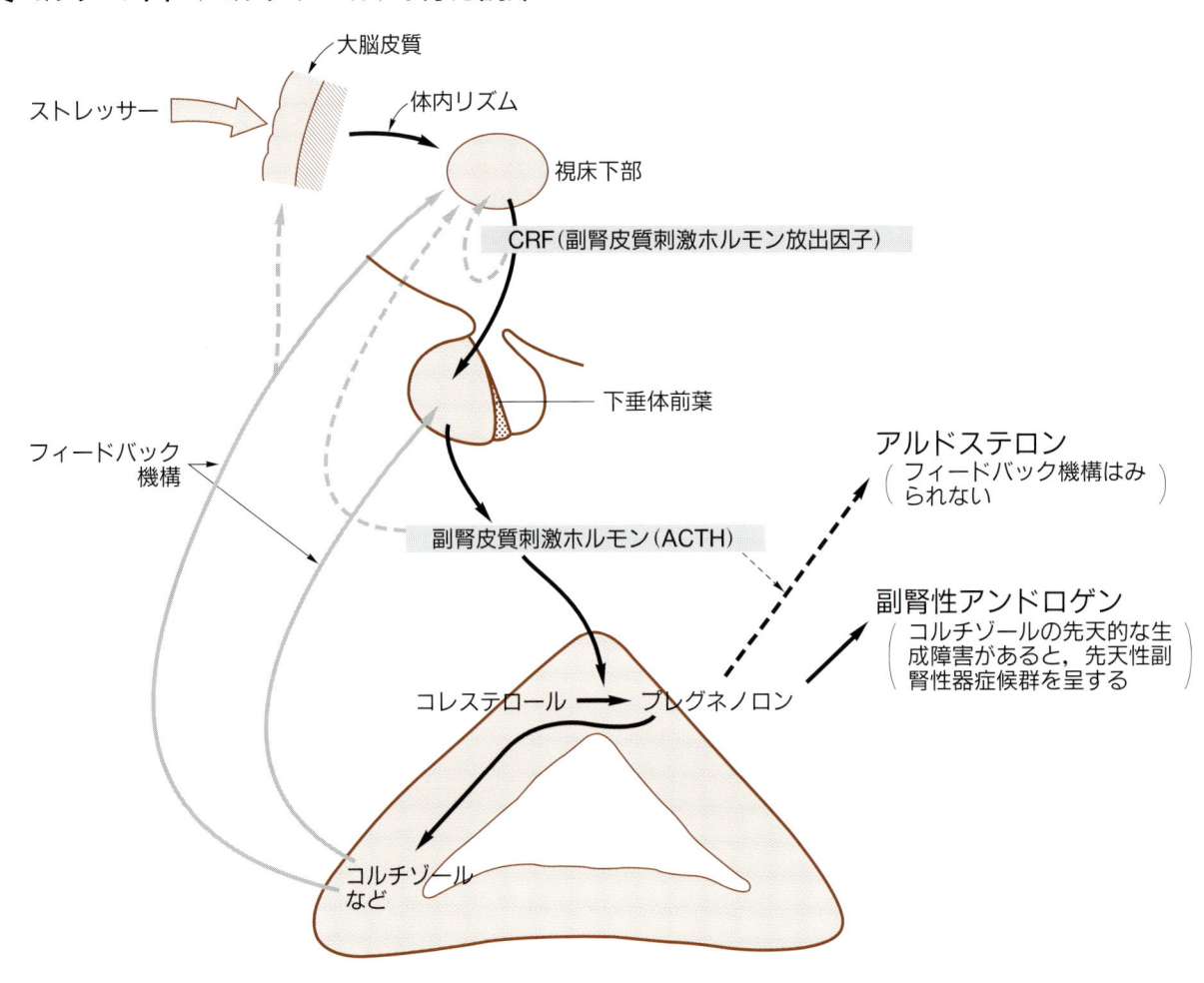

板，赤血球数の増加をきたさせる．また胸腺，リンパ節に対しリンパ細胞の分裂を抑制して萎縮させる．

(6) **神経系におよぼす作用** 糖質コルチコイドの減少は神経過敏，不安，集中力の減退をきたし，味覚，嗅覚の過敏をきたすといわれるが，その理由は不明である．

(7) **筋肉に対する作用** 糖質コルチコイドの減少は筋の疲労を助長し，摘出心筋に対してジギタリス様変力効果を示すことが報告されている．これらの作用機序も不明である．

(8) **消化器系に対する作用** 糖質コルチコイドは胃液，胃酸，ペプシンの分泌を促進し，粘液の分泌を抑制する．したがって胃粘膜の保護作用が減退する．

(9) **許容作用 permisive action** 種々の代謝が行われる場合，少量の糖質コルチコイドが存在すると，それらの反応が円滑に行われる．しかし，これは糖質コルチコイドそのものの反応ではない．このような作用を許容作用という．たとえばアドレナリン，グルカゴンが，その作用を十分発揮するためには，糖質コルチコイドの存在が必要である．

(10) **水分代謝に対する作用** 副腎皮質の機能が低下すると体内の過剰の水を排泄する能力が異常に低下する．理由は不明である．

(11) **ストレスに対応する作用** からだにストレッサーが加えられ，ストレス状態になった場合，これを緩解する目的で視床下部-下垂体副腎-皮質系が発動され，副腎皮質ホルモンの分泌があるといわれる（p.327，GASの項参照）．

5. 副腎性性ホルモンの生理作用

副腎皮質から分泌される性ホルモンは，主としてアンドロゲン androgen で，成人男子では，精巣から分泌される男性ホルモンが多いためにその生理的意義は少ない．幼児では性器，副性器の発育，女子では第2次性徴，性生活などに関係すると考えられている．なお，女性ホルモンもわずかに生成されているが，その生理作用はほとんどないと考えられている．なお蛋白同化作用をもっている．

6. 副腎皮質ホルモンの代謝，分解

副腎皮質ホルモンの正常1日分泌量は，コルチゾール20〜30 mg，コルチコステロン2〜3 mg，アルドステロン150〜300 μg と推定されている．分泌されたホルモンの半減期はコルチゾール60〜90分，アルドステロン約30分ぐらいといわれ比較的短時間でその効力が失われる．分解は，主として肝臓で行われ，コルチゾールとアルドステロンは主としてグルクロン酸と抱合し，コルチコステロンは硫酸と抱合して代謝され尿中に排泄される．なお，その5〜10%は17-ケトステロイド誘導体に変えられ，肝臓で大部分硫酸エステルにされて尿中に排泄される．また，一部は胆汁中に排泄される．

7. 糖質コルチコイドの分泌調節

副腎皮質糖質コルチコイドの分泌は，下垂体前葉から分泌される adrenocorticotrophic hormone (ACTH) によって調節されており，このACTHの分泌は視床下部のACTH放出因子 corticotropin releasing factor (CRF) によって調節されている．さて，このCRF-ACTH-糖質コルチコイドの分泌調節機序としては，次の経路が考えられている．

① 血中コルチコイド量とは無関係な生体リズムとしての分泌機序．

② 血中コルチコイドの量が下垂体前葉に作用してACTHを，視床下部に作用してCRFを，さらに上位中枢に作用して分泌を調節する長経路フィードバックによる分泌機序．

③ ACTH が視床下部，さらにはより上位中枢に作用してACTHの分泌を調節する短経路フィードバックによる分泌機序．

④ CRF が視床下部，さらにはより上位中枢に作用してCRFの分泌を調節する分泌機序．

⑤ 種々のストレッサーにより大脳皮質，上位中枢，視床下部を通じて調節する分泌機序．

これらのうち，日常行われている糖質コルチコイドの分泌調節機構は，血中コルチコイドによる長経路フィードバック機構と考えられている．なお，大量のACTHはアルドステロンの分泌を促す作用もあるが，そのフィードバック機構は発見されていない．もし，先天的なコルチゾールの生成障害があると，副腎性性ホルモンの生成が増大し先天性副腎性器症候群を呈することになる．

8. 電解質コルチコイドの分泌調節

主たる電解質コルチコイドであるアルドステロンの分泌調節機構には，次の経路が考えられている．

a. レニン-アンジオテンシン-アルドステロン系

本系が最も重要な役割を果たすアルドステロンの分泌機序と考えられている．すなわち，出血や慢性Na欠乏などに

図162 ミネラルコルチコイドの分泌調節

1. レニン・アンジオテンシン・アルドステロン系

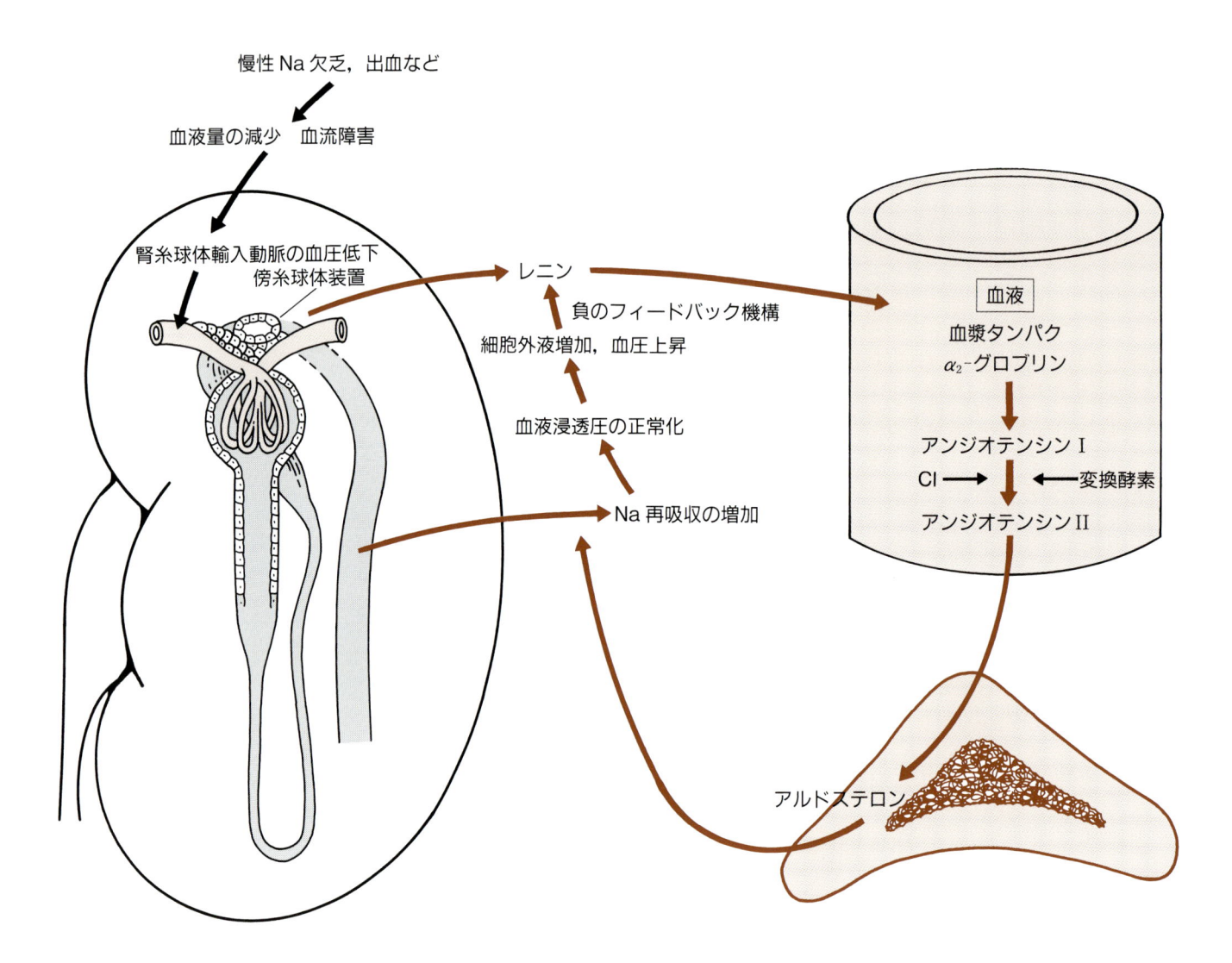

慢性Na欠乏, 出血など
↓
血液量の減少　血流障害
↓
腎糸球体輸入動脈の血圧低下
傍糸球体装置
→ レニン
負のフィードバック機構
細胞外液増加, 血圧上昇
血液浸透圧の正常化
Na再吸収の増加

血液
血漿タンパク
α_2-グロブリン
↓
アンジオテンシンI
Cl → ← 変換酵素
アンジオテンシンII
↓
アルドステロン

2. 交感神経・レニン・アンジオテンシン系
　交感神経亢奮→腎動脈収縮→レニン分泌→アルドステロン

3. Na・Kバランス
　Na^+欠乏→細胞外液減少→アルドステロン
　K^+増減→直接副腎皮質球状帯→アルドステロン

4. 大量のACTH → アルドステロン（少量では不変）

5. ヘパリンの大量 → アルドストロンの生成抑制？

よって糸球体輸入細動脈の血圧が低下し，血漿流量の減少があると，その細動脈上皮を構成する傍糸球体装置（細胞）juxtaglomerurar apparatus (cell) (JGA) 中に貯えられていたレニン renin が分泌される．また，遠位尿細管上部の上皮細胞にある密集斑 macula densa が遠位尿細管中の Na 濃度の変化を浸透圧変化として感受し，これが JGA に伝えられてレニンを分泌させる．分泌されたレニンは血漿蛋白質中の α-グロブリンに作用してアンジオテンシン I を遊離させる．アンジオテンシン I は Cl^- の存在下でconverting enzyme の作用によってアンジオテンシン II に変化する．このアンジオテンシン II が副腎皮質球状帯に作用してアルドステロンの分泌を促すのである．その結果，アルドステロンが腎遠位尿細管における Na の再吸収を促進する．Na 再吸収の増加は同時に Cl^-，H_2O の吸収も促進するので，細胞外液の増量をきたし，血液浸透圧も正常化し，血圧が上昇することになる．これによっていわゆる負のフィードバック機構が働き，JGA からのレニン分泌が抑制される．

b. 交感神経-レニン-アンジオテンシン系

体位変換によって，2～4時間後少量のレニンが分泌され，アンジオテンシンを経てアルドステロンの分泌を促すという報告がある．おそらく交感神経が亢奮すれば，細動脈ことに腎細動脈の収縮によって血流量が減少し，レニン→アルドステロン分泌という経過をとるものと考えられる．

c. Na-K の平衡失調

血中 Na の欠乏は，細胞外液の減少を招き，結果的にアルドステロンの分泌を促進する．K 濃度，ことに細胞内液中の K 減少は副腎皮質球状帯を直接刺激してアルドステロンの分泌を促すといわれ，その機序として，血中 K 濃度のフィードバック機構が考えられている．

d. ACTH

近年，少量の ACTH の持続投与によって，アルドステロンの分泌がみられたという報告もあるが，ACTH の主たる作用は糖質コルチコイドの分泌調節である．一般に，ACTH の投与でアルドステロンの分泌が促されるという報告は大量投与の場合が多く，生理的条件とは考えられない．

e. 未知の因子

松果体からアルドステロンの分泌を調節する物質が分泌されている，あるいは下垂体にも何らかの調節機構があるなどの報告があるが，しかしまだ不明である．また，大量のヘパリンはアルドステロンの生成を抑制するともいわれている．

9. 副腎皮質ホルモンの異常

副腎皮質ホルモンの生成，分泌の異常には，その機能亢進と低下があり，それぞれ糖質と電解質コルチコイドの異常およびその両者が混在している状態を考えなければならない．

a. 副腎皮質機能亢進 hypercorticism
① 糖質コルチコイド（コルチゾールなど）の過剰 ── Cushing 症候群
② 電解質コルチコイド（アルドステロン）の過剰 ── 本態性（原発性）アルドステロン症
③ アンドロゲンの過剰 ── 先天性皮質過形成，副腎皮質癌（副腎性器症候群）

なお，Cushing 症候群は，初め下垂体前葉の好塩基細胞の増殖によるものとして Cushing 病として報告された．その後，副腎皮質機能亢進による慢性のコルチゾル過剰の状態で，むしろ副腎皮質にその原因のあることが多いところから，これを Cushing 症候群と呼び分けられるようになった．

b. 副腎皮質機能低下 hypocorticism（副腎皮質不全）
① 糖質および電解質コルチコイドの欠乏 ── Addison 病（原発性副腎機能不全）
② 糖質コルチコイドの欠乏 ── 続発性副腎皮質機能不全
③ 下垂体前葉ホルモンの欠乏 ── ① 汎下垂体機能不全 panhypopituitarism　② ACTH のみの欠乏

図163　汎適応症候群

汎適応症候群(GAS) (Hans Selye)

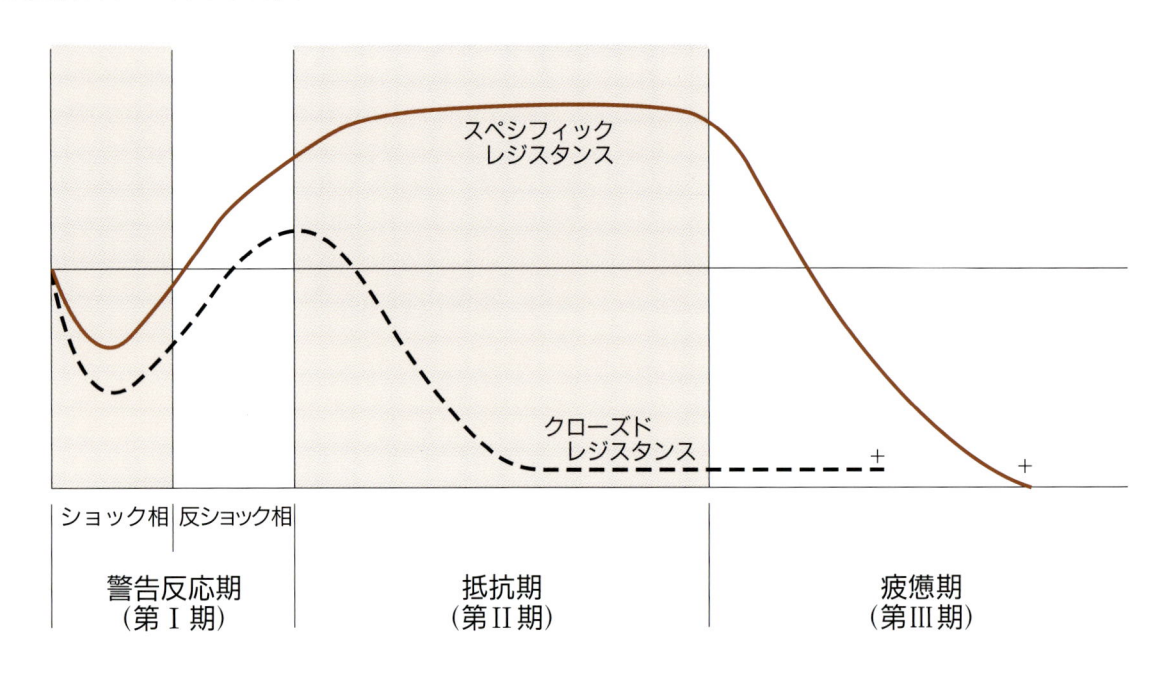

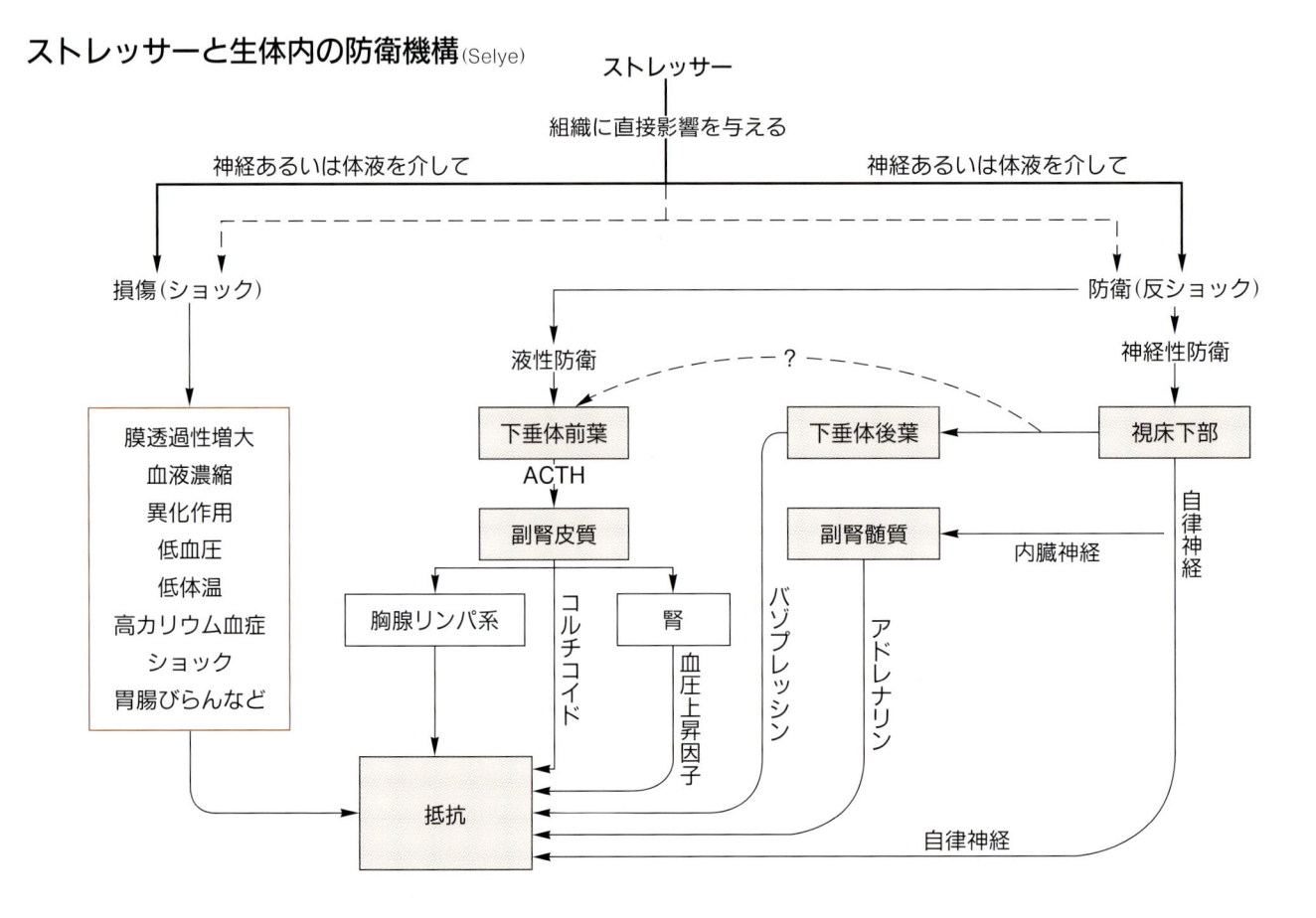

ショック相	反ショック相		
警告反応期（第Ⅰ期）		抵抗期（第Ⅱ期）	疲憊期（第Ⅲ期）

- スペシフィックレジスタンス
- クローズドレジスタンス

ストレッサーと生体内の防衛機構(Selye)

ストレッサー
- 組織に直接影響を与える
- 神経あるいは体液を介して

損傷（ショック）
- 膜透過性増大
- 血液濃縮
- 異化作用
- 低血圧
- 低体温
- 高カリウム血症
- ショック
- 胃腸びらんなど

防衛（反ショック）

液性防衛：下垂体前葉 → ACTH → 副腎皮質 → 胸腺リンパ系／コルチコイド／腎 → 血圧上昇因子

下垂体後葉 → バゾプレッシン

神経性防衛：視床下部 → 副腎髄質 ← 内臓神経／自律神経 → アドレナリン

→ 抵抗

自律神経

7 汎適応症候群

1. 汎適応症候群 general adaptation syndrome(GAS)とは

　ヒトのからだは，体内の諸臓器，諸器官が互いに連絡，調整し合い，常にからだに加えられる刺激に対して適宜反応し，いわゆるからだ全体としてのco-ordinationを保っているわけである．Hans Selye (1936) は，からだの防衛反応の1つとして，からだに種々の非特異的な刺激（ストレッサー storessor）が加わった場合，体内がストレス storess状態となり，これを緩解するために視床下部-下垂体-副腎皮質系が作用し常にその恒常性を保つように働いていると考えた．このとき体内で起こるであろう一連の防衛反応に対する概念が汎適応症候群（GAS）である．これは図163のように次の3期に分けられる．

a. 警告反応期 alarm reaction

　からだにストレッサーが加わった直後に示される反応で，2つの相に分けられる．

1) ショック相 shock phase

　ストレッサーを初めて受けたときには，からだとして何も対応する準備が整っていないために，何ら積極的な動きを示すことができず受身の状態となる．したがってこの時期にはストレッサーそのものの作用が現れているといってよいであろう．重要なことは，この相で心悸亢進，体温低下，血圧減少など多くの変調をきたすために，からだの中では交感神経の緊張，アドレナリンの分泌などが起こり，その対応策を立てる引き金が引かれるということである．

2) 反ショック相 counter shock phase

　ショック相を耐え抜くと反ショック相に入る．すなわち，からだはストレッサーに対する準備が整い，積極的に対応策を推進し，一連の防衛反応を示してくる．たとえば，視床下部，下垂体前葉および副腎皮質ホルモンなどの分泌が促され，ストレッサーによって生じた多くの症状を漸次軽快の方向に向かわせることになる．
　この2つの相を合わせて，からだに対して警鐘を鳴らしているという意味で警告反応期といっている．

b. 抵抗期 resistance stage

　ストレッサーによって生じた警告反応の時期を過ぎると，からだはそのストレス状態に漸次順応してくる．本質的には反ショック相の延長と考えればよい．
　すなわち，ストレッサーに対する抵抗力が次第に増加し，ついにはこれに打ち勝っている状態になっている．普通，この状態で日常生活を送っていると考えればよいであろう．ただし，注意しなければならないのは，この抵抗性が加えられたストレッサーについてのみ有効で，他の種類の刺激に対してはむしろ抵抗性が少なくなっているということである．これは加えられるすべてのストレッサーに対する適応エネルギーが1つにプールされており，初めのストレッサーによってその大部分が使われてしまうと，他のストレッサーに対するエネルギーの蓄積が少なくなってしまうためと考えられている．図163上にみられるクローズドレジスタンス closed resistance とは，この異なった刺激に対して抵抗性が減少していたために起きる現象をいう．

c. 疲憊期 exhaustion stage

　もし，抵抗期に入ったとしても，ストレス状態がさらに長期にわたると，からだが獲得した抵抗性にも限界があるため，ついには耐えきれなくなって死に至るという時期である．疲れ果てたという意味から疲憊期といっている．
　以上がSelyeのいうGASの概要であるが，何も特定なものに対する反応ではなく，ごく一般的なからだの対応策としての反応を概念的に捉えた仮説と考えればよい．

2. ストレッサーと生体内の防衛機構

　からだに精神的，肉体的ストレッサーが加わった場合，実際にからだの中で起こる反応としてSelyeは図163下のようなしくみを考えている．
　すなわち，からだに肉体的ストレッサーが加わった場合，まず，体内の交感神経系が緊張し，アドレナリンが分泌され，GAS発動の引き金が引かれる．これが大脳の視床下部を刺激し，下垂体前葉-副腎皮質系を通じて副腎皮質ホルモンであるグルココルチコイドの分泌を促すというのである．その他，血圧下降に対して腎臓から血圧上昇因子を放出したり，結果的に体液を保持させるように働くバゾプレッシン（ADH）などの関与，あるいはリンパ系の抗体産生などを考えている．

図164 膵臓とそのホルモン

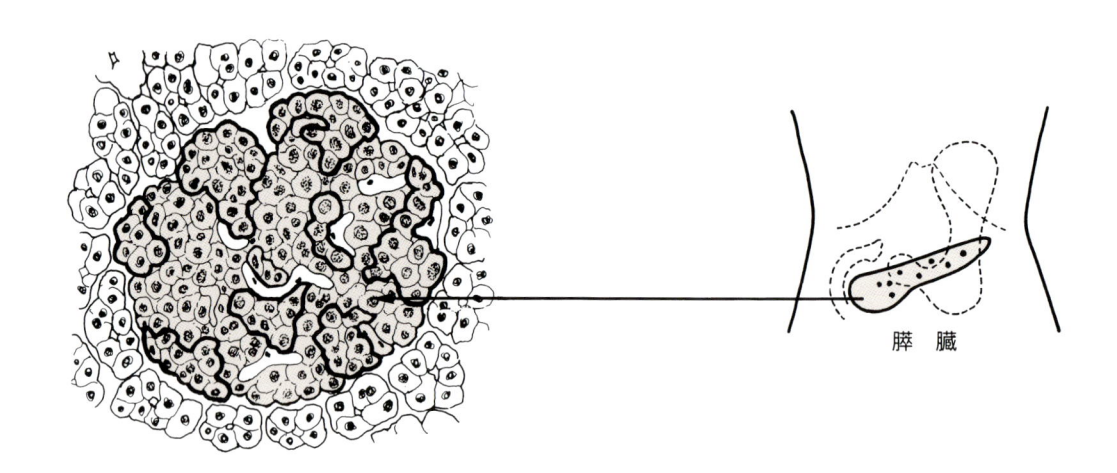

ブタのプロインスリン (Chance)

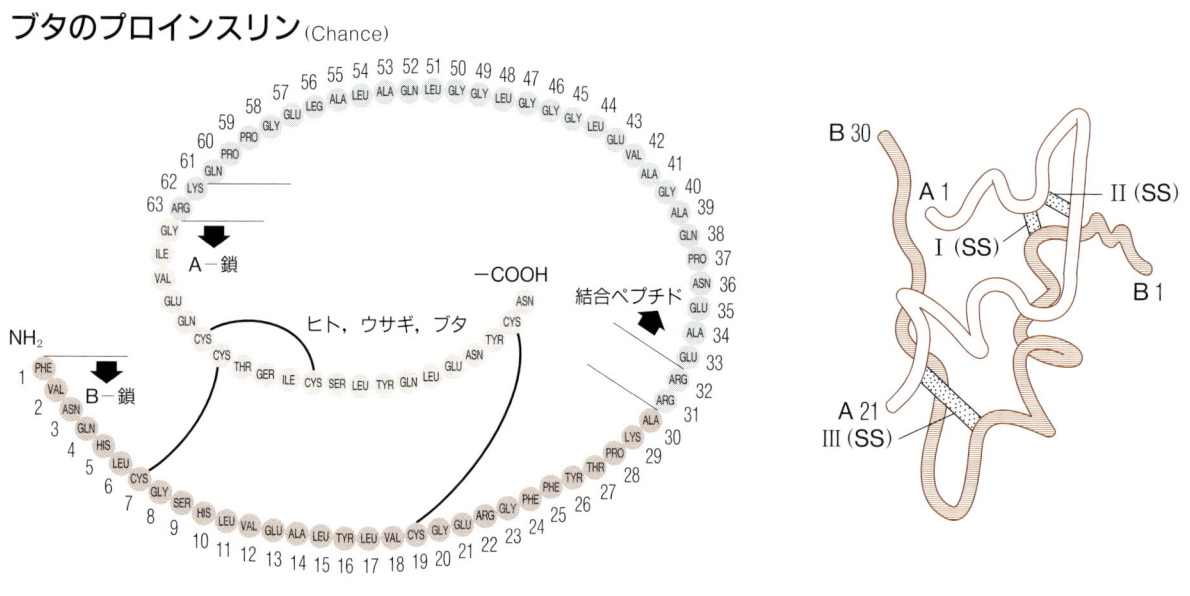

種	ヒトのアミノ酸配列との違い	
	A鎖内の位置 8　9　10	B鎖内の位置 30
ブタ，イヌ，マッコウクジラ	Thr・Ser・Ile	Ala
ウサギ	Thr・Ser・Ile	Ser
ウシ，ヤギ	Ala・Ser・Val	Ala
ヒツジ	Ala・Gly・Val	Ala
ウマ	Thr・Gly・Ile	Ala
イワシクジラ	Ala・Ser・Thr	Ala

8 膵臓とそのホルモン

1. 膵臓のホルモン

　膵臓は内胚葉性，前腸の背側および腹側膵臓原基から発生する臓器で，外分泌部とそれらの組織内に点在する内分泌細胞とに分けられる．すなわち，消化の項で述べたように外分泌部は膵液を生成し，導管によって十二指腸に消化液を分泌している．一方，内分泌細胞としては α(A)-，β(B)-および δ(D)-細胞が存在し，α-細胞ではグルカゴン glucagon，β-細胞ではインスリン insulin を生成している．なお δ-細胞も何らかのホルモン様物質，たとえばガストリンなどを生成しているのではないかといわれているが明らかではない．

　これらの内分泌細胞は，大部分ランゲルハンス島 Langerhans' islands と呼ばれる $75 \times 175 \mu$ 程度の卵形の島のような集合体をつくり，膵臓全体に散在している．このランゲルハンス島はことに膵尾部に多く，膵臓全重量の 1～3% を占め，成人で約 100 万～200 万個ぐらいある．島内の細胞比は β 細胞が約 70～75%，α 細胞が約 20～25%，δ 細胞が 1～8% ぐらいである．

2. インスリン insulin

　von Mering と Minokowski (1890) は膵臓を摘出すると糖尿病が起こることを発見した．その後，この糖尿病は膵管を結紮しただけでは起こらないことがわかり，膵臓の機能として，外分泌による消化機能以外に糖代謝に対しても大きな影響を与える因子のあることが示唆されていた．そしてこの作用を発揮する物質はおそらく膵臓の島 (insula) のような組織から分泌されているという意味でインスリンと名付けられていたのである．その後 Banting と Best (1921)によって初めて膵臓からの抽出物に血糖下降作用のあることが発見され，Abel (1926)によってインスリンの結晶化が行われ，Sanger (1953)によって蛋白体の基本構造が決定された．

　インスリンの構造は，アミノ酸 21 個からなる A 鎖と，30 個からなる B 鎖との 2 つのポリペプチドがあり，図 164 のようにおのおのその鎖中にある 2 カ所のシステイン-SH 基の所で S-S 結合をしている．また，A 鎖中にも S-S 結合をもっている．分子量約 6,000 の蛋白体である．実際には，この基本体が 2 個 Zn イオンによって結合した 2 量体あるいはその会合した粒子として存在することが多い．

　また，その構成アミノ酸も動物の種類によって異なっている．B 鎖の 30 番目のアミノ酸が，ヒトではスレオニンであるのに，ブタ，イヌ，ナガスクジラ，マッコウクジラではアラニン，ウサギではセリンである．その他の動物でも A 鎖，B 鎖ともに構成アミノ酸の種類がいくつか異なっている．

a. インスリンの生合成と分泌

　インスリンの生合成については，まだ不明な点が多い．代表的な考え方としては，まず，アミノ酸が膵臓ランゲルハンス島 β 細胞内の粗面小胞体上で，ATP, GTP, Mg などの存在の下に，DNA からつくられるメッセンジャー RNA (mRNA) と，リボソマール RNA (rRNA) の作用によって，1 本の鎖状のプロインスリンに合成される．ついで速やかに，3 個の S-S 結合が生じ，正しい立体構造を形成する．完成されたプロインスリンは，およそ 10～20 分後にゴルジ装置に運ばれる．ここで β 顆粒が形成されるときにその中に取り込まれ，顆粒内で種々の酵素作用によってインスリンへの転化が行われる．一方，β 顆粒は漸次細胞膜内面に移行し，細胞膜と顆粒膜が融合する．この間にプロインスリンは A 鎖と B 鎖とを連結している結合ペプチド (C 鎖) が離れてインスリンとなり，膜融合部から開口分泌 exocytosis によって細胞外，血管内へと放出される．なお，この分泌過程にはブドウ糖の代謝，ATP, Ca^{2+}, K^+ などの存在が必要である．

　すなわち，後述のようにインスリンが膵臓 β 細胞から分泌される主たる機序としては，図 165 に示すように，まず，β 細胞の細胞膜に存在する GLUT 2 の働きによってブドウ糖が細胞内に取り込まれ，細胞内で行われる解糖および酸化過程による代謝によって ATP (アデノシン-3-リン酸)が生成される．この ATP が，一方では細胞膜のカリウム ATP チャネルを閉鎖し，一方では Ca^{2+} チャネルを開放して細胞内 Ca^{2+} を増量させ，細胞内の ATP との協調作用によってインスリン分泌顆粒が刺激され，インスリンを細胞外へ内分泌させることになる．

b. インスリンの生理作用

　インスリンの生理作用は，きわめて多岐にわたっている．しかし，インスリンは体内において種々の同化過程を促進し，異化過程を抑制する重要なホルモンの 1 つであるといえよう．その主たる標的器官は骨格筋，脂肪組織，肝臓である．主な生理作用をあげると，① ブドウ糖の酸化促進，② 筋肉内へのブドウ糖の取り込み，筋グリコゲンの増量，③ ブドウ糖の脂肪への転換促進，④ 肝グリコゲンの増量お

図165 インスリンの分泌（インスリンの生理作用）

インスリンの分泌 (Lacy, Watari ら 改変)

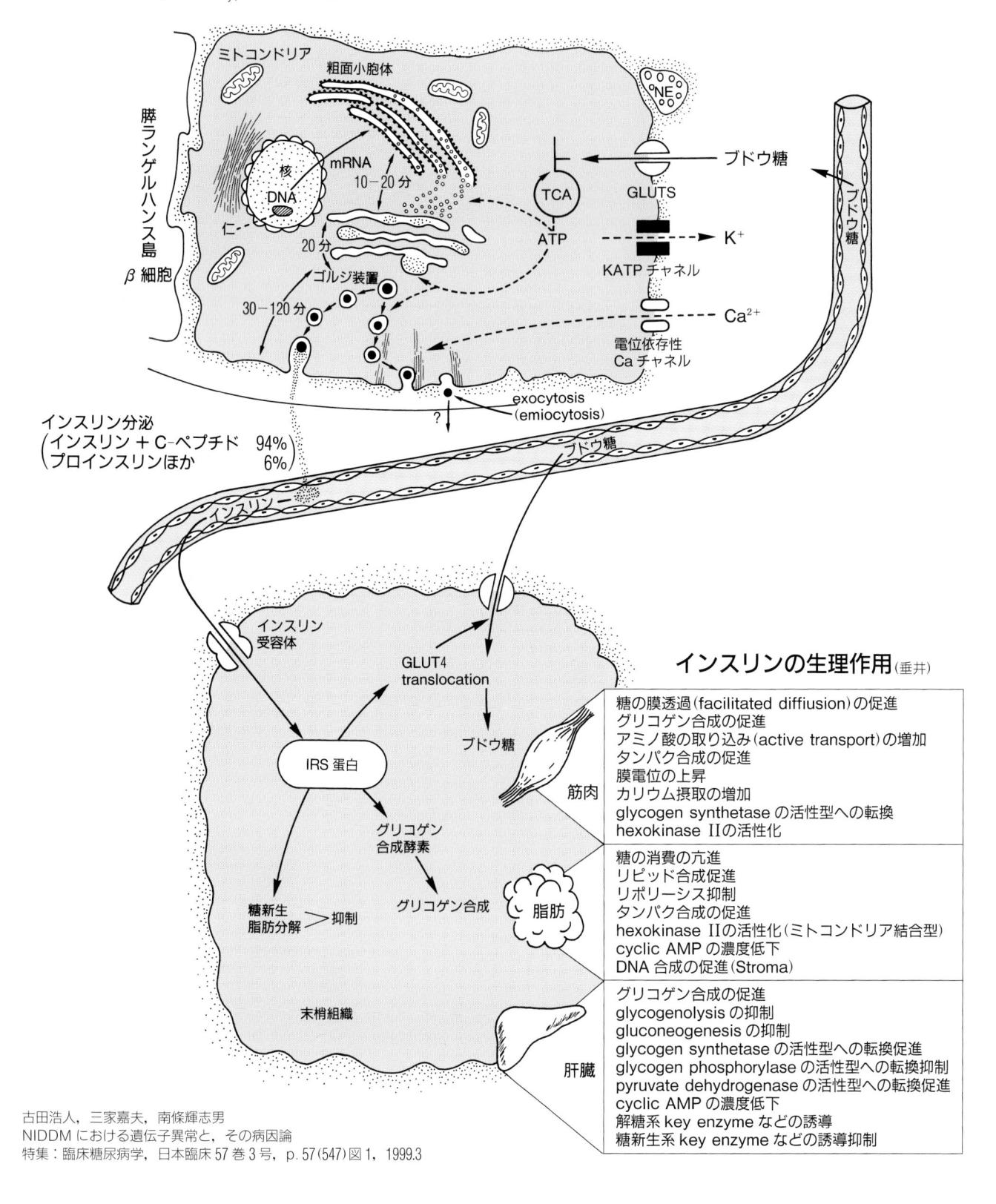

膵ランゲルハンス島 β細胞

ミトコンドリア
粗面小胞体
NE
核 DNA
mRNA 10-20分
仁
20分
ゴルジ装置
30-120分
TCA
ATP
ブドウ糖
GLUTS
K⁺
KATPチャネル
Ca²⁺
電位依存性Caチャネル
exocytosis (emiocytosis)

インスリン分泌
（インスリン＋C-ペプチド　94%）
（プロインスリンほか　　　6%）

ブドウ糖
インスリン

インスリン受容体
IRS蛋白
GLUT4 translocation
ブドウ糖
グリコゲン合成酵素
グリコゲン合成
糖新生
脂肪分解 ⎬ 抑制
末梢組織

インスリンの生理作用 (垂井)

筋肉
- 糖の膜透過 (facilitated diffiusion) の促進
- グリコゲン合成の促進
- アミノ酸の取り込み (active transport) の増加
- タンパク合成の促進
- 膜電位の上昇
- カリウム摂取の増加
- glycogen synthetase の活性型への転換
- hexokinase II の活性化

脂肪
- 糖の消費の亢進
- リピッド合成促進
- リポリーシス抑制
- タンパク合成の促進
- hexokinase II の活性化 (ミトコンドリア結合型)
- cyclic AMP の濃度低下
- DNA 合成の促進 (Stroma)

肝臓
- グリコゲン合成の促進
- glycogenolysis の抑制
- gluconeogenesis の抑制
- glycogen synthetase の活性型への転換促進
- glycogen phosphorylase の活性型への転換抑制
- pyruvate dehydrogenase の活性型への転換促進
- cyclic AMP の濃度低下
- 解糖系 key enzyme などの誘導
- 糖新生系 key enzyme などの誘導抑制

古田浩人，三家嘉夫，南條輝志男
NIDDM における遺伝子異常と，その病因論
特集：臨床糖尿病学，日本臨床 57 巻 3 号，p. 57(547) 図1，1999.3

よび他のホルモンによる肝グリコゲン分解の抑制，などの作用である．すなわち，

(1) **糖代謝に対する作用**：インスリンは，血中ブドウ糖（血糖）の量を低下させる．この作用は主として末梢組織におけるブドウ糖の取り込みを促進するために起こるもので，骨格筋，心筋，平滑筋，肝臓，脂肪細胞，白血球，水晶体，下垂体などの組織臓器でよくみられるが，赤血球，脳，腎，消化管，神経細胞ではほとんど変化がみられない．

筋肉では，グリコゲンの合成が促進され，肝臓では，糖の分解（解糖 glycolysis）が抑制される．また，各組織における糖利用，糖から脂肪への転換が促進される．要するに末梢における糖利用 glucose utilization が促進されるために血糖が消費され，その低下をきたすのである．

(2) **蛋白代謝に対する作用**：インスリンには，蛋白同化促進作用がある．すなわち肝臓，筋肉へのアミノ酸取り込みを促進する．この作用は糖の移送とは関係なく行われる．一方，蛋白質の分解を抑制する働きもあり，インスリン不足の状態では，糖利用の低下とともに，蛋白質の分解が促進され，その結果として尿中にNの排泄増加がみられる．

(3) **脂肪代謝に対する作用**：インスリンは，糖から脂肪への転換を促進する．肝臓では特に脂肪の生成 lipogenesis が盛んとなる．一方，脂肪組織における脂肪分解 lipolysis を抑制する．これらの働きは糖代謝に対する作用の2次的影響とも考えられるが，糖代謝に影響を与えない低い濃度のインスリンでもその作用がみられるといわれている．

インスリンが不足すると，末梢における糖利用の低下，脂肪分解の促進，貯蔵脂肪の動員，血液中の中性脂肪およびコレステロールの増加をきたす．これらの脂質は主として肝臓で分解される．ことに脂肪酸がβ-酸化を受けて，アセチルCoAの増量をきたすと，アセト酢酸，βオキシ酪酸，アセトンなどのケトン体が産生され，一部尿中に出てケトン尿 keton urine となることがある．大量のケトン体は体内をアシドーシスにする．増悪すれば昏睡 coma に陥り死の危険がある．

c. インスリンの作用機序

インスリンの作用機序は，その生理作用のうえから考えてもきわめて多岐にわたっている．たとえば糖，アミノ酸などの取り込みに関係する細胞膜透過性の増大やグリコゲン合成の促進，脂肪分解の抑制などのすべてに関係する cyclic AMP 作用の低下，あるいは糖代謝に関連する酵素の誘導およびその抑制などがあげられる．現在までインスリンの作用機序に関して多くの説が唱えられている．しかしこれらのすべての説を1元的に説明することは難しい．

たとえばインスリンの糖代謝に対する作用機序としては古くからグルコキナーゼの抑制作用に拮抗する（Cori 1947），細胞膜の透過を促進する（Cori 1949, Levine 1950），膜のサイトスケルトン構造による（Peter 1956），ホルモン遺伝子説（Heckter 1965）などの説がある．また，Bessman（1966）はインスリンが代謝経路，酵素系とは直接関係なくその目的とするところはエネルギーの産生蓄積，利用など，その円滑な回転を効率よく行わせることにあると考え，インスリンの作用は細胞内でヘキソキナーゼをミトコンドリアと機械的に結合させ細胞内呼吸系のATP生成部位に近づけ酵素作用を発揮しやすい状態にしているものと解釈している．しかし，これらの考え方によってもインスリンの生理作用をすべて説明できるものではなく，近年，再び細胞膜に対するインスリンの作用機序が注目されてきている．すなわち，インスリンの受容組織・臓器である筋肉などの末梢組織を構成する細胞の細胞膜には，**図166**のようにインスリン受容体が存在し，ここにインスリンが結合すると，**図166**のようにそのリン酸化により活性化される IRS（insulin receptor substrate）蛋白が，細胞内のGLUT 4を細胞膜へ移動させ細胞外のグルコースの取り込みを促進させる．一方，細胞内のグリコゲン合成酵素を活性化させてグリコゲンの合成を促進させ，さらに脂肪の分解，糖新生も抑制して，結果的にグリコゲンの増量をきたさせることになる．

d. インスリンの分泌調節

インスリンの分泌は，きわめて多くの物質の投与によって，刺激あるいは抑制される．しかも，これらの成績は，実験動物の種類，実験方法によって異なっている．したがってこれらの成績から直ちに正常のヒトにおけるインスリンの分泌調節を推論することは難しい．

さて，インスリンは神経的に副交感神経である迷走神経刺激によって分泌される．しかし，最も顕著な調節機構としては，血糖値の高低が膵臓のインスリン分泌に対してフィードバック効果を示すことである．すなわち，膵島に流入する血液中のブドウ糖濃度が高くなるとβ-細胞からのインスリン放出を促進する．この場合，インスリンの分泌は初め一時的に比較的急速な分泌がみられ，ついで緩除な持続する分泌へ移行する．この2相性の分泌は，前者が細胞膜に関する分泌機序により，後者が糖および蛋白代謝系の関与によっているものと考えられている．いずれにしても正常時インスリン分泌調節には，この血糖値のフィードバック機構がきわめて精確に働いているものと考えられる．

図166 インスリンとグルカゴン

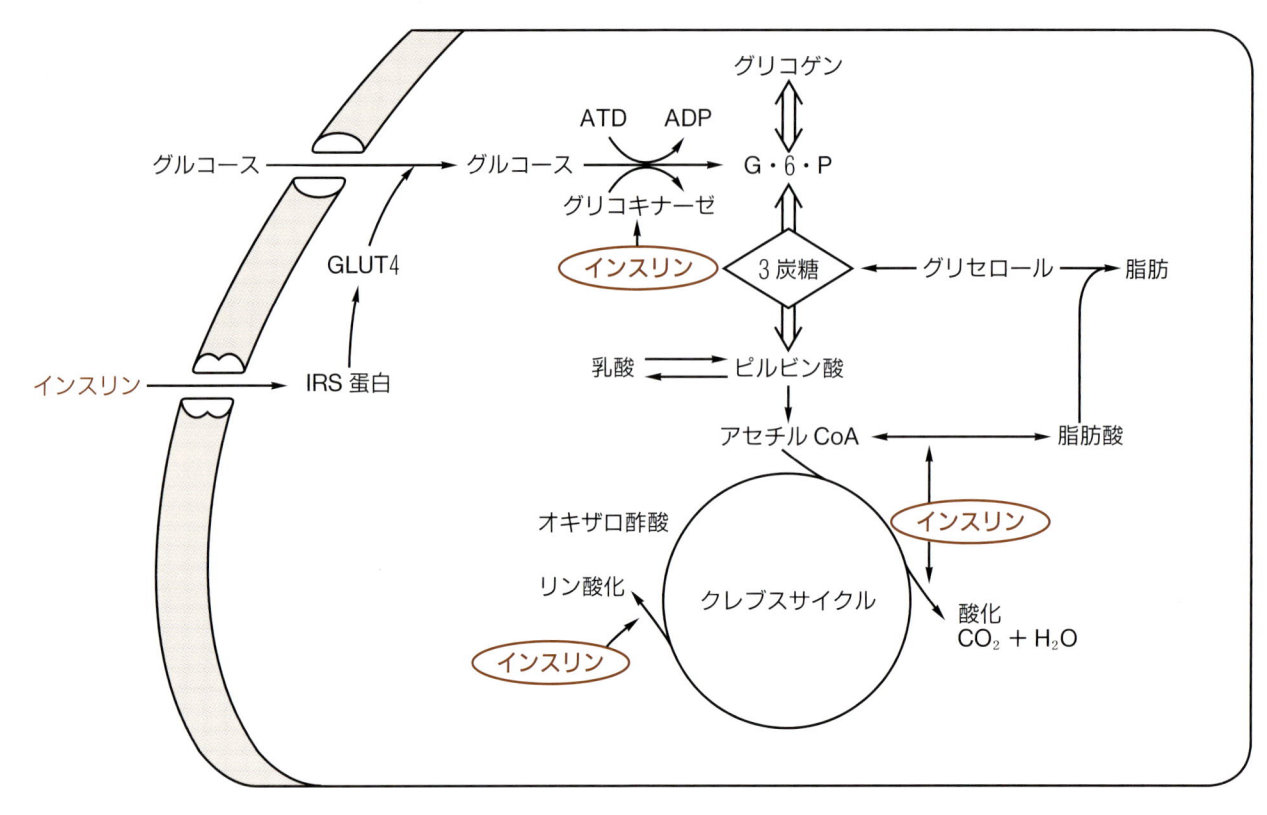

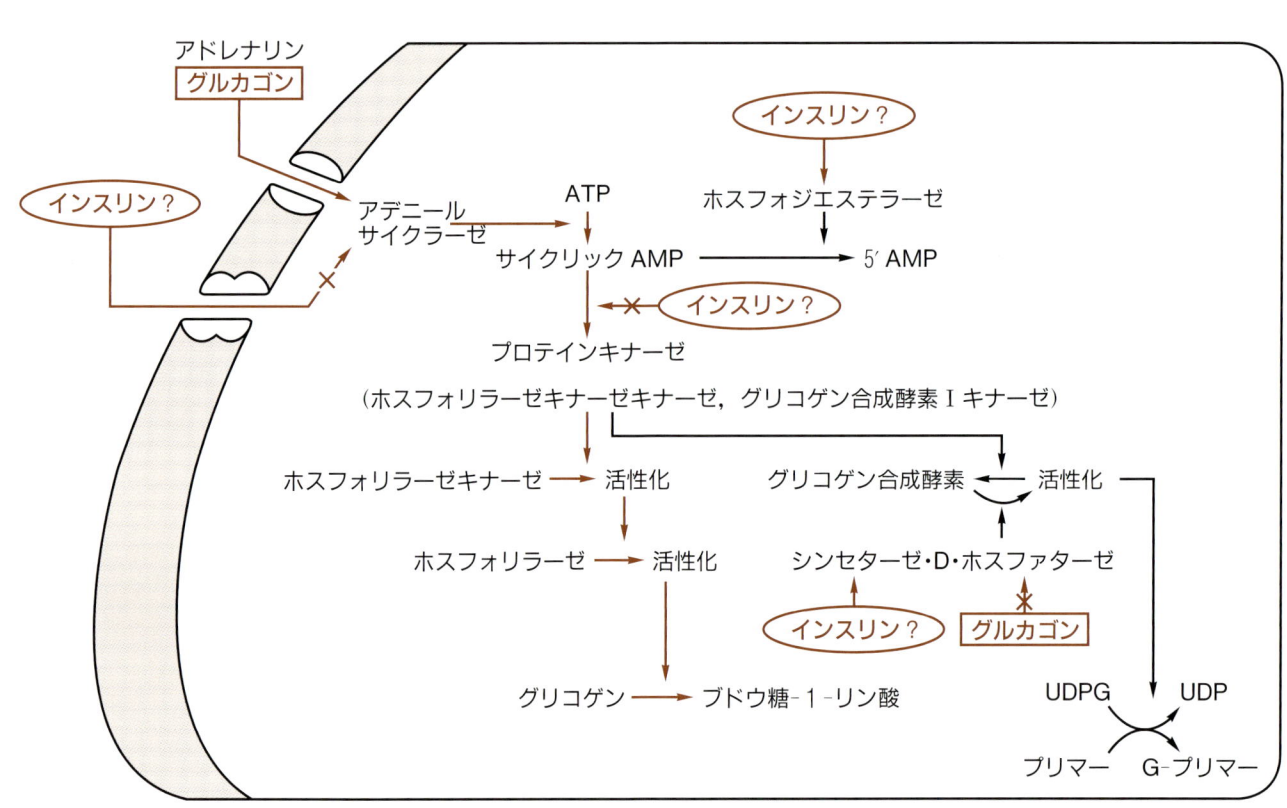

3. グルカゴン glucagon

　グルカゴンは，Scott 法によって抽出されたインスリンを投与すると，その投与初期に血糖値の上昇がみられることが端緒となって発見され，この血糖上昇作用物質に対して Kimball と Murlin (1923) がグルカゴンと名付けた．その後，Staub らによってグルカゴンの結晶化が成功し，Bromer らによってその構造が決定され，膵島 α-細胞から分泌されるホルモンであることが明らかになった．グルカゴンはその生理作用の面から hyperglycemic glycogenolytic factor (HGF) とも呼ばれている．グルカゴンは，29 個の鎖状のアミノ酸からなり，分子量 3485，S-S 結合はもっていない．ヒト，ブタ，ウシ，トリは同じ構造であるとされている．

```
His-Ser-Gln-Gly-Thr-Phe-Thr-Ser-Asp-Tyr-Ser-Lys-
 1   2   3   4   5   6   7   8   9  10  11  12
Tyr-Leu-Asp-Ser-Arg-Arg-Ala-Gln-Asp-Phe-Val-Gln-
13  14  15  16  17  18  19  20  21  22  23  24
Trp-Leu-Met-Asn-Thr
25  26  27  28  29        グルカゴンのアミノ酸構成
```

　なお，多くの動物の消化管粘膜内には，この膵臓グルカゴンと同様の働きを有する物質が存在し，これを腸管グルカゴンあるいはエンテログルカゴンなどと呼んでいる．

a. グルカゴンの生理作用

　(1) **糖代謝に対する作用**：グルカゴンは肝臓グリコーゲンを分解し，血糖値を増加させる作用がある．しかし生理的な量と考えられる少量では筋肉グリコーゲンにほとんど作用せず，カテコールアミンとは異なり血糖値の上昇をきたしても血中乳酸の増加がみられない．また，血中アミノ酸，脂肪などからの糖新生 glyconeogenesis を促進する．なお，実験動物による肝臓灌流実験では，灌流液中乳酸からブドウ糖への転換を促進する作用がある．

　(2) **蛋白代謝に対する作用**：グルカゴンは上述の糖新生に対する 2 次的な作用として血中アミノ酸の減少および肝における脱アミノ基作用を促進するといわれる．しかし，これによると考えられる熱量産生には甲状腺ホルモンと副腎皮質ホルモンの共存が必要である．

　(3) **脂質代謝に対する作用**：グルカゴンには脂肪分解作用がある．脂肪細胞のリパーゼの活性を高めて，その異化を促進するものと考えられている．

　(4) **インスリン分泌促進作用**：グルカゴンは直接 β-細胞を刺激してインスリンの分泌を促進するといわれる．この作用はグルカゴンによって増量した血中ブドウ糖を筋肉など末梢組織に取り込むためにきわめて合目的的なことといえよう．

　(5) **その他**：グルカゴンにはそのほかに腎における水・電解質の排泄増加，消化管運動の抑制，胃・膵液分泌の抑制，アドレナリン，ノルアドレナリンの分泌促進，心筋に対し正の変力効果がある，などの作用が報告されている．

b. グルカゴンの作用機序

　グルカゴンの糖代謝に対する作用機序は，肝細胞膜に存在するアデニールサイクラーゼ系を賦活して，肝細胞内の ATP から cyclic AMP を産生させ，これがプロテインキナーゼ proteinkinase の活性を高め，効果的に活性のホスホリラーゼ phosphorylase 活性が増大してグリコーゲンを分解させることにある（p. 353, cyclic AMP の項参照）．

c. グルカゴンの分泌調節

　グルカゴンの分泌調節に関しては現在まだ諸説のあるところである．しかし，代謝的には血糖値（血中ブドウ糖の濃度）が急速に低下すればグルカゴンの分泌が促進され，高血糖になれば分泌が抑制される．内分泌的には種々の消化管ホルモンとの関連，副腎皮質ホルモン，成長ホルモン，ソマトスタチンなどの関与が考えられている．神経的には自律神経刺激，アセチルコリンによってグルカゴン分泌が増加し，アトロピンによって分泌が抑制されることが報告されている．

図167 血糖の調節に関係するホルモン

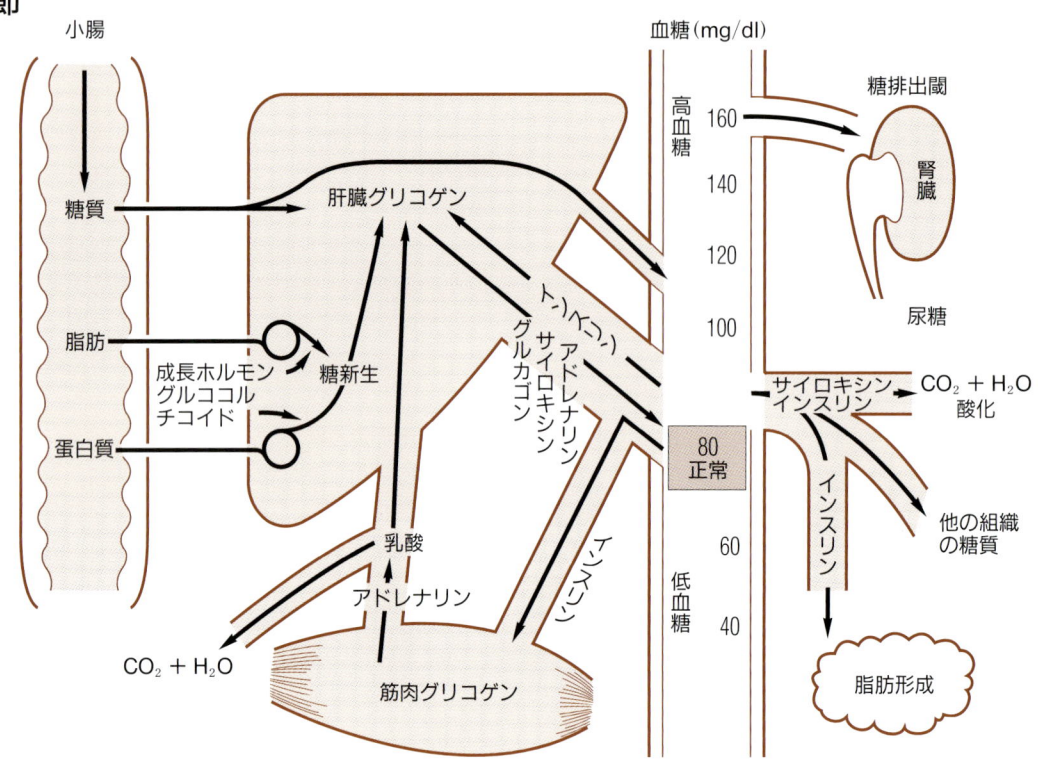

血糖の調節

血糖の調節に関係するホルモン

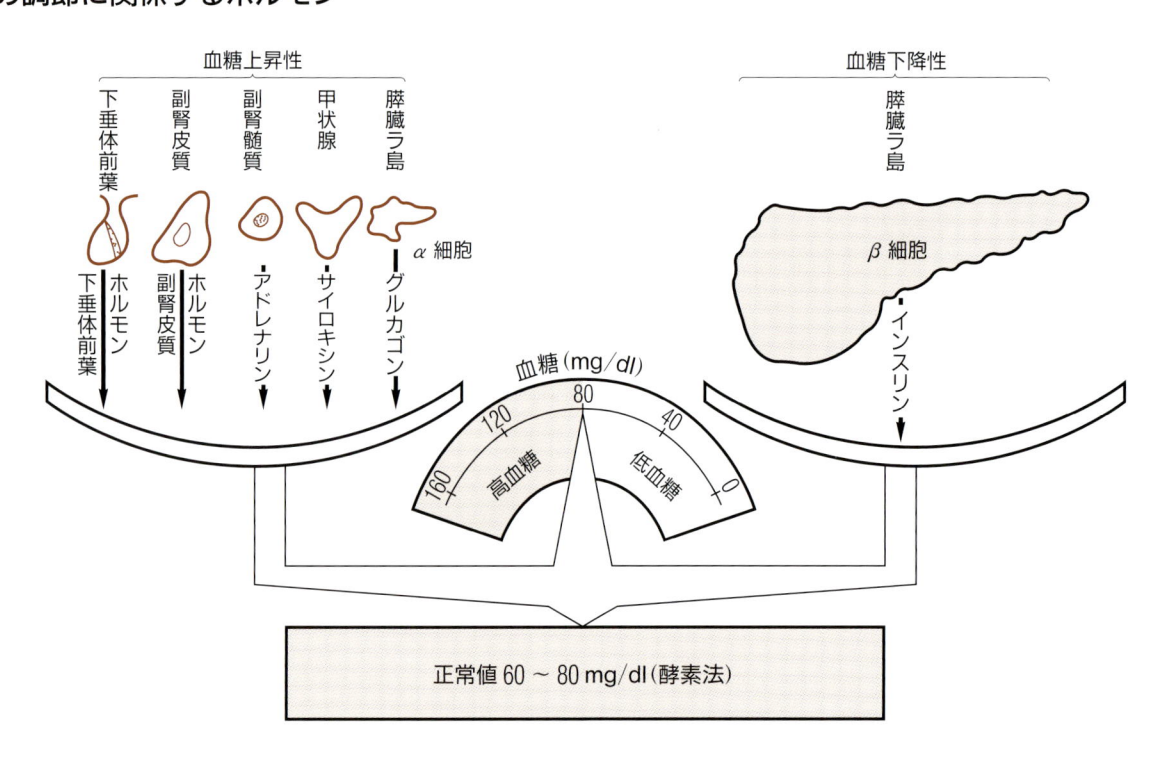

正常値 60 ～ 80 mg/dl (酵素法)

9 血糖と糖尿病

1. 血糖の調節

血糖値は，糖質の摂取，過度の緊張，激しい運動などによって，一時的に高血糖 hyperglycemia や低血糖 hypoglycemia になっても，速やかに種々の調節機構が働いて，普通，60〜80 mg/dl の一定値に維持されている．日常生活を営んでいる場合，食物として摂取され消化吸収された栄養素は，生体内とくに肝臓で代謝される．このうち糖質は肝臓および筋肉グリコーゲンとして貯えられ，必要に応じて分解し，血液にブドウ糖を供給している．体内における血糖の調節機構としては，図 167 上図のように次のようなことが考えられる．

① 肝臓グリコーゲンの生成と分解：高血糖になると肝臓グリコーゲンとして貯蔵し，低血糖ではそれを分解してブドウ糖を血液に供給する．

② 筋肉その他のグリコーゲン：血糖は筋肉その他のグリコーゲンとして貯えられ，必要に応じて燃焼してエネルギー源となる．

③ 血中ブドウ糖の酸化：肝臓その他の組織でもブドウ糖の解糖反応（エムデン・マイヤホーフの経路），酸化反応（クレブス回路，TCA 回路）を経て酸化されエネルギーを供給するとともに CO_2 と H_2O を発生する．

④ 脂肪形成：余剰の糖質が存在する場合には脂肪の形成が行われ，脂肪組織として貯蔵される．

⑤ 腎臓の排出機能：血糖値が異常に上昇し，腎臓における糖排出閾 TmG（血糖として約 160 mg/dl）を超えればブドウ糖の尿中排出が行われ糖尿となる．

これらの機能が極めて円滑に行われて，血糖は常に一定値を保っているわけである．この微妙な調節を行っているものは種々の内分泌器官より分泌されるホルモンである．このうち，生体内で血糖を下げようと常に努力しているものがインスリンである．一方，血糖値を高めようと働いているホルモンとしては次のようなものがあげられる．

① **アドレナリン**：肝臓グリコーゲンを分解して血糖値を高め，筋肉グリコーゲンを分解して乳酸を産生し，血糖が筋肉グリコーゲンとして生成されることを抑制している．

② **グルカゴン**：肝臓グリコーゲンを分解し血糖を高める．

③ **下垂体前葉ホルモン**：とくに GH は糖消費の抑制，抗インスリン作用があり，ACTH は 2 次的に副腎皮質グルココルチコイドの作用によって血糖値を増加させる．

④ **副腎皮質ホルモン**：副腎皮質ホルモン（ことにグルココルチコイド）は糖新生，血糖の利用抑制などの作用，GH との協同作用によって血糖を上昇させる．

これらのホルモンの作用と，インスリンの作用との平衡が微妙に調整され血糖が一定の値に保たれている．

2. 血糖に対する作用からみたインスリン，グルカゴン，アドレナリンの関係

糖代謝ことに血糖値に対する作用の面からみれば，インスリンとグルカゴンの作用は明らかに拮抗的である．しかし，グルカゴン投与によって下肢動静脈血糖差が増加すること，筋肉グリコーゲンにはほとんど作用せず血中乳酸の増量をみないことなどから推測すると，グルカゴンは血中ブドウ糖濃度を増加させ，インスリンの末梢における糖利用に対してその材料を提供しているように働いていることが考えられ，末梢ではむしろこの両者が協調的に働いているものと推察されている．

一方，グルカゴンとアドレナリンの糖代謝に対する作用は，ともに肝臓グリコーゲンを分解して血糖値を増加させるにもかかわらず，筋肉グリコーゲンに対してはアドレナリンのみが作用して血中乳酸を増加させる．末梢における動静脈血糖差もアドレナリンは心臓に対する作用とも相まって明らかに減少させ，末梢における糖利用を抑制している．なお，アドレナリンの作用は交感神経遮断剤の作用によってほとんど消失するがグルカゴンの作用は影響を受けない．

3. 糖尿 glucose uria とは

尿中にブドウ糖の証明される状態を糖尿という．正常の場合，腎臓の糸球体で濾過されたブドウ糖は，尿細管で再吸収されて尿中には出てこない．

また，尿中に糖が証明されたからといって直ちに真性の糖尿病であると考えるのも早計である．その証明された糖が本当にブドウ糖であるか否か，もしそれがブドウ糖ならば生理的なものか，病的なものかを判別する必要がある．

4. 尿糖発生のしくみ

正常の場合，腎臓の糸球体において血液から濾過されたブドウ糖は，主として近位尿細管で再吸収されて尿中には出てこない．しかしこの再吸収機構にも限度があり，それをブドウ糖尿細管最大吸収量 transport maximum glucose（TmG）といっている．正常の場合，1 分間 250〜550 mg，平均 300 mg/分である．これ以上のブドウ糖が糸球体

図168 糖尿病(1)

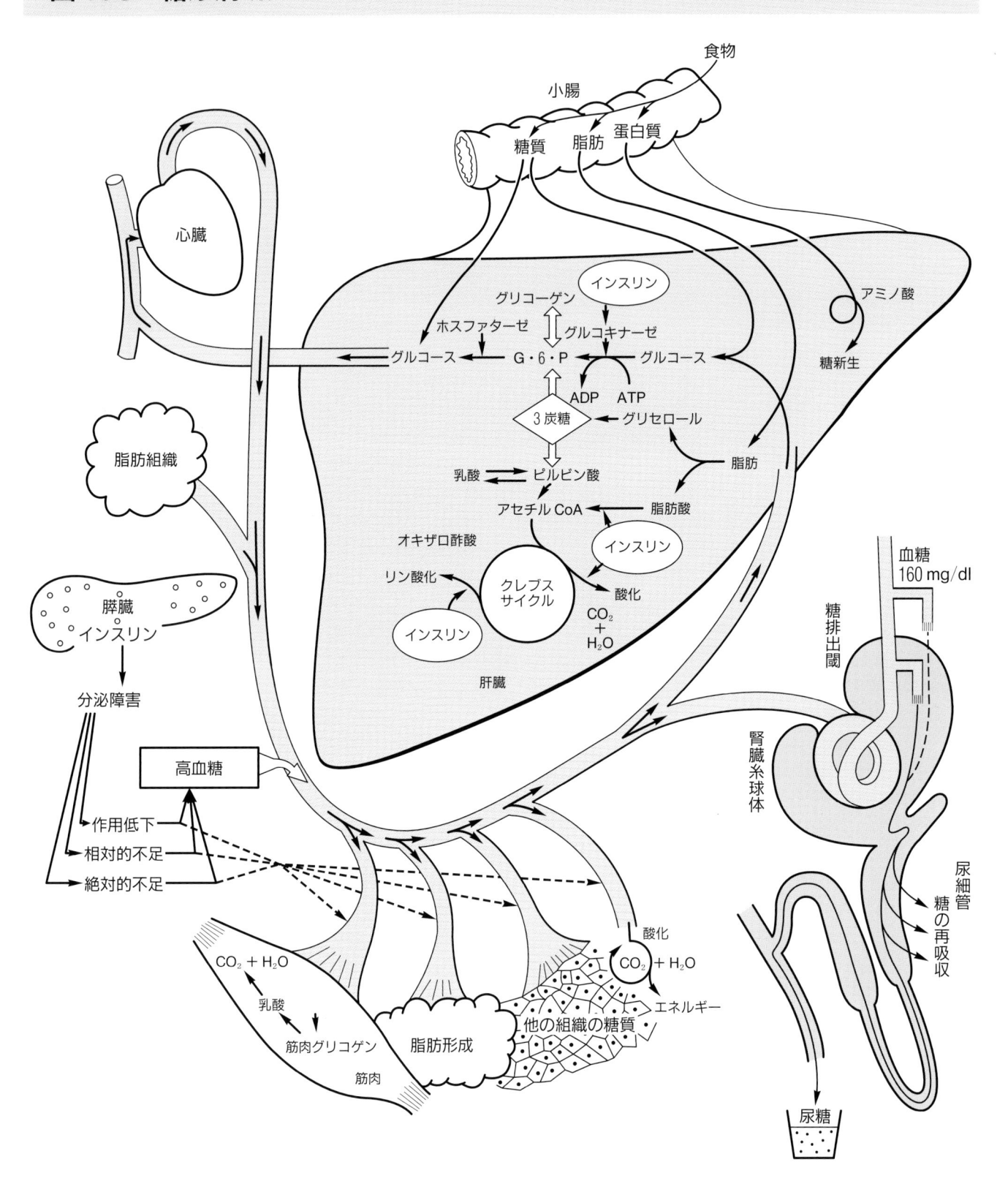

から濾過されると，尿細管の再吸収能力を上回ることになり尿中にブドウ糖が排泄される．これを糖排出閾 sugar threshold といい，160〜190 mg/dl ぐらいの血糖値に相当する．すなわち，尿糖はこの糖排出閾の絶対的，あるいは血糖との相対的低下によって招来される．前者は腎機能障害時などの場合にみられ，後者の場合には，血糖値が糖排出閾を超えれば，原因のいかんに関わらず尿糖が出現する．したがって，仮に尿中ブドウ糖を証明したからといって本当の糖尿病であるか否かは不明である．

5. 尿糖陽性の場合，考えるべき事項

a. 測定方法による差異

第1に考えなければならないことは，尿糖の測定法である．すなわち，従来よく用いられていたニーランデル Nylander 法，ベネジクト Benedict 法などの還元法では，ブドウ糖以外の非糖還元物質でも陽性となる可能性がある．この点，最近一般に行われているグルコースオキシダーゼ法は，ブドウ糖のみに特異的に働くわけで問題はない．

b. 測定時の被検者の状態

まず被検者の測定時の状態を考慮しなければならない．たとえば，食事後何時間の尿であるか，甘い物を過食していないか，あるいはブドウ糖注射を受けていないかなどを調べ，食事性高血糖による糖尿を除外しなければならない．後述のように腎の糖排出閾を超える高濃度のブドウ糖をもつ血液が糸球体にくるならば，尿中にブドウ糖があふれ出てくるのである．逆に，腎機能に何らかの変化があって，糖排出閾値が低下していれば正常の血糖値でも尿糖をみることになる（腎性糖尿）．また，強い精神的興奮はアドレナリンの分泌を促し，その結果，肝グリコゲンの分解促進，血糖増加，尿糖の出現ということにもなる．その他，薬物治療を受けている場合，ことに副腎皮質ステロイド剤，サイアザイド系の薬物などを内服していれば往々にして尿糖陽性となることがある．

このような種々の条件がすべて否定されて，なおかつ早朝空腹時の尿にブドウ糖が証明される場合，初めて糖尿病を疑い，ブドウ糖負荷試験，血中インスリンの定量などを施行して，その程度，治療の必要性を検討する必要がある．

6. インスリンの分泌

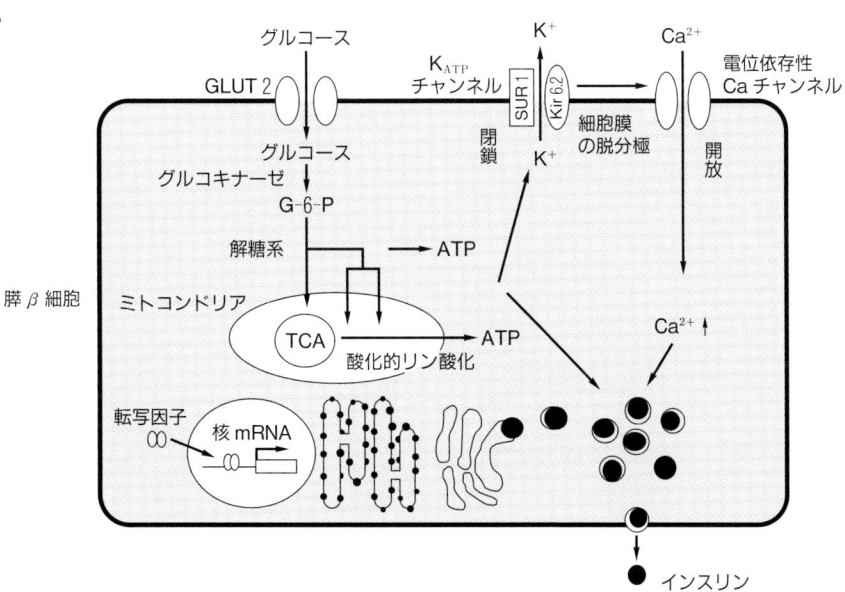

インスリンは，血糖の内分泌的調節として体内で血液中のブドウ糖を下げる唯一のホルモンで，図に示すように主として血糖を筋肉内へ，さらに肝臓，脂肪組織などへ取り込ませ，時には糖質などの酸化を促進させエネルギーとして利用させる作用をしている．

インスリンが膵臓 β 細胞から分泌される主たる機序としては，下図に示すように，まず，β 細胞の細胞膜に存在する GLUT 2 の働きによってブドウ糖が細胞内に取り込まれ，細胞内で行われる解糖および酸化過程による代謝によって ATP（アデノシン-3-リン酸）が生成される．この

インスリンの分泌

（吉田浩人・他：NIDDMにおける遺伝子異常とその病因的役割．日本臨床 57：3，1999）

図169 糖尿病(2)

糖輸送担体の種類と構造

1) 促通拡散グルコーストランスポーター（受動輸送タイプ）

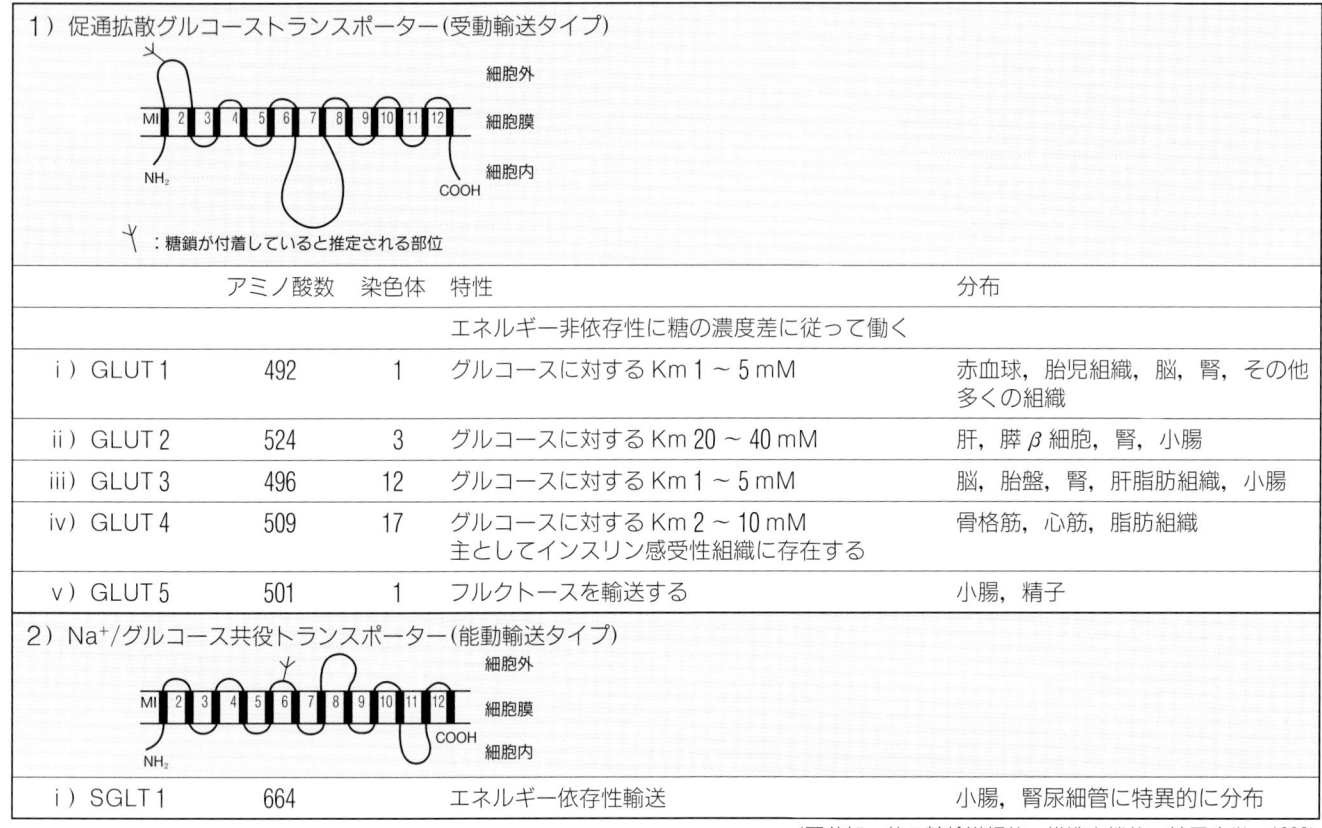

Y：糖鎖が付着していると推定される部位

	アミノ酸数	染色体	特性	分布
			エネルギー非依存性に糖の濃度差に従って働く	
i) GLUT 1	492	1	グルコースに対するKm 1〜5 mM	赤血球，胎児組織，脳，腎，その他多くの組織
ii) GLUT 2	524	3	グルコースに対するKm 20〜40 mM	肝，膵β細胞，腎，小腸
iii) GLUT 3	496	12	グルコースに対するKm 1〜5 mM	脳，胎盤，腎，肝脂肪組織，小腸
iv) GLUT 4	509	17	グルコースに対するKm 2〜10 mM 主としてインスリン感受性組織に存在する	骨格筋，心筋，脂肪組織
v) GLUT 5	501	1	フルクトースを輸送する	小腸，精子

2) Na^+/グルコース共役トランスポーター（能動輸送タイプ）

	アミノ酸数		特性	分布
i) SGLT 1	664		エネルギー依存性輸送	小腸，腎尿細管に特異的に分布

（岡芳知・他：糖輸送担体・構造と機能，糖尿病学 1993）

インスリンの作用機序

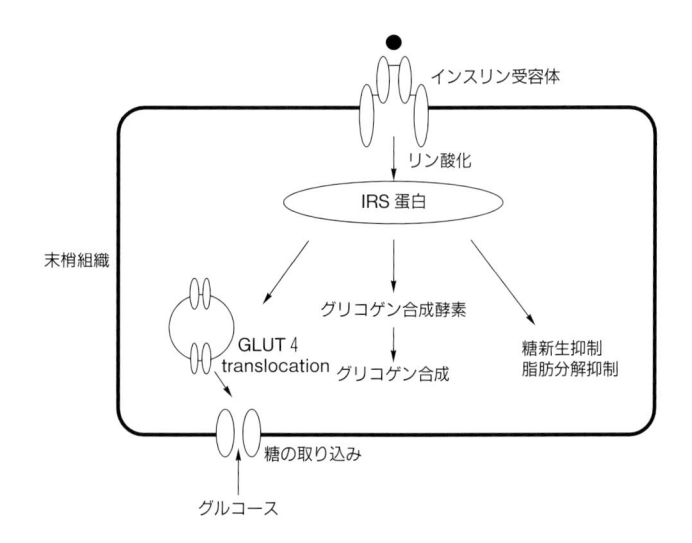

末梢組織

インスリン受容体 → リン酸化 → IRS蛋白 → GLUT 4 translocation / グリコゲン合成酵素 → グリコゲン合成 / 糖新生抑制・脂肪分解抑制
糖の取り込み ← グルコース

（吉田浩人・他：NIDDMにおける遺伝子異常とその病因的役割．日本臨床 57：3，1999）

糖尿病とそれに関連する耐糖能低下

I．1型
　β細胞の破壊，通常は絶対的インスリン欠乏に至る．
　1) 自己免疫性
　2) 特発性
II．2型
　インスリン分泌低下を主体とするものとインスリン抵抗性が主体で，それにインスリンの相対的不足を伴うものなどがある．
III．その他の特定の機序，疾患によるもの
　A．遺伝因子として遺伝子異常が同定されたもの
　　① 膵β細胞機能にかかわる遺伝子異常
　　② インスリン作用の伝達機構にかかわる遺伝子異常
　B．他の疾患，条件に伴うもの
　　① 膵外分泌疾患
　　② 内分泌疾患
　　③ 肝疾患
　　④ 薬剤や化学物質によるもの
　　⑤ 感染症
　　⑥ 免疫機序によるまれな病態
　　⑦ その他の遺伝的症候群で糖尿病を伴うことの多いもの
IV．妊娠糖尿病
　妊娠によって引き起こされた耐糖能低下

日本糖尿病学会編「糖尿病治療ガイドライン」

ATPが，一方では細胞膜のカリウムATPチャネルを閉鎖し，一方ではCa^{2+}チャネルを開放して細胞内Ca^{2+}を増量させ，細胞内のATPとの協調作用によってインスリン分泌顆粒が刺激され，インスリンを細胞外へ内分泌させることになる．

7. 細胞膜におけるブドウ糖の取り込み

血液中のブドウ糖は，その循環中に種々の組織の細胞に取り込まれる．この糖の輸送には，それぞれの細胞膜に糖を輸送する糖輸送担体（グルコーストランスポーター）という蛋白体が存在している．この糖輸送担体の基本的な構造は，図169上のように膜の内外を12回通り抜け，その両端にあるアミノ基とカルボキシル基が細胞内に存在している．また，その一部がループ状となっており，糖鎖の付着している部位の異なっている種類があると考えられている．また，基本的にこの担体には，主として促進拡散などの受動輸送タイプのものと，Na^+と共役して能動輸送を司るタイプの2つがある．前者はGLUTと呼ばれ，クローニングされ組織によってさまざまなものがあることが明らかにされている．後者はSGLTと呼ばれ，SGLT2の阻害物質は，製剤化され糖尿病の治療薬として用いられている．

8. インスリンの作用機序

インスリンの受容組織・臓器である筋肉などの末梢組織を構成する細胞の細胞膜には，インスリン受容体が存在し，ここにインスリンが結合すると，そのリン酸化により活性化されるIRS（insulin receptor substrate）蛋白が，細胞内のGLUT 4を細胞膜へ移動させ細胞外のグルコースの取り込みを促進させる．一方，細胞内のグリコゲン合成酵素を活性化させてグリコゲンの合成を促進させ，さらに脂肪の分解，糖新生も抑制して，結果的にグリコゲンの増量をきたさせることになる．

9. インスリン不足をきたすしくみ

インスリンの絶対的，相対的不足状態には，生成過程の障害，血行中での作用喪失，作用臓器における障害，あるいは前述の血糖上昇性物質過剰など多くの機序が考えられる．近年，インスリンの作用と拮抗したり，阻害したりする物質を総称してインスリンアンタゴニスト insulin antagonistと呼んでいる．さて，インスリン不足をきたすしくみとしては，図169右下および図170のように，インスリンの絶対的な不足としてはβ細胞におけるインスリンの材料不足，生成障害などがあげられる．また仮にインスリンが正常に分泌されていても，インスリン作用と拮抗するホルモンの過剰，インスリンアンタゴニストの存在，インスリン分解の亢進などのしくみが考えられる．また糖尿病の発症には，遺伝的あるいは素質の因子，それに加えて発症因子ともいうべきものを否定することはできない．糖尿病発症の根底には遺伝的素質的因子が存在し，これに加えてインスリンの絶対的相対的不足が持続するような状態，あるいはインスリンアンタゴニストの作用を助長するような状態などの環境因子が加われば，糖尿病を誘発することになる．

10. 糖尿病と，糖代謝異常の成因からの新しい分類

糖尿病とは，diabetus（多量の尿）mellitus（甘い）というラテン名を直訳した言葉で，甘い多量の尿さえ出ればすべて糖尿病ということになる．しかし，前述の尿糖発生のしくみで述べたように，大量の甘いものを食べ，腎臓に糖排泄閾（TmG）を超えるブドウ糖がくれば，正常の状態でも常に尿糖を証明する食餌性糖尿ということになる．

そこで診断名である糖尿病は，従来，インスリンの絶対的あるいは相対的引き起こされる代謝異常の状態（Conn & Fajans）という考え方から基本的に糖尿病を，インスリン依存性糖尿病（insulin-dependent diabetes mellitus：IDDM），インスリン非依存性糖尿病（non-insulin-dependent diabetes mellitus：NIDDM）栄養不良関連性糖尿病（malnutrition-related diabetes mellitus：MRDM），その他の糖尿病（other types）の4型に分け，さらに正常と糖尿病との間に impaired glucose tolerance（IGT）群および妊娠糖尿病（gestational diabetes：GDM）分ける考え方がなされていた．しかし，この分け方には，臨床的な面からと，糖尿の成因の面からとの分類が混合していると

表　75 gOGTTにおける判定区分と判定基準
（日本糖尿病学会）

（静脈血漿グルコース濃度）	空腹時	血糖測定時間	負荷後2時間	判定区分
	126 mg/dl 以上	◀または▶	200 mg/dl 以上	糖尿病型
	糖尿病型にも正常型にも属さないもの			境界型
	110 mg/dl 未満	◀および▶	140 mg/dl 未満	正常型

正常型であっても1時間血糖値が180 mg/dl以上の場合は，糖尿病型に移行する率が高いので境界型に準じた扱いとする．

図170 糖尿病(3)

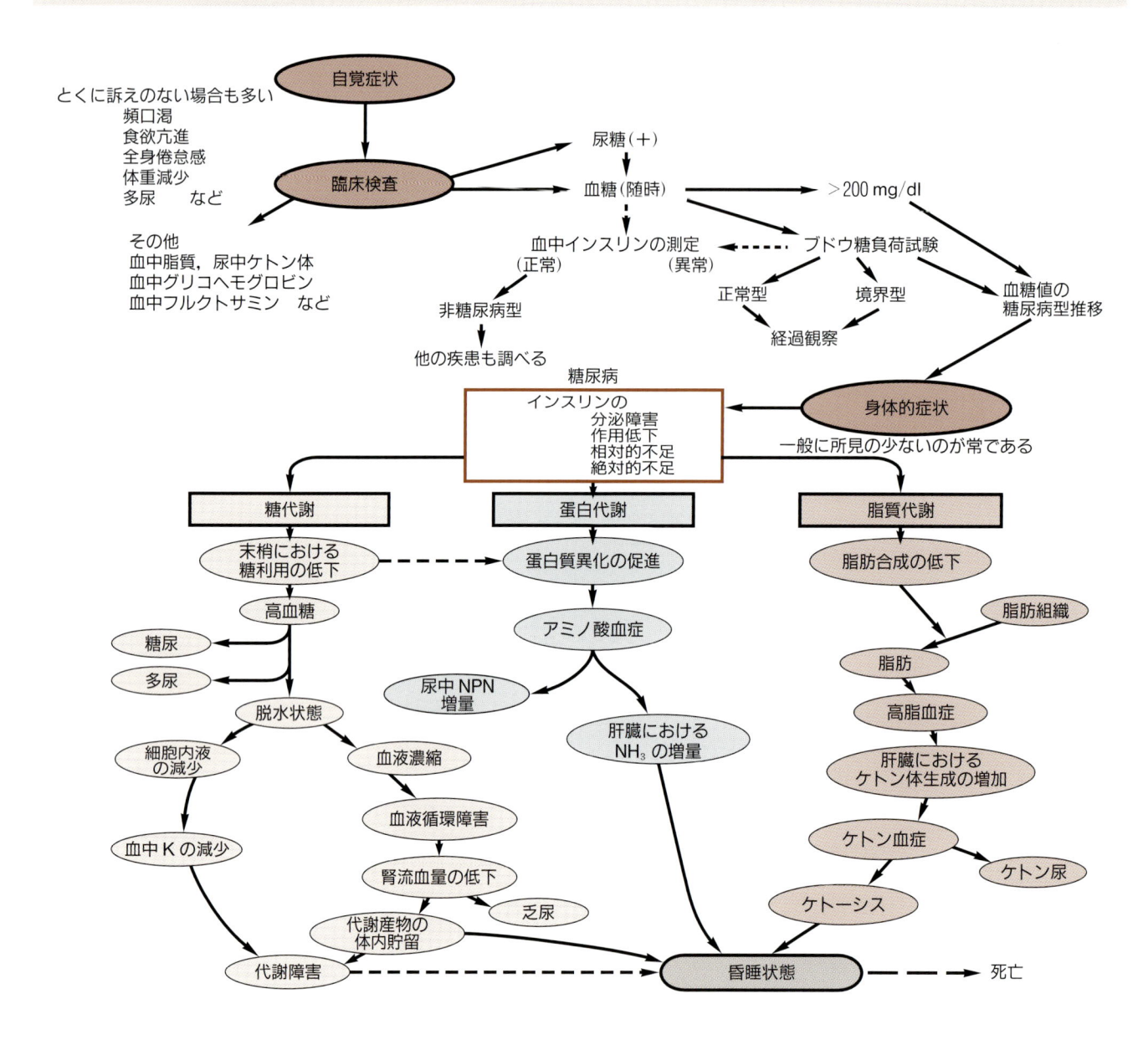

とくに訴えのない場合も多い
　頻口渇
　食欲亢進
　全身倦怠感
　体重減少
　多尿　など

その他
血中脂質, 尿中ケトン体
血中グリコヘモグロビン
血中フルクトサミン　など

自覚症状
↓
臨床検査
→ 尿糖(+)
→ 血糖(随時) → >200 mg/dl
血中インスリンの測定 ‥‥ ブドウ糖負荷試験
　(正常)　(異常)　　　正常型　境界型
非糖尿病型　　　　　　　　経過観察
他の疾患も調べる
　　　　　血糖値の糖尿病型推移

糖尿病
インスリンの
　分泌障害
　作用低下
　相対的不足
　絶対的不足
← 身体的症状
一般に所見の少ないのが常である

糖代謝 ｜ 蛋白代謝 ｜ 脂質代謝

末梢における糖利用の低下 ‥‥ 蛋白質異化の促進　　脂肪合成の低下
↓　　　　　　　　　　　↓　　　　　　　　　　　↓
高血糖　　　　　　　　　アミノ酸血症　　　　　　脂肪組織
↓　　　　　　　　　　　↓　　　　　　　　　　　脂肪
糖尿　　　　　　　　　尿中NPN増量　　　　　　高脂血症
多尿　　　　　　　　　肝臓におけるNH₃の増量　　肝臓におけるケトン体生成の増加
脱水状態　　　　　　　　　　　　　　　　　　　ケトン血症 → ケトン尿
細胞内液の減少　　血液濃縮　　　　　　　　　　　ケトーシス
血中Kの減少　　　血液循環障害
　　　　　　　　腎流血量の低下
　　　　　　　　代謝産物の体内貯留　乏尿
代謝障害 ‥‥ 昏睡状態 → 死亡

糖尿病の病型と昏睡

	ケトアシドーシス昏睡	高浸透圧性非ケトン性昏睡	乳酸アシドーシス昏睡	低血糖昏睡
病型	1型(まれに2型)	2型	両方	両方だが1型に多い
発症	やや急速	比較的ゆっくり	比較的ゆっくり	急速
血糖	↑↑	↑↑↑	↑〜↑↑	↓↓
アシドーシス	+	−	+	−
ケトーシス	+	−	−	−
治療	輸液, インスリン	輸液, インスリン	昇圧剤, 血管拡張剤, 輸液, インスリン	ブドウ糖 グルカゴン

の指摘があり，近年，図169右下表のような成因的な分類が提唱されている．なお，従来のIDDMは1型糖尿病（type 1），NIDDMは2型糖尿病（type 2）に包含される．

11. 糖尿病の診断基準

1997年，米国糖尿病学会（ADA）が，また1998年にWHOが，糖尿病の新しい診断基準を相次いで発表した．この分類では，従来のIDDM，NIDDMという分類法を改め，成因を主体に1型と2型に分類している．これを受けて，日本糖尿病学会も1999年5月に新たな診断基準を発表した．この分類に基づき公表された75gブドウ糖経口負荷試験（OGTT）における判定区分と判定基準をp.339の表に示す．従来と大きく異なった部分は，病型分類を1型，2型に改めてだけでなく，空腹時の血糖値で今まで140 mg/dl以上を糖尿病型としていたものを126 mg/dl以上に改めた点である．これは，空腹時血糖が126 mg/dl以上の群は，ほとんどが75g糖負荷試験で2時間値≧200 mg/dlという疫学的なデータに基づいている．

12. 糖尿病の自覚症状と，その検査

1型糖尿病，ゆわゆるIDDMの場合，その症状としては，後術のインスリン不足による3大栄養素の代謝障害に直接起因するものと，それによる2次的な血管，神経などの障害などがみられてくる．

1）糖尿病の自覚症状

無自覚，無症状のことも多く，自覚症状の主たるものとしては，頻（口）渇 Polydipsia，多食 Polyphagia，多尿 Polyuuria，全身倦怠感，体重減少などの訴えられることが多い．

2）インスリン不足状態の推定（糖尿病の臨床検査）

体内のインスリンの不足を反映する第一のサインは，早朝空腹時尿中ブドウ糖の証明で，ついで空腹時血糖値の測定が行われる．もちろん，血中インスリンを測定することが最も直接的であるが，現在のインスリン定量法は，生物学的活性を指標とするインスリン様活性（insulin-like activity：ILA）を測定する方法，あるいはインスリン構成ペプチドB鎖にあるX，Yの抗原決定基を利用し，インスリン抗体による免疫学的手法を用いた免疫反応性インスリン（immunoreactive insulin：IRI）を測定する方法などによって行われている．したがって構造的には精確であっても，体内における実際のインスリン活性を完全に反映しているか否かについては問題があり，臨床的には現在でも，経口的ブドウ糖負荷試験（oral glucose tolerance test：OGTT）による血糖上昇曲線の糖尿病型推移，血中インスリンの初期上昇反応の低下などの測定が行われている．なお，高血糖状態が持続するとブドウ糖が血中ヘモグロビンの蛋白質部分と結合したグリコヘモグロビン（HbA1c）となり血中に増量する．その正常値は6%以下とされ，日本糖尿学会の診断基準によれば6.5%以上であれば糖尿病と判断している．また，HbA1cは赤血球の平均寿命約120日から考えると，その増量は2〜3カ月前の血糖値を反映していることになる．また，フルクトサミンや，1-5アンヒドログルコシードなども体内ブドウ糖の動態を推定する手段となるため，糖尿病の臨床検査としても用いられている．

13. インスリン不足の病態

絶対的，相対的インスリン不足によって招来される糖尿病状態の病態は，いずれにせよインスリンの生理作用が円滑に行われなくなった状態で，その直接的な作用としては，体内におけるブドウ糖の利用が阻害されて，高血糖→糖尿となろう．なお，インスリンの作用は，図168に示すように体内の三大栄養素の代謝すべてに影響を与えることになる．この代謝面のみから考えてみても，糖代謝では，高血糖，多尿などから脱水状態，電解質バランスの失調，血液循環障害，腎流血量の低下，代謝産物の体内貯留，代謝障害から昏睡状態を招来することになる．一方，蛋白代謝の障害でも肝臓におけるアンモニアの増量から肝臓に起因する昏睡，さらに脂質代謝の障害からケトン体生成，酸性症，昏睡状態となり死の転帰をとることにもなりかねない．

いずれにしても，代謝障害は，明確に分けられるものではなく，その症状は多岐にわたっている．

図171 下垂体ホルモン

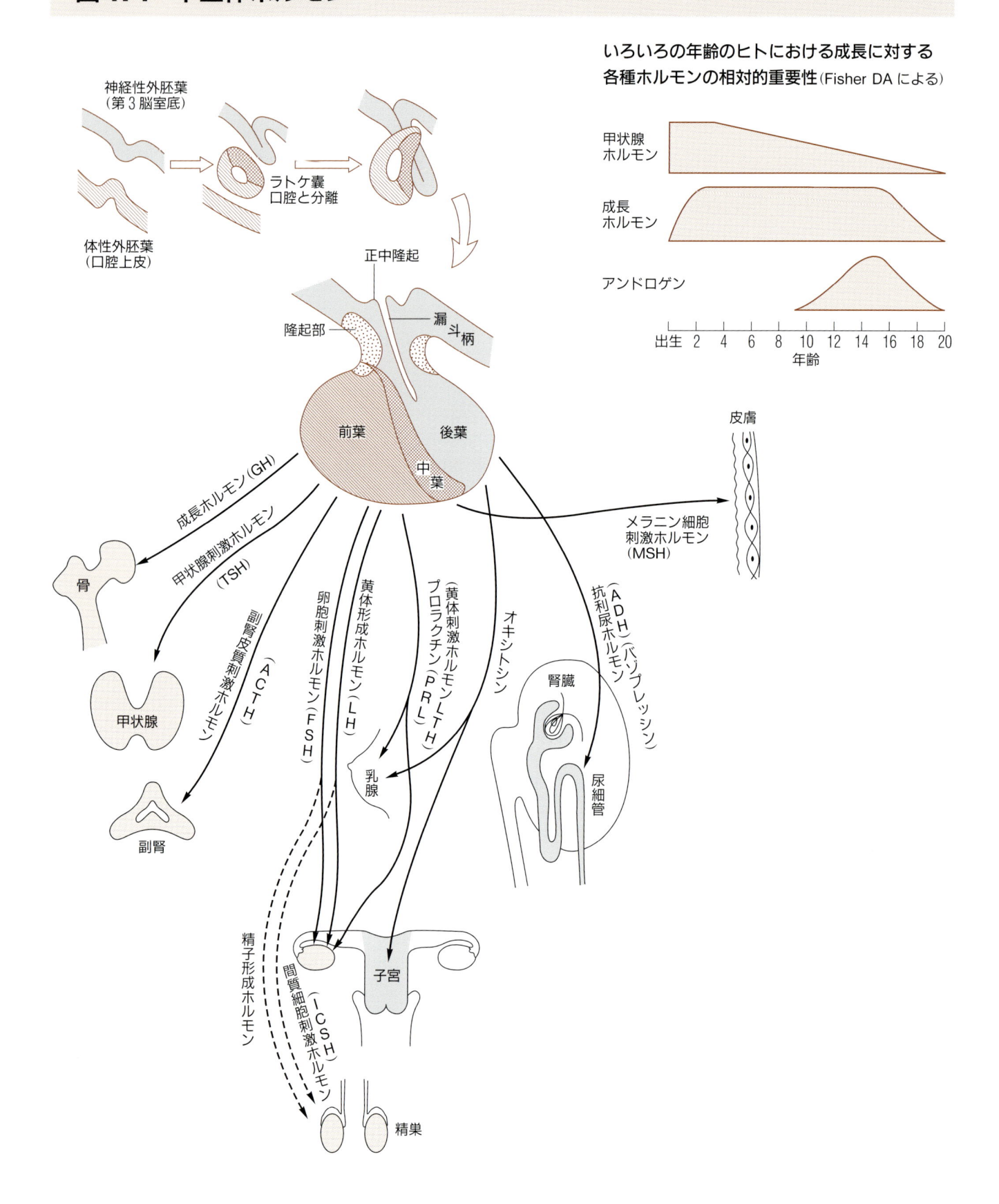

神経性外胚葉（第3脳室底）

体性外胚葉（口腔上皮）

ラトケ嚢口腔と分離

正中隆起
隆起部
漏斗柄
前葉
後葉
中葉

成長ホルモン(GH)
甲状腺刺激ホルモン(TSH)
副腎皮質刺激ホルモン(ACTH)
卵胞刺激ホルモン(FSH)
黄体形成ホルモン(LH)
（黄体刺激ホルモンLTH）プロラクチン(PRL)
オキシトシン
抗利尿ホルモン(ADH)（バゾプレッシン）
メラニン細胞刺激ホルモン(MSH)
精子形成ホルモン
間質細胞刺激ホルモン(ICSH)

骨
甲状腺
副腎
乳腺
子宮
精巣
皮膚
腎臓
尿細管

いろいろの年齢のヒトにおける成長に対する各種ホルモンの相対的重要性（Fisher DA による）

甲状腺ホルモン
成長ホルモン
アンドロゲン

出生 2 4 6 8 10 12 14 16 18 20
年齢

10 下垂体

1. 下垂体 pituitary gland, hypophysis とは

下垂体は，大脳の下面，視神経交叉と乳頭体との間で，頭蓋底トルコ鞍の凹部の中へ入っている小指頭大の男子約 0.6 g，女子約 0.7 g の小さな内分泌臓器である．発生学的には全く異なった原基からできる体性外胚葉由来の腺性下垂体 adenohypophysis と，神経性外胚葉由来の神経性下垂体 neurohypophysis とから構成されている．すなわち図 171 のように神経性下垂体は間脳，第三脳室底部が隆起し下後方に漏斗状にのびたもので，後葉を形成し視床下部の房室核，視索上核の神経線維を受けている．一方，腺性下垂体は咽頭粘膜上皮から分離したラトケ Rathke 嚢が脳底に向かって進み，神経性下垂体と接触融合したもので，その背側が中葉となり前壁が発達して前葉となる．したがって，前葉と大脳視床下部との間には直接神経性の連絡がない．この両者は，視床下部，間脳底部の神経性下垂体中央隆起付近の毛細血管が下垂体茎を経て前葉に達し，再び毛細血管網となる視床下部・下垂体門脈系 hypothalamo-hypophysial portal system によって連絡されている．したがって，視床下部で生成される種々の物質は，この門脈系を経て前葉に運ばれ分泌細胞を刺激しホルモンの分泌調節を司っている．一方，後葉と視床下部との間は，視床下部の神経細胞内で産生されたホルモンがコロイド状の小滴となって，視索上核下垂路などの神経線維内を通り後葉に運ばれ貯蔵されている．これが必要に応じて放出されるわけで，これを神経分泌 neurosecretion といっている．

2. 下垂体前葉ホルモン

下垂体前葉には，酸好性細胞 acidophile cell（α-細胞）と好塩基性細胞 basophile cell（β-細胞）の2種の好色素性細胞 chromophile cell および嫌色素性細胞 chromophobe cell が存在する．なお，この嫌色素性細胞については分泌活動が休止している状態，あるいは急速な分泌によって顆粒がなくなった状態とも考えられている．さて，好酸性細胞からは，成長ホルモン(GH)，プロラクチン prolactin，黄体刺激ホルモン（LTH），および副腎皮質刺激ホルモン（ACTH）などのポリペプチドホルモンが分泌される．好塩基性細胞からは甲状腺刺激ホルモン（TSH），性腺刺激ホルモン（GTH，すなわち FSH と LH）など糖蛋白質性のホルモンが分泌されている．なお，ACTH の分泌細胞についてはまだ議論がある．

a. 成長ホルモン growth hormone (GH)

ヒト成長ホルモン human growth hormone (hGH) はアミノ酸 190 個からなり，S-S 結合 2 個をもった分子量約 21,500 の蛋白質である．他の蛋白性ホルモンと同様に，動物の種類によって分子構造が異なっている．ウシ約 45,000，ヒツジで約 47,000，サル約 25,000 といわれ，その作用も種属特異性 species specificity があり，他の動物の GH はその効果がない．

1）**生理作用**：GH はからだの発育，成長を促す作用がある．すなわち，同種の GH を投与すると体重の増加がみられ，若い動物の下垂体前葉を摘出すると成長が停止する．

(1) 蛋白代謝に対する作用：ヒトのからだの長軸への成長は，主として蛋白同化促進作用によるものといわれる．GH はアミノ酸の細胞内取り込みを促進し，骨格筋その他の蛋白合成を促す．その結果，血中アミノ酸の減少，尿中 N 排泄の低下がみられ，N-平衡 nitrogen balance が（+）となる．

(2) 骨の生長：GH は骨端軟骨部の軟骨細胞を増殖させ軟骨形成 chondrogenesis を促進する．したがって骨の長軸の発育が促進され身長が高くなり，手足が長くなる．成人して骨端が閉鎖されてから異常な GH の分泌が起こると末端肥大症 acromegaly の原因となる．GH の投与により血中無機リンの増加，アルカリホスファターゼの増加，尿中カルシウム排出量の減少がみられる．また，^{35}S の実験では骨への取り込みの増加をみる．これらの効果は，必ずしも GH の直接作用とはいえず，少なくもその一部は，GH が肝臓あるいは腎臓でつくられる硫酸塩付加因子 sulfation factor，チミジン因子 thymidin factor とも呼ばれる分子量約 7,000 のソマトメジン somatomedin の分泌を刺激し，この作用によって DNA 合成，S の軟骨取り込み，蛋白同化促進などの作用を発揮するものと考えられている．

(3) 糖代謝に対する作用：Houssay dog（膵および下垂体摘出犬，1930）では単なる膵摘出犬よりも糖尿病症状が軽減するところから，下垂体前葉抽出液には血糖上昇作用があり，これを糖尿性因子 diabetogenic factor とも呼んでいる．すなわち，GH を投与すると血糖上昇がみられる．GH は肝臓のブドウ糖放出量を増加させ，インスリン低血糖作用に対して拮抗的に作用する．また，心筋骨格筋グリコゲンを保持させるところから glycostatic substance, glycotrophic substance とも呼ばれている．しかしこれらの作用は GH による全身の組織細胞に対する糖消費の抑制と，ACTH による副腎皮質ホルモンの糖新生作用の促進との協調作用によるものと考えられている．

図172　下垂体前葉および中葉ホルモンの分泌調節機序

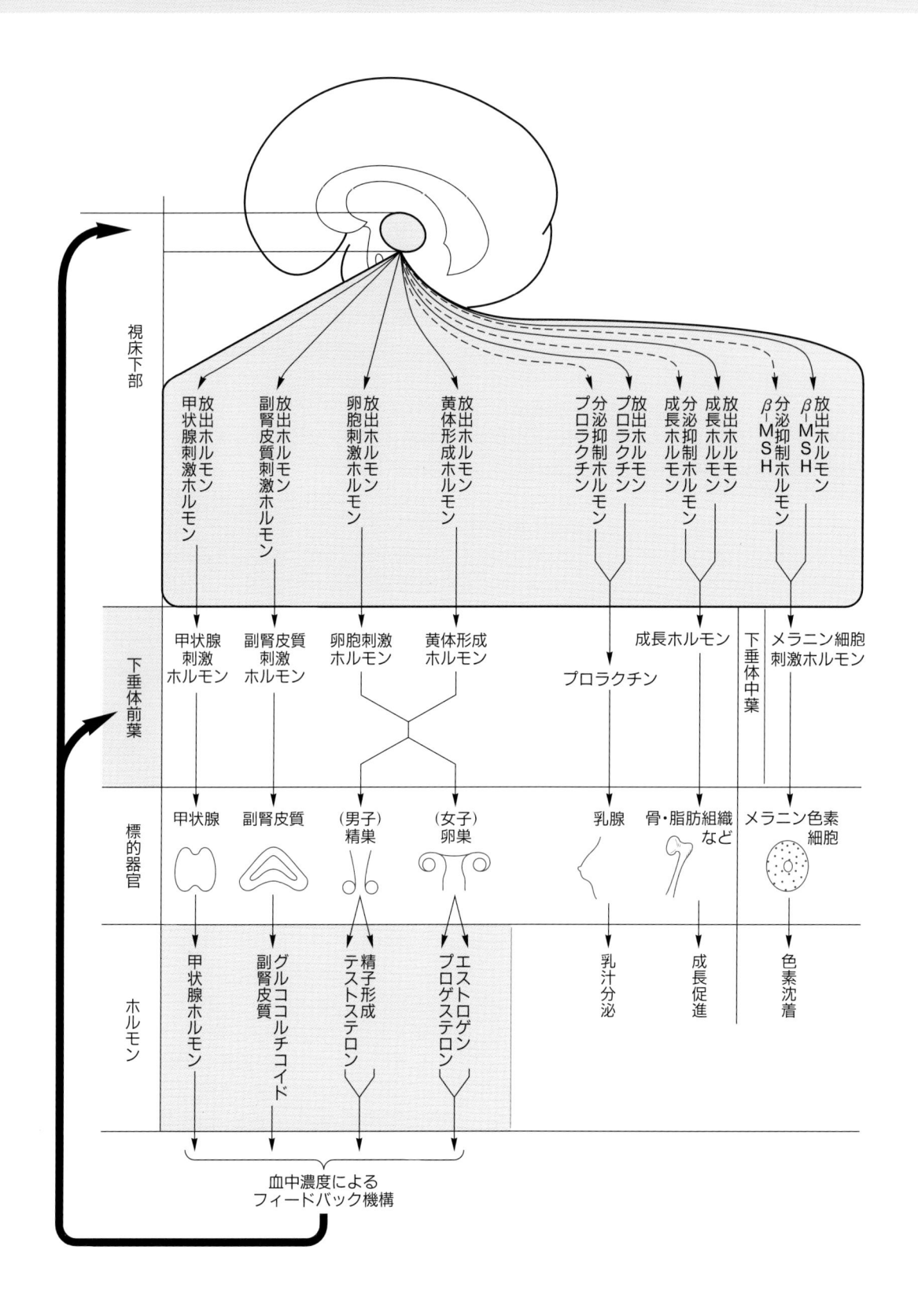

視床下部	放出ホルモン 甲状腺刺激ホルモン	放出ホルモン 副腎皮質刺激ホルモン	放出ホルモン 卵胞刺激ホルモン	放出ホルモン 黄体形成ホルモン	放出ホルモン プロラクチン	分泌抑制ホルモン プロラクチン	放出ホルモン 成長ホルモン	分泌抑制ホルモン 成長ホルモン	放出ホルモン β-MSH	分泌抑制ホルモン β-MSH
下垂体前葉	甲状腺刺激ホルモン	副腎皮質刺激ホルモン	卵胞刺激ホルモン	黄体形成ホルモン		プロラクチン		成長ホルモン	下垂体中葉	メラニン細胞刺激ホルモン
標的器官	甲状腺	副腎皮質	(男子)精巣	(女子)卵巣		乳腺		骨・脂肪組織など		メラニン色素細胞
ホルモン	甲状腺ホルモン	グルココルチコイド	精子形成 テストステロン	エストロゲン プロゲステロン		乳汁分泌		成長促進		色素沈着

血中濃度によるフィードバック機構

(4) 脂質代謝に対する作用：GH は脂肪組織に作用して，血中遊離脂肪酸を増量させ，肝臓および末梢組織の脂肪沈着を増強させる．血中遊離脂肪酸の増加はケトン体の生成を促進し，血中，尿中ケトン体の増量をみる．いわゆる ketogenic factor, fat mobilizing factor である．

2）分泌調節：GH は多くの刺激によって分泌の促進あるいは抑制されることが報告されている．しかし，主として間脳視床下部の GH 放出因子 growth hormone releasing factor (GRF) とソマトスタチン somatostatin, growth hormone release inhibiting factor (GRIF) を介する刺激により分泌が調節されていると考えられている．

b. 甲状腺刺激ホルモン thyroid stimulating hormone (TSH), thyrotropin

TSH は下垂体前葉の好塩基性細胞から分泌されるアミノ酸 200〜300 個からなる分子量約 26,000〜30,000 の糖蛋白体である．TSH には甲状腺上皮細胞を増殖肥大させ甲状腺の分泌機能を高める作用がある．また，TSH の投与によって甲状腺における I の選択的取り込み，無機 I の有機化促進，サイログロブリンの水解促進，甲状腺の糖代謝促進，甲状腺内の cyclic AMP の増加などがみられ，甲状腺ホルモンの生合成・分泌が促進される．TSH の分泌は視床下部の甲状腺刺激ホルモン放出因子 thyrotropin releasing factor (TRF) および血中甲状腺ホルモンの量によるフィードバック機構によって調節されている．

c. 副腎皮質刺激ホルモン adrenocorticotrophic hormone (ACTH), corticotropin

ACTH は下垂体前葉の好塩基性細胞から分泌される 39 個のアミノ酸からなる分子量約 4,500 のポリペプチドである．動物の種類によって 24 番目以下のアミノ酸配列が異なっているが，活性部位は 6〜10 番目と考えられ，15〜18 番目に副腎皮質の受容体と結合する部位がある．ACTH を投与すると副腎皮質ことに網状層と束状層の増大がみられ，主に糖質コルチコイドの生成分泌を促進する作用がある．すなわち，ACTH は副腎皮質を刺激して，正常構造を維持するとともに皮質ステロイドの産生促進，アスコルビン酸，コレステロールの減少をきたす．なお，その他の生理作用として，脂肪組織からの遊離脂肪酸の動員，血中好酸球の減少，尿素生成の促進，および ACTH のアミノ酸配列中に下垂体中葉の MSH と同じ構造をもっているためにメラニン細胞の刺激作用などがある．また，副腎皮質ホルモン分泌による 2 次的作用として糖・蛋白代謝に対しても影響を与えている．ACTH の分泌は，視床下部の副腎皮質刺激ホルモン放出因子 corticotropin releasing factor (CRF) および血中副腎皮質ホルモンの量によるフィードバック機構によって調節されている．ACTH の副腎皮質刺激の機序は cyclic AMP を介するホスフォリラーゼ活性の上昇によるものと考えられている．

d. 性腺刺激ホルモン gonadotrophic hormone

これには卵胞刺激ホルモン follicle stimulating hormone (FSH)（男性では精子形成ホルモン spermatogenic hormone）と，黄体形成(化)ホルモン luteinizing hormone (LH)（男性では間質細胞刺激ホルモン interstitial cell stimulating hormone, ICSH) がある．両者は幼児期，小児期の下垂体にはほとんど含まれず思春期に急激に増加する．更年期にも両者の分泌増加があるともいわれるが，FSH のみ増加し，LH には変化がないという報告が多い．

(1) FSH：FSH は卵巣の原始的な卵胞を刺激して，その成熟を促進させる．その結果，卵胞ホルモン（エストロゲン estrogen）分泌を促進させる．LH が共存するとその作用が増強される．未成熟な雌の動物に FSH を投与すると卵巣の重量増加，卵胞の発育がみられる．しかしエストロゲン分泌はみられず，LH を共に投与するとエストロゲン分泌がみられ，子宮の発育，発情現象などがみられる．

男性では精巣の間質細胞 Leydig's cell を刺激して精子成熟，精細管の発育を促進する．その分泌は間脳視床下部の卵胞刺激ホルモン放出因子 follicle stimulating hormone releasing factor (FSH-RF) の調節を受けている．

(2) LH：LH は成熟した卵胞に作用して排卵を起こさせ，その後に黄体を形成させる作用がある．その結果，黄体ホルモン（プロゲステロン progesterone）の分泌が促進される．この場合にも FSH の共存が必要である．男性では Leydig's cell を刺激して男性ホルモン（アンドロゲン androgen）の分泌を促し，2 次的に精巣や前立腺の発育がみられる．その分泌は間脳視床下部の黄体形成ホルモン放出因子 luteinizing hormone releasing factor (LH-RF) の調節を受ける．

(3) プロラクチン prolactin (PRL)，黄体刺激ホルモン luteotrophic hormone (LTH)，乳腺刺激ホルモン lactogenic hormone：ヒト，ヒツジ，ブタの PRL は 198 個のアミノ酸からなる分子量約 2,300，3 個の S-S 結合を有するポリペプチドで動物によりその構造が少し異なっている．PRL は成熟した乳腺に作用して乳汁の分泌を促す作用がある．また，卵巣に形成された黄体を刺激して黄体ホルモンの分泌も促進する．一方，FSH の分泌を抑制し排卵を抑制するといわれる．妊娠中は大量のプロゲステロン分泌

図173 下垂体後葉ホルモン

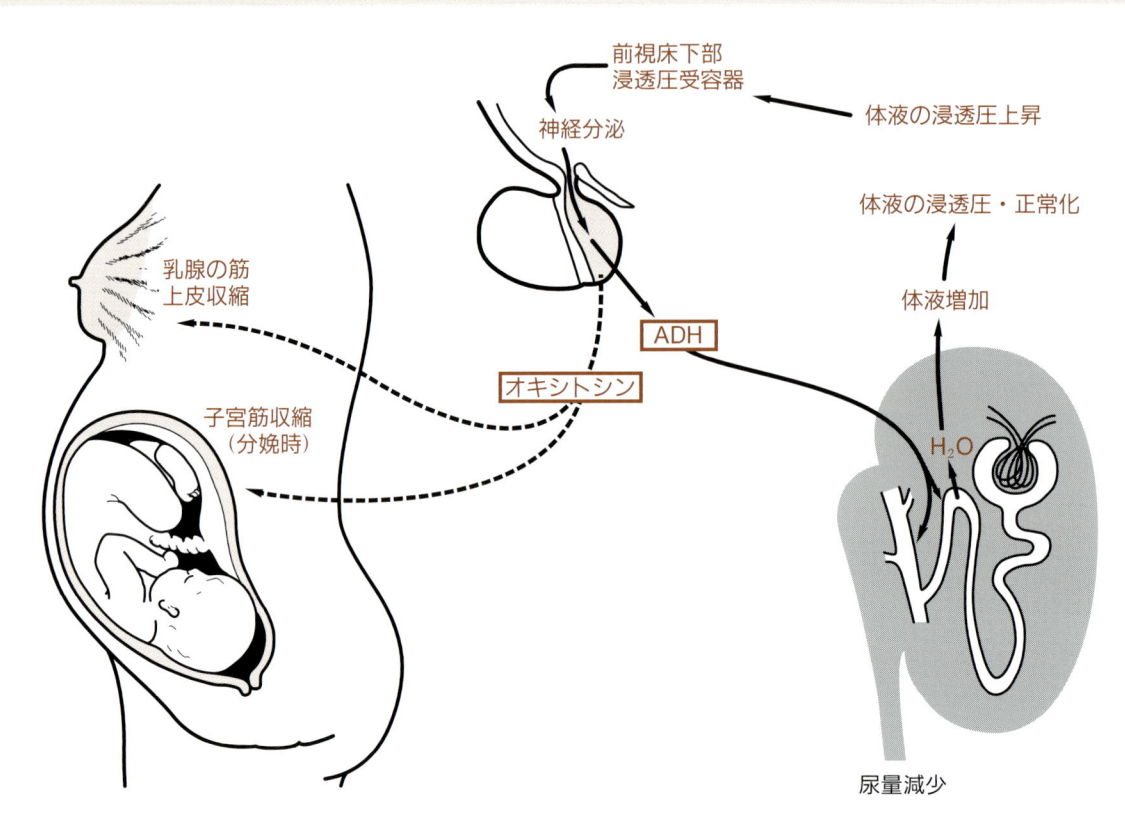

によってPRLの分泌が抑えられ，分娩によってプロゲステロンの分泌が急激に減少するとPRLの分泌が増加して乳汁が分泌される．通常のPRLの分泌は視床下部の黄体刺激ホルモン（プロラクチン）放出抑制因子PRL inhibiting factorによって抑制されており，これが減少すると分泌が起こると考えられている．男性におけるPRLの役割については不明である．

3. 下垂体中葉ホルモン

魚類，両生類，爬虫類などは，その周囲の明暗によって皮膚の色を変えることのできるものがいる．これは皮膚にメラニン顆粒を含む黒色素胞melanophoreと，光反射性の小板を含むイリドフォールiridophoreという細胞があるためである．このメラニン顆粒が細胞内に拡散し，反射性小板が凝集すると色が黒くなる．この変化は下垂体，ことに中葉を摘出するとみられなくなる．哺乳類や鳥類ではこのような色素細胞をもっていない．しかし，メラニン色素顆粒を有するメラニン細胞があり，下垂体中葉からこの色素顆粒を細胞内に拡散させる働きがあるメラニン細胞刺激ホルモンmelanocyte stimulating hormone（MSH）が分泌されている．MSHにはα-MSH，β-MSHの2種があ

り，いずれもポリペプチドホルモンで，動物によってアミノ酸の配列，数が異なっている．ヒトでは22個のアミノ酸が直線状に配列した分子量2,734のβ-MSHが多い．ACTHのアミノ酸構成中にα-MSHとは13個，β-MSHとは7個の同じ系列があるので，ACTHにもわずかながらMSHと同様の作用がある．MSHの分泌調節として，視床下部にMSH放出因子MSH releasing factor（MRF）およびMSH放出抑制因子MSH releasing inhibitory factor（MIF）があるといわれる．

その生理作用は，MSHの血中濃度が高くなるとアジソン病のように色素沈着を起こし，下垂体機能低下になると皮膚の色が蒼白になるなどのことから，メラニン細胞に色素沈着をきたさせることは確かである．しかし，ヒトのメラニン細胞にはメラニン顆粒を移動させる黒色素胞がみられないこと，また，白人，黒人でβ-MSHの量的差異のみられないこと，血中濃度が正常でも色素沈着をきたすことなどから，真の生理作用については不明の点が多い．

4. 下垂体後葉ホルモン

下垂体後葉は，本来中枢神経系の一部であり，神経性下垂体neurohypophysisとも呼ばれている．組織学的には神

経細胞体は認められず，神経細胞の突起である神経線維とその終末および神経膠細胞 neuroglia cell が存在する．2種の無髄神経線維があり，その大部分は神経線椎内に神経分泌類粒を含む分泌神経線維で，ほかに自律神経線維に属する血管運動神経がある．分泌神経線維は，間脳の特定部位に存在する神経細胞の突起であり，その細胞内で産生された神経性のホルモン分泌類粒が神経線維内を移動して後葉に達し貯蔵されるものと考えられている．この現象を，神経分泌 neurosecretion という．後葉ホルモンを産生する神経細胞群は，間脳視床下部の主として視索上核 supraoptic nucleus で抗利尿ホルモン（バゾプレシン）を，室旁核 paraventricular nucleus でオキシトシン oxytocin を産生しているといわれる．なお，神経膠細胞は一般に後葉細胞 pituicyte と呼ばれるもので，多くの脂質球を含んでいる．

a. 抗利尿ホルモン antidiuretic hormone（ADH） バゾプレッシン vasopressin

ADH はアミノ酸8個とグリシンアミドからなる分子量約1,084のペプチドである．ヒトおよび大部分の動物のADH は8番目のアミノ酸がアルギニンである（アルギニンバゾプレッシン）．しかし，ブタ，カバではリジンとなっている（リジンバゾプレッシン）．また，オキシトシンとも第2，8位のアミノ酸が異なるだけである．

生物学的活性としては抗利尿作用，血圧上昇作用，ACTH の分泌およびその作用促進，血糖上昇，子宮収縮，射乳，冠動脈収縮，腸管収縮などが報告されている．

（1） **抗利尿作用**：腎臓の遠位曲尿細管および集合管の上皮細胞に作用して，水の再吸収を促進させる．腎糸球体の濾過には関係しない．したがって，ADH の減少は大量の尿を生成し尿崩症 diabetes insipidus となる．その作用機序は，一般に cyclic AMP（後述）に関係すると考えられているが一定していない．

（2） **血圧上昇作用**：生理的な量ではほとんどみられないが，出血などで著明な血圧下降をきたした場合などに大量投与すると，全身の細動脈，毛細血管を収縮させ，血圧を上昇させる．冠状動脈にも作用するが，脳，腎臓の血管には作用しない．

（3） **ADH の分泌調節**：神経性に調節される．体液浸透圧の上昇を間脳視床下部にある浸透圧受容器が感受すると後葉から神経分泌によって ADH を分泌させる．ADH 分泌閾値は，血漿浸透圧にして 289 ± 3.6 mO$_2$m/kgH$_2$O（正常値は約300 mO$_2$m/kgH$_2$O）といわれている．一方，細胞外液の増減を胸郭内，おそらく左心房にある伸展受容器が感受し，それが増加すれば ADH 分泌を抑制し，それが減少すれば ADH 分泌を促進させるものと考えられている．なお，腎臓の神経および腹部交感神経を切断しておいても，情動刺激によって利尿が抑制されるところから大脳皮質からの刺激によって ADH 分泌の起こることが想定されている．

b. オキシトシン oxytocin

オキシトシンはアミノ酸8個とグリシンアミドからなる分子量約1,007のペプチドである．オキシトシンとは分娩を促進するという意味をもっている．その生物学的活性は，子宮収縮作用，乳汁射出作用（射乳），鳥類の血圧下降，腎臓における Na 排泄促進，血中 FFA の低下，脂肪の合成促進，インスリンの分泌促進作用，ADH 様作用などである．

（1） **子宮筋の収縮**：子宮筋に直接作用して，子宮にみられる自発性収縮発生の頻度と収縮の強さを増強させる．この作用はエストロゲンの存在が必要である．プロゲステロンは逆にその感受性を低下させる．したがって未成熟の子宮，卵巣機能低下，非妊娠子宮にはほとんど作用しない．ヒトでは妊娠32週以後きわめて敏感になるといわれる．

（2） **オキシトシンの分泌調節**：オキシトシンの分泌は，いわゆる神経内分泌反射 neuroendocrine reflex によるといわれる．すなわち，授乳に際し，子どもが乳房を吸うとその触刺激が脊髄を通って視床下部に達し，後葉よりオキシトシンの分泌を促すのである．分娩に際しても胎児が産道に進入し，その周囲を圧迫すると反射的にオキシトシンの分泌が起こる．性交でも同様の現象がみられる．また，機械的な直接刺激でなくても，条件付けされている刺激ならば条件反射による分泌が起こると考えられている．なお，不安，恐怖などによりこの分泌が抑制される．

5. 下垂体ホルモンの異常

上述のように，下垂体からは多くのホルモンが分泌されている．しかし，わずか0.6〜0.7gの小さな内分泌臓器であり，一般にその中の1つだけのホルモンの分泌障害よりも，程度の差はあるが，すべての前葉ホルモンの分泌が障害されていることが多い．この場合，汎下垂体機能低下症といい，そのホルモンによる欠落症状と，その原因疾患による症状が現れてくることになる．成人で前葉の機能が失われると物質代謝が全面的に侵されて，やせ衰え，消耗状態となり，いわゆる Simmonds 病となる．

図174 ホルモンの分泌とその異常(1)

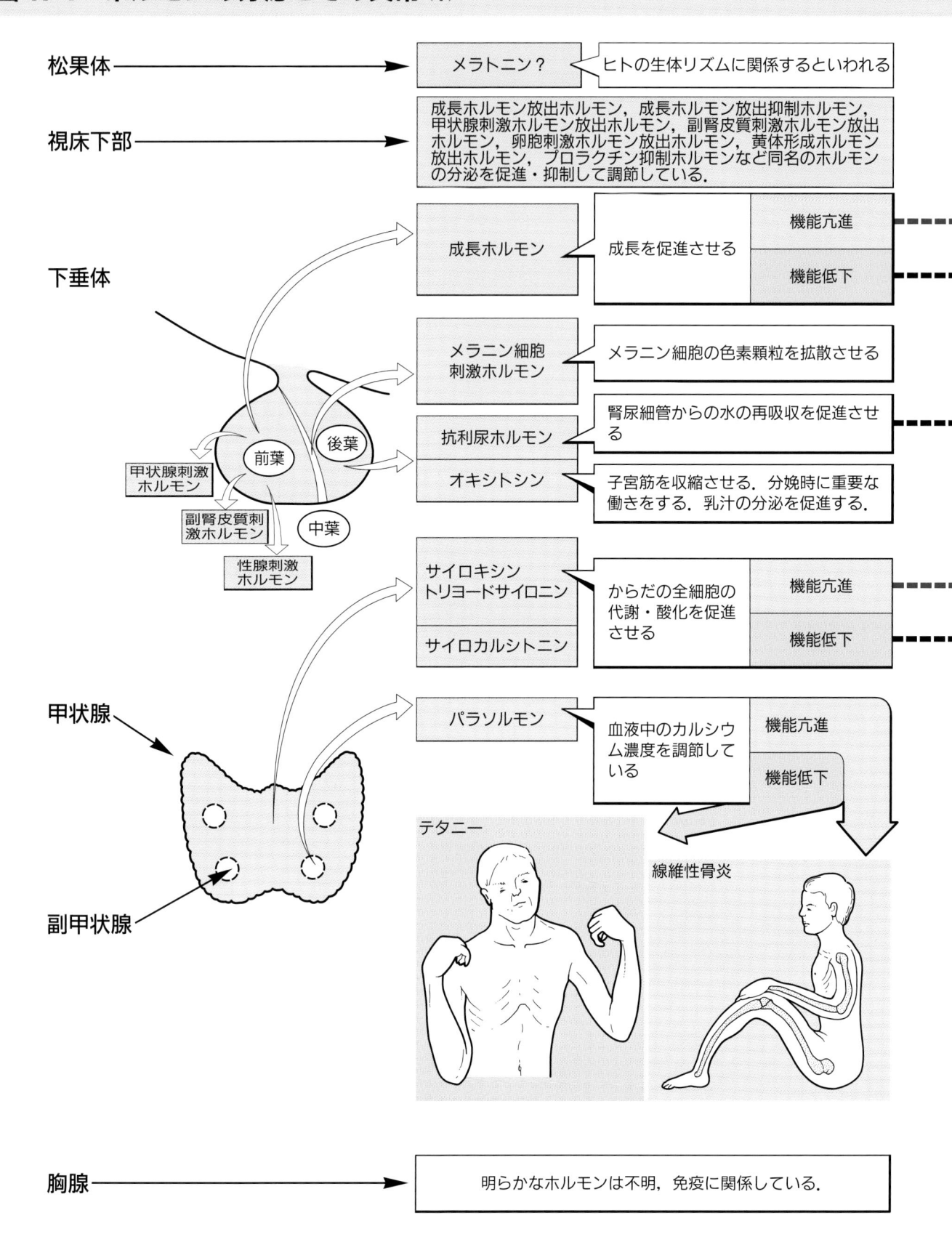

松果体 → メラトニン？ — ヒトの生体リズムに関係するといわれる

視床下部 → 成長ホルモン放出ホルモン，成長ホルモン放出抑制ホルモン，甲状腺刺激ホルモン放出ホルモン，副腎皮質刺激ホルモン放出ホルモン，卵胞刺激ホルモン放出ホルモン，黄体形成ホルモン放出ホルモン，プロラクチン抑制ホルモンなど同名のホルモンの分泌を促進・抑制して調節している．

下垂体
- 前葉／後葉／中葉
- 甲状腺刺激ホルモン
- 副腎皮質刺激ホルモン
- 性腺刺激ホルモン

- 成長ホルモン — 成長を促進させる — 機能亢進／機能低下
- メラニン細胞刺激ホルモン — メラニン細胞の色素顆粒を拡散させる
- 抗利尿ホルモン — 腎尿細管からの水の再吸収を促進させる
- オキシトシン — 子宮筋を収縮させる．分娩時に重要な働きをする．乳汁の分泌を促進する．

甲状腺
- サイロキシン／トリヨードサイロニン — からだの全細胞の代謝・酸化を促進させる — 機能亢進／機能低下
- サイロカルシトニン

副甲状腺
- パラソルモン — 血液中のカルシウム濃度を調節している — 機能亢進／機能低下

テタニー

線維性骨炎

胸腺 → 明らかなホルモンは不明，免疫に関係している．

349

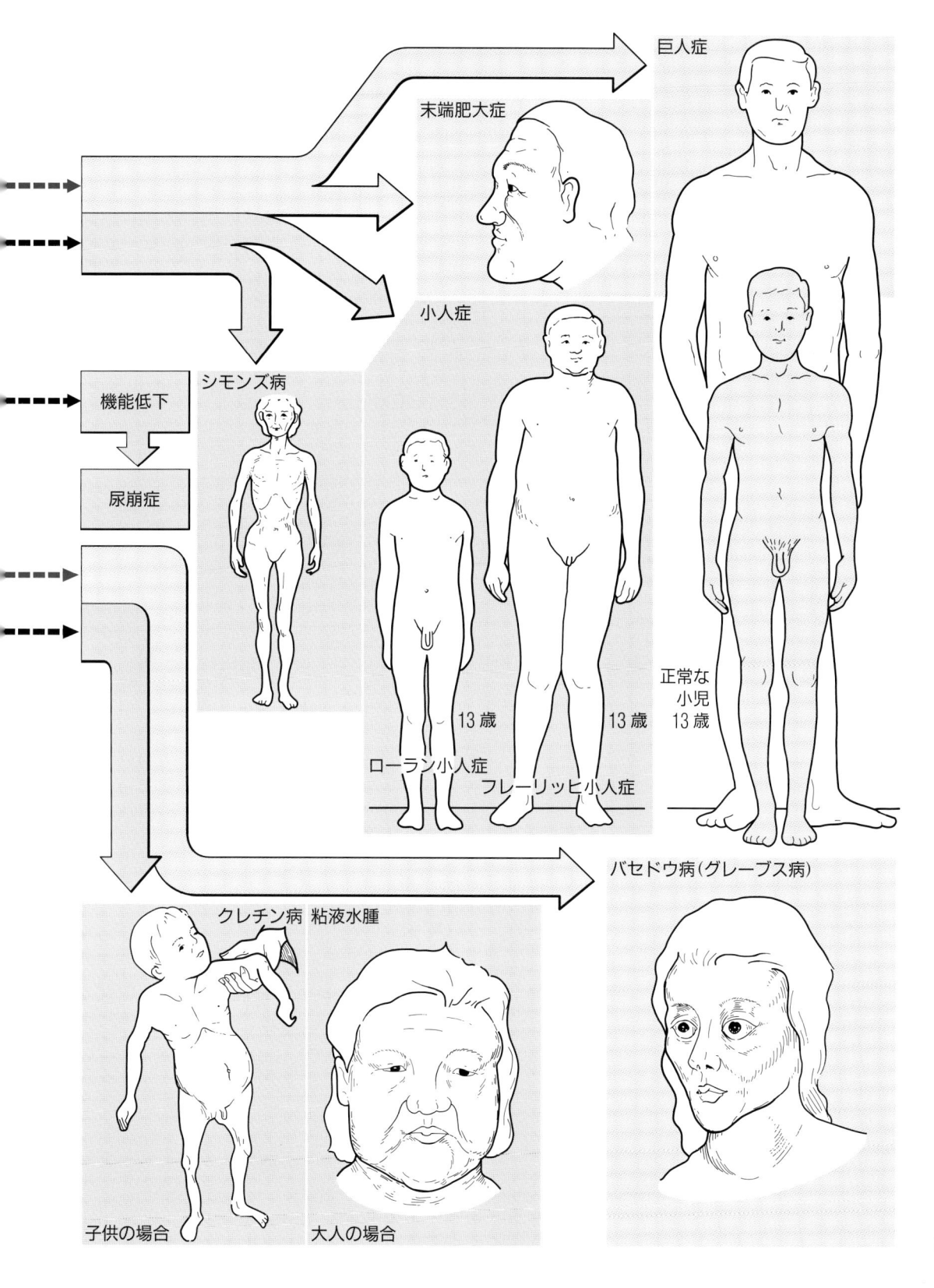

巨人症

末端肥大症

小人症

機能低下

尿崩症

シモンズ病

ローラン小人症　フレーリッヒ小人症　13歳　13歳

正常な小児 13歳

バセドウ病（グレーブス病）

クレチン病　粘液水腫

子供の場合　大人の場合

(McNaght ら　改変)

図175 ホルモンの分泌とその異常(2)

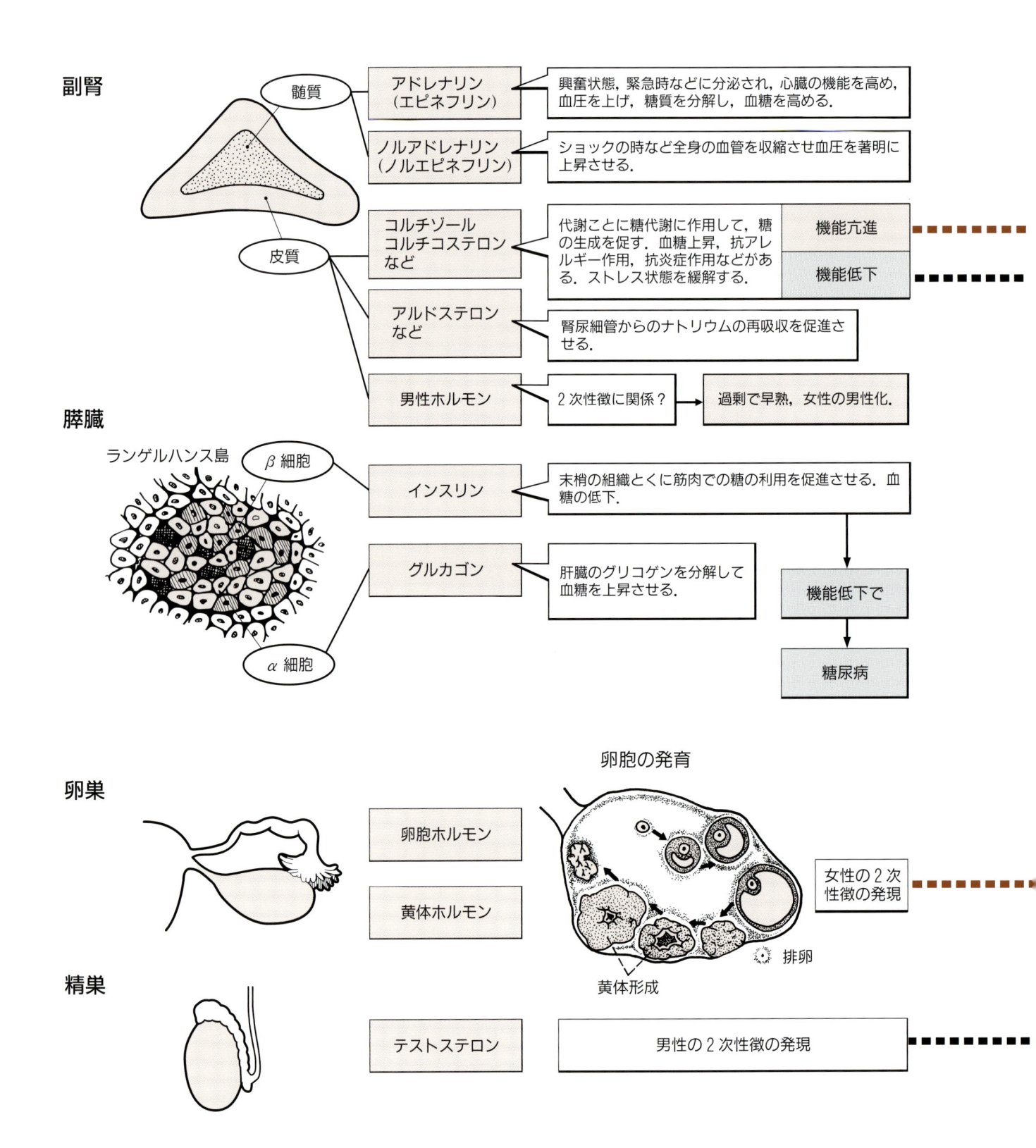

副腎

- 髄質
  - アドレナリン（エピネフリン）: 興奮状態、緊急時などに分泌され、心臓の機能を高め、血圧を上げ、糖質を分解し、血糖を高める.
  - ノルアドレナリン（ノルエピネフリン）: ショックの時など全身の血管を収縮させ血圧を著明に上昇させる.
- 皮質
  - コルチゾール、コルチコステロンなど: 代謝ことに糖代謝に作用して、糖の生成を促す. 血糖上昇、抗アレルギー作用、抗炎症作用などがある. ストレス状態を緩解する. → 機能亢進 / 機能低下
  - アルドステロンなど: 腎尿細管からのナトリウムの再吸収を促進させる.
  - 男性ホルモン: 2次性徴に関係？ → 過剰で早熟、女性の男性化.

膵臓

ランゲルハンス島（β細胞、α細胞）

- インスリン（β細胞）: 末梢の組織とくに筋肉での糖の利用を促進させる. 血糖の低下.
- グルカゴン（α細胞）: 肝臓のグリコーゲンを分解して血糖を上昇させる.

→ 機能低下で → 糖尿病

卵巣

卵胞の発育

- 卵胞ホルモン
- 黄体ホルモン

→ 女性の2次性徴の発現

排卵、黄体形成

精巣

- テストステロン: 男性の2次性徴の発現

クッシング症候群

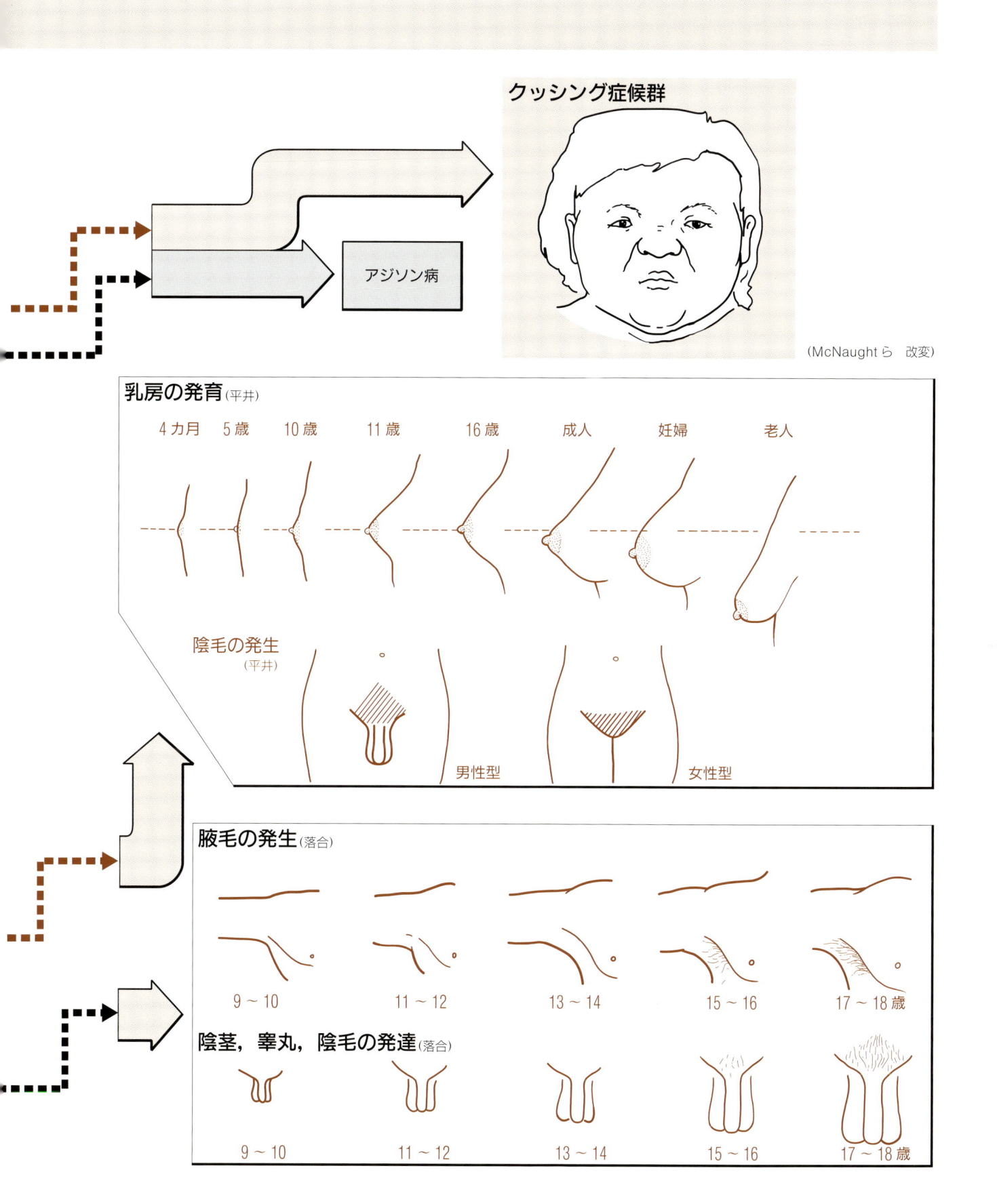

アジソン病

(McNaught ら 改変)

乳房の発育 (平井)

4カ月　5歳　10歳　11歳　16歳　成人　妊婦　老人

陰毛の発生 (平井)

男性型　女性型

腋毛の発生 (落合)

9〜10　11〜12　13〜14　15〜16　17〜18歳

陰茎，睾丸，陰毛の発達 (落合)

9〜10　11〜12　13〜14　15〜16　17〜18歳

図176 cyclic AMP

cyclic AMP の生成

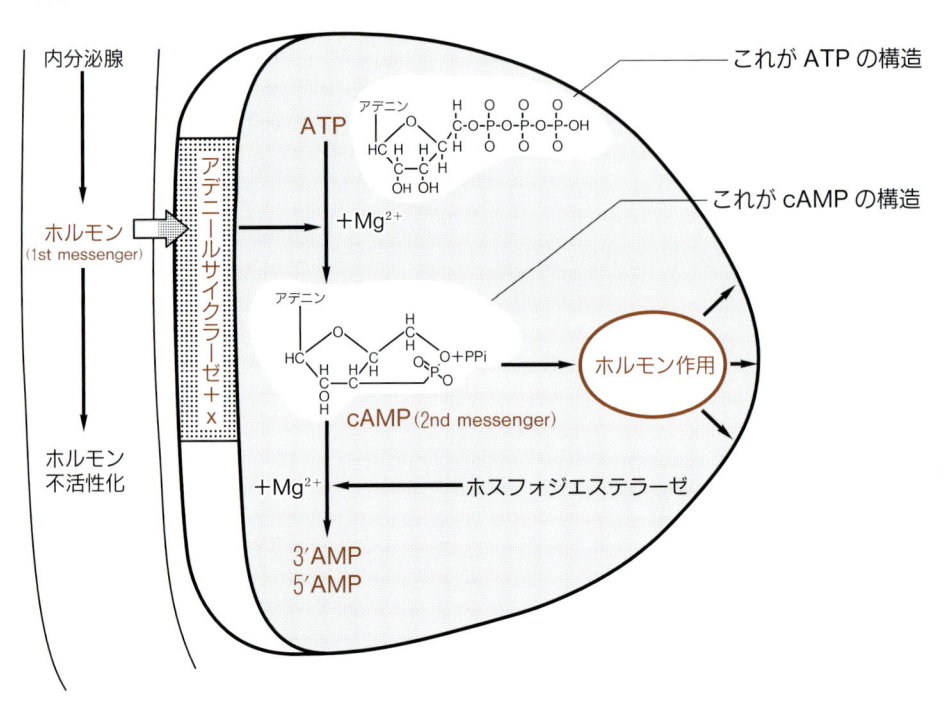

- 内分泌腺
- ホルモン (1st messenger)
- ホルモン不活性化
- アデニールサイクラーゼ + x
- ATP + Mg^{2+}
- これが ATP の構造
- cAMP (2nd messenger) + PPi
- これが cAMP の構造
- ホルモン作用
- + Mg^{2+} ← ホスフォジエステラーゼ
- 3'AMP
- 5'AMP

cyclic AMP の生理作用

cyclic AMP の作用 (Robinson ら)

酵素および代謝に対する作用	活性量, 速度の変化
ホスフォリラーゼ	増加
グリコゲンシンテターゼ	減少
ホスフォフルクトキナーゼ	増加
フルクトース-1,6-ジホスファターゼ	減少
チロジンアミノトランスフェラーゼ	増加
ステロイド産生	増加
脂肪分解	増加
ブドウ糖の酸化	増加
糖新生	増加
尿素の産生	増加
ケトン体生成	増加
アミノ酸→肝蛋白	増加
酢酸→肝脂肪酸	減少
糖質分解酵素の放出	減少
インスリンの分泌	増加
膜透過性	増加
メラニン色素顆粒の拡散	増加
HCl の分泌	増加
DPNH 移動	増加
ポリソームから蛋白の放出	増加

cyclic AMP の関与するホルモンと作用 (Butcher, 垣内ら)

組織（標的器官）	ホルモン	効果
脂肪組織	カテコールアミン グルカゴン ACTH, TSH, LH インスリン(−) プロスタグランジン(−)	脂肪分解の促進
副腎皮質	ACTH	ステロイドホルモン産生増加
黄体	LH	ステロイドホルモン産生増加
卵巣	LH	ステロイドホルモン産生増加
精巣	ICSH(LH)	ステロイドホルモン産生増加
子宮	カテコールアミン	弛緩
心臓	カテコールアミン グルカゴン	イノトロピック効果（＋）
肝臓	カテコールアミン グルカゴン インスリン(−)	糖新生増加 K^+ の放出，尿素の産生
皮膚（カエル）	α-MSH α-アドレナージックス(−) メラトニン(−)	メラニン色素顆粒の拡散
膀胱（ヒキガエル）	バゾプレッシン	水，イオンの移動
腎臓	バゾプレッシン, PGE	水，イオンの移動
腎臓, 骨	上皮小体ホルモン	血清 Ca の増加
耳下腺	アドレナリン	アミラーゼ分泌増加
膵臓	グルカゴン α-アドレナージックス(−)	インスリン分泌増加
血小板	プロスタグランジン グルカゴン α-アドレナージックス(−) セロトニン	血液凝固の減少

11 cyclic AMP

1. cyclic AMP（adenosin-3′,5′-monophosphate, AMP）とは

1950年初め，アドレナリン，グルカゴンの作用機序を追究していたSutherlandらが，これらのホルモンによる血糖上昇作用は肝グリコゲンの分解によるものであること，また，このグリコゲン分解は細胞内ホスホリラーゼの活性が増大するためであることを発見し，その活性化を促進させる物質がcyclic AMP（cAMP）であることを確認した．すなわち，cAMPはこれらのホルモンの重要な作用伝達因子であり，これによってホルモンの生理作用が発揮されるという概念が生まれたのである．

2. cyclic AMP の生合成と分解

cAMPは細胞内で，図176上のような反応によって生成，分解されている．この生成に関与するアデニールサイクラーゼadenylcyclaseは，細胞の主として原形質膜（細胞膜）の顆粒分画に存在すると考えられている．一方，その分解に関与するホスフォジエステラーゼphosphodiesteraseは細胞の顆粒および可溶分画のいずれにも存在する．

さて，cAMPが種々のホルモンの重要な作用伝達因子とするならば，この生合成，分解に関与し，細胞内cyclic AMPの濃度を規定しているアデニールサイクラーゼとホスフォジエステラーゼの平衡が重要な問題で，この両者に影響を与える物質が問題となってくる．すなわち，この両者を刺激あるいは抑制する物質およびそれによるcAMPの生成量などによって，種々のホルモンのそれぞれ異なった独自の生理作用が発揮されると考えられるのである．

3. ホルモンの作用機序と cyclic AMP

現在，cAMPをホルモンの2nd messengerと考え，その分子レベルのモデルとしてアデニールサイクラーゼをホルモン受容器hormone receptorとする考えがある．すなわち，p.354下図に示すように細胞膜内にアデニールサイクラーゼ複合体の存在を仮定し，まずホルモンの種類と量を感知する調節単位regulatory subunitが働き，これによって制御され触媒作用を発揮する機構catalytic subunitが作動してATP→cAMPへの反応を促進するというのである．また，この複合体に対してカテコールアミンの作動機構のような，β receptor的概念を取り入れた考えもあ

る．すなわち，賦活性と抑制性の2つのregulator subunitが1つのcatalytic subunitを共有しているという考えである．この考え方はカテコールアミンが肝，脳，骨格筋，心筋，脂肪などでcAMP生成を促進するが，血小板，膵などではむしろ抑制的に働いていることなどを説明するのに都合がよい．

しかし，同一組織に多くのホルモンが作用している場合，たとえば肝臓，脂肪組織にグルカゴンあるいはアドレナリンが作用すると，グリコゲンの分解により血糖値の増加がみられる．しかしインスリンでは逆に血糖値の低下をきたさせる．すなわち，cAMPの作用は前者で促進され，後者では抑制されることになる．このことはcAMPの作用機構としていくつかの独立した機構も考える必要のあること，あるいは全く別の機構を考えなければならないことを示唆している．しかし，cAMPがこれらのホルモン作用の動的平衡に少しでも役立っているならば，cAMP生成を調節するアデニールサイクラーゼ系の意義はきわめて大きいことになる．少くも現時点ではcAMPが細胞内で2nd messengerとして働き，種々の酵素系に順次作用して，各種ホルモン特有の生理作用を発揮させていることが考えられている．

なお，近年，cAMPばかりでなくcGMP（グアニンモノホスフェート），cIMP（イノシンモノホスフェート）なども2nd messengerとして考えられるようになってきている．

4. ホルモン作用発揮の機構における cyclic AMP の役割

さて，前述のようにcAMPを介して，その作用を発揮すると思われるホルモンは数多く存在し，その細胞内酵素に対する作用も非常に多岐にわたっている．したがって，cAMPを介するあるホルモンの特有な生理作用発揮については，図176下のように多くの説がある．

現在，ほとんど確立されたと思われる糖代謝に対するcAMPの作用機構をあげると次のとおりである．すなわち，細胞内で増量したcAMPが，一方でcAMP依存性のプロテインキナーゼであるホスホリラーゼbキナーゼキナーゼを活性化し，ATPの存在下でさらにホスホリラーゼbキナーゼを活性化する．これがやはりATPの存在下でさらにホスホリラーゼの活性を高めることによってグリコゲンの分解を促進し血糖を上昇させ，現象として解糖が促進される．

一方，他のcAMP依存性のプロテインキナーゼを活性化し，ATPの存在下でグリコゲンシンテターゼキナーゼの

活性を高め，G-6-P 依存性グリコゲンシンテターゼの増量をきたさせる．これによって G-6-P → G-1-P → UDPG → グリコゲンへの過程が促進され，グリコゲンの増量をきたす．すなわち，cAMP はホスフォリラーゼとグリコゲンシンテターゼの双方に作用し，グリコゲン G-6-P の動的平衡を保っていることになる．

なお，脂質代謝に対しても cAMP は，特に絶食状態における脂肪組織のリパーゼ活性を高める作用が報告されている．また蛋白代謝に対しても分子レベルでヒストンキナーゼの活性を高め蛋白合成的に働くといわれている．

以上の考え方からホルモンの作用機構としての cAMP の役割を考えるならば，細胞内における異なった3つの段階を経てホルモン作用が発揮されると考える方が，よりその生理作用の多様性を理解することができよう．

すなわち，まずあるホルモンが細胞膜の受容器に作用し，アデニールサイクラーゼを増量させる．この段階でも前述のように賦活性と抑制性の regulatory subunit と catalytic subunit の組み合わせによってそれぞれ異なった作用が発揮される．次に細胞内で増量した cAMP が，それぞれ異なった cAMP 受容器（結合蛋白）と結合し，その作用を発揮する場合には下図のようなことが考えられる．① これが直ちに標的器官の代謝系に作用して，その作用を発揮あるいは抑制させる．② cAMP と結合した受容器がそれぞれ異なったプロテインキナーゼを活性化し，これが標的器官の代謝を調節する．③ cAMP によって活性化されたプロテインキナーゼが他の酵素活性を高め，その酵素の作用が標的器官の機能を調節する．また，これらの代謝系の調節によって生じた物質の2次的な作用も考えられよう．要は，ホルモン受容器を含めた cAMP 生成系による調節，cAMP 結合蛋白，プロテインキナーゼなど cAMP が作用する多くの系による調節，リン酸化，cAMP の直接作用，他の酵素系との協調によってホルモン効果を発揮する系，などが考えられることになる．このうちの1つの系あるいはいくつかの組み合わせによって cAMP を介する多くのホルモンの多岐にわたる生理作用を理解することが可能であろう．

5. cyclic GMP guanosin-3′,5′-monophosphate

cGMP は，哺乳類のほとんどすべての組織に存在し，特に小腸，小脳などに多い．その生理学的な活性も現在，cAMP と同様にホルモンの 2nd messenger としての役割が想定されているが，GTP を基質として cGMP を産生するグアニールサイクラーゼ guanyl cyclase の活性を調節するホルモンが，まだ発見されていない．しかし，cGMP にのみにみられる生理作用や一部の試験管内実験では，cGMP 依存性のプロテインキナーゼも発見されている．さらに，高井らは，cAMP の作用する A 酵素の作用点の一部を，cGMP の作用する G 酵素が共有しているという成績を報告している．

cyclic GMP の生理活性 (高井ら)

〔Ⅰ〕cAMP 様の生理作用	
灌流肝（ラット）	グリコゲン分解作用
	ブドウ糖新生作用
	ブドウ糖放出作用
副腎皮質（ラット）	ステロイドホルモン合成促進作用
リンパ球（ヒト）	植物レクチンに対する反応の抑制作用
癌細胞（培養細胞）	増殖の抑制作用
〔Ⅱ〕cAMP とは異なる生理作用	
胎生期心臓（ラット）	拍動の抑制作用
胃（ラット）	収縮の促進作用
腎皮質（ラット）	ブドウ糖新生の抑制作用
胸腺細胞（ラット）	細胞分裂の促進作用

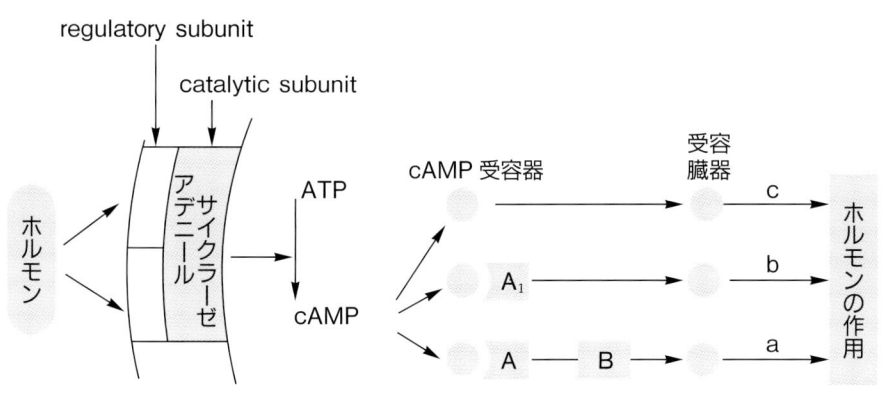

A：cAMP 依存性プロテインキナーゼ
B：その他のプロテインキナーゼ
たとえば：A はホスフォリラーゼ b キナーゼキナーゼ，B はホスフォリラーゼ b キナーゼ，a はホスフォリラーゼ
A_1 はグリコゲンシンテターゼキナーゼ，b はグリコゲンシンテターゼ

（森脇ら 改変）

6. サイクリックヌクレオチド cyclic nucleotides と Ca^{2+}

Ca^{2+} が細胞内における種々の機能を調節する messenger として働いていることは，古くから筋肉の興奮収縮連関，腺の刺激分泌連関，あるいは細胞の増殖などで認められている．

したがって，ホルモンの作用発現にも，当然，Ca^{2+} の関与を無視することはできない．しかも，近年，イオンの生体膜輸送を選択的に増加させるいわゆる inophore，あるいは Ca^{2+} の輸送を阻害する verapamil のような薬物が開発され能動輸送を阻害する ouabain，Ca^{2+} を除去する EGTA などの薬物との併用によって，Ca^{2+} 輸送の実態がより明らかにされてきている．ここではサイクリック・ヌクレオチドとの直接的な関連についてみると，アデニールサイクラーゼを messenger とするホルモンが，その作用を発揮するための cAMP の生成には，前述のように Mg^{2+} の存在が必要であり，同じ 2 価の陽イオンである Ca^{2+} も何らかの働きをしていることが考えられよう．また，これら一連の変化によって細胞内貯蔵小器官から Ca^{2+} が放出され，一方，細胞膜の Ca^{2+} 透過性も増大して，細胞内 Ca^{2+} 濃度の上昇することが推測されている．

下図は Rusmussen，永田，尾形らによって推定されたホルモン作用と，Ca^{2+} およびサイクリックヌクレオチドとの働きを示したものである．すなわち，ホルモンが 1st messenger として，細胞膜にある受容体に作用し，アデニールサイクラーゼ系を賦活して，細胞内 cAMP 量を増加させるとともに，細胞膜の Ca^{2+} の流入を増大させる．cAMP は，種々のプロテインキナーゼなどの酵素活性を賦活し，その生理作用を発揮させるとともに，ミトコンドリアなどからの Ca^{2+} 遊離も促進させる．結果的に細胞内 Ca^{2+} が増量し，一部の Ca^{2+} はグアニールサイクラーゼ系を賦活する引き金ともなる．cGMP は，細胞内 Ca^{2+} に関するかぎり，cAMP と逆に作用することが考えられ，細胞内 Ca^{2+} 濃度を調節していることにもなろう．一方，一部の Ca^{2+} はフィードバックして，アデニールサイクラーゼ系の抑制的調節を行っているものと考えられている．

cyclic AMP，cyclic GMP の作用点 (高井ら)

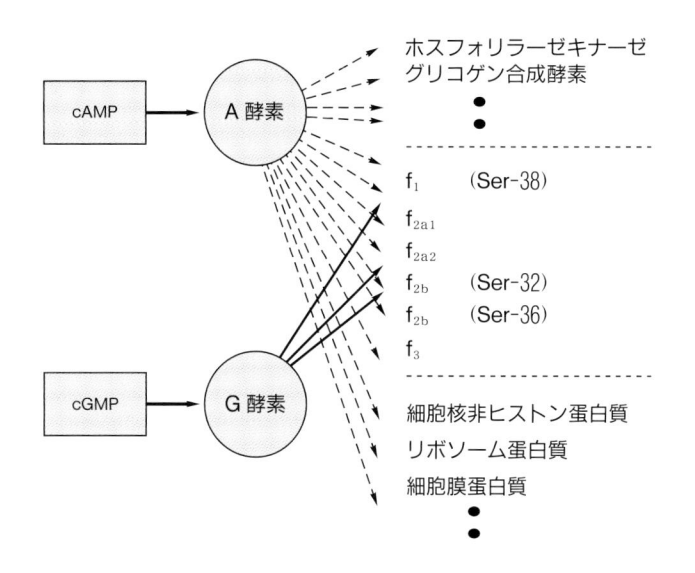

ホルモン作用と Ca^{2+} およびサイクリックヌクレオチドの働き (Rusmussen，永田，尾形ら)

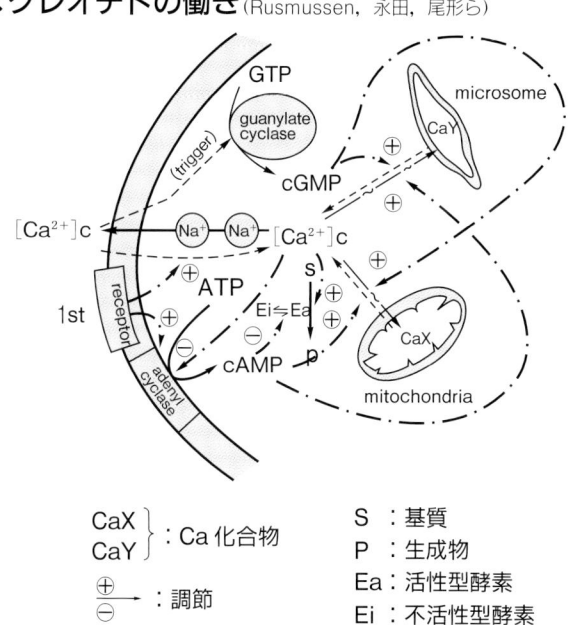

図177 松果体

松果体

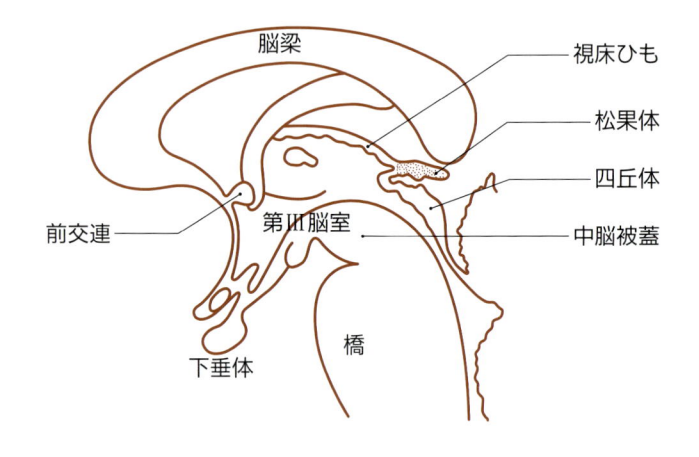

（図：脳正中矢状断。脳梁、視床ひも、松果体、四丘体、中脳被蓋、中脳被蓋、橋、下垂体、第Ⅲ脳室、前交連）

光の情報が松果体に到着する経路 (ラット)
(Axelrod & Wurtman)

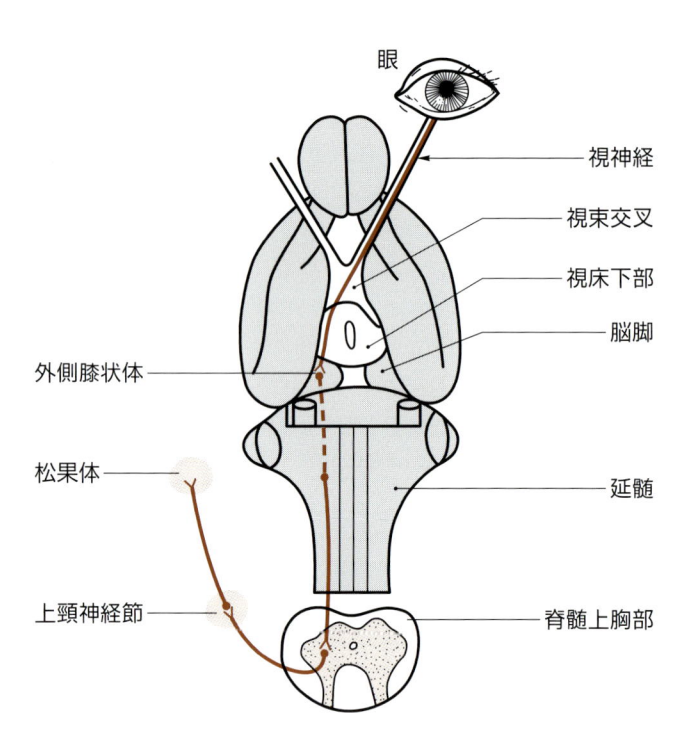

（図：眼、視神経、視束交叉、視床下部、脳脚、延髄、脊髄上胸部、上頸神経節、松果体、外側膝状体）

松果体メラトニン含量の日内リズム
(ニワトリ，ウズラ，ラット) (Lynch)

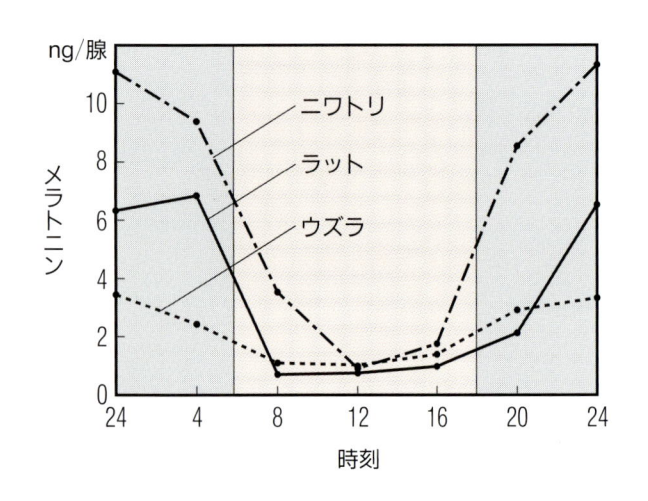

（グラフ：横軸 時刻、縦軸 メラトニン ng/腺。ニワトリ、ラット、ウズラ）

松果体セロトニン含量の日内リズム (ラット) (Quay)

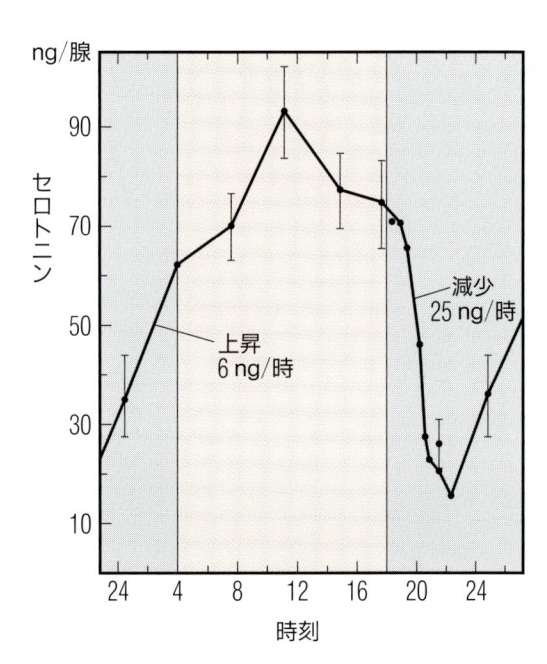

（グラフ：横軸 時刻、縦軸 セロトニン ng/腺。上昇 6 ng/時、減少 25 ng/時）

12　松果体と胸腺

1. 松果体 pineal gland, epiphysis

　松果体は，第三脳室の屋根の後端から後方に突出した小体で，松果体茎によって後交連，手綱交連と連絡している．松果体茎には神経線維が存在する．しかし松果体そのものには神経細胞は少なく，神経膠細胞と分泌細胞が存在するため一種の内分泌腺と考えられている．ヤツメウナギなど一部の魚類，両生類，爬虫類では松果体の遠位部が1～2個の眼のような形をしており，実際に光受容体をもって第3の眼として太陽光線の量を知る働きをしているといわれる．哺乳動物では光が直接松果体に入ることはなく，眼からの光が松果体に反映するものと考えられている．

　幼若動物の松果体は比較的大きく思春期前に退行する．

　松果体のホルモンとしてはメラトニン melatonin（5-メトキシ-N-アセチルトリプタミン）がある．メラトニンをN-アセチルセロトニン（5-ヒドロキシトリプタミン）などから合成するヒドロキシインドール-O-メチルトランスフェラーゼ hydroxyindole-O-methyltransfarase（HIOMT）は，哺乳動物の場合，松果体にのみ存在するので松果体がメラトニンを生成していることは確かである．

　松果体の生理作用としては，古くから両生類や魚類のメラニン細胞の色素を退色させることが知られている．しかし，近年，哺乳動物でもメラトニンに種々の生理作用のあることが実験的に証明されつつある．まず，性腺に対し抑制的な作用，ことにLHの合成，放出を抑制すること，メラトニンを含めて，松果体のインドール化合物が性腺に対して抑制的作用を呈していること，その他，副腎皮質，甲状腺，成長などに対しても何らかの作用を及ぼすこと，などが報告されているが，まだ明らかではない．

　松果体ホルモンの分泌調節としては，松果体が上頸部交感神経からニューロンを受けており，その末端は分泌細胞に達していることから，その神経性調節が考えられている．また，メラトニンの産生はノルアドレナリンによって調節されており，この効果の少なくとも一部はサイクリックAMPを介して現れるものと考えられている．

　一方，ラットや鳥類に長時間連続して光をあてていると松果体重量が減少し，メラトニン，セロトニン，HIOMT，脂質，グリコゲン，RNAおよび蛋白質が減少し，卵巣重量の増加することが報告されている．このことは上頸部交感神経節切除によって消失することから，光刺激が網膜から交感神経求心路を経て松果体に影響を与えていることを示唆している．この光の有無は，日中と夜間を意味し，松果体が中枢神経系に対する体内時計 biological clock 的な役割を果し，メラトニンが生体リズムの調整に何らかの役割を果しているものと考えられている．

2. 胸腺 thymus

　胸腺は胸骨の後方前縦隔中に存在する左右2葉の器官で，幼児では大きく思春期以後漸次退化する．

　その構造は皮質と髄質からなり，リンパ球に富んだ網状構造の中にハッサル小体 Hassal's corpuscle と呼ばれる細胞の集団がある．胸腺はリンパ組織の分化，発育を促す作用があり，T細胞の分化成熟の過程に作用し，細胞免疫，抗体の産生，リンパ球の産生，など生体防御的な働きをしている．いわゆる検閲作用 censorship function を行っているものと考えればよい．幼若期に胸腺を摘出すると消耗症状を呈し，他の個体からの組織を移植しても拒絶反応がみられず，遅延性過敏反応もみられなくなる．成熟後胸腺を摘出してもこのような現象はみられない．現在，まだ確定したホルモンは発見されていないが，胸腺から抽出された一種のペプチドが血中リンパ球を増量させ，拒絶反応を亢進させると報告され，サイモシン thymosin と名付けられている．

　なお，自己免疫疾患，特に重症筋無力症などでは胸腺機能の異常，ことにその機能亢進様所見がみられるという．

図178　男性生殖器

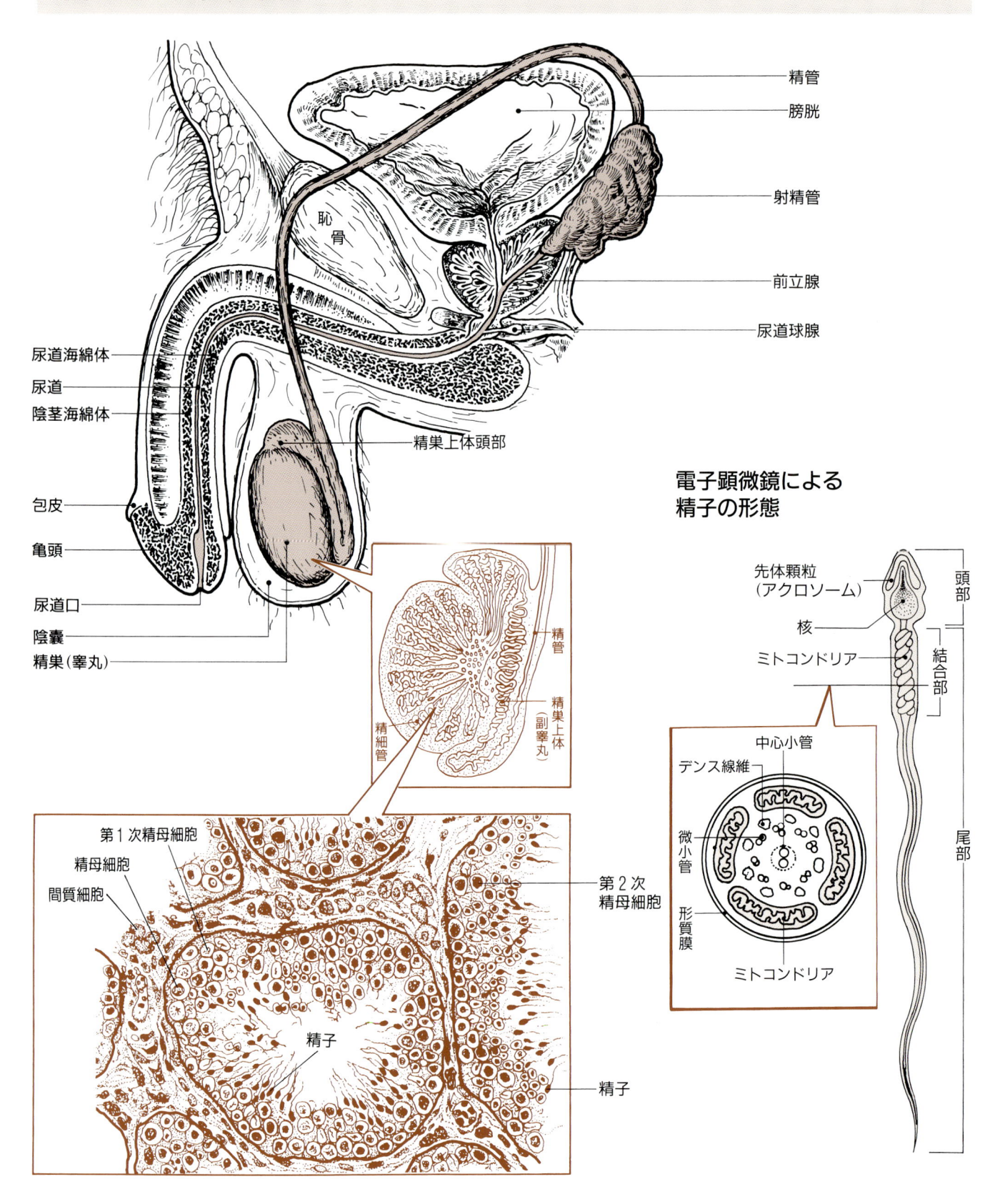

X 生殖系

1 男性生殖器と精巣のホルモン

生殖系は種族保存の目的のために重要な働きをもち，成熟した高等動物では生殖 reproduction という行動が，生殖器 reproductive organ を介して行われる．

男性生殖器の最大の役目は精子形成であり，女性生殖器では卵子形成にある．それぞれが生殖器系および下垂体前葉から分泌される性腺刺激ホルモン（gonadotropin）の調節により，最終的に新しい生命の誕生をみるに至る．

1. 男性生殖器

男性および女性生殖器は発生的に同一原基に由来するので，各部には相互関係が認められるが，両性において質的な差異が認められる．

男性生殖器系は，精巣（睾丸，testis），精巣上体（副睾丸，epididymis），精管，精囊，精索，射精管，前立腺 prostata，陰囊，尿道 urethra および陰茎 penis からなっている．

精巣の実質は放射状に細かく小葉状に分化し，その中を曲がりくねって進む精細管があり，その精上皮から精子 sperm が形成される．ここにある精祖細胞 spermatognia が，第1次精母細胞 primary spermatocyte となり，減数分裂して2個の第2次精母細胞 secondary spermatocyte となり，以後，精子細胞 spermatid を経て成熟し4個の精子となる．ヒトの場合，精母細胞から精子が形成される期間は約74日間であるといわれる．

2. 精液 semen と精子 spermatoza

精子は精液中に含まれ，この中には精囊腺（60%），前立腺（20%），尿道球腺（Cowper腺，20%），尿道腺からの分泌物も含まれる．精液は精巣上体，精管を通り射精管に入り，尿道と合流して体外に排出される．精液中の精子を除いた液成分は，精漿と呼ばれる．精液は，主に陰茎亀頭の摩擦刺激によって射出（射精）されるが，その1回量は2.5〜4.5 ml である．その性状は，比重が1.028，白色あるいは乳白色を呈し，特有な臭気があり，pH 7.35〜7.50 である．精液1 ml 中に精子が約1億個含まれている．体外に出されると活発に活動し毎分1〜3 mm 前進する．精子は酸性の膣液中では数時間で活動を失うが，女性生殖器の子宮頸管，子宮腔，卵管内は弱アルカリ性を帯びているために，数日間（2〜3日）活動し続けることがある．

これらのほかに，精液中には果糖，ホスホリールコリン，エルゴチオニン，アスコルビン酸（精囊より），スペルミン，クエン酸，コレステロール，リン酸，フィブリノーゲン，トロンボプラスチン（前立腺より），プロスタグランジン，ヒアルロニターゼなどが含まれる．果糖，ホスホリールコリンなどは，精子運動のエネルギー源となり，他の物質は精液の凝固に関係する．

なお精子の数は不妊症にも関係し，男性側の妊娠可能条件として，精液1 ml 中に 6,000 万個以上の精子の存在が必要なことや，その60%以上の精子に活動性があること，異常な形の精子が20%以下であること，精液の量が2 ml 以上であることなどがあげられる．

精液中に高濃度に含まれるプロスタグランジン prostaglandin は，肺，大脳皮質，小脳，脊髄，その他いろいろな組織に認められ，その作用もきわめて多岐にわたる．血圧を上昇あるいは下降させる働きや，胃液分泌抑制，気管支拡張，子宮収縮などを引き起こす．

3. 精巣のホルモン

男性生殖器の働きや，男性としての第2次性徴などを促す働きを調節するすべてのホルモンを男性ホルモン（アンドロゲン androgen）と総称している．アンドロゲンは精細管から分泌されるが，その他少量であるが副腎皮質，卵巣，胎盤からも分泌されている．

精巣から，その主要ホルモンでありかつその大部分を占めるテストステロン testosterone が分泌される．これは，精巣の精細管の外側の間質組織中にある（Leydig cell）間質細胞内でコレステロールから合成されるステロイドホルモンで，最も活性が強く男性としての身体的特徴を作る．その他にアンドロステンジオンが少量分泌されている．

テストステロンの大部分は，肝臓で 17-ケトステロイド（17-KS）に変えられ，尿中に排泄される．この尿中 17-KS の 2/3 は副腎由来性，1/3 が精巣由来性である．これを定量すれば体内の男性ホルモンの分泌状態を知ることができる．

テストステロンおよびアンドロゲン類は，下垂体前葉の黄体形成ホルモン（LH）によってその分泌の調節が図られている．男性の場合これを間質細胞刺激ホルモン interstitial cell stimulating hormone（ICSH）とも呼ぶ．

卵胞刺激ホルモン（FSH）は，精子形成を促進する働きがあるために，精子形成ホルモン spermatogenic hormone と呼ばれる．両ホルモンを合わせて性腺刺激ホルモン gonadotropin（ゴナドトロピン）といい，負のフィードバック機構によって，その分泌が調節されている．

図179 年齢と男性ホルモン

男性各年齢におけるアンドロゲン，17-KS，およびエストロゲン（エストロン）の尿中排泄量とLeydig細胞数の変化(Humburger, Hamilton)

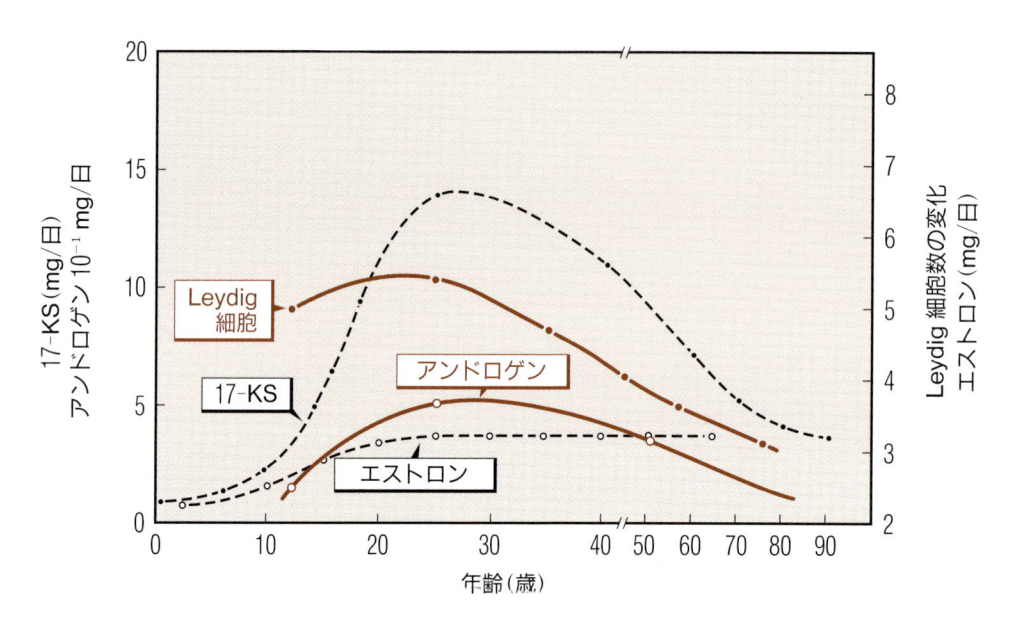

男性の生殖機能の調節(Moore)

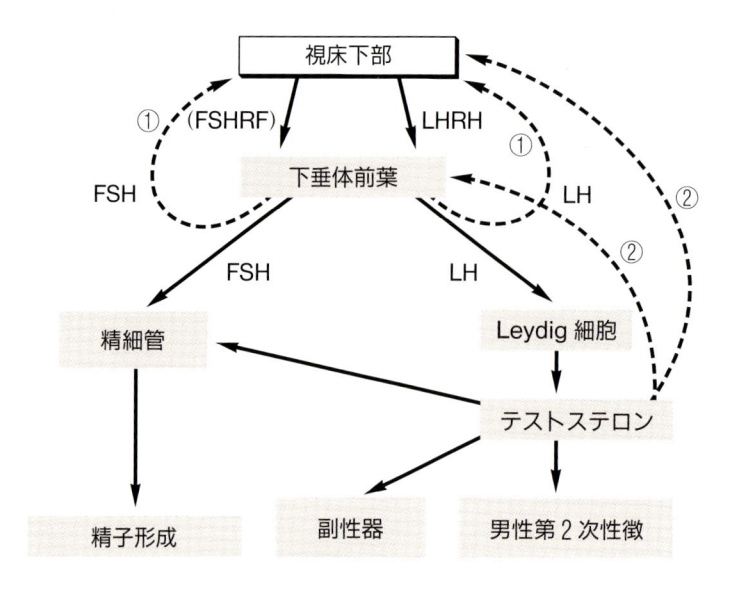

実線：刺激効果，破線：抑制効果
FSH：卵胞刺激ホルモン（精子形成ホルモン）
(FSHRF)：卵胞刺激ホルモン放出因子（精子形成ホルモン放出因子）
LH：黄体形成ホルモン（間質細胞刺激ホルモン）
LHRH：黄体形成ホルモン放出因子（間質細胞刺激ホルモン放出ホルモン）
①：short-loop feedback regulation
②：long-loop feedback regulation

2 男性の性的発育とホルモン作用

1. 男性の性的発育

図179下に示すように男性ホルモンの分泌は下垂体前葉から分泌されるICSH（LH）および精子形成ホルモン（FSH）の負フィードバック機構によって調整され，精巣の機能や精子形成が調節されている．なお，動物の去勢実験，下垂体摘出実験あるいは卵巣，下垂体前葉の移植実験などにより，性腺刺激ホルモンは雌雄の質的な相違が認められず，単に分泌量が異なるだけであることが明らかになった．

下垂体前葉のこれらのホルモン分泌は，視床下部の正中隆起後部および乳頭体前部によって支配され，ここが破壊されると性腺刺激ホルモンの分泌量が減少し，精巣，精嚢，前立腺，尿道球腺などに著明な萎縮が起こる．また，大脳辺縁系海馬も電気刺激実験あるいは破壊実験から，性腺刺激ホルモンの分泌を支配していることがわかった．

さて，テストステロンおよびアンドロゲンは，年齢によってその分泌量に変化がある．胎生期にLeydig細胞の発達があり，すでに分泌活動を示しているが生後5歳頃まではその活動が弱い．その後精巣の発育につれてその分泌量が増加してくる．アンドロゲンの働きは，男性的身体特徴を作ることであり，思春期になるとともにその分泌量が増加して，30歳前後に最大となる．

この年齢（思春期）では体毛の生え方や，体型，外生殖器の形や大きさなどが男性的となり，男性の第2次性徴を示すようになる．ここで，第1次性徴とは生殖器および副生殖器の男女性差をいう．すなわち，外生殖器では，陰茎が太くなり，陰嚢に色素が沈着したり，ひだが多くなる．内生殖器では，精嚢が大きくなり，前立腺，尿道球腺とともに分泌を開始する．また精液中に果糖の生成をみるという．声は，喉頭が大きくなることによって声帯に変化を生じて低音となる．ひげ，恥毛が生え，腋窩部，胸部，肛門周囲に体毛が生じて，体全体に毛の増加が目立つようになる．

精神的には，男性的な活動を示すようになり，異性に対して興味をもち始める．

骨は，骨質の厚味を増し，カルシウム塩，リン酸塩などの沈着がうながされ，急速な発育成長をみる．骨格筋も，アンドロゲンの蛋白同化作用の働きにより発達し，強力となり，男性的な体型が形成される．なお，赤血球新生が促進され，蛋白合成の促進に関連して基礎代謝も15％程度増加する．腎臓では，近位尿細管でのNa再吸収が増加し，Kの体外への排泄が促進される．また，皮膚は皮脂腺の分泌が多くなって痤瘡（ニキビ）をみることが多い．

このように男性的な骨格あるいは特徴が形成された後に遅れて，精神的な機能面が完成されてくる．

精巣のホルモンは，60～75歳になると，その分泌量は減少して，幼児期の量に近づくといわれる．

2. 精巣機能の異常

ところで，これらの精巣機能に異常のある場合の一つとして，潜在睾丸がある．精巣は胎生期に腹腔内で発生し，発育して，新生児になると一方あるいは両方の睾丸が陰嚢内に自然と下降してくる．この現象が思春期になってもいまだ降下しない場合を潜在睾丸という．

潜在睾丸には腫瘍の発生する率が高いといわれ，また，腹腔内は，常に高温であるなどの理由によって精子形成不全が招来され，不妊症の原因ともなることが多い．

全体的に精巣の機能が低下した場合には，上述のような男性的な諸特徴がみられなくなる．これは，機能の低下が思春期以前あるいは以後に起こるかによって異なっている．

思春期以前では，精子形成不全となることから不妊症となり，成人が機能不全になると第2次性徴が極端に失われてゆき，体格が細長く，女性様顔貌となり，体毛，恥毛が減少してくる．ときには女性化乳房gynecomastiaをみることもある．性器も発育不全となり，性的機能（性欲，勃起など）も減退してくる．非常に稀ではあるが，アンドロゲン分泌を特徴とする精巣の腫瘍がある．これが思春期以前に発症すると偽思春期早発症となる．

図180　生殖行動の中枢とホルモン

勃起現象の神経経路

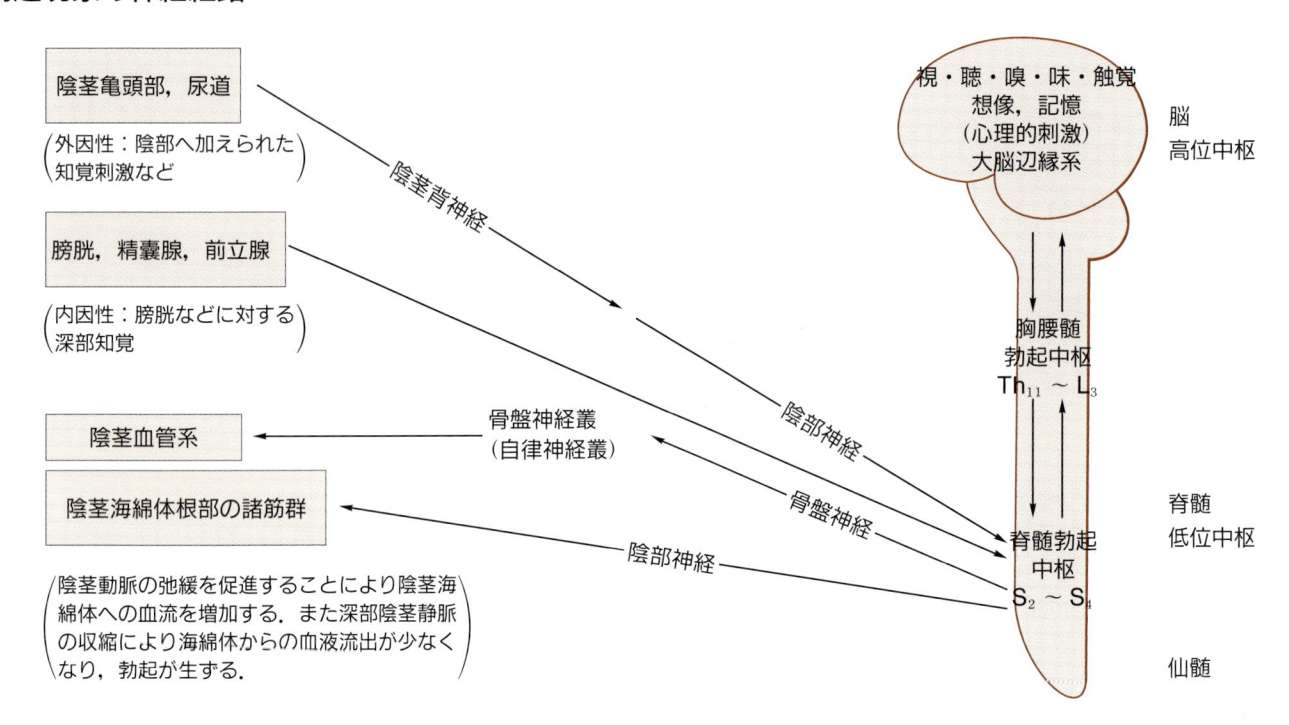

- 陰茎亀頭部，尿道
  - （外因性：陰部へ加えられた知覚刺激など）
- 膀胱，精嚢腺，前立腺
  - （内因性：膀胱などに対する深部知覚）
- 陰茎血管系
- 陰茎海綿体根部の諸筋群

（陰茎動脈の弛緩を促進することにより陰茎海綿体への血流を増加する．また深部陰茎静脈の収縮により海綿体からの血液流出が少なくなり，勃起が生ずる．）

- 陰茎背神経
- 骨盤神経叢（自律神経叢）
- 陰部神経
- 骨盤神経
- 陰部神経

視・聴・嗅・味・触覚　想像，記憶（心理的刺激）　大脳辺縁系

胸腰髄勃起中枢 $Th_{11}〜L_3$

脊髄勃起中枢 $S_2〜S_4$

脳　高位中枢
脊髄　低位中枢
仙髄

ウサギおよびネコの視床下部のゴナドトロピン分泌調節中枢および性行動促進領野の局在の模式図 (Sawyer and Kawakami, 1960)

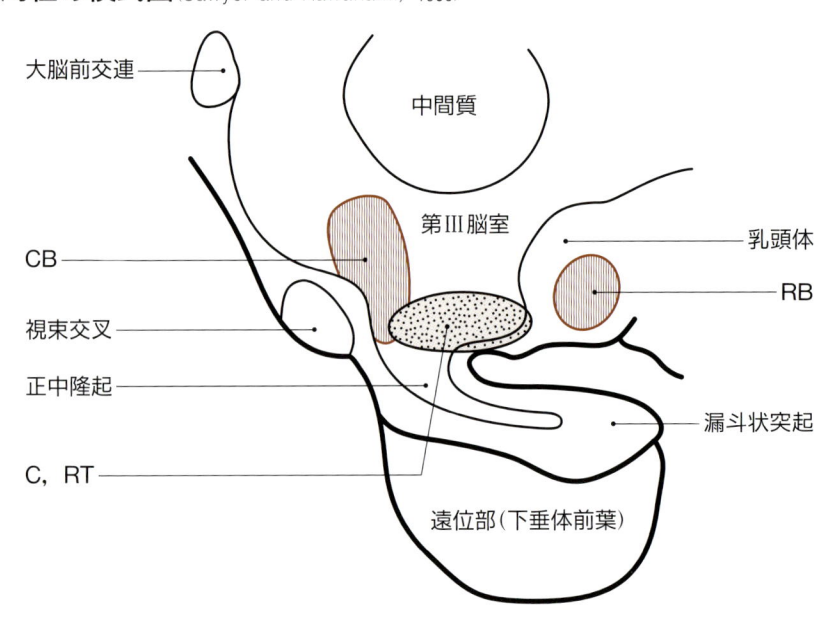

- 大脳前交連
- 中間質
- 第Ⅲ脳室
- 乳頭体
- CB
- RB
- 視束交叉
- 正中隆起
- 漏斗状突起
- C, RT
- 遠位部（下垂体前葉）

視床下部底部（C, RT）を破壊すると卵巣の萎縮が生ずるが，エストロゲンを投与することによって性行動は可能となる．
CB（ネコ）およびRB（ウサギ）は発情行動を誘起する部位．この部位を破壊するとホルモンを投与しても発情行動を示さない．

3 生殖行動

1. 勃起現象 erection

　男性の生殖機能は，精巣での精子形成が主である．しかし，男性の性行動としては，精子を精液とともに，女性生殖器内に射出（射精）することが主であろう．この際，陰茎の勃起が起こる．

　陰茎は，一対の陰茎海綿体と尿道を取り巻く尿道海綿体からなり，これに連絡する2本の陰茎深動脈および陰茎背動脈が，その末端で動静脈吻合の形をしている．ここの静脈は漏斗状弁をもっていることを特徴としている．このため，多量の血液が動脈を通り，海綿体に流入すると，この弁によって血流が止められ，充血をきたすことになる．これが勃起といわれる現象である．

　さらに，海綿体は，伸展性のない強靱な膜（白膜）で包まれているために，勃起を完全にしている．しかし，尿道海綿体および亀頭は，陰茎海綿体ほど硬くはならない．

　安静時の陰茎は軟かいものであるが，勃起時には，太くなり，陰茎体の長さが日本人で9.8〜15.1 cm，平均12.7 cm，陰茎周囲長は平均11.5 cmとなる．しかし個人差が著しい．性生活において，短小な陰茎が障害をもたらすという心配はない．

2. 勃起現象の神経性反射

　勃起現象には，神経性の反射が成立している．陰茎，陰嚢，直腸，膀胱あるいは亀頭などの感覚神経刺激によって，そのインパルスが脊髄の勃起中枢（S_1〜S_2）に伝えられ反射的に勃起現象を起こす．また，大脳辺縁系からの興奮によっても起こり，この経路は腰髄（L_1〜L_2）を介して行われる．

　腰髄の中枢からの命令は副交感神経である勃起神経（骨盤内臓神経）を介して陰茎の動脈拡張と静脈の軽度の収縮を引き起こさせる．したがって，感覚刺激による勃起は，仙髄の破壊で起こらなくなり，大脳からのものは腰髄の破壊によって失われる．

　また，陰部神経（交感神経）が刺激されれば，血管の収縮が起こる．

　女性の場合にも同じ神経支配があり，性的興奮することによって陰核の勃起がみられる．

3. 射精現象 ejaculation

　勃起した陰茎は，性交による腟壁との摩擦刺激などによって，一種の性の快感 orgasm とともに射精現象を起こす．

　射精にも同じように神経性の反射的機構が存在している．陰茎などからの知覚神経を介する求心性インパルスが，陰部神経を通って脊髄の中枢を興奮させ，その遠心性刺激が，下腹神経を通って輸精管および精巣に伝えられ，ここの平滑筋の律動的な収縮を起こさせる．この精管の平滑筋の収縮によって精液が尿道内に送られ，球海綿体筋（横紋筋）の収縮によって射精が起こる．このときには膀胱括約筋が収縮して精液が膀胱へ逆流することを防いでいる．

　この反射の中枢は，下部腰髄から上部仙髄付近に存在し，射精中枢と呼ばれている．勃起中枢とともに，性脊髄中枢といわれる．

　射精のときに起こる性感は，原始的な感覚であり，その刺激のインパルスの大部分は，大脳皮質まで上行しないといわれる．

4. 性行動の調節

　性行動（生殖行動，交尾行動）と大脳辺縁系の関係は古くから知られているが，脳幹，視床下部に対する性ホルモンによって中枢神経系が賦活され性行動が行われる．すなわち動物の繁殖期では，性腺刺激ホルモン放出因子と，これによって下垂体から分泌されるゴナドトロピンによって性行動の調節が行われている．ヒトの性行動では性ホルモンによって調節されることは少なく，むしろ大脳皮質の発達により統制されている．ラットを用いたこの種の研究では，雌の四肢の伸展と臀部を挙上するしぐさ lordosis，雄の雌への合着 mounting，腟挿入 intromission および射精 ejaculation などの行為を指標として行われている．

　性行動には，それを促進する系と抑制する系があり，脳幹，脊髄などの破壊，電気刺激，化学刺激などによってそれらの局在が調べられている（図180下）．

図181 女性生殖器

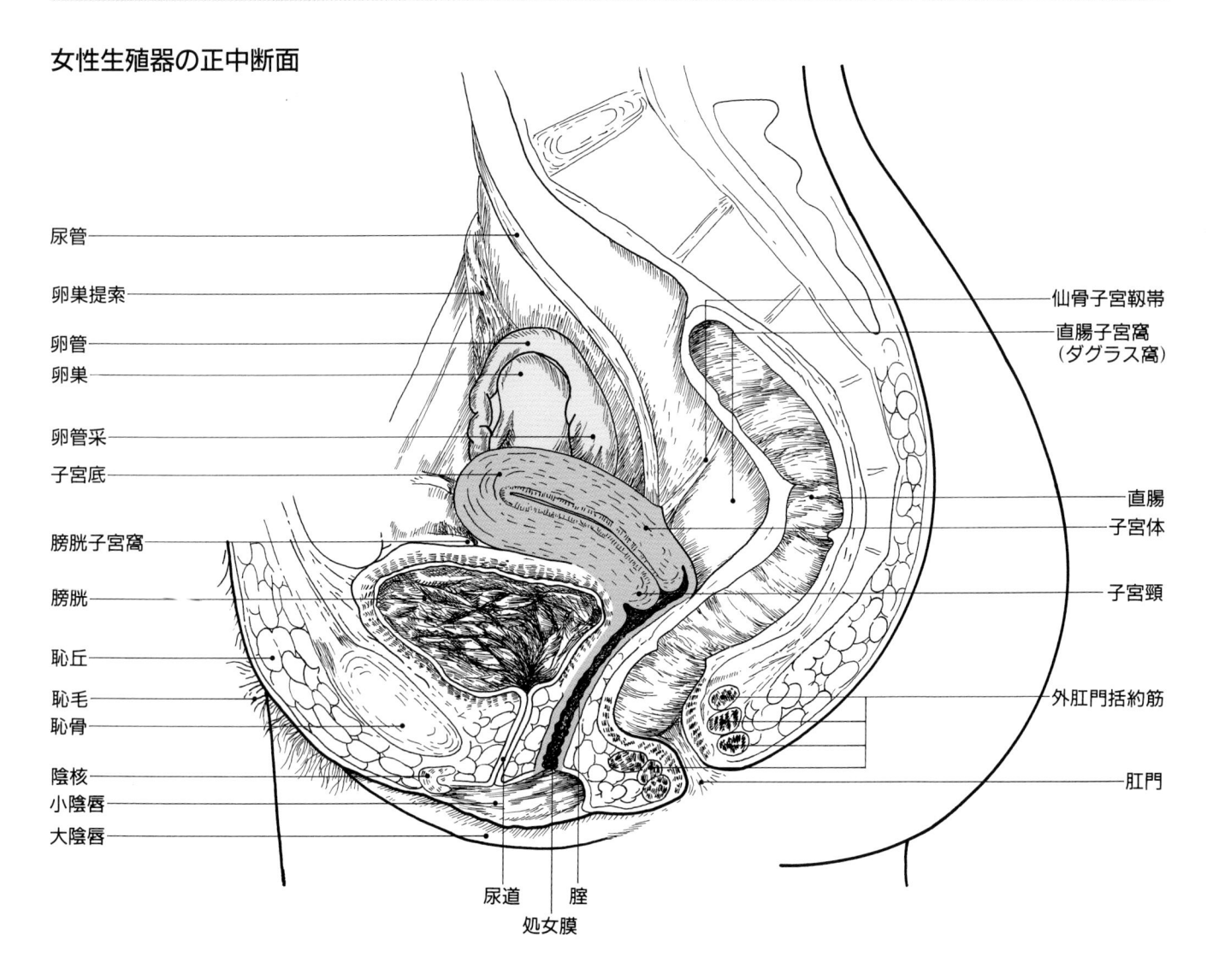

女性生殖器の正中断面

- 尿管
- 卵巣提索
- 卵管
- 卵巣
- 卵管采
- 子宮底
- 膀胱子宮窩
- 膀胱
- 恥丘
- 恥毛
- 恥骨
- 陰核
- 小陰唇
- 大陰唇
- 尿道
- 腟
- 処女膜

- 仙骨子宮靱帯
- 直腸子宮窩（ダグラス窩）
- 直腸
- 子宮体
- 子宮頸
- 外肛門括約筋
- 肛門

生殖器正面図

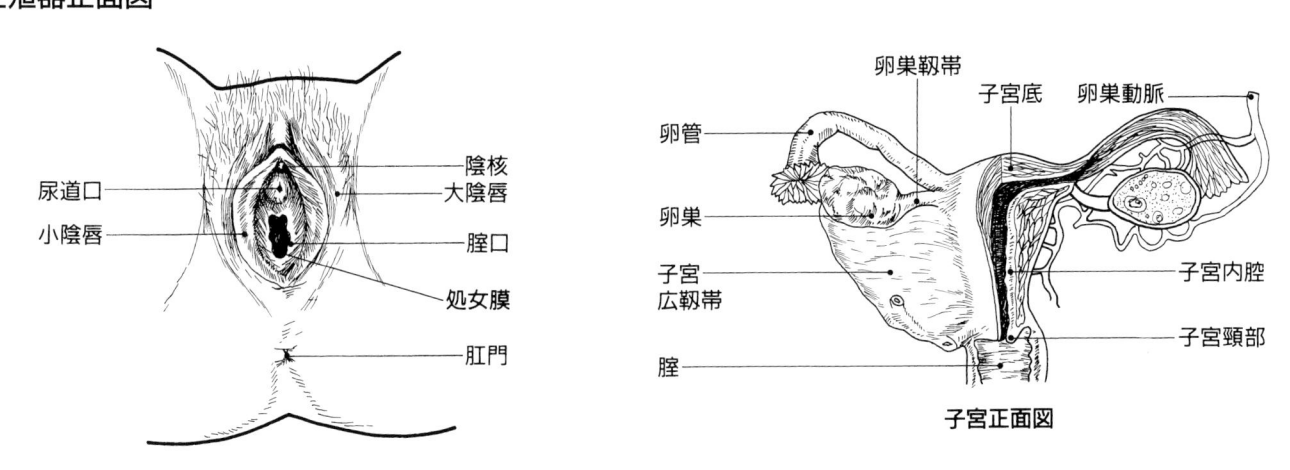

- 尿道口
- 小陰唇
- 陰核
- 大陰唇
- 腟口
- 処女膜
- 肛門

- 卵管
- 卵巣
- 子宮広靱帯
- 腟
- 卵巣靱帯
- 子宮底
- 卵巣動脈
- 子宮内腔
- 子宮頸部

子宮正面図

4 女性生殖器

1. 解剖学的特徴

女性の生殖器は，その主たる目的である卵子形成に始まり，性交あるいは交尾によって注入された精子と受精し，受精卵を胎児に成長させ，妊娠，分娩に至る機能を発揮する．これらの生理現象に直接関連をもつすべての器官を女性生殖器といい，外陰生殖器（恥丘，大・小陰唇，腟前庭，大前庭腺，陰核など），腟 vagina，子宮 uterus，卵管 fallopian tube および卵巣 ovary よりなっている．

腟は，上部が子宮頸に始まり，下方が腟口に開く管状の器官で，その長さは成熟した女性で7～8 cm である．腟壁には，多くの横走する重層扁平上皮からなる皺襞があり腺はなく，伸展性に富んでいる．

子宮は，前後に扁平で，正面から見れば，おおよそ西洋梨状を呈しており，小骨盤腔のほぼ中央で，膀胱と直腸の間に位置している．子宮の上 2/3 を子宮体といい，下 1/3 を子宮頸という．移行する部分に子宮峡がある．

子宮体の表面は，腹膜（子宮外膜）に覆われ，その後方をダグラス窩といい，腹腔内の病変（子宮外妊娠など）の場合，経腟的にダグラス窩の穿刺が行われるところである．

子宮の生理的位置は，直立位で，前方に傾き，子宮体が子宮頸に対して前方に屈しているので，前傾前屈位にあると表現される．前傾前屈を示さない場合もあるが，必ずしも病的とはいえない．なお広靱帯，円靱帯，仙骨子宮靱帯などが子宮を固定している．

2. 子宮内膜と卵管

子宮の大部分は，厚い平滑筋からなる．子宮の内側は，子宮内膜 endometrium で覆われ多くの管状腺をもつ粘膜細胞で構成されている．腺の分泌活動や上皮細胞の肥厚状態は，青春期以後の女性で周期的に変動する．すなわち子宮内膜の粘膜が肥厚充血し，腺の延長迂曲が進むと，ついにはその上層が出血を伴って剝離し腟外に排出される．この現象が，月経 menstruation である．ヒトでは約28日間の周期をもって月経が起こる．この現象は後述のように卵巣のホルモン分泌機能（排卵など）および下垂体ホルモンの分泌によって調節されている．

さて，卵管は子宮底の両側に連結している1対の細い管で，全長 10～12 cm，直径約 1 mm，外側で太くなり（卵管膨大部，卵管采），卵巣を抱き込むような状態で存在している．

卵巣から排卵された卵子は，一度，腹腔内に出るが，卵管采の運動や，卵管腹腔口から卵管内部に向かう腹膜流の流動によって卵管内に引き込まれる．この流動は，卵管の絨毛の動きに起因している．

卵管は，内輪状筋および外縦走筋の筋層と，粘膜からなり，子宮粘膜と同じように周期性変化を示すが，それほど著明ではない．

3. 卵巣 ovary

卵巣は，梅の実ぐらいの大きさ（長さ3～4 cm，幅約 2 cm，厚さ約 1 cm，重さ 5～8 g）の1対の実質臓器である．精巣より小さい．

卵巣は卵子形成と内分泌機能をもつ．皮質 cortex および髄質 medulla に区分され，皮質には，無数の卵胞 ovarian follicle があり，これが成熟卵胞 ripe follicle（あるいはグラーフ Graaf 卵胞）となり，青春期以後では，約28日間の周期をもって，1個の卵子を腹腔内に排卵 ovulation させる．他の哺乳類動物では2個以上の排卵が行われて，多数の受精卵ができ，複数の胎児が生長することが多い．卵胞の内莢膜の細胞が卵胞ホルモンであるエストロゲン estrogen を分泌する．

排卵後の細胞は，黄体 corpus luteum となり，黄体ホルモンであるプロゲステロン progesterone とエストロゲン estrogen の分泌を行うが，卵子が受精して子宮内壁に着床 implantation, nidation すると妊娠黄体となる．しかし，受精が成立しない場合には，白体 corpus albicans となり，退化してついには瘢痕化してしまう．

グラーフ卵胞の直径は 1 cm 以上あり，卵子になると 0.2 mm 程度となる．生体中で一番大きい細胞で肉眼で観察することができる．

1つの卵巣内に存在する卵胞の数は，年齢によって異なるが，新生児で約10万個，少女期で約2万個，青春期で1～2万個と減少していく．その中で女性の一生のうち生殖可能な期間を通じて両側の卵巣からせいぜい 400 個ぐらいの卵子しか排出されない．成熟したが排卵されなかった卵胞は退化して閉鎖卵胞となる．

図182 年齢と女性ホルモン

エストロゲンの生合成と代謝

プレグネノロン → 17α-ヒドロキシプレグネノロン → デヒドロエピアンドロステロン
↓　　　　　　　↓　　　　　　　　　↓
プロゲステロン → 17α-ヒドロキシプロゲステロン → Δ4-アンドロステン 3,17-ジオン
　　　　　　　　　　　　　　　　　　　　　⇅
　　　　　　　　　　　　　　　　　　テストステロン
　　　　　　　　　　　　　　　　　　　　　↓
　　　　　　　　　　　　　　　　　　19-ヒドロキシテストステロン

他の代謝産物 ← エストロン(E_1) ⇌ エストラジオール-17β(E_2)
　　　　　　　　　↓　　　　　　　　　　↓
　　　　　16-ケトエストロン　　　　他の代謝産物
　　　　　　　　　↓
　　　　　16α-ヒドロキシエストロン
　　　　　　　　　↓
　　　　　　エストリオール(E_3)

プロゲステロンの生合成とその主要代謝経路

酢酸塩
↓
コレステロール
↓
プレグネノロン
↓
プロゲステロン
↓
プレグナンジオール
↓
プレグナンジオール-20-グルクロン酸ナトリウム

女性各年齢におけるアンドロゲン，17-KS，エストロゲンの尿中排泄量の変化 (Humburger, Hamilton)

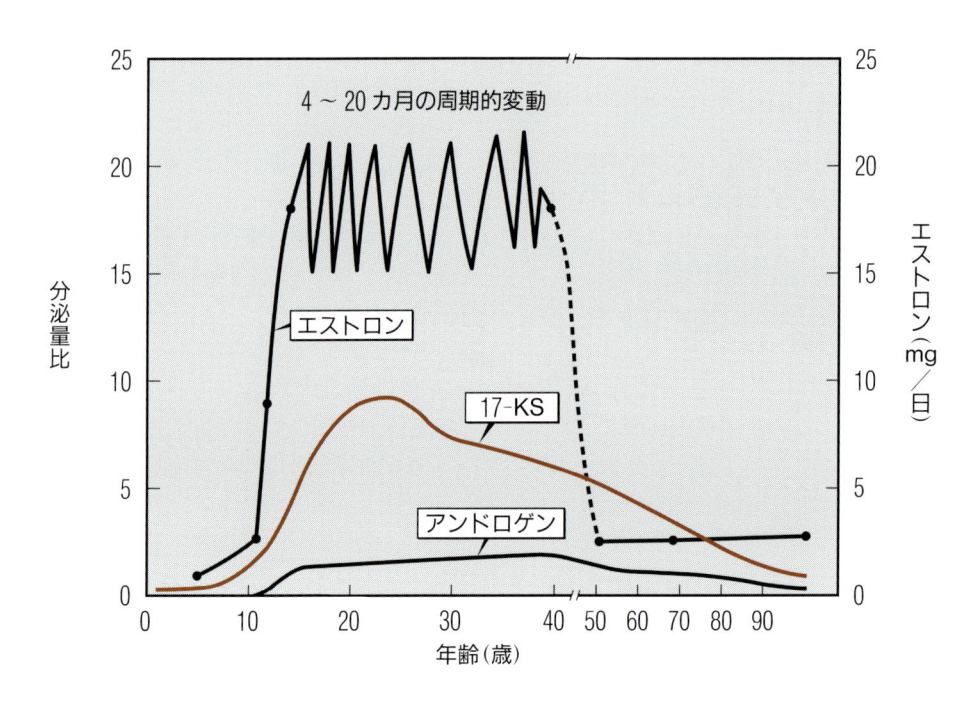

5　女性の性的発育とホルモンの作用

1. 女性の性的発育

女性の性的発育を年齢によってその特徴別に分けると，少女期には，性器の発育が不完全であり，かつ機能的にも静止している．月経が始まる前後の時期（13〜16歳）である青春期には性器の機能が活発となり，乳腺の発育，腋毛や陰毛がみられるようになる．また全身が丸味を帯びて，いわゆる女性らしくなる．これを第2次性徴という．

この時期には，子宮体および子宮内膜が著しく発育して，月経が開始される（月経初潮）．17〜18歳になると，女性としての成熟期に達し，おおよそ45歳までの30年間にわたりこの期間が持続する．ついでいわゆる更年期になると月経が閉止期に入り，卵巣機能が減退してくる．月経は不順となり，ホルモン分泌のバランスがくずれ，熱感，逆上，耳鳴り，心悸亢進，興奮，精神的不安などの卵巣欠落症状といわれる状態がみられるようになり，老年期に移行する．これらの症状が強い場合には，ホルモン補充療法（HRT）が有効である．性器は，老人性萎縮をきたし，第2次性徴も消失してくる．

2. 女性ホルモン

女性ホルモンは，広い意味で，下垂体前葉ホルモンである性腺刺激ホルモン（ゴナドトロピン gonadotropin），卵胞の内膜細胞から分泌される卵胞ホルモン follicle hormone，黄体細胞から分泌される黄体ホルモン corpus luteum hormone がある．

ゴナドトロピンは，卵胞を成熟させる卵胞刺激ホルモン follicle stimulating hormone（FSH）および黄体形成ホルモン luteinizing hormone（LH）の2種が存在する．このゴナドトロピンは，非妊娠時に下垂体前葉細胞内に証明されるだけであるが，妊娠すると尿中に多量に証明される．これは，妊娠によってできた胎盤の絨毛から産生されるためである（絨毛性ゴナドトロピン chorionic gonadotropin）．

ゴナドトロピンの作用によって排卵などの卵巣周期や子宮内膜周期が円滑に行われているわけであるが，下垂体の上位中枢ともいうべき視床下部-間脳の機能が関与しているといわれている．すなわちある時期がくると急激にゴナドトロピンの作用が強くなり月経が始まるが，この調節については不明の点が多い．

a. 卵胞ホルモン estrogen

卵胞ホルモンは，別名発情ホルモン estrogenic hormone ともいわれる．これにはエストロン（E_1），エストラジオール（E_2），エストリオール（E_3）の3つがあり，ステロイドホルモンである．天然には存在しないが同じような生理的作用をもつ合成化合物も含めて発情物質（エストロゲン estrogen）という．男性尿中にも認められ，壮年期にその分泌量が増加する．

女性におけるエストロゲンの尿中排泄量(Brown)

(μg/日)

	18〜41歳		
	子宮内膜増殖相	分泌相	月経閉止後
エストロン（E_1）	5	7	2
エストラジオール（E_2）	2	4	1
エストリオール（E_3）	7	16	3

卵胞ホルモンの働きは，非妊娠時には，女性の第2次性徴の発現，主として子宮内膜の増殖作用を促している．その他電解質代謝，水分代謝，窒素代謝などの物質代謝にも関係している．また，子宮筋に対しては，その緊張（トーヌス tonus）を高め，自発運動を促す作用がある（エストロゲン優位筋）．

b. 黄体ホルモン progesterone

黄体ホルモンは，大部分黄体から分泌され，そのほかに胎盤絨毛，副腎皮質から分泌されるステロイドホルモンで，プロゲステロン progesterone と呼ばれている．尿中には，プレグナンジオール pregnandiol として排泄される．しかし，これは生物学的作用を失っているために，その生体内における動態を推測するためには，血中プロゲステロンの定量が行われている．

プロゲステロン分泌量(Dominguezら 1962)

(mg/日)

卵胞期	黄体期の中頃	妊娠170〜200日目
4.7	31.8	335

黄体ホルモンの働きは，非妊娠時には，主に子宮内粘膜細胞の分泌を促し，妊娠時には，それを維持させる作用がある．子宮筋に対しては，緊張を低下させて自発運動を抑制するといわれる（プロゲステロン優位筋）．この状態の子宮平滑筋細胞では，静止電位が低下（深くなる）している．

図183 卵巣周期

卵巣周期経過中における卵胞と黄体の発育過程(1から7へ)

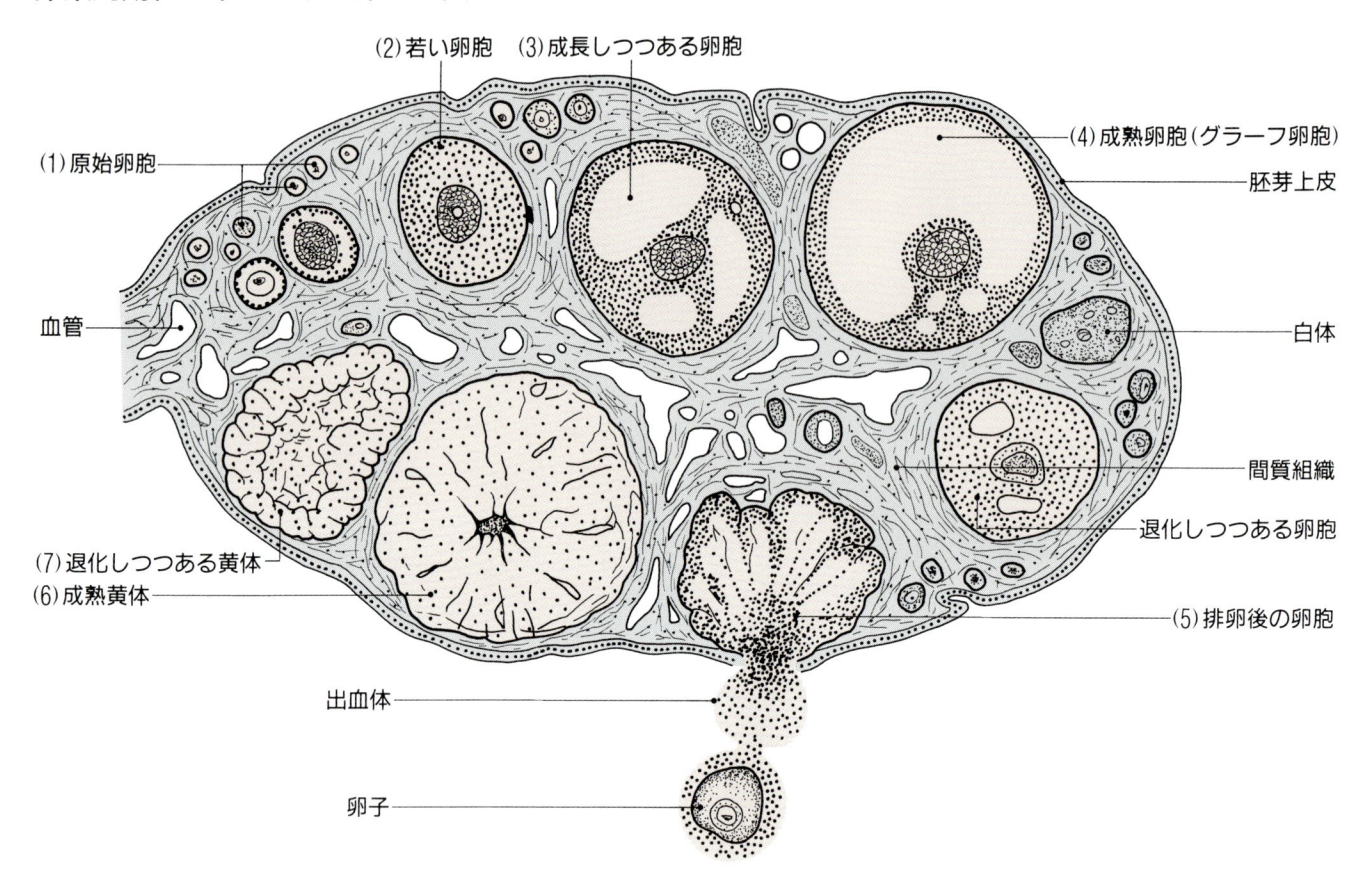

- (1) 原始卵胞
- (2) 若い卵胞
- (3) 成長しつつある卵胞
- (4) 成熟卵胞(グラーフ卵胞)
- 胚芽上皮
- 白体
- 間質組織
- 退化しつつある卵胞
- (5) 排卵後の卵胞
- 出血体
- 卵子
- (6) 成熟黄体
- (7) 退化しつつある黄体
- 血管

妊娠経過中における黄体の変化(妊娠黄体)

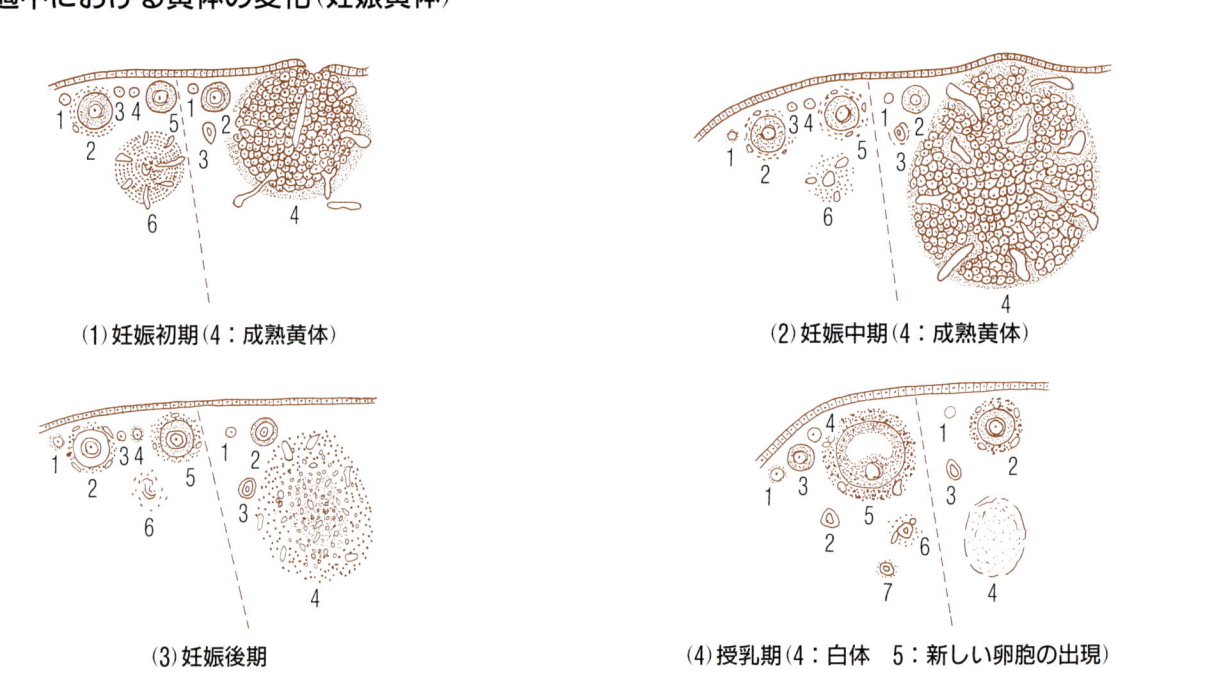

(1) 妊娠初期(4：成熟黄体)

(2) 妊娠中期(4：成熟黄体)

(3) 妊娠後期

(4) 授乳期(4：白体　5：新しい卵胞の出現)

6 卵巣周期と月経周期

1. 卵巣周期 ovarian cycle

　高等動物の女性生殖器は，男性と異なり一定の性周期をもっている．これは，卵巣から分泌される女性ホルモンと，下垂体前葉から分泌されるゴナドトロピンの働きによるものである．

　卵巣における卵胞の成熟過程から卵子の形成，排卵，その後グラーフ卵胞が黄体という組織に退行するまでの周期を，卵巣周期という．

　前項でも述べたが，グラーフ卵胞が成熟すると排卵が起こる．このグラーフ卵胞は原始細胞 primary follicle から発達し，その中心にはおのおの1個ずつ卵母細胞をもっている．

2. 排卵 ovulation

　卵胞の成熟は，主に下垂体から分泌される卵胞刺激ホルモン（FSH）およびエストロゲンの働きによっている．この卵巣周期（全過程約28日間として）の中期（14～16日目ぐらい）になると，卵胞が破れて排卵が起こる．この排卵は，約28日間隔で両側の卵巣から交互に行われるといわれる．これを排卵周期 ovulation cycle という．

　排卵は，卵胞腔の内圧の上昇によって卵胞膜が破られて起こると考えられていたが，近年，FSH および黄体形成ホルモン（LH）の分泌量がある一定の比率になると排卵が起こると考えられるようになってきた．排卵が起こるためには下垂体前葉から LH の大量分泌が生じなければならないが（LH surge），これは血漿エストロゲンの上昇に伴う正のフィードバック機構によって誘発される．同時に FSH の分泌もみられる（図184）．LH surge の開始から，16～24時間後に排卵が生じ，卵胞では黄体形成とともに血中プロゲステロンが上昇し排卵後10日前後でピークに達する．この時期にはエストロゲンの上昇もみられ，これらのホルモンの負のフィードバック機構により LH および FSH の値は低く抑えられている．

　排卵の時期を知ることは，生殖系の研究を行ううえからも，妊娠，避妊の問題を考えるうえからも重要なことである．実際に，排卵の判定に利用されるものには，ヒトを対象とした場合次のようなことが考えられる．すなわち，排卵によって卵胞から少量の血液が出て，これが腹膜を刺激することによって生ずる中間痛あるいは排卵痛，尿中のプレグナンジオールの測定（排卵24～48時間後に上昇），基礎体温の測定である．臨床上あるいは日常よく利用されている方法は，基礎体温測定法であろう．この測定法は，排卵日を知るために簡単でかつ比較的信頼できる方法である．一般に排卵が起こると基礎体温が一時下降したのちに上昇する．

　基礎体温を正確に測定するためには，その目的に合った体温計（目盛幅が大きい婦人体温計など）を用い，朝，目ざめたまま，安静にしている状態で，決まった時間に口腔内（舌下）あるいは直腸内で体温を測定し，グラフを作成する．これで一過性の体温の低下あるいは体温が上昇しはじめる点がみられたとき，排卵のあった日であると判定できる．しかし，月経周期，卵巣周期が不順な場合，体温の日差が激しい女性，代謝亢進状態などでは，排卵による体温の変動を正確に把握することが困難な場合も多い．

　排卵後の卵巣表面は，噴火口状を呈しており，その中に少量の血液がみられるが，その後，その付近の毛細血管から吸収され，24～96時間以内に黄色色素が蓄積し，黄体 corpus luteum が形成される．これは，初めの10～12日間で直径10 mm 程度となり，3週後には15～20 mm に達する．その後，退化縮小し瘢痕となり，白体 corpus albicans となる．図183は卵巣における卵胞および黄体の形成発育の経過を1個の卵巣内に示したものである．

3. 黄体ホルモンの分泌過程

　黄体ホルモンの分泌過程は，黄体形成の消長にほぼ一致している．すなわち，黄体消長は，①増殖期：プロゲステロンを分泌する顆粒膜細胞の増殖，②血管新生期，③開花期：黄体細胞の増殖が最高になる期であり，排卵後2～3日目，そして④退行期：黄体細胞の硝子様変性あるいは脂肪変性に陥り，銀白色を呈して白体となる，までの4期に分けることができる．

　以上の経過は，卵子が受精しなかった場合であるが，受精して妊娠が成立した場合には，黄体はさらに大きくなり（直径約25 mm にも達する），卵巣の約1/3をも占めるようになる．同時に黄体ホルモンの分泌も亢進してくる．これを妊娠黄体といい，非妊娠時の場合の黄体を月経黄体という．

4. 月経周期 menstrual cycle

　以上のような卵巣周期に対応して，子宮内膜にも周期的変動がある．これを月経周期または子宮周期 uterine cycle

図184 卵巣・月経周期

下垂体前葉からのFSHおよびLHの分泌変化

排卵
卵胞ホルモン相　　　黄体ホルモン相
LH
FSH

卵巣周期

幼若　成熟　排卵　初期　成熟　退化

卵巣周期におけるホルモンの分泌変化

エストロゲン
プロゲステロン

子宮粘膜周期（月経周期）

① 月経期　② 増殖期　③ 分泌期

機能層
基底層

1　3　5　7　9　11　13　15　17　19　21　23　25　27 日目

卵巣内と子宮粘膜の変化の相互関係を示す模型図

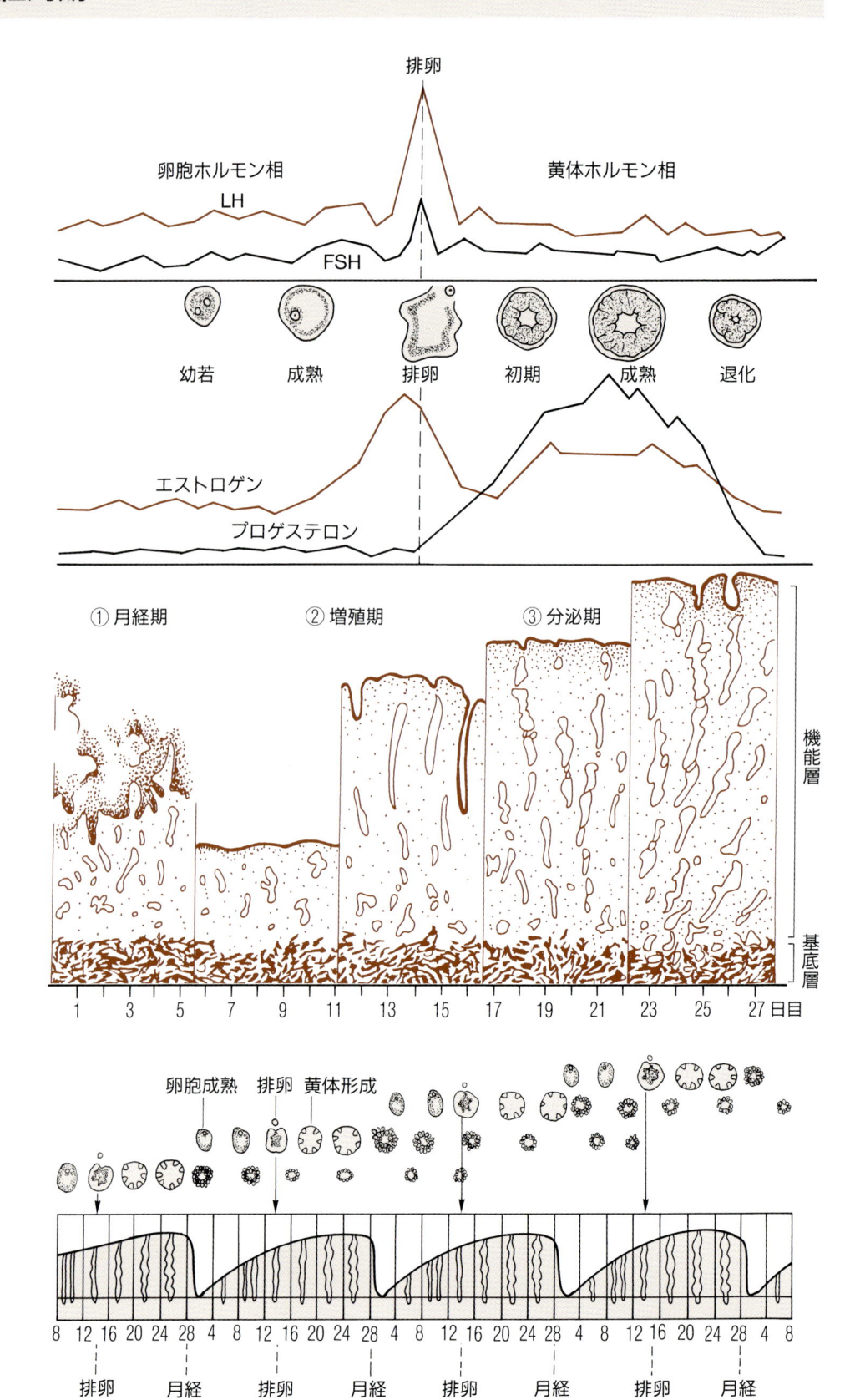

卵胞成熟　排卵　黄体形成

8 12 16 20 24 28 4 8 12 16 20 24 28 4 8 12 16 20 24 28 4 8 12 16 20 24 28 4 8

排卵　月経　排卵　月経　排卵　月経　排卵　月経

といい，その変化を次の3期に分類している．

すなわち図184に示すように，子宮内膜の，①月経期 menstrual phase，②増殖期 proliferative phase および③分泌期 secretory phase である．

卵巣周期，月経周期のほかに，腟周期 vaginal cycle がある．エストロゲンが分泌されている状態では，腟垢標本（腟スメア試験 vaginal smear test）で角質化細胞が認められる．プロゲステロンが分泌されているときは，濃い粘液が分泌され，その中に上皮細胞あるいは白血球の浸潤がみられる．この特徴はネズミの実験でよく研究されているが，ヒトでは不明確なことが多い．

5. 卵胞ホルモンと黄体ホルモン

卵巣周期の排卵以前の期間は，卵胞の成熟に伴い卵胞ホルモン分泌優位相 follicular phase であり，排卵以後の期間は，黄体による黄体ホルモン分泌優位相 luteal phase ということができる．

さて，月経周期には，まず卵胞ホルモン estrogen が，子宮内粘膜の増殖を促す増殖期があり，排卵後は，黄体ホルモン progesteron，卵胞ホルモンとの共同作用によって，子宮内粘膜の増殖と分泌を行っている分泌期がある．つづいて粘膜上層の脱落という月経期に移行し，月経期から次の月経期まで約28日間の周期をもって繰り返されることになる．なお月経期は剝脱期および再生期に分けることができる．28日周期の場合，再生期は月経出血第1日目から第4日目まで，増殖期は第5日目から第14日目，分泌期は第15日目から第28日目までの期間をいう．

a. 卵胞ホルモン期

増殖期（卵胞ホルモン期）の初期には，月経の結果，剝脱した粘膜下に残った基底層に，卵胞ホルモンが作用して，新しい粘膜を再生，増殖させる．

この時期で，子宮内粘膜の厚さは約1mm前後であり，腺の分泌がほとんどみられない．後期になると，内膜の増殖は，さらに亢進して5mm程度の厚さとなり，腺が肥大し，腺管が拡大して浮腫状となり，屈曲およびコイル状に巻くようになるが，分泌活動はまだ観察されない．このときには卵胞の成熟が最高域に達しており，排卵直前の状態にある．以上の経過は下垂体から分泌される folliculotropin（FSHとLHを合わせたゴナドトロピン）の働きによる．

b. 黄体ホルモン期

ついで排卵が起こり，分泌期（黄体ホルモン期）に移行する．この期では，主として黄体ホルモンの作用によって，腺管の分泌機能が開始され，活発となる．その厚さも増し，5～7mmに達する．粘膜は，高度に浮腫状となり，蒼白色を呈し粘膜の中間位では腺管が著しい屈曲ないしはらせん状を示すようになる．受精卵が，ここに着床した場合には，栄養を供給し，胎児が発育しやすい状態がつくられる．受精しなかった場合にはこの期の中頃に多量に増えたプロゲステロンが，下垂体の分泌を抑制するようになり，卵巣ホルモンの分泌を低下させ，次の周期を促すことになる．つづいてらせん状動脈 spiral artery が分布する層（機能層）が，エストロゲン分泌低下のため，一時的に収縮して虚血状態となる．この動脈が，再び拡張することによって，機能層の壊死組織がこわれて，子宮内膜の剝脱とともに出血をきたすわけである．

内膜には，基底動脈も分布しているが（基底層），月経時でも脱落様変性は認められない．

その後，再びらせん状動脈が収縮することによって，出血が止まり，黄体ホルモンの分泌が急激に減少して，卵胞ホルモン分泌が優位の状態となり，新しい内膜が基底層から再生してくる．

6. 月経の特徴

さて，月経とは，成熟期の婦人に，24～36日間の比較的規則正しい間隔をもって，3～5日間にわたってみられる子宮内膜の壊死を伴う子宮出血のことである．

この出血の量は，1回に10～200mlぐらいあり，個人差が著しく主として動脈血（3/4ぐらい）である．血液のほかに，脱落した粘膜上皮，頸管粘液，外陰皮脂腺からの分泌物などが含まれている．また，月経血は，分泌液中に含まれている酵素の作用によって容易に凝固することはない．

以上は健康な成熟した女性にみられる卵巣周期と同期した月経周期であり，これを排卵性月経という．しかし，青春期，更年前期女性，授乳期の女性および病的な場合（不妊症など）などでは，ただ単に卵胞ホルモンの作用のみで起こる無排卵性月経という状態がある．この場合，卵胞の発育は正常どおり行われるが，排卵は起こらない．卵巣内の卵胞は，排卵に至ることなくそのまま退化し，子宮内粘膜は分泌期に移行しないで増殖期が持続し，そのまま退行して月経に至る．このときの月経の周期や，その出血量はほぼ排卵性月経と同じである．そのため不完全月経ともいわれ，下垂体ゴナドトロピンの分泌量が変化するために起こると考えられている．

図185　受精

精子が卵子に進入する過程(AからDの順で侵入)

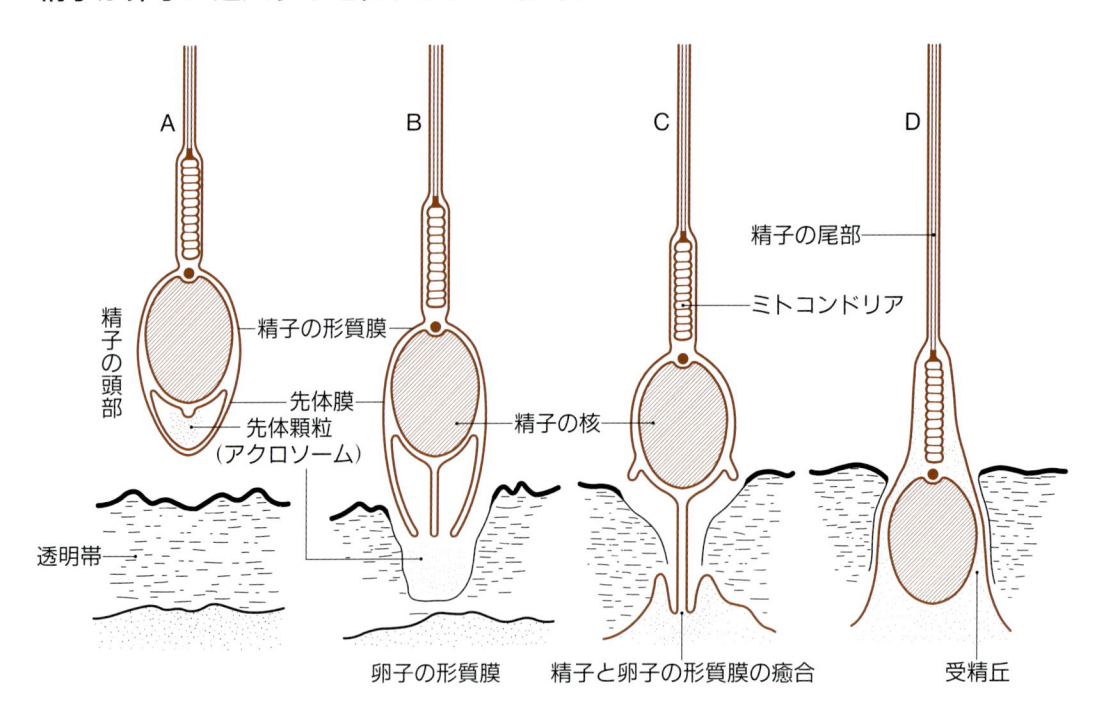

- 精子の頭部
- 精子の形質膜
- 先体膜
- 先体顆粒（アクロソーム）
- 精子の核
- 精子の尾部
- ミトコンドリア
- 透明帯
- 卵子の形質膜
- 精子と卵子の形質膜の癒合
- 受精丘

受精卵から着床まで(ヒト発生第1週中)

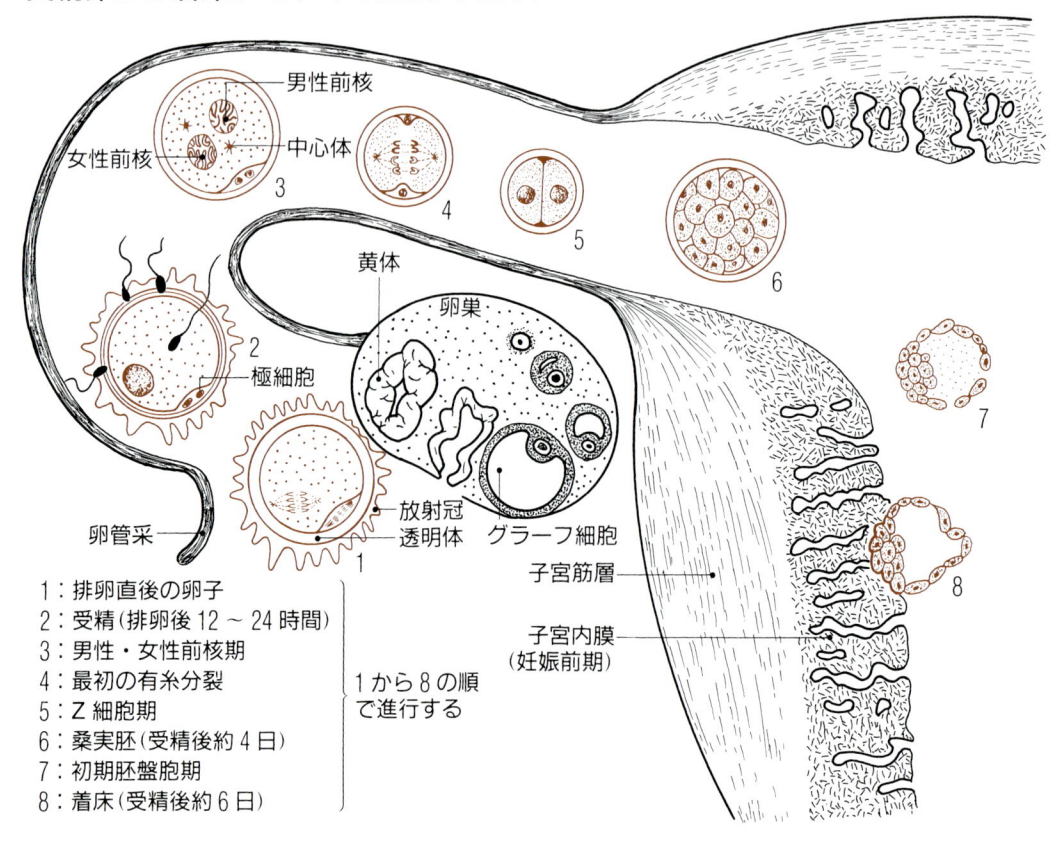

- 男性前核
- 女性前核
- 中心体
- 極細胞
- 黄体
- 卵巣
- 卵管采
- 放射冠
- 透明体
- グラーフ細胞
- 子宮筋層
- 子宮内膜（妊娠前期）

1：排卵直後の卵子
2：受精（排卵後12〜24時間）
3：男性・女性前核期
4：最初の有糸分裂
5：Z細胞期
6：桑実胚（受精後約4日）
7：初期胚盤胞期
8：着床（受精後約6日）

1から8の順で進行する

7 妊娠(1) 受精

1. 受精 fertilization

　ヒトで受精の行われる場は，普通，卵管膨大部であり，精子および卵子は，この場所まで移動しなければならない．

　膣内に射精された精子は，子宮口から子宮内へと上行する．精子の自己運動は，その鞭毛に微小管（チューブリンからなる）があるためである．このチューブリンとダイニンと呼ばれるATP分解酵素との相互関係によってすべり現象が生じ，精子の鞭毛運動が開始される．精子の移動の方向が，何によって決められているかは現在のところ不明であるが，アルカリ性の頸管粘液と酸性の膣分泌液とによる電位差の変化を精子が受け止め，その移動方向が決定されているらしい．

　精子はこの運動によって，1分間に約1～3 mmの速度で移動し，卵管膨大部まで達するまでおおよそ1時間必要とする．一方，腹腔内に排出された卵子は，卵管采の絨毛運動による腹膜液の流れによって卵管内に引き込まれる．

　普通，卵子の排出された側の卵管に入るが，他側の卵管に入る場合もある（卵子の外遊走）．

　数億個の精子のうち，この卵子の周囲には約60個以上の精子が集まるといわれ，そのうち受精できるのは，ただ1個のみである．排卵された卵子にはヒアルロン酸を主とする糖蛋白によって顆粒細胞が付着している．精子がこの蛋白層（付着マトリックス）を溶かし卵子の透明帯を貫いて入ると（ヒアルロニダーゼ，アクロシン，トリプシン，プラスミンなどの蛋白分解酵素の働きによる），精子の尾部が消失し，同時に他の精子が入らないように一種の障害物を卵子の周囲に形成する．

　精子の生存期間は約2～3日，卵子のそれはヒトで24時間以内である．したがって，この両者の受精能力がある期間は，ほぼ24時間以内と考えられ，受精現象は，性交後数時間以内で行われるものと考えられる．また，受精の可能性のある期間は，精子生存期間を含めて，次回月経の始まる前12～19日間とされている．しかし，実際には，このような理論上の計算と一致しがたいものである．

　精子と卵子が合体すると受精卵になり，最初の細胞分裂（第二次減数分裂）が開始され，つづいて等数分裂を反復して，細胞集団がつくられ組織や器官ができ，新しい生命の誕生となるわけである．

2. 受精による性の決定

　細胞の増殖は，細胞分裂によって起こるが，その様式には，有糸分裂および無糸分裂の2種類がある．ほとんどの体細胞では有糸分裂が行われており，その過程を細かく4つに分類することができる．精子および卵子の形成過程もほぼ同じであるが，ただ減数分裂 reduction division をすることが特徴である．

　男女両性の別は，性染色体 sex chromosome によるものである．体細胞の核には，男性では44個の普通染色体と，1個のX-性染色体および1個のY-性染色体をもっており，女性では，44個の普通染色体と2個のX-性染色体を有している．減数分裂後の精子には，22個の普通染色体と，1個のX-性染色体あるいは1個のY-性染色体をもつ2種類の精子ができる．

　一方，卵子には，22個の普通染色体と1個のX-性染色体が含まれている．

　X-性染色体を含む精子とこの卵子とが受精すると(44, XX)の染色体をもつ女性の受精卵ができ，Y-性染色体をもつ精子との受精では(44, XY)の染色体をもつ男性の受精卵になる．

　ここで減数分裂とは，生殖細胞の成熟期に形のよく似た染色体が接合し，つづいてそのそれぞれに縦裂が入り，1組の染色体から合計4本の染色体ができる．分裂後期に入ると4本の染色体がそれぞれ2本1組になり，分裂して2個の精母細胞ができる．つづいて，2本の染色体が1本ずつ分かれ，さらに2個の娘細胞ができる．結果として，1個の生殖細胞から半分の染色体をもつ娘細胞が4個できることになる．この染色体の動きについても，鞭運動と同じように微小管のすべり運動が関与しているという．

　これら4個の娘細胞は，それぞれ精子として成熟する．

　卵細胞でも同じように4個の娘細胞ができるが，このうち1個だけが成熟して卵子となり，残り3個の娘細胞は消失してしまう．

　さて，受精と同時に性の決定が行われた受精卵は，卵管膨大部から子宮腔へ移動する．これは，卵管粘膜の絨毛の働きと卵管壁の蠕動運動とによって行われる．

　およそ，3日間を経て受精卵は子宮腔に達し，子宮内腔において受精卵の着床 implantation という現象が起こる．

図186　着床と胎盤

着床の模型図

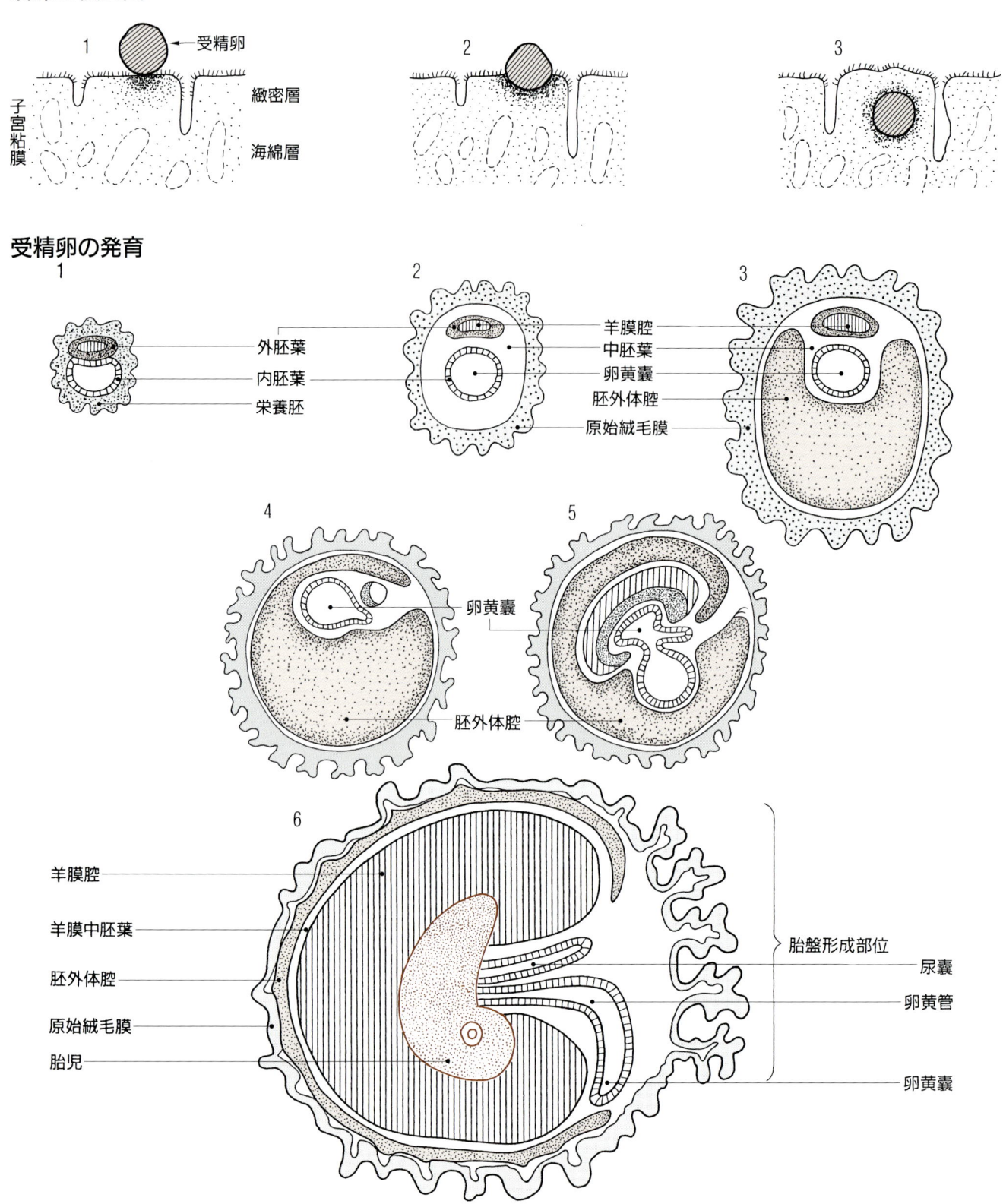

1　受精卵
子宮粘膜　緻密層　海綿層

2

3

受精卵の発育

1
- 外胚葉
- 内胚葉
- 栄養胚

2
- 羊膜腔
- 中胚葉
- 卵黄嚢
- 胚外体腔
- 原始絨毛膜

3

4
- 卵黄嚢

5
- 卵黄嚢
- 胚外体腔

6
- 羊膜腔
- 羊膜中胚葉
- 胚外体腔
- 原始絨毛膜
- 胎児
- 胎盤形成部位
- 尿嚢
- 卵黄管
- 卵黄嚢

8 妊娠(2) 着床と胎盤

1. 着床 implantation

受精卵は，卵管膨大部から主に卵管蠕動運動などによって子宮腔内に移動し，その間にも盛んに分裂，発育を繰り返している．これを分割 segmentation という．ある期間が過ぎると，それらは桑実の形を示す細胞群（桑実胚 morula）になり，子宮腔内に達する．この桑実胚は，外方を栄養胚葉 trophblast が取り囲み，内方には将来胎児として発育する胚芽胚葉 embryoblast が存在している．この時期のものを胞胚 blastocyte ともいう．受精後6～7日目に，この胞胚と子宮粘膜との機能的な結合，すなわち着床が起こり，妊娠が開始する．この時期には子宮粘膜が，著しく肥厚し，血管に富み，分泌も盛んになっており，エストロゲンとプロゲステロンの分泌と相まって，着床に最も適した状態である．胞胚期の受精卵は，子宮粘膜に付着する栄養胚葉からトリプシンという蛋白分解酵素を分泌し，透明帯が破られ粘膜上皮を融解し，その間質内に侵入し，子宮粘膜の緻密層にまで到達する．しかし，下層にある海綿層および基底層にまでは侵入しない．

2. 胎盤の形成

つづいて，栄養胚葉の一部が子宮粘膜内に手足が出るような状態で侵入していき（原始絨毛膜 primitive chorion），胎盤 placenta 形成としての第一歩が踏み出されることになる．胎盤が形成されると，その絨毛によって母体から栄養素や，酸素などを受精卵が吸収するようになる．

着床した胞胚の胚芽胚葉（胎芽球ともいわれる）は，盛んに細胞分裂を行い，3種類の細胞群に分化していく（外胚葉 ectoderm，内胚葉 endoderm，中胚葉 mesoderm）．

卵黄嚢 yolk sac は内胚葉から生じ，羊膜腔 amniotic cavity は外胚葉から生じてくる．両者を包んだ中心部の中胚葉には，茎が生じて，胚外体腔の中に吊り下がるような形になる．将来，臍帯 umbilical cord となるものであり，分娩までの期間，母体と胎児を連絡する重要な装置である．外胚葉は胚板 embryonic urea を形成して，中胚葉の被包とともに羊膜を形成し，羊水を貯える．羊水が増加することによって羊膜腔は漸次拡大されていく．また，卵黄嚢の一部からは尿嚢が発生し，臍帯の一部となる．

3. 胎児と胎盤の連結

原始絨毛膜の先端には，多数の核があり，細胞境界膜が不明瞭となって，合胞体（シンチチウム syncitium）が形成され，ここが母体と胎児との直接の連絡の場となる．本来の細胞層は，ラングハンス細胞層と呼ばれるが，中胚葉とともに原始絨毛膜内に進入していく．この中には，胎芽球から発生した血管群が尿嚢にそって中胚葉（絨毛膜中胚葉）中に入り込み，枝のように分かれたシンチチウム細胞層に到達して，完全な絨毛を形成する．この絨毛は，子宮粘膜の脱落膜組織を融解しながら進入して大きな面積を占めるようになり，さらに母体の小動脈および小静脈をも融解し，そこに血液腔を形成する．これを，絨毛間腔といい，受精後約6週目から始まり約14週目に胎盤の完全形成が終了する．受精卵が分化した内胚葉からは，消化器，呼吸器，膀胱，卵黄嚢などが発生し，外胚葉からは，皮膚，中枢神経系，感覚器，羊膜，羊水など，中胚葉からは，結合織，筋組織，骨，循環器系，生殖器，腎臓，羊膜，絨毛膜などが形成される．

4. 胎児の発育

着床した受精卵が発育して胎児となり，やがて体外に娩出される．分娩に至るまでの期間を妊娠持続期間といい，ヒトで260～270日である．実際着床した正確な日時を知ることが不可能なために着床前の月経の開始から着床まで約2週間とすると，その期間は約280日（10カ月，40週）となる．胎児の身長および体重の増加を**下表**に示した．

胎児の発育 (Haase, 榊原)

胎児齢		胎児身長(cm)(実測値)	胎児体重(g)(実測値)
月	週		
1	4	(胎児齢月数)^2=1	(胎児齢月数)$^3 \times 2$=2
2	8	(〃)^2=4	(〃)$^3 \times 2$=16
3	12	(〃)^2=9(7)	(〃)$^3 \times 2$=54(20)
4	16	(〃)^2=16(15)	(〃)$^3 \times 2$=128(120)
5	20	(〃)^2=25(23)	(〃)$^3 \times 2$=250(300)
6	24	(〃)$\times 5$=30(30)	(〃)$^3 \times 3$=648(635)
7	28	(〃)$\times 5$=35(35)	(〃)$^3 \times 3$=1029(1027)
8	32	(〃)$\times 5$=40(40)	(〃)$^3 \times 3$=1536(1220)
9	36	(〃)$\times 5$=45(45)	(〃)$^3 \times 3$=2187(2240)
10	40	(〃)$\times 5$=50(50)	(〃)$^3 \times 3$=3000(3250)

図187 胎盤とホルモン

妊娠後期の子宮および胎盤の断面模型図

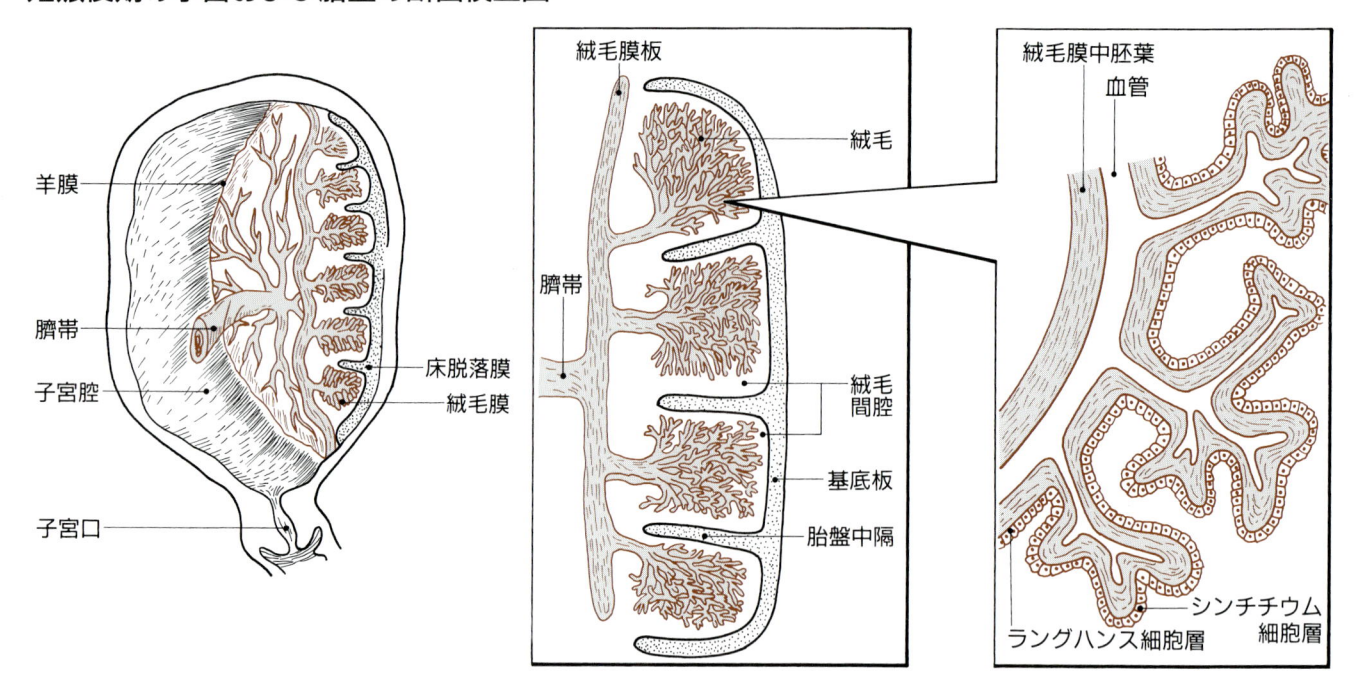

（ラベル）羊膜、臍帯、子宮腔、子宮口、床脱落膜、絨毛膜、絨毛膜板、絨毛、臍帯、絨毛間腔、基底板、胎盤中隔、絨毛膜中胚葉、血管、ラングハンス細胞層、シンチチウム細胞層

妊娠経過に伴う尿中ホルモン分泌量の変動

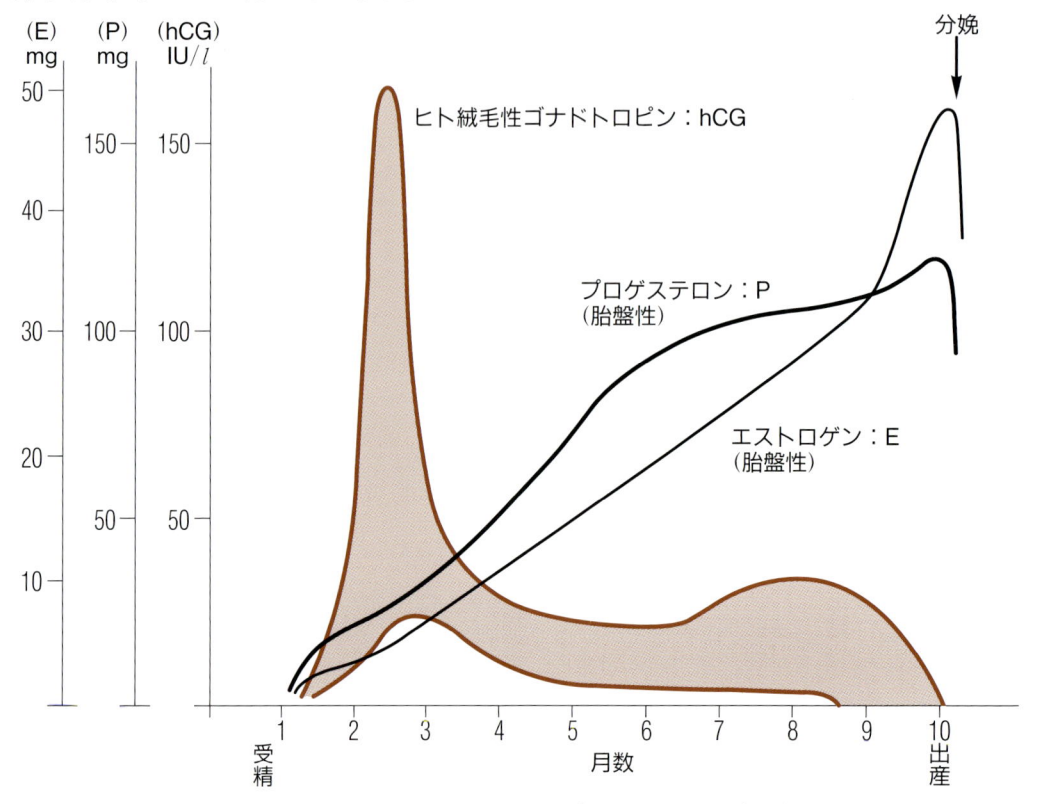

（グラフ）
- ヒト絨毛性ゴナドトロピン：hCG
- プロゲステロン：P（胎盤性）
- エストロゲン：E（胎盤性）
- 横軸：月数（受精〜出産、1〜10）、分娩

エストロゲンは，エストリール，プロゲステロンはプレグナンジオールとして測定．

9　妊娠(3)　胎盤とホルモン

1. 胎盤の構造と発育過程

　原始絨毛膜が，子宮粘膜の脱落膜組織や，母体からの小動静脈を融解することによって，胎児および母体間との機能的結合の場である胎盤が形成される．

　胎盤の構造は，胎児循環の項でも述べたが，子宮粘膜の脱落膜緻密層によって囲まれた部分に，母体からの血液を充満させ，この中に胎児の臍帯から続く絨毛がいくつもの塊となって浮かんでいる状態である．絨毛間腔にある細かい樹枝状の絨毛の大部分は，自由絨毛となり，胎児および母体間の栄養や代謝の運搬を行っているという意味で栄養絨毛（膜）とも呼ばれている．

　胎盤の成長過程は，妊娠月数とともに発育，増大し，妊娠4カ月目ぐらいになると子宮の前壁あるいは後壁（通常子宮の背側壁）のほとんどすべてを占めるようになる．しかし，その後子宮全体の増大に伴い，相対的には小さくなり，妊娠末期では，子宮の1/4〜1/6の大きさになるといわれる．この時期における胎盤の重量は，おおよそ500gであり，直径は約15〜20cm，厚さは約2cmである．また，臍帯が胎盤に付着する部位は，側方付着が最も多く，ついで中央付着，辺縁付着がある．

2. 胎盤の機能

　胎盤の機能は，胎児と母体間の物質交換とホルモンの分泌である．母体の血液は絨毛膜腔へ流れ，そこには胎児の臍帯動脈を介する毛細血管が入る．したがって母体の血液と胎児のそれとは直接接触することはない．酸素の運搬は肺呼吸の場合より効率が落ちるが胎児ヘモグロビン（HbF）による高い酸素との親和性によって胎児に必要な酸素は供給されることになる．そのほかにこの栄養絨毛膜では，水分，イオン，糖，アミノ酸，低分子のホルモン・蛋白体，ある種の抗体も通過する．

　精子と卵子の受精が起こると，卵巣では黄体が発育し妊娠黄体となる．この妊娠黄体からはエストロゲンおよびプロゲステロンの分泌がみられるようになるが，これは形成された胎盤より分泌されるゴナドトロピン（性腺刺激ホルモン）の働きによるものである．この性腺刺激ホルモンをヒトの場合，ヒト絨毛ゴナドトロピン human chorionic gonadotropin（hCG）と呼んでいる．ヒトの場合には，妊娠3カ月以上を経過すると黄体の機能を胎盤が代行するようになり，エストロゲンおよびプロゲステロンを分泌するようになる．血中のhCG量は，妊娠10週目ぐらいになると著しく低下してくるが，上述の両ホルモンは，分娩直前まで増加し続ける．胎盤でコレステロールから持続的に，両ホルモンが産生されるためである．これらのホルモンの産生は，幼若胎盤ではラングハンス細胞で行われ，成熟胎盤ではシンチチウム細胞で行われるといわれる．

　胎盤から分泌されるホルモンの生理的機能は，胎児の発育成長を円滑に行わせることと，中枢神経系を介して下垂体性腺刺激ホルモンの分泌を抑制し，排卵，月経などの周期を抑制すること，子宮筋の肥大や収縮を抑制することである．しかし，分娩直前には，子宮筋の収縮を増強させ，子宮頸管，腟および骨盤軟骨部を柔軟化させる働きがある（リラキシン relaxine）．さらに，乳汁分泌ホルモンを分泌させて，乳腺の発達を促す作用ももっている．

　以上の胎盤性ホルモンのほかに，絨毛性成長ホルモン-プロラクチン chorionic growth hormone-prolactin（CGP），ヒト胎盤ラクトゲン human placental lactogen（hPL），ヒト絨毛性乳腺刺激ホルモン human chorionic somato-mammotropin（hCS）などが発見されており，妊娠中の脂質分解を高めて胎児の発育成長を促す働きや，子宮筋の発育に関与し，成長ホルモン様の働きがあるなどの報告がなされている．これらのホルモンは，分娩後直ちに血中から消失する．

3. 妊娠の生物学的診断法

　妊娠の1カ月目から2カ月前半はhCGの分泌が上昇することを利用し，Aschheim-Zondekの早期妊娠診断法が考案された．この方法は，妊娠初期の女性の早朝尿にhCGが含まれていることを利用し，この尿をマウスに注射して，マウスの卵巣に出血点や黄体が形成されることを肉眼的に観察するものである．これらの現象がみられれば陽性（妊娠）と判定する．Friedman反応も，同じようにhCGを利用した方法であり，成熟ウサギに被検尿を注射して卵巣に円錐状の隆起や出血を認めた場合，陽性としている（98%の適中率）．

　最近は，血清学的妊娠診断法が盛んに行われている．妊婦の血清あるいは尿中に絨毛性抗原が発見されることを利用して，抗ウサギ血清との間で，沈降反応が起こるか否かによって診断する方法である．また，精製ヒト絨毛性ゴナドトロピンを抗原として，妊婦尿との反応で診断する方法もあり，その判定試薬が市販されている．

図188 分娩

分娩時の子宮内圧変化(ヒツジ)(Hindsonら)

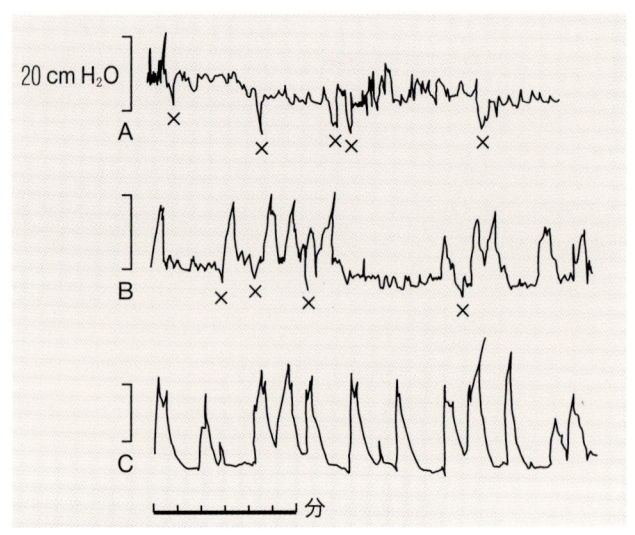

A：分娩12時間前，B：4時間前，C：1時間前
内圧は子宮内にラジオゾンデを挿入しテレメーターにより記録された．
AおよびBでは動物が立っているため体の動き(×印)が多い．Cでは横臥位で体動はない．

陣痛発作の起点(斜線部位)および進行順序
(1から4の順で子宮の収縮がみられる)(Ivy 改変)

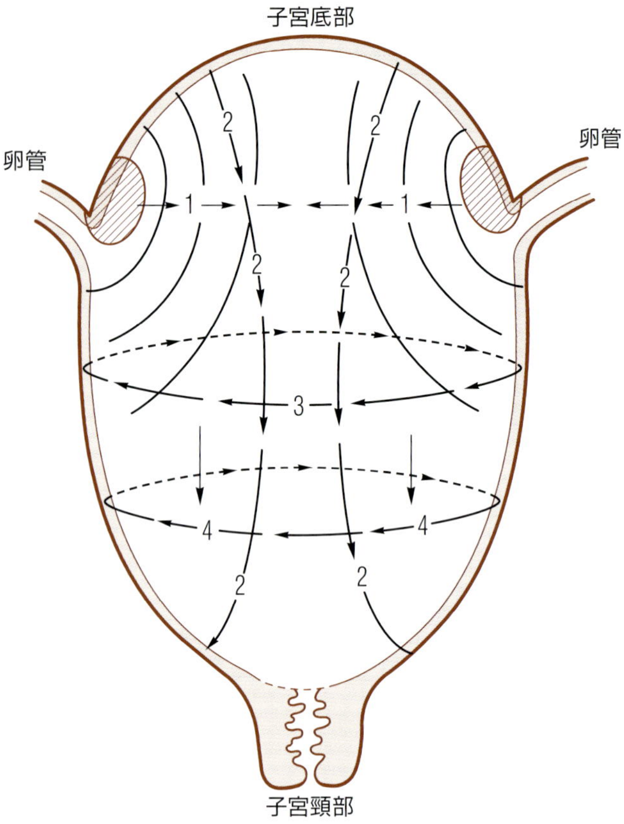

子宮底部
卵管
子宮頸部

乳汁分泌とホルモン
(①未妊娠期，②妊娠中期，③授乳期を
1つの乳房に図示している)

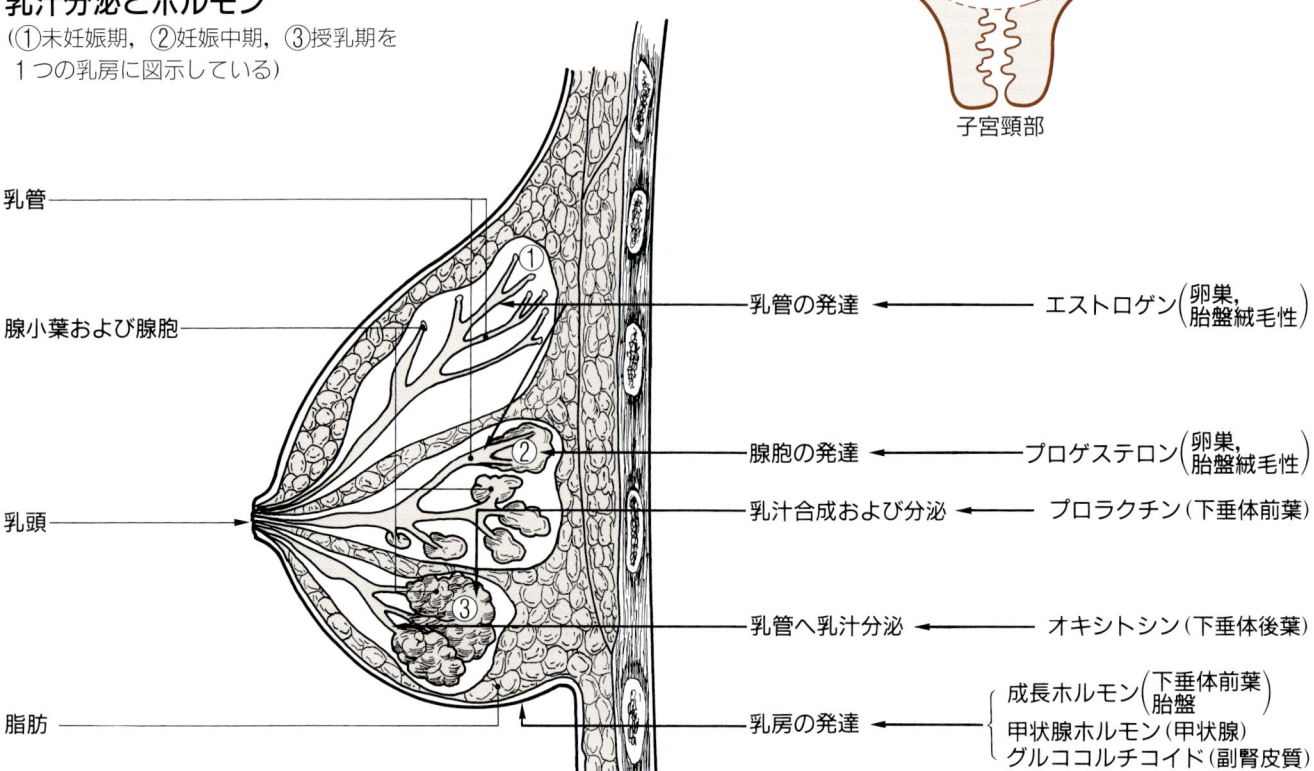

- 乳管
- 腺小葉および腺胞
- 乳頭
- 脂肪

- 乳管の発達 ← エストロゲン(卵巣，胎盤絨毛性)
- 腺胞の発達 ← プロゲステロン(卵巣，胎盤絨毛性)
- 乳汁合成および分泌 ← プロラクチン(下垂体前葉)
- 乳管へ乳汁分泌 ← オキシトシン(下垂体後葉)
- 乳房の発達 ← 成長ホルモン(下垂体前葉，胎盤)
  甲状腺ホルモン(甲状腺)
  グルココルチコイド(副腎皮質)

10 分娩と乳汁分泌

1. 陣痛 labor pain と分娩 delivery, parturition

　胎児と，その他の付属物（胎盤，臍帯）を子宮から外界に排出することを分娩という．妊娠末期になると子宮筋に不随意的な収縮が起こる．その収縮が周期的に，かつ反復性を伴うものを陣痛という．分娩の初期には，陣痛発作期間が短く，その間隔も長い．しかし胎児が娩出される直前になると，その間隔は2分，1分，30秒……と短くなる．分娩終了までの陣痛の回数は約150～200回という．

a. 分娩に関するホルモン

　分娩開始期には，絨毛性プロゲステロン分泌優位による子宮筋の流産様収縮が起こる．つづいてプロゲステロン分泌の減少で相対的に絨毛性エストロゲン分泌が優位になると，子宮筋の強い収縮が始まるとともにリラキシンによる子宮頸部の拡張も生ずる．血中リラキシンは妊娠末期で最高となり，分娩終了とともに急減する．また，反射的に生ずるオキシトシン分泌により強力な子宮収縮陣痛がみられる．妊娠子宮筋に対してエストロゲンは，収縮持続時間を延長させ，プロゲステロンは逆にそれを短縮させる．また，子宮筋の収縮力には筋線維内のCa濃度も関係し，その濃度が低ければ微弱となる．プロゲステロン処理筋ではCa欠乏に陥りやすいためプロゲステロンの多い妊娠中の子宮筋が収縮することはきわめて少ない．しかし，エストロゲン優位筋となる妊娠末期には，Ca濃度の上昇がみられ子宮筋の収縮が増強される．

b. その他のホルモン

　分娩開始に先立って血中のプロスタグランジン（PG）の増加が知られるようになってきた．妊娠末期におけるエストロゲン増加後の15～20時間にその分泌量が上昇し，特に子宮内膜にあるプロスタグランジンの子宮筋収縮作用から陣痛発生機序に重要な働きをしている．初めヒト精液中の子宮収縮作用や血圧降下作用物質として発見されたが，その後，血液凝固機転，シナプス伝導機構などにも関与していることがわかり，あらゆる組織中にその存在が認められている．これは単一の物質ではなく，基本構造をもつ数種類に分けられる（PGE，PGF，PGA，PGBなど）．
　オキシトシンは，下垂体後葉から分泌され，強い子宮収縮作用がある．分娩中における腹筋の反射的収縮，および産道の随意的収縮によって生ずる刺激が，オキシトシンの分泌を高めて子宮収縮を誘発し，これが再びオキシトシン分泌を高め，さらに強力な陣痛を起こす．

c. 分娩に関する電気現象

　電気生理学的に子宮筋の膜電位を測定すると，胎盤付着部で他の部位に比較して10 mV程度の不均等な電位差分布がある．いったん，分娩が開始されると，不均等であった膜電位がほぼ子宮筋全体に一様となり，子宮筋全体が電気的にも機械的にも刺激に対して同等となるところから，子宮全体があたかも巨大な1本の筋線維が収縮するようにふるまうことになる．

2. 乳汁分泌とホルモン

　妊娠中に増大しつつあった乳房は，分娩後急速に発育し，乳腺も大きく発達する．乳腺および乳管の発育は，主としてエストロゲンが作用し，腺小葉および腺胞の発育にはプロゲステロンが作用することから妊娠中および分娩後も乳腺の発育，発達がみられる．ヒトの乳汁分泌は，絨毛性プロゲステロンやエストロゲンの急激な減少が引き金となり，分娩後1～3日目から開始されるが（分娩後1時間以内にも少量の分泌がある），これは血中のプロラクチン分泌の相対的増加に伴うものである．すなわち，乳汁分泌の機転は，哺乳 sucking による吸引刺激によって求心性インパルスが発生し，これが下垂体後葉を刺激するためにオキシトシンの分泌を促し，乳腺の筋上皮を収縮させ乳汁を排出（射乳）する．また，下垂体前葉に対してもプロラクチンの分泌を高めさせ，乳汁の分泌を維持させている．

3. 乳汁の性質

　乳腺は必要に応じて600～800 ml/日乳汁を分泌する．分娩後最初に分泌される乳汁を初乳といい，4～6日間続き，その後成乳に移行していく．初乳には消化しやすい多量のラクトアルブミンおよびラクトグロブリン（15%）を含み，そのほかにカゼイン，脂肪（4%），乳糖（5～6%）および塩類（0.2～0.5%）などが含まれている．一般に授乳している場合，プロラクチン分泌の上昇によりLHおよびFSH分泌は抑制されることから卵胞の成熟に対して抑制的に働き，月経の開始が遅れてくる(授乳性無月経)．普通約40%の割合で分娩後6カ月で月経の開始をみる．授乳していない場合，分娩後約6週間で最初の月経が起こることが多い．

図189　脳と神経

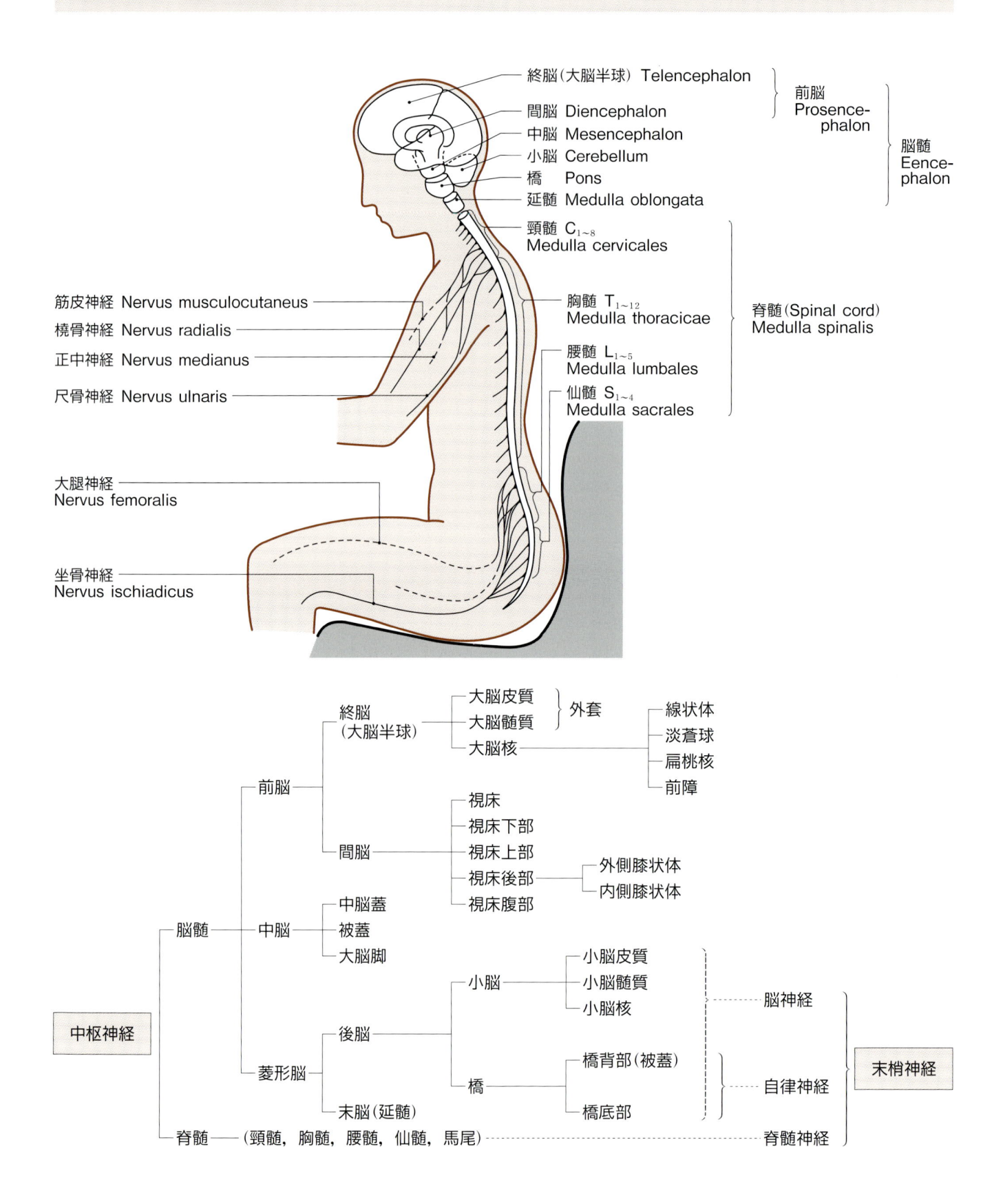

終脳（大脳半球）Telencephalon
間脳 Diencephalon
中脳 Mesencephalon
小脳 Cerebellum
橋　Pons
延髄 Medulla oblongata

前脳 Prosencephalon
脳髄 Eencephalon

頸髄 $C_{1\sim8}$ Medulla cervicales
胸髄 $T_{1\sim12}$ Medulla thoracicae
腰髄 $L_{1\sim5}$ Medulla lumbales
仙髄 $S_{1\sim4}$ Medulla sacrales

脊髄（Spinal cord）Medulla spinalis

筋皮神経 Nervus musculocutaneus
橈骨神経 Nervus radialis
正中神経 Nervus medianus
尺骨神経 Nervus ulnaris

大腿神経 Nervus femoralis
坐骨神経 Nervus ischiadicus

中枢神経
- 脳髄
  - 前脳
    - 終脳（大脳半球）
      - 大脳皮質 ┐
      - 大脳髄質 ├ 外套
      - 大脳核
        - 線状体
        - 淡蒼球
        - 扁桃核
        - 前障
    - 間脳
      - 視床
      - 視床下部
      - 視床上部
      - 視床後部
        - 外側膝状体
        - 内側膝状体
      - 視床腹部
  - 中脳
    - 中脳蓋
    - 被蓋
    - 大脳脚
  - 菱形脳
    - 後脳
      - 小脳
        - 小脳皮質
        - 小脳髄質
        - 小脳核
      - 橋
        - 橋背部（被蓋）
        - 橋底部
    - 末脳（延髄）
- 脊髄――（頸髄，胸髄，腰髄，仙髄，馬尾）

末梢神経
- 脳神経
- 自律神経
- 脊髄神経

XI 脳と神経性調節

1 脳と神経

1. 神経の働き

ヒトのからだは，外部環境や内部環境からの刺激に対応して，常に合目的的に働き，正常の機能を維持している．

すなわち，皮膚その他の諸器官の受容器 receptor で受け入れられた種々の刺激は，直ちに中枢に伝えられ，中枢はこの刺激の強さに応じて，興奮し，命令を筋や腺などからだの各部の効果器 effector に伝え，合目的的な反応 response を起こさせている．この役目を果たしているのが神経系 nervous system で，体内における伝導器 conductor としての働きと，それを統御する統合器 integrator の働きとを兼ね備えている．

2. 中枢神経系 central nervous system と末梢神経系 peripheral nervous system

神経系は，末梢からの刺激を受けて興奮し，必要に応じて命令を下す中心的な役割をしている中枢神経系と，その命令を末梢の諸器官に伝える末梢神経系に分けることができる．

中枢神経系は脳と脊髄である．末梢神経系には脳神経，脊髄神経などの体性神経系 somatic nervous system と，交感神経および体性神経の一部からなる副交感神経の両者で構成された自律神経系 automatic nervous system とがある．体性神経系は，自分の意識，意志によって動き，主として骨格筋や感覚器などに分布している．自律神経系は意識とは関係なく，主として内臓や，分泌腺などに分布して，自動的にこれらの調節を行っている．

なお，末梢神経系は，その働きのうえから，求心性神経と，遠心性神経に分けられる．

① 求心性神経 afferent nerve：末梢からの刺激を中枢に伝えるもの．

② 遠心性神経 efferent nerve：中枢の興奮を効果器に伝えるもので，このうち，筋を刺激して運動を行わせるものを運動神経 motor nerve といい，腺に分布してその分泌を支配しているものを分泌神経 secretory nerve といっている．

3. ニューロン neuron，神経元

19世紀の初め，神経細胞の発見された頃には，各神経細胞が互いに突起を出してつながり，連続した網目様の構造をしているものと考えられていた（網状説）．しかし，その後，Cajal らの鍍銀染色による神経の系統的な研究によって，各神経細胞は互いにつながっているものではなく，神経細胞は1つの神経細胞体 nerve cell body と，その突起である神経線維 neurite, nerve fiber とからできた1つの構造単位をつくっていることが報告された．この単位をニューロン（神経元）といい，この Cajal の主張をニューロン説という．現在，ニューロンは，形態的な単位ばかりでなく，機能的，代謝的な栄養の面でも1つの単位として認められている．基本的なニューロンの形は，1つの神経細胞体と，その細胞体から出ている長短いろいろの突起からできている．神経細胞体はニューロンの基本体で，直径数 μ の小さなものから 100μ 以上の大型のものまである．形も球形，卵形，紡錘形など種々異なっている．細胞内には，仁を有する比較的大きな核のほかに，物質代謝に重要な役割をしているミトコンドリア，ゴルジ装置，リソソーム，種々の小胞体，および後述の軸索と軸索小丘の部を除いた細胞内や，樹状突起の中にはニッスル Nissl 小体が散在している．ニッスル小体はリボ核酸を有する蛋白体で，細胞内の蛋白合成に重要な役割を果たしている．一方，細胞体から樹枝状に出ている突起は普通数十本あり，樹状突起 dendrite と呼ばれ，その中の1本が，細胞の軸索丘 axon hillock を経て長く伸び，軸索（突起）axon あるいは神経線維を形成している．

さて，ニューロンの形は多種多様で，図190下左のように，樹状突起がほとんどないもの（A），樹状突起がよく分枝しているもの（G），1本の樹状突起のみがよく発達しているもの（H）など，その果たす機能によってそれぞれの形が異なっている．機能的には樹状突起が入力部であり，軸索突起が出力部にあたるといえよう．

代表的な運動ニューロンと，感覚の受容性ニューロンを示したのが図190下右である．

4. 神経線維 nerve fiber —— 軸索 axon

神経線維は，図190上左のように神経細胞体から伸びたよく発達した突起で，軸索突起とも呼ばれる．軸索の構造は，原形質の線維様物質である軸索形質 axonplasma を中心として，その周囲をシュワン細胞 Schwann cell がらせん状に巻いた神経鞘 neurilemma（シュワン鞘 Schwann's sheath）が取り巻いている．なお，このシュワン細胞と軸索の間にリポイドからなる髄鞘 myelin が形成されるものと，されないものがある．髄鞘を有する神経線維を有髄神

図190 ニューロン

ニューロンの構造

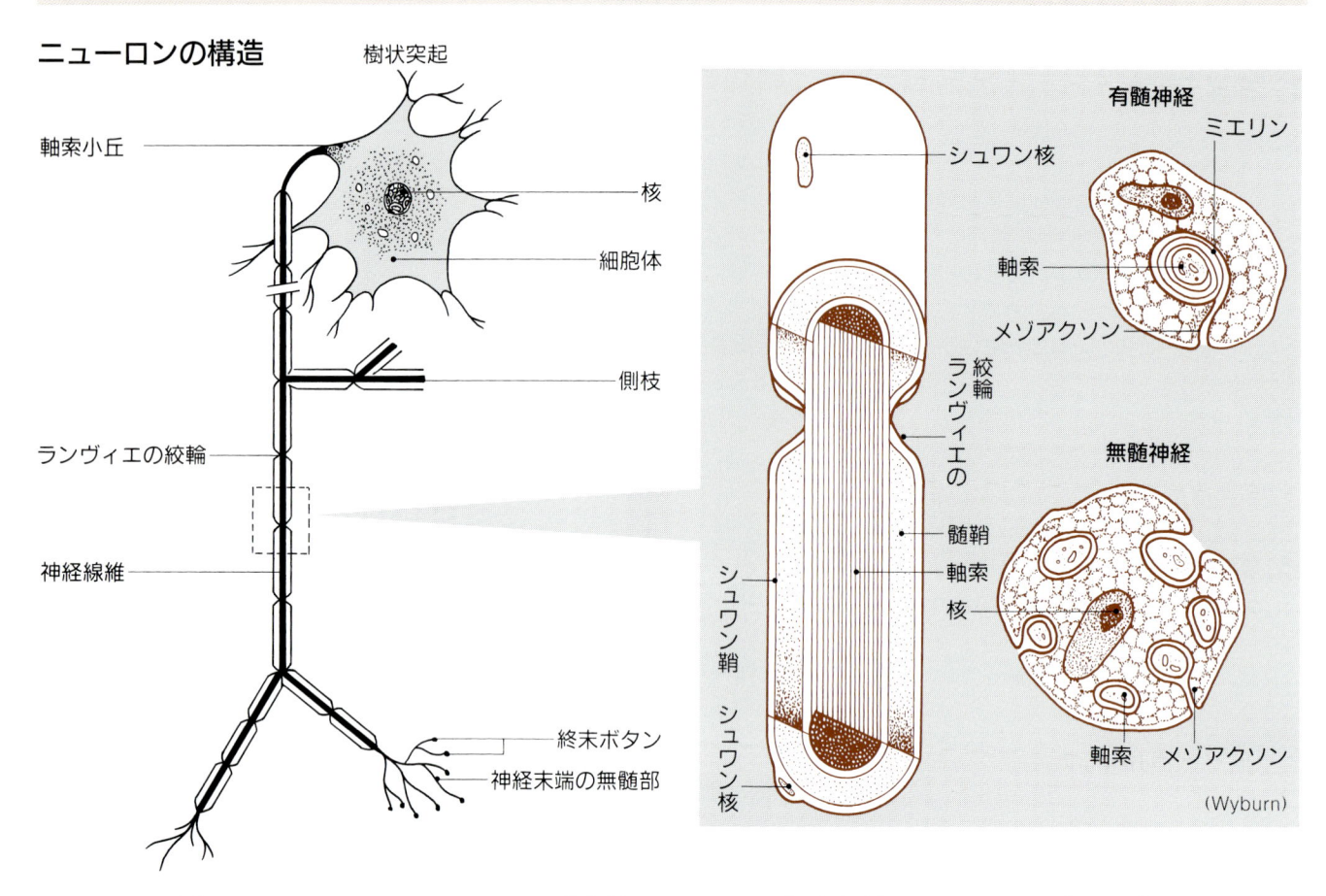

- 樹状突起
- 軸索小丘
- 核
- 細胞体
- 側枝
- ランヴィエの絞輪
- 神経線維
- 終末ボタン
- 神経末端の無髄部
- シュワン核
- 絞輪ランヴィエの
- 髄鞘
- 軸索
- 核
- シュワン鞘
- シュワン核

有髄神経
- ミエリン
- 軸索
- メゾアクソン

無髄神経
- 軸索
- メゾアクソン

(Wyburn)

いろいろの形のニューロン (Bailey)

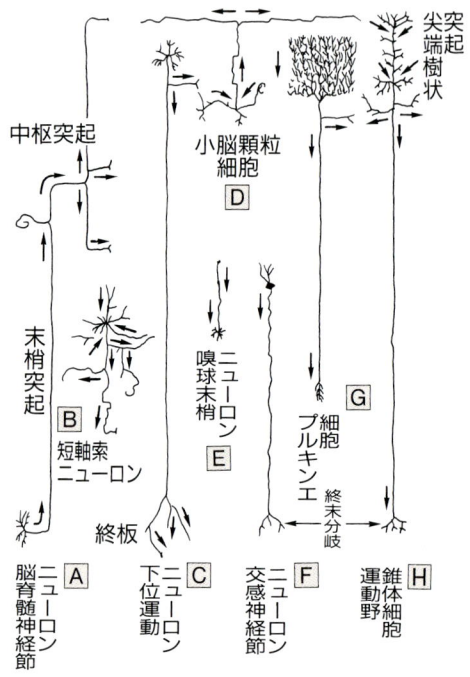

- 尖端突起樹状
- 中枢突起
- 小脳顆粒細胞 D
- 末梢突起
- 短軸索ニューロン B
- ニューロン嗅球末梢 E
- 細胞プルキンエ G
- 終末分岐
- 錐体細胞運動野 H
- A 脳脊髄神経節ニューロン
- 終板
- C 下位運動ニューロン
- F 交感神経節ニューロン

受容性ニューロンと遠心性ニューロン（哺乳動物） (Bodian)

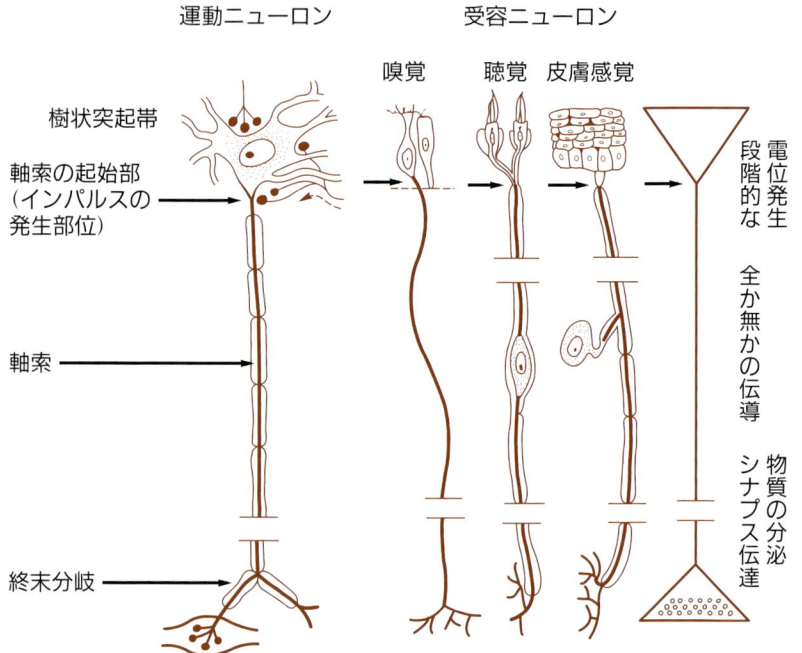

運動ニューロン
- 樹状突起帯
- 軸索の起始部（インパルスの発生部位）
- 軸索
- 終末分岐

受容ニューロン
- 嗅覚
- 聴覚
- 皮膚感覚

- 電位発生 段階的な
- 全か無かの伝導
- 物質の分泌 シナプス伝達

経線維 medullated or myelinated nerve fiber といい，髄鞘が形成されていないものを無髄神経線維 non-medullated or non-myelinated nerve fiber という．

　無髄神経線維は，薄い皮膜に覆われ，時には細い線維が数本集まってシュワン細胞内を通っているものもある．

　一方，有髄神経線維は，まず1本の軸索の横にあるシュワン細胞膜の一部が陥凹して軸索の回りを取り巻き，その細胞膜が互いに接触して2層の膜となる．これをメゾアクソン mesaxon といい，これがらせん状に軸索に巻きついて，その間に髄鞘が形成される．この髄鞘の電気抵抗は非常に大きく，イオンの透過もほとんどみられない．また，この髄鞘には，1.5～3.0 mm の間隔でランヴィエの絞輪 Ranvier node といわれるくびれができている．この部は電気抵抗が低く，イオンの出入りがここで行われるために，後述のように機能的に重要な役割を果たすことになる．

　なお，神経線維の長さはさまざまで，数10μから1m以上にも及ぶものもある．大脳皮質から腰椎まで下行しているもの，腰椎から足の先の筋肉まで達しているものなどがその代表的なものであろう．また，神経線維が途中で分岐して側枝を出しているもの，末端で複雑に枝分かれしているものなどがある．

　さて，この神経線維の枝分かれした末端は，第2のニューロンの神経細胞体，あるいは樹状突起と接触してシナプス synaps をつくる．これによって興奮が伝達されるわけであるが，この刺激を逆の方向へ伝えることはない．

　成熟した神経線維と，神経細胞体との間を切断すると，普通切断部より末端に向かって変性を起こしてくる．これをウォーラー変性 Waller degeneration という．また，細胞体側へ向かっても変性を起こすことがあり，これを逆行性変性 retrograde degeneration という．しかし，神経細胞が健在ならば，新しい軸索を再生 regeneration して，機能を回復することが可能である．

5. グリア(膠)細胞 glia cell

　神経組織，特にヒトの大脳皮質では，神経細胞の占める割合が少なく，血管と神経線維およびグリア細胞がその大部分を占めている．

　哺乳類のグリア細胞には，星状膠細胞 astrocyte，乏突起膠細胞 oligodendrocyte および小膠細胞 microglia cell（オルテガ細胞 Hortega's cell）などがある．散在している神経細胞と神経細胞の間隙を満たして支持組織としての役割を果たすとともに，栄養補給の役目をしているものと考えられている．

　星状膠細胞は，直径30～50μぐらい，比較的大きく，数本から20数本の細い糸状の突起を，ニューロンと毛細血管とに出している．乏突起膠細胞は，直径10μぐらい，2～4本の突起をもっており，髄鞘を取り巻いて軸索の形成と維持に関与しているといわれる．ともにニューロンと同様に外胚葉から発生する．しかし，小膠細胞は，中胚葉性で，食細胞的な作用をもっているといわれている．成熟した神経細胞は破壊されると再生する能力がない．しかし，グリア細胞には増殖能力があり，神経細胞が破壊された跡は，これらのグリア細胞によって補塡されるものと考えられている．

図191　神経の興奮と伝導(1)

軸索を伝導するインパルスによる局所電流

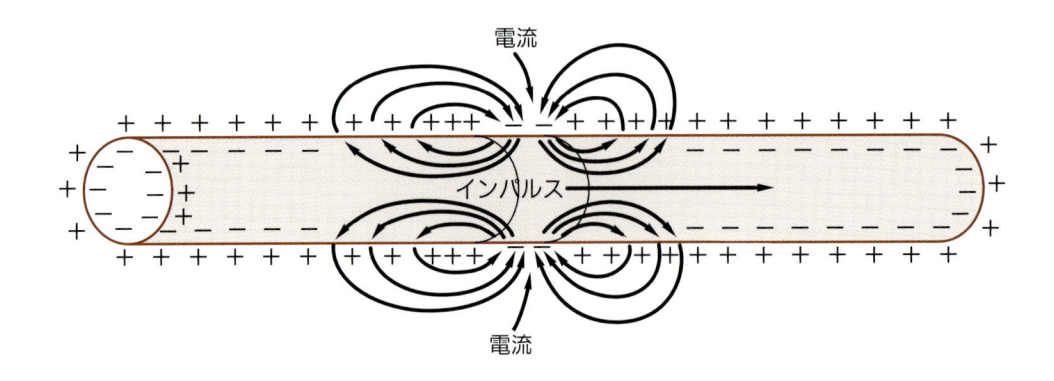

神経内導出法による活動電位(Hodgkin, Huxley)

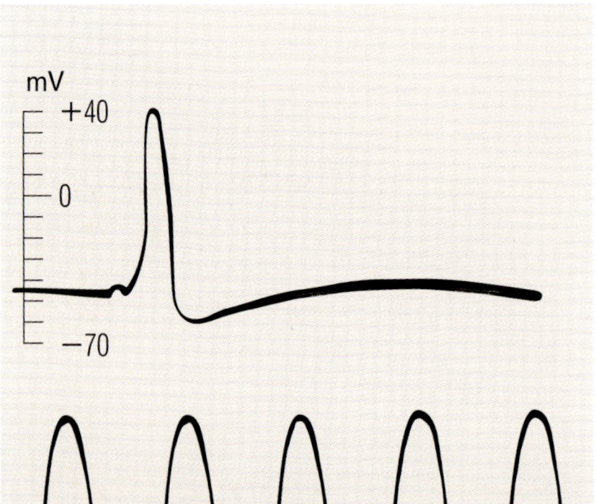

神経活動電位の諸相と興奮性(Morgan ら)

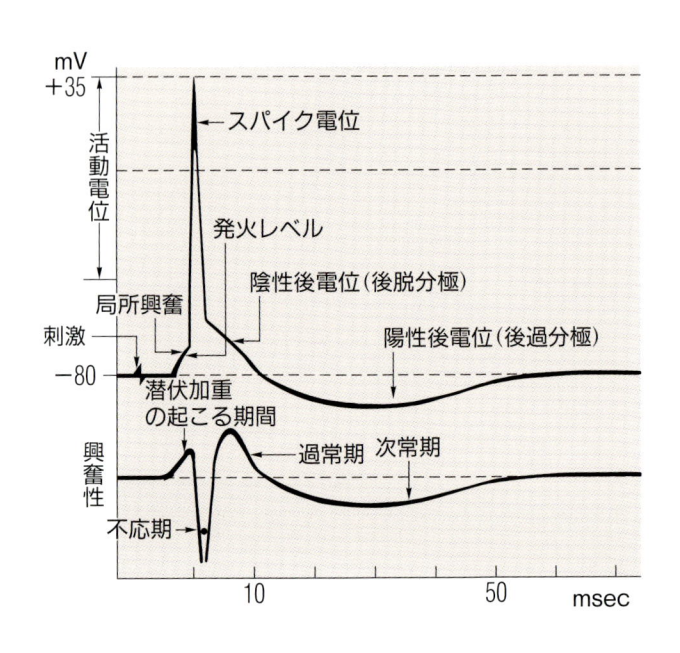

2 神経の興奮と伝導

1. 細胞膜の電気現象

a. 静止(膜)電位 resting (membrane) potential

細胞は,静止状態でも,その細胞膜を境として,膜の内外に電位差がみられる.静止状態の神経線維の表面に微小電極を置くだけでは,電位の変化がみられない.一方の微小電極をその細胞内に刺入すると,膜面から細胞内に向かって40～90 mVの電流が流れる.これを静止電流 resting current といい,このときの電位を静止電位という.この場合,細胞内が細胞外に対して,負に荷電しているため,(-)の値となる.細胞内部には,特に電位差がみられないので,この静止電位の座はその細胞膜にあることになる.このため膜電位ともいわれ,細胞膜は外側が電気的に正,内側が負に分極 polarize しているわけである.

さて,この電位変化は電解質の分布,ことにNaの拡散現象に起因すると考えたのがHodgkinである(ナトリウム説).すなわち,一般の細胞膜はK^+およびCl^-をよく通すが,Na^+はあまり通さない.したがって,Donnanの膜平衡に従い(p.13,一般生理の項参照),K^+とCl^-が膜の両側に分布することになる.普通,細胞内にはK^+が多く,細胞外には少ない.このため,その濃度差によって,K^+は細胞外に出ていく傾向があり,常にそれだけ細胞内の電位が下がっていくことになる.しかし,細胞内からのK^+流出がある一定濃度になると,K^+流出によって生じた細胞内外の電気的勾配が逆となり,電位的にはK^+を細胞内に引き戻そうとする力が生じてくる.このように電解質の濃度による拡散と,そのイオンの電気的勾配による移動とが平衡状態に達し,K^+の移動が止まった時点が膜平衡の状態であり,K^+が平衡電位 equibrium potential (E_K) に達していることになる.その大きさは,

$$E_K = \frac{RT}{FZ_K} \cdot \ln\frac{[K]o}{[K]i} = 58 \log_{10}\frac{[K]o}{[K]i} \text{ mV}$$

R=気体定数 8315 J,F=ファラデー定数 96500 クーロン,T=絶対温度 295°K(20°C),Z_K=Kの原子価 1,[K]i=細胞内K^+濃度,[K]o=細胞外K^+濃度,$\ln x = 2.3026 \log_{10} x$

で表される.

仮に,普通のカエル骨格筋における[K]i = 125 mmol, [K]o = 2.6 mmol で計算すると,$E_K = -58 \times 1.68 = -97$ mV となる.

しかし,実際には膜のイオンに対する親和性,イオンの移動度,膜中の電位分布差などによって膜電位が異なってくる.また,イオンが電気的化学的勾配に逆らって移動する能動輸送によっても左右される.このため,膜電位を一般式で表した場合,実測値と計算値との間に差のみられることが多い.Goldman (1943)は,膜の状態を,仮に厚さが一定で,1価のイオンのみの拡散と電気的勾配による一定の流れと一定の電場をもっているものと仮定して,膜の定場理論 constant field theory を考えた.その後,わずかに透過性のあるNa^+をも含めたHodgkin-Katz (1949)らの考えも入れて,次のような計算式が立てられている.

$$Er = \frac{RT}{F} \cdot \ln\frac{P_K[K]o + P_{Na}[Na]o + P_{Cl}[Cl]i}{P_K[K]i + P_{Na}[Na]i + P_{Cl}[Cl]o}$$

P_K, P_{Na}, P_{Cl}はそれぞれのイオンの膜透過の透過常数

これに,イカ巨大線維における[K]oの小さい場合として,$P_K=1$, $P_{Na}=0.04$, $P_{Cl}=0.45$を,[K]oの大きい場合として$P_K=1$, $P_{Na}=0.025$, $P_{Cl}=0.3$の値を代入すると,実際の実験値とよく一致することがわかっている.なお,P_{Na}, P_{Cl}は,P_Kに比べて値が小さいため,実際に静止電位に一番影響を与えているのは外液のK^+濃度である.もしこのK^+が10 mmol以上になると,静止電位がその濃度の対数に比例して減少する.なおK^+濃度が低いときには,P_{Na}/P_K比が増大し,Na^+が細胞内へ流入することとなり,Na^+の値が静止電位に影響を与えてくる.

静止電位の絶対値が減少,あるいは浅くなる場合には,膜内外の電位差が少なくなり,膜の分極が消失していく過程となるため脱分極 depolarization という.逆に静止電位の絶対値が増大あるいは深くなる場合には過分極 hyperpolarization と呼ばれる.

b. 損傷電位 injury potential

2つの電極のうち,1つの電極を正常の膜面に一方の電極を細胞膜を損傷した部位に置くと,負の電位を生ずる.これを損傷電位,あるいは限界電流 demarcation current という.

このような細胞を刺激すると,刺激が正常部位に置かれた電極を通過する場合にのみ上向きの電位を生じる.しかし,下向きの電位は生じない.これは損傷部位刺激による興奮の起こらないことを示している.

c. 活動電位 action potential

細胞膜を電気的,化学的あるいは機械的に刺激すると,細胞膜面の透過性が変化し,Na^+が細胞内にK^+が細胞外に移動して,その部分の膜の内側が電気的に正となり,外側が負となる.したがって静止状態のイオン関係とは逆になり膜電位が脱分極の状態となる.神経細胞も刺激される

図192 神経の興奮と伝導(2)

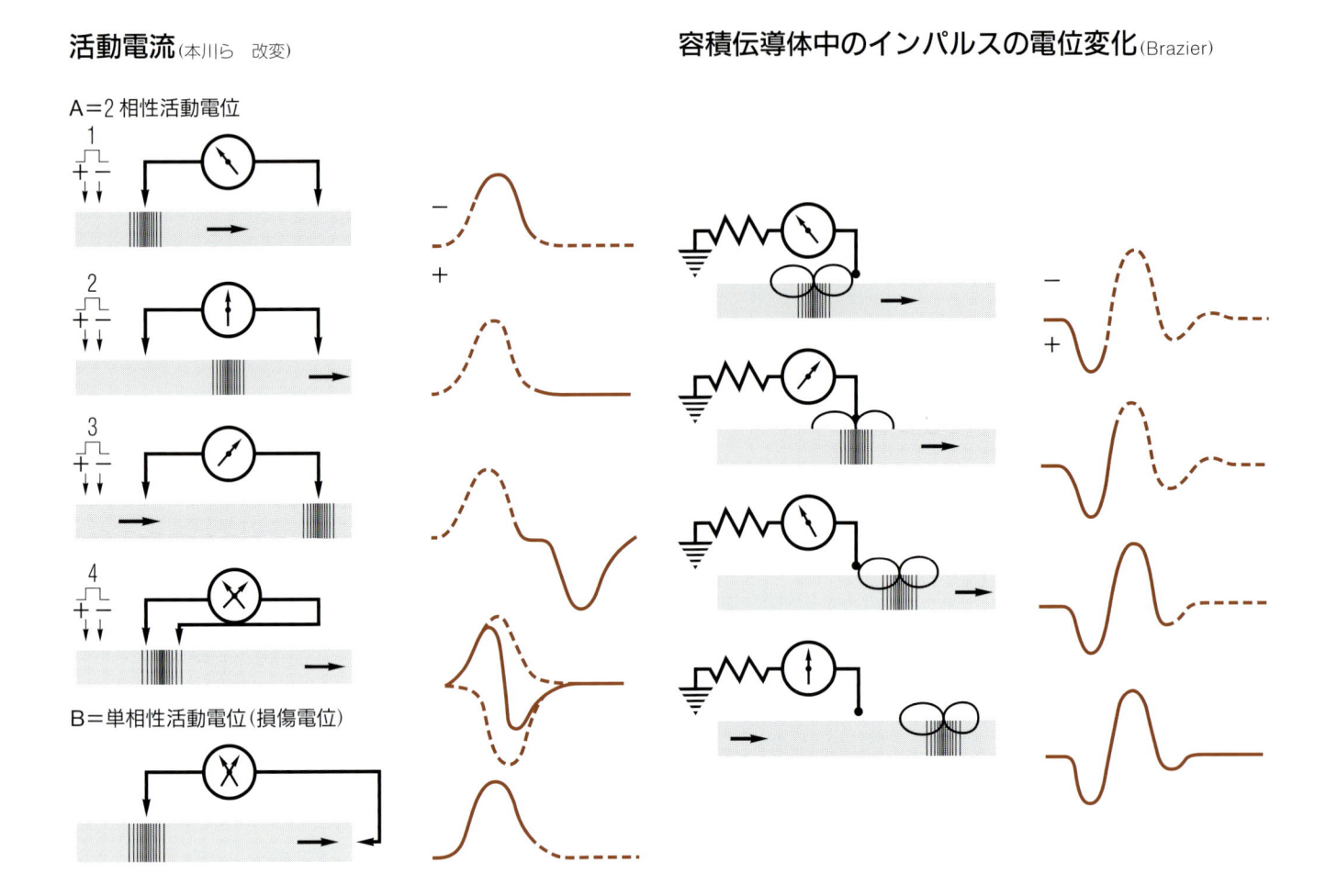

活動電流(本川ら　改変)

A＝2相性活動電位

B＝単相性活動電位(損傷電位)

容積伝導体中のインパルスの電位変化(Brazier)

活動電位発生に伴う膜のNa$^+$およびK$^+$の変化(Hodgkin & Huxley)

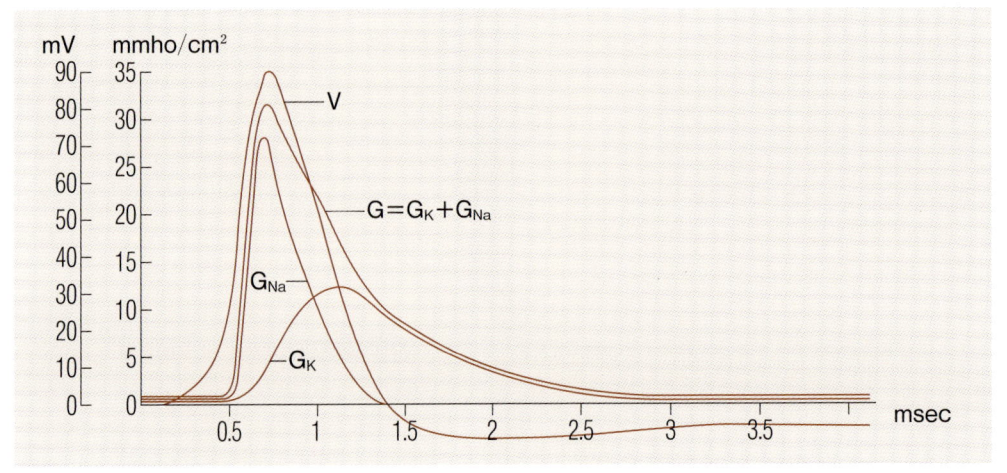

G_{Na}, G_Kは活動電位伝導時のそれぞれNaおよびKの膜のconductance, Gは膜のconductanceの時間的経過, Vは活動電位
(Hodgkin-Huxleyの式から計算されたもの)

と物理化学的な変化を起こし,いわゆる興奮の状態となる.この興奮は,普通軸索に沿ってその末端まで伝導 conduct される.この伝導される興奮をインパルス impulse あるいは衝撃という.神経線維に電気刺激を与えると,伝導性のインパルスを生じ,細胞内電極法によって膜電位を観察すると特有の電気曲線がえられる.まず,神経を刺激すると,電極へ電流が濾出するために小さい不規則な基線の動揺(stimulus artifact)を生じ,ついである潜伏期 latent period を置いて,記録部の膜が徐々に脱分極され,膜電位が上昇する.一般に,約 15 mV ぐらい脱分極すると,その速度が急激に高まり,遂には 0 電位を超えて +35 mV ぐらいにもオーバーシュート overshoot する.この脱分極の変換点を発火レベル firing level という.膜電位はオーバーシュート後,再分極 repolarization して急激に下降する.この急激な上昇,下降の電位変化をスパイク電位 spike potential という.再分極の程度が約 70% ぐらい進むと,その速度が遅くなり,ゆるやかな曲線となる.この部を陰性後電位 negative after-potential あるいは後脱分極 after-depolarization という.骨格筋線維ではそのまま静止電位に戻るが,神経線維では後脱分極後さらに過分極を起こし,電位はさらに下降してから静止電位に戻る.これを陽性後電位 positive after-potential あるいは後過分極 after-hyper-polarization という.このような電位変化の全過程を活動電位といい,このとき流れる電流が活動電流である.

さて,このような活動電位が発生しているときの,膜の透過性,イオンの流れを,前述の Goldman, Hodgkin-Katz らの式に当てはめて計算することも不可能ではない.しかし,膜が脱分極すれば Na^+ の透過性が増大し,それが閾値を超えればさらに脱分極が促進されるようないわゆる興奮性膜では,その経過を膜透過性の変化として捉えることはなかなか難しい.そこで考案されたのが,Hodgkin-Huxley らによる電位固定法 voltage clamp method である.この方法は,膜電位の自発的な変動を通電によって自動的に調節し,任意の一定レベルに膜電位を固定させておくものである.

なお,膜のイオン透過性は,膜に加えられた電圧に対する電流を測定し,一般に膜抵抗あるいはその逆数であるコンダクタンス conductance として表される.この電位固定法による実験によって,Na および K のコンダクタンス(G_{Na}, G_K)は膜電位と時間の関数として変化することがわかり,これらの方法によって巨大神経線維における活動電位と膜のコンダクタンスの時間的経過,これに対応する G_{Na} と G_K の変化を描いたのが**図 192 下**で,実際の測定値とよく一致することが報告されている.なお,活動電位を生じるための P_K, P_{Na}, P_{Cl} は,それぞれ 1, 20, 0.45 といわれ,静止時の約 500 倍にも増加するといわれている.

2. 神経の興奮伝導と活動電位

神経の機能は興奮の伝導であり,そのインパルスの大きさは全か無かの法則に従っている.なお,インパルスは各神経線維によって一定の大きさ,一定の速度で伝導され,この伝導には次の 3 原則が認められる.

a. 興奮伝導の 3 原則

(1) **両側性伝導** double conduction:神経線維のある点を刺激すると,その点から興奮が起こり,両方向に伝導される.

(2) **絶縁性伝導** isolated conduction:ある神経線維が興奮しても,その興奮は他の線維に伝導されることはない.

(3) **不減衰伝導** decrementless conduction:神経線維(軸索)が一定の太さならば,その伝導速度は伝導中変化しない.

b. 2 相性および単相性活動電位

神経線維を取り出し,その表面に 2 つの電極をあてても,静止時には何ら電位差を生じない.しかし,一端から刺激を送ると,そのインパルスが各極を通過するときに一連の電位変化を生ずる.すなわち,インパルスが初めの電極に近づくと,その部が脱分極して負となり電位が低くなる.ついで両極の中間に達すると電位差が 0 となり,さらに進んで次の電極を通過するときには,第 1 の電極は第 2 の電極に対して正となる.したがって,**図 192 上左**にみられるように活動電位曲線が記録される.これを 2 相性活動電位 biphasic action potential という.この場合,**図 192 上左**の A 4 のように 2 極を近づけて置くと,第 1 の電極における電位変化が終わらないうちに第 2 の電極による影響を受けるため,両者の差としての電位変化がみられることになる.一方,第 2 の電極を神経を麻酔した部位に置くと,**図 192 上左**の B にみられるような第 1 の電極における変化のみが観察される.これを単相性活動電位 mono-phasic action potential という.損傷電位も同様である.

c. 体(容)積伝導体 volume conductor 中を伝導するインパルスの活動電位

生体内で神経線維はからだという立体的な電気を伝導する物体の中に存在する.すなわち,体液は多量の電解質を含む良導体であり,神経はからだという体(容)積伝導体の

図 193　神経の興奮と伝導(3)

単一有髄神経線維における興奮の伝導(跳躍伝導)

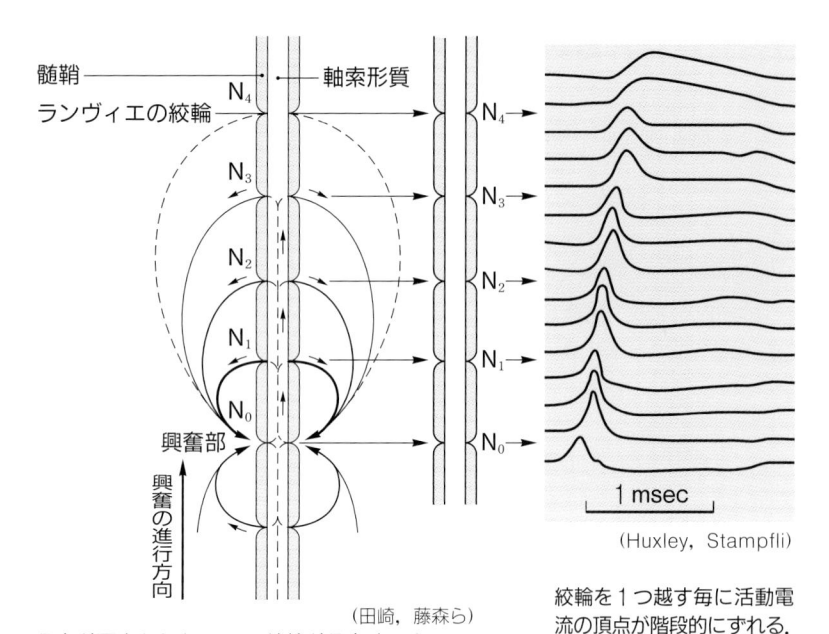

髄鞘
軸索形質
ランヴィエの絞輪
興奮部
興奮の進行方向

(田崎, 藤森ら)

(Huxley, Stampfli)

絞輪を1つ越す毎に活動電流の頂点が階段的にずれる.

興奮が下方からきて, N_0 絞輪が興奮すると N_1, N_2, N_3 などから電流が N_0 に流れこむ. N_1 はその部を外向きに流れ出る電流によって刺激されて次々に興奮する. 軸索形質は電流が流れても興奮しない.

A-, B-, C-線維の活動電位(Erlanger, Gasser)

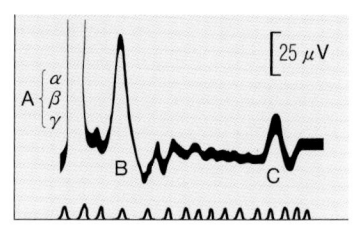

(食用ガエル坐骨神経)　時標 20 msec

伝導距離による活動電位の変化(Erlanger, Gasser)

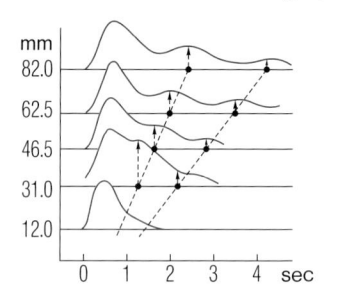

(食用ガエルの坐骨神経)
数字は, 刺激点よりの距離(mm), 3つの高まりはそれぞれ α, β, γ 線維のもので, すべて A 線維に属する.

神経線維の性質(市岡, 市河ら)

Erlanger-Gasser の分類		直径 (μm)	伝導速度(m/sec)		機能		Lloyd-Hunt の恒温動物の脊髄後根と求心性末梢神経についての分類		敏感さ
群			変温動物 (18〜25℃)	恒温動物 (37〜38℃)	遠心性	求心性			
A	α	20〜10	40〜18	120〜60	骨格筋へ	筋紡錘(環らせん終末)	Ia	20〜12 μm	圧に最も敏感
						ゴルジの腱受容器	Ib		
	β	15〜6.5	30〜13	90〜40	不明	筋紡錘(散形終末) 触覚 パチニ小体	II	12〜4.5 μm	
	γ	7.5〜4	15〜8	45〜30	筋紡錘へ	圧覚		6〜3 μm	
						肺・動脈の機械受容器			
	δ	4.5〜2.5	9〜5	25〜15	一部頸部交感神経の節前線維	皮膚・粘膜の機械受容器 関節・筋膜の機械受容器	III	4〜2.5 μm	
						温度覚 内臓受容器 化学受容器 心房の受容器 速い痛覚			
B		3〜1	6〜1.5?	15〜3	自律神経節前線維	化学受容器 内臓受容器		<3 μm	酸素不足に最も敏感
C		1.5〜0.5	0.8〜0.3?	2.5〜0.5?	自律神経節後線維 心臓遠心性線維 血管運動神経線維	遅い痛覚 温度, 化学, 機械受容器	IV	1.3〜0.3 μm 無髄	コカインのような局所麻酔薬に最も敏感

中を通っているわけである．この中で神経線維が興奮し，その活動電位を神経線維から少し離れた部位で導出する場合には，当然この体(容)積伝導体中を通るときに起こる局所電流の影響を受ける．このためそのインパルスの活動電位は前述の活動電位波形とは異なってくる．**図192上右**はその関係を示したものである．基準電極 reference electrode を電位がほとんど 0 の遠いところに置き，神経線維に置いた探査電極 exploring electrode による表面電位変化をみると，神経線維内をインパルスが進むにつれて電位が（＋）→（－）→（＋）と変化して，3 相性の変化を示す．すなわち，局所電流の吹き出口が近づくと電極部は（＋）電位となり，吸い込み口が近づくと（－）電位になるわけである．

d. 神経活動電位と興奮性

神経の活動電位が発生すると，ニューロンの刺激に対する興奮性に変化が起こる．すなわち，スパイク電位の上昇期と下降期の初めでは刺激に対する閾値が増大し，いかなる刺激にも応じなくなる．これを絶対不応期 absolute refractory period という．これに続く下降期で陰性後電位のみられる時期までは，閾値が上昇しているものの強い刺激に対しては反応するために相対不応期 relative refractory period という．なお，陰性後電位中は閾値がむしろ低下するので過常期 supernormal phase といい，陽性後電位の間は閾値が再び増大するので次常期 subnormal phase と呼ばれている．

3. 神経の興奮，伝導の機序

a. 局所電流 local current

神経が興奮すると，その部は他の正常の部より電気的に負となり，周囲から局所電流が流れ，いわゆる局所回路 local circuit を形成する．その結果，隣接する細胞膜には外向きの電流が流れ脱分極される．この局所電流が閾値以上に達すれば，その隣接部が発火して興奮が伝導される．無髄神経では，このようにして連続的に興奮が伝導される．

b. 神経線維間の干渉 interaction

1 つの神経線維が興奮し局所電流が生ずれば，当然，隣接する神経線維にも電流が流れ込み，それを刺激することとなるが，一般にその刺激は小さく，その興奮が伝導されることはない．しかし，いずれにしても電流が流れるために，その隣接する神経の興奮性に影響を与えることになる．すなわち，ある神経の活動電位が近づくと，それに隣接する神経線維の細胞膜内に，まず内向きの，ついで活動電位が通るときに外向きの，さらに通り過ぎると内向きの電流が流れる．このため，順次過分極，脱分極，過分極となり，1 つのインパルスが通過すると隣接する神経の興奮性が 3 相に変わることになる．

c. 跳躍伝導 saltatory conduction

有髄神経におけるインパルスの伝導も，本質的には上述の局所電流によるものであるが，髄鞘で覆われた部位の電気抵抗が高いためにこの部を流れる局所電流はほとんどみられない．このため，有髄線維の局所電流は，髄鞘の欠如している次のランヴィエの絞輪へ流れることになり，次々と髄鞘の欠如している絞輪から絞輪へ興奮が跳んで伝導される．このような形式の伝導を跳躍伝導という．したがって有髄神経の興奮伝導速度は無髄神経に比べて速くなってくる．有髄神経の興奮伝導を神経の各部から導出し，その活動電位を導出個所に一致して順次並べると**図193上左**のようになる．ランヴィエの絞輪を越えるごとに活動電位の潜時が長くなり，その頂点が段階的にずれ，跳躍的に伝導されることがわかる．

d. 神経線維の種類と伝導速度

脊椎動物の神経線維は，主としてその伝導速度の違いから A, B, C の 3 群に分けられている．今，多数の神経線維の束である座骨神経などの一端を刺激し，ある距離を置いた所で活動電位をとると**図193上右**のように記録される．また，種々の距離でその単相活動電位を記録すると**図193の上右下**のように，刺激部に近いところでは 1 つの峰を示していた活動電位が，遠くなるに従いいくつかの峰に分かれてくる．これは各線維の伝導速度が異なるためであるが，その 1 つ 1 つの峰については等速度伝導が行われている．一般に，直径 1〜20 μ の体性有髄神経線維は A 群，直径 3μ 以下の自律神経の有髄線維は B 群，無髄神経線維は C 群に属し，また，A 群の線維はその伝導速度の速いものから α, β, γ, δ と名付けられている．これらの大要を**図193下**に示した．

図194 シナプス

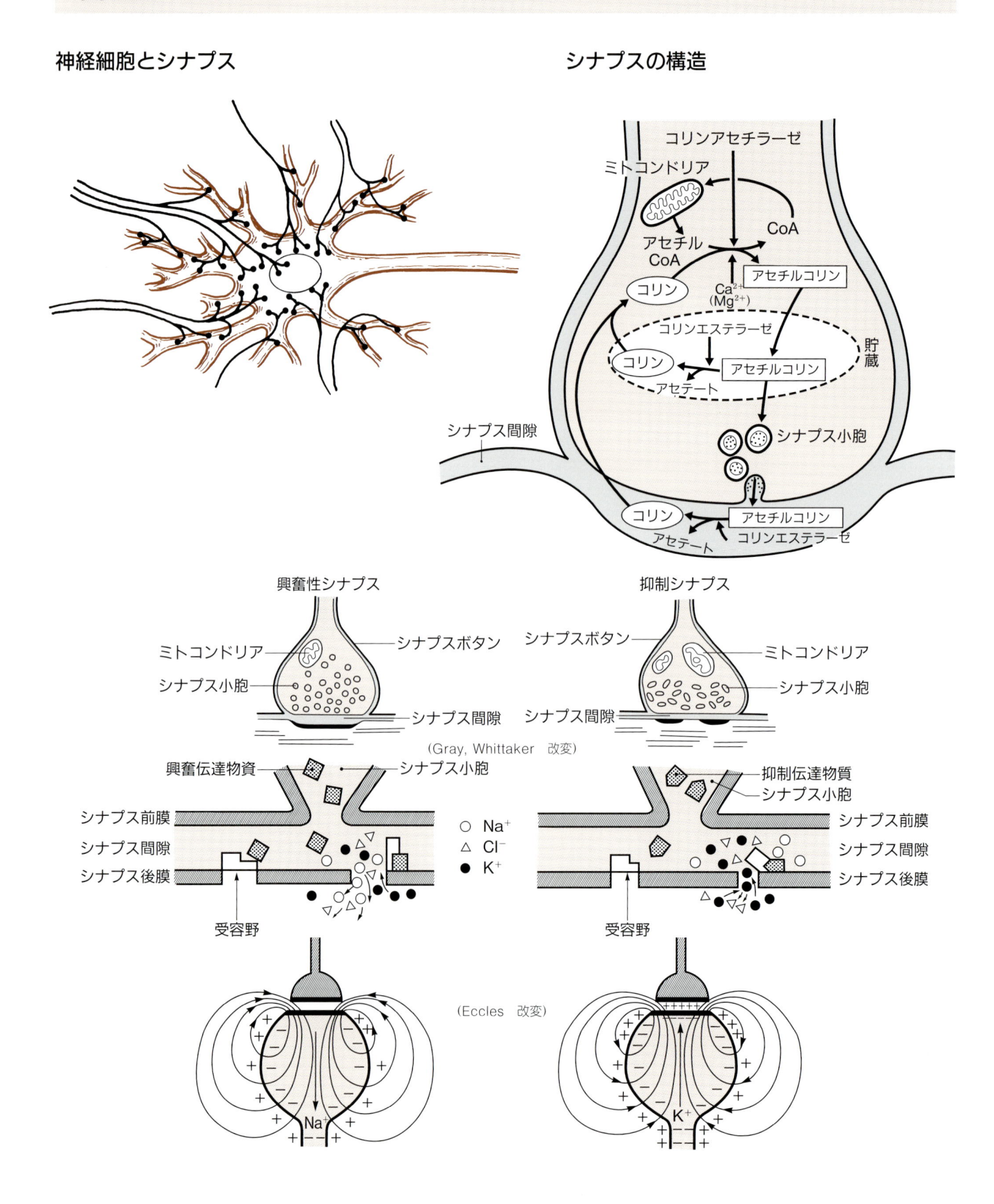

神経細胞とシナプス

シナプスの構造

コリンアセチラーゼ
ミトコンドリア
CoA
アセチル CoA
コリン
Ca²⁺ (Mg²⁺)
アセチルコリン
コリンエステラーゼ
コリン
アセチルコリン
アセテート
貯蔵
シナプス間隙
シナプス小胞
コリン
アセチルコリン
アセテート
コリンエステラーゼ

興奮性シナプス

ミトコンドリア
シナプス小胞
シナプスボタン
シナプス間隙

(Gray, Whittaker 改変)

興奮伝達物資
シナプス小胞
シナプス前膜
シナプス間隙
シナプス後膜
受容野

○ Na^+
△ Cl^-
● K^+

(Eccles 改変)

Na^+

抑制シナプス

シナプスボタン
ミトコンドリア
シナプス小胞
シナプス間隙

抑制伝達物質
シナプス小胞
シナプス前膜
シナプス間隙
シナプス後膜
受容野

K^+

3 シナプス

1. シナプス synapse の構造

ニューロンは，その神経線維によって，他の神経細胞や樹状突起と接続している．その接続部位をシナプスといい，神経線維の末端は分枝して1〜5μぐらいのシナプス小頭 synaptic knob，あるいはシナプスボタン synaptic button をつくる．シナプス小頭に接続する神経細胞や，その樹状突起の細胞膜をシナプス後部膜といい，この間に100〜300Åぐらいのシナプス間隙 synaptic cleft がある．

シナプス小頭には，アセチルコリンなどを含む多数のシナプス小胞 synaptic vesicle やミトコンドリアなどが存在する．

なお，シナプスには興奮性 excitatory（促通性 facilitatory）のものと，抑制性 inhibitory のものとがある．

2. シナプスの伝達

シナプスにおける興奮伝達は，神経線維から，次の神経細胞体への伝導であって，逆方向には伝わらない．その伝達機序の大部分は化学的な伝達物質を介して行われている．これを化学的シナプスという．一部のものは局所電流のみによって電気的に興奮の伝達が行われる．これを電気的シナプスという．

a. 興奮性化学シナプス

興奮性化学シナプスでは，シナプス前線維の末端に興奮が到着すると，まず，その部が脱分極して，シナプス小胞中に貯えられている興奮性伝達物質 excitatory transmitter を放出させる．これがシナプス間隙に拡散すると，シナプス後部膜のイオン透過性が増加し，外向きの電流が流れ脱分極される．これが周囲に波及して，神経細胞から次の神経線維へと興奮が伝達される．このようにシナプス後部膜が化学物質によって興奮されるようなしくみになっているものを興奮性化学シナプスという．この興奮伝達時にシナプス後細胞に微小細胞内電極を刺入しておくと脱分極による電位変化がみられる．これを興奮性シナプス後電位 excitatory postsynaptic potential（EPSP）という．静止時の後部膜はK^+の透過性が高く，K^+の平衡電位に近い．しかし，興奮性伝達物質の影響を受けるとNa^+の透過性が高まり，Na^+の平衡電位のほうへ傾くために脱分極を起こしてくるものと考えられている．

興奮性伝達物質として著名なのは交感神経節におけるアセチルコリンで，この場合，シナプス後部膜にはコリンエステラーゼ，あるいはアセチルコリンエステラーゼが存在し，生成されたアセチルコリンを速やかにコリンと酢酸に加水分解して，脱分極が消失する．中枢神経系のシナプスの興奮性伝達物質についてはまだ不明の点が多い．

b. 抑制性化学シナプス

抑制性化学シナプスは，興奮性化学シナプスと同様の変化を起こすが，化学伝達物質によって，後部膜に内向きの電流が流れて過分極を起こさせるために，興奮性が低下する．このような化学的伝達物質を抑制性伝達物質 inhibitory transmitter といい，この時，後部膜にみられる過分極の電位変化を抑制性シナプス後電位 inhibitory postsynaptic potential（IPSP）という．この変化は，抑制伝達物質の影響によって後部膜のK^+とCl^-の透過性が高まり，K^+平衡電位からCl^-平衡のほうへ傾き，過分極を起こしてくるものと考えられている．

c. 電気的シナプス

ザリガニや金魚などの神経にみられるシナプスでは，シナプス前線維と後部膜が密着していて局所電流が直接後部膜に興奮を伝達するものが多い．これを興奮性電気シナプスという．したがって，シナプス遅延は認められない．

なお，硬骨魚類の延髄では抑制性電気シナプスも発見されている．

3. シナプス回路

a. シナプス伝達の一般的性質

1）一方向伝導 law of foward direction

興奮はシナプス前線維から，次のニューロンの細胞体への方向へのみ伝達される．興奮を伝えられた細胞体では，細胞内，樹状突起および神経線維すべてに興奮が伝えられ，その結果，細胞体活動電位が発生する．

2）シナプス遅延 synaptic delay

前述のように，シナプスにおける興奮の伝達の多くは，化学的な伝達物質を介して行われる．このため，少なくも交感神経節では約3ミリ秒，中枢神経系では2〜5ミリ秒の伝達遅延がみられる．

3）発散 divergence と収束 convergence

1本のシナプス前線維が，多数の神経細胞体に接続して，

図195 ニューロンのシナプス回路, シナプスの伝達と抑制

ニューロンのシナプス回路 (本川, 市河, Lorente de Nó ら)

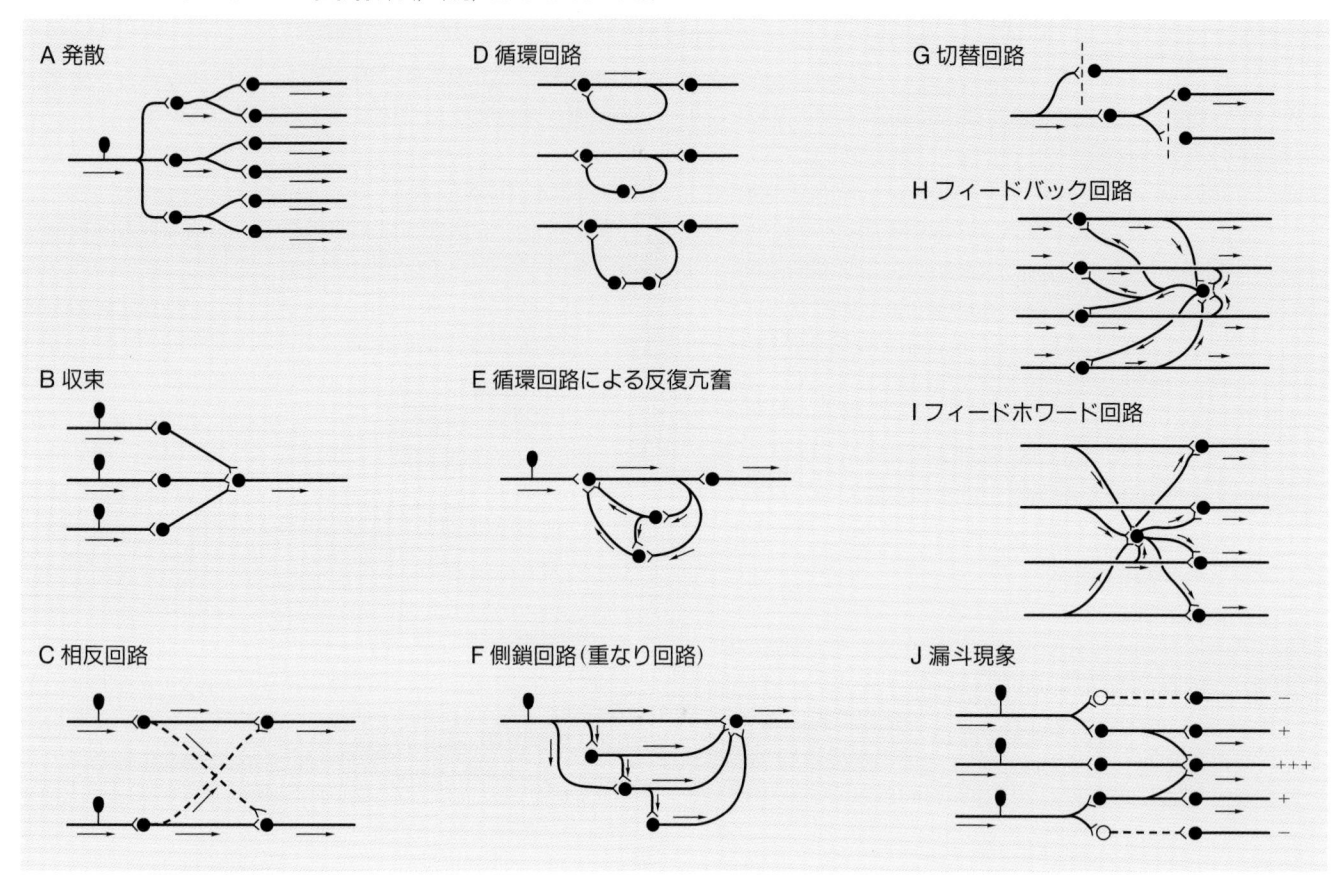

A 発散
B 収束
C 相反回路
D 循環回路
E 循環回路による反復亢奮
F 側鎖回路 (重なり回路)
G 切替回路
H フィードバック回路
I フィードホワード回路
J 漏斗現象

シナプスの伝達と抑制 (本川, 伊藤 改変)

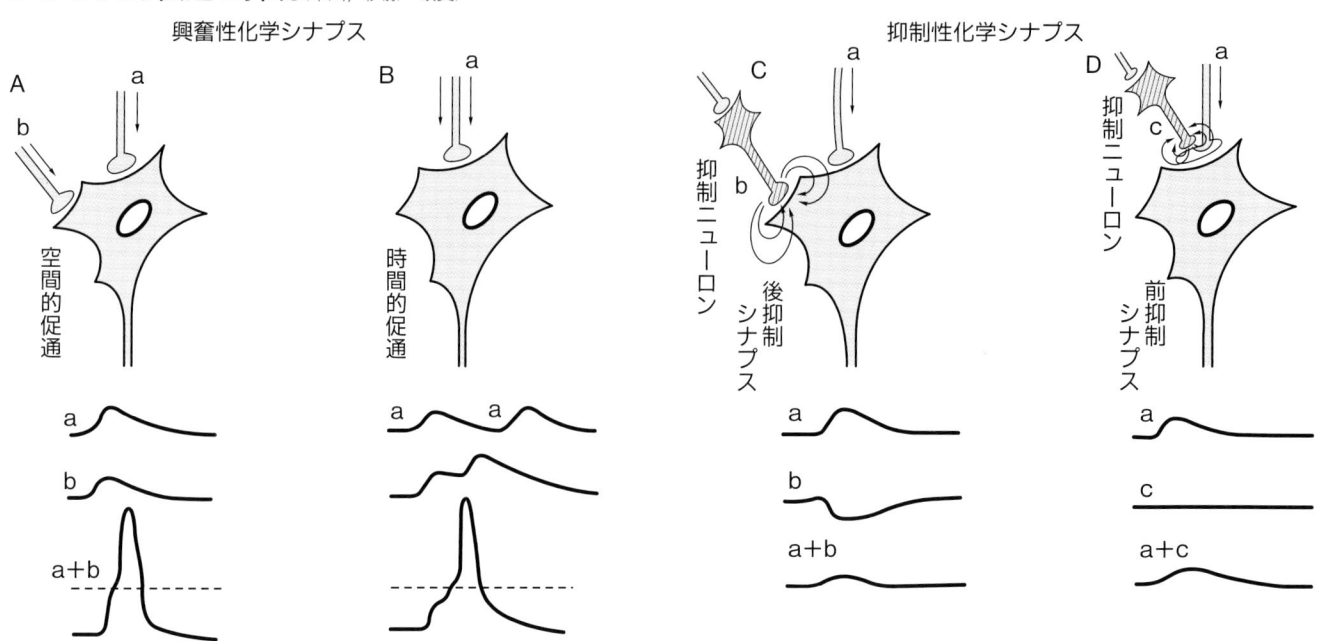

興奮性化学シナプス

A 空間的促通
B 時間的促通

抑制性化学シナプス

C 抑制ニューロン・後抑制シナプス
D 抑制ニューロン・前抑制シナプス

1つの興奮が多くの細胞体神経線維に伝えられる場合を発散という．また，逆に多数のシナプス前線維の興奮が，1つの細胞体，神経線維に伝えられるのが収束である．なお，1対1で接続する場合には中継という．

4）閉塞（減却）occulusion と促通（促進）facilitation

一般に，1個の神経細胞体には多数のシナプス小頭がついており，そのシナプス小頭に接続する神経線維は同じ神経線維からの場合，他の神経線維からの場合などがあり，複雑な反応を示すことになる．

仮に2つの神経線維が1つの集団のニューロンに接続している場合，この2つの神経を同時に刺激した効果が，その1つ1つを刺激した場合の代数和よりも少ないときを閉塞という．現象的には抑制的にみえるが，この2つの神経によって共通に刺激されるニューロンがあるからで，むしろ収束によるものといえよう．一方，促通とは，同時に2本の神経線維を刺激した場合，そのおのおのの代数和より大きな効果がみられることをいう．1本1本の単独刺激では，あるニューロン群の中にまだ興奮に達しない臨界脱分極 critical depolarization 以下の閾下刺激を受けている神経細胞が存在する．しかし，同時に2本の神経線維からの刺激がくると，これら閾下刺激が加重されてより多くの神経細胞，神経線維が興奮する場合である．この閾下刺激の作用を受けるニューロンが存在する部位を閾下縁 subliminal fringe といい，常に興奮する部を発射圏 discharge zone という．

さて，この促進を起こす刺激の加重としては，いくつかのシナプス前線維の刺激によって起こる空間的促通 spatial facilitation と，1つのシナプス前線維に連続的に2〜数回の刺激を与えることによって閾下縁内の局所興奮が加重されて起こる時間的促通 temporal facilitation とがある．

5）抑制 inhibition

あるシナプス前線維を刺激すると，シナプスにおける興奮伝達抑制のみられることがある．このニューロンを抑制ニューロン inhibitory neuron といい，これには2つの機序が考えられている．その1つは図195下Cのようにa線維によるEPSPが，bの抑制線維によるIPSPによって相殺されるもので，この場合，シナプス後部膜で抑制されるところから，シナプス後抑制 postsynaptic inhibition と呼ばれている．その2は，シナプス前抑制 presynaptic inhibition と呼ばれるもので，図195下Dにみられるように興奮性シナプスの上に，ほかの抑制線維cのシナプスが付着していて，c線維の興奮が先行するとa線維のシナプスにおける化学的伝達物質の遊離を抑制し，興奮の伝達を抑えるものと考えられている．

6）ニューロンの組み合わせによる回路

図195上にみられるように，シナプス回路には発散，収束，相反，反回，循環，側鎖，切替，フィードバック，フィードホワード，漏斗現象などの伝達様式がある．これらの組み合わせによって結果的に発散，収束，促通，反復，抑制，積分など種々の反応が現れることになる．

なお，1つのニューロンの神経線維が他の1つのニューロンの細胞体とシナプスをつくり，興奮を伝達する場合，単シナプス経路 monosynaptic pathway といい，2つ以上のシナプスを経由する場合，複シナプス経路 polysynaptic pathway という．

7）その他の現象

(1) **反復刺激による活動電位の増大** post-tetanic potentiation：シナプス前線維が反復して強く刺激されると正常よりも大きな活動電位を生ずる現象．

(2) **後発射** after-discharge：シナプス前線維の反復刺激後，その興奮がなくなってもシナプス後線維に活動電位のみられる現象．

(3) **疲労**：シナプスは，反復刺激によって神経線維よりも早く疲労して興奮の伝導が中断される．また，酸素欠乏の影響も受けやすい．

(4) **薬物による影響**：交感神経節のシナプスは，アセチルコリン，エゼリン（フィゾスチグミン）によって促通され，クラレ，ニコチン，テトラエチルアンモニウムなどによって抑制される．

図196　大脳

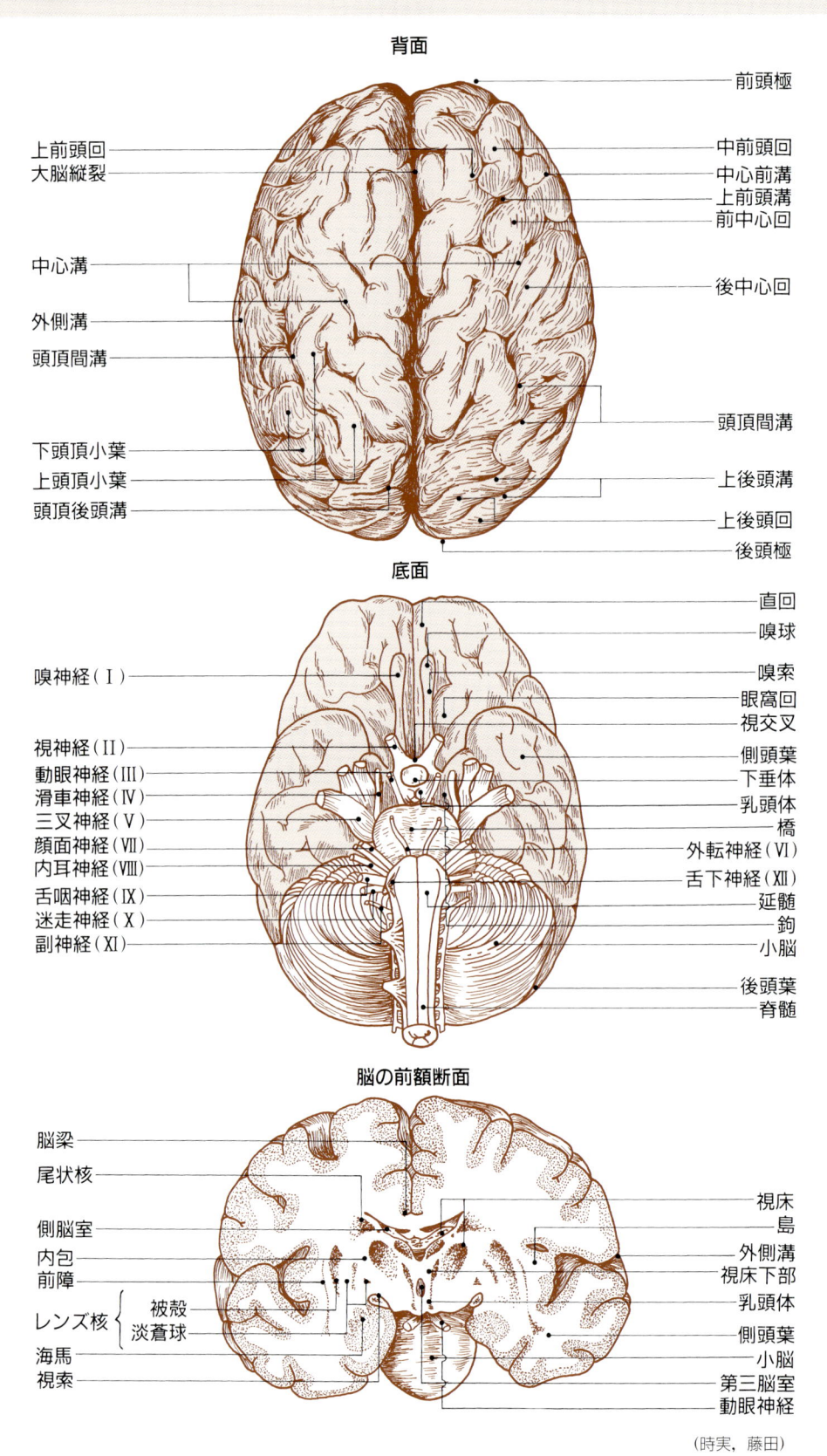

背面

- 前頭極
- 上前頭回
- 大脳縦裂
- 中前頭回
- 中心前溝
- 上前頭溝
- 前中心回
- 中心溝
- 後中心回
- 外側溝
- 頭頂間溝
- 頭頂間溝
- 下頭頂小葉
- 上頭頂小葉
- 上後頭溝
- 頭頂後頭溝
- 上後頭回
- 後頭極

底面

- 直回
- 嗅球
- 嗅神経（Ⅰ）
- 嗅索
- 眼窩回
- 視交叉
- 視神経（Ⅱ）
- 側頭葉
- 動眼神経（Ⅲ）
- 下垂体
- 滑車神経（Ⅳ）
- 乳頭体
- 三叉神経（Ⅴ）
- 橋
- 顔面神経（Ⅶ）
- 外転神経（Ⅵ）
- 内耳神経（Ⅷ）
- 舌下神経（Ⅻ）
- 舌咽神経（Ⅸ）
- 延髄
- 迷走神経（Ⅹ）
- 鉤
- 副神経（Ⅺ）
- 小脳
- 後頭葉
- 脊髄

脳の前額断面

- 脳梁
- 尾状核
- 視床
- 側脳室
- 島
- 内包
- 外側溝
- 前障
- 視床下部
- レンズ核 { 被殻 / 淡蒼球 }
- 乳頭体
- 側頭葉
- 海馬
- 小脳
- 視索
- 第三脳室
- 動眼神経

（時実，藤田）

側面

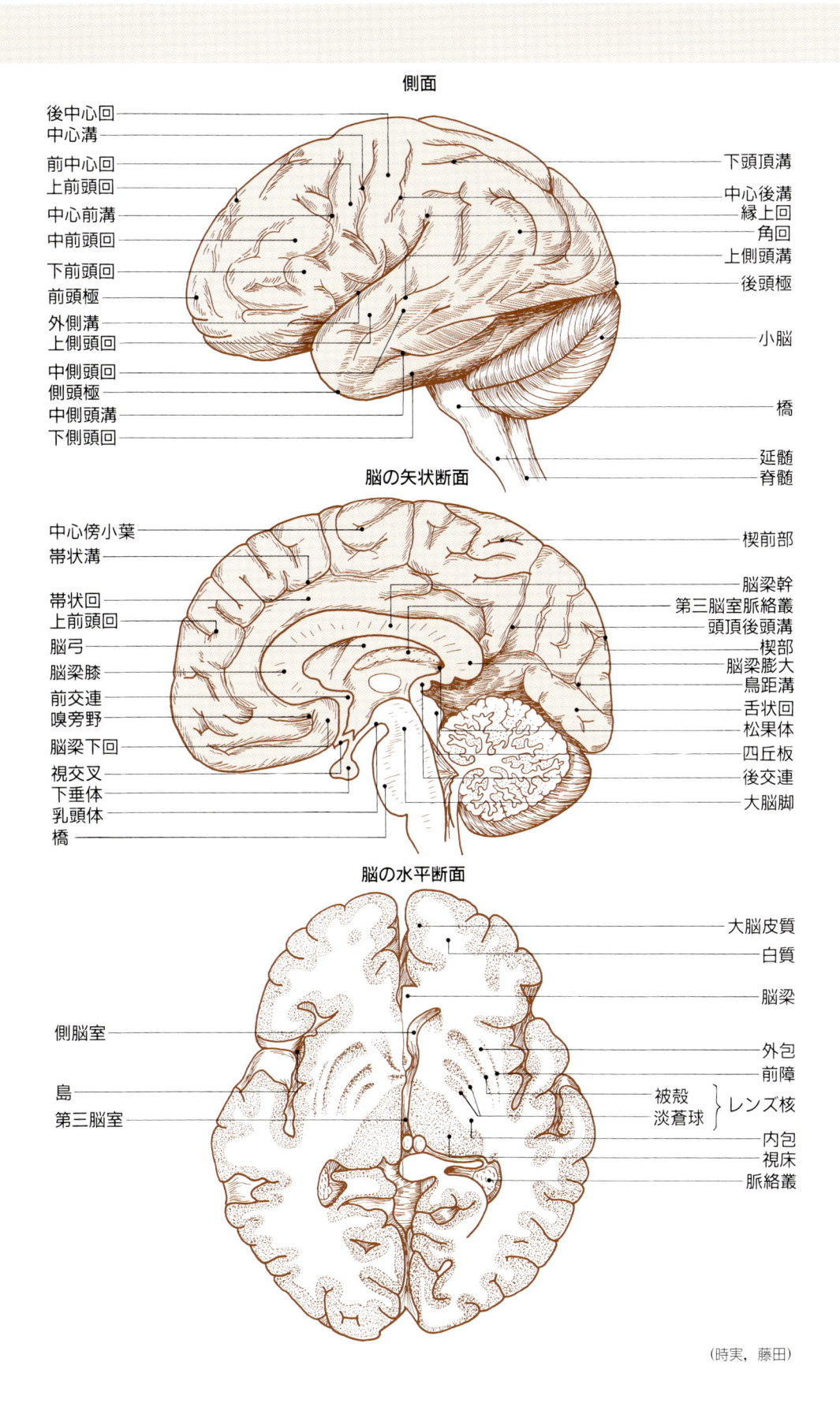

- 後中心回
- 中心溝
- 前中心回
- 上前頭回
- 中心前溝
- 中前頭回
- 下前頭回
- 前頭極
- 外側溝
- 上側頭回
- 中側頭回
- 側頭極
- 中側頭溝
- 下側頭回

- 下頭頂溝
- 中心後溝
- 縁上回
- 角回
- 上側頭溝
- 後頭極
- 小脳
- 橋
- 延髄
- 脊髄

脳の矢状断面

- 中心傍小葉
- 帯状溝
- 帯状回
- 上前頭回
- 脳弓
- 脳梁膝
- 前交連
- 嗅傍野
- 脳梁下回
- 視交叉
- 下垂体
- 乳頭体
- 橋

- 楔前部
- 脳梁幹
- 第三脳室脈絡叢
- 頭頂後頭溝
- 楔部
- 脳梁膨大
- 鳥距溝
- 舌状回
- 松果体
- 四丘板
- 後交連
- 大脳脚

脳の水平断面

- 側脳室
- 島
- 第三脳室

- 大脳皮質
- 白質
- 脳梁
- 外包
- 前障
- 被殻 ┐
- 淡蒼球 ┘ レンズ核
- 内包
- 視床
- 脈絡叢

(時実, 藤田)

図197 脳の発達と分化

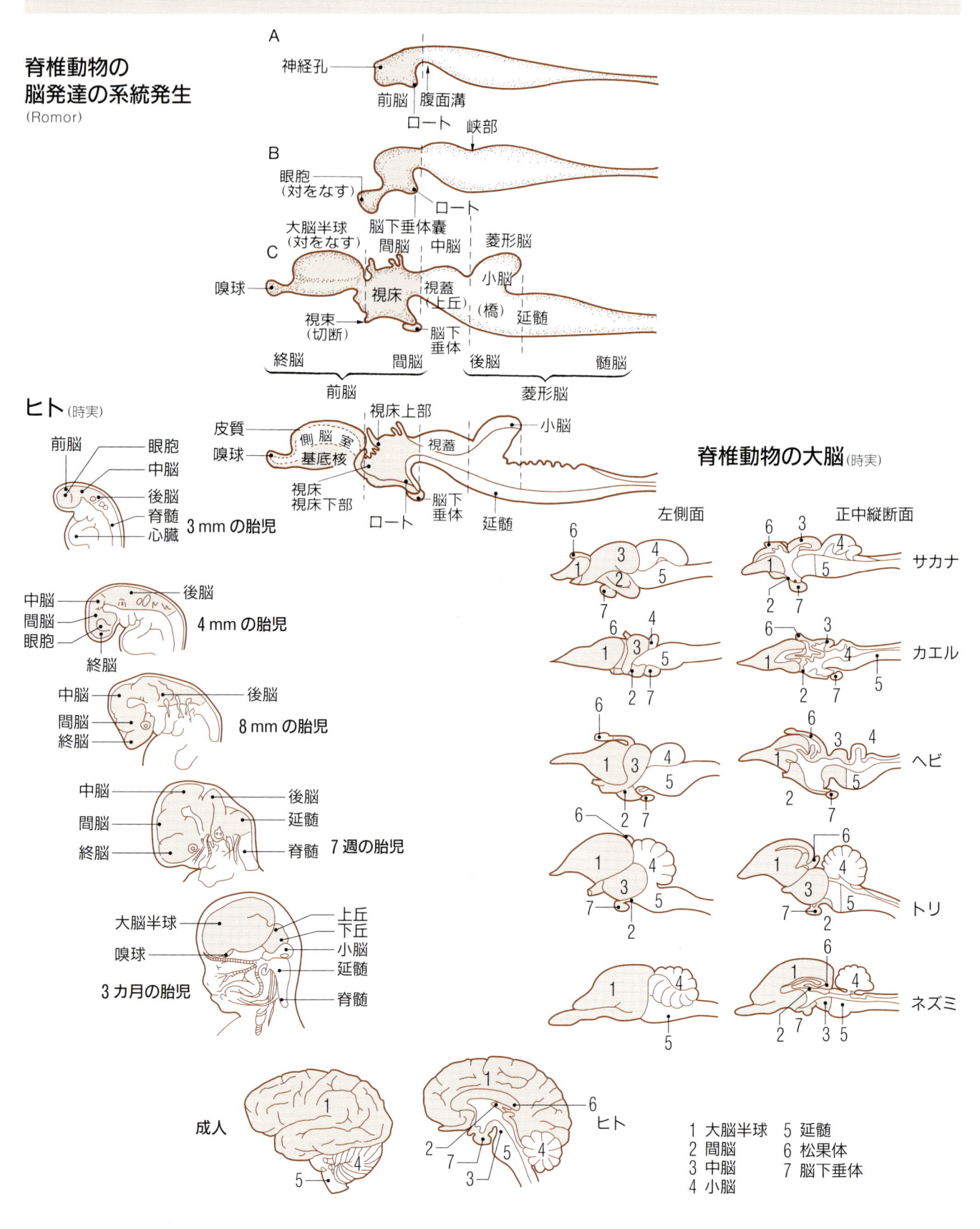

脊椎動物の脳発達の系統発生 (Romor)

A: 神経孔／前脳／腹面溝／ロート／峡部

B: 眼胞（対をなす）／ロート

C: 大脳半球（対をなす）／脳下垂体嚢／間脳／中脳／菱形脳／嗅球／小脳／視床／視蓋上丘／（橋）／延髄／視束（切断）／脳下垂体

終脳｜間脳｜後脳｜髄脳
　前脳　　　　菱形脳

皮質／側脳室／視床上部／視蓋／小脳／嗅球／基底核／視床・視床下部／ロート／脳下垂体／延髄

ヒト (時実)

- 3 mm の胎児：前脳／眼胞／中脳／後脳／脊髄／心臓
- 4 mm の胎児：中脳／間脳／眼胞／後脳／終脳
- 8 mm の胎児：中脳／間脳／終脳／後脳
- 7 週の胎児：中脳／間脳／終脳／後脳／延髄／脊髄
- 3 カ月の胎児：大脳半球／嗅球／上丘／下丘／小脳／延髄／脊髄

成人／ヒト

脊椎動物の大脳 (時実)

左側面　　正中縦断面

サカナ／カエル／ヘビ／トリ／ネズミ

1 大脳半球　5 延髄
2 間脳　　　6 松果体
3 中脳　　　7 脳下垂体
4 小脳

4 大脳

1. 脳の発達と分化

　脊椎動物の神経系は，外胚葉から発生し，胚体の背面に生じた神経板の中央が陥没して神経溝となり，これが両側から閉じて神経管をつくる．これを横から見ると，図197上のようになり，その上端部が脳に，下方が脊髄に発達する．脳の部分は前脳胞，中脳胞，菱形脳方に分かれ，前脳胞が複雑に分化して上下各1対の隆起を生じ，上方が終脳に，下方が視神経と網膜になる．その中間の部から間脳，視床，視床上，下，腹，後部が発生する．一方，中脳胞はあまり変化せずそのまま中脳となり，菱形脳胞からは橋，小脳，延髄を生ずる．なお，神経管は左右の側脳室，第三脳室，中脳水道，第四脳室，脊髄の中心管となる．

　脳の重さ，形は異なっても脊椎動物の脳の構成は基本的に同じである．しかし，図197下のように動物の種類によって，各部位の発達の程度が異なっている．

　ヒトの脳では，前脳胞から分化した終脳が著しく発達し，左右の大脳半球が著明に大きくなる．また，他の動物とは異なり立位姿勢で生活するために間脳の部分で前方に曲がり，位置的関係がさらに複雑になっている．新生児の脳の重さは370〜400g，6ヵ月で約800g，7〜8歳で成人の1,200〜1,500gの95%にも達し，からだの他の部分に比較して，はるかにその発達が早い．

ラットの大脳

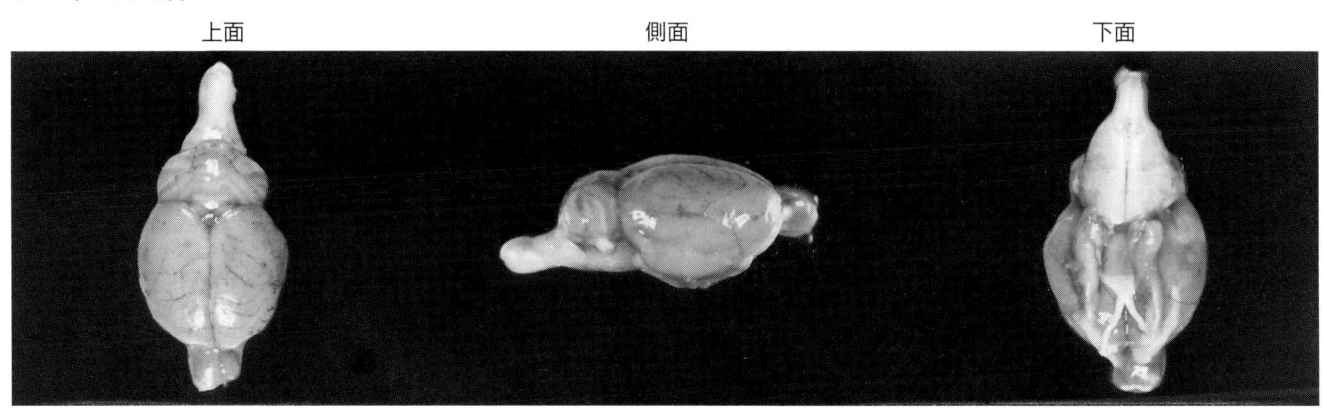

上面　　　　　側面　　　　　下面

ヒトの大脳

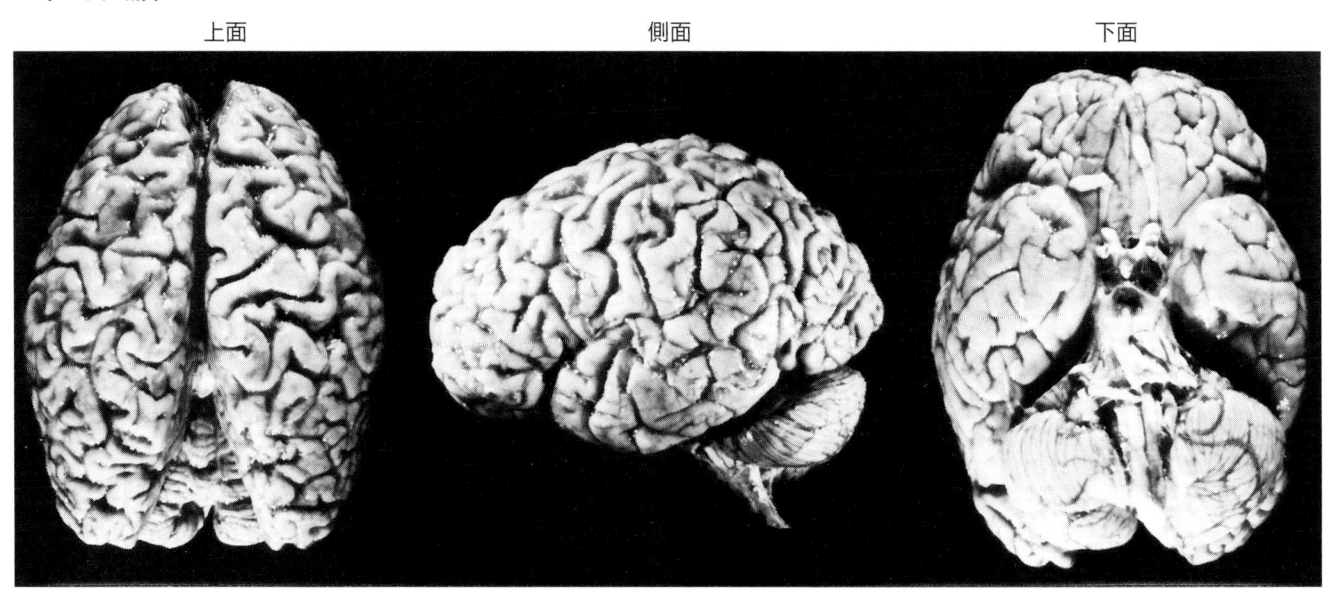

上面　　　　　側面　　　　　下面

図198 大脳皮質(1)

大脳皮質の細胞構築学的地図 (Everett, Brodmann)

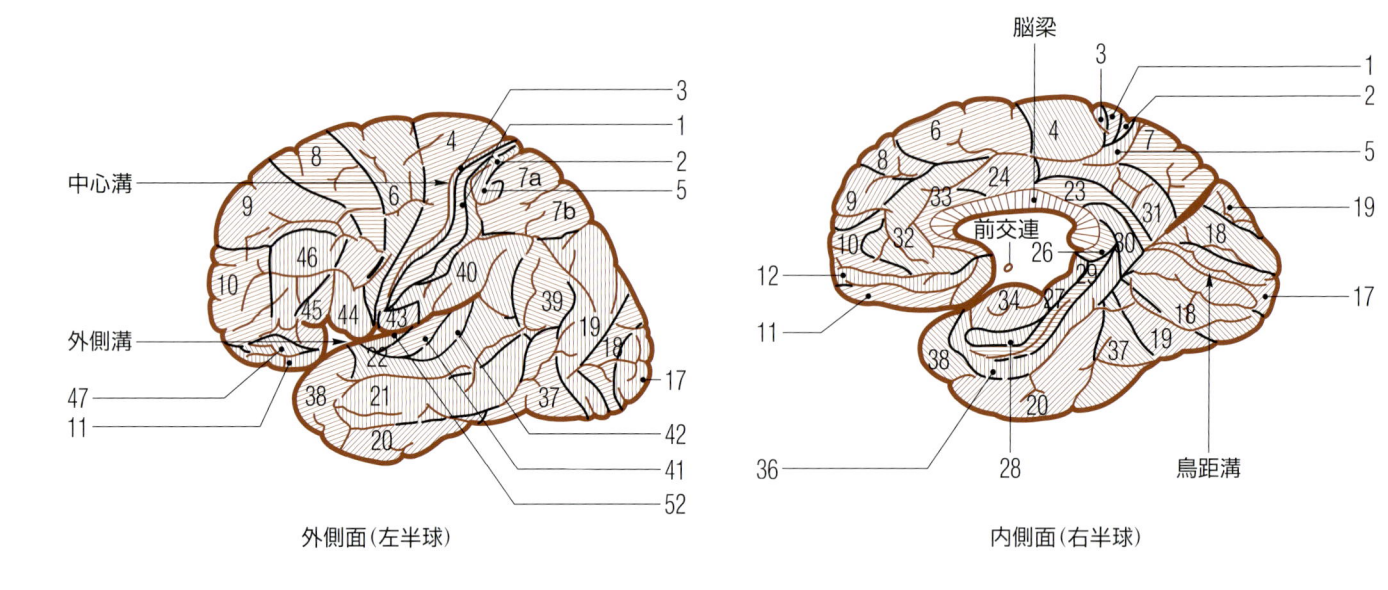

外側面(左半球)

中心溝、外側溝

内側面(右半球)

脳梁、前交連、鳥距溝

大脳半球の神経線維の走行 (時実, Crouch)

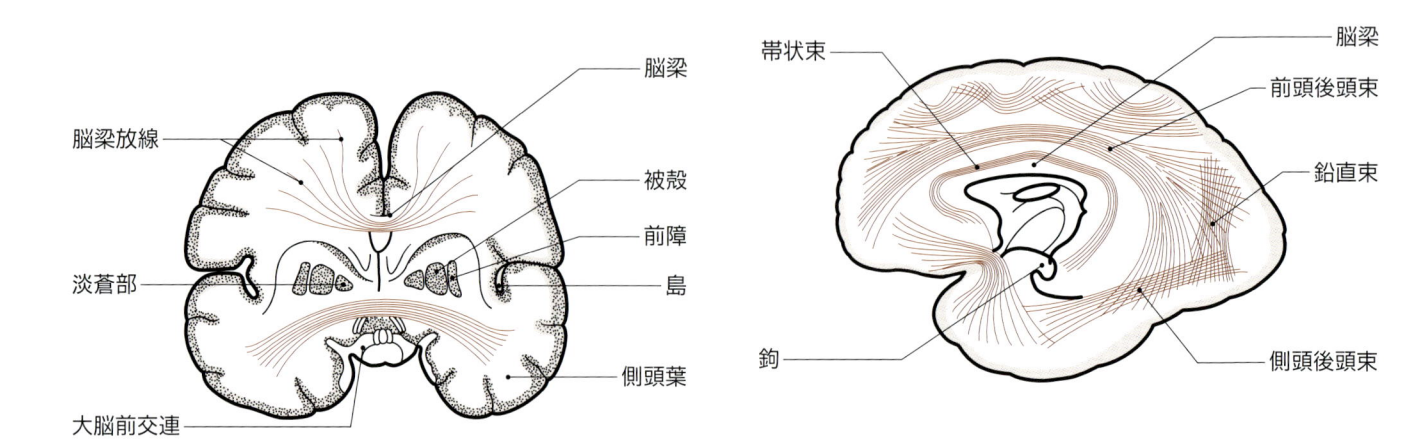

脳梁放線 — 脳梁 — 被殻 — 前障 — 島 — 側頭葉
淡蒼部 — 大脳前交連

帯状束 — 脳梁 — 前頭後頭束 — 鉛直束 — 鉤 — 側頭後頭束

2. 大脳皮質 cerebral cortex の構造

　大脳皮質は大脳半球の表層を覆う部分で，厚さ 2.0～5.0 mm の灰白質からできており，その皮質下に投射線維からできている白質がある．大脳皮質の表面には多くの回転 gyrus があり，表面積は成人で 2,000～2,500 cm² にもおよび，それを構成する神経細胞は 140 億にも達している．しかし，個人差が多く，この回転やその大きさ，表面積の広さなどで大脳の機能を論ずることはできない．

　大脳皮質の組織学的な構造は，後述のように基本的には 6 層からできている．その 6 層すべてが存在するものを等皮質 isocortex といい，そのうちの 2 層が融合して 1 つになったり，6 層揃っていないものを異皮質 allocortex と呼んでいる．Brodmann はそこに分布する神経細胞の型や，密度，その配列などの状態を基礎として，大脳皮質を 52 の領野 field or area に分類している．これを細胞構築学 cytoarchitecture 的分類といい，ある面ではその機能とも一致しているために広く利用されているが，まだ不明の領野も多い．このため，9 領野(Bailey)，107 区域(Economo ら)，200 区域 (Vogt ら) などに分類している報告もある．一方，大脳皮質の分類としては神経線維の構造によって分類する髄鞘構築学 myeloarchitecture，血管の構造で区分する血管構築学 angioarchitecture などがある．なお，大脳皮質は，系統発生学的に新皮質 neocortex，古皮質 archicortex，および旧皮質 paleocortex に分類され，新皮質が等皮質，古および旧皮質が異皮質に相当する．しかし，これら皮質の細胞構築による分類に対して，大脳皮質内の各層には，多くの投射線維，各種ニューロンが求心性，遠心性に，種々のインパルスを伝導しているわけで，むしろ皮質の垂直的なつながり，すなわちインパルスの伝導に従った分類のほうがより皮質の機能を反映するのではないかと考えられている．

　したがって近年，Powel らによって報告された大脳皮質内の機能的円柱 functional column が，1 つの機能的単位として種々の領野に存在していることが考えられているのである．なお，大脳皮質は後述のように，ある一定の領域が，特定の機能を有している．これを機能の局在 functional localization といっている．

　大脳皮質の組織学的な 6 層の細胞構築は次のとおりである．

　第 1 層：叢状層 plexiform layer：水平細胞の薄い層で，神経細胞は少なく，主として神経線維からなる．第 2 層：小錐体細胞層 layer of small pyramids．第 3 層：中錐体細胞層 layer of medium sized pyramids．第 4 層：星状細胞層 layer of star cells：これら 2，3，4 層には感覚神経線維の終末がきている．第 5 層：大錐体細胞層 layer of large deep pyramids．第 6 層：紡錘細胞層 layer of spindles である．

　第 1～4 層までを外層 external lamina，第 5，6 層を内層 internal lamina と分ける場合もある．第 5，6 層は主として運動に直接関係する遠心性神経細胞が多く，第 4 層は感覚形成に関係する求心性の神経線維がきている．第 1～3 層は統合的な働きをする部位と考えられている．

　白質は，大脳の髄質に相当するもので，皮質から下行する線維，皮質へ上行する線維などの投射線維 projection fiber，各皮質領域の間を弧状に走って連絡している連合線維 association fiber，左右両半球の間を連絡している交連線維 commissural fiber などが存在している．交連線維のうち最大のものは脳梁 corpus callosum を通るもので，左右大脳半球の新皮質を連絡している．また左右の旧および古皮質の連絡は主として前交連 commissura anterior，脳弓交連 commissura fornicis などによって行われている．

　髄質内には，線状体 striatum，淡蒼球 globus pallidus，扁桃体 corpus amygdaloideum，前障 claustrum などの大脳核が存在する．線状体は発達すると尾状核 caudate nucleus と被殻 putamen に分かれ，被殻と淡蒼球はレンズ状の形をしているので，レンズ核 nucleus lentiformis とも呼ばれている．これらは間脳，中脳の黒質，赤核，網様体などの核，および皮質の錐体外路系などと協同して随意，不随意運動を円滑に行わせるように働いている．

3. 大脳皮質の機能

　大脳皮質は，前述のように，その部位によって，組織学的に細胞構築の差がみられる．したがって，皮質すべてが同じ働きをしているものではなく，部位によって異なった特定の機能を営んでいる機能の局在がみられる．すなわち，ある特定の部位が，特定の機能の中枢としてその機能を統合しているわけである．

a. 運動野 motor area

　ヒトの運動機能に関係している機能の局在は，必ずしも 1 つの領野に限られているものではない．しかし，後述のように，主として随意運動を統御している錐体路系の第 1 ニューロンは，中心溝の前側，中心前回と，その隣接部を占める Brodmann の第 4 野，内錐体細胞層にある Betz 細胞の遠心性神経線維がその大部分を占め，脳幹，脊髄を下

図199 大脳皮質(2)

各種染色法による大脳皮質の層構造 (Brodmann)

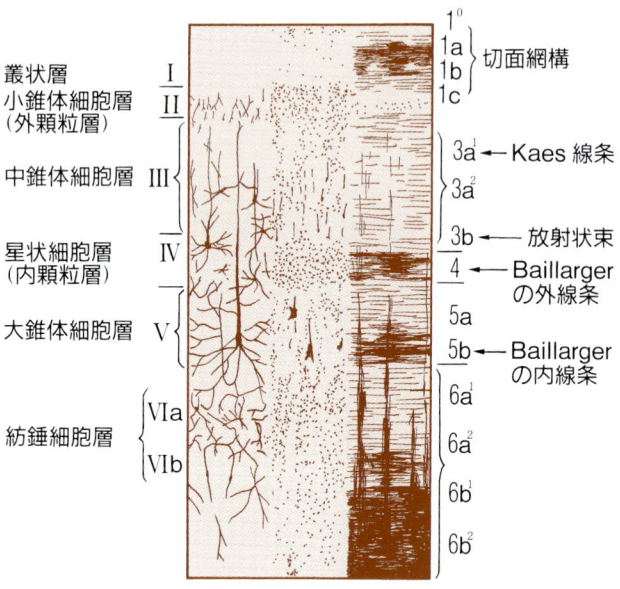

叢状層 — I
小錐体細胞層（外顆粒層） — II
中錐体細胞層 — III
星状細胞層（内顆粒層） — IV
大錐体細胞層 — V
紡錘細胞層 — VIa, VIb

右端ラベル：
- 1⁰, 1a, 1b, 1c — 切面網構
- 3a¹ ← Kaes 線条
- 3a²
- 3b ← 放射状束
- 4 ← Baillarger の外線条
- 5a
- 5b ← Baillarger の内線条
- 6a¹, 6a²
- 6b¹, 6b²

左から Golgi-Cox 鍍銀法，Heidenhain-Nissl 細胞染色法，Weigert-Pal 髄鞘染色法を示す．左端の数字は細胞構築，右端の数字は，髄鞘構築による皮質層の名称．

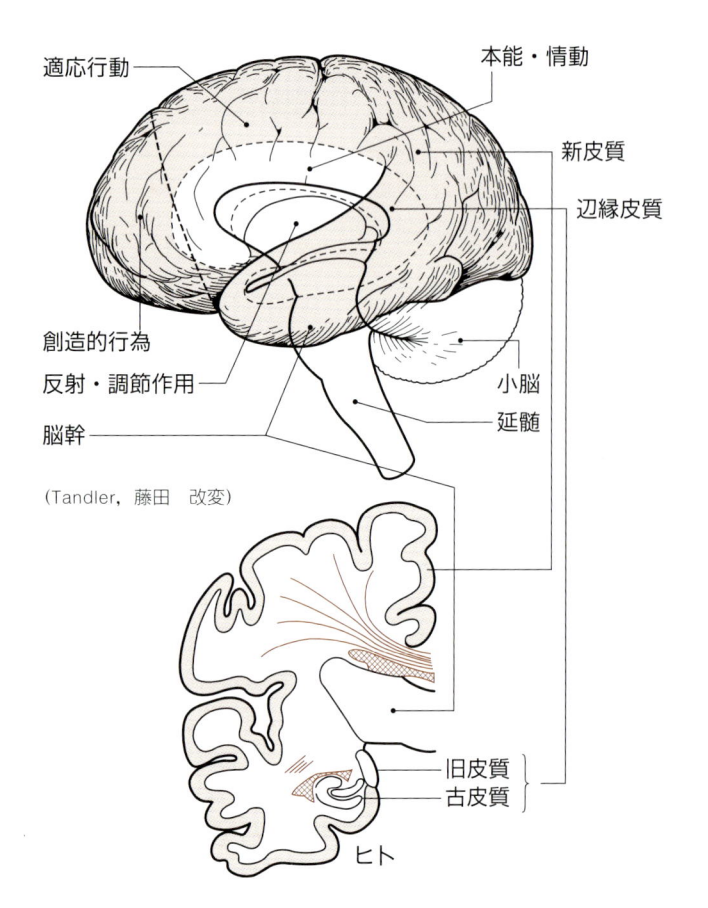

大脳皮質の各種線維，ニューロンおよび反射弓 (Brodal)

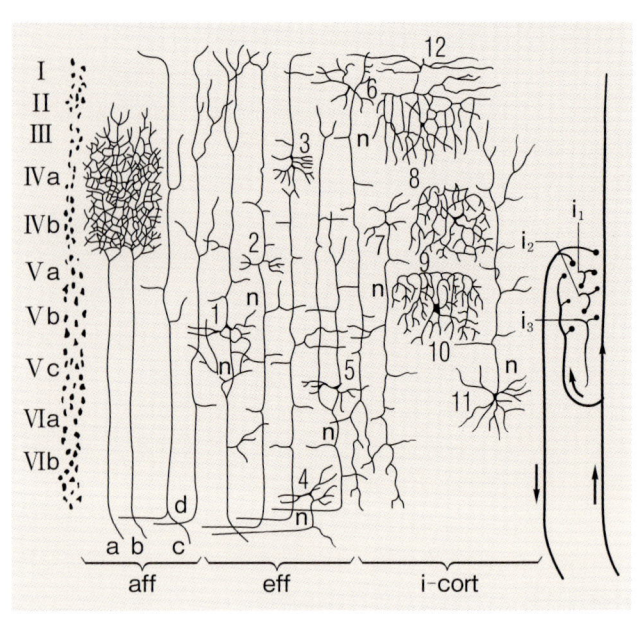

左から Nissl 染色による細胞体，求心性 (aff)，遠心性 (eff) の線維および皮質内ニューロン (i-cort) を示す．右端は皮質内の求心性と遠心性の線維よりなる反射弓を模式的に示す．
a, b：特殊求心性線維，c, d：広汎性求心性線維，1：錐体路細胞，2, 3, 4：連合線維を出すニューロン，5, 6, 7：下向性軸索をもつ皮質内ニューロン，8, 9, 10：短い軸索をもつニューロン，11：上向性軸索をもつ皮質内ニューロン，12：水平細胞，n：軸索，i_1, i_2, i_3：介在ニューロン．

脳（側面および断面図）

ラベル：適応行動，本能・情動，新皮質，辺縁皮質，創造的行為，反射・調節作用，脳幹，小脳，延髄，旧皮質，古皮質，ヒト

(Tandler, 藤田 改変)

3つの統合系を模型的に示す (時実)

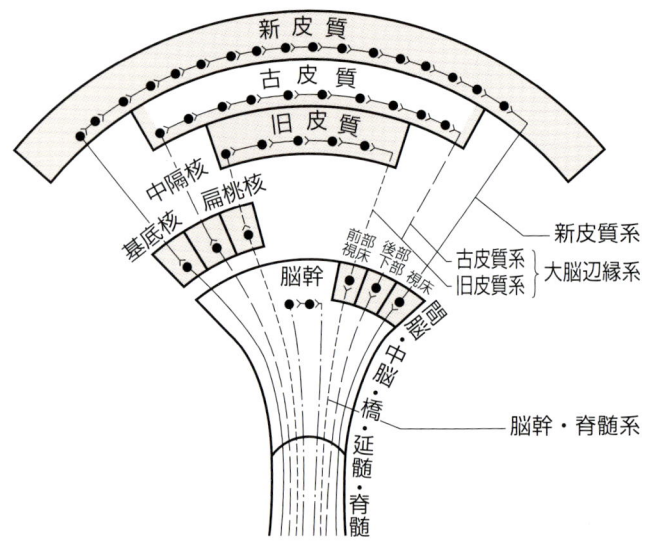

新皮質／古皮質／旧皮質
中隔核，扁桃核，基底核
前部視床，後部視床下部，脳幹
中脳・橋・延髄・脊髄

新皮質系
古皮質系／旧皮質系 — 大脳辺縁系
脳幹・脊髄系

り，ニューロンを替えて運動神経に接続している．このため，第4野は第1運動野 primary motor area と呼ばれる．

図200にみられるように，運動野の上部約1/4と半球内側面が下肢，ついで胸腹部，中央約1/2が上肢，ついで頸部，さらに下約1/4が頭部を支配している．ここから出る神経線維の大部分は延髄で交叉して脊髄の対側を下降し，運動神経に接続している．なお，錐体路系は，下図のように第4野ばかりではなく，第1，2，3，5，6および7野からの神経線維も受けているために，錐体路に関係する運動の調節には相当広い範囲の大脳皮質が関与している．

第6，第8野は前運動野 premotor area と呼ばれ，主として錐体外路系の運動を支配している．なお前述のように第6野は錐体路系とも連絡しているため，複雑な運動の統御を行っていると考えられている．この部を刺激すると，偏向運動 adversive movement が起こり，破壊すると行動不能 apraxia となる．第8野は，眼球や瞳孔の運動に関係し，この部を刺激すると眼球の反対側への共役偏位 conjugate deviation がみられる．

なお，動物では大脳半球の内側面の第4野に隣接して補助運動野 supplementary motor area の存在することが知られている．

b. 体性感覚野 somatosensory area

中心溝の後側，中心後回の大部分を占める第1，2，3野および5，7野の一部を体性感覚野といっている．ことに第1，2，3野は第1体性感覚野 primary somatosensory area といい，主として皮膚の感覚器からの刺激を受け入れ，延髄でニューロンを替えて交叉した求心性神経線維の終末がきている．この領野の上から図200中のように下肢，胸腹部，上肢，頸部，頭部の順にその中枢の局在がみられる．なお，第1体性感覚野の下方に，上からおよそ顔，上肢，下肢の順で第2体性感覚野 secondary somatosensory area がある．しかし，この部の機能については，両側性の支配を受け体性感覚の補助的役割を果たしているものと考えられているのみで不明の点が多く，また，この部の刺激によって運動の起こることから，必ずしも体性感覚のみを支配しているものでもない．

c. 視覚野 visual area

視覚野は，後頭葉の鳥距溝 sulcus calcarinus の有線野 striate area とも呼ばれる Brodmann の第17野にあって，網膜に対応して形や識別などを司っている．下図のように視野の上からみると，視覚野は網膜の中心窩に対応する部が最も広く，したがって中心視による弁別が最もよいことになる．なお，18，19野が視覚と他の感覚を統合する連合野と考えられており，この部が障害されると文字は見えても理解することができない読字不能 alexia となる．

d. 聴覚野 auditory area

聴覚野は，側頭葉の横側頭回にあって，Brodmann の第41，42野に相当する部が第1聴覚野 primary auditory area といわれ，ヒトでは第22野に第2聴覚野 secondary auditory area が存在するといわれる．聴覚野の後部から前部に 63～1,600 Hz の周波数に対する特性が局在すると

大脳皮質における錐体路と錐体外路の関係
(Russellら)

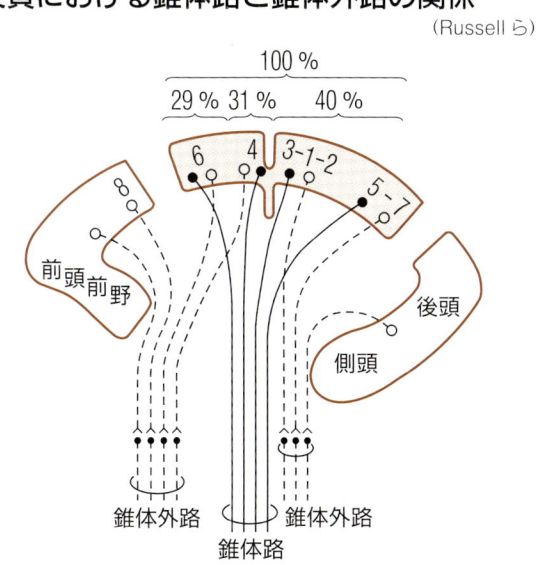

視覚野と視野の関係 (Holmesら)

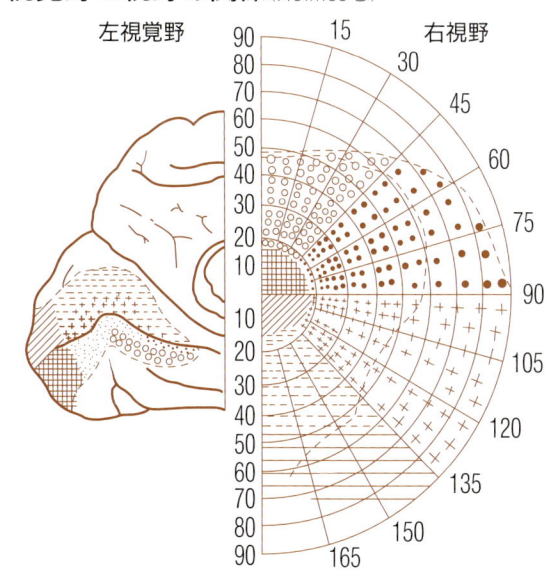

図 200　新皮質の機能

大脳の機能の局在(数字はブロードマンの領野を示す)

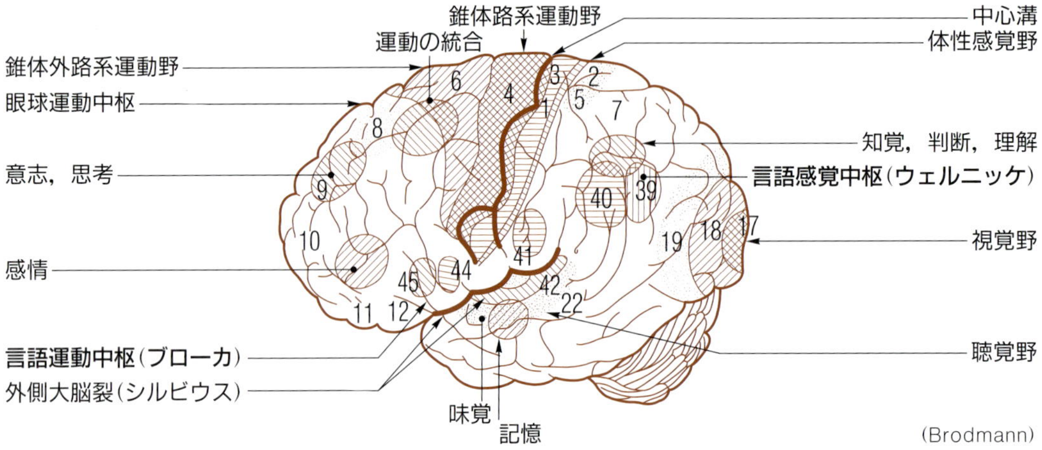
錐体路系運動野
中心溝
運動の統合
体性感覚野
錐体外路系運動野
眼球運動中枢
知覚，判断，理解
意志，思考
言語感覚中枢(ウェルニッケ)
視覚野
感情
言語運動中枢(ブローカ)
聴覚野
外側大脳裂(シルビウス)
味覚
記憶
1
2
3
4
5
6
7
8
9
10
11
12
17
18
19
22
39
40
41
42
44
45

(Brodmann)

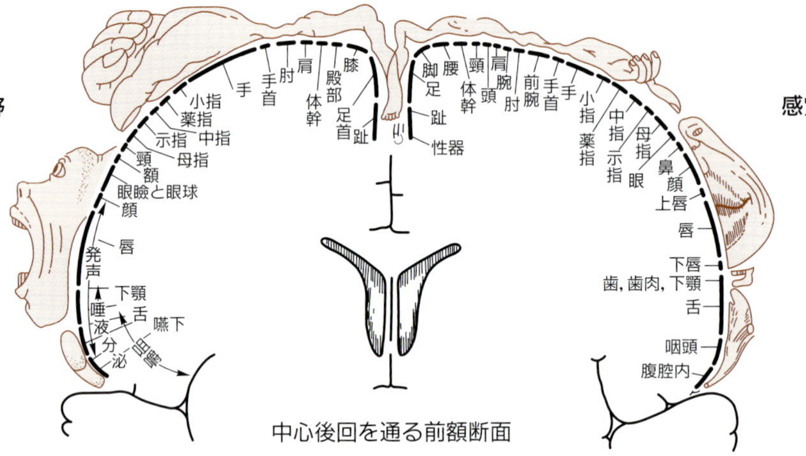
運動野
感覚野
趾
足首
膝
殿部
体幹
肩
肘
手首
手
小指
薬指
中指
示指
母指
頸
額
眼瞼と眼球
顔
唇
発声
下顎
舌
唾液分泌
嚥下
咀嚼
脚
足
腰
頸
頭
肩
腕
肘
前腕
手首
手
小指
薬指
中指
示指
母指
眼
鼻
顔
上唇
唇
下唇
歯，歯肉，下顎
舌
咽頭
腹腔内
性器
中心後回を通る前額断面

(Penfield & Rasmussen)

運動野および感覚野の広さと それに比例した身体各部位

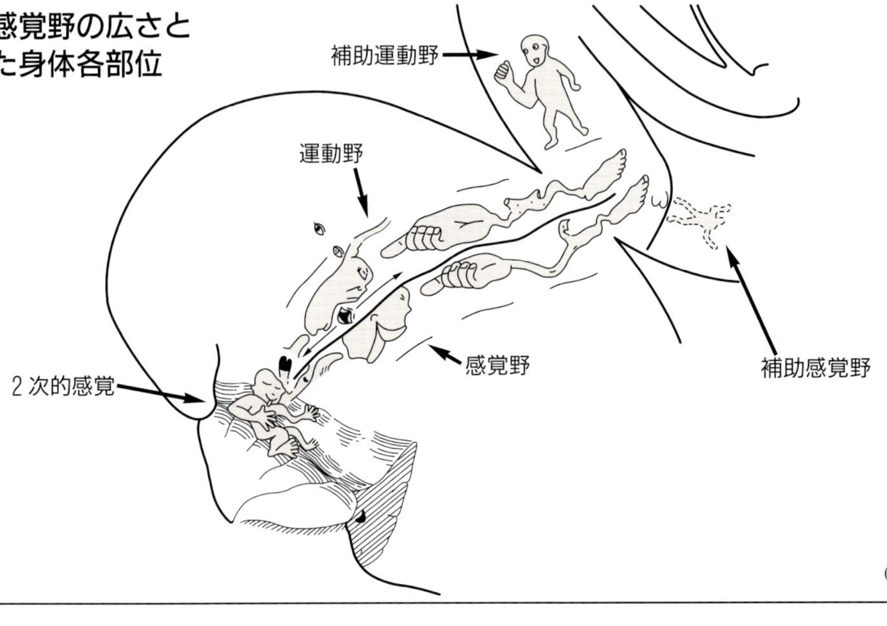
補助運動野
運動野
感覚野
2 次的感覚
補助感覚野

(Penfield & Jasper)

いわれているが，しかし音の周波数の識別には必ずしもこの皮質の存在を必要としない．聴覚野はむしろ音のパターン認識，音色，メロディーなどの弁別を司っているものと考えられている．また，第2聴覚野は聴覚の連合機能や，内耳の平衡感覚にも関係している．なお，第3聴覚野についての報告もあるがまだ明らかではない．

e. 連合野 association area

種々の機能が総合して現れる意志，理解，判断，記憶，言語，緻密な運動などの高等な機能は，これらを統合する連合野で行われるものと考えられている．現在，前頭連合野 frontal association area（前頭前野 prefrontal area），頭頂連合野 parietal association area，側頭連合野 temporal association area などの連合野が考えられている．しかし，いかなる精神機能がどの程度その部に局在しているかについては，まだ完全に明らかにされているとはいえない．しかし，これらの部位は，生後最も遅れて発達し，皮質下と線維の連合が行われていくことから考えれば，より進化した，より高等な機能であるといえよう．

4. 大脳の連合機能

大脳の重要な機能として，種々の事柄を認知して，思考し，理解し，自己の思想を確立するとともに，他人の意志，思想を知るということがある．これらのことは，主として前述の連合野によって統合されている．

a. 認知 recognition

ヒトの連合機能として，物やヒトを認知することは，頭頂および側頭連合野を合わせた，いわゆる後連合野 posterior association area で行われる．

この領野は，感覚野および視床の中継核，後外側核などの部位からの信号が投射されている．したがってこれらの刺激が総合的に統合されることによって認知が行われるものと考えられる．すなわち，視覚，聴覚，嗅覚，皮膚感覚などからの情報は，まずそれぞれの感覚中枢によって感受される．それらの感覚情報を後連合野でさらに統合して認知しているのであろう．したがって，それぞれの感覚野に関連する連合野が障害されると，感覚として受け取ることはできても，それを認識することができない認識不能 agnosia となる．たとえば精神盲 psychic blindness，精神聾 psychic deafness，身体部位認識不能 autotopagnosia などである．

b. 言語野と中枢性言語のしくみ

私たちが話す言葉には，まず音としての声を出す器官が必要である．すなわち，声帯，舌，口唇，頬，口蓋，気管および肺とこれらに関係する筋肉などである．しかし，これらの器官は単に音を出す装置であって，これらの音の音階を決め，音を構成し，一連の言葉として順序よく話せるように統括しているのが言語野である．

1) 言語中枢

1861年 Broca によって，前頭連合野の後方の下前頭回が侵されると，声は出せても言葉として話すことができないことが発見された．また，1874年 Wernicke によって上側頭部の後部が損傷されると，音は聞こえても言葉として理解できなくなることが発見された．これらはそれぞれ，運動性言語中枢 motor speech center（Broca 中枢）および感覚性言語中枢 sensory speech center（Wernicke 中枢）と呼ばれている．概念的には，声を一連の言葉として順序よく発声が行えるようにしているのが運動性言語中枢であり，目で見，耳で聞いた言葉あるいは字を，意味のある言葉あるいは字として感じるのが感覚性言語中枢といえよう．また，これらの言葉の意味を考え，理解するのが，いわゆる概念中枢，思考の座と考えればよい．その後，Penfield は，これら大脳皮質の言語に関する領野が，通常，左大脳半球に存在し，図201上のように前言語野 anterior speech area（運動性言語中枢），後言語野 posterior speech area（感覚性言語中枢）および上言語野 superior speech area（補足言語中枢）の3領野で，かなり広い範囲を占めていると報告している．これらの3言語野は，各皮質間の連絡よりも，皮質下にあることに視床枕，中心核などを介して連絡しており，また，記憶に関係の深い海馬とも連絡している．したがってこれらの機能が互いに連携して統合のとれた言葉を形成しているものと考えられている．図201中では概念として理解する中枢を前頭葉においているが，むしろ視床を中心とする皮質下核が重要な働きをしていると理解してもよいであろう．

2) 中枢性言語のしくみ

言語が構成されるしくみとしては，乳児期からの長い間の経験と習熟によって，脳内に多くの感覚的，運動的な記憶が貯えられ，これらが連合して，徐々に言語の概念が構成されていくのであろう．すなわち，赤ん坊のときに母親から乳房がウマウマであることを何度も繰り返して教えられると，まず，その音声が感覚性言語野に貯えられ，それが何であるかの概念が形成される．一方，ウマウマという

図201　言語野と中枢性言語のしくみ

言語野と中枢性言語のしくみ (Penfieldら)

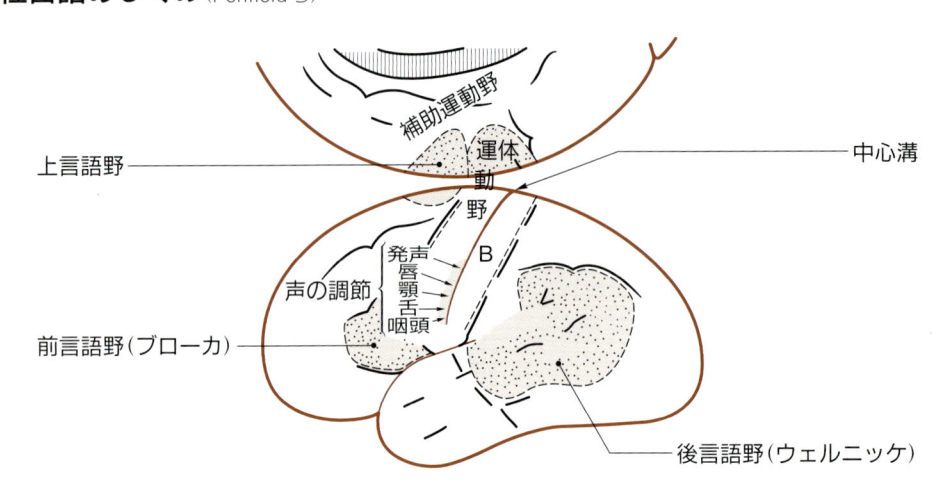

（図：補助運動野、上言語野、運動野（体）、中心溝、発声・唇・顎・舌・咽頭、声の調節、前言語野（ブローカ）、後言語野（ウェルニッケ））

中枢性言語のしくみ (Bingら, Lichtheim)

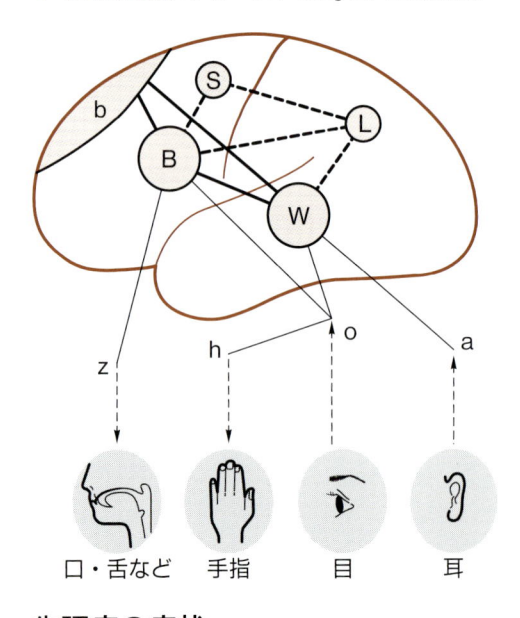

1. 自発言語————bWBz
2. 口まね————aWBz（意味がわからなくてもよい）
3. 言語の理解————aWb
4. 文字の理解————oWb（Bを入れ口の中で言えばなおよくわかる）
    B
5. 音読（理解せずに）————o(W)Bz
6. 自発的書字————bW(o)h（口の中で言いながらすればBも関係する）
    B
7. 書き取り————aWBh（完全なる書き取りにはbも入る）
8. 書写し（形だけ写す）————oh（意味を考えればbWhも入る）

b：概念中枢，W：感覚性言語中枢，B：運動性言語中枢，z：機械的発語の中枢
o：視覚の中枢，a：聴覚の中枢，h：手指の運動中枢
S：書字中枢（書字能力，中前頭回後部），L：読書中枢（文字理解，左角回）

（図：b, S, L, B, W と z, h, o, a の経路、口・舌など／手指／目／耳）

失語症の症状（＋は可能，－は不能）(中沢ら　改変)

病型		症状							
		自発的言語	模倣言語	言語了解	読書	音読	自発的書字	書き取り	写字
運動性失語症	皮質下性	－	－	＋	＋	－	＋	＋	＋
	皮質性	－	－	＋	＋	－	－	－	＋
	超皮質性	－	＋	＋	＋	＋	困難	＋	＋
感覚性失語症	皮質下性	＋	－	－	＋	＋	＋	－	＋
	皮質性	困難（錯語症）	－	－	－	－	困難（錯書症）	－	＋
	超皮質性	＋（錯語症）	＋	－	＋	＋（無了解）	＋（錯書症）	＋	＋
伝導性失語症		＋（錯語症）	＋（錯語症）	＋	＋	＋（錯語症）	＋（錯書症）	＋（錯書症）	＋
全失語症		－	－	－	－	－	－	－	＋

母親の口唇の動き，開閉を何度も繰り返して見ていることによって，徐々に発声できるようになり，この言葉をつくる発声器官の動かし方を記憶する運動性言語野が発達してくることになる．さらに成長して文字を覚え，読み，書くようになると，左角回に読書中枢，中前頭回後部に書字中枢が形成されることが指摘されている．すなわち，これらの運動，感覚言語中枢，および補足言語野，読書，書字中枢などの結びつきが次第に強固となり，言語概念が形成され，中枢性言語の構成が完成されるのである．中枢性言語のしくみの主要経路を概念として模型的に示したのが図201中である．すなわち，私たちが自分の考えを述べているとき，いわゆる自発言語では，まず，自分の考えをいわゆる概念中枢から感覚性言語中枢に伝え，これを言葉として捉える．ついで運動性言語中枢に伝えて，それぞれ発声に関係する器官の中枢に命令を出し，口から言葉としての音声を出しているものと考えられている．また，他人の言葉を理解するためには，耳から入った声を聴覚中枢を経て感覚性言語中枢でこれを言葉として受け取り，さらにそれを理解する概念中枢に送っていると考えればよいであろう．

文字を書くには，考えたことを概念中枢から感覚性言語中枢に伝え，これを文字として受け取り，手指の運動を司る種々の中枢に刺激を送っていると考えればよく，当然，このときには目で見ながら書いているわけで，視覚の中枢も関与している．また，字を書きながら口の中でその言葉を暗誦しているときは，運動性言語中枢も働いていることになる．他人のノートを写すことは最も簡単で，何の意味も考えずに単に写しているのみでは，文字を見て視覚中枢から直ちに手指の運動中枢に刺激が伝えられ字を書いていることも考えられよう．この場合には，ノートに書いてあることの意味を理解することはもちろん，記憶することすら難しい．

c. 失語症症候群 aphasia syndrome

失語症とは，中枢性言語の形成障害を意味し，声を出す器官に関する筋肉や神経に何ら支障がないにもかかわらず目的とする言語や言葉を言うことができない場合である．発声に関係する器官，機構に障害があって言葉が話せない場合は，いわゆる構音障害 disartheria，あるいは構音不能 anartheria であって失語症ではない．また，失語症は読み，書くことにも密接な関係があり，見えるが読めない，意味がわからない場合を失読症 alexia，手指の運動には支障がないのにもかかわらず，当然知っているべき字が書けない場合を失書症 agraphia といっている．

1）失語症症候群の分類

失語症は，大脳における言語中枢の関係から，まず，運動性失語症 motor aphasia，感覚性失語症 sensory aphasia，全失語症 total aphasia および運動性と感覚性言語中枢の連絡が断たれた伝導性失語症 conductive aphasia に大きく分けられる．さらに運動性と感覚性の失語症は，言語中枢そのものが侵された皮質性 cortical，中枢よりも末梢で，目，耳，手指，発声などに関する中枢との連絡が障害された皮質下性 subcortical，および言語中枢より上位の障害によって起こる超皮質性 transcortical の3つに分けることができる．ただし，これらの分類はきわめて便宜的なもので，言語野は比較的広範囲の皮質を占め，また，代償性に富んでいるため，実際にはこのように明確な分類を行うことはなかなか難しい．

臨床上最も多くみられるものは，言葉や文字の理解はできても自発的な発声や，ものまね，音読などが不可能となる皮質性運動性失語症，すなわち，ブローカ中枢が侵された場合で，比較的治りやすく，知能が障害されることもまずみられない．一方，感覚性失語症は錯語が多く概して多弁となり，全くわからない言葉を連発することがある．これを語漏症 logorrhoea という．なお，錯語の多い場合錯語症 paraphasia，字の違いの多い場合錯書症 paragraphia，読み違いの多い場合錯読症 paralexia などといい，いずれも失語症の1つの症候として現れてくる．感覚性失語症で一番多くみられるのは皮質性のもので，この場合には時間の経過に伴い反対側の脳半球が代償的に発達しかなり回復する可能性がある．なお，皮質下性のものは回復がなかなか難しく，超皮質性のものは大脳の広汎な病変にみられることが多い．超皮質性感覚性失語症では，時として反響様言語模倣 echolalia のみられることがある．なお，全失語症は，運動，感覚双方の中枢が侵された場合である．一般に失語症は，初めほとんどの例で全失語症のような症状を呈してくることが多く，時間の経過とともに運動性あるいは感覚性の徴候が現れてくるものである．

図202 大脳辺縁系

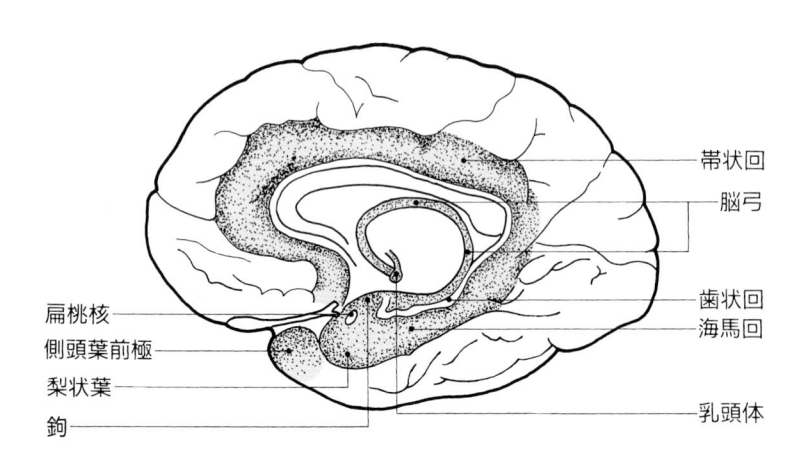

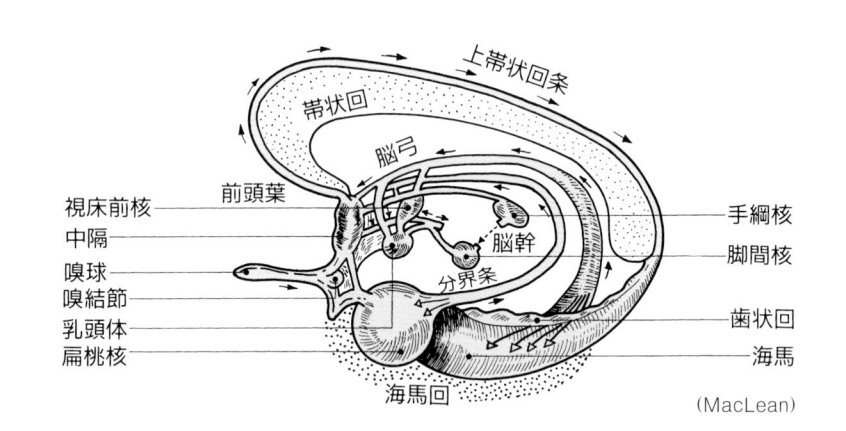

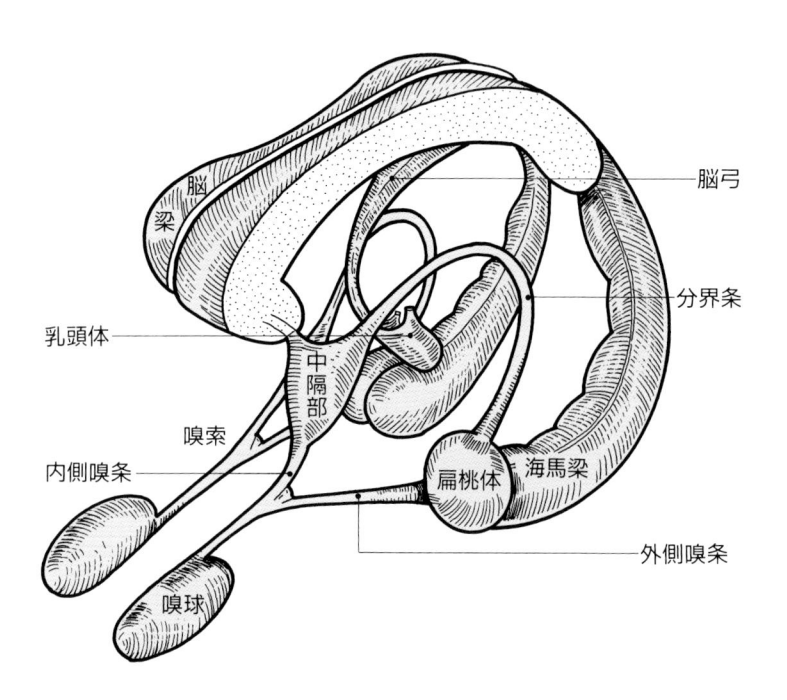

5 大脳辺縁系

1. 大脳辺縁系 limbic system とは

　大脳辺縁系は，図202にみられるように，梨状葉および扁桃体(核)周囲の旧皮質と，海馬と歯状回，海馬支脚からなる古皮質，その移行部にあたる海馬回，帯状回などの中間皮質，これらの皮質核である扁桃体(核)，中隔核，乳頭体，および視床下部の前，後部などから構成されている．これらの各部は互いに密接に神経線維が連絡し，辺縁系全体として種々の特徴的な機能を営んでいる．すなわち，辺縁系は，食および飲行動，性行動，喜怒哀楽などの本能的，原始的な情動，嗅覚，内臓感覚などに関係しており，生命の維持に基本的な本能的行動，あるいは情動行動を司っていると考えられている．

2. 本能的行動

　本能的行動としては，実験的にある程度解明されているものに食欲，性欲，集団欲などがある．

a. 食および飲行動 feeding and drinking behavior

　食欲による行動は，肥満の項で述べたように，視床下部の外側に食行動を起こさせる食欲中枢 appetite center (空腹中枢 hunger center)があり，その内側には食行動を停止させる満腹中枢 satiety center が存在して，その平衡の上に成り立っている．しかもこの両中枢からのインパルスが大脳辺縁系へ送られていることも明らかにされている．また，動物で梨状葉や扁桃体(核)，中隔核などを刺激すると，唾液の分泌，咀嚼，嚥下などの行動がみられ，それらの破壊で，多食や，拒食反応を示すという報告もある．飲行動についても，視床下部傍室核付近に存在するといわれる渇中枢 thirst center，あるいは視神経上核付近に存在すると考えられている浸透圧受容器からのインパルスが渇感を起こし，飲行動を起こすとされている．これらの刺激を統合して1つの食あるいは飲行動としているのが大脳辺縁系であると考えればよいであろう．

b. 性行動 sexual behavior

　性行動も，視床下部に性行動を起こさせる部位と，満足して性行動を中止させる部位とがあり，辺縁系の機能がこれらを統合してその目的を果たしているものと考えられている．
　動物で両側の梨状葉，扁桃体(核)を切除あるいは破壊すると異常に性行動が高まり，またそれらの部位を電気刺激することによって発情し，雌ネコでは排卵がみられ，雄ネコ，サルなどでは海馬，中隔核，視索前野の刺激によって陰茎勃起，射精，快反応などがみられる．これらの成績から考えても大脳辺縁系が性行動を統合していると推察されている．

c. 集団行動 gregarious behavior

　動物には，孤独を免れ，ある集団をつくり，本能的行動を円滑にしようとする集団欲がある．実験的にはヒトの感覚遮断，孤独実験などによって多くの精神的，肉体的障害のみられることが報告されている．すなわち，集団欲が満たされることによって，親愛感，信頼感，同胞感，連帯感などが生まれてくると考えられている．集団行動も他の本能的行動と同様に大脳辺縁系が統合しているものと考えられているが，その詳細についてはまだ明らかにされていない．

3. 情動 emotion と情動行動 emotional behavior

　情動の表現として怒る，怖がる，幸福感，感情的になる，攻撃，逃走などという言葉がある．これらは情動そのものの体験を意味するとともに，それに伴う行動をも意味している．すなわち，本能的な欲望が満たされれば快感 pleasantness，満たされなければ不快感 unpleasantness を生じると同時にこれらを達成させるための行動が起こされることになる．
　快感と不快感に関する動物実験として有名なものに，Olds のラットによる自己刺激法 self-stimulation method がある．すなわち，ラットがテコを押すと脳の一部が電気刺激される実験方法で，刺激電極が梨状葉，海馬，扁桃体(核)，中隔核，内側前脳束などに当たっていると，常にテコを押し続け，反対に背内側被蓋の室周線維，腹側視床，腹内側視床下核，内側毛帯などに当たっていると，押すことを回避するようになるというのである．前者は脳刺激が快感として作用するという意味で報酬系 reward system，後者は不快感として感じると考えられ，これを嫌悪系 aversive system といっている．なお，視床下部の特定の部位を刺激すると見掛け上の怒り sham rage，恐れ sham fear のみられることがわかっており，視床下部からの刺激が大脳辺縁系で統括され，その行動を起こす場合，再び視床下部を経て表現されることを示唆している．

図203 記憶

視野と視覚領(Sperry)

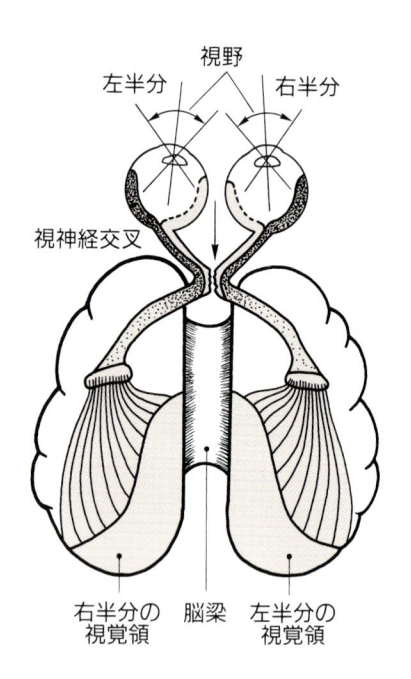

ヒト側頭葉の電気刺激による視覚像の想起(Penfield)

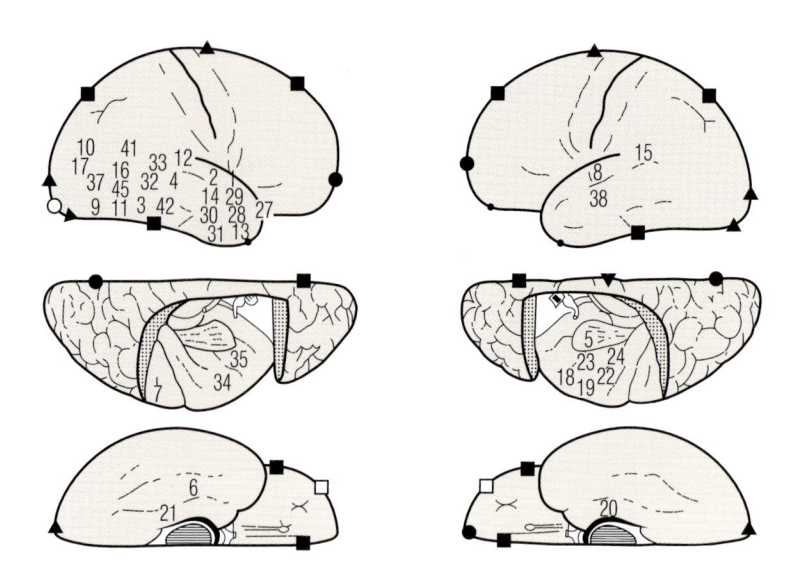

1：見慣れた街，2，3，7，13，22，23，28，30，32：人物，4，31，34：物体，5，12：見慣れた景色，6：絵の中の顔，8：棒を持った人，9：友達，10：見慣れた機械，11：親しい看護婦，14，19，20，27：景色，15：けんかする人，16：女性，17：階段を人があがっている，18：人物と景色，21：見慣れた部屋，24：タバコを吸う人，29：部屋にいる母と子，33：見知らぬ他人，35：家にいる彼の母，37：見知らぬ他人がおどかす姿，38：子供のころの彼女，41：銃をもった泥棒，42：泥棒，45：家の庭にいる彼の兄弟

視覚の両眼間転移―記憶の半球間転移(Mayer)

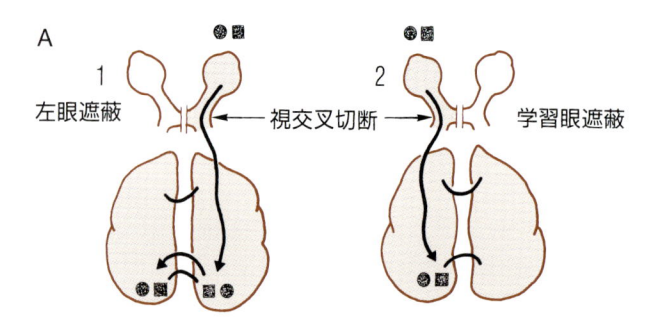

A　視交叉切断ネコ

1. 左眼を遮蔽して，右眼で図形弁別を記憶させる
2. 右眼を遮蔽して，左眼で見させても図形弁別が可能である
3. 半球間転移がみられる

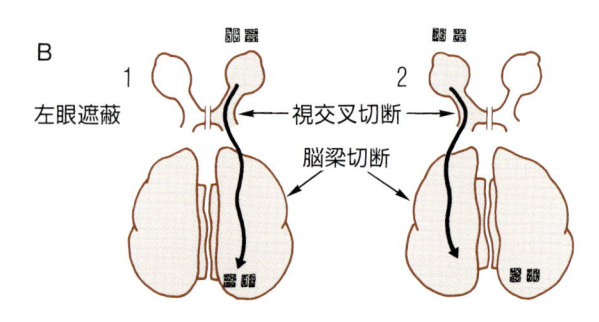

B　視交叉および脳梁切断ネコ

1. 左眼を遮蔽して，右眼で図形弁別を記憶させる
2. 右眼を遮蔽して，左眼で見させると図形を弁別できない
3. 半球間転移はみられない

6　記憶

1. 記憶 memory とは

　私たちは，種々の感覚器から情報を得て（獲得 acquisition），それをある一定期間保持 retention し，しかも必要に応じてそれを引き出すことができる．これを想起 recall といい，前に得た情報が中枢神経内に痕跡として保存されていることになる．これを記憶という．さて，その想起が情報の獲得から比較的短時間で行われ，しかもその保持が比較的短期間の場合，短期記憶 short-term memory（記銘 memorization）あるいは直接記憶 immediate memory という．この短期記憶の保持がその後，時間の経過とともに種々の変形を受けて長期間にわたり保持されると，その記憶が固定 consolidation される．これを長期記憶 long-term momory といい，この長期記憶には従来いわれている記憶痕跡 memory trace（Köhler）が存在し，エングラム engram（Lashley）と呼ばれる大脳内の記憶に関係する構造的な様式が必要となってくるであろう．

2. 記憶の座

　さて，古くから記憶の座は，大脳皮質にあって，その発達の著しい高等動物ほど多くの知識が得られるものと考えられていた．しかし，皮質の広汎な切除実験や，視覚野の切除，あるいは種々の学習実験に対する影響などから，現在では，大脳皮質には記憶に関する特定領野が存在せず，また，皮質の細胞学的構築とも直接関係がないということがわかってきている．記憶の獲得，保持，固定などにはむしろ感覚領野を含めた大脳の皮質全体が関与していると考えるほうが妥当であろう．実験的には，側頭葉を刺激すると過去の記憶が想起されること，また，新しいことを記憶することが困難で古い記憶のみ残っているコルサコフ症候群 Korsakoff syndrome では海馬を中心とした領域に障害の多いこと，動物実験で側頭葉を切除すると新しい学習は難しくなるが，切除前に習得した機能は残っているなどの報告がなされている．これらのことから，新しい記憶の保持，想起に対して，側頭葉や海馬が重要な役割を演じていることは明らかである．このことは記憶されているものを想起する場合に海馬における θ 脳波が側頭葉の θ 脳波に先んじて現れることからも推測されている．

3. 大脳半球と記憶

　さて，記憶には大脳の全皮質が関係していると考えられているが，大脳の左右両半球に関する記憶の実験として，両半球を連絡している脳梁を切断する分離脳手術を行った動物実験がある．すなわち，**図 203 左下**のように視神経交叉のところを切矢状に切断しておくと，その視覚像は同側の視覚領にのみつくられ記憶される．しかし，この場合，他側の眼でもその影像を弁別することが可能である．このことは脳梁を経て他側の半球へも記憶のエングラムが移行し保持されることを示している．これを両眼間転移 interocular transfer といい，あらかじめ視神経交叉切断と同時に脳梁も切断しておくと，この現象はみられなくなる．すなわち，脳梁を介して半球間転移 interhemispheric transfer が行われるわけである．しかし，この転移は必ずしもすべての記憶について行われるわけではなく，難解な学習では脳梁が正常でも転移のみられないこともあり，また，簡単なものでは脳梁切断を行っても皮質下の回路を通じて転移の行われる場合もあるといわれている．

　さて，記憶する過程としては，ある感覚刺激を受けると，その必要性に応じて生体内のシナプス伝達様式に一定の変化を起こし，それを保持，固定するものと考えられている．これらがいくつかの伝達様式としてパターン化され認識されているために，次に同じ刺激がくると，速やかに有効な刺激が伝達され過去の記憶と対比されるというのである．しかし，実験的に単シナプス回路を反復刺激しても，刺激の伝達は，普通，数分から十数分，長くても2時間ぐらいの間促進されるのみである．また，海馬における実験でも十数時間にわたって刺激伝達の促進がみられたという報告があるにすぎない．この程度の成績では，古い記憶を想定する場合のしくみとして，シナプス回路のパターン化を考えることはなかなか難しい．一方，これらのシナプス伝達が行われると，そのニューロンに含まれる RNA 量が増加したり，あるいは特定の酵素活性が増加して RNA に質的変化を与えるという考え方もある．また，神経膠細胞の RNA が神経細胞へ移行したり，神経膠細胞自体の作用などを考えているものもあるが，現時点で記憶のエングラムを直接的に証明する成績は得られていない．

図 204　脳電図 (1)

10/20 法電極配置図 (国際脳波学会) (Jasper)

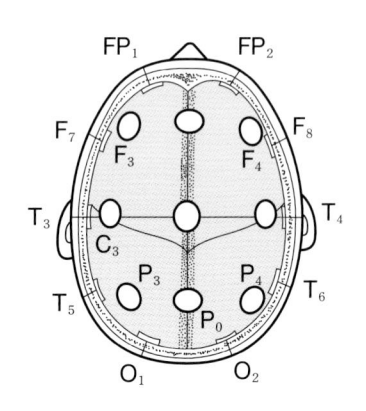

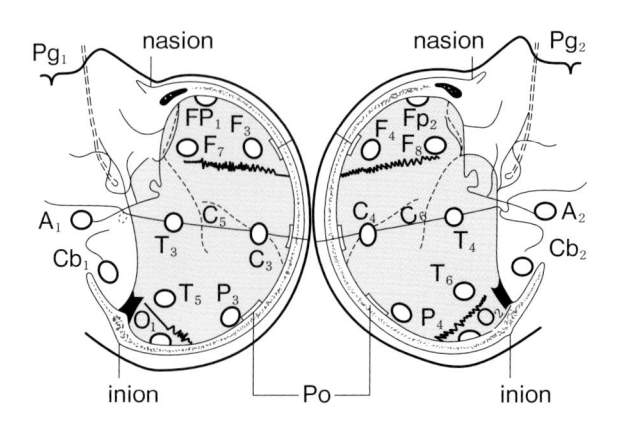

Pg は鼻孔から挿入して鼻咽腔後壁に当てる鼻咽頭電極，Cb は後頭蓋窩の上に当てる小脳電極，左側は奇数，右側は偶数番号，正中線は 0 とする．

基礎的な脳電図の波形 (金井)

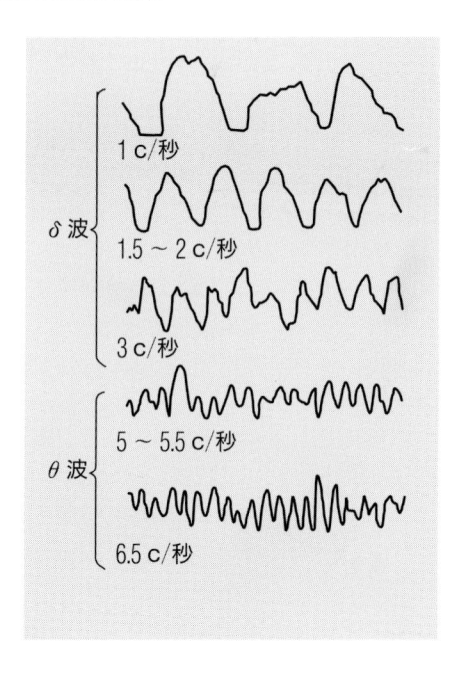

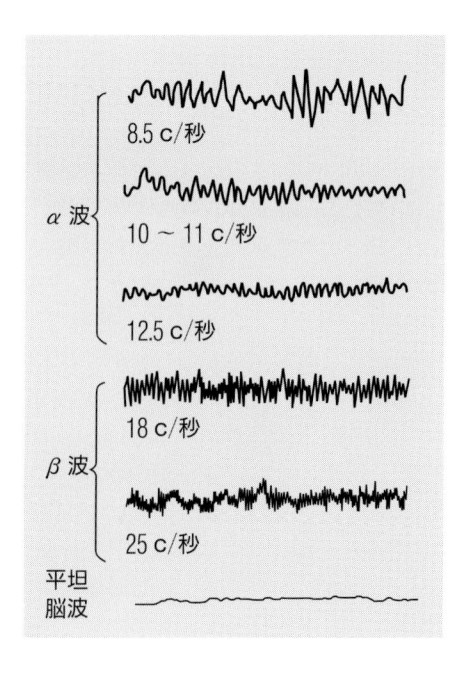

基礎的脳波の種類

徐波	δ 波	$0.5 \sim 3.5$ c/秒	振幅約 $100\,\mu$V の波で，睡眠中とくに前頭葉にみられる．
	θ 波	$4 \sim 7$ c/秒	振幅はほとんど $50\,\mu$V 以下．入眠時あるいは強い感覚刺激により頭頂葉，側頭葉で認められることがある．
中間速度	α 波	$8 \sim 13$ c/秒	振幅 $20 \sim 50\,\mu$V．閉眼安静時にみられ，精神作業，情感，感覚刺激などにより消失する．これを α 波阻止という．
速度	β 波	$14 \sim 30$ c/秒	振幅 $5 \sim 30\,\mu$V．覚醒時，心理的興奮，情動，注意集中時などによくみられる．

7　脳電図

1. 脳電図 electroencephalogram（EEG），脳波 brain wave とは

　大脳皮質の表面あるいは皮質内に双極あるいは単極（この場合には無関電極を耳朶その他の皮質から離れた部位に置く）の微小電極を置くと，その活動電位を測定することができる．これを記録したものが皮質脳電図で，その電位曲線が脳波である．なお，この電位は頭皮上あるいは頭皮内に電極を置いても測定できる．この場合の電位は約 50 μV で，その部の大脳皮質神経細胞における活動電位の総和と考えられているが，必ずしもその単純な集積とはいえない．皮質脳電図とは異なり，1 mm^2 の電極表面でおよそ約 100 万個の神経細胞活動電位を記録していると考えられている．したがって大振幅の電位変動を示す脳波はおそらく多くのシナプス電位が同期化 synchronization して現れたものであり，小振幅不規則な電位変化は脱同期化 desynchronization されたものと考えられている．

　さて，脳電図を記録する方法は，一般に electroencephalography といわれ，その装置を脳波計という．通常，前頭，頭頂，後頭，側頭の頭皮上に直径 5～8 mm の円盤電極を置き，耳朶に無関電極を置いた双極導出法が用いられる．導出部位としては図 204 上のように 10～20 電極法（Montreal 法，Jasper），あるいは Gibbs 法（Illinois 法）が広く用いられ，時定数 0.3 秒，紙送り 3 cm/秒で，多チャネル同時記録されている．

2. 脳波発生のしくみ

　頭皮上から導出される脳波が，規則性のある律動的な波形を呈するしくみについては，まだ完全に解明されていない．脳波の波形は，1 個の皮質錐体細胞にみられる速やかな活動電位とは必ずしも対応しておらず，また，その単なる集積と考えるのにも無理がある．現在では，大脳皮質錐体細胞の尖頭樹状突起 apical dendrite に存在する多くのシナプスのシナプス後電位が，集積されて比較的緩徐な脳波の波形を構成するものと考えられている．また，脳波のリズムの形成は，視床から大脳皮質へ投射するニューロンの反回抑制回路が働くためであろうといわれている．

3. 脳波の構成

　脳波は，その周期 period あるいは周波数 frequency と，振幅 amplitude の要素からできている．周期は，脳波の基線を想定し，各波の谷と谷から垂線を下ろして，その基線との各交点を求め，その間の時間（ミリ秒）で表したものである．なお，1 秒間の周期が周波数である．振幅は波の頂点より基線に垂線を下ろし，波の谷と谷を結んだ線との交点までの長さを求め，校正曲線より換算して μV 単位で表される．一般に，脳波はその周波数から図 204 中のように分類されている．

4. 正常脳波

　覚醒時の成人の脳波は，ほとんど α および β 波で構成され，α 波は頭頂，後頭部に，β 波は前頭，中心部優位に現れる．周波数，振幅および位相は左右対称的で，閉眼，精神活動により α 波が著しく減少し，β 波のみとなる．これは α 波阻止 α-bloking（α 波減弱 α-attenuation）といわれ，脳の覚醒反応 arousal response の 1 つであろう．なお，α，β 波の量，振幅には個体差がある．しかし同一個体ではほとんど一定したパターンを示し，変動しないのが常である．

　脳波は脳の発育に伴って変化し，生後 2～3 カ月で 2～3 c/秒の δ 波が現れ，1 歳を過ぎると θ 波が多くなり，5 歳以上で 8 c/秒ぐらいの α 波が現れ，10 歳を過ぎると成人のパターンに近づいてくる．なお，60 歳を過ぎると漸次 α 波の周期が長くなり，その出現頻度が減少して，β 波が多くなるとともに θ 波が出現してくるといわれている．

5. 睡眠時の脳波

　睡眠時の脳波は，睡眠の深さによって変化し，また，各個体，年齢によっても異なっている．

　成人では，入眠期 drowsiness に α 波が漸次減少して消失し，低振幅の θ 波と β 波に変わってくる．ついで浅睡眠期 light sleep では全体に θ 波の振幅が増加し，頭頂葉，中心前回，中心後回などの部に 2～3 相性の高振幅の瘤波 bilateral hump が現れ，漸次 14 c/秒前後の紡錘波 spindle wave に変わる．深睡眠期 deep sleep に入ると，不規則で高振幅の δ 波が現れ，紡錘波が前頭部にのみみられるようになるが，さらに深くなると，これも消失してすべて不規則な δ 波のみとなる．いわゆる徐波睡眠 slow wave sleep である．なお，後述のように逆説性睡眠 paradoxical sleep では，突然，比較的振幅の小さい α 波，θ 波が現れるわけである．年齢的には生後 1 カ月を過ぎると入眠時に高電位徐波，1 年前後では高振幅徐波，2 年以後には群波 burst の

図205　脳電図(2)

脳波による表在性脳障害部位の判定(金井)

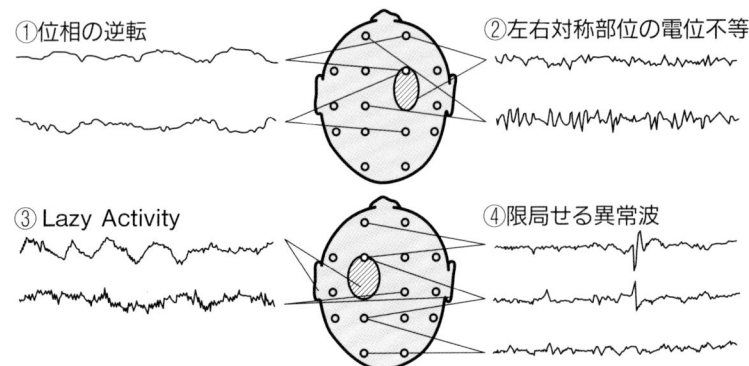

① 位相の逆転
② 左右対称部位の電位不等
③ Lazy Activity
④ 限局せる異常波

突発性異常脳波(金井)

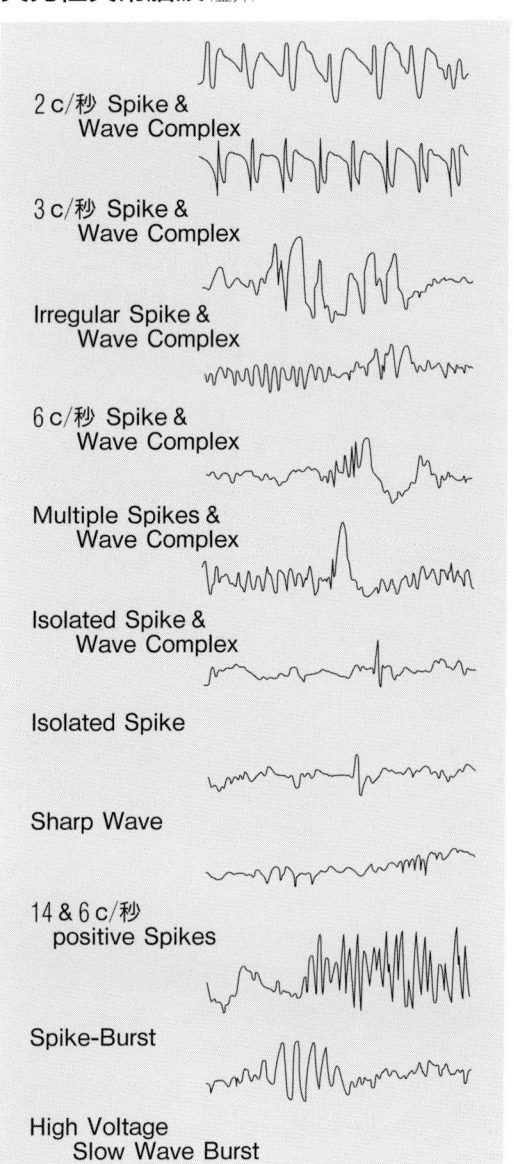

2 c/秒 Spike & Wave Complex

3 c/秒 Spike & Wave Complex

Irregular Spike & Wave Complex

6 c/秒 Spike & Wave Complex

Multiple Spikes & Wave Complex

Isolated Spike & Wave Complex

Isolated Spike

Sharp Wave

14 & 6 c/秒 positive Spikes

Spike-Burst

High Voltage Slow Wave Burst

てんかんの脳波(藤森ら)

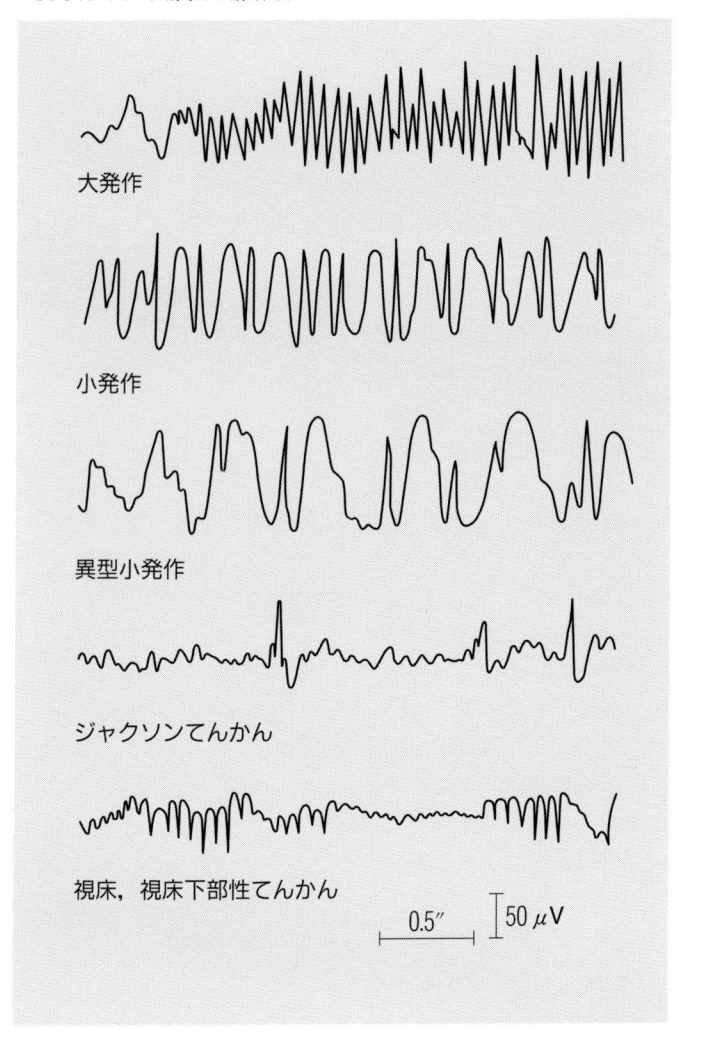

大発作

小発作

異型小発作

ジャクソンてんかん

視床, 視床下部性てんかん

0.5″　50 μV

みられることがあり，また，3〜9歳の浅睡期には高振幅の瘤波が連続して現れたりすることがある．

6. 異常脳波

脳波の測定は，脳の器質的，機能的な障害，たとえばてんかん，脳腫瘍，脳出血，頭部外傷，脳膜炎，種々薬物中毒による意識障害，昏睡状態などの臨床診断に広く応用されている．脳波の異常には，基本的に，持続性の基礎的リズム（背景脳波 background activity）の異常である非突発性異常 non-paroxysmal abnormality と，基礎的リズムが突然一過性に異常を示す突発性異常 paroxysmal abnormality とがある．

a. 成人覚醒脳波の非突発性異常

覚醒時に徐波，ことにδ波の出現は異常とみなされ，θ波も多くなれば異常である．これが汎性にみられる場合は，皮質の機能を統合している脳幹部に障害が及んでいることを示唆しており，てんかん，脳深部の腫瘍，外傷，出血などの意識障害にみられる．限局性のものは大脳皮質の局所的変化が疑われる．また，$50\mu V$を超える高振幅のβ波も異常で，てんかんや頭部外傷などにみられることがあり，正常の脳波でも振幅の著しい低下（flat EEG）のあるときは重篤な脳損傷を考える必要があろう．

b. 成人覚醒脳波の突発性異常

突発性の異常脳波としては，棘波 spike wave，鋭波 sharp wave，および突発性律動波 paroxysmal rhythmic wave などがあり，正常の脳波と組み合わされて種々の複合波を形成する．これらのものは主としててんかんにみられる場合が多い．

c. 脳波による表在性脳障害部位の判定

脳表面に障害のある場合には，頭皮上の脳波でも限局性の異常がみられ，その局在をある程度推定することができる．すなわち，①位相の逆転 phase reversal：双極誘導の前後電極間に障害部位のある場合には，波の極性が逆になり鏡像となる，②左右対称部の電位不平等 asymmetry，③障害部で速い波の欠如がみられる lazy activity，④障害部位に限局した異常波がみられる，などである．

7. 脳波と疾病

脳波の特異的な異常を示す代表的な疾病は，てんかんである．その他，意識障害，脳腫瘍，頭部外傷，出血，脳動脈硬化，薬物中毒，などがある．これらの場合，単に安静状態の脳波ばかりではなく過呼吸法，光刺激，睡眠賦活，ベメグライド賦活などの賦活法によって病的脳波を誘発する方法が用いられる．

a. てんかん epilepsy

1）全般性てんかん generalized epilepsy

汎発性突発性異常波を示すもので，強直性痙攣期に一致して高振幅の棘波を，間代性痙攣期には多棘徐波複合のみられる大発作 grand mal があり，また2〜3c/秒の遅い棘徐波複合を示す小発作 petit mal がある．なお小発作の異型 petit mal variant では約2c/秒の棘徐波複合がみられる．

2）部分性てんかん partial epilepsy

焦点性のてんかん性異常波を示すもので，脳半球の一側，中心前回付近の古い病巣などから始まる発作がみられる．病巣部に相当して焦点性の陰性棘波が現れるジャクソンてんかん Jacksonian epilepsy，中心後回付近の病巣部位に焦点性棘波を示す体性（焦点性）感覚発作 somatosensory seizure，一側前頭葉のみに焦点棘波のみられる向反発作 contraversive seizure，側頭部に焦点のある棘波あるいは鋭波があり発作時に徐波，棘徐波などのみられる精神運動発作 psycho-motor seizure，また，睡眠中に6あるいは14c/秒の陽性棘波群の現れる視床あるいは視床下部性てんかん thalamic and hypothalamic epilepsy などがある．

b. その他の疾病

意識障害では，まずα波の緩徐化，高振幅のθ波，障害の度が強まるにつれθ波，δ波と漸次徐波となり，死に近づくに従い平坦化する．その他，脳腫瘍，頭部外傷，脳出血などで，焦点性の不規則徐波，病巣側徐波優位，位相の逆転などを認めることがあり，病巣部位の判定に役立つこともあるが必ずしも常に現れるとは限らない．

図 206　睡眠

網様体賦活系(Magoun)

大脳皮質
小脳
側枝
感覚神経路
視床
視床下部
視床腹部
脳幹網様体賦活系
中脳
橋
延髄

視床下部調節系(時実)

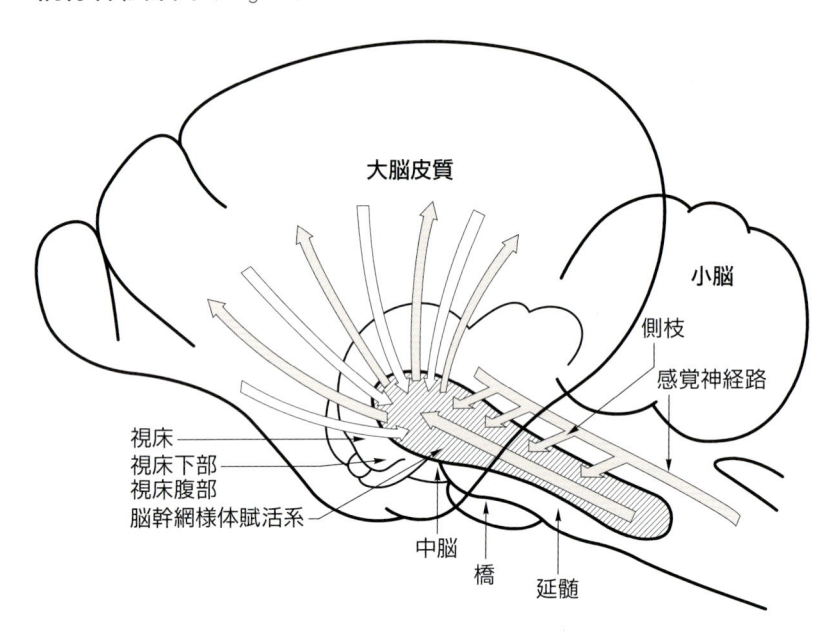

新皮質
海馬（古皮質）
視床前部
視床後部
梨状葉（旧皮質）
視床下部
体液性要因
求心性体性神経
網様体
求心性内臓神経
小脳

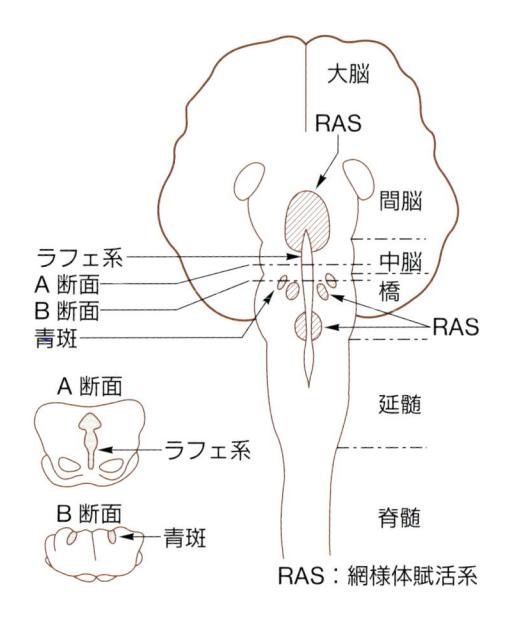

Jouvet の睡眠学説の模型図

大脳
RAS
間脳
ラフェ系
A断面
B断面
青斑
中脳
橋
RAS
延髄
脊髄

A断面　ラフェ系
B断面　青斑

RAS：網様体賦活系

8　睡眠

1. 睡眠 sleep とは

　ヒトは，完全に眠らないでいるとおよそ5日間ぐらいで死の転帰をとるといわれている．私たちのからだは，睡眠によって日常生活を行っている間に消費されたエネルギーを補給し，さらに明日のエネルギーを貯え，子どもでは成長する働きまでしているわけで，きわめて重要な生理機能である．

　睡眠とは，周期的に繰り返される意識喪失に似た状態で，外観的には周囲の環境に反応しなくなり，感覚や反射機能も低下しているが，麻酔や昏睡とは異なり，いつでも覚醒できる状態といえよう．

2. 睡眠の成因

　睡眠の本態については，まだ完全に解明されていないのが現状で，少なくとも大脳と脊髄の間を切断すると脳に周期的な睡眠のパターンがみられるところから，大脳が睡眠現象を司っていることは確実である．従来，睡眠の成因としてあげられている説には，睡眠は本能であるとか，脳の血行異常，催眠毒素（ヒプノトキシン）の蓄積，あるいはPavlovの条件反射に対する内制止説，脳幹（Economo）あるいは視床および視床下部（Hess, Nautaら）などに睡眠中枢が存在するという説などがある．現在，一般に用いられているのはMagounの脳幹網様体賦活系 brainstem reticular activating system（RAS）に対する刺激遮断が重要な因子となっているという説と，これから発展してオーソ睡眠とパラ睡眠の過程を解析したJouvetの説であろう．すなわち，Magounは大脳の求心性感覚路のみを選択的に破壊しても睡眠がみられず，その側枝を受ける中脳の網様体を破壊すると眠りの起こることを発見し，体内外の刺激が一度RASに入り，これによってその活動が維持され，ここから大脳皮質へ刺激が投射されて意識の水準が保たれているというのである．これを基本として網様体の働きが盛んになると目ざめ，外からの刺激が遮断されると眠りに陥るというのである．しかし，従来，睡眠が中枢的に支配されて，むしろ能動的に睡眠が起こるという説とは全く相反しており，また，RASが大脳皮質および皮質下の機構を賦活するとしても後視床下部，海馬，脳橋などの関与も考えなければならないであろう．

　時実は，大脳の新皮質が視床下部の上行性賦活系からの投射を受け，特に辺縁葉を賦活し，さらにその一部が中脳に下がって視床に上行し，広汎な視床投射系に接続して，大脳皮質全野に刺激を与え，一部は古皮質の海馬に連絡していることから，睡眠が視床下部と網様体の双方によって統御されていることを指摘している．また，このしくみにはアドレナリンやCO_2によって賦活され，低級脂肪酸によって抑制される体液性機構のあることを報告している．すなわち，大脳皮質の活動水準，意識と睡眠には，視床下部にその基本的な調節機序が存在するというのである．なお，覚醒を能動的に抑制する系が前頭葉，辺縁系，視床の髄板内核，尾状核，孤束核の周囲から延髄領域に広く分布していると考えられている．このしくみとしてはRASに対する刺激の減少があげられている．これについてJouvetは，脳幹部の中央を貫いているラフェ系からセロトニンが分泌され，RASの活動を抑制してオーソ睡眠を起こさせ，一方，青斑核からノルアドレナリンが分泌されて水平眼球運動を起こさせ，脊髄には抑制的に働いて筋肉を弛緩させてパラ睡眠を起こすといい，この転換はモノアミンオキシダーゼ（MAO）の作用によっていると報告している．また，近年，睡眠に対するα-ヒドロキシブチレート（4 Hb）などの化学物質の作用も再検討されており，眠りの機序を単一な原因によって説明することは困難な状態である．

3. 睡眠のリズムと型

　ふつう，成人では午後10～11時頃眠り，朝6～7時頃に起きる生活をしている．この眠りと覚醒のリズムは，年齢によって異なっている．新生児ではこれが1日数回繰り返され，飢え，渇き，排尿など原始的な体内の刺激があるときにだけ目ざめると考えられている．しかし，成長するに従い選択的に外部からの刺激によっても目ざめるようになる．

　また，眠りの深さから考えると，およそ3つの型に分けることができる．その1は，眠り始めてから約1時間ぐらいで非常に深くなり，その後次第に浅くなっていくいわゆる宵型で，老人や午前中非常に能率の上がるヒトに多くみられる．その2は，はじめ少し深く，ついで浅くなり，夜明けに再び深くなるもので朝型といわれ神経質なヒトや，宵っ張りのヒトにはこの型が多いといわれる．その3は，眠りの深さが一定せず，何回も浅い眠りや深い眠りが繰り返されるものである．

図207 睡眠と不眠

睡眠の型(阿部)

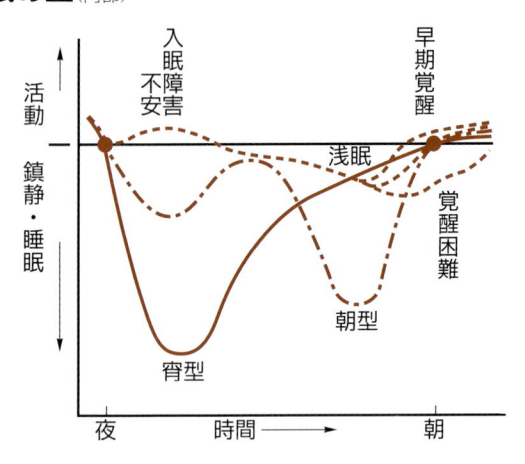

年齢による眠りとめざめのリズム(Kleitman 改変)

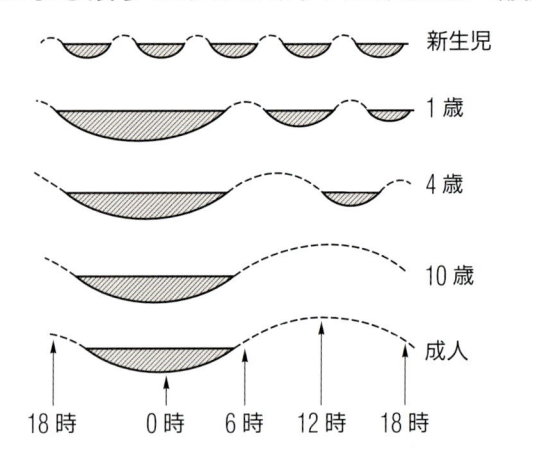

新生児 / 1歳 / 4歳 / 10歳 / 成人
18時　0時　6時　12時　18時

睡眠の深さと脳波(Oswald)

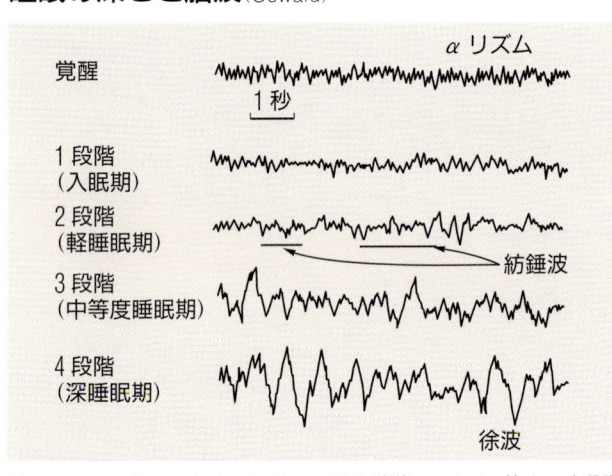

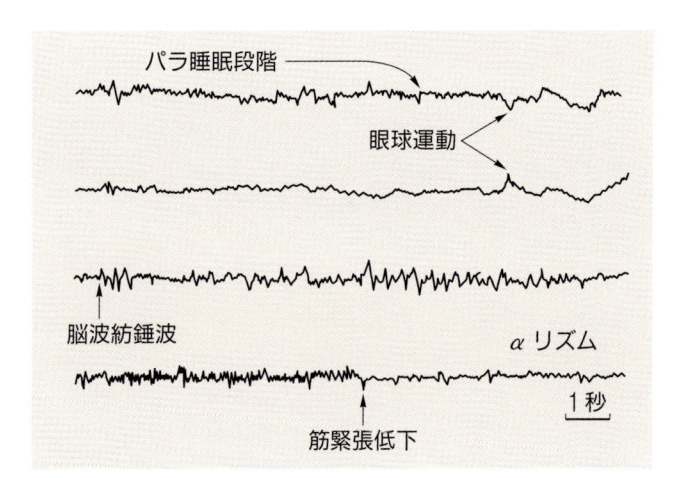

覚醒　αリズム　1秒
1段階（入眠期）
2段階（軽睡眠期）　紡錘波
3段階（中等度睡眠期）
4段階（深睡眠期）　徐波

パラ睡眠段階　眼球運動
脳波紡錘波
αリズム
筋緊張低下　1秒

第1段階から第4段階までしだいに深さが増してゆく．第1～4段階をまとめて徐波睡眠期と呼ぶ．パラ睡眠期の記録の上2つの記録は眼球運動，3番目は頭頂部脳波，一番下の記録は筋電図を示す．パラ睡眠期に移行するところを示している．脳波にはαリズムが一過性にみられ，急速な眼球運動が現われ，筋電図の振幅が低下している．

睡眠中にみられるオーソ睡眠とパラ睡眠のリズム(時実)

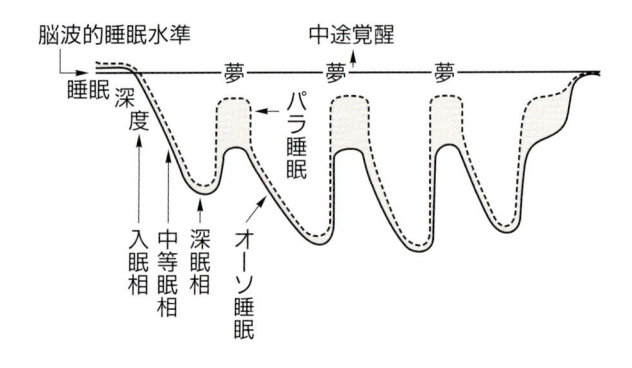

脳波的睡眠水準　中途覚醒
睡眠深度　夢　夢　夢
入眠相　中等眠相　深眠相　オーソ睡眠　パラ睡眠

年齢によるオーソ睡眠とパラ睡眠の割合(時実)

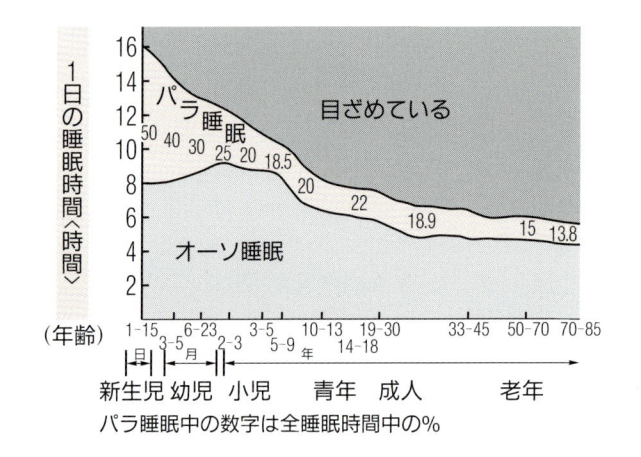

1日の睡眠時間〈時間〉
パラ睡眠　50　40　30　25　20　18.5　20　22　18.9　15　13.8
目ざめている
オーソ睡眠
（年齢）1-15日／3-5月／6-23月／2-3／3-5／5-9／10-13／14-18／19-30／33-45／50-70／70-85年
新生児　幼児　小児　青年　成人　老年
パラ睡眠中の数字は全睡眠時間中の%

4. 睡眠の種類

睡眠中の脳波は，その深さの段階に応じてその波形が異なっている．すなわち，図 207 中に示すように覚醒時に比較して，睡眠の第1段階の入眠期では α 波が減少し，その前後に θ 波が現れてくる．第2段階の浅い眠りでは瘤波と呼ばれる 2〜3 相性の高振幅の徐波が現れ，眠りが深くなるにつれて紡錘波がみられてくる．さらに第3段階に入るとそのほとんどが徐波と紡錘波となり，深睡眠の第4段階では紡錘波もほとんど消え，振幅が大きく遅い同期した徐波（δ 波）のみで占められるようになる．要するに覚醒から漸次睡眠が深くなるに従い周期の長い徐波が，その大部分を占めてくるのがふつうで，これを徐波睡眠 slow wave sleep (SWS)，あるいはオーソ睡眠，または後述のパラ睡眠時にみられる水平眼球運動がみられないところから，ノンレム睡眠 non rapid eye movement sleep (NREM) と呼ばれている．

これに対し，脳波が覚醒期あるいは入眠期と同様のパターンを示しているにもかかわらず，感覚刺激によってなかなか覚醒せず，骨格筋の緊張が低下して，行動的にみると深い睡眠と思われる時期のあることがわかり，徐波睡眠の常識と異なるところから逆説睡眠 paradoxical sleep と名付けられた．

5. パラ睡眠 para-sleep（逆説睡眠）

赤ん坊が眠っているときに眼や手指を動かしたり，眠っているネコやイヌが耳や足をピクンと動かすときなどが，このパラ睡眠の時期にあたるといわれ，夢もこの睡眠時にみるといわれている．また，特有の水平眼球運動のみられるところからレム睡眠 rapid eye movement sleep (REM) とも呼ばれている．パラ睡眠の時期は脳波上，低振幅の速波が出現し，また，ふつう，完全に消失することのない咬筋の筋電図まで放電が減少し，全身の筋緊張の低下がみられる．全睡眠の経過中，約 90 分間隔で 3〜6 回現れ，5〜30 分間ぐらい持続し，明け方近くなるにつれその時間が長くなるといわれている．

なお，成人では全睡眠時間の約 20% をパラ睡眠が占めており，乳幼児ではこれが 40〜50% にも及び，ほとんど交互に 2 つの眠りを繰り返していることになる．パラ睡眠の時期は，睡眠深度が深く感覚刺激によって覚醒しにくい．自律神経系も不安定となり，呼吸，脈拍のリズムが乱れ，血圧も不安定になる．臨床生理学的にも，睡眠中に狭心症発作，ポックリ病，ナルコプシー，胃，脳などの出血がみられるときは，おそらくこのパラ睡眠の時期であろうと考えられている．

パラ睡眠の発現機序に関しては，橋網様体が体液性に賦活されると起こり，橋被蓋部を破壊することによって消失するといわれているが，まだ完全に明らかにされてはいない．

6. 不眠 sleeplessness

一般に，睡眠に入れない状態，あるいは眠ってもすぐ覚醒してしまう状態などを一括して不眠といっている．種々の原因によって起こるごく一般的な症候の 1 つであり，その原因によって内因性（真性）と，外因性（続発性）の不眠に大別することができる．

a. 内因性不眠

中枢神経系の障害や，異常な興奮などによって起こる不眠で，脳実質の障害（嗜眠性脳炎，麻痺性痴呆など），動脈硬化，高血圧，低血圧，尿毒症，高熱，神経症，精神病，薬物中毒などによって招来される．

b. 外因性不眠

網様体あるいは睡眠中枢などに対する求心性の刺激が強く，睡眠が妨げられる場合で，外部からの刺激による場合と，体内の原因によって誘発される場合とがある．たとえば，気温の変化，騒音，疼痛，過労，発熱，咳嗽，消化障害，下痢，痙攣，尿意頻数などによって睡眠の妨げられる場合である．また，不眠をその睡眠状態の経過から，次の 3 つの型に分けることができる．

(1) **就眠困難**：いわゆる"寝つきが悪い"という現象で，神経症，過労など，青少年に多くみられるものである．これに対する薬物療法としては，短時間型催眠剤，すなわち吸収，分解，排泄が早く，持続時間の短い就眠剤が一般に用いられ，途中から自然睡眠に移行させることが望ましい．

(2) **睡眠中絶**：寝つきはよいが夜中に目がさめるとなかなか眠れないというもので，高齢者に多い．一般に中間型催眠剤としての熟眠剤が用いられる．覚醒後もそれほど不快感を伴わないのがふつうである．

(3) **睡眠浅薄**：熟眠できないで夢ばかりみているという不眠で，本人も眠った感じがしないという型である．一般に長時間作用型の持続性催眠剤が用いられるが，覚醒後不快感を伴うことが多い．

図208 大脳基底核と錐体外路系

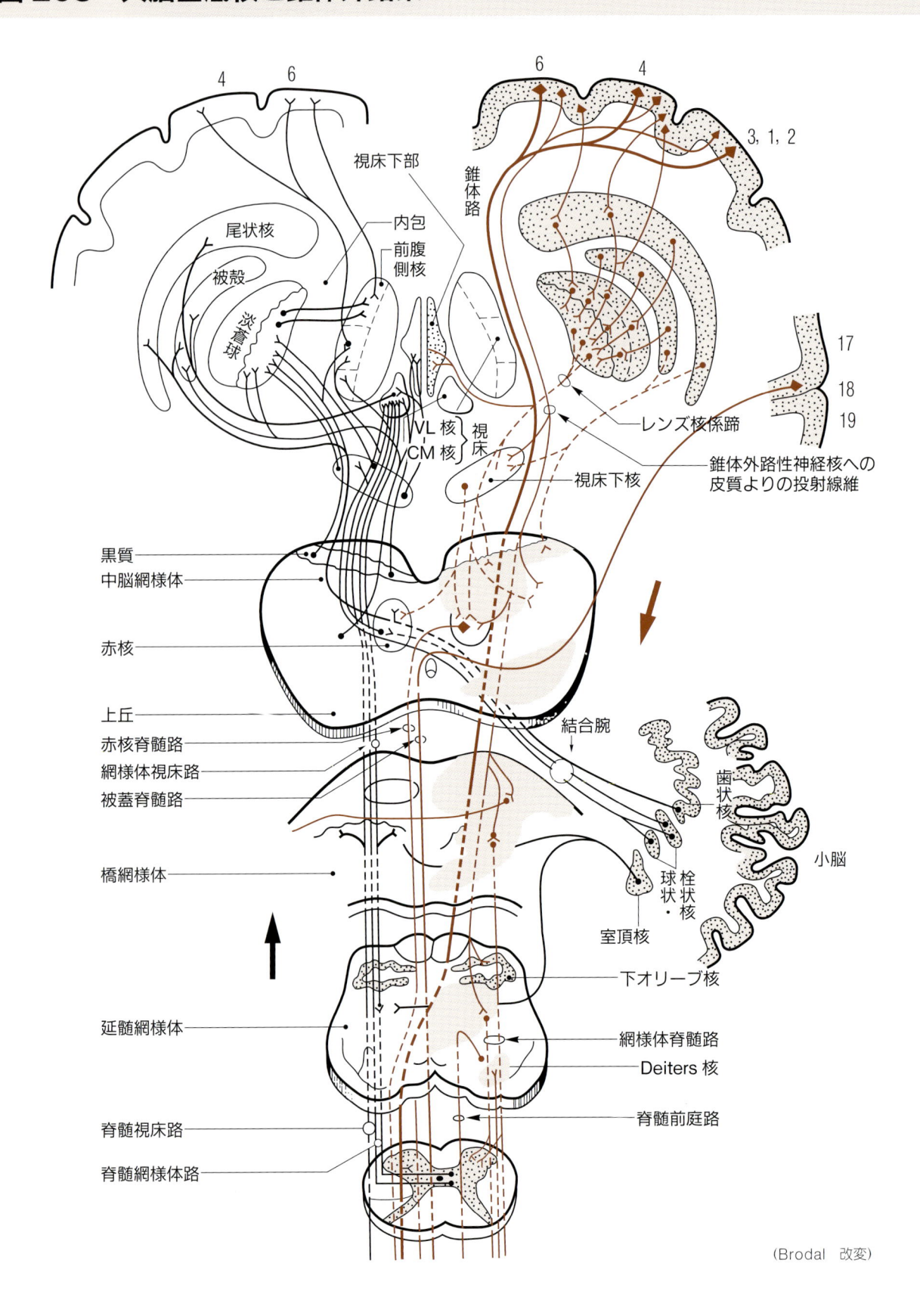

(Brodal 改変)

9 大脳基底核

1. 大脳基底核 basal ganglia とは

大脳の皮質下，主として神経線維からなる白質内に，神経細胞の集団からなる尾状核 nucleus caudatus, 被殻 putamen, および淡蒼球 globus pallidus などの大脳基底核がある．尾状核と被殻は発生学的に同一で，機能的にも同様の働きをしているところから，この両者を合わせて線条体 corpus striatum と呼び，また，被殻と淡蒼球は発生学的に異なるが，その形態からこの2つを合わせてレンズ核 nucleus lentiformis という．また，これら3者を合わせて線条体あるいは線条体淡蒼球系 striopallidum system と呼んでいる場合もあり，さらに扁桃体(核) corpus (nucleus) amygdalae, 中隔核 nucleus septalis, 前障 daustrum や，ルイス体 corpus luysi, 黒質 substantia nigra, 赤核 nucleus ruber などがあり，また，脳幹網様体 brainstem reticular formation まで含めて大脳基底核を論じている場合もある．

2. 大脳基底核の機能

大脳基底核は，相互に複雑な神経線維の連絡があり，大脳皮質(4, 6野)からの線維投射を受けている．すなわち，図 208 のように主としていわゆる錐体外路系の線維を受けており，したがって機能的には，錐体外路性不随意運動に対して重要な役割を演じている．この部の障害によって特有の運動過剰 hyperkinesis あるいは不随意運動 involuntary movement がみられ，淡蒼球の障害では筋の固縮 rigidity や無動症 akinesia などの症状を呈してくる．

実験的には，各大脳基底核の刺激あるいは破壊実験によって，個々の核における機能が論じられているが，研究者によって必ずしも意見の一致をみていない．

3. 大脳基底核とドーパミン dopamine と DOPA

神経伝達物質としてのアドレナリン，アセチルコリンのほかに，近年，ノルアドレナリンの前段階物質であるドーパミンが脳内の特定神経核，神経線維路に限局して存在することがわかった．ことにパーキンソン病の患者では線条体，黒質，淡蒼球でドーパミン含有量が著明に低下し，その適量投与によって種々の症状を軽快せしめうるところから，生理機能の解明とともに薬理学的にも脳内の神経伝達物質としてのドーパミンが脚光をあびるに至っている．なお，その他，同様の機能を有する gamma-amino-butylic acid (GABA), セロトニン (5-HT) の前駆物質である 5-HTP などが現在盛んに研究されている．

4. 大脳基底核と疾病

a. パーキンソン病 parkinsonism

筋の固縮，運動減少 hypokinesia, 協同運動障害 incoordination, 振戦 tremor, 仮面様顔貌 masked face, その他，自律神経失調症状などを呈してくるもので，その結果，随意運動も障害されて動作が緩慢となり，無動症となる．黒質のメラニン細胞の脱落，線条体，黒質，淡蒼球のドーパミン含有量の低下がみられ，黒質から淡蒼球への線維がドーパミン作動性で，その伝達障害によることが示唆されている．なお，ドーパミンの投与によって無動症の軽快がみられるが，一方，振戦にはセロトニンの投与が有効であるといわれ，錐体外路性の障害にはセロトニンの関与も考えられている．従来行われていた定位脳手術に代わるものといえよう．

b. **舞踏病** chorea

大小不同，不規則な不随意運動が全身にみられるもので，主として線条体の障害と考えられている．言語障害を伴うことが多く，アテトーゼ運動を伴うこともある．

c. アテトーゼ athetosis

四肢の遠位にある筋と，これに対する拮抗筋も同時に緩慢な収縮をきたすために，特異な手足の遅い持続的な運動を行う．線条体，淡蒼球あるいは視床の障害と考えられている．

d. hemiballism (hemichorea)

一側の肩，あるいは股関節より遠位の筋が突然収縮し，強く外側へ投打するように振回する大きな律動的運動を特徴とする．視床下核(ルイス体)の障害と考えられている．

図209 視床と視床下部

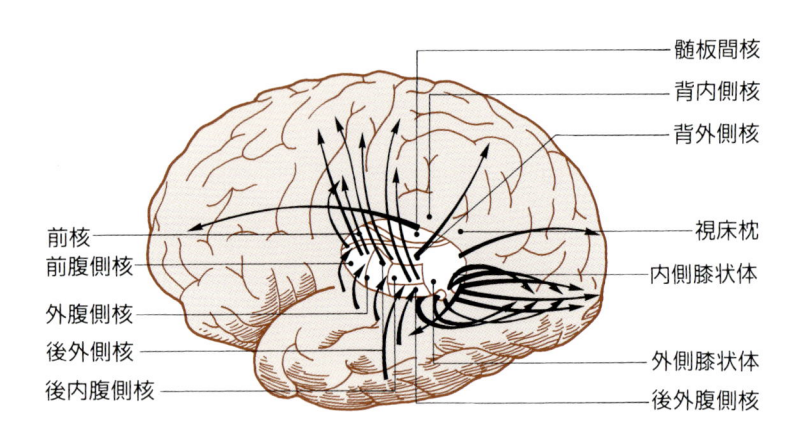

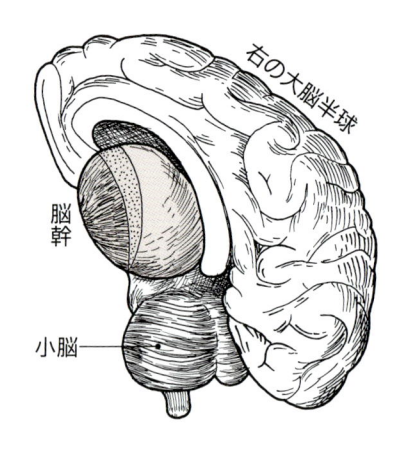

左図ラベル:
- 髄板間核
- 背内側核
- 背外側核
- 視床枕
- 内側膝状体
- 外側膝状体
- 後外腹側核
- 前核
- 前腹側核
- 外腹側核
- 後外側核
- 後内腹側核

(Noback, Emarest)

右図ラベル:
- 右の大脳半球
- 脳幹
- 小脳

(時実, Jasper)

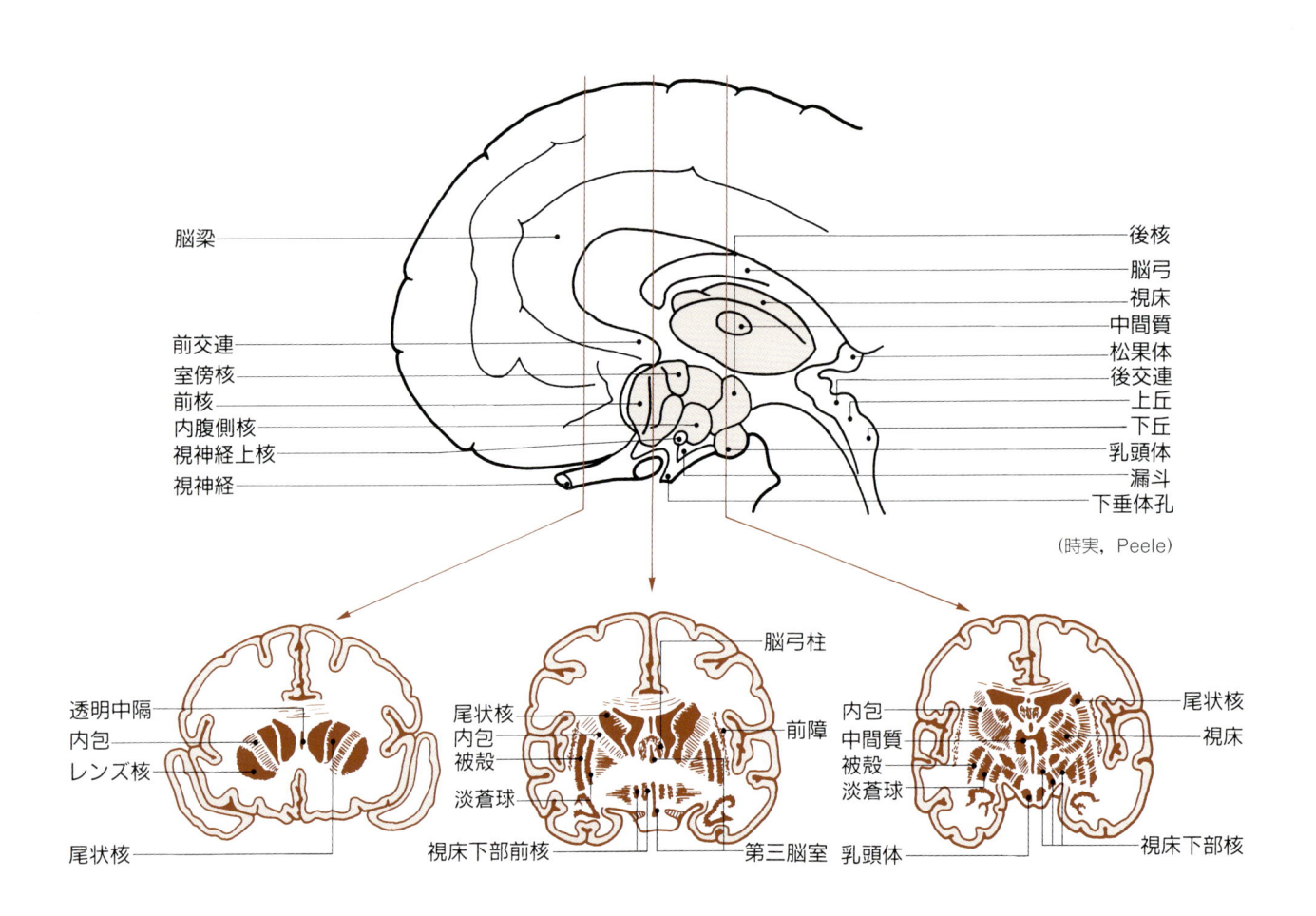

中央図ラベル:
- 脳梁
- 前交連
- 室傍核
- 前核
- 内腹側核
- 視神経上核
- 視神経
- 後核
- 脳弓
- 視床
- 中間質
- 松果体
- 後交連
- 上丘
- 下丘
- 乳頭体
- 漏斗
- 下垂体孔

(時実, Peele)

下段断面図ラベル（左）:
- 透明中隔
- 内包
- レンズ核
- 尾状核

（中）:
- 脳弓柱
- 尾状核
- 内包
- 被殻
- 淡蒼球
- 前障
- 視床下部前核
- 第三脳室

（右）:
- 内包
- 中間質
- 被殻
- 淡蒼球
- 尾状核
- 視床
- 視床下部核

10 間脳と脳幹

1. 間脳 diencephalon

　間脳は，大脳半球に覆われ，線条体と中脳との間にある．その位置的関係は図209のようで，視床 tharamus と視床下部 hypothalamus からなり，その内側に第三脳室 third ventricle がある．視床は視・聴覚をはじめ，からだの各部からくる知覚伝導路の中継点である．視床下部は情動行動，自律機能などを統合し，体温調節，摂食，飲水などの中枢が存在する．下垂体の内分泌機能の調節にも重要な働きをしている．

2. 視床 thalamus

　視床は，卵円形をした神経核がモザイク様に組み合わさった集まりで，20～50の亜核群 subnuclei があるといわれている．しかし，動物の種類あるいはヒトでも各個人によって，その構成が異なっているといわれ，核の分類も非常に多岐にわたっている．ここでは時実，Jasperの分類によった．

a. 視床投射系

　(1) **特殊(視床)投射系** specific (thalamic) projection system (特殊感覚系〔経路〕specific sensory system 〔pathway〕)：おのおの異なった特定の大脳皮質に刺激を投射している系で，これには上行性の感覚神経路を中継して大脳皮質の感覚野に投射するもの，赤核・視床下部および小脳など視床以外の部からの刺激を中継して大脳皮質に投射するもの，また，特に外部からの求心路を受けずに大脳皮質に投射するものなどがある．すなわち，後内腹側核は三叉神経，後外腹側核は脊髄神経からの線維を中継して大脳皮質の感覚野へ，外腹側核は非特殊投射系の前腹側核とともに小脳と淡蒼球からの刺激を大脳皮質の運動前野に投射している．前核は乳頭体，海馬，帯状回からの線維を中継して帯状回に投射し，視床枕からは側頭・頭頂連合野へ，背内側核は前頭野連合へ，後外側核は頭頂連合野へ，線維を送っている．背外側核は帯状回からの線維を受けているといわれている．

　(2) **非特殊投射系** nonspecific thalamic projection system (非特殊感覚系〔経路〕nonspecific sensory system 〔pathway〕)：下位脳幹部や視床などからの刺激を受けて，感覚野以外の大脳皮質に広く投射している系で，低頻度刺激によって大脳皮質全般の漸増反応を，高頻度刺激で覚醒反応を起こすといわれている．大脳皮質の活動水準の維持調節，意識の保持を行っている系と考えればよい．

b. その他

　視床の核は，大脳基底核あるいは小脳からの線維を受け，大脳皮質運動野に線維を投射し，錐体外路系にも関与しているので運動機能に対しても大きな影響をもっている．

3. 視床下部 hypothalamus

　視床下部は，視床の下前方，第三脳室下底にあり，その後下方に乳頭体がある．乳頭体の前方には灰白隆起，漏斗があり，その下方先端に下垂体が存在する．第三脳室壁に接して存在する十数個の核群からなり，種々の分類がなされているが，ここでは Peele，時実の分類によった．

　視床下部への求心路は，海馬からの線維が脳弓を経て乳頭体へ，嗅覚系として嗅脳からの線維が視床下部の中央から後視床下部および中脳の被蓋へ，扁桃体(核)から分界条，前視床下部へ，などがあり，その他，大脳皮質，視床，淡蒼球，被蓋などの投射線維を受けている．一方，遠心路としては，乳頭体から視床の前核へ，中脳被蓋の網様体へ，延髄へ，などがあり，また視索上核，室傍核から下垂体後葉への視床下部・下垂体路 hypothalamic hypophysial tract は下垂体後葉の内分泌機能を調節している．視床下部の機能は，非常に多岐で自律機能の高位総合中枢として，また下垂体ホルモンの分泌調節機構としても重要な働きをしている．

a. 自律神経機能の調節

　視床下部は自律神経系の呼吸，心臓機能，血管運動など個々の中枢およびこれらによって統括される交感，副交感神経などを，全体として統合している高位の総合中枢と考えられている．しかし，交感，副交感神経系の両者に対する中枢が局在しているわけではなく，視床下部内に個々の機能に対する中枢が混在し，さらに上位の大脳皮質，辺縁系，扁桃体(核)などからの調節を受けていると考えればよい．

b. 体温調節

　前視床下部に熱放散の中枢，後視床下部に熱産生の中枢があり，前者はコリン作動性，後者はアドレナリン作動性で，この両者の働きによって体温の平衡が保たれている．

図210 脳幹

脳幹の側面 (Crouch)

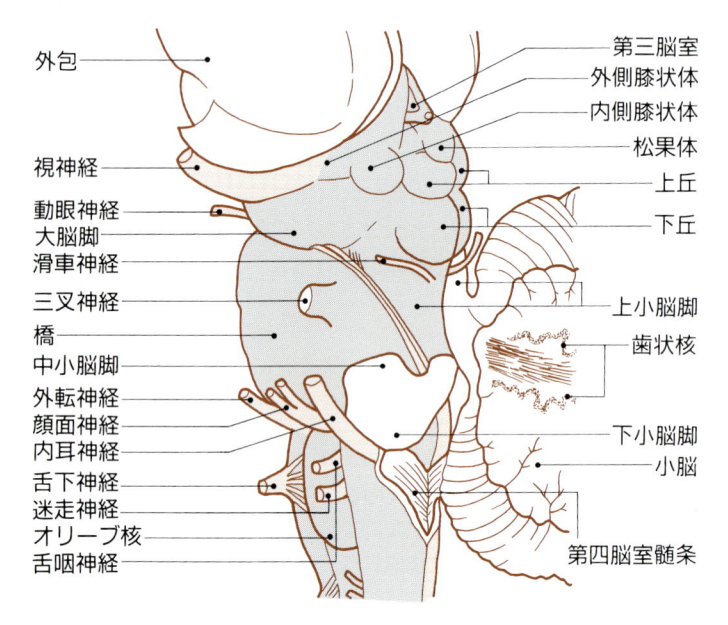

- 外包
- 視神経
- 動眼神経
- 大脳脚
- 滑車神経
- 三叉神経
- 橋
- 中小脳脚
- 外転神経
- 顔面神経
- 内耳神経
- 舌下神経
- 迷走神経
- オリーブ核
- 舌咽神経
- 第三脳室
- 外側膝状体
- 内側膝状体
- 松果体
- 上丘
- 下丘
- 上小脳脚
- 歯状核
- 下小脳脚
- 小脳
- 第四脳室髄条

脳幹の背面 (Crouch)

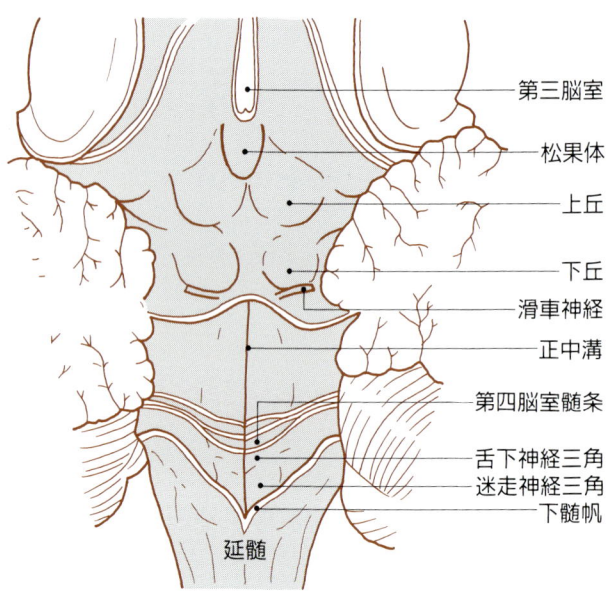

- 第三脳室
- 松果体
- 上丘
- 下丘
- 滑車神経
- 正中溝
- 第四脳室髄条
- 舌下神経三角
- 迷走神経三角
- 下髄帆
- 延髄

脳幹の脳神経核 (Benninghoff, 藤田)

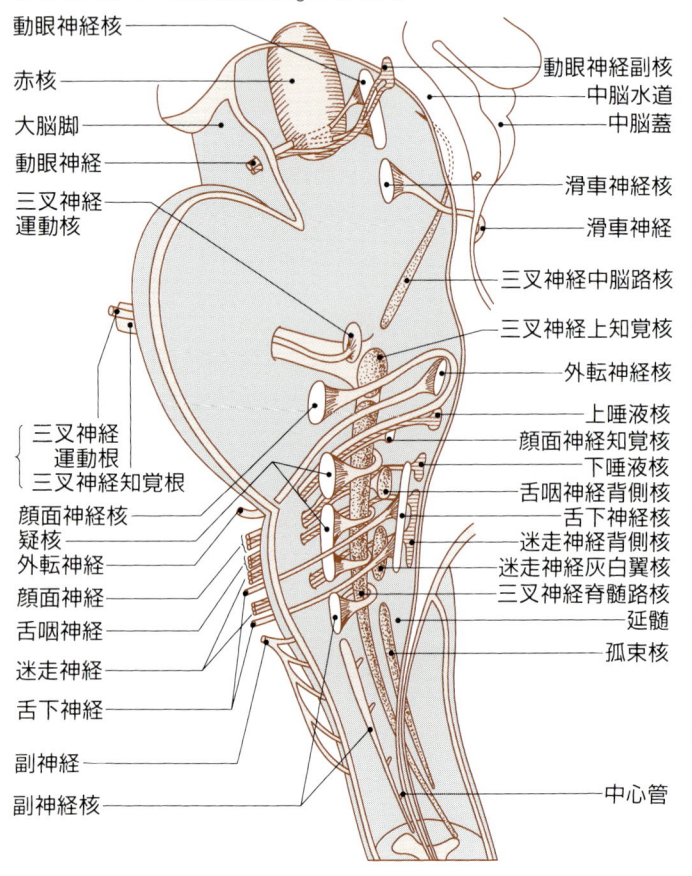

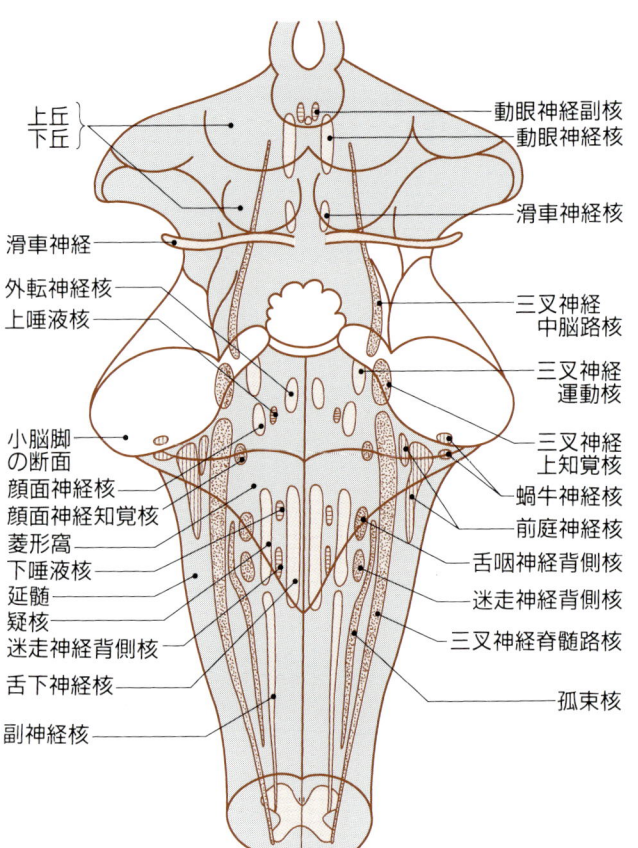

- 動眼神経核
- 赤核
- 大脳脚
- 動眼神経
- 三叉神経運動核
- 三叉神経運動根
- 三叉神経知覚根
- 顔面神経核
- 疑核
- 外転神経
- 顔面神経
- 舌咽神経
- 迷走神経
- 舌下神経
- 副神経
- 副神経核
- 動眼神経副核
- 中脳水道
- 中脳蓋
- 滑車神経核
- 滑車神経
- 三叉神経中脳路核
- 三叉神経上知覚核
- 外転神経核
- 上唾液核
- 顔面神経知覚核
- 下唾液核
- 舌咽神経背側核
- 舌下神経核
- 迷走神経背側核
- 迷走神経灰白翼核
- 三叉神経脊髄路核
- 延髄
- 孤束核
- 中心管

- 上丘
- 下丘
- 滑車神経
- 外転神経核
- 上唾液核
- 小脳脚の断面
- 顔面神経核
- 顔面神経知覚核
- 菱形窩
- 下唾液核
- 延髄
- 疑核
- 迷走神経背側核
- 舌下神経核
- 副神経核
- 動眼神経副核
- 動眼神経核
- 滑車神経核
- 三叉神経中脳路核
- 三叉神経運動核
- 三叉神経上知覚核
- 蝸牛神経核
- 前庭神経核
- 舌咽神経背側核
- 迷走神経背側核
- 三叉神経脊髄路核
- 孤束核

c. 水分代謝

視床下部から下垂体後葉へ，神経分泌が行われ，抗利尿ホルモンの分泌調節が行われている．

d. 摂食の調節

外側視床下部外側に摂食中枢，腹内側に満腹中枢があり，この2つの中枢の平衡によって食欲の調節が行われている．外側視床下部に浸透圧受容器があり，飲中枢の働きをしている．

e. 情動行動

大脳皮質および辺縁系に関連して，視床下部腹側核群が障害されると，動物では見掛け上の怒り sham rage や，交感神経刺激状態がみられなくなるところから，視床下部が何らかの形で情動の形成に関与していると考えられている．

f. 下垂体機能の調節

下垂体前葉に対しては，体液性に，後葉に対しては神経分泌によって，下垂体ホルモンの分泌調節を行っている．

g. 意識

視床下部は，種々の感覚刺激，自律神経系の興奮を，視床，大脳皮質および辺縁系に投射する上行性賦活系によって，意識の水準を維持するように働いている．

4. 下部脳幹 lower brain stem

脳幹の下部は，中脳 mesencephalon，橋 pons および延髄 medulla oblongata から構成される．

a. 中脳・橋・延髄の構造と機能

中脳は，終脳に比べて未分化で，ヒトでは著しく発達した大脳半球に覆われ，外側からみることはできない．背側に中脳蓋 tectum mesencephali と，腹側に大脳脚 pendunculus cerebri があり，その中を中脳水道 aqueductus cerebri が通っている．なお，大脳脚の背内側部は，橋から続いた被蓋 tegmentum によって覆われ，ほぼ中央に錐体外路系に属する赤核，大脳脚との境に黒核がある．橋の前方は，大脳半球から下行する運動性伝導路の線維束からなる1対の大脳脚となっている．中脳水道は，第三と第四脳室を結んでいる．橋は，中脳と延髄の間の膨隆部で，上は左右の大脳脚に，背面は第四脳室上半部の底を，外側部は中脳小脚 pedunculus cerebellaris medius を経て小脳に続いている．多くの伝導路の通路で，一部の伝導路はここで中継され小脳に連絡する．なお，三叉神経，外転神経，顔面神経，内耳神経などが，その外側部および延髄との境から出ている．延髄の上部は，大後頭孔を通って橋と連絡し，下部は環椎の高さで脊髄に連なっている．延髄は円錐状の肥厚部で，前面に錐体 pyramis，その外後側にオリーブ oliva がある．上外側は下小脳脚 pedunculus を経て小脳に連なっている．延髄には，舌下神経，舌咽神経，迷走神経，副神経などの脳神経核が存在するほか，嚥下，嘔吐，咳嗽，唾液分泌などの反射中枢，さらには呼吸，心臓循環などの調節中枢が存在する．

中脳，橋，延髄は，すべて連絡していて，機能のうえからこれらを別個に論ずることはできない．中脳から延髄にかけてこれらの核群の周囲には脳幹網様体 brain stem reticular formation がある．網様体とは，有髄神経線維の集まりである白質中に，上述の神経核以外の神経細胞の灰白質がびまん性に散在し，互いに網状に連絡している部分である．下部脳幹の機能としては，①種々の上行，下行性神経路の中継または通過路である．②運動機能として，姿勢を保持する反射の中枢があり，特に筋の緊張の調節を行っている．③感覚機能として，体性感覚路の中継をしている．④呼吸，心臓，循環，血管運動中枢などがあり自律機能の調節，統合を行っている．

b. 除脳固縮 decebrate rigidity

動物の脳幹を中脳と間脳の間，特に上・下丘との間で切断すると，四肢の伸筋，いわゆる抗重力筋を持続的に収縮させた完全な四肢の伸展状態で，背を弓なりに反らして全身を強直させる特異な姿勢となる．これを除脳固縮の状態という．このとき，無理に四肢を曲げると強い抵抗の後に，急に折れ曲がったようになる．これを折り込みナイフ現象 clasp-knife phenomen あるいは伸び（延長）反応 lengthening reaction という．一方，他動的に四肢を伸展させていくと，その曲げた所で動かないような縮まり反応 shortening reaction を呈する．これらの機序としては，脳間網様体の下方にある γ 運動系に対する上位からの抑制作用が脳幹部で切断されるために，ことに抗重力筋に対する伸張反射が強く現れ，脊髄からの相反性神経支配の機序が失われるために起こる状態と考えられている．また，Magoun らは，前庭脊髄促進系，網様体脊髄促進系，網様体脊髄抑制系の3者の平衡によって筋運動が制御されており，脳幹部の切断によって上位中枢との連絡が断たれるために平衡がくずれ，網様体の促通領が促進され，全体として伸張反射の促進作用が現れると考えている．**図211 上左**は各種除脳法と

図211 姿勢反射

各種除脳法と除脳固縮との関係 (Magnus, 高木)

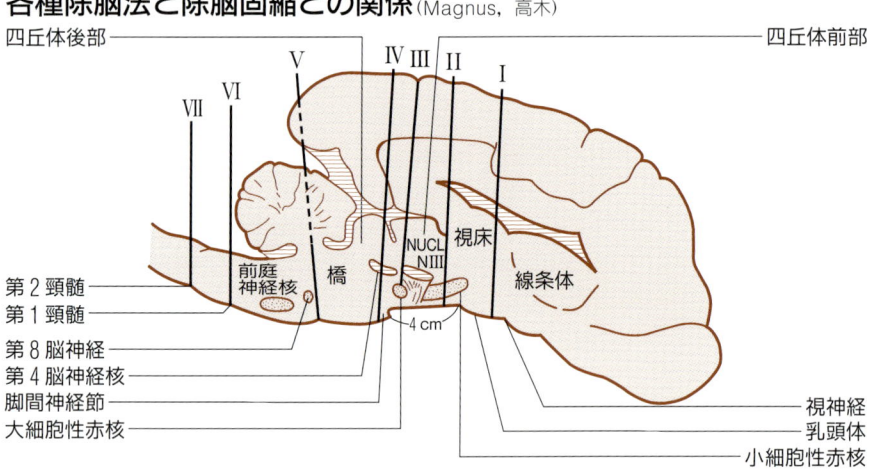

四丘体後部 / 四丘体前部 / V / IV III II / I / VII VI / 第2頸髄 / 第1頸髄 / 第8脳神経 / 第4脳神経核 / 脚間神経節 / 大細胞性赤核 / 前庭神経核 / 橋 / NUCL NIII / 視床 / 線条体 / 視神経 / 乳頭体 / 小細胞性赤核 / 4 cm

I：視床動物．体温調節は存在し，姿勢も反射も正常．
II：中脳動物．体温調節能は消失，姿勢は正常．
III：赤核の下．除脳固縮．中心被蓋束による抑制の除去による．
IV：固縮はなお存在する．Ｖ：前庭神経核の直上，固縮はまだある．
VI：前庭神経核固縮はない．頸反射はまだある．前庭核は固縮にやや関係するが，むしろ抑制性の延髄網様体の大部分の除去による．
VII：脊髄動物．頸反射もない．

ネコの除脳固縮 (Chatrfield)

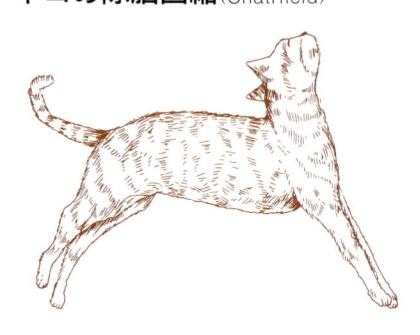

頸反射，脳性麻痺の小児 (福田)

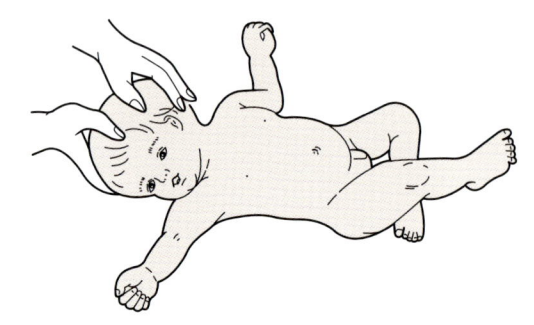

ネコの立ち直り反射 (Marey)

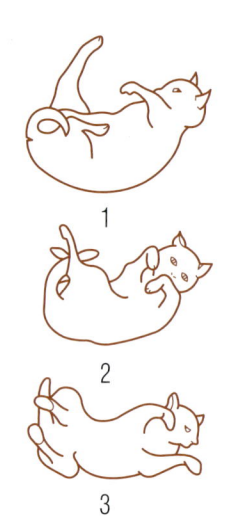

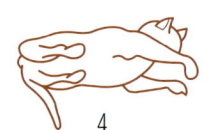

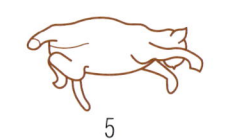

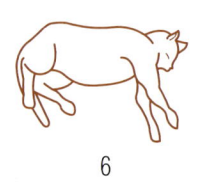

1 / 2 / 3 / 4 / 5 / 6

主な姿勢反射 (Ganong)

反射	刺激と受容器	反応	中枢
伸張反射	伸張　筋紡錘	筋が収縮する	脊髄，延髄
陽性支持反応，または電磁石反応	足蹠，または手掌に接触すること．遠心側の屈筋の固有受容器	身体を支持するため，足を伸展する	脊髄
陰性支持反応	伸張　伸筋中の固有受容器	陽性支持反応が起こる	脊髄
持続性迷路反射	重力　耳石器	伸筋の固縮	延髄
持続性頸反射	頭部を (1)　側方へ (2)　上方へ (3)　下方へ 向ける頸筋の固有受容器	固縮のパターンが変わる (1)　頭が向いた側の四肢が伸展する (2)　後肢が屈曲する (3)　前肢が屈曲する	延髄
迷路による立ち直り反射	重力　耳石器	頭部を水平に保つ	中脳
頸による立ち直り反射	頸筋の伸張　筋紡錘	まず胸郭，肩，ついで骨盤を立て直す	中脳
頭部に働く体幹立ち直り反射	体幹の一側に働く圧　外受容器	頭部を立て直す	中脳
体幹に働く体幹立ち直り反射	体幹の一側に働く圧　外受容器	頭を曲げたままにしていても体幹を立て直す	中脳
視覚による立ち直り反射	視覚刺激	頭部を立て直す	大脳皮質
踏み直り反応	視覚器，外受容器，固有受容器に対する刺激	身体を支持するように，足を支持面におく	大脳皮質
跳び直り反応	立っているとき，側方に動かすこと．筋の伸張受容器	ひょいと跳んで身体を支持するように四肢の位置を動かす	大脳皮質

除脳固縮との関係を示したもので，このような処置を施した動物を除脳動物という．

c. 姿勢反射 postural reflex, static reflex

ヒトや動物が一定の姿勢を保持するためには，多くの筋の協調的な働きが必要である．この基本となるのが姿勢反射で，姿勢反射としては脳幹，基底核，大脳皮質などからの調節も加わり，さらに複雑な反射が行われている．

(1) **支持反射** supporting reflex：動物の足底を地面に押しつけると，その足の関節が固定され，姿勢を一定に保持するようになる．これを陽性支持反射（反応）といい，足底皮膚にある触圧受容器，足筋の伸張受容器の刺激によると考えられている．

一方，足底を地面から離すと，直ちに関節の固定が解除される．これを陰性支持反射（反応）という．これらの反応は，からだの特定の部位のみに起こる反射で，一般に局在性平衡反応といわれる．これに対し，刺激によってからだの体節，たとえば前述の除脳動物の一側の後肢に陽性支持反射を起こさせると，他側の後肢も交叉性に伸筋反射が起こり，両肢とも伸展されるような現象を呈する．このような反応を体節性平衡反応という．

(2) **汎性平衡反応** general static reaction：全身性あるいは同時に多くの体節にみられる姿勢保持に関する反応を汎性平衡反応という．

ⓐ **緊張性（持続性）頸反射** tonic neck reflex：除脳固縮を起こしているウサギ以外の動物では，頸を左に向けると左前後肢が伸展し，右前後肢の伸筋が弛緩する．頸を後ろに反らせると両前肢が伸展し，両後肢が弛緩する．前に曲げれば前肢が弛緩して後肢が伸展する．これらの反射は動物が何かに視線を向けて身構える場合，頸の向きによって姿勢を安定させるために役立つものと考えられている．

ⓑ **緊張性（持続性）迷路反射** tonic labyrinthine reflex：除脳動物は，重力に対する頭の位置，あるいは内耳迷路との関係によって姿勢反射が現れる．すなわち，ネコを背臥位にして頭部を背屈させ，口裂線を45°上方に傾けると伸筋の緊張が最大となる．自然な姿勢で四肢で立っている場合，口裂線を45°下方に向けさせるとそれが最小となる．迷路の耳石を切除しておくとこの反射は起こらない．正常の動物では緊張性頸反射と，この迷路反射とが，ある場合には協調的に，ある場合には拮抗的に作用して，合目的的な姿勢を維持しているわけである．

(3) **立ち直り（正向）反射** righting reflex：延髄より上部を切断したいわゆる延髄動物は，単に四肢で立っていることはできるが，一度倒れると自力で立ち上がり元の姿勢に戻ることはできない．この場合，中脳を残して，その上部で除脳した中脳動物では正常位に戻ろうとする反射が起こる．これを立ち直り，または正向反射という．ネコを高所から落としても着地に際し四肢で立つようになるのは，この反射によるものである．この反射には ① 迷路による立ち直り反射，② からだに加わる圧刺激の違いによって起こる頭部の立ち直り反射，③ 頸とからだの関係から起こる立ち直り反射，④ からだの位置の変化から起こるからだの立ち直り反射，および，⑤ 視覚から起こる立ち直り反射などがある．

(4) **把握反射** grasp reflex：サルを側臥位にして寝かすと下側の上下肢を伸展し，上側の上下肢を屈曲して，指趾は物をつかむような形になる．これを把握反射といい，大脳皮質の補助運動野が障害されるとこの反射が増強され，被蓋が侵されると起こらないといわれる．

(5) **踏み直り反射** placing reflex **と跳び直り反射** hopping reflex：これらの反射は，大脳皮質運動領野で統合されているもので，皮質反射ともいわれる．これには，① 四肢に何かが触れると反射的に姿勢を保持しようとする触覚性の踏み直り反射と，② 動物を1本の前肢で立たせ，両後肢をもって前に倒すようにすると，その足を素早く移動させて重心をとろうとするような跳び直り反射とがある．

d. 脳幹網様体 brainstem reticular formation

脳幹網様体は，からだの内外からくる種々の感覚刺激を受け，これを視床から大脳皮質に投射し，意識の保持，睡眠と覚醒のレベルなどに対して重要な働きをしている．これを上行性網様体賦活系といっている．一方，脳幹網様体の種々の部位の刺激は，大脳からの運動に関する下行性刺激に対し促通あるいは抑制効果を示し，運動や姿勢に関するニューロンの連絡，統合を行っている．

e. 自律機能に関する中枢

心臓中枢（迷走神経背側核），血管運動中枢，呼吸中枢，神経性の消化液分泌の統合，発汗，排尿の2次中枢などがある．

図212 小脳

小脳の区分 (Larsell, 伊藤ら)

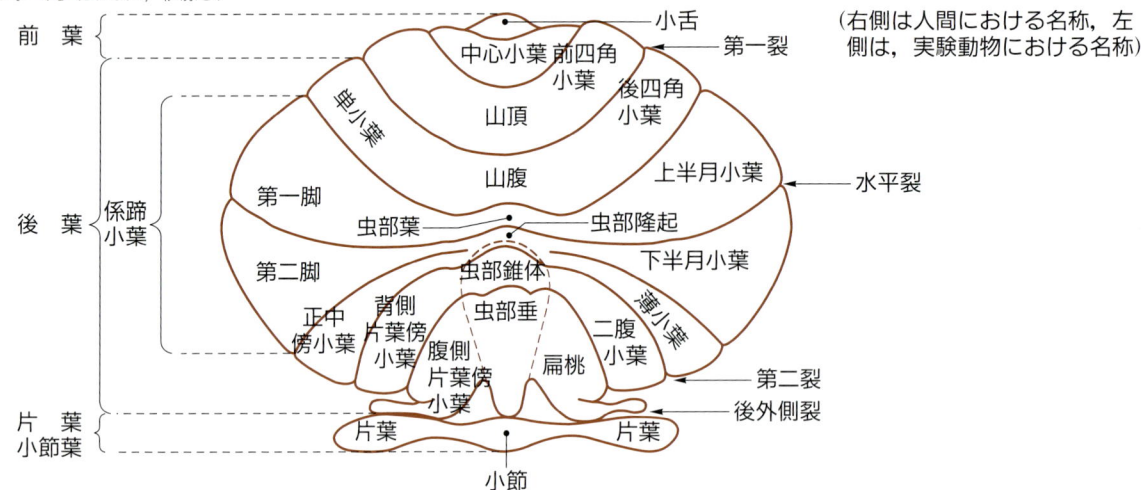

（右側は人間における名称，左側は，実験動物における名称）

前葉／後葉／片葉小節葉
係蹄小葉

小舌、中心小葉、前四角小葉、後四角小葉、山頂、山腹、虫部葉、虫部隆起、虫部錐体、虫部垂、扁桃、小節、単小葉、第一脚、第二脚、正中傍小葉、背側片葉傍小葉、腹側片葉傍小葉、上半月小葉、下半月小葉、薄小葉、二腹小葉、片葉

第一裂、水平裂、第二裂、後外側裂

小脳への触覚入力 (アカゲザル) (Snider & Eldred)

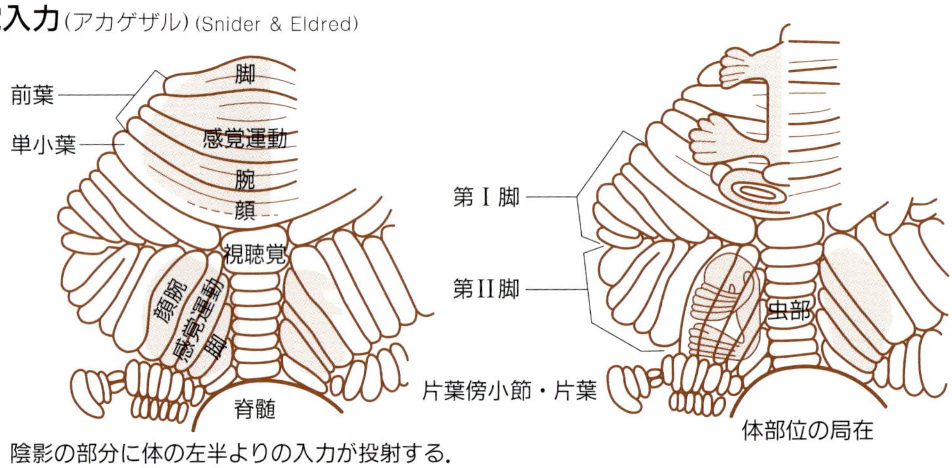

前葉、単小葉、脚、感覚運動、腕、顔、視聴覚、顔腕、感覚運動、脚、脊髄、第Ⅰ脚、第Ⅱ脚、虫部、片葉傍小節・片葉

陰影の部分に体の左半よりの入力が投射する．

体部位の局在

小脳皮質の組織構造 (小脳回の一部の横断面と縦断面) (Fox)

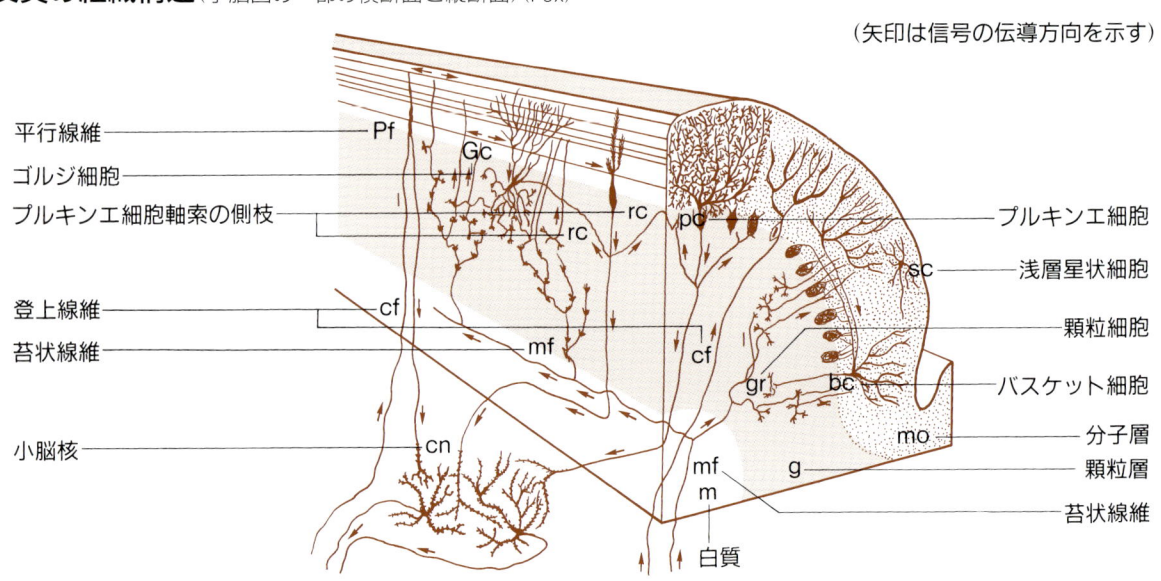

（矢印は信号の伝導方向を示す）

平行線維 — Pf
ゴルジ細胞 — Gc
プルキンエ細胞軸索の側枝 — rc
登上線維 — cf
苔状線維 — mf
小脳核 — cn

プルキンエ細胞 — pc
浅層星状細胞 — sc
顆粒細胞 — gr
バスケット細胞 — bc
分子層 — mo
顆粒層 — g
苔状線維 — mf
白質 — m

11 小脳

1. 小脳 cerebellum の構造と組織学的構築

　延髄と橋の背面，第四脳室の上部にある手拳大の組織で，その表面に多くの，ほとんど平行に走る溝および回転があって，図 212 のように区分されている．発生学的には古小脳 archicerebellum，旧小脳 paleocerebellum，および新小脳 neocerebellum，に分けられる．神経核としては歯状核 nucleus dentatus，栓状核 nucleus emboliformis，球状核 nucleus globosus，および室頂核 nucleus fastigii などがある．室頂核は片葉小節葉および前葉の中央部付近から線維を受けて前庭核と網様体に，歯状核は新小脳から線維を受け大脳皮質，視床，橋などへ，栓状核と球状核は旧小脳と新小脳からの線維を受け，赤核に投射している．各葉の線維結合の様式から考えると虫部垂と片葉小節葉は前庭機能に，後葉の一部である単小葉と前葉は脊髄機能に，後葉のうち新小脳は大脳皮質の機能に関係しているといえよう．小脳皮質は約 0.8 mm の灰白質で，組織学的には神経細胞の樹状突起および無髄軸索からなる分子層と，プルキンエ細胞層，顆粒細胞層からできている．神経細胞にはプルキンエ細胞，顆粒細胞，バスケット細胞，浅層星状細胞およびゴルジ細胞がある．また，灰白質の求心性の神経線維には苔状線維と，登状線維があり，白質にはプルキンエ細胞の軸索が分布し，小脳核，前庭核などの神経細胞の線維とシナプス結合を行っている．

2. 小脳の機能

　小脳は，内耳の前庭，視床，大脳基底核，大脳皮質の運動領野と直接あるいは間接的に連絡しており，また，末梢の筋，腱，関節などからの神経線維を受けている．したがって，からだの運動ことに平衡を維持したり，協調的な運動を行うことに対して重要な働きをしているものと考えられている．すなわち小脳を全部摘出すると，① 筋緊張の低下 hypotonia，② 振戦 tremor：ふるえという状態で，これには静止振戦 static tremor と，ある目的をもった運動時にみられる動的 kinetic あるいは企図振戦 intention tremor などがある．③ 推尺異常 dysmetria：随意運動が的確に行われなくなり，運動の範囲が過大 hypermetria，過小 hypometria になったりする．④ 運動の解離 decomposition：ある運動を行う場合，その動作の順序，組み合わせが正常に行われず，指・指テスト，指・鼻テストなどがうまく行われない．平衡機能の失調とも相まって，小脳性運動失調 cerebellar ataxia をきたす．

a. 新小脳 neocerebellum

　ヒトの小脳では，最も発達した部分で，いわゆる小脳半球の大部分を占めている．大脳皮質運動領と連絡して，その興奮性を変化させると考えられているが，運動に対応する部位の局在は，大脳皮質ほど明らかにされてはいない．ヒトでは，この新小脳性の障害が多く，眼筋や発声に関する筋の協同運動の失調や，眼球運動の異常，発声障害などがみられる．

b. 片葉小節葉 flocculonodular lobe

　前庭神経核と連絡しているために平衡機能に直接関連している．この部が障害されると平衡機能の失調のために歩行が順調に行われなくなるが，随意運動には障害がみられない．

c. 単小葉を含む前葉 anterior lobe と機能の局在

　ネコでは，① 尾に触れると小脳の小舌に，② 後小肢に触れると中心小葉に，③ 前肢では山頂に，④ 頸・頭部では単小葉に誘発電位がみられる．しかし，サルでは大脳皮質運動領野を刺激することによって，ネコの小脳における実験とほとんど同じ小脳の部位に活動電位の現れることが知られている．また，大脳皮質運動領野の刺激によって起こる運動が，小脳前葉のそれぞれの部位を刺激することによって抑制される．これらのことから図 212 下のような機能の局在が認められている．

大脳皮質運動野と小脳との線維連絡 (Adrian)

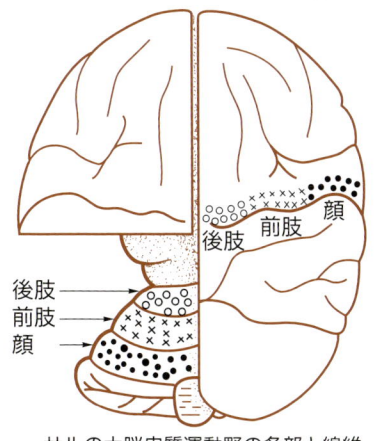

サルの大脳皮質運動野の各部と線維連絡のある小脳の対応部位を示す．

図213 脊髄(1)

脊髄の全景(背面)

- 副神経
- 頸膨大
- Th₁
- 腰膨大
- 脊髄円錐
- L₁
- S₁
- C₀
- 終枝

(金子)

脊柱と脊髄との横断面(第4頸椎部における横断面)(Rauber, Kopsch)

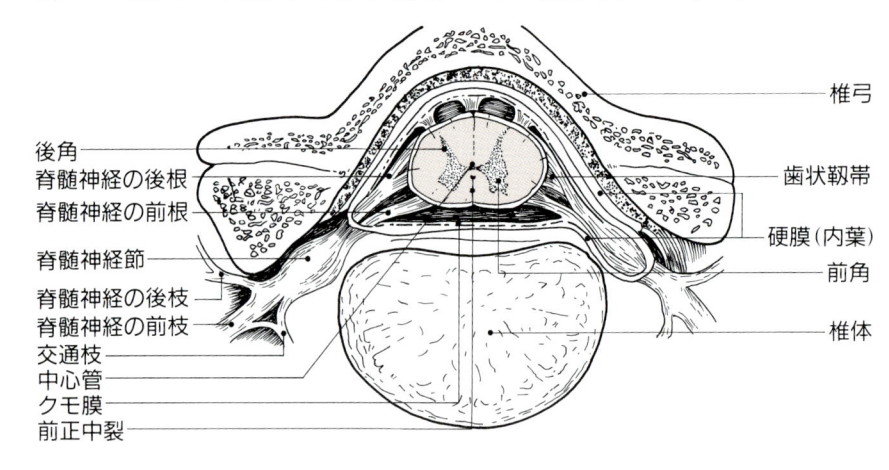

- 後角
- 脊髄神経の後根
- 脊髄神経の前根
- 脊髄神経節
- 脊髄神経の後枝
- 脊髄神経の前枝
- 交通枝
- 中心管
- クモ膜
- 前正中裂
- 椎弓
- 歯状靱帯
- 硬膜(内葉)
- 前角
- 椎体

脊髄における上行性および下行性の伝導経路(Landois Rosemann)

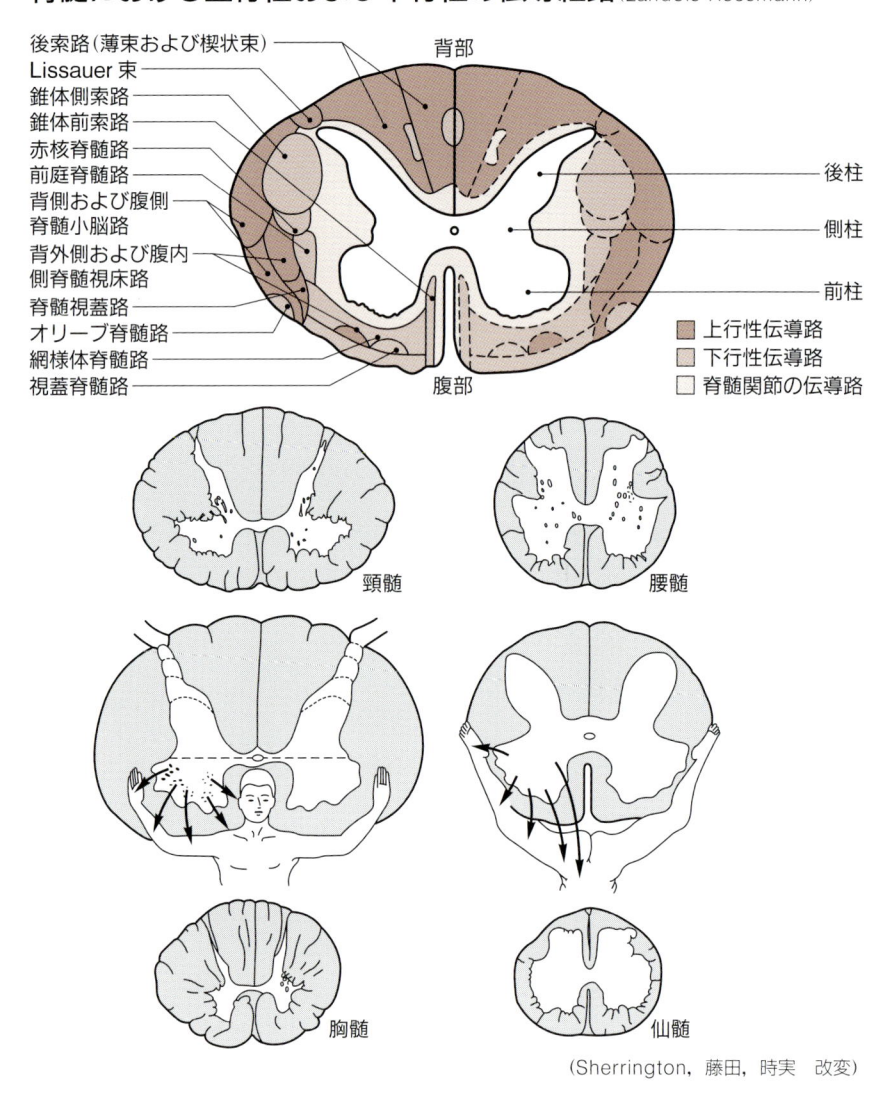

- 後索路(薄束および楔状束)
- Lissauer束
- 錐体側索路
- 錐体前索路
- 赤核脊髄路
- 前庭脊髄路
- 背側および腹側脊髄小脳路
- 背外側および腹内側脊髄視床路
- 脊髄視蓋路
- オリーブ脊髄路
- 網様体脊髄路
- 視蓋脊髄路
- 背部
- 腹部
- 後柱
- 側柱
- 前柱

■ 上行性伝導路
□ 下行性伝導路
□ 脊髄関節の伝導路

頸髄　腰髄　胸髄　仙髄

(Sherrington, 藤田, 時実 改変)

12　脊髄

1. 脊髄 spinal cord とは

脊髄は，脊柱の中にある長さ 40～45 cm，直径約 1～1.5 cm，重さ約 25 g の円柱状の神経組織で，**図 213 左**のように延髄の下方に連なり，頸および腰部で上下肢からの神経が入ってくるためにやや膨大し，第 1～2 腰椎の高さまで達している．前面正中線に前正中裂，後面正中線に後正中溝があって左右に 2 分されており，脊髄内部中央には，延髄から連なった細い中心管が脊髄下端まで通っている．

なお，脊髄の両側面からは頸神経 nervi cervicales 8 対，胸神経 nervi thoracici 12 対，腰神経 nervi lumbales 5 対，仙骨神経 nervi sacrales 5 対，尾骨神経 nervous coccygeus 1 対，計 31 対の脊髄神経 spinal nerve が出ており，これに対応して脊髄も頸，胸，腰，仙髄に区分される．しかし，脊髄の長さは脊柱より短いため，同名の脊柱の高さとは一致していない．このため脊髄神経は，頸神経ではほぼ平行に，胸神経は下部に行くに従い斜め下方に，腰・仙神経ではほとんど垂直に下行して，おのおのの椎間孔から出ている．

2. 脊髄の内景

脊髄の横断面は**図 213 右上**のように中心管を中央にして H 字状の灰白質と，その周りを白質が取り囲んでいる．灰白質の前方に突出した部を前角 anterior horn といい，脊髄全体として前柱を形成し，後方に突出した部を後角 posterior horn といい，脊髄全体として後柱を形成する．灰白質を神経細胞，白質を神経線維の束と考えれば，脊髄の上部では，下方にいく神経線維が多く含まれるために白質の占める割合が大きくなる．前角の神経細胞は，大型の運動性ニューロン（α-運動細胞）で，これらの細胞は**図 213 下**に示すように，ある程度からだの各部位に対応した配列で，運動性の遠心性神経線維を出している．一方，後角に入ってくるものは，知覚性の求心性神経線維で，なお感覚性ニューロンが脊髄後根神経節中に存在する．したがって，脊髄の前根が運動性，後根が知覚性の線維によって構成されることになる．これをベル・マジェンディー Bell-Magendie の法則という．

さて，前根の運動神経線維には，骨格筋の収縮に直接関係する太い神経線維（A，α 線維）と，筋紡錘を支配している細い線維（γ 線維）があり，さらに後述の自律神経も含まれている部位では B 線維も存在している．一方，後根には末梢感覚受容器からくる有髄，無髄の求心性線維が入ってくる．これら末梢から一緒になって入ってきた遠心性，求心性線維は脊椎管内で 2 つに分かれおのおの前根と，脊髄後根神経節を経て後根とに入ることになる．一方，脊髄白質には，上位中枢と脊髄を結ぶ上行性の感覚神経線維，下行性の運動その他の神経線維，および脊髄内の交連，連合線維が存在し，これを前索，後索および側索に区分している．

3. 上行性伝導路

a. 脊髄視床路 tractus spinothalamicus

比較的，原始的な感覚，痛覚，温覚，冷覚，一部の圧覚，触覚などを伝導する経路である．脊髄視床路は，下半身からの線維が外側，上半身からの線維が内側に配列して上行し，視床の後外腹側核，その他の核に至って，そこから大脳皮質の体性感覚野に投射することになる．

なお後根に入った感覚神経線維の主として痛覚と温度感覚を伝える線維は，少し上行して同側の膠様質でニューロンを替え，反対側の前側索の背外側を背外側脊髄視床路として上行する．

b. 後索路 tractus dorsalis

皮膚の触覚，圧覚の一部，筋・腱・関節からの深部感覚などを伝導する経路で，後根から入った神経線維がそのままニューロンを替えず，交叉もせずに同側の後索を上行する．下体および下肢からの線維は内側に，上肢および上体からの線維は外側に配列され，それぞれ後索の薄束 fasciculus gracilis（Golli）および楔状束 fasciculus cuneatus（Burdachi）を形成して延髄の同名核に至る．そこでニューロンを替え，交叉して対側に移行し，内側毛帯から視床の後外腹側核へ行き，ここからさらに第 3 ニューロンが大脳皮質感覚領野に投射している．いわゆるロンベルグ Ronberg 症状は，この経路の障害によって位置，運動感覚など深部感覚が不調となったときにみられる 1 つの症候といえよう．

c. 脊髄小脳路 tractus spinocerebellaris

筋，腱および皮膚からの感覚刺激を小脳に伝導する経路で，後根から入った神経線維が脊髄背側核（クラーク核）でニューロンを替え，一部は同側の側索を上行して背側脊髄小脳路 dorsal spinocerebellar tract をつくり，一部は反対側の腹側脊髄小脳路 ventral spinocerebellar tract とし

図214 脊髄(2)

触覚，圧覚の伝導路 (House & Pansky)

後中心回
視床
尾状核
後内側 ｝腹側視床核
後外側
内包後脚
レンズ核
Ⅲ脳神経核
上丘の高さの中脳
赤核
内側毛帯
Ⅴ脳神経主要知覚核
内側毛帯
Ⅴ脳神経眼神経枝
橋中部
Ⅴ脳神経上顎神経枝
Ⅴ脳神経下顎神経枝
ガッセル神経節
延髄
Ⅴ脳神経脊髄路
Ⅴ脳神経脊髄核
内側毛帯
薄束核
楔状束核
Ⅴ脳神経（背側二次上行路）
知覚路交叉の高さの延髄
Ⅴ脳神経脊髄核
内弧状線維
腹側脊髄視床路
後根神経節
頸髄
胸髄
後索
腰髄
メッケル円板
毛根神経分枝
外陰部神経終梢球
マイスネル小体
パチニ小体

痛覚，温覚の伝導路 (House & Pansky)

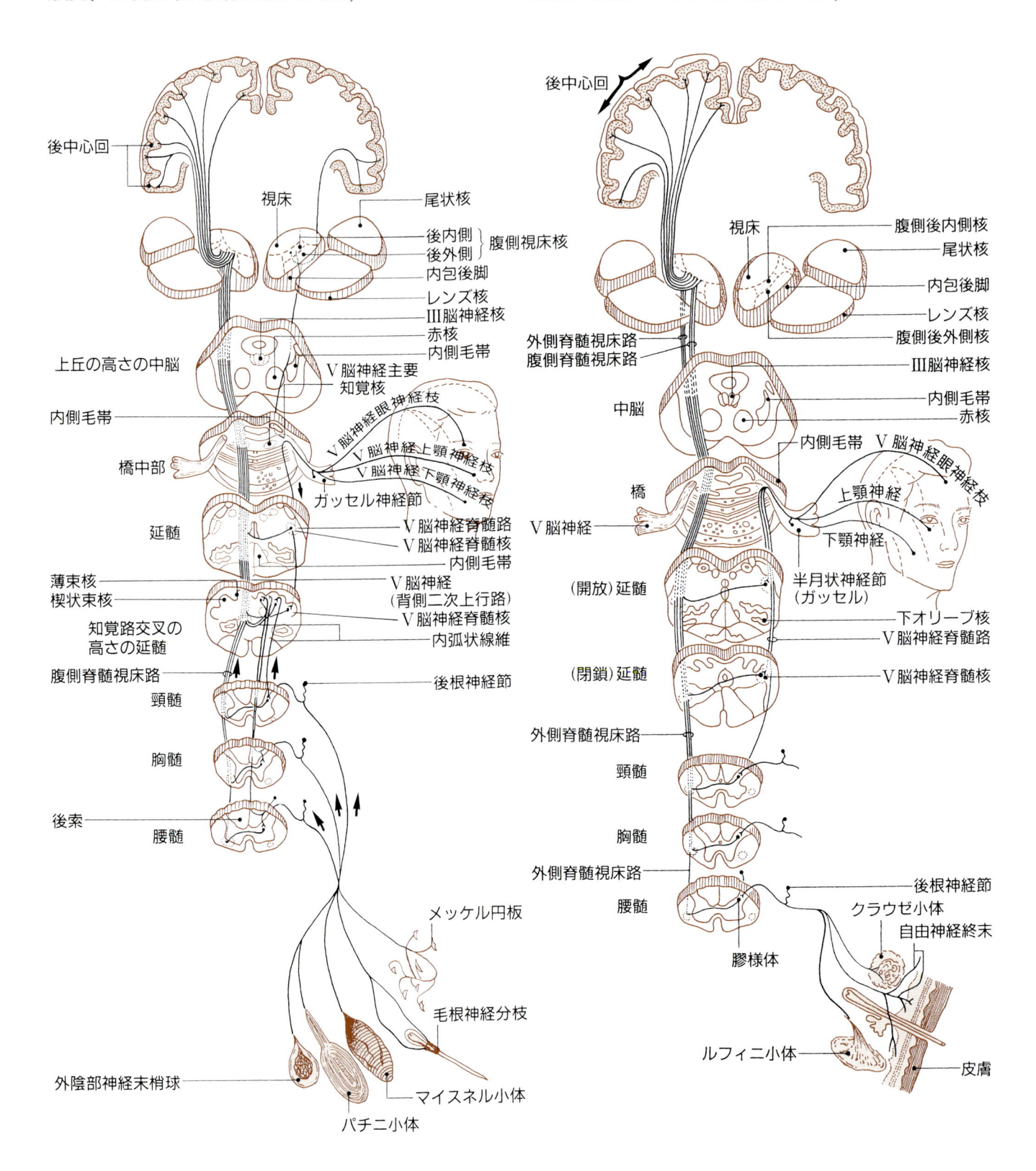

後中心回
視床
腹側後内側核
尾状核
内包後脚
レンズ核
腹側後外側核
外側脊髄視床路
腹側脊髄視床路
Ⅲ脳神経核
中脳
内側毛帯
赤核
内側毛帯　Ⅴ脳神経眼神経枝
橋
上顎神経
Ⅴ脳神経
下顎神経
（開放）延髄
半月状神経節（ガッセル）
下オリーブ核
Ⅴ脳神経脊髄路
（閉鎖）延髄
Ⅴ脳神経脊髄核
外側脊髄視床路
頸髄
胸髄
外側脊髄視床路
腰髄
後根神経節
クラウゼ小体
自由神経終末
膠様体
ルフィニ小体
皮膚

て上行し，それぞれ同側の小脳前葉に投射している．また，これにはそれぞれ上肢から入ってくる楔状束小脳路 cuneocerebellar tract，上位脊髄小脳路 rostral spinocerebellar tract があり，いずれも脊髄内でニューロンを替えて小脳に投射している．その他，上行性の小脳路としては脳幹における脊髄網様体小脳路 spinoreticulo-cerebellar tract，脊髄オリーブ核小脳路 spino-olive-cerebellar tract などがあげられる．

4. 下行性伝導路

a. 内皮質脊髄路 tractus corticospinalis または錐体路 tractus pyramidalis

主として大脳皮質運動領野(4野)，一部，前運動野(6野)，体性感覚野(3, 1, 2野)などから起こり，大部分の神経線維が延髄の錐体で交叉して反対側に移行し，錐体側索路 tractus corticospinalis lateralis として脊髄を下行する．一部の線維は交叉せず同側を錐体前索路 tractus corticospinalis anterior として下行し，いずれも前柱細胞に直接または間接的に接続し，少なくとも1個の介在ニューロンを経て，運動性のニューロンとして末梢組織に分布している．この経路は，随意運動に直接関係し，脊髄における多シナプス反射活動や，シナプス前抑制を増強するように働き，屈筋の運動ニューロンに対しては促進的に，伸筋運動ニューロンに対しては抑制的に作用するといわれている．また，近年，運動に対する作用ばかりではなく，求心性の感覚性神経線維に対してもその調節を行っていることが考えられている．

b. 赤核脊髄路 tractus rubrospinalis

ネコでは，赤核の大細胞，あるいは小型細胞から出た神経線維が，直ちに交叉して脊髄側索を下行し，大部分は腰，仙髄の介在細胞まで達する．その分布は錐体路の終末とほぼ一致し，ことに姿勢反射に関係するといわれている．しかし，ヒトでのこの経路は痕跡程度しか認められず，その作用も明らかではない．

c. 前庭脊髄路 tractus vestibulospinalis

外側前庭核(Deiters核)から起こり同側の前索を腰，仙髄まで下行する外側前庭脊髄路と，内側前庭核から起こり内側縦束に入り前索を胸髄まで下行している内側前庭脊髄路とがある．

前者は伸筋を支配する脊髄 α-運動ニューロンに対して促進的に，屈筋の α-運動ニューロンに対して抑制的に作用するといわれる．後者は頸部の運動に関連し，ともに姿勢反射に関係している．

d. 網様体脊髄路 tractus reticulospinalis

橋の網様体から起こり同側の前索を下行するものと，延髄の網様体から起こり，神経交叉をする線維としない線維がともに側索を下行するものがある．

橋からのものは一般に屈筋に対して促進的に作用し，延髄からのものは屈筋および伸筋の運動ニューロンに対し抑制的に作用するといわれる．

e. その他

下行性の伝導路として，被蓋脊髄路 tractus tectospinalis，オリーブ脊髄路 tractus olivespinalis，モノアミン作動性下行路などが認められている．

以上の錐体路以外の下行性伝導路を，錐体路に対して，錐体外路 tractus extrapyramidalis と総称している．

図 215　脊髄 (3)

錐体路（皮質脊髄路） (House, Pansky, 市河)

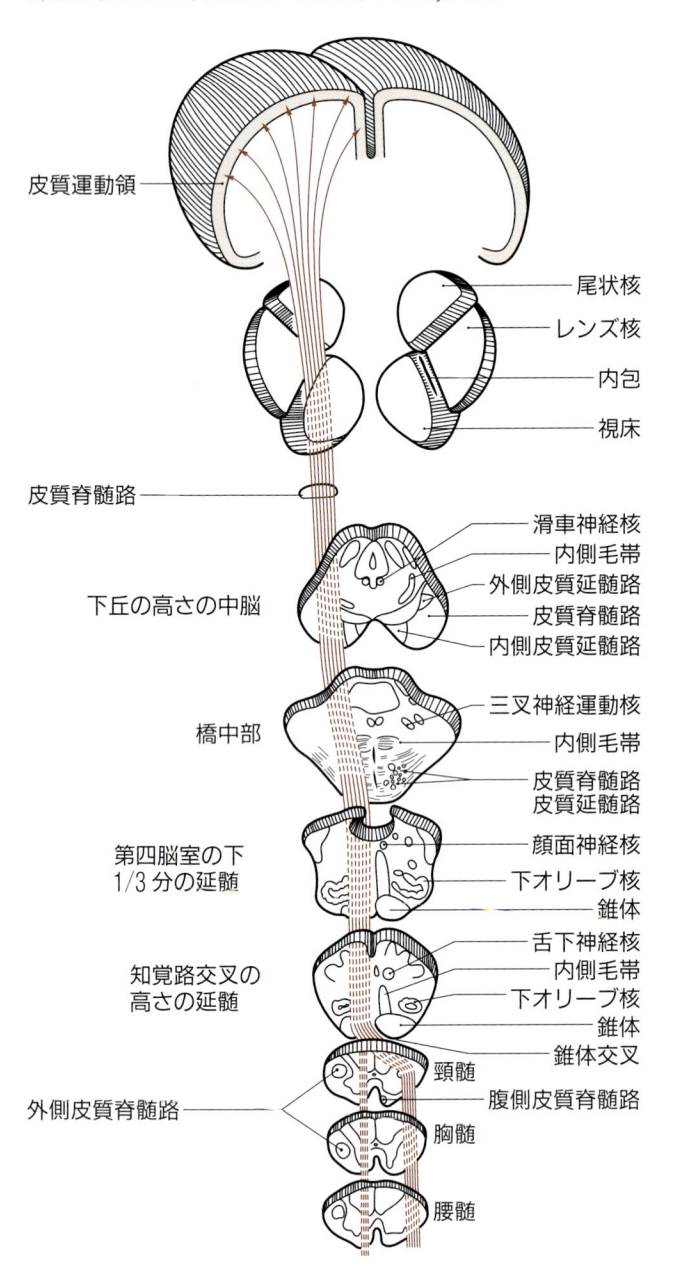

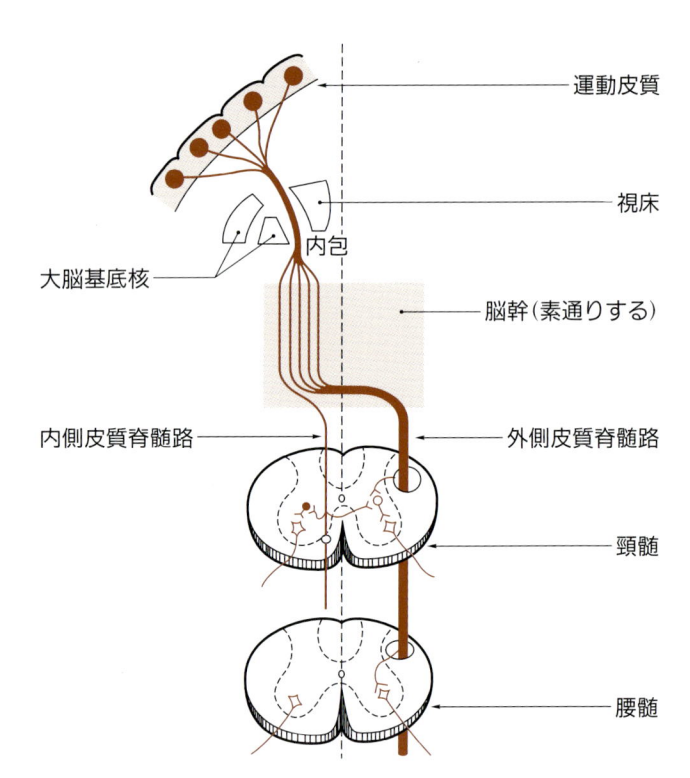

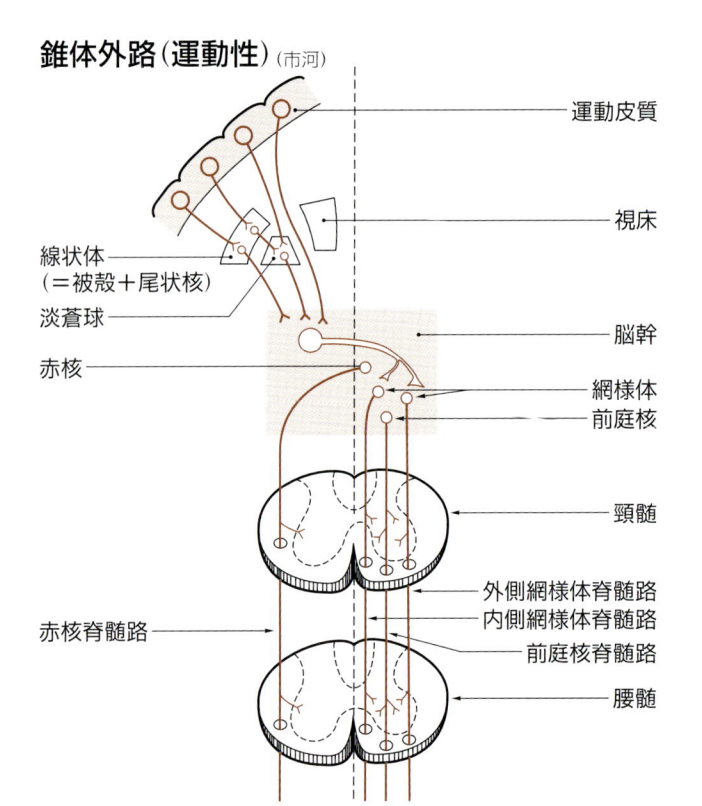

- 皮質運動領
- 尾状核
- レンズ核
- 内包
- 視床
- 皮質脊髄路
- 下丘の高さの中脳
  - 滑車神経核
  - 内側毛帯
  - 外側皮質延髄路
  - 皮質脊髄路
  - 内側皮質延髄路
- 橋中部
  - 三叉神経運動核
  - 内側毛帯
  - 皮質脊髄路
  - 皮質延髄路
- 第四脳室の下1/3分の延髄
  - 顔面神経核
  - 下オリーブ核
  - 錐体
- 知覚路交叉の高さの延髄
  - 舌下神経核
  - 内側毛帯
  - 下オリーブ核
  - 錐体
  - 錐体交叉
- 頸髄
- 外側皮質脊髄路
- 腹側皮質脊髄路
- 胸髄
- 腰髄

- 運動皮質
- 視床
- 大脳基底核
- 内包
- 脳幹（素通りする）
- 内側皮質脊髄路
- 外側皮質脊髄路
- 頸髄
- 腰髄

錐体外路（運動性） (市河)

- 運動皮質
- 視床
- 線状体（＝被殻＋尾状核）
- 淡蒼球
- 赤核
- 脳幹
- 網様体
- 前庭核
- 頸髄
- 赤核脊髄路
- 外側網様体脊髄路
- 内側網様体脊髄路
- 前庭核脊髄路
- 腰髄

5. 脊髄の損傷による障害

仮に脊髄が切断されると，切断部位より下方の運動麻痺，感覚麻痺をきたし，脊髄反射 spinal reflex も一時的に消失する．この状態を脊髄ショック spinal shock という．脊髄が直接損傷されなくても，上位中枢との連絡が急激に遮断されれば同様の現象を呈する．この場合，高等動物ほどその障害が長く続き，ヒトでは3～5週間にも達することがある．しかし，ネコ，イヌでは約1時間，カエルでは数分間で消失するといわれる．

a. ブラウン-セカール Brown-Séquard 症候群

脊髄の半側が切断 hemisection された場合にみられる症状を総称してブラウン-セカール症候群という．下図にみられるように，切断側にみられる変化としては，①随意運動麻痺，②位置，運動感覚など深部感覚の消失，③一部，触覚，圧覚の低下，④血管運動麻痺による血管拡張，チアノーゼ，皮膚温の低下などがあり，反対側にみられるものとして，①痛覚，温覚の消失，②一部，触覚，圧覚の低下，などがある．また，後根の切断による感覚の脱落部に接する部では一種の刺激症状として感覚が過敏となる．

これらの事実は，①随意運動や血管運動に関する線維が，延髄，脊髄上部で交叉し，少なくとも脊髄下部では交叉しない，②深部感覚の伝導線維も同様である，③痛覚，温度感覚の伝導線維は脊髄で交叉して上行する，④触覚，圧覚に関する線維は交叉するものと，交叉しないものがある，ということを示している．

b. 運動麻痺と，随意運動系の障害部位

下図は，随意運動に関する神経路の種々の障害部位と神経路との関係を示したもので，Aでは反対側の上肢のみが単麻痺となり，BおよびFでは両下肢の対麻痺が起こる．

Cは脳疾患などで最も多くみられる内包の障害を伴った場合で，反対側全半身の麻痺が起こる．Eでは上下肢の片麻痺がみられ，Dでは顔面神経の障害側麻痺と，反対側の片麻痺をきたすことを示している．

左の胸髄半切の場合における Brown-Séquard 症候群 (Landois-Rosemann)

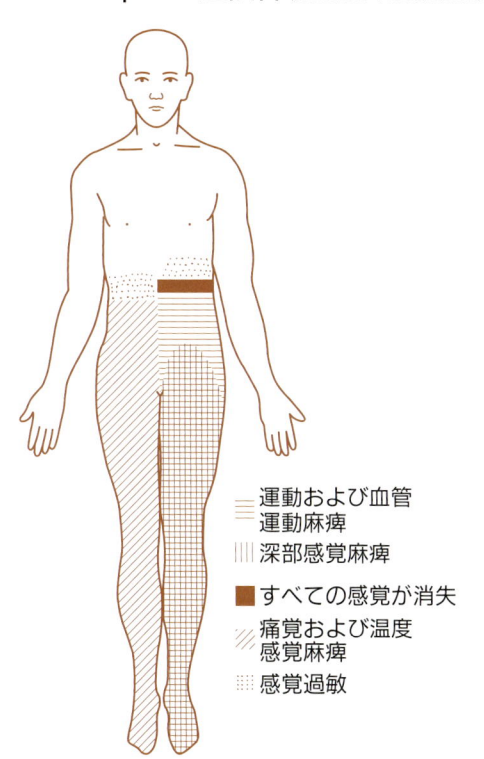

凡例：
- 運動および血管運動麻痺
- 深部感覚麻痺
- すべての感覚が消失
- 痛覚および温度感覚麻痺
- 感覚過敏

運動麻痺と随意運動系の障害部位 (Ronson & Clark)

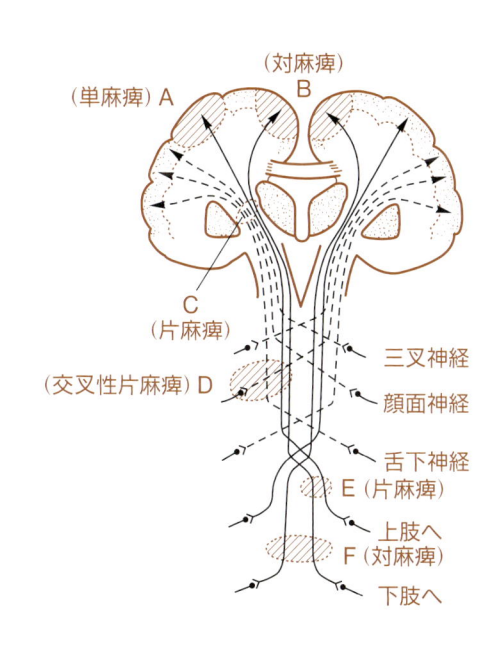

- (単麻痺) A
- (対麻痺) B
- C (片麻痺)
- (交叉性片麻痺) D
- 三叉神経
- 顔面神経
- 舌下神経
- E (片麻痺)
- 上肢へ
- F (対麻痺)
- 下肢へ

図 216　反射 (1)

脊髄反射弓の模型 (阿部, Crouch)

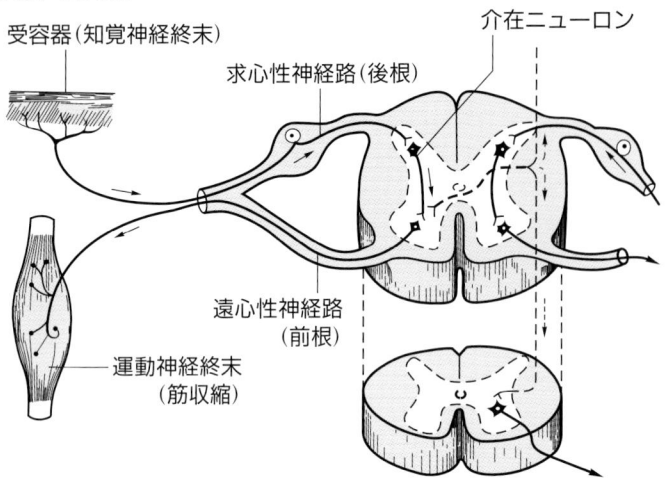

受容器（知覚神経終末）
求心性神経路（後根）
介在ニューロン
遠心性神経路（前根）
運動神経終末（筋収縮）

（左は単純な脊髄反射弓，右は反射弓が上・下の脊髄節に拡延するもの）

膝蓋腱反射

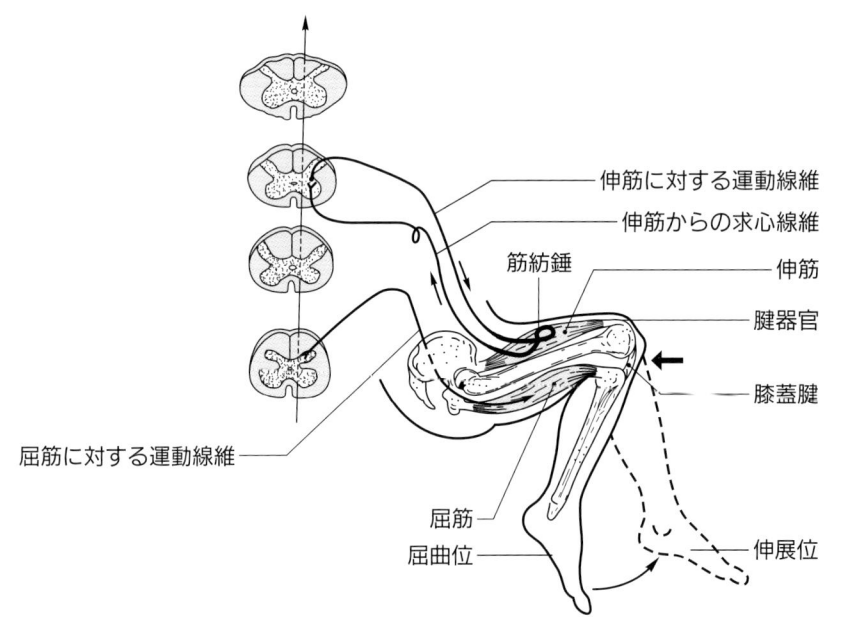

伸筋に対する運動線維
伸筋からの求心線維
筋紡錘
伸筋
腱器官
膝蓋腱
屈筋に対する運動線維
屈筋
屈曲位
伸展位

交叉性伸展反射 (Sherrington, 中馬)

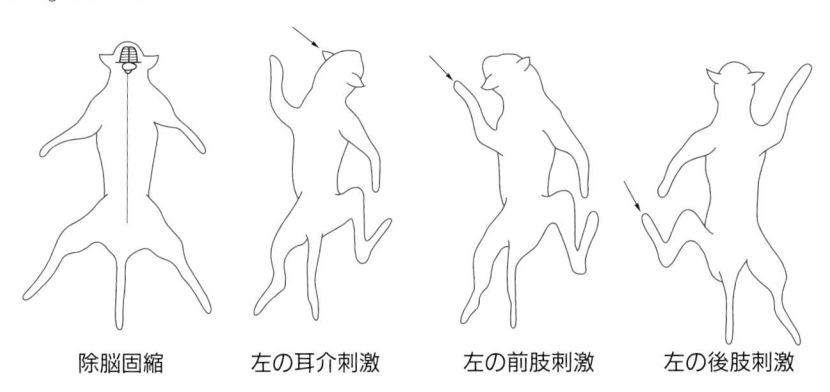

除脳固縮　　左の耳介刺激　　左の前肢刺激　　左の後肢刺激

13 脊髄反射

1. 反射 reflex とは

　反射とは，皮膚や，筋肉，深部組織，関節などにある感覚受容器 sensory receptor からの刺激が，求心性神経 afferent nerve fiber を経て，中枢神経に伝えられ，少なくともそこで1回以上シナプス接続を行い，遠心性神経 efferent nerve fiber を経て，末梢の筋肉，血管，腺などの効果器 effector に反応を起こさせる現象をいう．この場合，大脳皮質は関与せず，意思とは無関係に，不随意に行われる．たとえば，姿勢を維持したり（伸展反射），手が熱い物に触れたとき，素早く手を引っ込める動作（屈曲反射，傷害反射）などである．

　この反射に必要な回路を反射弓 reflex arc といい，その中枢神経の部分に反射中枢 reflex center が存在する．脊髄反射とは，その反射中枢が脊髄に存在する場合であり，反射の効果器が筋肉の場合，一般に体性反射 somatic reflex といい，血管，内臓，腺の場合，自律神経を介するので自律性反射 autonomic reflex といわれる．なお，反射中枢を介さず，末梢の求心性神経の分枝から遠心性神経の分枝に刺激が伝わり反射様の効果を現すことがある．これは皮膚血管の拡張，部分的発汗などにみられるもので，軸索反射 axon reflex と呼ばれている．また反射弓が脊髄の同じ髄節から成り立っている場合，髄節反射 regmental reflex といい，後根から入った刺激がいくつかの髄節を経て前根から導出される場合，長経路反射 long spinal reflex という．

2. 伸張反射 stretch reflex

　筋肉が引き伸ばされると，通常これに反応して収縮が起こる．これを伸張反射という．これは直立姿勢を保つための重要な機構で，たとえば膝関節などが急に曲がると，大腿四頭筋などの伸筋が反射的に緊張して膝関節を伸ばし，姿勢を保持しようとするのである．この受容器は，筋肉に存在する筋紡錘 muscle spindle および腱に存在する腱器官 tendon organ (Golgi) の2つである．

　いわゆる腱反射 tendon reflex (tendon jerk) と呼ばれる膝蓋腱反射 patellar tendon reflex，アキレス腱反射 Achilles reflex，二頭筋反射 biceps reflex，三頭筋反射 triceps reflex などはすべてこの伸張反射に属するものである．たとえば，椅坐位で膝蓋骨と脛骨の間の膝蓋靱帯を叩打すると，大腿四頭筋が1回だけ反射性に収縮し下腿が急速に伸展して跳ね上がる．また，アキレス腱を叩打すると腓腹筋，ヒラメ筋が反射的に収縮して足先が伸展するなどである．なお，これらの筋を支配する運動性遠心性線維の興奮性が病的に高まっているときには，1回の叩打によって数回～十数回の律動的収縮の起きることがある．これをクローヌス clonus という．また，脊髄後根が傷害されると，この伸張反射が起こらなくなる．この場合痛覚も傷害されているため，傷害が長期にわたると関節が過度に伸展され，膝関節が後方に曲がるような，いわゆるシャルコー Charcot 関節を呈してくることがある．

3. 屈曲反射 flexion reflex

　皮膚，筋，深部組織などを傷害するような刺激（侵害刺激 noxious stimulus）が加わると，反射的に屈筋を収縮させ，関節が屈曲し，からだを縮めて刺激から逃げるような動作が起こる．これを屈曲反射，あるいは屈筋反射といい，また，からだを防御するという意味で逃避反射 withdrawal reflex，防御反射 defence reflex，侵害受容反射 nociceptive reflex などとも呼ばれている．この屈曲反射は，1つの感覚刺激，たとえば足底に針が刺さると下肢全体が持ち上がるような多数の筋の屈曲を伴う多シナプス反射で，強い刺激ならば，反対側の下肢全体が伸展する交叉性伸展反射 crossed extension reflex を起こし，体重を支える働きまでしている．

4. 長経路反射 long spinal reflex, 脊髄節間反射 intersegmental reflex

　反射に関係する脊髄節がいくつかの髄節にまたがる場合，および脊髄内の求心性経路が他側にも連絡している場合にみられる反射である．脊髄イヌの背部を刺激すると同側の後肢でその部を引っ掻くような律動的運動がみられる．これを引っ掻き反射 scratch reflex といい，刺激のあった部に対してそれを取り除こうとするような動作となる．また，四つ足で歩く動物では，左前肢を刺激すると左前肢と右後肢の屈曲，右前肢と左後肢の伸展する前肢後肢反射 hand-foot reflex がみられる．この反射の組み合わせによって歩行運動が合理的に行われると考えられている．

5. 相反神経支配 reciprocal innervation

　脊椎動物では，屈筋反射が起こると，一般にその拮抗筋である伸筋が抑制されて弛緩する．また，交叉性伸展反射

図 217　反射(2)

脊髄における Ia 線維抑制の経路 (Eccles, 荒木 改変)

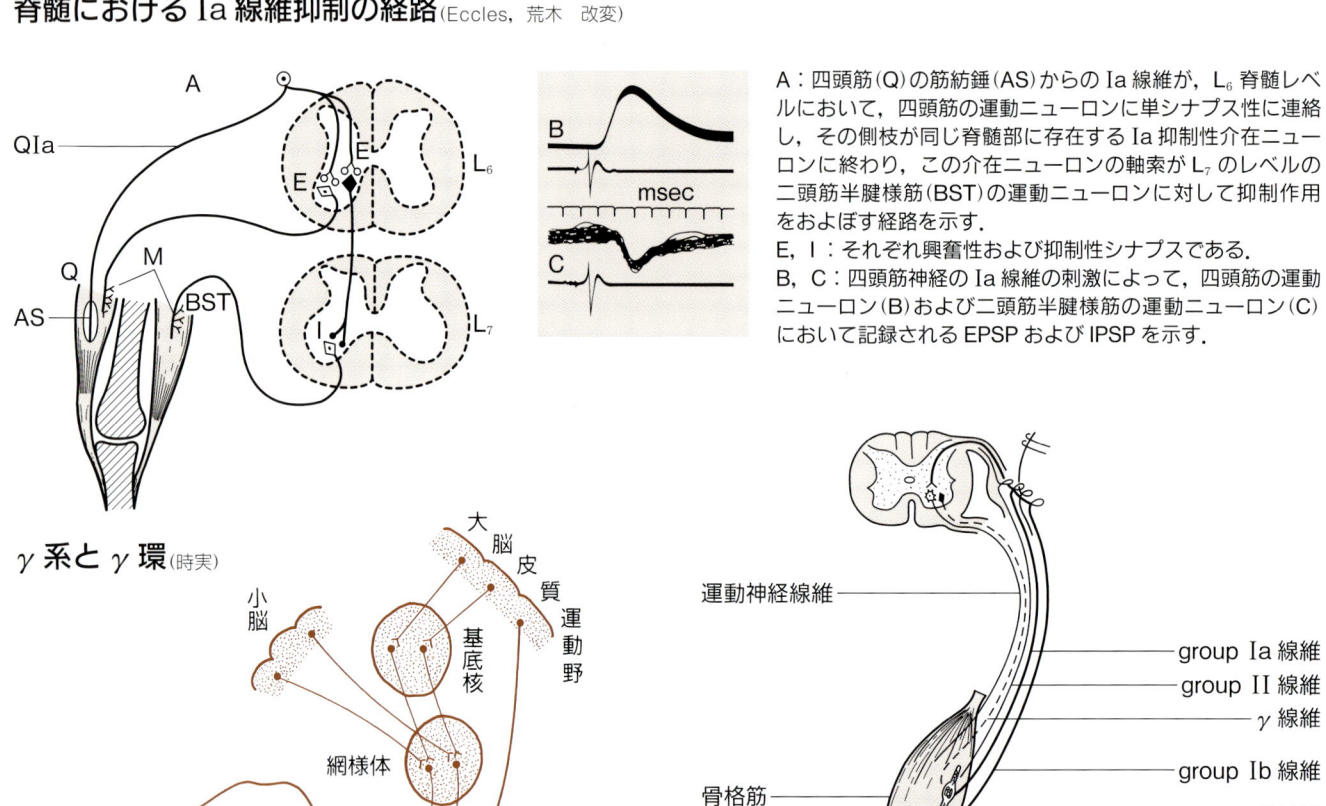

A：四頭筋(Q)の筋紡錘(AS)からの Ia 線維が，L_6 脊髄レベルにおいて，四頭筋の運動ニューロンに単シナプス性に連絡し，その側枝が同じ脊髄部に存在する Ia 抑制性介在ニューロンに終わり，この介在ニューロンの軸索が L_7 のレベルの二頭筋半腱様筋(BST)の運動ニューロンに対して抑制作用をおよぼす経路を示す．
E, I：それぞれ興奮性および抑制性シナプスである．
B, C：四頭筋神経の Ia 線維の刺激によって，四頭筋の運動ニューロン(B)および二頭筋半腱様筋の運動ニューロン(C)において記録される EPSP および IPSP を示す．

γ系とγ環 (時実)

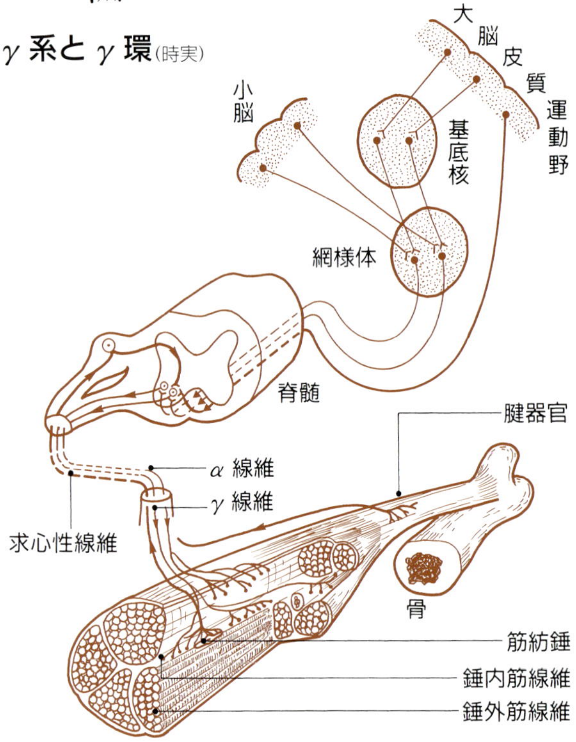

筋紡錘，腱器官と筋線維との関係 (Ruch & Fulton, 荒木)

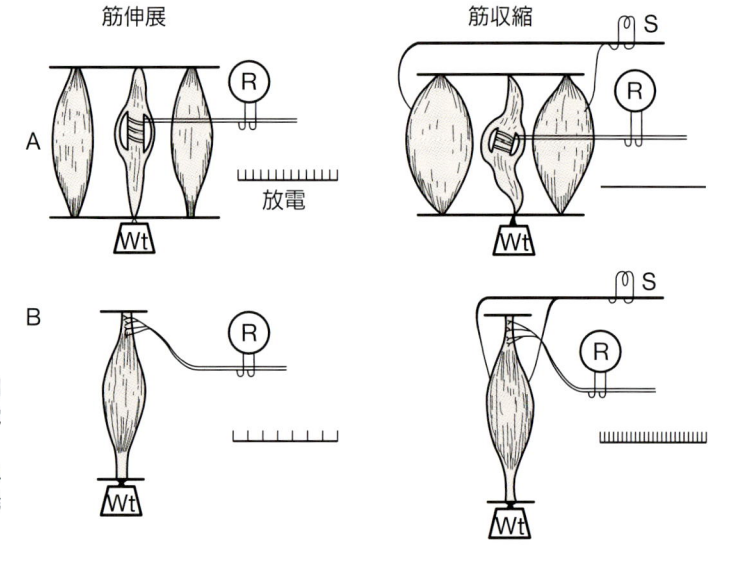

A：筋紡錘は通常の筋線維に並列に存在するので，運動性神経を刺激して筋の収縮を起こさせると，筋紡錘の張力が減少してその放電が停止する．
B：腱紡錘は筋線維に直列に存在するので，筋が受動的に伸展されたときにも，また筋収縮のときにも終末器官が刺激されて放電を発する．

(藤森ら)

の起こっているときは，伸展側の屈筋が抑制されている．このような神経系の働きを相反神経支配といい，脊髄後根から入った求心性刺激が，同側の屈筋の運動ニューロンには促進的に，伸筋の運動ニューロンには抑制的に働き，反対側のそれらのニューロンにはそれぞれ反対の作用をしている．

これらの働きによって四肢の屈曲，伸展，さらにはそれらの協調による歩行，その他の運動が遅滞なく行われるわけである．

6. ガンマ環 gamma(γ) loop による調節

前述のように筋肉には，筋紡錘および腱器官（腱紡錘）があって，常にその筋の緊張状態を脊髄に伝えている．

筋紡錘の特殊な錘内筋線維には，核袋線維 nuclear bag fiber と核鎖線維 nuclear chain fiber の2種があり，これにはそれぞれ環らせん終末 annulospinal ending（1次終末 primary ending）と，散形終末 flower spray ending（2次終末 secondary ending）を有する求心性線維が分布している．前者から直径 12〜20 μ のI線維，後者から直径 4〜12 μ のII線維が出ており，このほか，痛覚や圧覚に関係する直径 1〜4 μ のIII線維が存在する．なお，I線維のうち，筋紡錘から出るものを I_a，腱器官から出るものを I_b と区分している．一方，骨格筋に分布する遠心性線維には，直径の太い直接運動に関係する運動ニューロンAの α 線維と，筋紡錘内の錘内筋線維を支配している γ 線維が存在する．したがって，筋が引き伸ばされると，この筋紡錘などからの刺激が脊髄に伝わり，伸張反射が引き起こされ，筋の収縮を促して筋を元の長さに引き戻そうとする働きが起こることになる．これは筋の緊張を維持し，常に一定の姿勢を保持するために重要な働きをしているといえよう．

この A_γ 線維→錘内筋線維→ I_a，I_b，II線維→ A_α 線維，よりなる回路を γ 環といっている．なお，ヒトで脛骨神経などを刺激して，その支配筋の誘発筋電図を導出すると，潜時5〜10ミリ秒と，25〜30ミリ秒の部に2つの筋電図波形がみられる．前者をM波といい，運動ニューロンが刺激されたために起こる筋の電位の変化である．後者はH波といい，筋紡錘からの I_a 線維による求心性刺激が脊髄前柱細胞を経て反射性に筋に引き起こす電位変化と考えられている．

7. 脊髄反射の中枢

脊髄には後述のように，交感神経中枢（C_8〜$L_{2(3)}$）および副交感神経中枢（S_1〜S_4）が存在する．また，ほぼ脊髄全長にわたって種々の運動中枢が存在する．これらの中枢の多くは大脳の中枢からも支配を受けていることが多く，これらの中枢を介する反射は必ずしも純粋な脊髄反射ということはできない．

脊髄反射とその中枢の部位 (藤森ら 改変)

(1) 血管運動中枢（交感）	全般	
(2) 発汗中枢（交感）	全般	
(3) 立毛中枢（交感）	全般	
(4) 手掌反射中枢（運動）	C_8〜Th_1	
把握反射ともいわれ手掌に物が触れるとそれを握る反射で，乳児にみられる．		
(5) 毛様脊髄中枢（瞳孔散大）（交感）	C_8〜Th_2	
(6) 呼吸運動中枢（運動）		
横隔膜神経	C_3〜C_5	
肋間神経	Th_1〜Th_{12}	
(7) 心臓促進中枢（交感）	Th_1〜Th_4	
(8) 乳汁分泌中枢（交感）	胸髄	
(9) 腹壁反射中枢（運動）	(Th_8〜Th_{12})	
腹壁をこするとその側の腹筋が収縮する．		
(10) 提睾筋反射（運動）	(L_1〜L_2)	
大腿内側面をこすると提睾筋が収縮し，その側の睾丸が上昇する．		
(11) 膝蓋腱反射（運動）	L_2〜L_4	
(12) アキレス腱反射（運動）	L_5〜S_2	
(13) 勃起中枢（副交感）	S_1〜S_3	
(14) 肛門脊髄中枢（副交感）	S_2〜S_4	
(15) 膀胱脊髄中枢（副交感）	S_2〜S_4	
(16) 射精中枢（副交感）	S_3〜S_4	
(17) 出産中枢（副交感）	S_3〜S_4	

図218 末梢神経系(1)

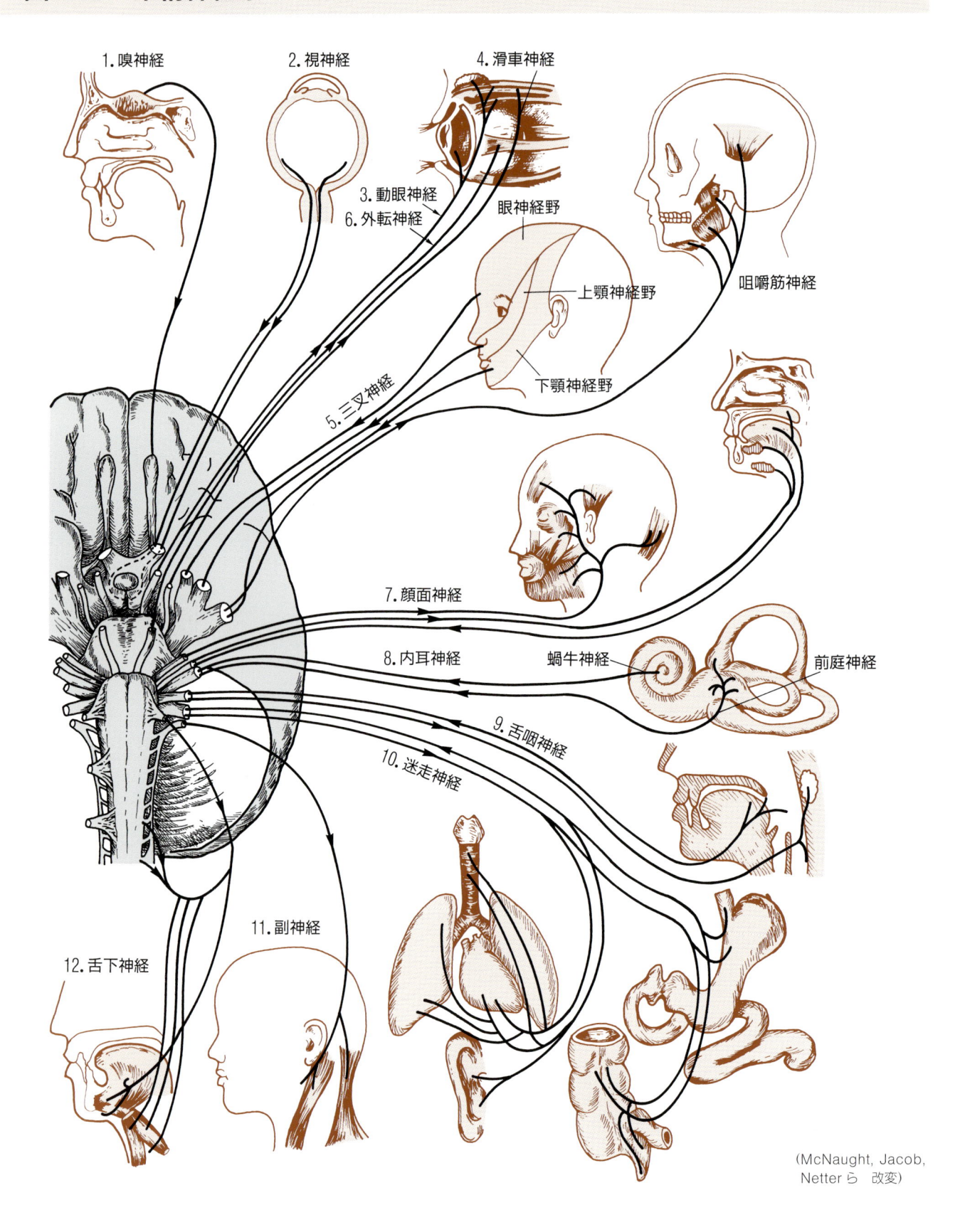

1. 嗅神経
2. 視神経
3. 動眼神経
4. 滑車神経
5. 三叉神経
6. 外転神経
7. 顔面神経
8. 内耳神経
9. 舌咽神経
10. 迷走神経
11. 副神経
12. 舌下神経

眼神経野
上顎神経野
下顎神経野
咀嚼筋神経
蝸牛神経
前庭神経

(McNaught, Jacob, Netterら 改変)

14 末梢神経系

1. 末梢神経系 peripheral nervous system とは

脳と脊髄を合わせて中枢神経系というが、これに対して、そこから出ている神経を総称して末梢神経系という。

末梢神経系は、骨格筋の収縮による運動や、種々の体性感覚などに関係する体性神経系 somatic nervous system と、内臓、血管、分泌腺などの自律機能を支配している自律神経系 autonomic nervous system に大別される。

2. 体性神経系 somatic nervous system

脳から直接出る末梢神経を脳神経といい、脊髄に出入りする末梢神経を脊髄神経という。

a. 脳神経 cranial nerves

大脳底部より出る神経で12対あり、頭蓋底の孔を通って頭部、頸部、体幹の内臓などに分布する。脊髄の前根に相当する運動神経、後根にあたる知覚神経およびその混合性の神経、さらには嗅覚、聴覚など特殊な感覚を司る神経などがある。

(1) 嗅神経（Ⅰ）nervi olfactorii（嗅糸 fila olfactoria）：嗅覚を営む神経で、鼻腔粘膜の嗅細胞から出る神経突起が両側から約20本の嗅神経となって篩骨の篩板を経て嗅脳の嗅球に達する。嗅球からさらに嗅索、嗅三角を経て嗅覚中枢に達する感覚神経である。

(2) 視神経（視束）（Ⅱ）nervus opticus：本来、脳の一部ともみなされるべきものである。網膜からの神経線維が視神経を形成し、視神経交叉で半分の神経線維が交叉し、外側膝状体でニューロンを替え視放線として後頭部の視覚野に投射している特殊な感覚神経である。

(3) 動眼神経（Ⅲ）nervus oculomotorius：眼球筋、眼瞼挙筋などに分布し、眼球の運動、上眼瞼の挙上、瞳孔の収縮などに関係する運動神経である。上・下・内直筋、下斜筋、上眼瞼挙筋、瞳孔括約筋、毛様体筋などから眼窩、上眼窩裂を経て中脳の動眼神経核に至る。なお、内眼筋には副交感神経線維が分布している。

(4) 滑車神経（Ⅳ）nervus trochlearis：中脳の滑車神経核から出て上眼窩裂から眼窩に入り上斜筋に分布し、眼球を下外側に回転させるように働いている運動神経である。

(5) 三叉神経（Ⅴ）nervus trigeminus：脳神経中最大のもので、細い運動神経と、太い知覚神経がある。知覚枝は脳橋から出て知覚神経節（半月神経節、三叉神経節）を経て、眼神経、上顎神経、下顎神経の3つに分かれ、それぞれ顔面の上・中・下部の皮膚、粘膜に分布する。なお、舌の前2/3の粘膜における味覚に関する神経線維を途中から下顎神経の枝である舌神経に合流させて送っている。また、運動枝が下顎神経を経て咀嚼筋群に分布している。

(6) 外転神経（Ⅵ）nervus abducens：橋の下縁から出て上眼窩裂から眼窩に入り、外直筋に分布して、眼球を外側に向けさせる運動神経である。

(7) 顔面神経（Ⅶ）nervus facialis：主として顔面の筋肉に分布して、その運動を行わせる運動神経とともに、舌の前2/3の味覚、涙腺、唾液腺の分泌を司る知覚神経線維、副交感神経線維を含んでいる。

運動枝は橋の下縁外側から出て内耳神経とともに内耳道を経て、膝神経節、顔面神経管を通り、茎乳突孔から顔面の表情筋に分布する。味覚枝は、舌の前2/3の粘膜から舌神経とともに上行し、鼓索を経て顔面神経と合流、膝神経節を経て延髄に達する。ここからその刺激が視床、大脳皮質の味覚中枢に投射される。なお、顎下腺、舌下腺には、舌神経の途中から分かれ顎下神経節に入った線維が分布し、涙腺、鼻粘膜腺などには膝神経節からの分枝が分布している。

(8) 内耳神経（Ⅷ）nervus vestibulocochlearis：聴覚を伝える蝸牛（聴）神経 nervus cochlearis と、身体の平衡を司る前庭神経 nervus vestibularis とがある。蝸牛神経は、内耳の蝸牛から内耳道を経て延髄の蝸牛（聴）神経核に達する。前庭神経は、内耳の前庭および半規管から内耳道を経て蝸牛神経と合流し、延髄の内耳神経核に至る。

(9) 舌咽神経（Ⅸ）nervus glossopharyngeus：舌と咽頭に分布する混合神経で、舌の後1/3の味覚を司る知覚神経線維と、咽頭の一部の筋を支配する運動神経線維とがあり、また耳下腺の分泌にも関係している。

(10) 迷走神経（Ⅹ）nervus vagus：運動、感覚、自律神経線維の混合神経で、その分布は、頭部、頸部、さらに食道に沿って下降し、骨盤内臓器を除く胸腹部の諸臓器など、広い範囲に及んでいる。運動神経は、口蓋、咽頭、喉頭の筋を支配し、嚥下運動、発声に関係する。重要なのは胸腹部の内臓を支配している副交感神経線維、内臓からの求心性線維の働きであろう (p.443, 自律神経系の項参照)。

(11) 副神経（Ⅺ）nervus accessorius：延髄および頸髄の2カ所から出て、前者は迷走神経中に入り、口蓋、咽頭筋に分布し、後者は主として胸鎖乳突筋、僧帽筋に分布し、その運動を司っている。

図219　末梢神経系(2)　ヒトの皮節と末梢神経の分布

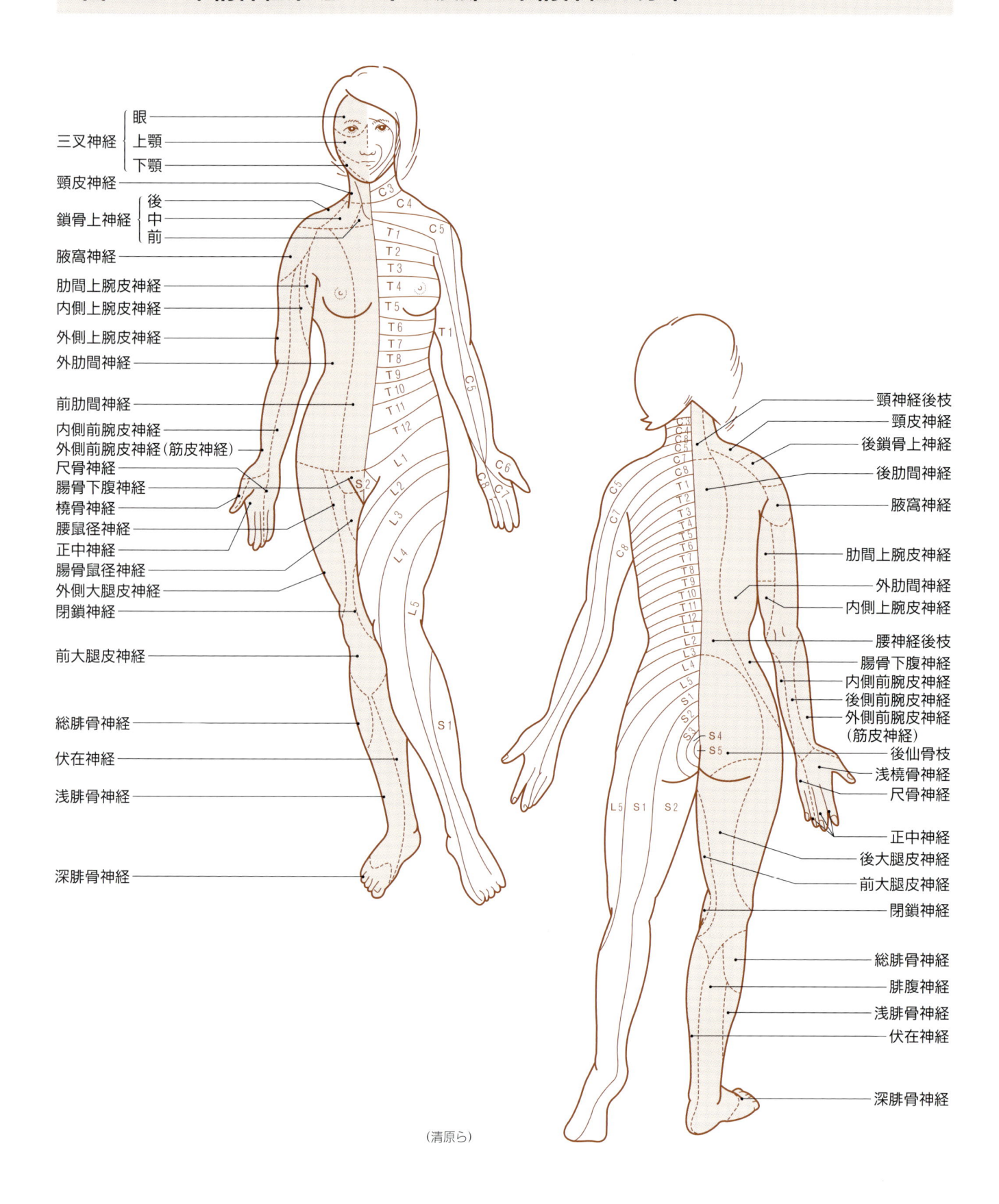

(清原ら)

(12) **舌下神経**(XII) nervus hypoglossus：舌の運動を司る神経で，延髄から出て舌下神経管を通り，舌の下から舌筋に分布する．

b. 脊髄神経 spinal nerve

脊髄神経は脊髄から出る末梢神経である．ヒトの場合，頸髄から8対(C_1〜C_8)の頸神経，胸髄から12対(Th_1〜Th_{12})の胸神経，腰髄から5対(L_1〜L_5)の腰神経，仙髄から5対(S_1〜S_5)の仙骨神経および尾骨から1対の尾骨神経の計31対の神経がある．遠心性の運動線維は，前角細胞から前根を通って末梢に分布し，後根には求心性の感覚線維が脊髄神経節を経て入ってくる．なお，前根からは側角に細胞のある遠心性の交感神経線維も出ている．この前根および後根から出た神経線維は椎間孔で合流して混合神経となり，椎間孔を出ると再び分枝して，後枝は後頭部，頭頂部，背部，腰部，臀部など，体幹の後半部の固有筋および皮膚に分布し，前枝は脳神経および後枝などの分布区域以外の体幹前部，上下肢などに広く分布している．

なお，胸髄を除く脊髄から出た前枝は，脊柱の両側で上下の神経線維が互いに連絡して，頸神経叢，腕神経叢，腰神経叢，座骨神経叢，陰部神経叢などを形成する．

なお，脊髄の各髄節に入る感覚神経と，皮膚の感覚支配領域との間には一定の対応関係があり，これを皮(膚)節 dermatome といっている．また，交感神経線維および運動神経線維についてもある程度の対比関係があるといわれている．

この皮節は，内臓の関連痛の発現に密接な関係を有し，内臓自体の知覚神経および腸間膜，あるいは胸膜などからの体性知覚神経線維の刺激が脊髄に入る場合，その同じ分節に出入りする脊髄神経に影響を与え，その分節に従って体壁の皮膚上に疼痛を誘発する．

ヒトの皮節(Kreig)

内臓と脊髄神経との関係(清原)

心膜，横隔膜の中心腱	C_4
肝靱帯と肝被膜	C_4
心臓	T_1－T_3
（左側ではT_7まで広がることもある）	
肺	T_1－T_5
胃(右側では主としてT_7－T_8)	T_6－T_9
肝臓と胆嚢，膵臓	T_6－T_{11}
脾臓	T_6－T_8(左側)
横隔膜の辺縁	T_6－T_{12}
小腸と大腸(両者の大部分)	T_8－T_{12}
虫垂(右)	T_{11}－L_1
（下方の脊髄節は横隔膜に連絡していない）	
腎盂	T_{10}－L_1
輸尿管	T_{11}－L_3
	(特にL_1とL_2)
S字結腸	L_1－L_2
直腸	S_2－S_4
膀胱主要部	S_2－S_4
膀胱出口	L_1－L_2
尿道括約筋と尿道の大部分	S_1－S_4
卵巣	T_{10}
子宮	T_{10}－T_{12}
子宮体	T_{10}－L_2
子宮頸(骨盤神経を介す)	S_2－S_4
精巣	T_{10}－T_{12}
前立腺	T_{10}－T_{11}・S_2－S_3
バルトリン腺	L_2－L_3

C：頸椎　T：胸椎　L：腰椎　S：仙骨

図220 自律神経系(1)

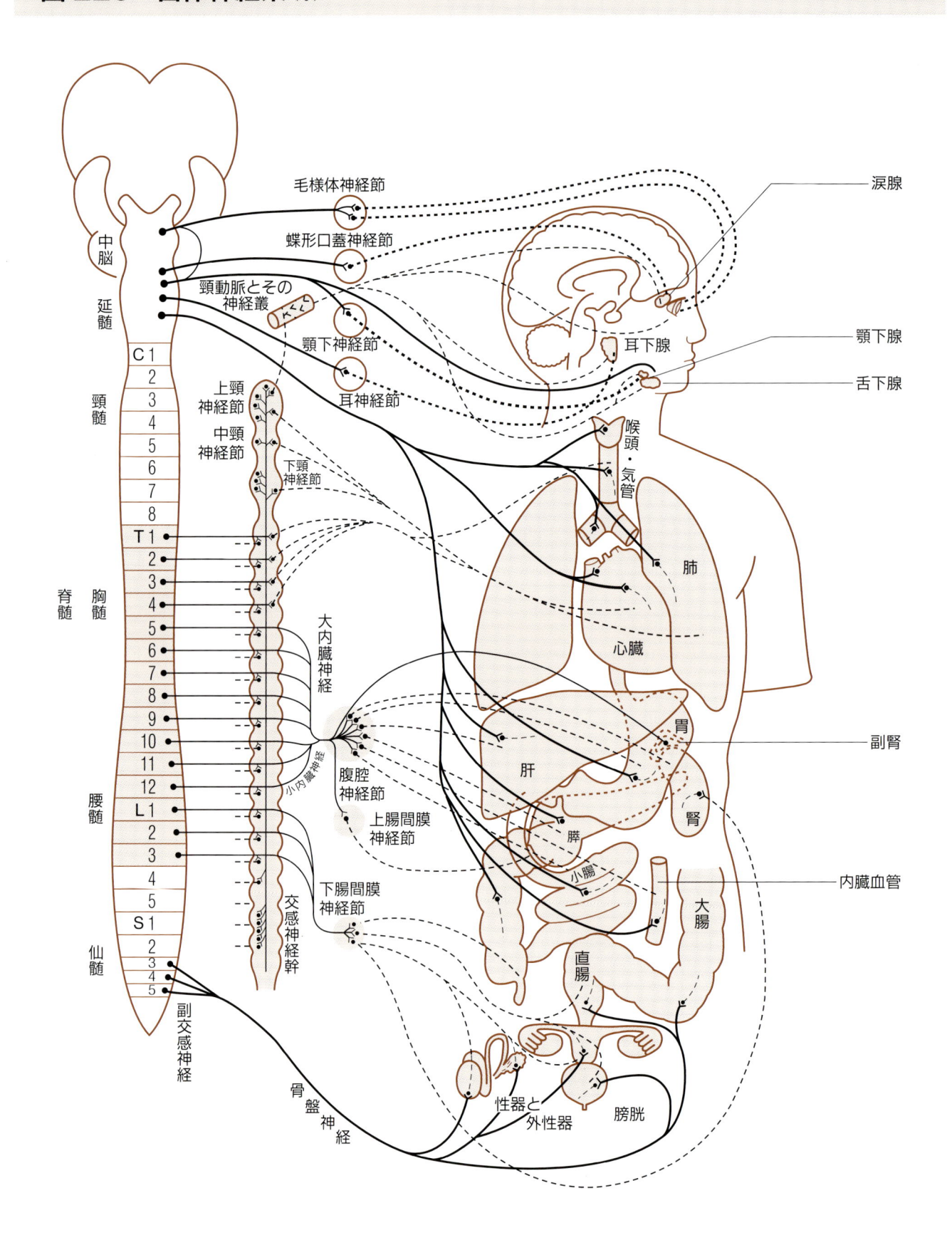

15 自律神経系

1. 自律神経系 autonomic nervous system とは

　自律神経系とは Langley(1921) が体内で内臓，血管，腺，平滑筋など不随意に働く臓器組織に分布し，生命維持に必要な呼吸，循環，消化，吸収，代謝，排泄，生殖などの機能を，無意識的，反射的に調節している神経系を想定して名づけたものである．これらの機能は植物ももっている機能であるというところから，ドイツ学派では広い意味で植物神経系 Vegetatives Nervensystem とも呼んでいた．

　自律神経系は，一見拮抗的に作用する交感神経系 sympathetic system と，副交感神経系 parasympathetic system との2つに分けられ，大部分の支配器官はこの両者から二重支配を受けている．

　脳および脊髄から出た自律神経の神経線維は，脳神経あるいは脊髄神経と合流して支配器官に分布する．しかし，必ず途中の神経節で少なくとも1度はシナプス接続を行っている．これを自律神経におけるニューロン交代といい，脳，脊髄から神経節までのニューロンを節前線維 preganglionar fiber，それ以後のものを節後線維 postganglionar fiber という．

　節前線維が中脳，橋，延髄の脳神経核，仙髄の側柱から出るものを自律神経系の頭・仙髄部 craniosacral division といい，副交感神経系を構成している．

　また，胸髄および腰髄の側柱から出ているものを胸腰髄部 thoracolumbar division といい，交感神経系を構成する．この両者は，1つの器官に対してその双方が分布し，延髄および視床下部の上位中枢によって統括されている．

　すなわちこの両者によって自分の意志とは無関係に自律機能の平衡が保たれているわけである．しかし，視床下部は，大脳辺縁系や下垂体前葉とも密接な関係にあり，間接的には体液性調節や，大脳皮質からの影響，体性神経系からの影響も受けることになろう．

2. 自律神経系支配の特色

　(1)　**自律性支配** autonomic innervation：意思に関係なく，不随意に支配器官の機能を調節している．

　(2)　**二重支配** double innervation：一般に1つの器官に，交感および副交感神経線維の双方が分布し，この両者の作用を受けている．しかし，汗腺，立毛筋，脾臓，副腎髄質などは交感神経のみの，胃腺，膵臓などは主として副交感神経の支配を受けている．

　(3)　**拮抗支配** antagonistic innervation：交感および副交感神経は，その二重支配を行っている器官に対して，多くの場合，一方が促進的に作用すれば，他方は抑制的に働いている．たとえば，交感神経は心臓に対して促進的に，消化管の運動に対して抑制的に働き，副交感神経はその逆に作用している．しかし，唾液腺に対しては交感・副交感神経のいずれもその分泌を促進させる．これを協調支配 synergistic innervation ともいっているが，この場合でも交感神経刺激により粘液性の，副交感神経刺激により漿液性の，その目的にかなった唾液が分泌される．また，瞳孔筋に対しても交感神経は散大筋を，副交感神経は縮小筋を共に収縮させ，結果的に前者では瞳孔が散大し，後者では縮小することになる．

　(4)　**緊張性支配** tonic innervation：交感・副交感神経のいずれも，常にその支配器官に対して一定の刺激を送って，一定の緊張 tonus を維持している．したがって，この両者の緊張の平衡によって，その器官の興奮性が維持され，自律神経系の平衡が保たれていることになる．なお，交感神経の作用が優位の状態で平衡が保たれている状態を sympathicotonia，副交感神経優位の場合を parasympathicotonia，vagotonia といっている．しかし，純粋な形でこれらの状態がみられることはほとんどないといってよいであろう．

　(5)　**相反神経支配** reciprocal innervation：交感神経の活動が亢進すると，副交感神経の活動が抑制され，この逆の現象もみられる．

図 221　自律神経系(2)

交感神経系		臓器	副交感神経系	
神経	機能		機能	神経
頭部交感神経	散大 収縮(散瞳) —— 弛緩 分泌？ 分泌，粘液性 収縮 収縮，顔面蒼白 分泌 収縮	瞳孔 瞳孔散大筋 瞳孔括約筋 毛様体筋 涙腺 唾液腺 唾液腺血管 顔面血管 顔面汗腺 立毛筋	縮小 —— 収縮(縮瞳) 収縮 分泌 分泌，漿液性 拡張(血管拡張神経＋) 拡張 —— ——	頭部副交感神経
胸部交感神経	弛緩 抑制？ 心拍数増加 収縮力と伝導速度の増加 伝導速度の増加 収縮力と伝導速度の増加 拡張 弛緩	気管支平滑筋 気管支の分泌腺 洞房結節 心房 洞房結節と伝導系 心室 冠状動脈 食道筋	収縮 刺激 心拍数減少 収縮力と伝導速度の減少 伝導速度の減少 —— 収縮 収縮	迷走神経
大内臓神経	弛緩 収縮 抑制 収縮 グリコゲンの分解 (グリコゲンの新生) 弛緩 促進 促進	胃・小腸の平滑筋 胃・小腸の括約筋 胃・小腸・膵臓の分泌腺 脾臓 肝臓グリコゲン 胆嚢と輸胆管 腎臓の分泌 副腎髄質の分泌	収縮 弛緩 促進 —— グリコゲンの合成？ 収縮 —— ——	
小内臓神経	弛緩 収縮	大腸 回盲括約筋	収縮 弛緩	
下腹神経叢	弛緩 収縮？ 収縮 射精 収縮 収縮	膀胱排尿筋 内膀胱括約筋 内肛門括約筋 男性生殖器 子宮 外陰部血管	収縮 弛緩 弛緩 勃起 弛緩 拡張(血管拡張神経＋)	骨盤神経
脊髄神経	収縮 分泌 収縮	体幹，四肢の血管 体幹，四肢の汗腺 体幹，四肢の立毛筋	—— —— ——	なし

3. 交感神経 sympathetic nerve, sympathicus

交感神経の神経細胞は，脊髄の胸腰髄部（Th_1〜Th_{12}，L_1〜L_3，時にL_4）の側柱にある．その節前線維は脊髄前根を通り，脊柱を出ると直ちに前根から分かれ，白交通枝を経て同側の交感神経幹の神経節 sympathetic vertebral ganglia に入る．交感神経幹は脊柱の両側にあって，約22対の神経節が上下に鎖瘤状に連なったものである．ここでニューロンを替えた一部の節後線維は，灰白交通枝を経て脊髄神経と合流し，全身の血管，汗腺，立毛筋などに分布する．一方，交感神経幹の最上部にある上頸神経節から出た節後線維は，頭部，頸部，眼球，唾液腺などに，中頸神経節，星状神経節などから出た節後線維は，胸部，心臓，気管などに分布する．なお，一部の節前線維は交感神経幹を素通りして腹腔神経節，上および下腸間膜動脈神経節などでニューロンを替え，腹部内臓，膀胱などに分布している．

4. 副交感神経 parasympathetic nerve, parasympathicus

副交感神経は，交感神経のように独立した系をつくることなく，脳および脊髄神経の中に合流し，主として頭部や体幹の腺や内臓に分布し，必ずしも全身に分布しているわけではない．また，ニューロンを替える神経節も独立して存在することもなく，目的の臓器の中，あるいはそのごく近くに存在する．副交感神経は，中脳，延髄部から出る副交感神経線維 cranial outflow と，仙髄部から出る副交感神経線維 sacral outflow に大別される．

前者は，動眼，顔面，舌咽，迷走の各脳神経核内にある副交感神経細胞から節前線維を出し，各脳神経とともに脳を出る．動眼神経内の副交感神経線維は，毛様体神経節 ganglion ciliare でニューロンを替え，短毛様体神経として瞳孔括約筋に分布し，それを収縮させる．顔面神経とともに出た副交感神経線維の1つは，顎下神経節でニューロンを替え顎下腺，舌下腺へ，1つは，耳神経節 ganglion oticum でニューロンを替えて耳下腺へ，1つは，翼口蓋神経節でニューロンを替えて涙腺へ分布する．迷走神経核から出た副交感神経は，迷走神経として心臓，気管支平滑筋，腹部内臓に分布する．一方，後者は，第1〜第3仙髄側柱にある神経細胞からの節前線維が，前根を出た後，集合して1本の骨盤神経となり，下行結腸，直腸，および膀胱神経叢を経て膀胱平滑筋，内膀胱括約筋，内肛門括約筋，内外生殖器の血管などに分布する．

これら交感および副交感神経の諸臓器組織に対する作用を一括して表示したのが図221である．

5. 自律神経の化学伝達

末梢自律神経のシナプス伝達は，すべてアドレナリン，ノルアドレナリンおよびアセチルコリンなどの化学的物質によって行われ，その差異によってアドレナリン作動性ニューロン adrenergic neuron と，コリン作動性ニューロン cholinergic neuron に分類される．この関係を示したのが図222上である．すなわち，交感神経節後線維は，大部分のアドレナリン作動性であり，その末端からは主としてノルアドレナリンが分泌される．交感神経の節前線維，副交感神経の節前，および節後線維は，コリン作動性である．なお，副腎髄質に分布する交感神経節前線維は，ニューロンを替えることなく髄質中のクロム親和性細胞に達し，そこからアドレナリン，ノルアドレナリンを内分泌させる．また，汗腺を支配する交感神経系の節後線維は，例外的にコリン作動性といわれる．

自律神経のシナプス接続については，内薗らによって，形態的にも図222下のような差異のみられることが報告されている．すなわち交感神経節前線維の末端は，シナプス後部膜の小窩内に陥入しており，シナプス部の細胞膜が部分的に肥厚している．副交感神経では，逆にシナプス後部膜の一部が突出している．

図222 自律神経系(3)

自律神経系における伝達物質とその標的器官 (Aidley, 中馬ら 改変)

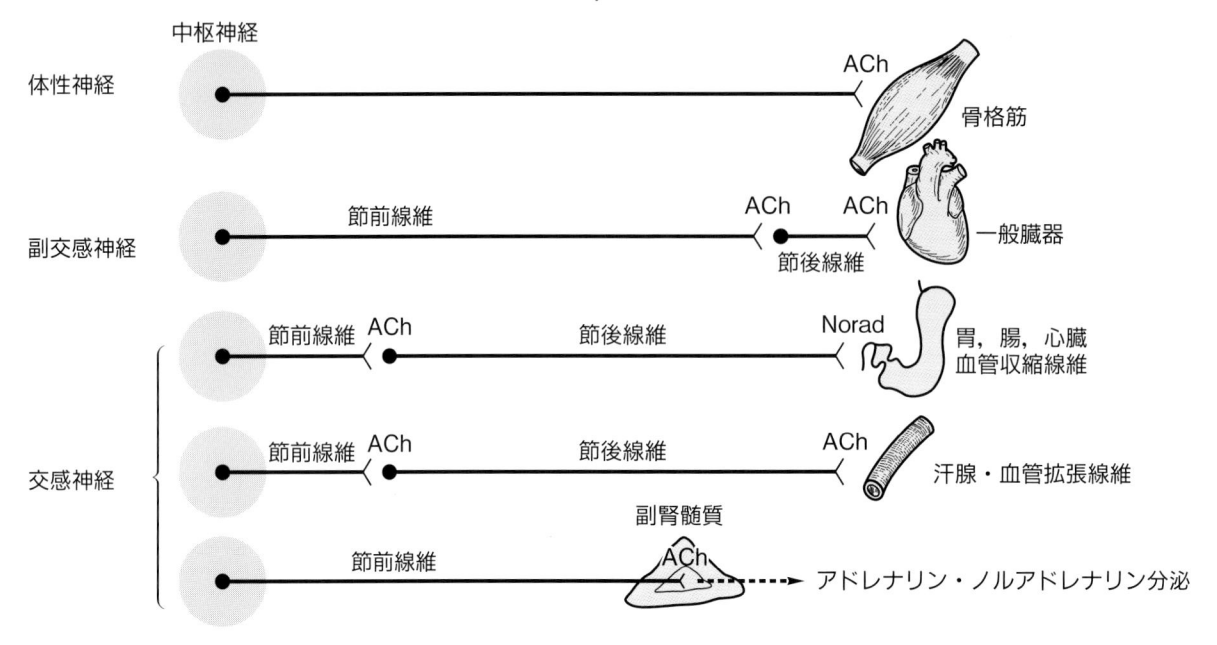

- 体性神経：中枢神経 —— ACh → 骨格筋
- 副交感神経：節前線維 ACh — 節後線維 ACh → 一般臓器
- 交感神経：
  - 節前線維 ACh — 節後線維 — Norad → 胃, 腸, 心臓 血管収縮線維
  - 節前線維 ACh — 節後線維 — ACh → 汗腺・血管拡張線維
  - 節前線維 — ACh 副腎髄質 ---→ アドレナリン・ノルアドレナリン分泌

迷走神経と交感神経のニューロン (内薗, 真島 改変)

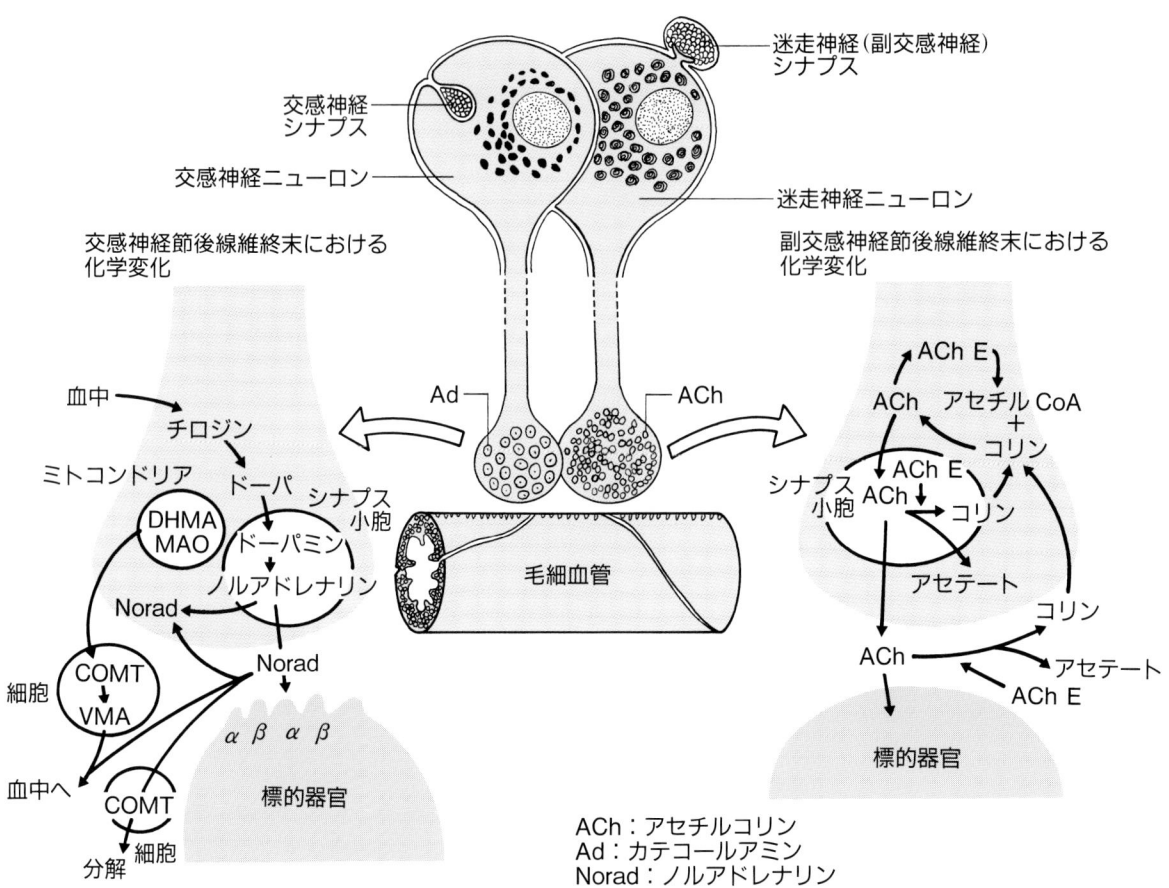

- 迷走神経（副交感神経）シナプス
- 交感神経シナプス
- 交感神経ニューロン
- 迷走神経ニューロン

交感神経節後線維終末における化学変化

血中 → チロジン → ドーパ → ドーパミン → ノルアドレナリン → Norad → Norad
ミトコンドリア：DHMA / MAO
細胞：COMT → VMA
血中へ
COMT → 分解 細胞
シナプス小胞
Ad
α β α β 標的器官
毛細血管

副交感神経節後線維終末における化学変化

ACh
ACh E → アセチル CoA ＋ コリン → ACh E → ACh → コリン → アセテート → コリン → ACh → アセテート → ACh E
シナプス小胞
標的器官

ACh：アセチルコリン
Ad：カテコールアミン
Norad：ノルアドレナリン

また，自律神経末端における化学伝達物質の放出様式は次のように考えられている．すなわち副交感神経は，刺激されるとその神経線維末端に貯えられているアセチルコリンを，Ca^{2+}の存在下でシナプス間隙に放出し，これが標的器官のアセチルコリン受容器と結合して作用を発揮する．しかし，放出されたアセチルコリンはその部に存在するアセチルコリンエステラーゼによって速やかにコリンと酢酸に分解され，その作用が停止される．一方，交感神経は，その刺激によってCa^{2+}の存在下でノルアドレナリンを放出し，その標的器官の受容器と反応して作用を発揮させるが，その後，神経線維終末に再吸収されて顆粒内に蓄積されたり，ミトコンドリアに存在するモノアミンオキシダーゼ（MAO）によって酸化分解される．またこのノルアドレナリンはシナプス周囲にあるカテコール-O-メチルトランスフェラーゼ（COMT）の作用によってメチル化され，血中に移動して肝臓内でMAOの作用により分解されるなどの過程をとる．

なお，同じ化学伝達物質と反応する受容器でも，副交感神経節後線維によって反応する標的細胞の受容体は，アセチルコリンによって刺激され，アトロピンによって抑制される．しかし，シナプス伝達におけるアセチルコリンの促進作用は抑制されない．また，アドレナリン受容器は，その伝達物質であるノルアドレナリン，アドレナリンなどのカテコールアミン類に対する反応の差異によってα受容器 alpha receptor と，β受容器 beta receptor に分けられ，それぞれ異なった薬物の影響を受ける．交感神経の心臓機能の促進，消化管運動の抑制などの作用はβ受容器，血管収縮，散瞳，消化管括約筋および膀胱括約筋の収縮などの作用はα受容器によると考えられている．

シナプス・神経効果器接合部に作用する薬物 (田中，長崎 改変)

伝達物質 コリン作動性	作用機転	伝達物質 アドレナリン作動性
ヘミコリニウム	伝達物質合成の抑制	メチルドーパ，α-メチルチロジン
	伝達物質保持の抑制	レセルピン，グワネチジン
カルバコール	伝達物質遊離の促進	チラミン，レセルピン，アンフェタミン，グワネチジン
ボツリヌストキシン	伝達物質遊離の抑制	ブレチリウム
コリン効果神経効果器接合部： 　コリンエステル，ピロカルピン，ムスカリン 自律神経節シナプス： 　コリンエステル，ニコチン， 　ジメチルフェニールピペラジン（DMPP） 運動神経筋接合部： 　コリンエステル，ニコチン， 　フェニールトリメチルアンモニウム（PTMA）	後シナプス細胞膜の脱分極の促進	カテコールアミンとその関連アミン
抗コリンエステラーゼ	伝達物質破壊の抑制	カテコール-O-メチルトランスフェラーゼ（COMT）阻害剤 モノアミンオキシダーゼ（MAO）阻害剤
コリン効果神経効果器接合部： 　アトロピン 自律神経節シナプス： 　ヘキサメトニウム，ニコチン 運動神経筋接合部： 　α-ツボクラリン，サクシニールコリン	後シナプス細胞膜の脱分極の抑制	α，β-アドレナリン作動性遮断剤

図223　全身の主な骨格筋（浅層）

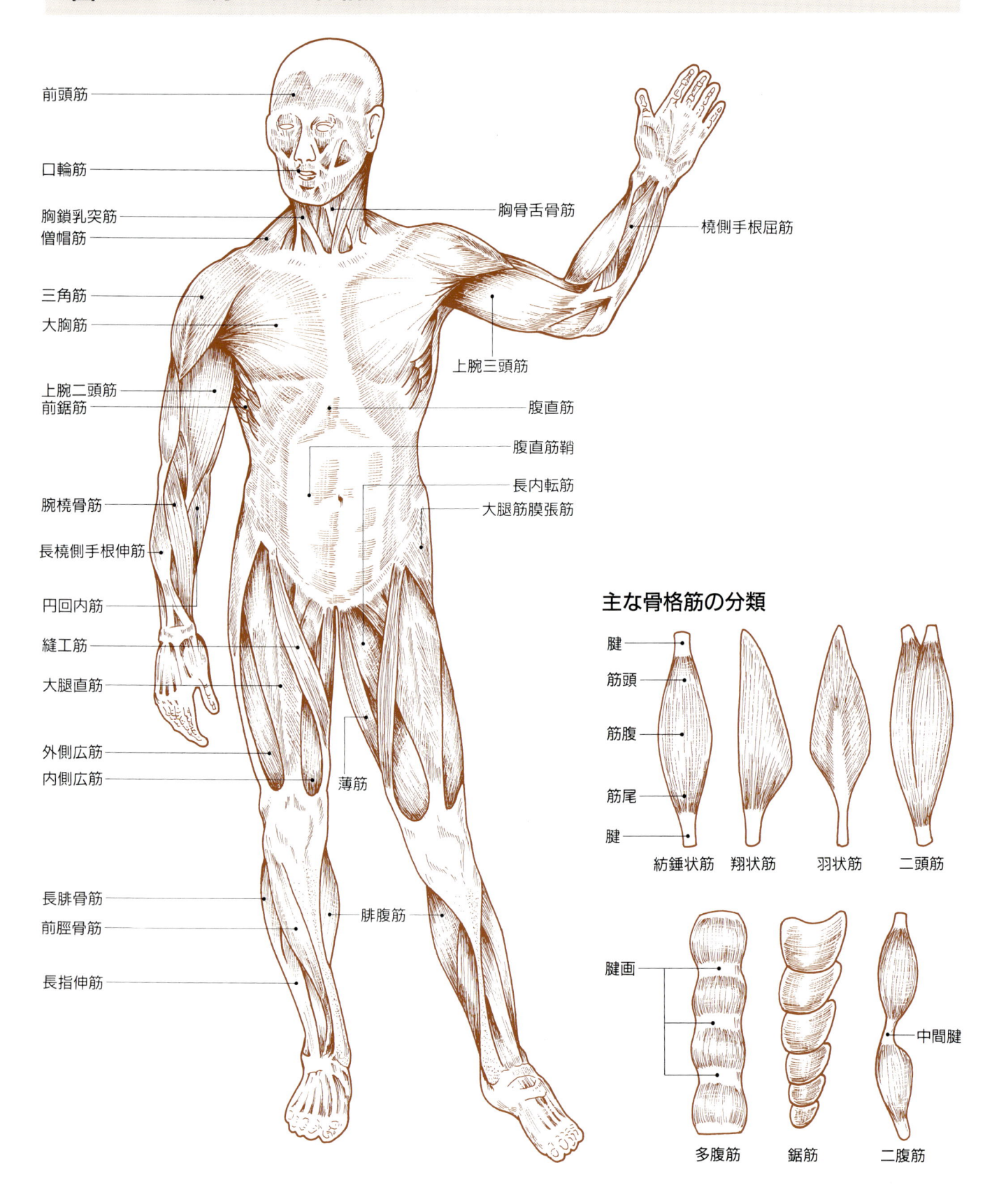

前頭筋
口輪筋
胸鎖乳突筋
僧帽筋
三角筋
大胸筋
上腕二頭筋
前鋸筋
腕橈骨筋
長橈側手根伸筋
円回内筋
縫工筋
大腿直筋
外側広筋
内側広筋
長腓骨筋
前脛骨筋
長指伸筋

胸骨舌骨筋
上腕三頭筋
腹直筋
腹直筋鞘
長内転筋
大腿筋膜張筋
薄筋
腓腹筋

橈側手根屈筋

主な骨格筋の分類

腱
筋頭
筋腹
筋尾
腱

紡錘状筋　翔状筋　羽状筋　二頭筋

腱画

中間腱

多腹筋　鋸筋　二腹筋

XII 運動系

1 骨格筋と運動

1. 骨格筋 skeletal muscle

生体に分布する筋組織 muscular tissue には，横紋筋 striated muscle，平滑筋 smooth muscle，および心筋 cardiac muscle の3種類がある．

手足の運動，からだの移動などは，骨格と関節および靱帯とそれらに付着する筋群，すなわち骨格筋の収縮によって行われている．

人体では，400種以上の解剖学的名称の与えられた骨格筋組織があり，主に骨を支えからだを動かしている筋肉であり，体重の約40～50％を占める．顔にある表情筋や内耳にある小さい筋肉まで含めるとおおよそ650個を数える．それぞれの骨格筋は，神経，血管を伴い1つの器官（筋固体）をなすが，それは筋膜 fascia で包まれ両端は腱組織 tendon となり，骨，靱帯 ligament あるいは皮膚に直接付着する．

骨格筋は横紋筋であり，自分の意思で収縮 contraction あるいは弛緩 relaxation させることができるという意味から随意筋 voluntary muscle ともいわれる．しかし，筋肉が伸びる（弛緩する）ときは収縮の反動として伸びることから，筋肉は収縮することを主な機能としている．一方，平滑筋は不随意筋 involuntary muscle である．なお心筋（心室筋，心房筋，特殊心筋）は，横紋筋であるが不随意筋に分類される（右上表参照）．

骨格筋は，自分の意思によってその収縮あるいは弛緩を行うことができるといっても，いろいろな運動を行うときには，それを行おうとする意図だけが発動されれば，その目的に向かって多くの筋群や関節を働かせ，円滑な動作を行うことができる．すなわち，動きや運動などの動作は，中枢神経系とそれに連絡している運動神経系との間に回路ができており，必要に応じて中枢から末梢へ，末梢から中枢へと多くの命令や情報を往復させることができるのである．しかも，この機能は日常の訓練によって，より円滑な動作となってくる．すなわち，単純な動作でも複雑な運動でも，単に骨格筋だけの収縮・弛緩現象によって成立しているものではない．いいかえると，指1本の動きでも大脳の支配を受けていることになる．特に筋肉運動 muscular exercise ということになると，当然生体内の内部環境，たとえば呼吸器系，循環器系および内分泌系の正常な働きとその共同的な作用も必要となる．

筋肉の分類

運動性による分類	形態による分類	
随意筋	骨格筋	横紋筋
	心筋	
不随意筋	内臓筋	平滑筋
	血管筋	
	瞳孔筋	

2. 筋の形態と作用

身体各部の筋群を分類すると，①顔面筋，②四肢の筋，③背部の筋，④頸部の筋，⑤胸膜の筋，⑥横隔膜，となる．これらの筋群はさらに細かく分類され，それぞれ名称が付けられている．

骨格筋の形状による分類では，**図223右下**のように7種類であり，筋の形，筋線維の走向性によってそれぞれ名称が付けられている．三頭筋および四頭筋は，形状としては二頭筋に分類される．また，収縮の方向性から分類すると次のようになる．①屈筋 flexor：関節をはさんだ2個の骨にそれぞれ筋の起始と付着部があり，屈曲の方向，すなわち関節を伸ばした状態から0°位に近づける働きをする．②伸筋 extensor：関節を伸ばす方向に，すなわち180°位に近づける働きをする．③内転筋 adductor：体肢に限り存在し，肢を正中面に近づける．④外転筋 abductor：内転筋と同じく体肢に限り存在し，肢を正中面から遠ざける．⑤回内筋 pronator：前腕に限り存在し，尺骨を縦軸として前腕を内側方向にまわす．⑥回外筋 supinator：前腕にあり尺骨を軸として外側方向にまわす．⑦括約筋 sphincter：腸管，膀胱などの開口部にあり，緩めたり締めたりする．⑧散大筋 dilator：瞳孔などの開口部を縮小・散大する．⑨挙筋 levator：身体の各部を挙上する．⑩輪筋 orbicular：眼球の周囲にある眼筋など．

異なった筋群が同一の方向に働く場合，協力筋 synergist といい，正反対の方向に働く場合，拮抗筋 antagonist という．屈筋と伸筋，内転と外転，回内と回外も同じ定義によるいい方である．拮抗筋群では，関節をはさんで反対側にその筋群があり，正反対の働きではあるが全体としての収縮力は全く同じというものではない．たとえば上肢では屈筋群のほうが強く，下肢では伸筋群の収縮力がすぐれている．

それぞれの筋には，起始と付着部があり，先端は図のように腱に移行し骨についている．腱に移行せず骨に直接付いている場合や，筋組織，皮膚など骨以外の場所につくものもあり，それぞれ特徴ある機能を発揮している．

図224　骨格筋の微細構造

前筋芽細胞から筋線維になる過程(骨格筋の発生)(Church　改変)

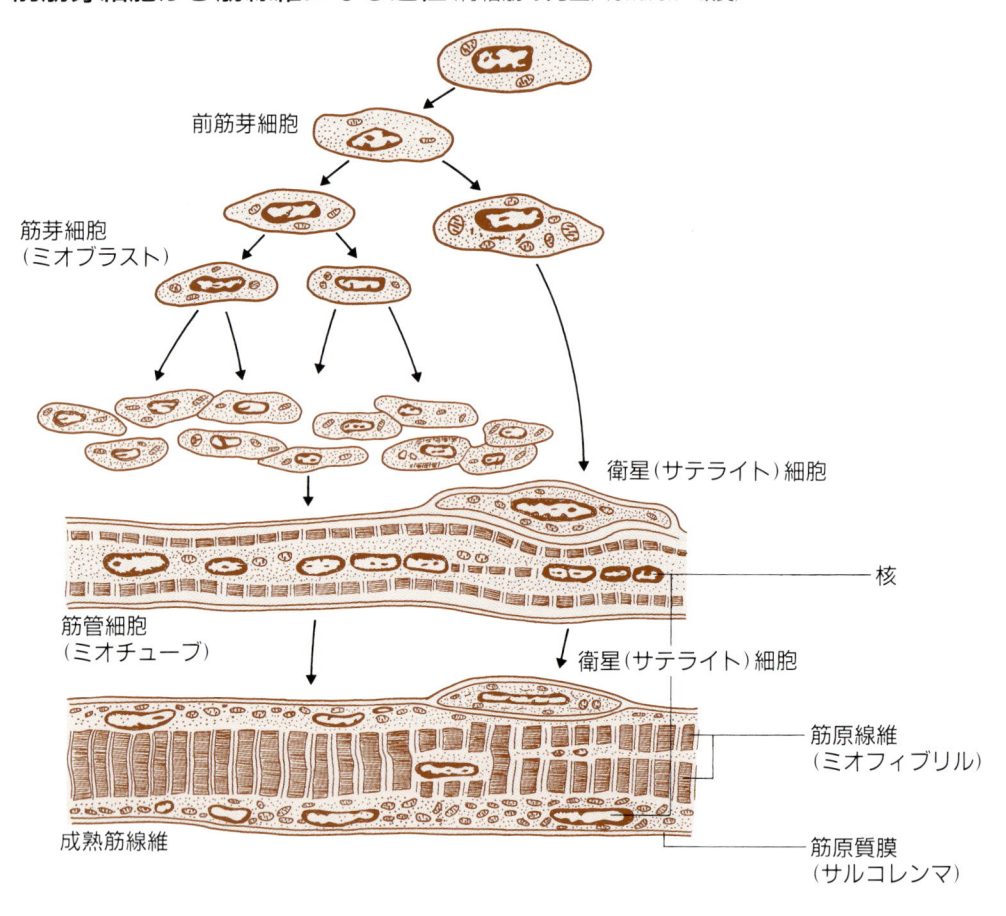

- 前筋芽細胞
- 筋芽細胞(ミオブラスト)
- 衛星(サテライト)細胞
- 筋管細胞(ミオチューブ)
- 核
- 衛星(サテライト)細胞
- 成熟筋線維
- 筋原線維(ミオフィブリル)
- 筋原質膜(サルコレンマ)

筋芽細胞の電顕像(約15,000倍)

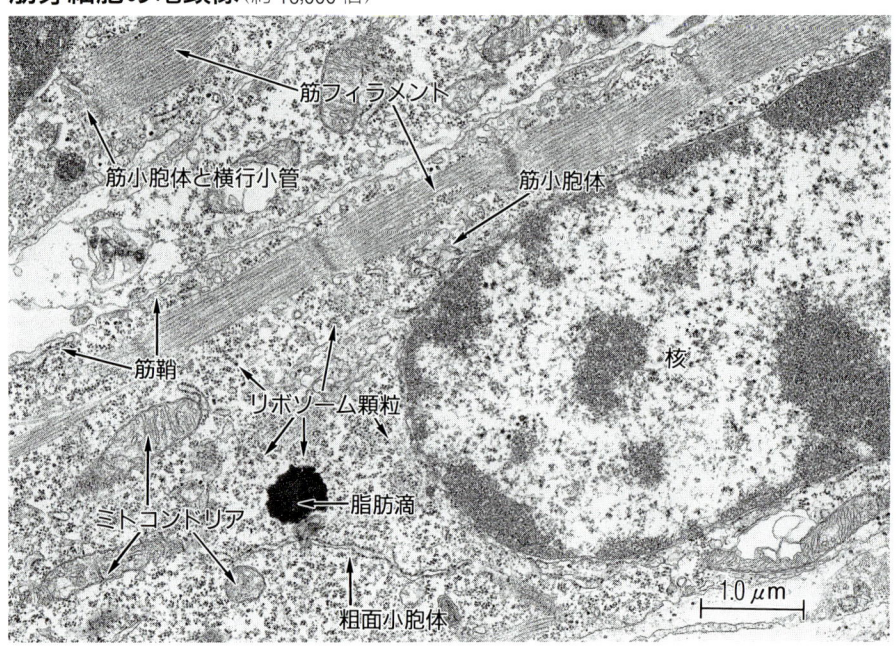

- 筋フィラメント
- 筋小胞体と横行小管
- 筋小胞体
- 筋鞘
- 核
- リボソーム顆粒
- ミトコンドリア
- 脂肪滴
- 粗面小胞体

1.0μm

2　骨格筋の発生と神経

1. 骨格筋の発生と成長

　骨格筋は，少数の特別な例外（虹彩および汗腺の筋）を除いてすべて中胚葉から生ずる．心筋および平滑筋も同じように中胚葉から生ずる．受精後20日頃から骨格筋の発生が開始し，中胚葉から体節が分化し，筋節，皮節などとなる．筋節にあって将来筋細胞となる細胞を前筋芽細胞 premyoblast といい，筋芽細胞 myoblast に分化し，有糸および無糸分裂によって多くの筋細胞が生ずる．

　筋芽細胞は中央に大きな核をもち，他の細胞より染色性が弱い．細胞の中に筋原線維 myofibril がみられ，横紋 striation が観察されることがある．筋芽細胞群は筋板 myotome ともいわれる．

　多くの筋芽細胞は，初期にいろいろな方向を向いているが，その後紡錘形の細胞の長軸方向あるいは体幹方向に整列して，多核の筋管 myotube ができあがる．

　1個の筋芽細胞は1個の核をもつが，1本の成熟した筋細胞 myocyte, muscle cell, myofiber は多数の核がみられる．筋肉生理学の分野では，これを筋線維 muscle fiber と呼ぶことが多い．この多核化は細胞の融合（合胞体化）によるもので，筋の培養実験などで確かめられている．

　筋芽細胞や筋管細胞には蛋白合成の場であるリボゾーム顆粒が豊富に含まれ，鎖のように連なって存在していることが多い（polysome, ribosome chain）．グリコゲン顆粒，ミトコンドリア，脂肪球なども多量に含まれ，代謝の盛んな細胞であることがわかる．

　同時に収縮要素としてアクチン actin およびミオシン myosin を主とする収縮蛋白系の分化が進行し，筋線維としての構造および機能をもつようになる．

　初期に中央にあった巨大な核は，収縮機能という目的に適応するかのように，筋形質膜直下に移動し，その大きさも徐々に小さくなる．さらに細胞内膜系である筋小胞体 sarcoplasmic reticulum（SR），筋形質膜の陥入によって生ずるという横行小管 transverse tubule（T-tubule，T-管）も明らかになっている．収縮蛋白系では，はじめアクチン線糸 actin filament がミオシン線糸 myosin filament より多く，不規則な Z 帯 Z-band がみられ，筋節 sarcomere（Z 帯と Z 帯の間）の長さもまちまちであることが多い．

　筋管細胞が発達するにつれて，細胞基底膜 basement membrane が形成され，同時に筋細胞膜に付着している細胞も包まれる．これは衛星細胞 satellite cell と呼ばれ，筋細胞の分化，筋線維数の増加，筋線維の再生などに重要な働きを行っている．成熟した骨格筋筋線維の長さは，短いもので3〜4mm（アブミ骨筋），長いもので約30〜50cm（縫工筋）であり，直径は20〜200μmの範囲にある．

2. 筋線維 muscle fiber と運動神経 motor nerve

　筋発生とその分化の過程における運動神経の発達には筋の収縮機能に関係する重要な過程が含まれている．培養している筋細胞ではその細胞膜の全面にアセチルコリン感受性がみられ，運動神経終板の形成が促されている．一方，神経管の分節から脊髄細胞ができ，その神経が筋線維に達し接触して神経筋接合部 neuromuscular junction（NMJ）が形成される．

　筋線維は，脊髄前角細胞から神経支配を受けており，この末端は多数の枝に分かれ，1本1本の筋線維に終板 end-plate をつくり，活動電位を伝達する．この中で大型の脊髄前角細胞からくる神経線維（直径10〜18μm）は，α-運動神経 α-motor neuron と呼ばれ小型の脊髄前角細胞からくる神経線維は，γ-運動神経 γ-motor neuron と呼ばれる．

　α-運動神経によって支配されている筋線維の一群を運動単位 motor unit という．1本の神経によってどれだけの筋線維が支配されているかという比を支配比というが，骨格筋の種類によって異なっている．一般にこの比が小さいほど微妙な運動の調節が行われる．

　γ-運動神経からの支配を受けている数本の筋線維は，被膜 capsule で包まれており，全体で長さ数 mm の紡錘形をなし，この中にリンパ液を含んでいる．これを筋紡錘 muscle spindle（後述），あるいはまたこの形態から錘内筋線維 intrafusal fiber とも呼ばれる．一方，α-運動神経で支配されている筋線維（大部分）を錘外筋線維 extrafusal fiber という．

3. 筋線維数

　骨格筋（1個の全筋）は，筋線維が多数集合したもので，その周囲は筋膜 fascia で覆われ，腱に移行して骨に付着する．筋線維数は，生下時より成長するまでその全本数はほとんど変化しない．筋組織の肥大 hypertrophy は，1本ずつの筋線維の直径が大きくなるためといわれ，その中に含まれる筋原線維数にも変化がみられないという．すなわち筋原線維の直径が太くなることから，相対的に筋線維の肥大をみることになる．

図225 骨格筋の構造

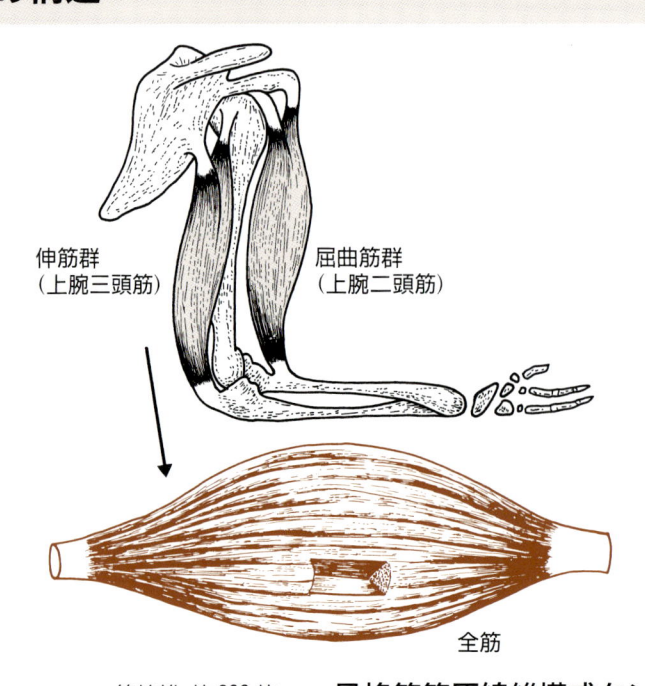

伸筋群
（上腕三頭筋）

屈曲筋群
（上腕二頭筋）

全筋

筋線維 約200倍

単一筋線維 約800倍

筋原線維 約10000倍

A帯　I帯　M線

Z帯　Z帯　H帯

ミオシンフィラメント
H帯
M線
I帯
Z帯
A帯
アクチンフィラメント

骨格筋筋原線維構成タンパク質（ウサギ）

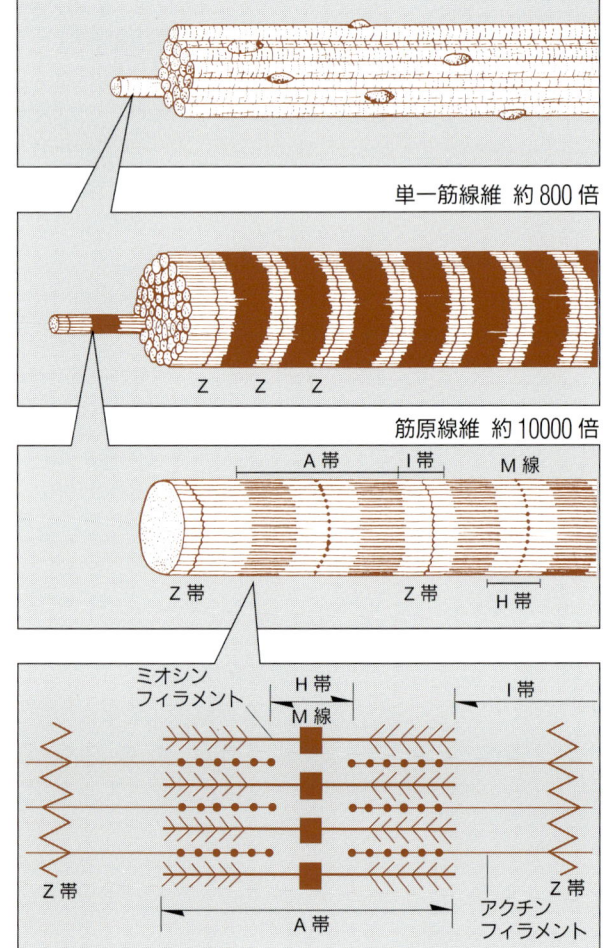

蛋白質	分子量（キロダルトン）	含量(%)	所在	機能
A. 収縮蛋白質				
ミオシン*	500	43	A帯	アクチンと反応
アクチン*	42	22	I帯	ミオシンと反応
B. 調節蛋白質				
主要				
トロポミオシン*	33×2	5	I帯	アクチンと結合
トロポニン*	70	5	I帯	カルシウム調節
トロポニンC*	18			カルシウムと結合
トロポニンI*	21			アクチン・ミオシン反応阻害
トロポニンT*	31			トロポミオシンと結合
微量				
M蛋白質	165	2	M線	ミオシンを束ねる
α-アクチニン	95×2	2	Z帯	アクチンをゲル化
β-アクチニン	35+32	—	アクチンの自由端	アクチンの末端因子
ゲルゾリン	93×2	—	I帯	アクチン切断作用
C. 骨格蛋白質				
コネクチン	2,800	10	A, I帯	ミオシンをZ帯に連結
ネブリン	800	5	N_2線	?
ビンクリン	130	—	細胞膜下	細胞膜連結
デスミン*	53	—	Z帯周囲	Z帯連結

*アミノ酸配列決定済み．含量（—）は0.1％以下

3 横紋筋線維

1. 筋線維の微細構造

哺乳類の骨格筋ではむずかしいが，両生類の筋束からは，腱から腱までの1本の筋線維をほとんど無傷に分離することができる．この筋線維を光学顕微鏡で観察すると厚い細胞膜でつつまれているようにみえる．Bowman (1840) はこれを筋鞘(サルコレンマ) sarcolemma と名付けた．広義の筋鞘の厚さは 300～500 Å であり，形質膜 plasma membrane, 基底膜 basement membrane, 膠原線維 collagen fibril および糖皮 glycocalyx を含む．形質膜（真の筋線維細胞膜）の厚さは約 100 Å である．

筋細胞も一般の細胞と基本的には同じ構造を示している．筋鞘で包まれる筋形質 sarcoplasm には，収縮機構に関係して高度に発達した直径 1 μm の数百から数千本の筋原線維が筋線維の長軸方向に走っている．

筋原線維間および筋鞘との間には，ミトコンドリア，グリコゲン顆粒，リソソーム，リボソーム，脂肪球，可溶性蛋白質，代謝産物，酵素などが含まれている．核の付近にはゴルジ装置も存在する．筋細胞の特徴的な構造物としては筋小胞体 sarcoplasmic reticulum (SR) をあげることができる．これは筋原線維を取り囲む網目状の膜様小器官で，小胞体 endoplasmic reticulum (ER) から特殊分化した滑面小胞体 smooth surfaced ER と考えられている．

横行小管系（T-管）は，筋鞘が陥入してできたもので，筋小胞体と連絡をもっている．T-管の両側には膜を隔てて SR があり，少し膨化して終槽 terminal cistermae になっている部分と連結している．T-管をはさんで，いわゆる3連構造 triad，あるいは2連構造 diad の状態で存在していることが多い．両生類の骨格筋ではZ帯の部位にあり，その他哺乳類の骨格筋では A-I 接合部（後述）にある．

SR および T-管についての研究が進むにつれて，それらの詳細な構造の知見とともに，SR および T-管が筋形質膜興奮の内部伝達，および収縮惹起に重要な意味をもつことがわかってきた．

2. 筋原線維 myofibril

光学顕微鏡で筋線維を観察すると，線維の長軸に沿って交互に繰り返す暗い帯と明るい帯の縞，すなわち横紋構造がみられる．この横紋構造は，筋鞘を取り去った標本（筋鞘剥離標本，筋原線維標本，Natori 1954）でも存在する．この明暗帯には屈折性があり，強い複屈折性を有する暗帯 anisotropic band (A-band) と，単屈折性を示す明帯 isotropic band (I-band) とに分けることができる．偏光顕微鏡でみると暗帯は逆に明るくみえる．

弘拡大で観察すると暗帯の中央にやや明るい幅約 0.3 μm の H 帯 H-band, H-zone があり，その中心部にやや密度の高く横に走る線（M 線）が認められている．M 蛋白が含まれている．

明帯の中央には，同じように横に仕切る密度の高い縞構造があり，これをZ帯 Z-membrane, Z-disc, Z-line, Krause 膜という．Z帯から次のZ帯までの間を筋節 sarcomere といい，筋原線維の形態学的単位とすることができる．Z帯には α-アクチニンが含まれている．

筋節の長さは，筋の収縮あるいは弛緩状態により変化する．哺乳類，カエル骨格筋で静止している状態（弛緩状態）の筋節長は 2.3～2.5 μm であり，ザリガニなどでは 2～4 μm と 6～10 μm の2種類の筋節がある．このように種によって筋節長は異なるが，一般的には家兎，カエル骨格筋での観察結果が記載されている．もし，カエル骨格筋が収縮して筋節が 2.2 μm 以下になると，H 帯が消失する．この場合，A 帯の長さは一定であり，I 帯の長さだけ変化するようにみえる．

A 帯，I 帯には，直径が 10～11 nm および 5～7 nm の2種類の蛋白線糸 protein filament が筋細胞の長軸方向に走っている．太いほうのフィラメントは A 帯にあり，細いほうのフィラメントは Z 帯から伸びて I 帯全体にわたり太いフィラメントの間に入り込んでいる．A 帯の横断面でみると，太・細フィラメントの配置は，太いフィラメントの周囲を6本の細いフィラメントが正六角形状に整然と点在し取り巻いている．太いフィラメントは，主としてミオシン myosin 成分，細いフィラメントは主としてアクチン actin 成分からなる蛋白線糸である．したがって前者を myosin filament あるいは thick filament (A-filament) といい，後者を actin filament，あるいは thin filament (I-filament) という．

筋原線維の構成蛋白質は多くの種類が発見されており，その役割から収縮蛋白質，収縮機能を調節する蛋白質，太いフィラメントや細いフィラメントそして細胞骨格を保持している骨格蛋白質に分類されている．なかでも細胞構築蛋白質であるコネクチン(タイチン)，ネブリン，ビンクリンについては単一クローン抗体を用いた研究からその働きが解明されてきている．

図226　骨格筋の微細構造

筋線維の種類（組織化学染色像）(210倍)

SOL
1: HE染色
2: SDH染色
3: ATPase染色(pH 4.35)
4: ATPase染色(pH 10.4)

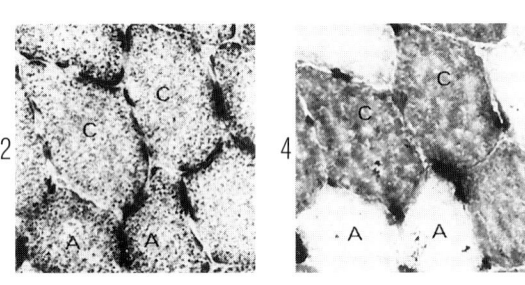

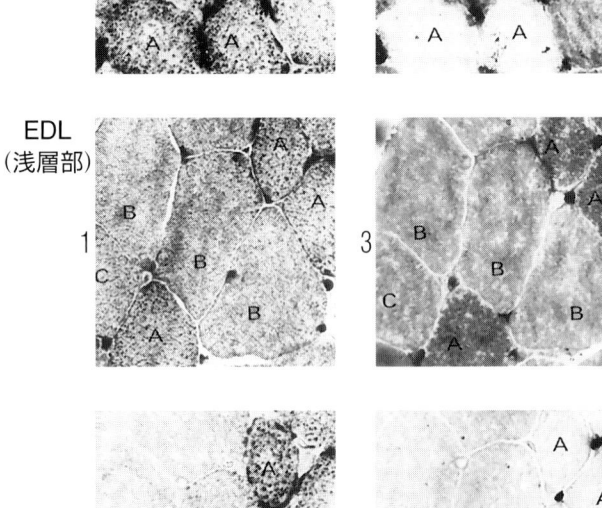

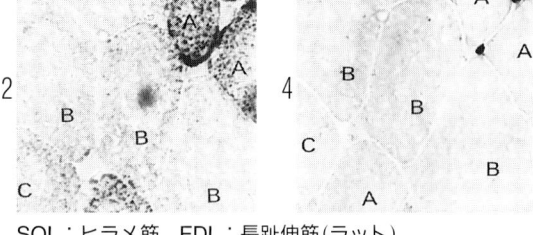

EDL（浅層部）

SOL：ヒラメ筋　EDL：長趾伸筋（ラット）
A：SO（タイプⅠ）線維
B：FG（タイプⅡB）線維
C：FOG（タイプⅡA）線維

筋線維の長軸方向の電顕像 (11,000倍)

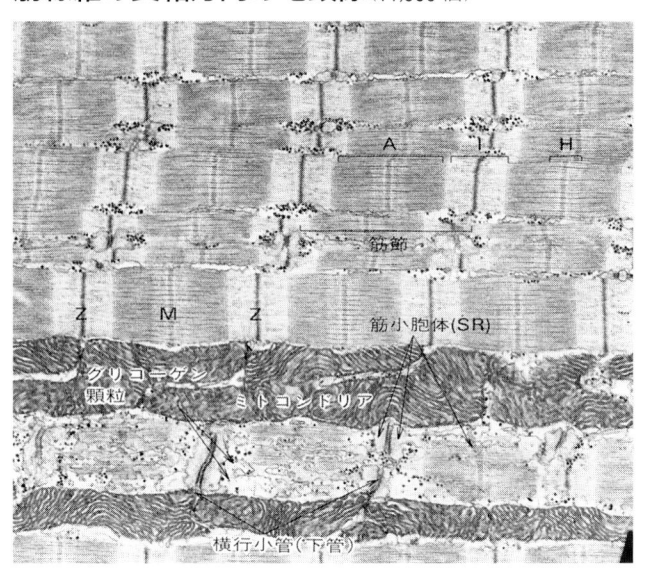

（A, H, 筋節, Z, M, Z, 筋小胞体(SR), グリコーゲン顆粒, ミトコンドリア, 横行小管(T-管)）

筋線維の横軸方向の電顕像 (18,000倍)

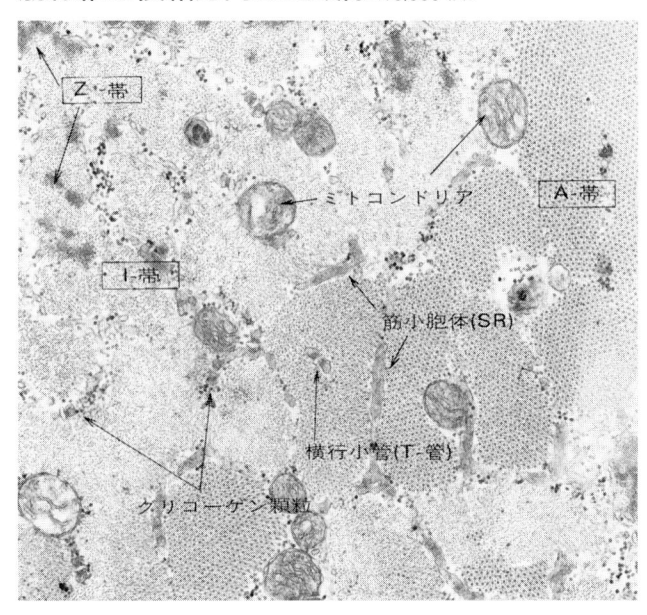

（Z-帯, A-帯, I-帯, ミトコンドリア, 筋小胞体(SR), 横行小管(T-管), グリコーゲン顆粒）

骨格筋線維の分類とその呼び方

提唱者	筋線維タイプ		
Ogata (1958)	赤筋線維	中間筋線維	白筋線維
Peter et al. (1972)	SO線維	FOG線維	FG線維
Gollnick et al. (1972)	Ⅰ型線維	Ⅱ型線維	
Saltin et al. (1977)	Ⅰ型線維	ⅡA型線維	ⅡB型線維
Dubowitz and Pearse (1960)	遅筋線維	速筋線維	
Brooke and Kaiser (1970)	遅筋線維	速筋a線維	速筋b線維

4 骨格筋線維の種類

1. 赤筋・白筋・中間筋

　骨格筋は，その種類により外見上の色から区別することができる．肉眼的には赤っぽい色を呈する筋肉（赤筋 red muscle），白っぽい色を呈する筋肉（白筋 white muscle）および中間の色を呈する筋肉に分類される．このことは17世紀後半から知られていたが，一般的になったのはRanvier (1874)によって赤筋が遅い収縮をするという発見がなされてからである．この現象は主として哺乳類の骨格筋で認められ，筋細胞に含まれるミオグロビン myoglobin という色素蛋白（ヘム蛋白）の量的差異によるものである．赤筋ではその含有量が多い．また両者の中間的性質を示す中間筋も存在する．

　哺乳類の白筋は，からだの表面に近いところに存在し，速動性の急速な動きを行うが疲労しやすく，速筋ともいわれる．一方，赤筋は，からだの深層部で骨格に近いところにあり，持続性の経過の長い収縮を行うことから遅筋あるいは姿勢維持筋ともいわれ，疲労しにくい．光学顕微鏡下で，赤筋は主に暗い筋線維の集合からなり，白筋は主に明るい筋線維の集団からできている．

2. 赤筋線維・白筋線維・中間筋線維

　赤筋を光学顕微鏡あるいは電子顕微鏡によって細かく観察すると，直径が小さい筋線維がきわめて多数含まれ，その1本1本の筋線維は筋形質に富みミトコンドリアが多く脂肪滴も多い．一方，太い直径の筋線維が多く，筋形質，ミトコンドリア，脂肪滴が少ない線維が集合する筋は白筋である．

　哺乳類の骨格筋は前述したように種々の特徴をもっているが，筋線維も分類すると白筋，赤筋および中間筋と同じように白筋線維（速筋線維），赤筋線維（遅筋線維），および中間筋線維に分けることができる．

　1本の筋線維を摘出し，その収縮速度・曲線をみると，赤筋線維は遅い収縮をするということで緩徐筋線維 slow あるいは tonic muscle fiber, type I fiber ともいわれ，速い収縮を行う白筋線維を速動筋線維 fast あるいは phasic muscle fiber, type IIB fiber という．中間のものは intermediate fiber, type IIA fiber といわれる．

　また，これらの筋線維は，組織化学的方法によって染め分けることができる．写真はその1例であり，コハク酸脱水素酵素（SDH）染色と，アデノシン三リン酸分解酵素（ATPase）染色によって得られたものである．

　以上，筋線維を形態学および細胞化学のうえから緩徐筋線維に関して説明すると，次のような相違点がある．①筋線維の直径が小さい，②ミトコンドリアの含有量が多く分布状態では集合したり筋鞘付近に多い，③筋原線維の直径と本数は概して少ない，④筋節の形態は不規則なことが多い，⑤筋小体胞の形態は不規則である，⑥ミトコンドリア由来の酵素活性は高い，⑦ホスホリラーゼ活性は低い，⑧グリコゲン顆粒の含有量は少ない，⑨脂肪滴の含有量は比較的多い（哺乳類の筋線維では），⑩筋線維のATPase活性が低い，⑪筋小胞体のCaイオンの取り込み・放出が緩徐である，などである．速動筋線維では，これらの性質が逆にみられる．

　筋線維を代謝面からみると，一般に赤筋線維はエネルギーを得るために有酸素的代謝活動が行われるので，酸化的酵素活性が高い．一方，白筋線維では，解糖系酵素活性が高い．

　筋線維に対する支配神経からみると，赤筋線維は細い運動神経(4.5〜7.2 μm)によって支配されており，白筋線維は太い運動神経(11.4 μm以上)支配がある．また前者では，活動電位の伝播が悪く，全か無の法則 all or none low に従わないが，後者では逆になる．筋線維のタイプ分けは，提唱者によってまちまちであるが，筋線維の代謝的および機能的特性を加味したPeterら(1972)の分類がよく用いられている．すなわち白筋線維をFG線維（fast-twitch glycolytic fiber），赤筋線維をSO線維（slow-twitch oxidative fiber）および中間筋線維をFOG線維（fast-twitch oxidative and glycolytic fiber）と分類するものである．

　以上，白筋，赤筋および中間筋は，白筋線維(FG)，赤筋線維(SO)および中間筋線維(FOG)数の多寡により決定される．特に単一筋線維を摘出して行う実験では，どのタイプに属する筋線維かを調べる必要がある．カエルなどの骨格筋では type I(SO) および IIB(FG) しか存在しない．しかし哺乳類の骨格筋ではこれに type IIA(FOG) が加わることになる．これらはそれぞれ形態学上，組織化学上，およびその収縮タイプのうえから分類することが可能である．

図 227 筋細胞の活動電位

運動神経終板（末端）(A) および筋細胞 (B) における活動電位

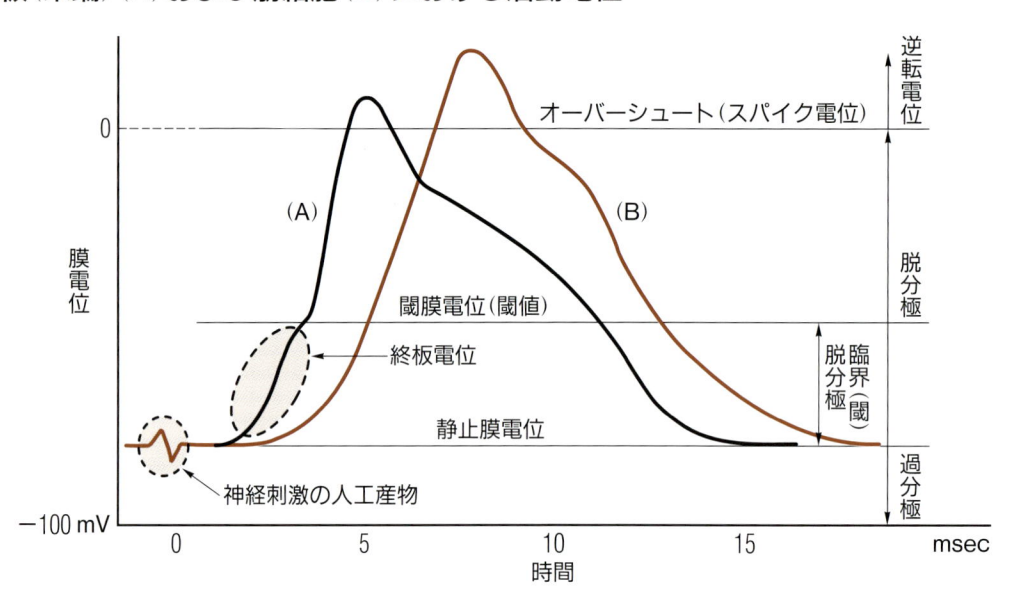

興奮性細胞膜における活動電位の経過中に生ずる Na 流入と K 流出 (a) から (e) の模式図

(b) は脱分極過程であり　(d) は再分極過程である

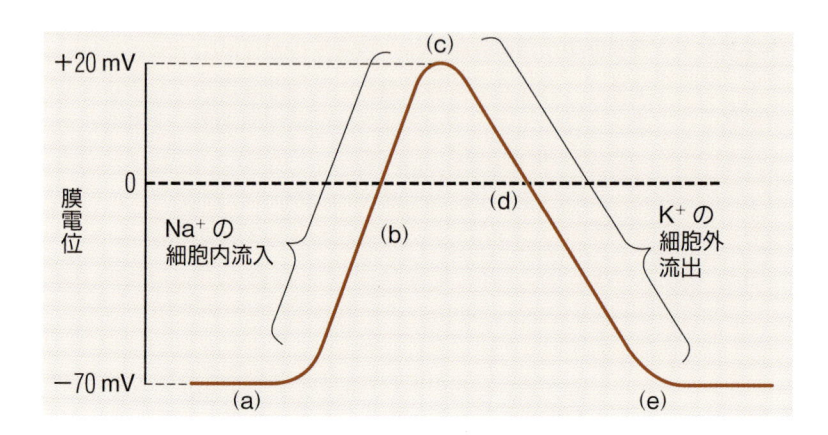

種々の細胞の平均静止電位および活動電位

細胞	動物	静止電位 V_r (mV)	活動電位 オーバーシュート V_a (mV)	スパイク高 $V_a - V_r$ (mV)
骨格筋	カエル	−88	+31	119
心筋	イヌ心室	−94	+41	135
無髄神経	ヤリイカ	−62	+42	104
有髄神経	カエル	−71	+45	116

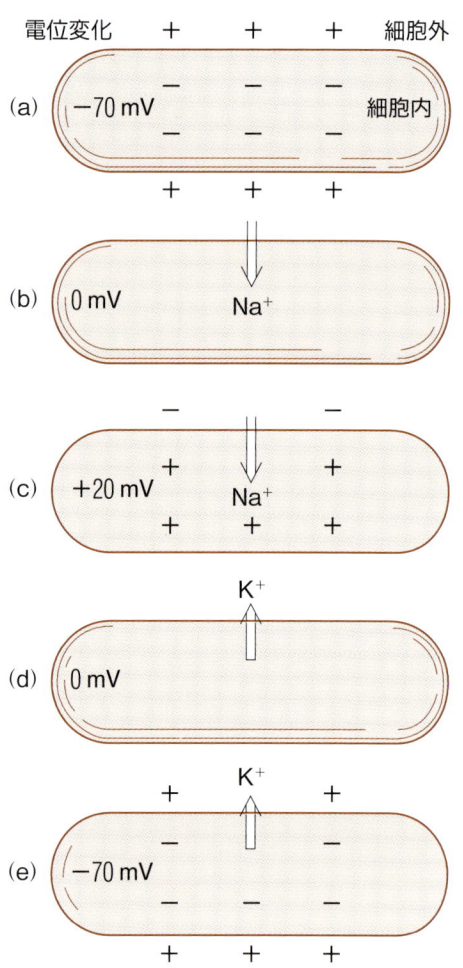

5 筋細胞膜の性質

1. 興奮性細胞 excitable cells

筋細胞は神経細胞と同じように活動する細胞である．刺激に対して反応を示し，細胞独特の活動を生ずることから，一般に興奮性膜 excitable membrane をもつ細胞という．

骨格筋細胞膜に刺激が加わると，静止している状態（静止状態 resting state）から一気に活動状態 active state に入り，収縮という現象が誘発される．この刺激には，機械的，温熱的，電気的，化学的あるいは物理化学的刺激が有効となる．しかし，筋に対する生理的な刺激は，運動神経を介す衝撃（活動電位 action potential）であり，神経筋接合部 neuromuscular junction（NMJ）（終板 endplate）を通して筋線維に達する．

筋細胞に達した刺激は，筋細胞内に独自の活動電位を発生する．この結果，収縮蛋白系である太・細フィラメント（A-, I-filament, myosin filament, actin filament）間に滑走 sliding が起こり，収縮現象を呈するのである．収縮の直接的なエネルギーは，アデノシン三リン酸 ATP の分解によるが，筋小胞体(SR)，T-管，Ca イオンなど多くの因子が関与して，電気的エネルギーから化学的エネルギー，そして機械的エネルギーというような変換を行うことになる．そして，1つの有効な刺激が1回の収縮現象へと結びついてくるのである．

2. 骨格筋細胞の静止電位 resting potential

静止状態にある細胞では，細胞内が常に負（マイナス）であり，ある一定の電位（静止電位）をもって安定している．筋細胞に限らず，生きている細胞の形質膜は各種イオンに対して選択的透過性という性質をもち，これによって膜電位 membrane potential が生じている．この膜電位は，細胞内にきわめて細いガラス電極（先端が 0.2～0.5μm）を刺し込んで，細胞内外の電位を計測することによって測定される．この方法を微小電極法 microelectrode method といい，電気生理学の研究においてなくてはならない方法の1つである．

膜の両側にイオンの濃度差がある場合，イオンの移動が開始され，ある一定の状態で安定する（平衡状態）．静止状態では，細胞膜を通して各イオンの流入 influx と流出 efflux が動的に平衡状態が保たれているわけで，この状態でそれぞれのイオンの透過定数を計算すると Na^+ と Cl^- については非常に小さい値となる．したがって静止電位は K^+ の平衡電位 equilibrium potential（膜の両側にイオン濃度の差があるとイオンの移動が起こり，膜の両側の電気化学ポテンシャルが等しくなると移動が止まり，この状態で生ずる電位）ということになり，Nernst の式から約 -90 mV と計算される．

実際，種々の細胞から静止電位を測定してみると，カエル骨格筋で -88 mV，イヌ心室筋で -94 mV，モルモット結腸ヒモで -50～-60 mV，ヤリイカ無髄神経で -62 mV，カエル有髄神経で -71 mV という測定値が得られ，これらはそれぞれ K^+ の平衡電位に近い値である．

3. 骨格筋細胞の活動電位 action potential

骨格筋線維に適当な刺激が与えられたとき（閾値以上の刺激），刺激部に興奮が生じて活動電位が発生され，それが筋鞘全体に伝播される．

活動電位は，膜のイオンに対する透過性の一時的変化によって生ずるものである．このときの透過定数は，Na^+ に関して静止状態より約 500 倍も増加している．すなわち膜を通じて Na^+ の流入が起こり，膜電位は Na^+ の平衡電位に近づくことになる．この状態を微小電極法で記録すると，興奮部で最初に静止電位が 0 mV に近づき（脱分極 depolarization），次に膜電位が 0 となり，極性（+，−）が逆転し，細胞外電位が高くなり（オーバーシュート overshoot），その後再び静止電位まで膜電位が復帰する（再分極 repolarization）現象がみられる．再分極過程には，K^+ の流出が起こり，K^+ の平衡電位に近づくようになる．

この経過は，細胞の種類によって異なるが，非常に短い時間で終わる．骨格筋細胞では，再分極過程に引き続き，後電位 after potential が認められ，神経細胞では静止電位以下に下がって再び静止電位にまで戻る過程（後過分極 after hyperpolarization）がみられる．

図228 筋収縮のタイプ

等張性収縮曲線記録装置

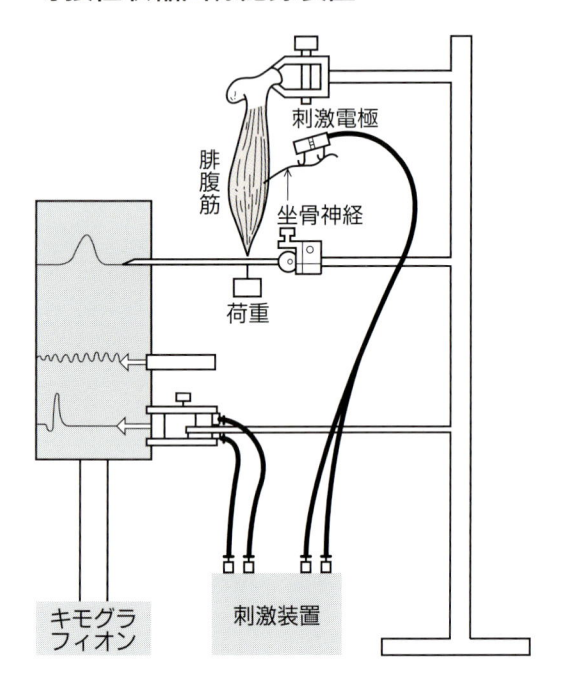

カエル縫工筋束による等張性単収縮曲線（T）と等尺性単収縮曲線（M）

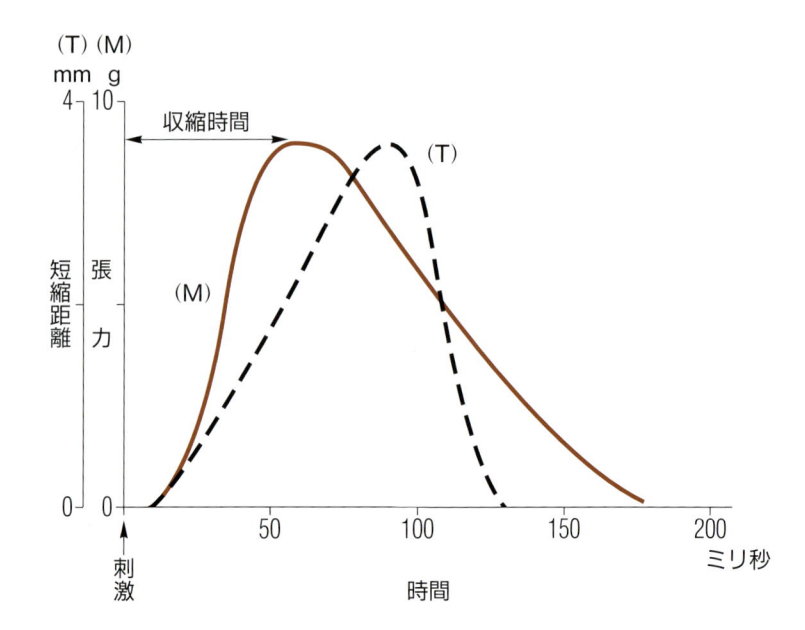

等尺性収縮曲線記録装置

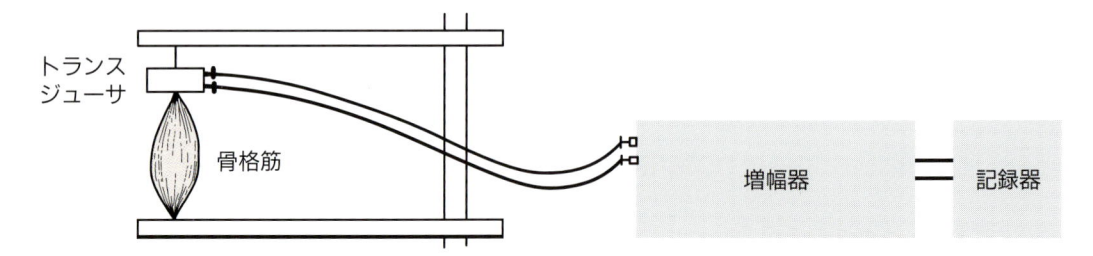

等張性収縮による短縮曲線

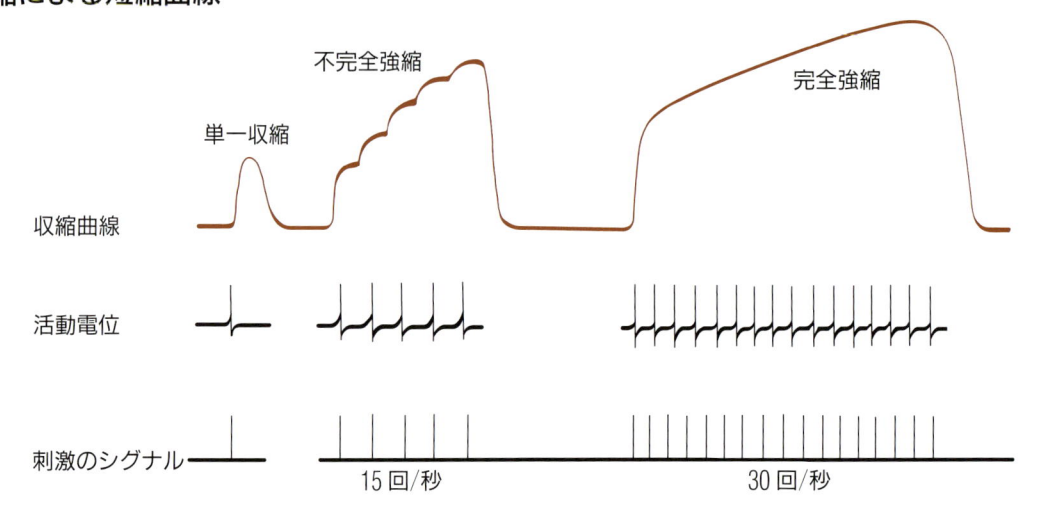

6　骨格筋の収縮

1. 等張性収縮 isotonic contraction と等尺性収縮 isometric contraction

ここにカエルの下肢から得られた神経-筋肉標本 nerve-muscle preparation があるとする．筋自体を電気刺激するか，あるいは神経に電気的刺激を加えると，短い潜伏期についでその筋の収縮する状態がみられ，それを記録することができる．骨格筋収縮における基本的な実験の1つである．

この場合，筋の一端を固定し，図228左上のように他側に重りをつけて測定した短縮が等張性収縮である．図は重りをつけたほうに槓杆（ヘーベル Hebel）をつけ，その先をキモグラフィオン上において短縮曲線を描けるようにセットしたものである．この短縮は時間に対して直線的，すなわち定速度である．

筋の両端を固定して刺激を与えると，筋は短縮しないがその両端に張力が発生する．これを図228中段のようにひずみ計（トランスジューサ transducer）で測定し張力の時間的経過を観察することができる．このような収縮を等尺性収縮という．

等尺性収縮で刺激から収縮曲線の最大になるまでの時間を収縮時間 contraction time といい，筋によってそれぞれ異なっている．この時間が速いほど収縮が速い．この収縮張力の上昇は時間に対して指数関数的である．

等張性収縮の短縮は，筋線維に発生する張力によって生ずるが，弛緩は負荷（重り）の重量によって行われる．刺激から収縮発生までの時間（潜伏時間）は，装置や負荷の状態によって変化するが，よい条件下では2～3ミリ秒にすぎない．持続時間は約 0.1 秒である．

それぞれの短縮曲線および収縮曲線は図228右上に示されている．

厳密にいうと，生体内で筋肉が収縮する場合は，等尺性収縮と等張性収縮が同時に生じている．

2. 単一収縮 twitch と強縮 tetanus

以上のように，筋の収縮曲線（張力曲線，短縮曲線）を記録することができるが，これは1個の刺激（単一刺激）によって得られるものである．すなわち，この1回の収縮と弛緩する過程を単一収縮，または攣縮 twitch という．

2個以上の刺激が，しかも適当な間隔をおいて加えられると，単一収縮の場合より大きな収縮が得られる（収縮の加重 summation）．これを強縮 tetanus という．刺激頻度が適当でない場合，図228下のように単一収縮が融合せず，その動揺がみられる．これを不完全強縮 incomplete tetanus といい，頻度が適当であれば（臨界融合頻度を超えたとき），動揺せず完全強縮 complete tetanus になる．

強縮の最大張力は，単一収縮の数倍となり，収縮時間の短い筋ほど大きいが，強縮を長く続けると収縮高は次第に低くなり，筋は疲労 fatigue に陥る．生体における筋肉の動きは，ほとんど完全強縮によるものである．

収縮時間，収縮曲線，短縮速度などは環境温度によって著しく変化する．

以上の他の収縮の型として，拘縮（痙縮 contracture）および，硬直 rigor をあげることができる．前者は，たとえば激しい筋運動をした後にみられる長く続く収縮であり，その後ゆっくり弛緩する．カフェイン，キニーネ，アセチルコリン，アルカリ，酸などでも引き起こすことができる．後者は，不可逆的変化であり，水硬直，死後硬直，熱硬直，酸・アルカリ硬直などがある．

3. 全か無の法則 all or none law

単一筋線維において，収縮を惹起させるに必要な刺激であれば，それ以上強い刺激に対しても同じ大きさ（強さ，張力）の単一収縮を得ることができる．すなわち閾値以上の刺激であれば（電気刺激の3要素，強さ・持続時間・電流の時間的変化率が満たされていれば），収縮という反応はすべて同じである．これを全か無の法則 all or none law という．

全か無の法則は，初めカエルの心筋によって提唱されたが，この法則に従う性質のあるものを等興奮系，従わないものを不等興奮系という．単一筋線維の場合は，等興奮系として扱ってよい．全筋あるいは数百本の筋束にしたときは，刺激の強さによって階段状に収縮高が増大し，この法則に従わない．筋線維によってそれぞれ閾値が異なるために，刺激を強くすることによって反応する筋線維数も増すことにより，階段状の現象がみられる．

神経線維に対しても同じような現象がみられ，神経束のうちで最も閾値の高い神経線維が興奮するに至って反応が最大となる．筋束および神経束に対してこのような刺激を最大刺激 maximal stimulus という．

図229　骨格筋の力学的性質

筋の力学的模型

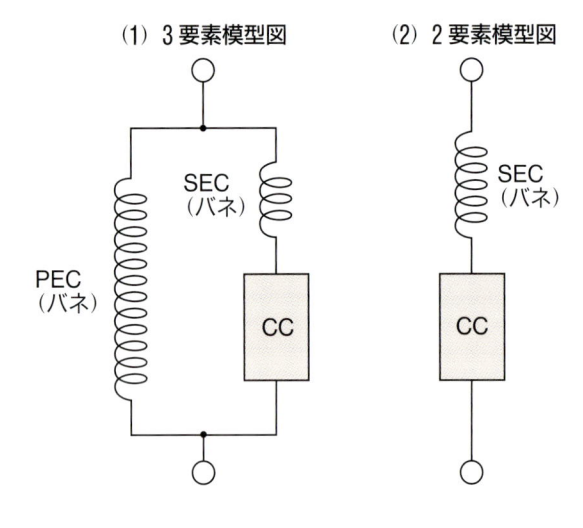

(1) 3要素模型図

PEC（バネ）, SEC（バネ）, CC

(2) 2要素模型図

SEC（バネ）, CC

PEC：並列弾性要素，SEC：直列弾性要素，CC：収縮要素

(3) 筋力―長さ関係曲線

縦軸：張力（％）（生体長での張力を100％とする）
横軸：筋の長さ（％）（生体長を100％とする）

A：静止張力曲線，B：全張力曲線，C：活動張力曲線

0℃におけるカエル縫工筋の負荷―速度曲線

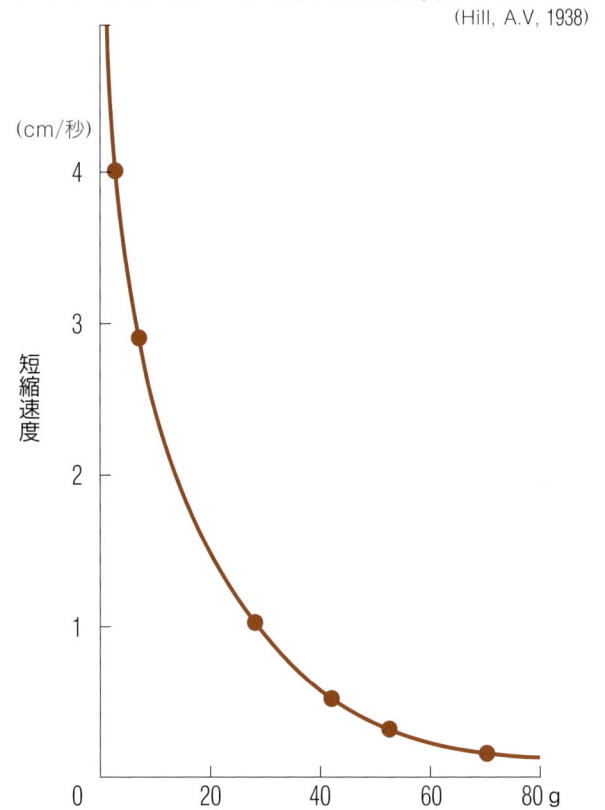

(Hill, A.V. 1938)

縦軸：短縮速度（cm/秒）
横軸：負荷（g）

Hillの特性式（次ページ参照）を用い
a＝14.35 g，b＝1.03 cm/秒，Po：65.2 gのときの曲線

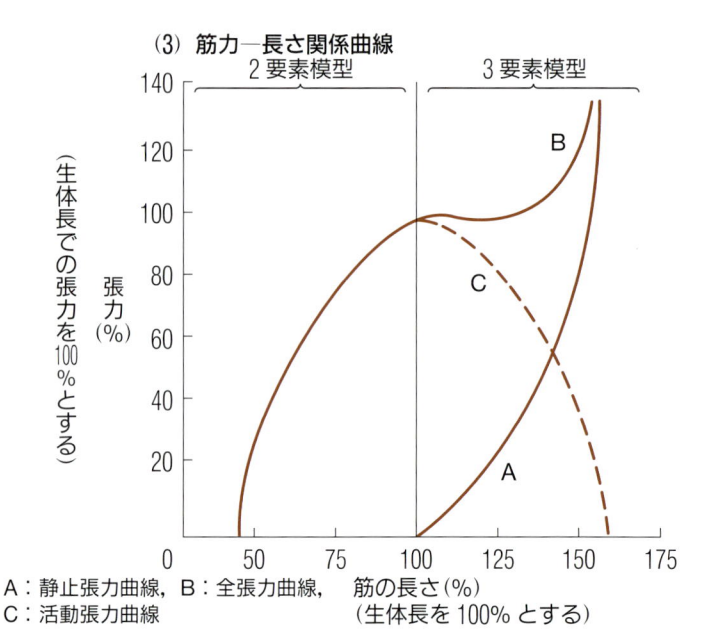

筋節張と発生張力との関係

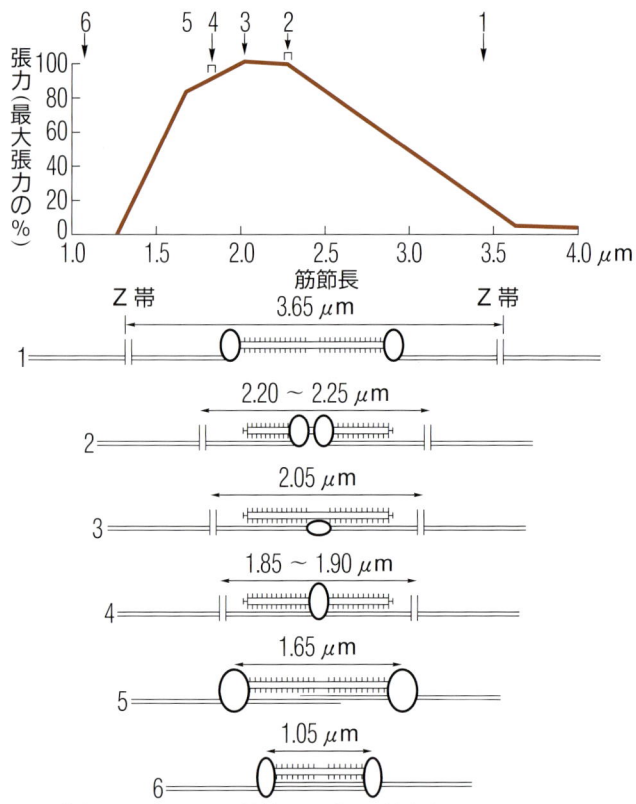

縦軸：張力（最大張力の％）
横軸：筋節長（μm）

1: 3.65 μm
2: 2.20〜2.25 μm
3: 2.05 μm
4: 1.85〜1.90 μm
5: 1.65 μm
6: 1.05 μm

張力曲線上の番号は下の筋節長の番号に対応する．
(Gordon, A. M., Huxley, A. F., and Julian, F. J. 1966, J. Physiol. より引用)

7 骨格筋の力学的性質

1. 張力-長さ曲線 tension-length curve

骨格筋は，筋細胞に含まれる太・細フィラメントの滑走によって引き起こされる．これにより発生する張力，および長さの変化は，しばしば筋の力学的模型として論じられる．

これには3要素模型が考えられ，収縮要素 contractile component (CC)，直列弾性要素 series elastic component (SEC)，および並列弾性要素 parallel elastic component (PEC) で図228上のような模型となる．

アクチンおよびミオシン間に存在する連結橋 cross bridge の形成されている要素 (CC) の活動が筋の発生に関与するものである．SEC および PEC は，筋の活動と無関係であり単にバネのような働きを行うといわれる．

静止状態にある筋を引き伸ばすと，静止張力 resting tension を発生し，これが発生しはじめるときの筋の長さを静止長 resting length という．静止張力は PEC によって生じ（曲線A），その曲線は PEC の長さと張力の関係から測定される．PEC に対応する要素としては，筋形質の筋鞘，筋小胞体（SR）などが考えられている．

等尺性収縮では，静止長にある筋標本が最大の張力を発揮する．図からわかるように，筋の長さ（静止長を100％とする）が短くても長く引き伸ばされても減少してくる．筋の長さが静止長より短い範囲では，PEC を考える必要がなく，2要素模型として扱うことができ，静止長が100％以上のとき発生する張力では3要素模型が必要となる．

図の曲線Bは，各筋長における強縮時の張力を示しており，点線で示される曲線Cは曲線Bから曲線Aを差し引いて得られる実際の筋活動による張力である．したがって2種類の張力-長さ曲線 tension-length curve を得ることができる．

2. 荷重（負荷）-速度曲線 load-velocity curve

筋に一定の重りをつけて，一方を固定して得られる等張性収縮では，最初の加速期を除いてほぼ一定の速度で収縮する．したがって SEC の長さは収縮期間中常に一定であると考えてよく，CC の短縮だけが筋収縮に反映されるので，この性質を研究するためには都合がよい．

Hill (1938) は，短縮速度と張力との関係は直角双曲線にほぼあてはまるとし，$(P+a)(v+b)=b(Po+a)=$ 一定，

という式をたてた．ここで Po は最大強縮張力，P は荷重，v は短縮速度，a および b は定数（a：熱定数，b：エネルギー遊離速度定数）である．これを Hill の荷重（張力）速度関係様式あるいは Hill の特性式 characteristic equation という．この式から荷重が0gのとき最大短縮速度が得られ，短縮速度が0cm/秒のとき最大等尺性収縮張力が得られることになる．

荷重 Po を $x$cm の距離だけ引き上げる仕事は Px である．このときに発生する熱量は ax であり，総消費エネルギーは $(P+a)x$ となる．短縮に t 時間がかかったとすると，$(P+a)x/t$，すなわち $(P+a)v$ となる．これが $(Po-P)$ に比例すると仮定し，その定数を b として得られる式である．この式が実験値とよく一致することは，Hill の仮定が正しいことを示しているが，近年この特性式に合わない実験事実も多く報告されるようになってきた．

3. 熱の発生

筋肉が収縮すると熱の発生をみるが，きわめて少ないために測定することがなかなか困難であった．Hill (1949) は，熱電対（堆）と精密な電流計によって，単一収縮を起こさせた筋の熱産生を測定することに成功し，カエル骨格筋（20℃の環境下で）の1秒間の強縮で0.03℃，単一収縮で0.001～0.005℃だけ上昇することを明らかにした．

単一収縮時の熱産生は次のように分けられる．

$$熱産生 \begin{cases} 初期熱 \begin{cases} 収縮熱 \begin{cases} 活動化熱 \\ 短縮熱 \end{cases} \\ 弛緩熱 \end{cases} \\ 回復熱 \end{cases}$$

いま，単一収縮が生ずると CC が活動状態 active state（CC より粘弾性要素を除いた真の収縮状態）に入ると，化学的変化が生ずるので活動化熱 activation heat（約1 mcal/g）が測定される．これが等張性収縮によるものであれば短縮熱 shortening heat という．ついで筋が弛緩するときにも化学的変化が起こり，弛緩熱 relaxation heat を生ずる．弛緩したあとでも化学的変化が起きていることから，回復熱 recovery heat が測定される．回復熱は有酸素的な状況下では初期熱と同じであるが，無酸素的な状況下ではほとんど発生しない．

また Fenn (1923) によると等張性収縮の熱産生は常に等尺性収縮のときより多く，筋が短縮して仕事量が多くなればなるほど熱発生量も多くなる（Fenn の効果）．

図230 興奮—収縮連関

膜電位，張力およびカルシウムイオンの動き

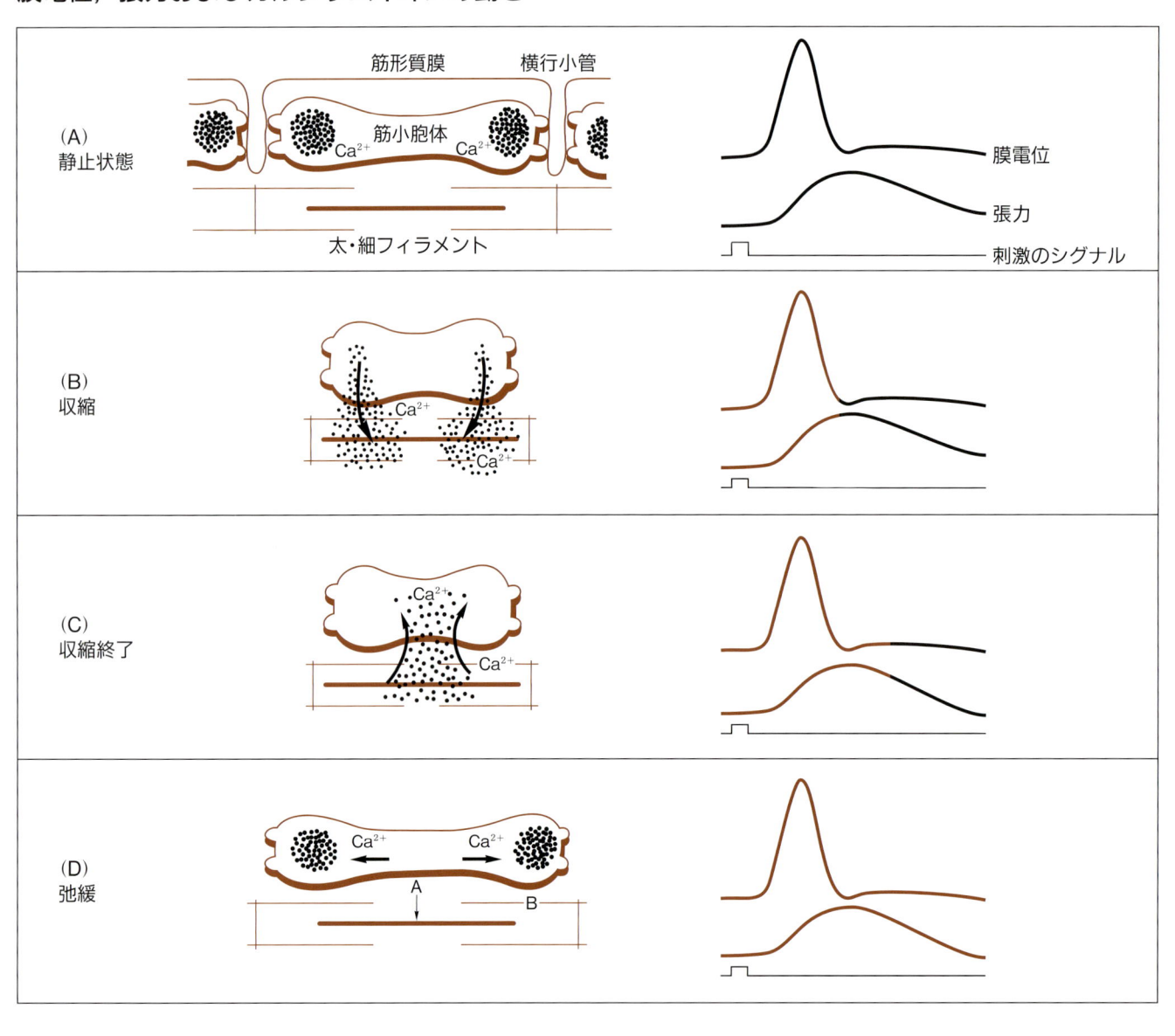

(A) 静止状態

筋形質膜　横行小管　筋小胞体　Ca^{2+}　太・細フィラメント

膜電位　張力　刺激のシグナル

(B) 収縮

Ca^{2+}

(C) 収縮終了

Ca^{2+}

(D) 弛緩

Ca^{2+}　A　B

細いフィラメントの模式図

トロポミオシン　アクチン　I C T　トロポニン

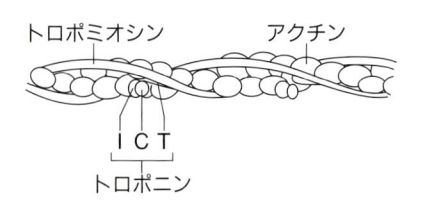

太いフィラメントの模式図
（ミオシン分子の重合想像図）

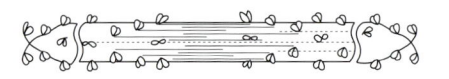

ミオシン分子の構造

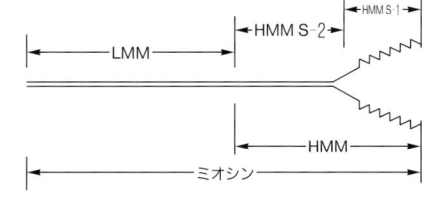

LMM　HMM S-2　HMM S-1　HMM　ミオシン

太いフィラメント内のミオシン分子の配列

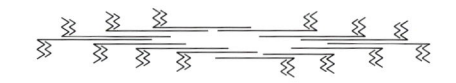

8 筋の収縮に至る過程

1. 興奮-収縮連関 excitation-contraction coupling

筋が刺激され筋鞘の電位変化（活動電位の発生）による脱分極が始まると，それは筋線維全体に波及し，収縮蛋白相互の滑走 sliding による張力発生から筋収縮が引き起こされる．この一連の生理学的連鎖反応ともいうべき過程を興奮-収縮連関, excitation-contraction coupling（E-C 連関）という．

筋線維の種類，構造の違いからこの過程は多少異なるが，ここでは現在よく研究されている骨格筋について述べる．

生理的な状態では，運動神経から筋終板を介して筋鞘に活動電位を生じ，膜を伝播する．筋細胞には横行小管（T-管，T-tubule）の陥入（直径約 40 nm）があり，筋原形質中に通じ，筋小胞体と 3 連構造 triad を形成している．両者の間には蛋白分子が配列しているフィート構造が存在する．フィート構造は植物から抽出されたアルカロイドであるリアノジンと特異的に結合することから，この受容体は Ca^{2+} チャネルであることが示唆されている．これと隣接し T-管膜に存在するデヒドロピリジン受容体の間で機械的カップリングを形成している．したがって細胞膜に発生した活動電位は，T-管にも影響を及ぼし，T-管と機能的な連絡がある筋小胞体に電気的変化を誘発せしめることになる．この結果，筋小胞体に貯蔵されている Ca^{2+} の遊離が引き起こされる．筋原形質中に遊離した Ca^{2+} がある一定の濃度を超えると（約 10^{-6} モル），収縮蛋白系に働いてミオシン・アクチンフィラメント間の滑走が生じてくる．以上の過程は，両フィラメントを中心とするエネルギーが収縮現象に結びつくということから，化学的力学的連関ともいわれる．

筋小胞体膜には Ca チャネルがあり，それが開口することによって Ca^{2+} が筋形質に放出される．Ca^{2+} の回収は，筋小胞体膜の Ca ポンプによって ATP のエネルギーを利用しながら行われ，筋小胞体中の Ca 結合蛋白であるカルセクエストリンと結合し貯蔵される．

2. 太・細フィラメントからみた E-C 連関

ミオシンフィラメント（太いフィラメント）は，ATPase，アクチン結合能および会合性をもつ．ミオシン-ATPase により ATP 分解によって化学エネルギーが発生し，機械的エネルギーに変換される．1 本のミオシンフィラメントは約 200 個のミオシン分子が重合している．ミオシン分子の構造は長さ約 150 nm，直径 2 nm と 4 nm で分子量約 48 万である．ミオシン分子は，さらに軽いメロミオシン light meromyosin（LMM）と重いメロミオシン heavy meromyosin（HMM）に分割することができ，HMM は S-1，S-2 という ATPase 活性およびアクチン結合能をもつ部分がある．ミオシンフィラメントはこのミオシン分子が重合しているもので，HMM による突起が両側にしかもアクチンフィラメントの方に突出している．これがクロスブリッジ cross bridge（連結橋）に相当する．

アクチンフィラメント（細いフィラメント）は，球状のアクチン分子（G-actin）が数珠玉様に連なったもので（F-actin），分子量 4.5 万～4.8 万．G-actin の直径は約 5.4 nm で約 200 個連結し，これが 2 本より合わさり，別の蛋白体であるトロポニン troponin（分子量約 8.6 万）およびトロポミオシン tropomyosin（分子量約 6.8 万）が結合し，1 本の細いフィラメントをつくっている．分子内には ATP と二価イオン（Ca^{2+} または Mg^{2+}）がそれぞれ 1 分子ずつ結合している．

トロポニンは，他の収縮蛋白体に比べて最も Ca^{2+} を引きつける働きがある（トロポニンのサブユニット TN-T，TN-I，TN-C のうち分子量 17,000～18,000 の TN-C）．これらは細いフィラメント上に約 40 nm の間隔をもって存在していることが，電顕像で明らかにされた．

さて分子レベルにおける E-C 連関は，筋小胞体に集積されている Ca^{2+} が膜電位変化の影響により遊離し，TN-C と結合し（Mg-ATP の存在下で），トロポニンに生じた形状変化がトロポミオシンに伝えられて抑制が除かれ，アクチンとミオシンの収縮反応に至る．この反応を調節する機序は，構造上から次のように考えられている．すなわち弛緩時では，トロポミオシンの位置がアクチンの活性部を覆い収縮を抑制している．Ca^{2+} が TN-C に結合されると，TN-I との相互作用によりトロポミオシンの位置がアクチンの 2 重らせん溝の中央に移動する．これによってアクチンの活性部がミオシンにより露出されアクトミオシン ATP の分解が行われ収縮現象に結びつく．膜電位変化がやむと，筋小胞体は TN-C に結合していた Ca^{2+} を引き戻し，滑走のエネルギーがおさまり，（Mg-ATP の存在下で）弛緩現象が始まる．このことから Ca^{2+} は収縮弛緩の調節因子であるともいえる．

```
                    筋小胞体の放出する Ca イオン
                              ↓
    トロポニン ─────→ 活性トロポニン
                         ←─── トロポミオシン
    アクチン  ─────→ 活性ミオシン
                              ＋
                          ミオシン
                    結合 ↑↓ 解離   Mg-ATP の存在下
                    アクトミオシン（収縮）
```

図231 筋収縮の制御

細胞内カルシウムイオンの動き

太い矢印は能動輸送による．

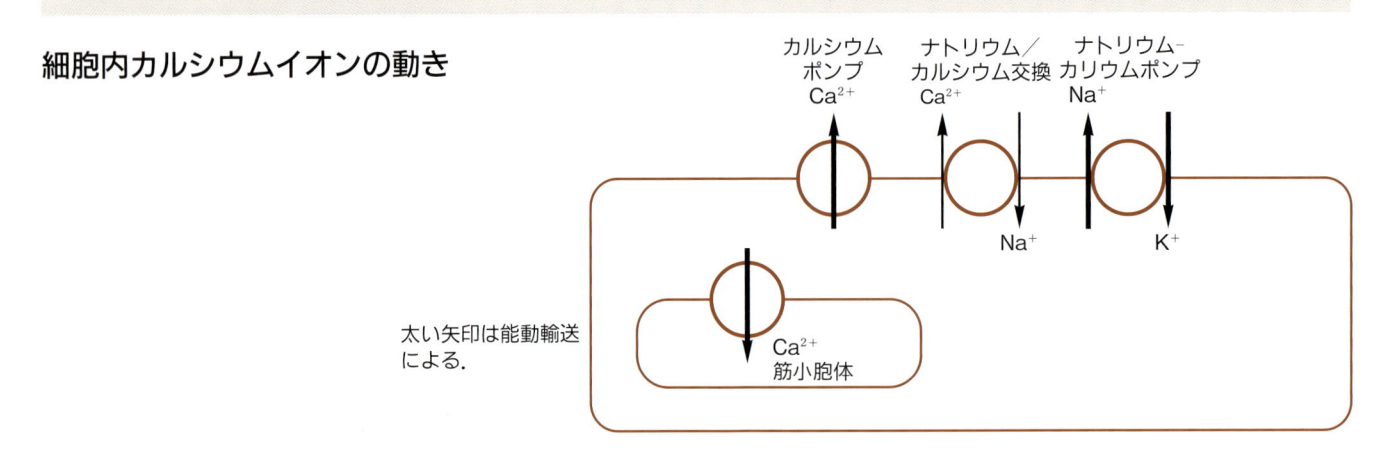

心筋細胞のイオン輸送とカルシウムイオンの動き

太い矢印は能動輸送による．

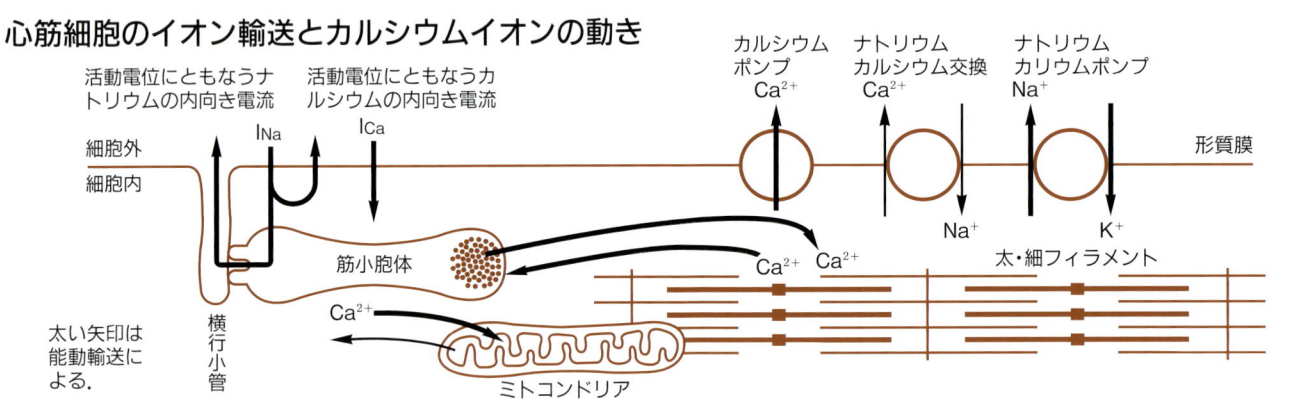

平滑筋細胞のイオン輸送とカルシウムイオンの動き

太い矢印は能動輸送による．

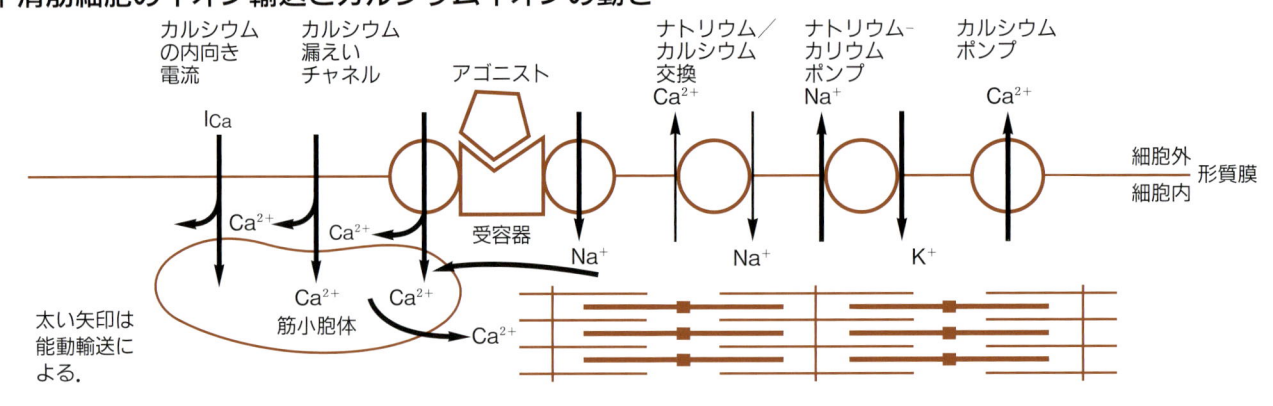

エクオリンによるカルシウムの信号と収縮 (Kurihara)

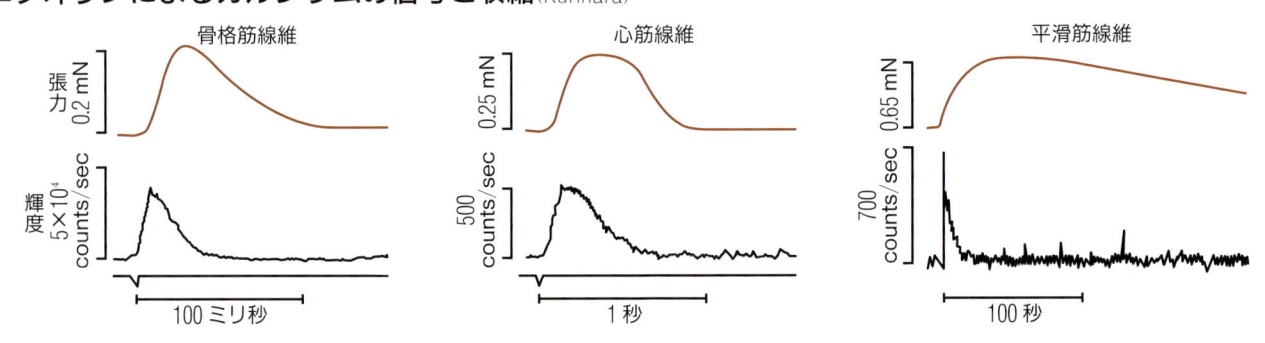

骨格筋線維　　心筋線維　　平滑筋線維

9　筋収縮の制御（筋収縮とカルシウムイオンの動員）

筋肉の収縮・弛緩は筋細胞（筋線維）に含まれる太・細フィラメント間の相対的な滑走slidingによって生じ，これには細胞内カルシウムイオンが重要な役割を演じている．すなわち筋収縮を制御しているのは遊離しているカルシウムイオンの細胞内濃度であり，このことは本質的に骨格筋，心筋，平滑筋で変わりはない．

1. 筋細胞内のカルシウムイオン

図231上にあるように，静止しているときの筋細胞内カルシウムイオン濃度は，細胞膜にあるポンプ機構やカルシウムチャネルを介して通常 0.1 μmol（10^{-7} mol）以下というきわめて低い濃度に調節されている．他のイオン，たとえば Mg^{2+} や K^+ の濃度はmmolオーダーで Ca^{2+} と比較すると何万倍も高い．低い濃度に調節されている Ca^{2+} は，わずかな量の Ca^{2+} の流入や流出によってその濃度を数十倍に変化させることが可能となり，これによって細胞外からの情報をいち早く感知し反応することができる．細胞内 Ca^{2+} 濃度を低く保つために，細胞膜上にあるカルシウムポンプがATPのエネルギーを使って Ca^{2+} を排除し，またナトリウム/カルシウム交換系およびナトリウム-カリウムポンプが働いている．筋小胞体膜にもポンプ機構があり，Ca^{2+} を取り込んでカルシウム結合蛋白であるカルセクエストリンを結合し貯蔵している．

2. 骨格筋細胞のカルシウムイオンの動き

図231中段にその模式図が示されており，筋鞘の脱分極が筋小胞体からの Ca^{2+} を遊離させ両フィラメント間の滑走によって収縮を生ずる．多くの場合，筋小胞体からの Ca^{2+} 放出が生理的な収縮であり，T管膜が脱分極すれば Ca^{2+} 放出が生ずる．強縮においては筋小胞体に貯蔵されている Ca^{2+} 量の約60％が筋形値中に放出される．細胞内の Ca^{2+} の動きは，細胞内に注入されたエクオリン（ある種のクラゲから抽出した発光蛋白で Ca^{2+} と結合すると発光する），蛍光色素，カルシウム指示票のシグナルから張力測定とともに記録することができる（図231下）．

3. 心筋細胞のカルシウムイオンの動き

心筋では骨格筋よりやや複雑であり，細胞膜の脱分極による Ca^{2+} の内向き電流とともに流入した Ca^{2+} が筋小胞体に貯蔵されることと，細胞に多量に含まれるミトコンドリアによる Ca^{2+} の取り込みや放出の経路が加わる．骨格筋と同じようにカルシウムポンプ，ナトリウム-カリウムポンプはATPを消費しながら Ca^{2+} を流出あるいは取り込み，それに関連してナトリウム/カルシウム交換系も存在する．心筋を刺激するとエクオリンの光信号は数十ミリ秒後に上昇し張力がみられ，光信号が減衰した後も張力発生は続く．また，筋を伸長すると光信号の減衰は促進されるが発生する張力は増加する．心筋では骨格筋と異なり，心筋細胞外の Ca^{2+} 濃度の増減によって細胞内の Ca^{2+} 動員機構は異なり，張力が変動することになる．

4. 平滑筋細胞のカルシウムイオンの動き

平滑筋も心筋や骨格筋と同じように細胞内フリー Ca^{2+} 濃度が 10^{-7} mol以上になると収縮を生ずる．平滑筋のカルシウム動態はかなり複雑であるが，細胞内イオン濃度の上昇には細胞外からのカルシウム流入と細胞内貯蔵部位（筋小胞体）からの遊離と大きく2つに分けることができる．前者には，静止時に細胞外からカルシウムイオンが流入し（漏洩チャネル），筋小胞体に貯蔵され，刺激を受けたときに放出されるという機構，膜の脱分極によるカルシウムの内向き電流による機構，膜の受容器がアゴニストを受容してカルシウムチャネルが開口する機構などが知られている．他の細胞と同じように細胞内カルシウム濃度を下げる機構も働いている．細胞内フリー Ca^{2+} の経過は，刺激を受けた後に上昇し数秒後に静止状態に戻るが，張力は長い経過をとる．平滑筋細胞の筋小胞体は 10～12 nm の距離で細胞膜に接しており，細胞膜からの興奮伝導が十分行なわれる．深部にも筋小胞体が存在しているが，これへの興奮の伝導のメカニズムは不明である．

図 232 筋収縮のエネルギー

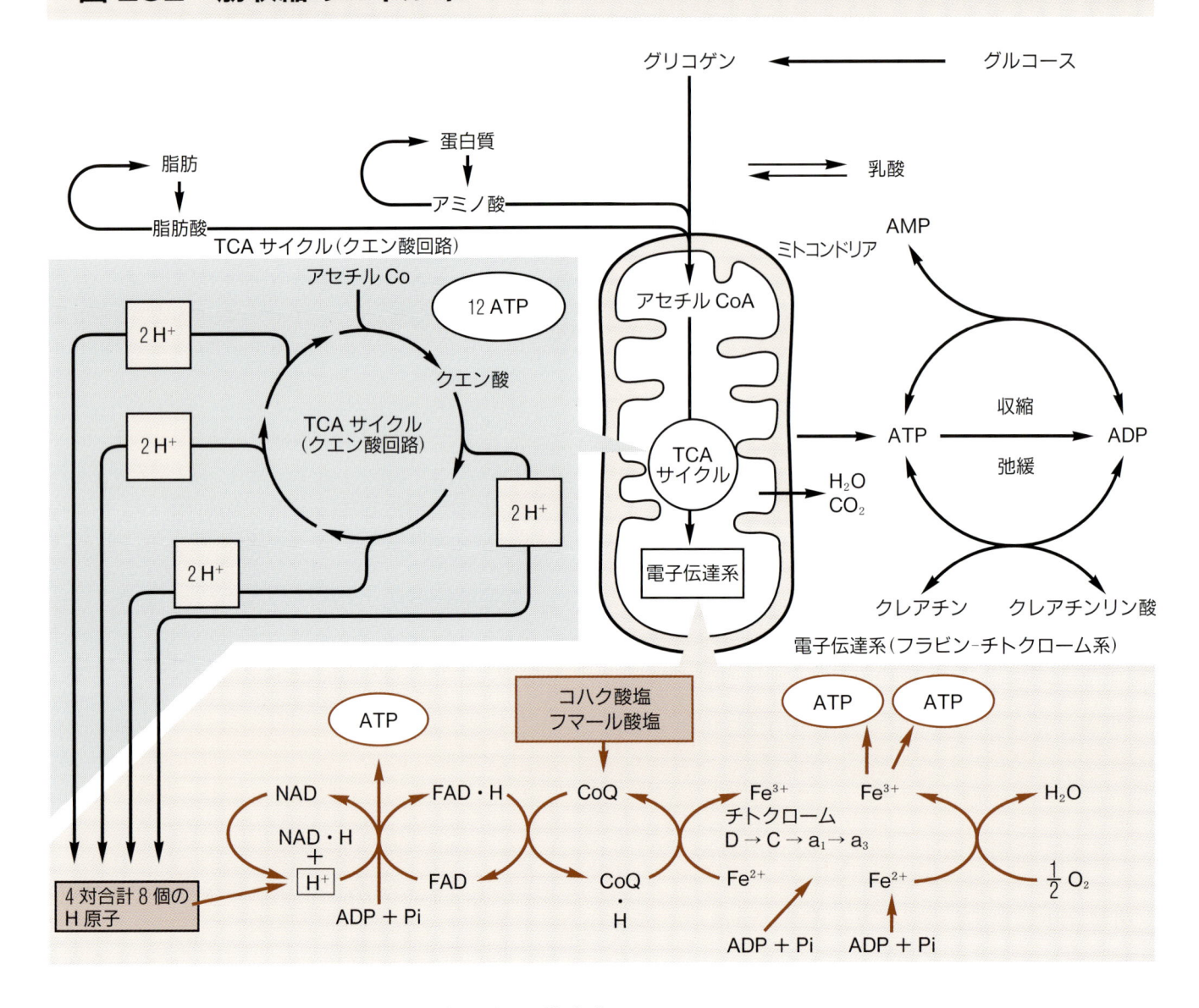

筋線維を疲労させる要因と筋線維内部の機能的変化

指標	電気的特性の変化	生化学的特性の変化	力学的特性の変化
pH（<6.5）		↓ 解糖系	↓ 最大発揮筋力 ↓ Ca 感受性 ↓ Ca の遊離 ↓ 弛緩率
75%　クレアチンリン酸 25%　ATP		↓ Ca 再吸収 ↓ ATP 供給率	↓ 弛緩率
↑ ADP		↑ 解糖系 ↑ ミトコンドリア能	↓ 弛緩率 ↓ 発揮張力
↑ Pi		↑ 解糖系 ↑ ミトコンドリア能 ↑ ミトコンドリア中の Ca	↓ 最大発揮張力 ↓ Ca 感受性 ↓ 筋硬度
↑ Na^+ i.c., K^+ e.c.	↓ 膜電位	↑ Na-K ATPase 活性値	↓ 発揮張力
↑ Ca^{2+} i.c.		↑ ミトコンドリア能 ↑ ミトコンドリア中の Ca	↑ 静止張力（?） ↑ 収縮率

↑：機能の向上を示す　↓：機能の低下を示す　i.c.：細胞内液，e.c.：細胞外液

10 筋活動時の化学的変化

1. ATPの分解と生成

筋収縮に対する直接のエネルギー源は，ATPの分解による．蛋白質や脂肪の分解によって生ずるエネルギーでもなく，グリコーゲンなどの糖質の分解によって乳酸が生ずるときに発生するエネルギーでもないことが，TCA回路を抑制するモノヨード酢酸を処理した実験によって明らかにされた（Lundsgaard 1931）．

筋組織にはATPのほかにADP（2個のリン酸を含む），AMP（1個のリン酸）があり，それぞれ収縮時のエネルギー産生に関係がある．ATPの3個のリン酸は高エネルギー結合をしており，adenosine-P～P～Pと記すことができ，～印は高エネルギー結合状態を示している．ATPの加水分解によって高エネルギー結合のリン酸が1分子はずれると，約11,000 cal/molのエネルギーが放出され，筋収縮の原動力となる．ATPの分解はミオシンのATPaseの働きによって行われ，ミオシンおよびアクチンの結合・解離によって連結橋が動くたびに分解される．1個のリン酸が放出されてADPとなり，もう1個のリン酸が放出されればAMPとなる．この反応で生じたADPはクレアチンキナーゼ creatine kinase（CK）という酵素により，ATPへの再合成が行われる．すなわち，

$$ATP \xrightarrow{ATPase} ADP + Pi$$
$$ADP + Cr\sim P \xrightleftharpoons{CK} ATP + Cr$$

ここでCr～Pはクレアチンリン酸であり，Crはクレアチンである．
となる．この式の下の反応をLohmann（1934）反応といい，クレアチンキナーゼが存在するかぎり，ADPはATPに再合成される．

筋のATP含有量は約4 μmol/g（4 mM）であり，Cr～P含有量は約20 μmol/gである．30回の単一収縮および30秒間の強縮では，Cr～Pの分解量は10 μmol/gぐらいなので，実際上はほぼATPの分解量と同じである．したがって筋収縮中ではCr～Pが減少して，Crが増加することになる．また，アデニレートキナーゼ（AK）の働きによって，2分子のADPから1分子のATPおよびAMPが合成され，あるいは解糖過程，TCA回路，組織呼吸系によっても多量のATP産生が行われる．利用されたCr～Pは，この過程によってある程度回復される．いいかえるとCr～PはATP合成のためのエネルギー貯蔵庫である．クレアチンはATPと反応してADPとCr～Pを生成し，筋収縮時にはこの反応が逆行して直接のエネルギー源であるATPが不足しないように補い続けるわけである．

2. エネルギー源と代謝

短時間の筋収縮の化学的変化は，以上のような経路をとるが，長時間にわたる運動では原動力としてのATP生産は，蛋白質，脂質および糖質の分解があたる．特に筋のエネルギー源としては後2者に依存している．

解糖過程においてグリコーゲンやブドウ糖からピルビン酸まで代謝される間は無酸素的に行われる．Cr～Pの分解によって生じたPi（無機リン）はグリコーゲンの解糖を促進し，この間に3分子のATPが産生される．有酸素的解糖過程では，**図232**にあるようにTCA回路に入ったピルビン酸が電子伝達系を介して水と炭酸ガスに分解されるまで，ブドウ糖1分子から計算すると計39分子のATPを生ず る．有酸素的な状態では無酸素の場合に比べ約19倍の効率をもつことになる．これらのATPは収縮時のエネルギー源として利用され，酸素が供給されない場合は乳酸として蓄積されるが，これは再度グリコーゲンに合成される（p.239，代謝の項参照）．同じように脂質はグリセリンと脂肪酸に分解され，アセチルCoAを介してTCA回路に入り，ATPを産生することになる．

3. 筋の疲労

筋収縮を繰り返すと，次第にその収縮高が増大し（階段現象），その後低くなってくる．単一収縮を長い間続けているとついには，収縮することができなくなる．このような現象を疲労という．すなわち疲労とは"最大筋力が低下し，期待される筋力が発揮できない状態，もしくは一定の筋力発揮を維持できない状態"と定義される．この原因は，筋鞘の興奮性の低下，活動電位から化学反応に至る能率の低下，化学反応から機械反応に至る能率の低下，エネルギー源の消費，乳酸生成に伴うpHの減少などによる末梢性疲労と，大脳皮質からの刺激減少によりその強度の運動が持続できなくなるという中枢性疲労に分けることができる．

乳酸は安静時でも約0.015%含まれているが，極度の疲労時に0.3%にも上昇し，死後硬直を起こした筋肉では0.5%以上も含まれている．疲労した筋肉でも，血液循環が円滑に行われ酸素が十分に補給されれば蓄積した乳酸が分解され，再び収縮能力をもつようになる．筋疲労を発現させる要因とそれに伴う骨格筋の機能的特性の変化を**左表**に示す．

図233 運動神経支配

運動神経と運動神経終末の模式図

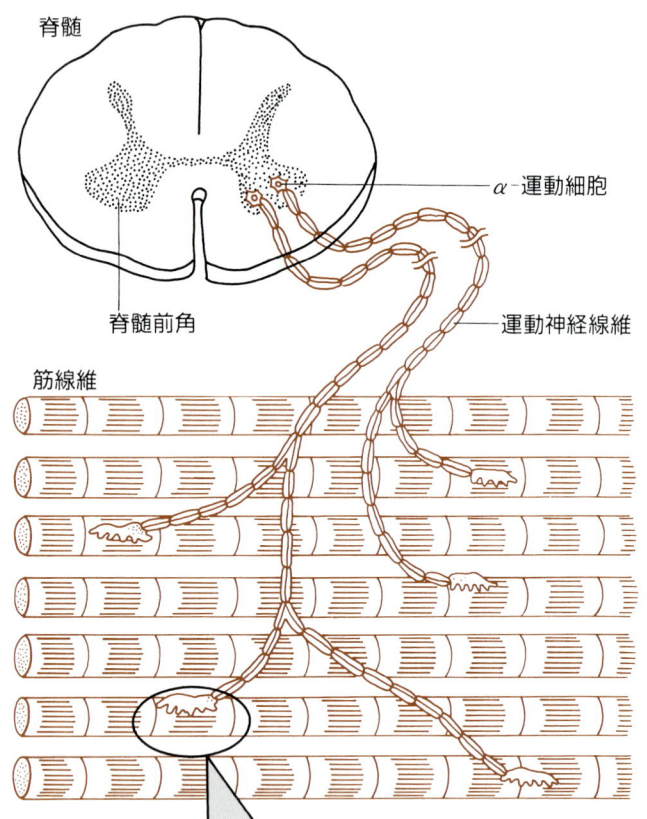

脊髄
α-運動細胞
脊髄前角
運動神経線維
筋線維

運動神経終末
筋鞘（筋形質膜）
基底膜
シナプス間隙
ミトコンドリア
シュワン細胞
ミトコンドリア
ノイロフィラメント
シナプス小胞
骨格筋細胞核
筋原線維
筋小胞体
Z帯　Z帯　Z帯　A帯　I帯
（約10,000倍）

運動単位の大きさ

筋名	神経線維数	筋線維数	運動単位数	運動単位中の平均筋線維数
腓腹筋（内側部）	965	1,120,000	579	1：1934
前脛骨筋	742	250,200	445	1：562
腕橈骨筋			333	1：410
第1背側骨間筋	199	40,500	119	1：340
第1虫様筋			96	1：108
広頸筋	1,826	27,100	1,096	1：25
大腿直筋			2,970	1：9

（ファインシュタインら，1955）

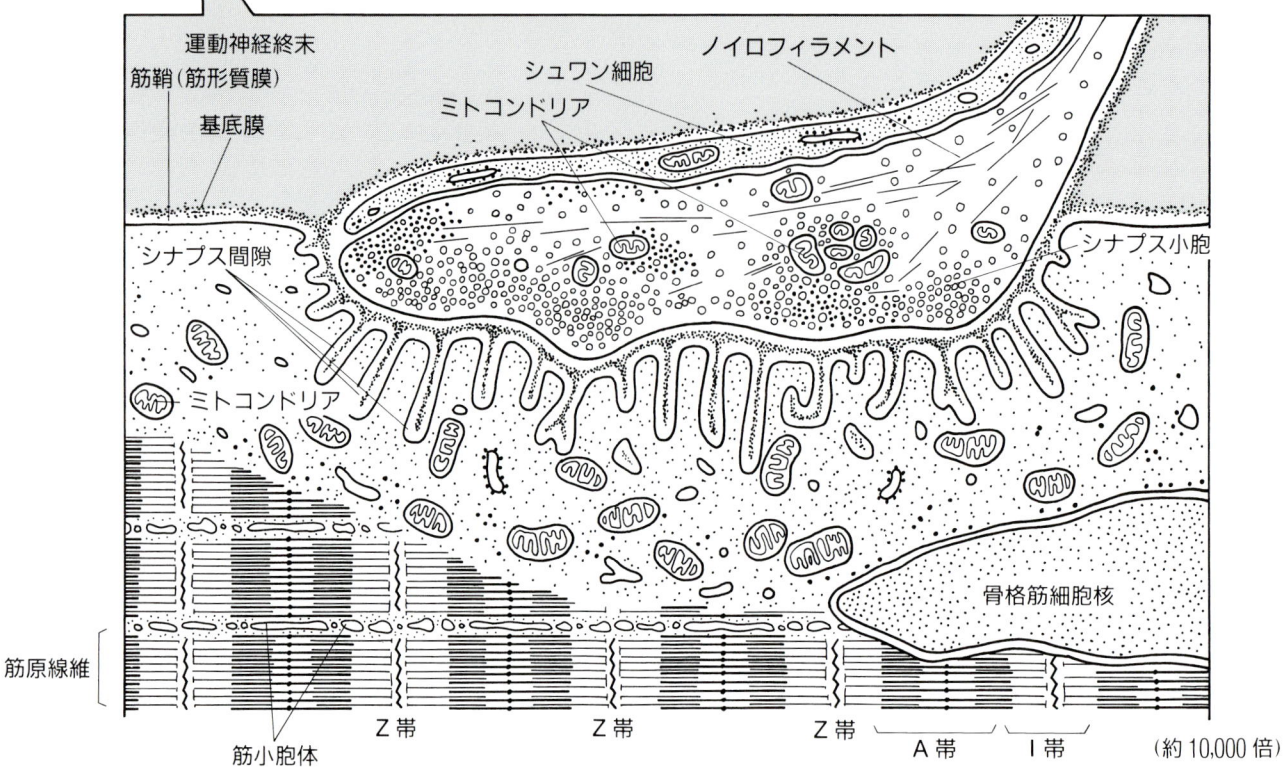

11　筋の神経支配

1. 運動単位 motor unit

　脳および脊髄を中枢神経といい，中枢神経から身体のあらゆる部分へ到達する神経を末梢神経という．この中で直接脳から分布する脳神経を除き，脊髄から出発する神経を脊髄神経という．機能的には運動や感覚系に関係する神経であり体性神経 somatic nerve（動物性神経）という．椎骨と椎骨の間からは左右1対ずつの脊髄神経が出ており（31対），それぞれ前根と後根に分かれる．感覚神経は脊髄の後根から入り，運動神経 motor nerve は脊髄の前根から出る（Bell-Magendie の法則）．

　さて，骨格筋を支配する運動神経の軸索は，その末梢で多くの分枝をつくり，それぞれ骨格筋線維に接合している．ここでは髄鞘を失っており，神経筋接合部 neuromuscular junction〈NMJ〉（終板，端板）を形成する．1本の運動神経は多数の筋線維を支配しており，これを運動単位といい，その神経との比を神経支配比 innervation ratio という．この比はこまかい運動を行う筋ほど少なく，たとえば眼筋で1〜10であるが，下肢筋のヒラメ筋では150〜170である．後者の場合1本の運動神経が約150本の筋線維を支配しているということになる（p.468，表参照）．

　運動単位は一種の機能単位ということができる．すなわち，運動単位は運動神経と脊髄前根にその細胞体をもつα-運動神経 α-moto neuron により神経支配されている筋線維で構成されていることになる．したがって，同じ運動神経により支配されている筋線維はほとんど同じような生理学的，生化学的，形態的特徴を示し，それには3種類が知られている．

2. 神経筋接合部 neuromuscular junction（NMJ）

　神経筋接合部は図233のような微細構造をしている．運動神経の無髄終末は筋鞘に広がり，筋線維内部に多くの突起を出し，外側はシュワン細胞に包まれている．筋鞘とは約70 nm の隔たりをもっていて不連続である．運動神経末端には，多くの小胞があり，シナプス小胞やミトコンドリアが存在し，化学伝達物質であるアセチルコリン（ACh）などが含まれる．

　終板部に活動電位を受けると，ACh が遊離して筋線維に新たな活動電位の発生をみる．ここで記録される興奮性シナプス後電位（EPSP）は終板電位 endplate potential（EPP）といわれる．ここでの興奮伝達過程には，一方向伝導や，0.5〜1ミリ秒程度の時間がかかるシナプス遅延，あるいは疲労しやすいという性質がある．また，接合部は特殊な薬物クラーレ（植物から抽出される毒矢の有効成分）によって伝達が阻害される．また手術時に筋弛緩剤として用いられるサクシニールコリンやデカメトニウムは，ACh に対する膜の感受性を低下させ，接合部伝達を遮断する薬物として知られている．

　重症筋無力症は，クラーレを投与したときにみられる症状と似ており，ACh に対する終板の感受性の低下が疑われている．これに対して，食中毒の原因となるボツリヌス毒，フグ毒などでは ACh 放出が抑制される．

　イオン濃度が変化しても，ACh の放出に変化をきたす．たとえば外液の Na^+ や Ca^{2+} を減らすとその放出が減少する．これは活動電位の振幅や頻度が少なくなることに起因している．また放出される ACh は Ca^{2+} 濃度に正比例し，Mg^{2+} 濃度に反比例するといわれる．

　筋を支配している神経を切断すると（除神経筋 denervated muscle），終板電位（EPP）が消失する．しかし，終板部に限局していた ACh 受容性が筋鞘全体に広がり，いたる所でその感受性が強くなる（除神経性過敏 denervation hypersensitivity）．

3. アセチルコリン acetylcholine（ACh）

　ACh は，酢酸とコリンからコリンアセチラーゼの酵素作用によって運動神経の軸索内で合成される．すなわち，

　　CoA（助酵素 A）＋ATP → CoA〜P〜P＋AMP
　　CoA〜P〜P＋HOOC・CH$_3$（酢酸）
　　　　　　　　　→ CH$_3$・CO〜CoA＋HOP〜P
　　(CH$_3$)$_3$N(OH)CH$_2$・CH$_2$・OH＋CH$_3$・CO〜CoA
　　　　→ (CH$_3$)$_3$N(OH)CH$_2$・CH$_2$・O・OC・CH$_3$＋CoA
　　　　↑コリンアセチラーゼ

となる．

　放出された ACh は，コリンエステラーゼによって直ちに分解され，再びコリンと酢酸になる．酵素染色法を行うと，コリンアセチラーゼおよびコリンエステラーゼは，神経細胞のあるところに多く分布していることがわかる．

　CoA（acetyl coenzyme A）はミトコンドリアで合成されるが，運動神経内のコリンの貯蔵は少なく，ACh の合成は，神経末端の外側からコリンが取り込まれることによって行われている．

図234 最大筋力と筋持久力

筋収縮のタイプ (Knuttgen, H. G., 1979)

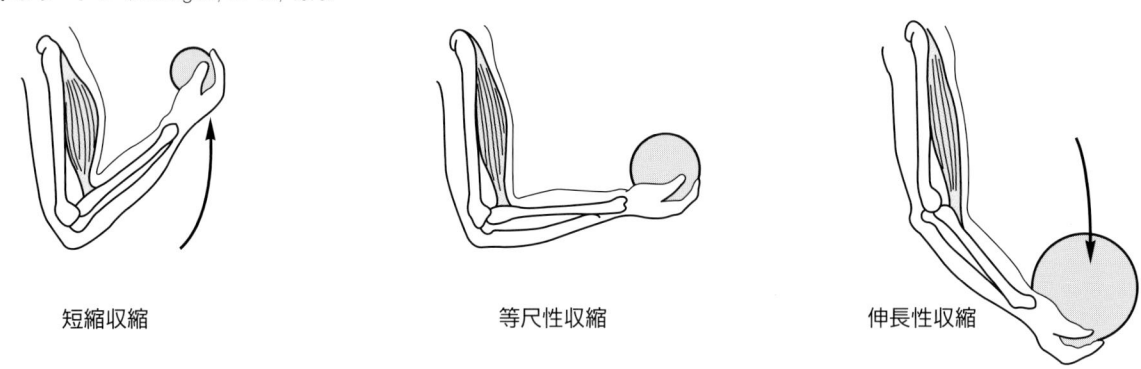

短縮収縮　　　　　　等尺性収縮　　　　　　伸長性収縮

運動持続時間，速度，抵抗の相互関係 (Edinton と Edgerton 1976 より改図)

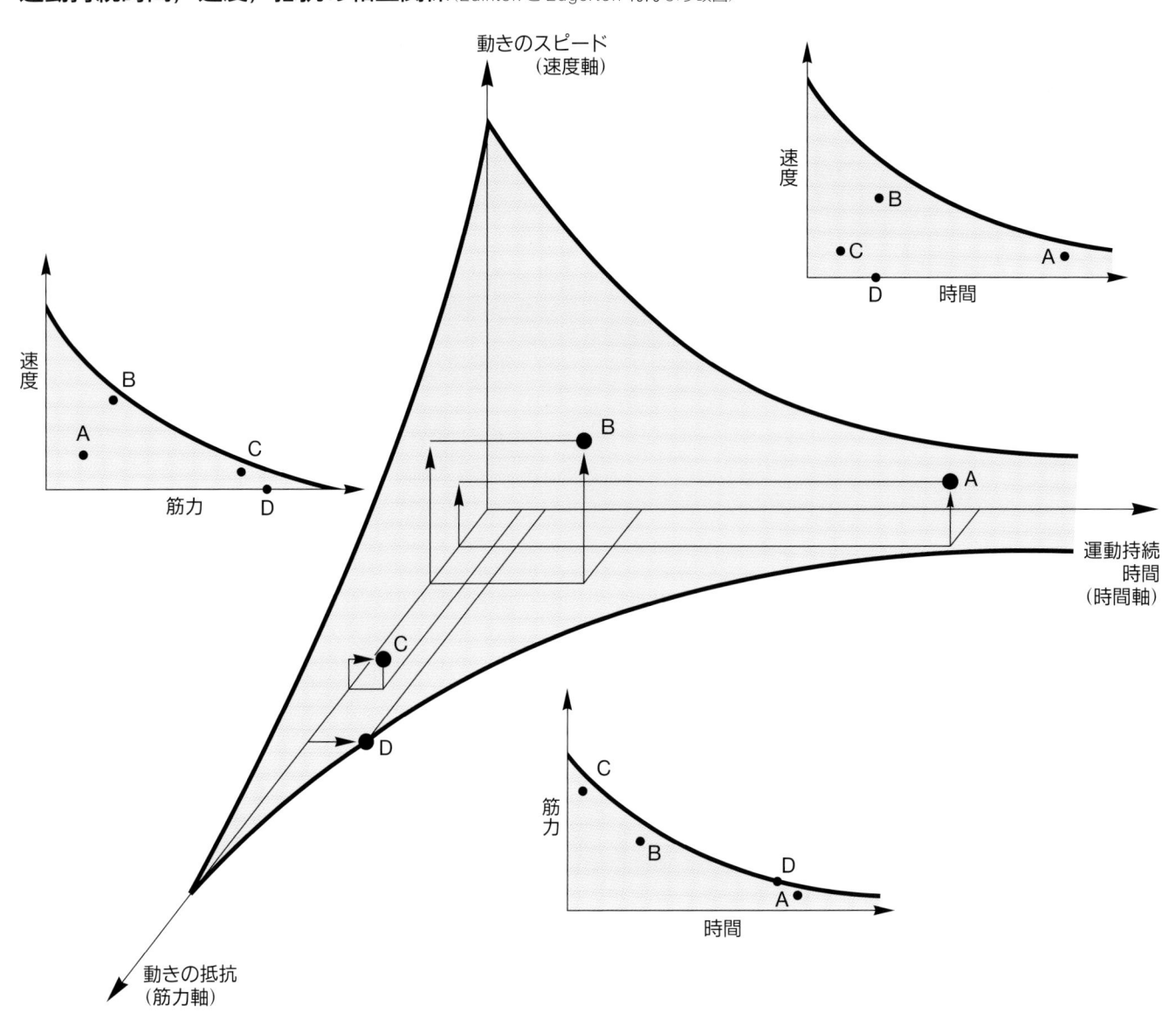

12 最大筋力と筋持久力

1. 筋活動

日常の筋収縮のタイプは運動生理学の分野で等尺性収縮 isometric contraction, 短縮性（同心性）収縮 concentric contraction, および伸長性（偏心性）収縮 eccentric contraction の3種類に分類している．すなわち筋活動という点からみると，筋に与えられる外部抵抗によって決定され，運動（外部）抵抗が活動する筋より弱いとき，それは短縮性収縮を示す．同じように抵抗が活動筋と等しい場合は等尺性収縮，圧倒するほど大きいときには筋に対して強制伸展を生じ，伸長性収縮となる．また，機械を使用して等速性収縮 isokinetic contraction を引き起すこともできる．

2. 最大筋力 maximum muscular strength

筋肉の収縮力（筋力）は，一般に収縮に関与する筋線維数と筋線維の走行方向によって決定される．したがって筋力は，筋線維に対して直角の面である生理学的横断面積の広さから計算される．横断面積を絶対筋力で割った値を比筋力といい，カエル骨格筋で3 kg，ヒトで5.8 kgである．

最大努力によって発揮される筋力を最大筋力といい，運動単位の総数とそれに含まれる筋線維の総収縮力および運動単位に中枢から与えられる刺激頻度によって決定される．上肢あるいは下肢の最大筋力を測定する場合には，機能的に協力して働く筋群や拮抗する筋群のかみ合いの状態を考慮する必要がある．

ある筋に対するすべての運動単位（運動神経）が興奮した場合，最大筋力を発揮しうるが，力を出すということでどの程度の運動単位が筋力発生に関係しているのか，現在のところ不明確である．興味深いことは，トレーニングを積んだ筋肉では，活動する運動単位が多く，拮抗筋および協同筋の間で円滑に収縮力を発生できるということである．訓練することにより筋力を増大することができ，同時に個々の筋線維の肥大もみられ，筋力増加に関係している．

筋力測定には，等尺性運動（等尺性収縮による筋運動）が基盤であることから，ストレンゲージ（歪計）がよく利用される．最大筋力だけの測定は，1分間隔で最高の力を出せるようにして，ケーブルテンシオメーターで行われる．

3. 筋持久力 muscular endurance

筋の収縮に時間的因子を加えた場合に，筋持久力という言葉が使われる．持久的に筋力を発揮するということは，筋収縮の回復過程で，さらに筋の収縮を続けなければならないために，疲労も早くなる．この測定には前腕および手の場合，手エルゴメーターを用い，握力の1/3の重りを1秒1回の割合で持ち上げる作業を遂行不能に至るまで行い，その回数を測定する．平均値は，各被検者でほとんど一定であり，約60回を数えるが，トレーニングによってわずかながら回数を増すことができる．

筋組織の代謝という観点から，筋持久力は無酸素的な状態であり，筋肉の酸化過程が不十分なため乳酸などが蓄積し，ATP，クレアチンリン酸，グリコゲンなどが消耗する．特に筋血流に大きな変化がないということから，筋最大酸素摂取量も低く酸素の利用が少ない．これに対して，腕を曲げたり伸ばしたりする動作では，有酸素的 aerobic な運動である．普通の筋活動は，無酸素的および有酸素的の両者の運動が混在している（p. 259，運動と代謝の項参照）．

4. 筋力の強さ，速度，持久力

運動とはある人にジョギング，400 m走，ある人に重量挙げ，またある人にサッカー，野球などとその行為を示すことである．すなわち周囲から観察可能な行動とみることができ，パフォーマンス performance と表現することもある．各種の運動パフォーマンスに対しては，その特徴によって生体の反応パターンが異なる．たとえば200 mの疾走では時間をできるだけ短くし，速度を上げることが要求されるし，マラソンでは速度や筋力よりも持続時間が問題となる．すなわち運動には筋力，速度および持久力の3つの要素が含まれており，運動の種類によってそれぞれ比重のかけ方が異なってくる．

図234には運動持続時間，速度および筋力の強さ（抵抗）の3次元展開図とそれぞれの関係が示されている．ここには4種類の運動を例としてあげている．A点は軽いジョギングの場合であり，強い筋力および速い速度は不必要であるが運動を続ける時間（持久力）は必要であるということを意味している．同じようにB点は400 m走であり，速度，時間および筋力もある程度以上必要ということになるが，C点の重量挙げでは一瞬のうちに最大の筋力が必要であることがわかる．D点は疲労困ぱい exhaustion まで等尺性筋運動を続けた場合である．筋力，速度および時間から得られる曲線がつくる平面（曲面）では最も高い水準の運動が可能となり，有効なトレーニングを積むことによって，それぞれの曲線が上昇してくる．

図235 筋肉の障害

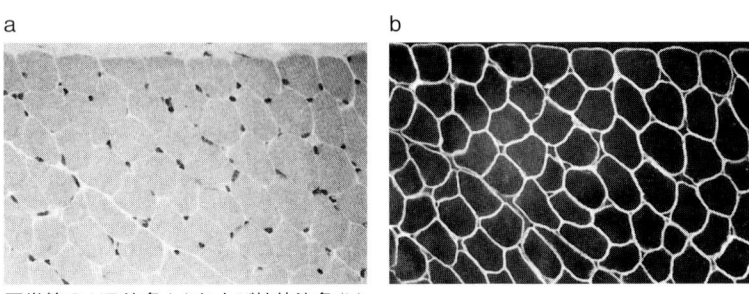

a b

正常筋のHE染色(a)および抗体染色(b)
ジストロフィンの局在は表面膜ないしは膜と非常に近接したものであろう．

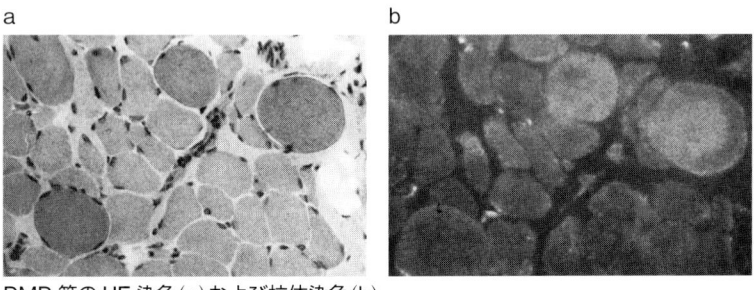

a b

DMD筋のHE染色(a)および抗体染色(b)
Duchenne型の患者では，少なくとも表面膜は全く染まることはない(a,b)．

(写真提供：杉田秀夫博士)

重症筋無力症の筋電図

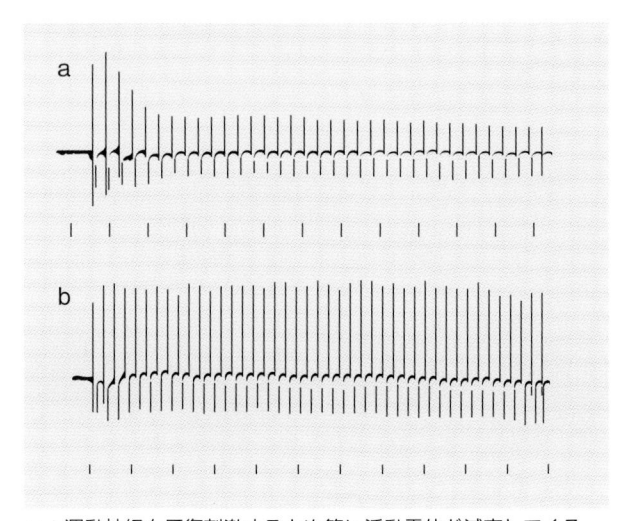

a
b

a：運動神経を反復刺激すると次第に活動電位が減衰してくる．
b：抗コリンエステラーゼ剤を与えるとこの減衰現象は消失する．

Gowersサイン(1879)

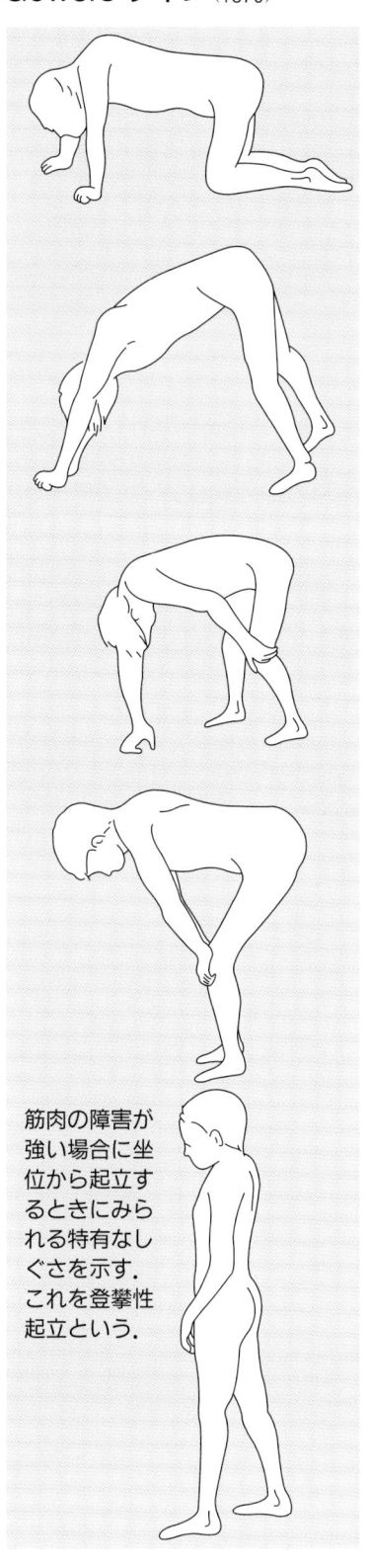

筋肉の障害が強い場合に坐位から起立するときにみられる特有なしぐさを示す．これを登攀性起立という．

13 筋肉の障害

1. 筋原性筋萎縮症と神経原性筋萎縮症

一般に形態学的，神経生理学的，生理学的変化を示す骨格筋の病変を筋疾患といい，筋力低下と筋萎縮の主症状を示す．病態生理学的には興奮収縮連関，筋構造蛋白質，収縮エネルギー産生などについて異常が認められる．

筋疾患には大きく2種類があり，筋組織それ自体に原発した病変を筋原性筋萎縮症 myopathy（ミオパチー）といい，中枢神経系，脊髄前角細胞，末梢神経線維，神経筋接合部の異常あるいは病変により2次的に筋組織の萎縮を生ずるものを神経原性筋萎縮症 neuropathy（ニューロパチー）という．

2. 進行性筋ジストロフィー

ミオパチーの代表疾患が，遺伝性の進行性筋ジストロフィー progressive muscular dystrophy（総称）である．なかでもデュシャンヌ型（DMD，伴性劣性遺伝）は研究が進んでいる．筋生検 muscle biopsy による光学顕微鏡による病理学的検索や，最近では細胞内小器官の分離法，超微量化学分析，電子顕微鏡，分子遺伝学，分子生物学的手法などにより，多くの筋病変が発見分類されている．

DMDは，最も頻度の高い代表的な筋ジストロフィーである．幼児期に発症し，筋力低下，筋萎縮を認め，多くは20歳前後で呼吸不全，心不全で死亡する．最近DMDではジストロフィン dystrophin という蛋白が欠損していることがわかり，それを生産する遺伝子も明らかにされた．この抗体から，ジストロフィンの局在は筋細胞膜とそれに近接する膜系ということが発見された（1985～1988）．このDMDと同じ遺伝形式をもつモデル実験動物の *mdx* マウスでは，ヒトと同様に血清クレアチンキナーゼ（CK）の上昇とともにジストロフィンの欠損がみられる．ジストロフィン欠損によって形質膜損傷が生じ，細胞内へCaイオンが流入し，Ca依存性中性蛋白分解酵素（CANP，カルパイン）の活性上昇によって筋構造蛋白の崩壊が生ずると推測されている．難病であるDMDにも遺伝子治療などの開発が期待されている．

3. 重症筋無力症

重症筋無力症では，運動を繰り返すと筋力の低下が起こり，ついには動作を起こせなくなるが，少しの間休むと機能が回復する疾患である．最も多くみられる症状は，眼瞼下垂，眼筋麻痺，易疲労性，嚥下障害，構音障害などである．神経筋接合部に障害があり，運動神経を反復刺激すると筋電図の振幅が小さくなる．しかし，抗コリンエステラーゼ剤を与えておくと，その減衰がみられなくなる．構造的にもシナプスの変形がみられ，AChに対する抗体が後シナプス膜（筋鞘側）に生じている．すなわち，神経末端から活動電位によるACh放出が正しく行われても，筋線維側に脱分極を起こすことはなく，興奮が十分に伝導しないらしい．抗体が産生されることから，一種の自己免疫疾患と考えられている．

4. 特徴的な微細構造

病理組織像では，一般に筋線維の構築異常がみられ，筋線維は丸味を帯び散在性の萎縮を示すことが多い．大小不同の筋線維が目立ち，壊死像や形質細胞あるいは組織球による食作用がみられる．再生されつつある筋線維も観察される．電顕による微細構造では，1本の筋線維中に萎縮した筋原線維が輪状に取り巻き，全く逆の走行が示される ring fiber が時々発見される．筋小胞体などの内部膜系の異常な増加，ミトコンドリアの量的変動・集合像・欠損像・巨大像も確認される．またZ膜の不規則走行や，流れるような形態 streaming，ネマリン棒線維といわれるZ膜上に異種物質が蓄積する筋線維も認められている．筋電図所見は筋疾患診断に欠かせない．ミオパチーではニューロパチーと異なり，電気的変性反応がないかあるいは振幅の減少がみられる程度である．前者では一般に筋細胞の静止電位が低下している．血液所見では，CK値の上昇をみる．

5. その他のニューロパチー

脊髄性進行性筋萎縮症は，第2運動ニューロンの変性で，最初小手筋が侵され，徐々に上腕筋などの大きな筋組織の萎縮に進行する．筋電図所見では，自家放電が増加し，スパイクなどがみられる．

筋萎縮性側索硬化症は，錐体路の第1および第2運動ニューロンの障害で起こり，側索および後側硬化症では，筋萎縮のほかに痙攣性麻痺，知覚障害，膀胱直腸障害も併発する．

急性脊髄前角炎は，別名小児麻痺ともいわれ，弛緩性麻痺を呈し，第2運動ニューロンの障害を示す．腱反射減退や筋萎縮が著しい．

図236 感覚の種類と性質

感覚の分類

大分類	小分類	例
体性感覚	表面感覚(皮膚，粘膜からの感覚)	触覚，圧覚，温度覚，痛覚
	深部感覚(骨格筋，腱，関節からの感覚)	筋伸張度，関節角度
内臓感覚	臓器感覚	意識に登るもの：空腹感，嘔気，尿意など
		意識に登らないもの：血圧，体温，肺伸展度，血中 CO_2 分圧など
	内臓痛覚	腹痛，胸痛など
特殊感覚(特殊な感覚器官を介したもの)		視覚，聴覚，味覚，嗅覚，平衡感覚

識別閾とウェーバーの法則

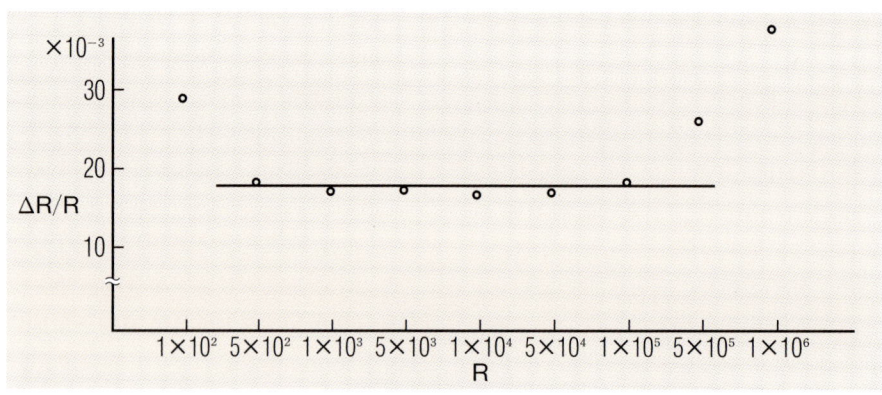

光刺激の場合，Weberの法則が成立する範囲はRが $5×10^2$ から $1×10^5$ である．強いときや弱いときは成立しない．(von Kriesより作表)

感覚器の興奮度と刺激との関係

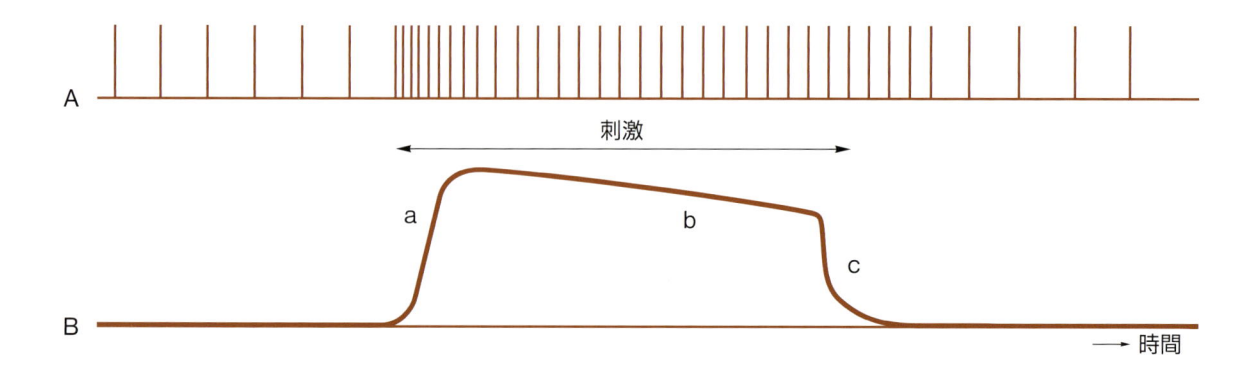

矢印の間，一定刺激が続いた時の感覚器のインパルス発射パターン(A)とその数(B)の例を模式的に示す．感覚器は刺激が来るとやや遅れて興奮し(a. 漸増)，刺激が続くとその興奮度はやや低下し(b. 順応)，刺激終了後もすぐには消失しない(c. 残像，漸減)．

XIII 感覚系

1 感覚の種類と性質

1. 感覚受容器

生体は，体外や体内の状態を情報として受け止め，それらに対処しながら生きている．これらを収集する最初の装置が受容器 receptor といわれ，神経細胞が目的に応じて特別に分化したものである．受容器からのインパルスは中枢神経系に伝えられ，そこで感覚 sensation として成立する．

大脳皮質レベルで成立するものを知覚 perception，それより下位の中枢で成立するものを感覚，と分けることもある．さらに学習経験などを参考にしながら思考を行い，その実体について認識することを特に認知 apperception ということもある．たとえば，光を眼に当てたとき，瞳孔が縮小するのは感覚によるものであり，明るいと感じるのは知覚である．さらに，この光は電球からだと理解するのが認知になるわけである．しかし，これらの用語の定義は厳密なものではなく，あいまいに使われていることが多い．

2. 感覚の分類

音と光は全く別の感覚であるが，このような相違を感覚の種 modality という．たとえば，眼球を機械的にたたいても，あるいは視覚伝導路を電気刺激しても，それらの刺激はともに光として認識される．すなわち，視覚受容器では光のみを感じ，聴覚受容器では音のみを感じるのである．このように，感覚の種は感覚器のみにより決定され，刺激の差異には依存しない．これをミューラー Müller の特殊感覚エネルギーの法則という．

また，光の波長の違いは色の違いとして認識される．このような相違を感覚の質 quality という．質は受容器の興奮の程度（興奮した細胞の数，膜電位変化の程度，インパルスの頻度，発射パターンなど）によって決定される．たとえば，甘味と苦味とは，同じ受容器を介しているので種の違いはなく，両者の間には質の相違だけが存在するのである．

感覚の分類法にはいろいろなやり方があるが，その1例を左に示す．眼や耳などは，感覚受容器が発達して特殊な器官を形成したものであり，そこから得られた感覚を特殊感覚と呼んでいる．また，皮膚，筋，腱，関節などから得られる感覚を体性感覚，内臓から得られる感覚を内臓感覚と呼んでいる．

3. 感覚の一般的性質

感覚は感覚受容器の興奮により生じるので，感覚を生じさせることのできる最小の刺激の強さを刺激閾値 threshold という．個々の感覚受容器は，それぞれ適合刺激 adequate stimulus というものをもっており，この適合刺激に対してだけは低い閾値を示すが，それ以外の刺激（これを不適合刺激 inadequate stimulus という）に対しては反応がきわめて鈍い．たとえば，光覚受容器に対しては光が，聴覚受容器に対しては音が適合刺激であり，敏感に反応することができる．ただし不適合刺激でも非常に強力であれば，受容体を興奮させることが不可能ではない．

感覚においては，刺激の強さ(R)を，それと識別できる最小限だけ変化$(R+\Delta R)$させるとき，この変化量ΔRを識別閾 discrimination threshold という．ある範囲内ではRの値にかかわらず$\Delta R/R$は一定である．これをウェーバー Weber の法則という．

感覚は主観的なものであるから，感覚の強さを客観的に正確に測定することは不可能である．しかし，感覚の強さ(E)は$\log_n R$もしくはR^nに比例するという説がある．すなわち，Kを定数として$E=K\log_n R$，$E=KR^n$として表される．nは感覚の種類によって異なった値をとる．前者をウェーバー-フェヒナー Weber-Fechner の対数法則，後者をスチーブンス Stevens のべき法則という．

ある一定の刺激を与えたとき，感覚の強さは，刺激開始時はやや遅れて増大し（漸増 waxing），刺激終了後はしばらく持続したのち（残像 after-image）ゆっくりと消失する（漸減 waning）．これは，感覚受容器のインパルス発射パターンが，必ずしも刺激パターンと一致しないからである．これらの程度は感覚の受容器や刺激の種類によって異なっている．

さらに，刺激が持続すると次第に感度が低下してくることがある．これは，俗に疲労 fatigue と表現し，原因は末梢レベルで受容器のインパルス発射頻度が低下してくることと，中枢レベルで抑制がかかるためと考えられている．前者を順応 adaptation，後者を慣れ habituation という．なお，抑制は精神的なことでも起こる．たとえば，読書に熱中していると，名前を呼ばれても聞こえなかったりする．

図 237　体性感覚(1)

皮膚の感覚受容器

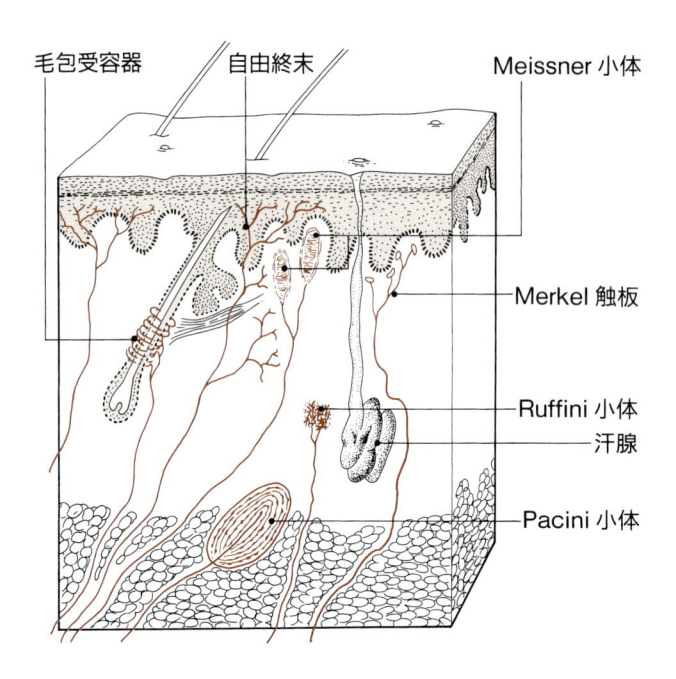

毛包受容器／自由終末／Meissner 小体／Merkel 触板／Ruffini 小体／汗腺／Pacini 小体

2点閾値

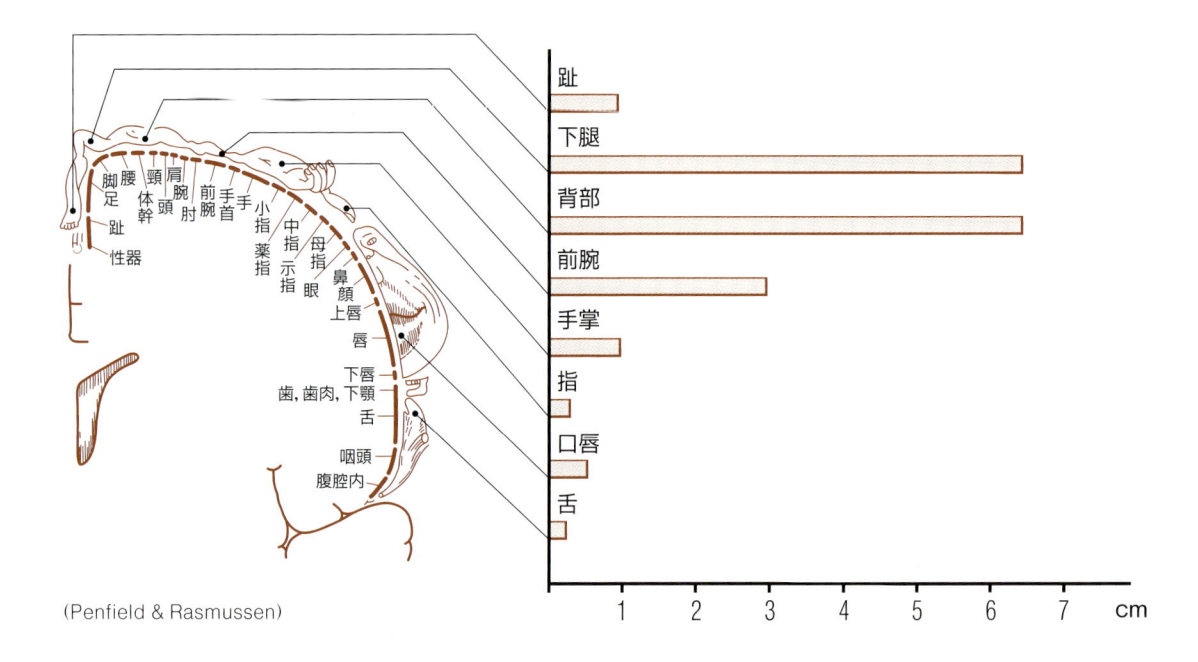

脚／腰／体幹／頸／頭／肩／腕／肘／前腕／手首／手／小指／薬指／中指／示指／母指／鼻／顔／眼／上唇／唇／下唇／歯, 歯肉, 下顎／舌／咽頭／腹腔内

足／趾／性器

趾／下腿／背部／前腕／手掌／指／口唇／舌

1　2　3　4　5　6　7　cm

(Penfield & Rasmussen)

2 体性感覚

1. 皮膚感覚 cutaneous sensation と受容器

　皮膚感覚は，触圧覚，痛覚，温覚，冷覚の4種に分けられる．これらの感覚は，皮膚に存在するそれぞれの感覚受容器により発生する．すなわち，触圧覚はマイスネル Meissner 小体，メルケル Merkel 板，ゴルジ-マッツォニー Golgi-Mazzoni 小体，パチニ Pacini 小体，ルフィニ Ruffini 小体，クラウゼ Krause 小体，毛根 hair follicle で生じる．温覚，冷覚，痛覚は自由神経終末 free nerve ending で感じ取る．かつては，ルフィニ小体とクラウゼ小体は，それぞれ温覚と冷覚の受容器であると思われてきたが，現在ではこれらは触圧覚の受容器であり，温冷覚は自由神経終末により感じ取られると考えられている．

　たとえば，ウマの毛を用いて皮膚を触れると，触れたことがわかる部位と，わからない部位とに分けられる．フライ Frey の刺激毛は，ある圧力で皮膚に触れたとき，毛が彎曲するようにつくられたもので，この検査によく用いられる．また，細い金属を温めたり冷やしたりして同様に皮膚を調べていくと，やはりある特定の部位でのみ温冷感を感じとることができる．

　このように，それぞれの感覚に対して適切な刺激法を用いて調べていくと，これらの感覚の生じる部位は，皮膚表面に点状に散在していることがわかる．これらの点を感覚点 sensory spot といい，感覚受容器に一致して存在していると考えられている．感覚点の中では，痛点が最も多く，次が触点（圧点），そして冷点の順で，温点が最も少ない．一般的にいって，皮膚にはこれらすべての感覚受容器が通常存在しているが，粘膜には必ずしも全部がそろっているわけではなく，温冷覚を欠くこともある．

2. 触圧覚 toutch, pressure sensation

　皮膚に接触したり，圧力を加えるといった，力学的刺激に対する感覚である．その中でも，毛根部は触覚の閾値が低く，毛，特に動物のヒゲは重要な触覚器官である．

　皮膚の2点を同時に触れるとき，この2点がある距離より短いと1点と感じてしまう．2点と識別できる最低距離を二点弁別閾値 two-point threshold という．二点弁別閾値は，皮膚の部位や方向により大きなばらつきがあり，指先，口唇などでは特に低い．これらの部位の感覚点は，密度が高く，表皮が薄いせいであろう．さらにこれらの部位は，大脳皮質感覚野に占める面積も大きい．大腿部，背部，足底踵部などでは二点弁別閾値が高く，指先などとは全く逆のことがいえる．

　音叉に触れると振動を感じる．この振動覚 vibration sensation は，パチニ小体やマイスネル小体により感じとられる触覚の一種である．振動覚は皮膚でも感じるが，特に骨で感受性が高い．糖尿病などによる神経障害のときには，振動覚が最も障害を受けやすいので，振動覚の検査も臨床上重要である．

　また，陰部への機械的刺激による独特な感覚も，やはり触覚の一種である．

3. 温度感覚 thermal sensation

　皮膚と刺激物間との温度差によって生じる感覚である．したがって，たとえ同じ温度の水であってもそのときの皮膚温により，温かく感じたり冷たく感じたりする．ただし，15℃以下あるいは45℃以上では，痛覚が生じる．これらの感覚受容器が，すべて自由神経終末であるせいかもしれない．

　冷覚受容器は45℃以上で興奮することがあり，熱い湯を冷たいと感じることもある．これを矛盾冷覚 paradoxical cold sensation という．また，矛盾温覚 paradoxical warm sensation とは温点を冷刺激したときに感じる温覚である．

4. 痛覚 pain

　強い物理的刺激によって生じる感覚である．しかし痛覚には多種多様の適合刺激が存在し，化学的刺激や極端な温度差などによっても生じる．そのため，痛覚は生体への侵害刺激 noxious stimulus に対する危険信号といえる．痛覚受容器は自由神経終末であり，皮膚のみならず，全身ほとんどすべての部位（内臓，骨，筋肉，血管など）に分布している．組織損傷による痛みは，刺激を受けた組織の代謝により産生された化学物質が，自由終末を刺激することにより発生すると考えられている．この発痛物質としては，グロブリンの分解産物であるブラジキニン bradykinin などが考えられている．

　痛みの程度は，そのときの精神状態や，鎮痛薬の有無などで大きく変化する．鎮痛薬ではモルヒネ morphine に代表される麻薬類 opiates が最も強力である．近年，麻薬と同様な作用を示す内因性ペプチドが多数発見され，まとめてエンドルフィン endorphins やオピオイドペプチド opioid

図 238 体性感覚(2)

後索路と脊髄視床路

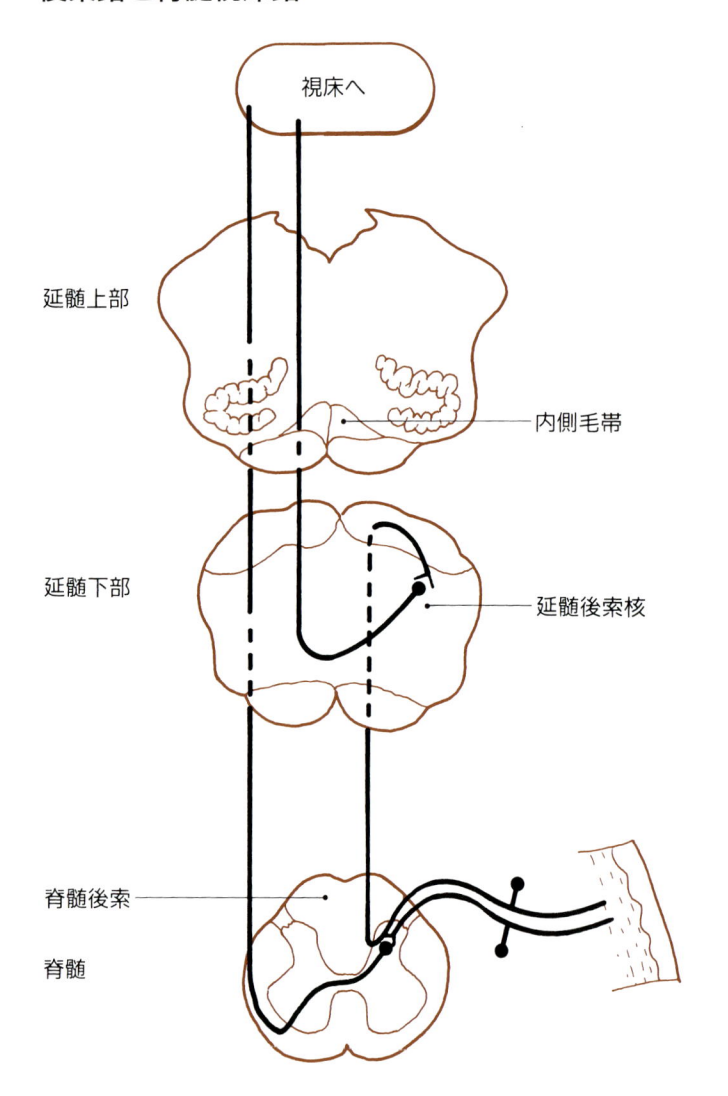

（延髄上部、延髄下部、脊髄後索、脊髄、内側毛帯、延髄後索核、視床へ）

後索路では，同側の脊髄後索を上行した後，延髄でニューロンを替え，交叉して反対側の内側毛帯を形成しながら上行し視床に至る．脊髄神経路では，脊髄後角でニューロンを替えた後，交叉して反対側の側索を上行し視床に至る．

感覚受容器の神経線維とその伝導路

感覚	一次ニューロン			伝導路[2]	三叉神経核[3]
	線維	髄鞘	太さ(μm)		
深部知覚[1]	Aα	有髄	10 ~ 20	後索路	主知覚核
微細触圧覚	Aβ	有髄	6.5 ~ 15		
粗大触圧覚 温冷覚	Aδ	有髄	2.5 ~ 4.5	脊髄視床路	三叉神経脊髄路核
痛覚	C	無髄	0.3 ~ 0.8		

非常に大まかに分けてみた．例外は多数存在する．神経線維の種類に関しては p. 388 を参照のこと．
[1] 筋受容等から来るもの，[2] 首より下から来るもの，[3] 首より上から来るもの

peptides と呼ばれている．これにはβ-エンドルフィンやメチオニン-エンケファリン methionine-enkephalin などのいくつかの種類があり，これらに対する受容体をオピエートレセプター opiate receptor という．このレセプターにもいくつかの種類があることがわかっている．細胞内における遺伝子からのエンドルフィンの合成過程は，近年の分子生物学の発達により解明されつつある．

たとえば，子どもがけがをしたとき，母親がやさしくなでてやると痛みが和らぐ．これは，やさしくなでられることによりエンドルフィンが産生され，その結果，痛みが和らぐのではないかと考えられている．針麻酔もエンドルフィンを放出させているらしい．おそらく，エンドルフィンは痛覚に対する抑制ニューロンの伝達物質として働いているのであろう．なお，痛覚の1次ニューロンの神経伝達物質は，P物質 substance P らしいといわれている．

5. 深部感覚 deep sensation

身体の位置や方向さらに運動の程度などを知るためには，関節や骨格筋からの情報が必要である．関節の角度や動きに関する情報は，関節や靱帯に存在するルフィニ小体やパチニ小体などから送られてくる．骨格筋の収縮程度は筋受容器（p.481，参照）から送られてくる．これらの受容器は，からだの表面ではなく深部にあるので，これらの感覚をまとめて深部感覚あるいは深部知覚という．

6. 伝導路 sensory pathways of skin

1つの脊髄後根（もしくは三叉神経）に収束する知覚神経は，皮膚のある特定の領域内のみを支配しており，皮膚の部位とそこを支配する神経との間には密接な関係がある．この領域を皮膚分節あるいは皮節 dermatome（p.441 参照）という．この皮膚分節は，隣同士では互いに少しずつ重なり合っている．

皮膚感覚受容器からの神経線維には3つの種類がある．すなわち，太い有髄のAβ線維，細い有髄のAδ線維，無髄のC線維である．また，痛みは鋭い痛み prick pain と鈍い痛み dull pain とに分けられ，前者はAδ線維，後者はC線維を介して伝えられる．なお，触圧覚も繊細なもの fine と粗大なもの rough とに分けられ，前者がAβ線維を介しているといわれている．

脊髄神経からの知覚の伝導路には，主なものに後索路と脊髄視床路との2種がある．すなわち，触圧覚受容器からのAβ線維は，筋紡錘などからの深部知覚とともに後根から脊髄に入り，そのまま同側の後索を上行し，延髄でニューロンを替えた後交叉し，反対側の内側毛帯を経て視床に至る．この経路を後索路という．また，触圧覚，温冷覚，痛覚受容器からのAδ線維とC線維は，脊髄後角でニューロンを替えた後，交叉し反対側の前側索を上行し視床に至る．この経路を脊髄視床路という．知覚伝導路としてはこの両者が有名であるが，それ以外にも後外側路などの経路も存在し非常に複雑である．

顔面の感覚は，三叉神経を介する．三叉神経核には主知覚核と脊髄路核とがあり，前者は脊髄神経の後索路に，後者は脊髄視床路に相当し，2次ニューロンはいずれも視床に達する．

視床からの3次ニューロンは，主として大脳皮質頭頂葉の中心後回の体性感覚野に投射する．この感覚野では各体部位の局在が明らかになっており，その面積はそれぞれの各体部位の皮膚の感覚の鋭敏さに比例しており，皮膚の面積には比例していない．

以上のように皮膚感覚はその種類によって異なった伝導路を通る．そのため脊髄の障害があると，その障害部位に従った知覚異常を示す．たとえば，脊髄の半側だけが障害を受けた場合，その障害レベルより下位で，反対側の細かい触圧覚・痛覚・温度覚の障害と，同側の粗大触圧覚・深部知覚の障害等をきたす．さらに，同側の錐体路障害による運動麻痺も生じる．このような症状をブラウン-セカール症候群 Brown-Séquard syndrome（p.433，参照）という．

図239　筋受容器

骨格筋の神経支配

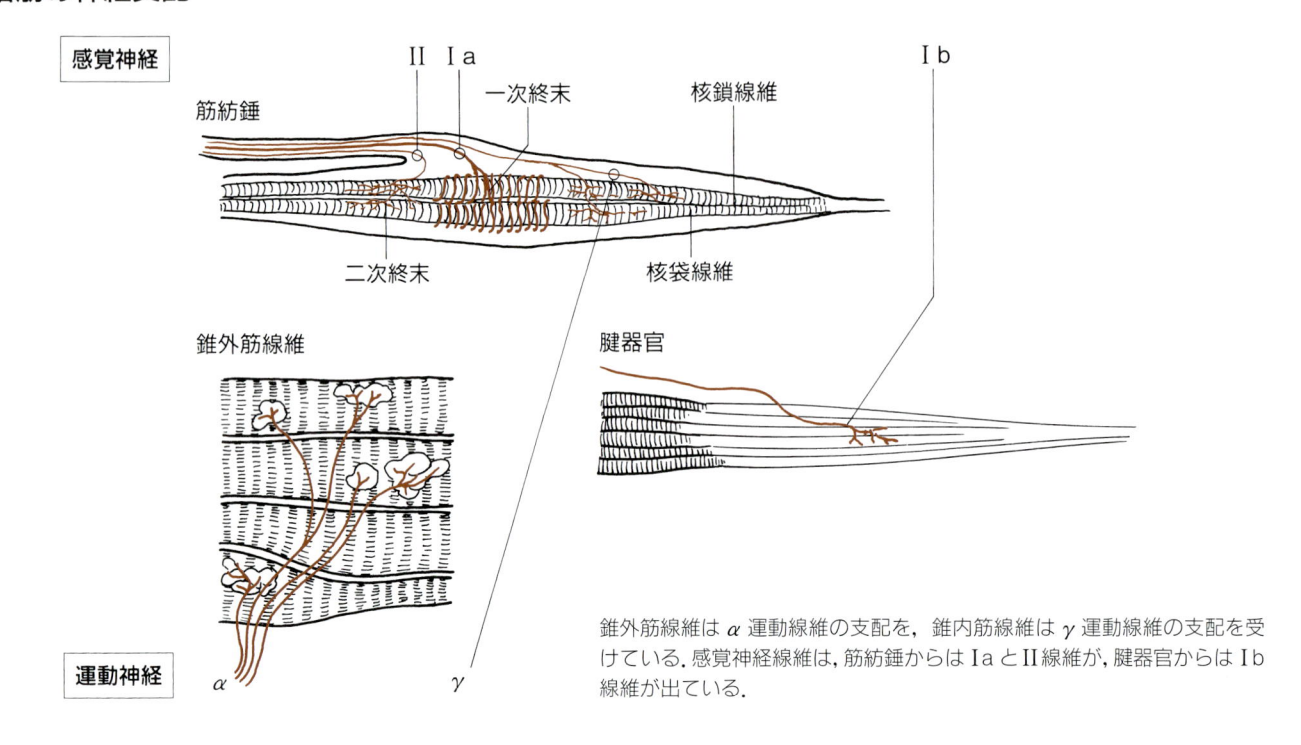

感覚神経

筋紡錘　II　Ia　一次終末　核鎖線維　Ib
二次終末　核袋線維
錐外筋線維　腱器官
運動神経　α　γ

錐外筋線維はα運動線維の支配を，錐内筋線維はγ運動線維の支配を受けている．感覚神経線維は，筋紡錘からはIaとII線維が，腱器官からはIb線維が出ている．

筋の伸展・収縮時における筋紡錘と腱器官の興奮度

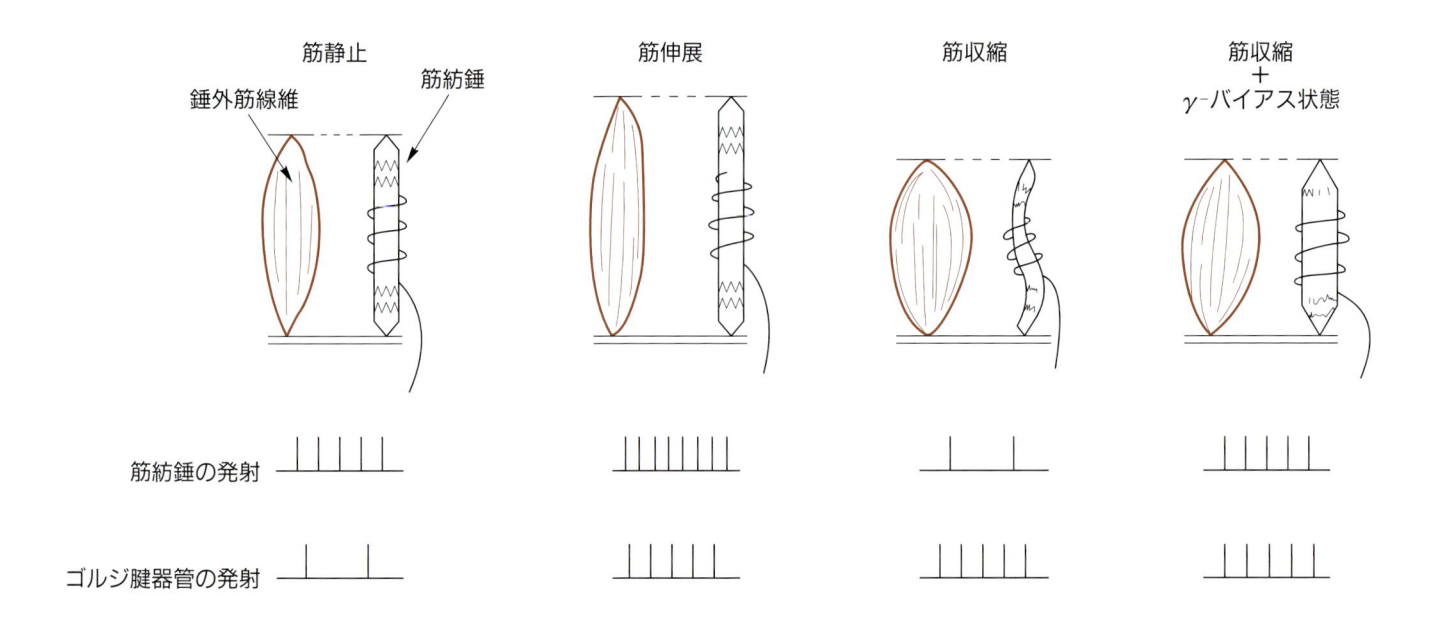

筋静止　　筋伸展　　筋収縮　　筋収縮＋γ-バイアス状態

錘外筋線維　筋紡錘

筋紡錘の発射

ゴルジ腱器管の発射

縦の線はそれぞれの受容器からのインパルス発射頻度を示す．どちらも引き伸ばされた時に興奮する．筋紡錘は錐内筋線維を持っており，感度を調節できる．

3 筋受容器

1. 筋受容器の種類

私たちは，骨格筋の収縮速度や張力などを常に認識しながら，運動を行っている．このための特殊な受容器が，筋腹に存在する筋紡錘と，腱に存在するゴルジ腱器官である．これらの受容器は，深部知覚の重要な情報源であり，骨格筋の協調運動を行ううえで大きな役割を果たしている．

2. 筋紡錘 muscle spindle

筋線維の大部分は，いわゆるふつうの骨格筋線維である．このふつうの筋線維の間に，伸展受容器である筋紡錘が散在している．筋紡錘内部にも骨格筋線維が存在しており，これと区別するため，ふつうの筋線維のことを特に錘外筋線維 extrafusal muscle fiber という．ちなみに，これは α-運動線維支配である．

筋紡錘は，長さ数 mm の紡錘形をしており，1つの筋に数十個程度存在している．結合組織でできたカプセルに包まれており，内部はリンパで満たされている．カプセルの一端は腱に，他端は錘外筋線維の筋腹に結合しており，錘外筋線維に対し並列に組み込まれていることになる．筋紡錘の内部には数本の特殊な骨格筋線維（錘内筋線維 intrafusal muscle fiber）があり，太い核袋線維 nuclear bag fiber と，細い核鎖線維 nuclear chain fiber とに分けられる．これらは錘外筋線維と異なり，γ-運動線維支配である．

筋紡錘からはIaとIIの2種類の求心性線維が出ている．この線維は有髄であるが，筋紡錘内では無髄である．Ia線維は核袋線維と核鎖線維の赤道部をらせん状に取り巻いて終わっており，1次終末 primary ending と呼ばれる．II線維は核鎖線維の赤道からやや離れたところに終わっており，2次終末 secondary ending と呼ばれる．

筋肉が伸展を受けると，錘内筋線維も伸展される．この変化が周りを取り巻いている求心性神経線維終末を興奮させ，インパルスの発射が起こる．伝える情報は主として，1次終末が筋の伸展速度，2次終末が筋の長さである．筋が大きく収縮すると，筋紡錘は弛緩してしまい，そのままではインパルスを発射しない．しかしこのとき，γ 線維が興奮すると，錘内筋線維は収縮を起こし緊張を保つことができる．つまり，γ 線維は錘内筋線維を収縮させることにより，筋紡錘の感度を調節しているのである．このように，筋収縮時（α-運動ニューロン興奮時）に γ-運動ニューロンも同時に興奮し，筋紡錘に適切な感度を与えている状態を γ バイアス γ bias (p.437, 参照) という．

3. ゴルジ腱器官 tendon organ of Golgi

ゴルジ腱器官は腱に存在する長さ 0.5 mm 程度の張力受容器である．腱紡錘 tendon spindle とも呼ばれることがあるが，その形は紡錘形ではない．腱に存在するので，筋線維に対し直列に位置することになる．求心性のIb線維を出しており，遠心性線維はない．腱の伸展によりインパルスを発射するので，筋の張力が増加するとき，すなわち，筋伸展時にも筋収縮時にも興奮する．つまり，ゴルジ腱器官は筋張力受容器である．

4. 伸張反射 stretch reflex と腱反射 tendon jerk

一般に筋を伸展させると，筋紡錘およびゴルジ腱器官からの求心性インパルスが発生し，脊髄の α 運動ニューロンを興奮させる．その結果，伸展された筋は反射的に収縮する．これを伸張反射という (p.435, 参照)．

骨格筋が重力や運動などにより伸展を受けると，この伸張反射により，その筋は収縮しようとする．さらに，脊髄内の反射回路は，他の筋肉の支配ニューロンにも及んでおり，同名協同筋の収縮や，拮抗筋の弛緩も生じる．このように，筋受容器は姿勢制御や運動などにおいて，重要な役割を果たしている．

膝部の腱を叩くと，一時的な筋の伸展が生じ，その結果大腿四頭筋の収縮が起き，膝が伸展する．これは伸張反射の1種であり，膝蓋腱反射としてよく知られている．伸張反射は，ハンマーにより手軽に多数の筋に起こすことができ，しかもこの反射の強さは，錐体路の障害などをよく反映するので，臨床上重要な検査項目となっている．理論的には，筋受容器さえあれば，どの筋のどこを叩いても伸張反射を起こすことができる．しかしふつうは腱を叩くので，腱叩打による伸張反射を腱反射と呼ぶことが多い．

図240 内臓感覚

関連痛の皮膚投射範囲

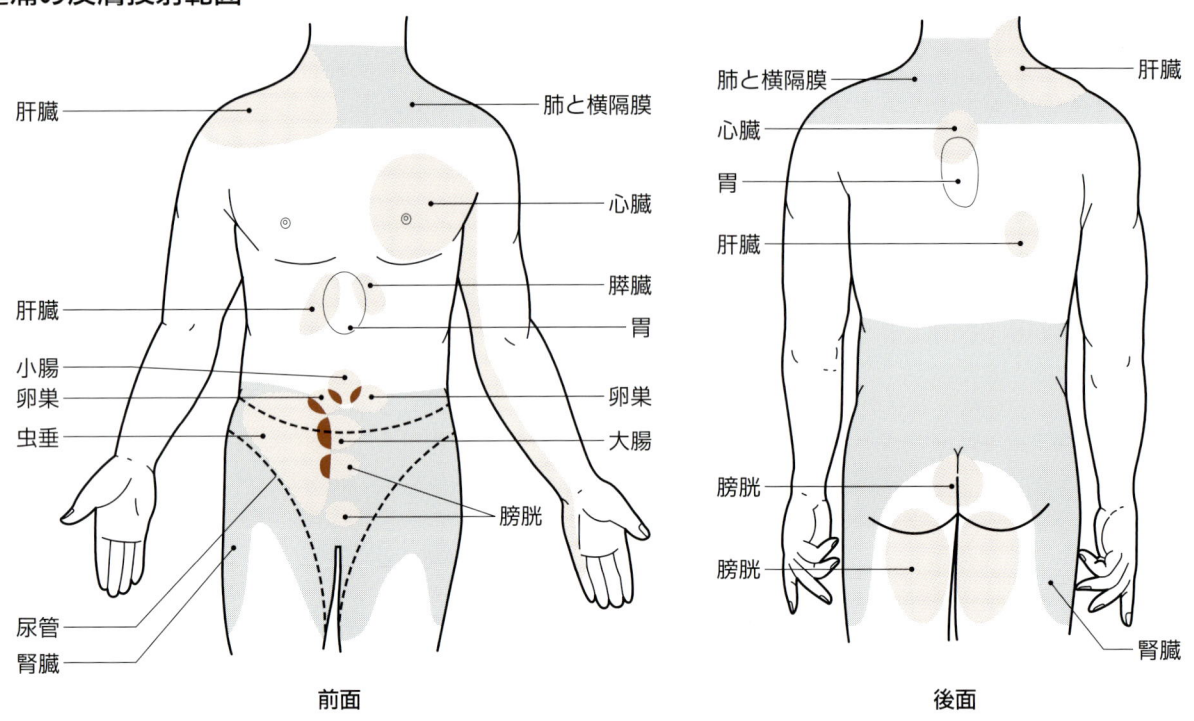

前面：肝臓／肺と横隔膜／心臓／膵臓／胃／肝臓／小腸／卵巣／虫垂／卵巣／大腸／膀胱／尿管／腎臓

後面：肺と横隔膜／肝臓／心臓／胃／肝臓／膀胱／膀胱／腎臓

関連痛の成因に関する説 (Ganong)

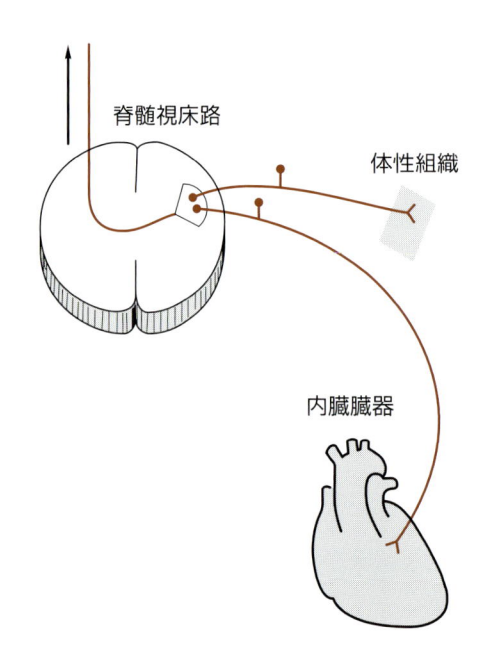

脊髄視床路／体性組織／内臓臓器

関連痛の生じる機序は，内臓痛覚線維と皮膚痛覚線維とは同じニューロン（脊髄視床路の2次ニューロン）に収束するからと考えられている（収束説）．すなわち，2次より上位のニューロンには，受け取ったインパルスの起源が内臓なのか皮膚なのか区別がつかないからであろう．

4 内臓感覚

1. 臓器感覚 organic sensation

　内臓にも痛覚受容器をはじめ，種々の感覚受容器がある．生体は内部環境の変化を内臓からの感覚として捉え，そしてそれに的確に対応している．これらの受容器からの情報を内臓感覚という．さらに，痛覚以外の感覚を臓器感覚とまとめることも多い．内臓感覚を伝える知覚線維のうち，痛覚は主として交感神経とともに走行し，臓器感覚は大部分が副交感神経とともに走行し，両者とも後根を経由して中枢に伝えられ，そこで感覚として成立する．これらの感覚は，ふつうは視床以下のレベルで処理され，反射的にその情報に対する反応が起き，生体の恒常性 homeostasis の維持に役立っている．臓器感覚には次のようなものがある．

a. 飢餓感 stavation

　食欲 appetite と空腹感 hunger とに分けられる．主として消化器から生じる感覚であるが，味覚や嗅覚などにより変化を受ける．視床下部に，空腹中枢 hunger center と満腹中枢 satiety center とが存在する．前者が破壊されると摂食行動が停止し，後者の破壊では大量に食べるようになる．

b. 渇感 thirst

　体内の脱水により生じた口腔や咽頭の乾燥感である．視床下部に飲水中枢 drinking center がある．

c. 吐き気 nausea

　胸部の不快感であり，激しくなると嘔吐 vomiting を起こす．吐き気や嘔吐の原因としては，消化器だけでなく平衡感覚器などさまざまある．脳圧亢進なども，延髄網様体の嘔吐中枢を直接刺激して，嘔吐を起こす．

d. 尿意 desire of micturition

　尿の貯留などで膀胱壁の緊張度が増すことによって生じる，骨盤神経を介した感覚である．膀胱壁の緊張度は必ずしも蓄尿量とは比例しない．

e. 便意 desire of defecation

　結腸内糞便の直腸への移動や浣腸 enema などで，直腸壁の緊張度が増すことによって生じる感覚である．骨盤神経を介している．

f. その他

　意識にはのぼらないこともあるが，体温，血圧，血液のCO_2量，消化管の伸展度・収縮度なども感覚として捉えている．これらの受容器は，きわめて特殊な機能をもった神経細胞であり，末梢あるいは中枢神経内に存在する．

2. 内臓痛覚 visceral pain

　皮膚と同様に内臓も病的状態に陥ると，危険信号として疼痛を発生する．これは内臓にある痛覚受容器が刺激を受けたために生じたものである．痛覚受容器はほとんどの臓器に広く分布しているが，その分布密度は一様ではなく，部位による差が大きい．一般的には臓器実質よりは腹膜，特に壁側腹膜に痛覚受容器は密に存在し，疼痛刺激に対し敏感である．たとえば，肝臓実質自体はほとんど痛みを感じない．かなり大きな肝臓癌ができても自覚症状に乏しいのは，肝臓が痛覚に鈍感なせいであろう．

　臓器における痛覚受容器は，皮膚と同じように自由神経終末である．この知覚線維は，主として初めは，頭頸部は副交感性の脳神経とともに，胸腰部は交感神経とともに，骨盤部は骨盤神経とともに，走行して中枢に至る．これらの神経の大部分はAδ線維とC線維である．

　この痛覚受容器からのインパルスは，主として脊髄視床路を経て大脳皮質感覚野に伝えられる．しかし，一部は脳幹網様体にも至る．この部位には自律神経系の中枢があるから，自律性反射が起こる．つまりこの経路により，内臓の痛みは血圧上昇や発汗などを生じるのである．

3. 関連痛 referred pain

　内臓などの深部組織で発生した疼痛は，その求心性線維の入る脊髄根と同一支配の皮膚分節にも投射されることがある．これを関連痛という．たとえば，肝臓被膜の痛覚受容器の興奮は，同側のC4の皮膚分節レベル，つまり，右肩部においても痛覚を生じる．このように，関連痛は生じる場所が決まっているので臨床上有用である．

図 242　視覚(2) 通光学

水晶体による調節

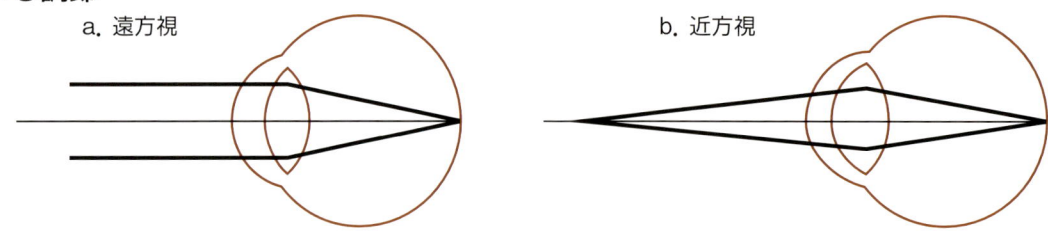

a. 遠方視

b. 近方視

a は調節休止時で遠方に焦点が合っている.
b は調節時で, 水晶体は前方に突出することで厚みを増し近方に焦点が合っている.

Purkinje-Sanson の鏡像

a. 休止時

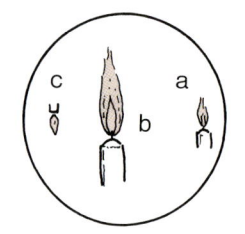

b. 調節時

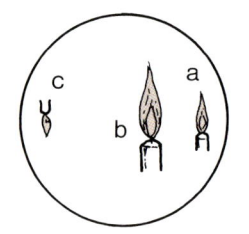

a. 角膜前面, b. 水晶体前面, c. 水晶体後面より反射した像調節時に b だけが小さくなり a に近づくのは水晶体前面だけが曲率を増していることを示している.

遠視眼と近視眼

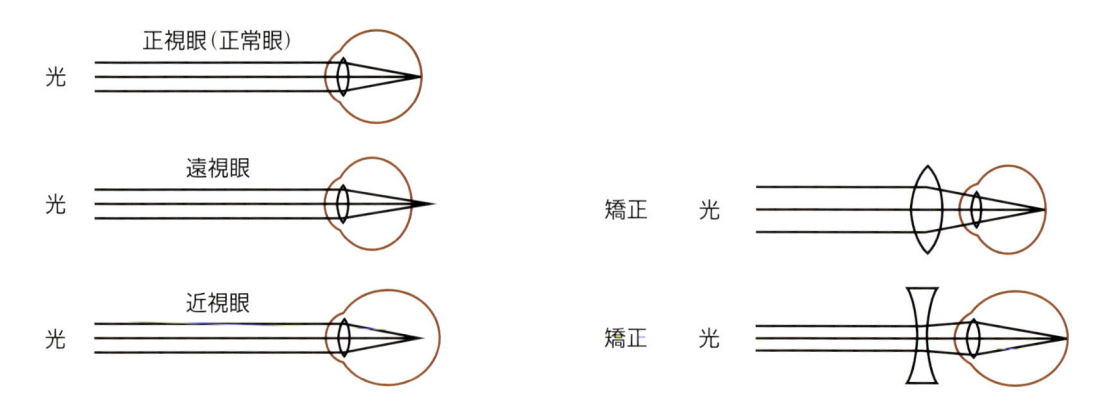

正視眼(正常眼)

光

遠視眼

光　　　　　　　　　　　　　　矯正　光

近視眼

光　　　　　　　　　　　　　　矯正　光

遠視および近視眼では, 右のように凸レンズ, 凹レンズで矯正し, 平行光線を正しく網膜上に焦点を結ぶ.

乱視眼

a. 乱視眼

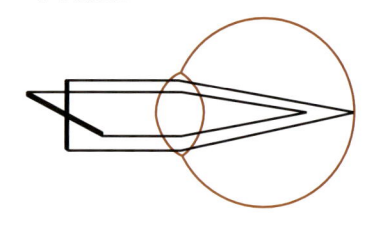

b. 矯正時

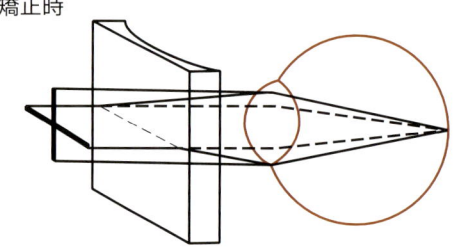

乱視は角膜の垂直・水平方向の曲率に差がある. 垂直方向に焦点を合わせると水平方向が合わない(a)ため円柱レンズで矯正する(b).

視覚の調節と屈折異常

1. 調節 accommodation

　光がどのように通っていくかを研究する学問を通光学という．眼球内に入った光は，主として角膜と水晶体とによって屈折し，網膜上に鮮明な像を結ぶ．正常眼では，遠くの物体を見ているときは，毛様体筋は弛緩し水晶体は薄くなっている．そして，近くの物体を見るときは，水晶体毛様体筋を収縮させ水晶体を厚くしている．このように，像を正しく網膜上に結ぶために水晶体の屈折率を増加させることを調節という．調節の機序は，毛様体筋が収縮すると毛様体と水晶体の間に張っている毛様体小帯が弛緩し，水晶体のもっている弾性のためにその曲率が増し（球形になる），その結果水晶体の屈折度が増加する，と考えられており，これをヘルムホルツ Helmholtz の弛緩説という．水晶体の曲率変化は，主として水晶体の前面の曲率半径の増減によって起こる．このことはプルキンエ-サンソン Purkinje-Sanson の鏡像によって確かめられる．なお，魚類や両生類では，調節は水晶体と網膜間の距離を延ばすことによって行っている．

　暗室中でローソクの像を眼球に反射させると，角膜前面と水晶体前後面での反射で生じた計3個の像が見える．調節を行わせると，水晶体前面からの中央の像だけが大きく変化する．

　正確には，毛様体筋にも，副交感神経（動眼神経）支配の輪状筋と，交感神経支配の放射状筋とがある．本文で毛様体筋と述べているのは輪状筋のことである．

　レンズの屈折率は，焦点距離(m)の逆数を用いてジオプトリ diopter(D)で表現される．たとえば，焦点距離 0.5 m の凸レンズは 2 D である．ヒトの正常眼は約 58 D であり，このうち角膜が約 43 D，水晶体は約 15 D である．つまり，屈折に果たしている役割は，水晶体より角膜のほうが大きいのである．なお通光学的には，眼球は水晶体のみで屈折するドンデルス Donders の省略眼として扱うのが便利である．

　水晶体の曲率の増加には限度があり，最大に努力して，つまり最大の調節を行って鮮明に見ることのできる最短の距離を視覚の近点 near point という．逆に無調節の状態，つまり調節を全く行わない状態で鮮明に見ることのできる最長の距離を視覚の遠点 far point という．通光学的には遠点が無限遠より遠い，すなわちマイナスの距離のこともありうる．最大の調節を行って得られる屈折力の増加を調節力 amplitude という．近点距離を N(m)，遠点距離を F(m)とすると，調節力 A (D)は $A = 1/N - 1/F$ で示される．加齢とともに水晶体の弾性はなくなり，調節力が減少していく．これは近点が年齢とともに遠ざかっていくことを示しており，その結果，近くの物が見にくくなった状態が老視 presbyopia である．すなわち，老視とは調節力の減少のことであり，屈折異常とは根本的に異なったものである．

2. 屈折異常

　はっきりとものを見るためには，網膜上に鮮明な像を結ぶことが必要である．無調節の状態において，無限遠から眼に入射する平行光線は，正視 emmetropia では網膜上に焦点を結ぶ．この焦点が網膜の後方にあれば遠視 hyper(metr)opia であり，前方ならば近視 myopia である．両者とも，屈折力の異常に原因があることは少なく，眼球の前後軸が短すぎたり長すぎたりすることが原因であることが多い．矯正は，遠視には凸レンズ，近視には凹レンズを用いる．

　乱視 astigmatism は角膜の曲率が一様でないために起こる現象である．垂直，水平の二方向の曲率は，正常眼でも多少は差がある．これが著しく異なると，十文字を見ても，縦横2つの線に同時に焦点を合わせることができず，一方の線がぼやけて見える．このとき円柱レンズを用いると一方向の光のみを屈折させることができるので，縦横両方の線に同時に焦点を合わせることが可能となる．この状態は正乱視といわれ，乱視の中では多くみられるものである．このように乱視（正乱視）は円柱レンズで矯正する．また，角膜表面に凹凸などがあって，光線の屈折が各部位で異なる場合を不正乱視といい，矯正はなかなか難しい．未矯正の乱視眼は，調節がうまくいかず，眼性疲労を起こしやすい．

3. 輻輳 convergence

　輻輳と調節とは連動しており，たとえば，近くの物体に両眼視を行うと，調節と同時に輻輳が起こる．この関係が崩れると，通常調節のほうが優先される．また，遠視眼では強い調節が要求されるため，過度の輻輳が生じてしまう．これを調節性内斜視という．

図 243　視覚 (3) 網膜

網膜の構造模型図 (Polyak 改)

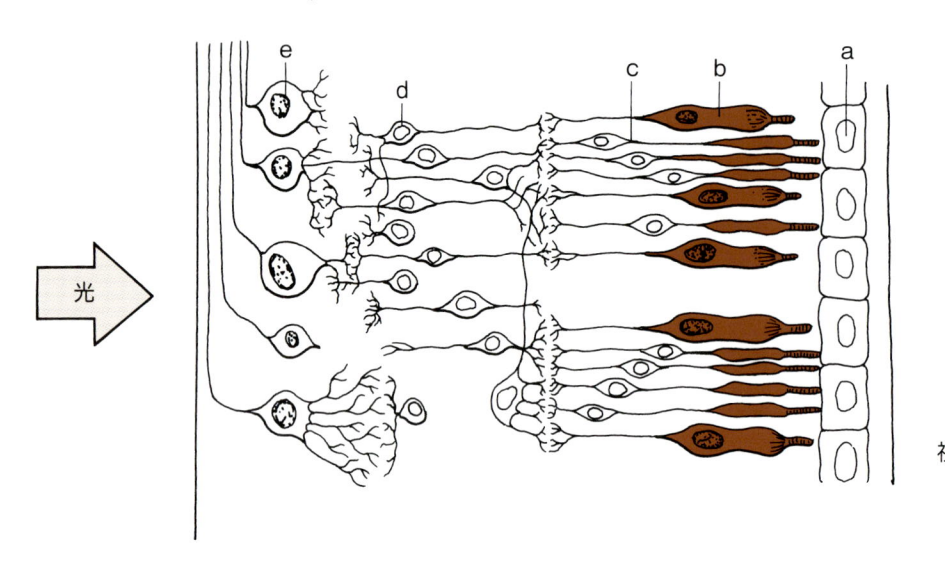

眼底

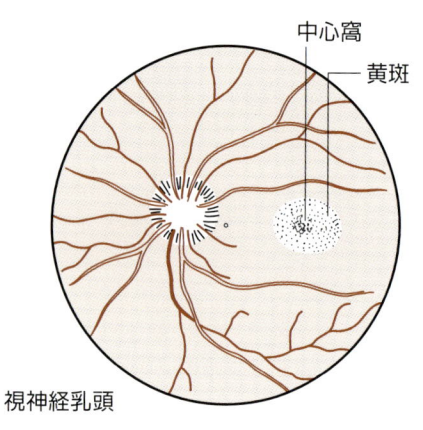

網膜の構造を模式的に示したもの．これらの細胞以外にも水平細胞と無軸索細胞（アマクリン細胞）が横の連絡路として働いている．
a. 色素上皮細胞　b. 錐体　c. 杆体　d. 双極細胞　e. 神経節細胞

静脈交叉現象

a. 正常　　　　b. 先細 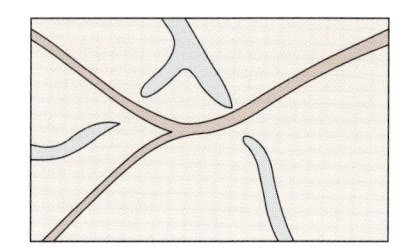　　　　c. せき止め

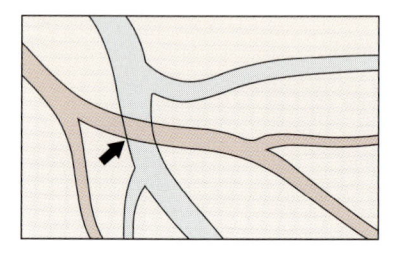

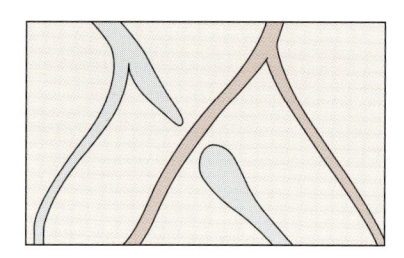

a の矢印が動静脈交叉部．動脈硬化が起こると，交叉部に b や c のような変化が起こる．

網膜電図 (ERG)

a 波と b 波

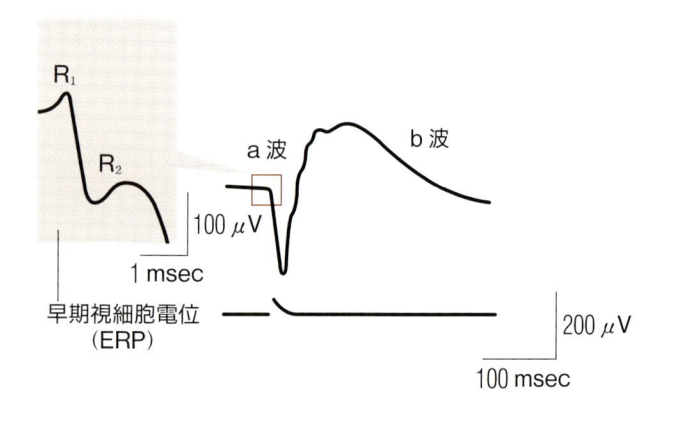

c 波と d 波

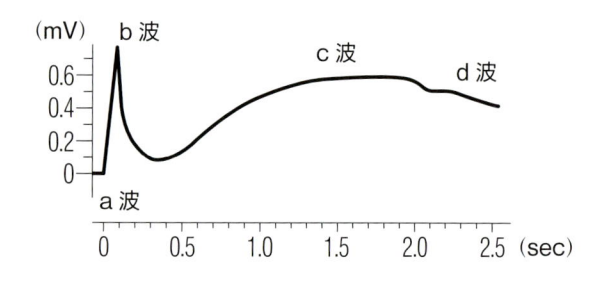

網膜

1. 網膜の構造

網膜は発生学的には脳の一部が膨隆してできたもので、中枢神経の一部ということができる。網膜は多数の神経細胞を含み、その構造は光学顕微鏡レベルで10層に分けることができる。このうち最外層は非ニューロン性の黒い色素上皮 pigment epithelium からなり、光の反射を防いでいる。色素上皮層に接して2種類の視細胞、すなわち杆(状)体 rod と錐(状)体 cone が存在し、これらは双極細胞 bipolar cell とシナプスを形成している。双極細胞はさらに節細胞 ganglion cell とシナプスをつくっている。また、内顆粒層には水平細胞 horizontal cell と無軸索細胞 amacrine cell が存在し、横の連絡路として働いている。節細胞の軸索が集合したものが視神経であり、乳頭部から眼球の外に出て中枢へ向かっている。網膜の後極部にある淡黄色の部分を黄斑 yellow macula といい、その中央のややくぼんだ無血管部を中心窩 central fovea という。

2. 杆体と錐体

光に対する直接の感覚受容器は杆体と錐体であり、ヒトでは波長約400〜720 nmの光(電磁波)を感受することができる。光は細胞内の感光物質に作用し興奮を起こす。杆体は弱い光にも反応できるが解像力に乏しい。逆に、錐体はある程度強い光が必要であるが、解像力にすぐれ色の識別も可能である。すなわち杆体は薄暗い所で働き、錐体は明るい所で働くわけである。

一般的に昼行性動物では錐体が多く夜盲 night blindness であり、夜行性動物では杆体が多く色盲 color blindness である、ということができる。ヒトの網膜には両者共に存在するが、黄斑部は錐体のみから成り立っており、十分な光量があるときは、この部位が最も識別能にすぐれている。われわれは黄斑部のみで物を見ているといっても過言ではない。

杆体での感光物質は視紅(ロドプシン rhodopsin)である。視紅の合成にはビタミンAが必要なので、ビタミンAが不足すると夜盲になる。ヒトの錐体の感光物質はまだ抽出精製されていないが、遺伝子はすでに同定されている。

3. 眼底 fundus

眼球の通光器は透明なので、瞳孔から眼球内壁を直接のぞくことができる。ここは眼底といわれ、網膜とその血管(細動静脈)、脈絡膜、視神経乳頭 optic papilla などを観察できる。網膜と視神経とは中枢神経に属するから、眼底の変化は、眼器のみならず、中枢神経の疾患、さらには全身性病変をも反映することがある。

たとえば、動脈硬化が起こると、眼底の動脈は、口径、色調、走行などの変化が起こり、いかにも"硬く"見えるようになる。動静脈交叉部での血管外膜 adventitia は共有であるから、硬化を起こした動脈は静脈の流れを阻害するために、静脈先細 tapering, 静脈塞止 banking などの種々の交叉現象が生じる。同時に、網膜神経線維の乏血梗塞や、網膜内に蓄積した脂質(吸収されてしまった浮腫の残渣)などは、白斑として現れてくる。また、網膜や硝子体の出血や新生血管などもよく観察できる。すなわち、高血圧症や糖尿病では、その進行程度に応じた血管病変を見ることができるわけである。さらに、頭蓋内圧亢進などにより生じた視神経乳頭の変化なども観察できる。

4. 網膜電図 electroretinogram (ERG)

角膜と皮膚に電極を置き、光刺激を行うと、網膜の電位変化を経時的にとらえることができる。これを網膜電図といい、主としてa, b, c, dの4つの波から構成される。a波は視細胞に、b波は双極細胞に、c波は色素上皮細胞に由来する。d波は光刺激終了に伴う反応である。なお、a波b波との間に、無軸索細胞に由来した小さな4つの律動的な波が現れることもある。また、非常に強い光を当てると、a波の直前に小さな2相性の波が得られ、これを特に早期視細胞電位 early receptor potential (ERP) といい、視紅の反応によると考えられている。これらの波形は、視細胞の順応状態、光の波形(波長、波高、持続時間など)により、多彩に変化する。

図244 視覚(4) 視野

a. 視野(右眼)

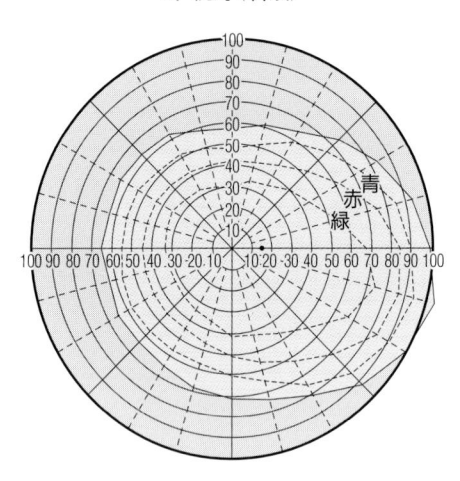

b. 両眼視の視野

青
赤
緑

注視点の外方約15°の位置にマリオット盲点が存在する．視標の色調により視野が異なる．

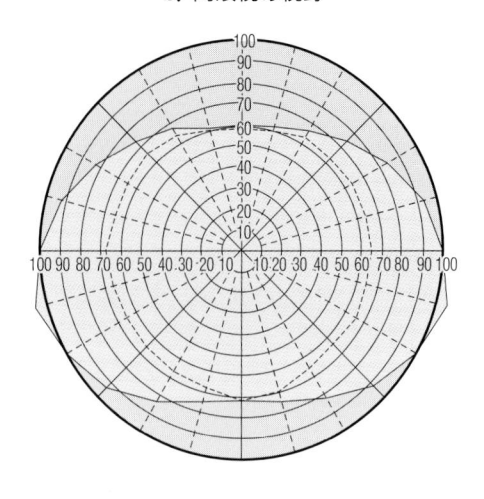

点線の範囲は両眼視を行っている．盲点はお互いにカバーしているため消失している．

視野交叉部症状（大橋）

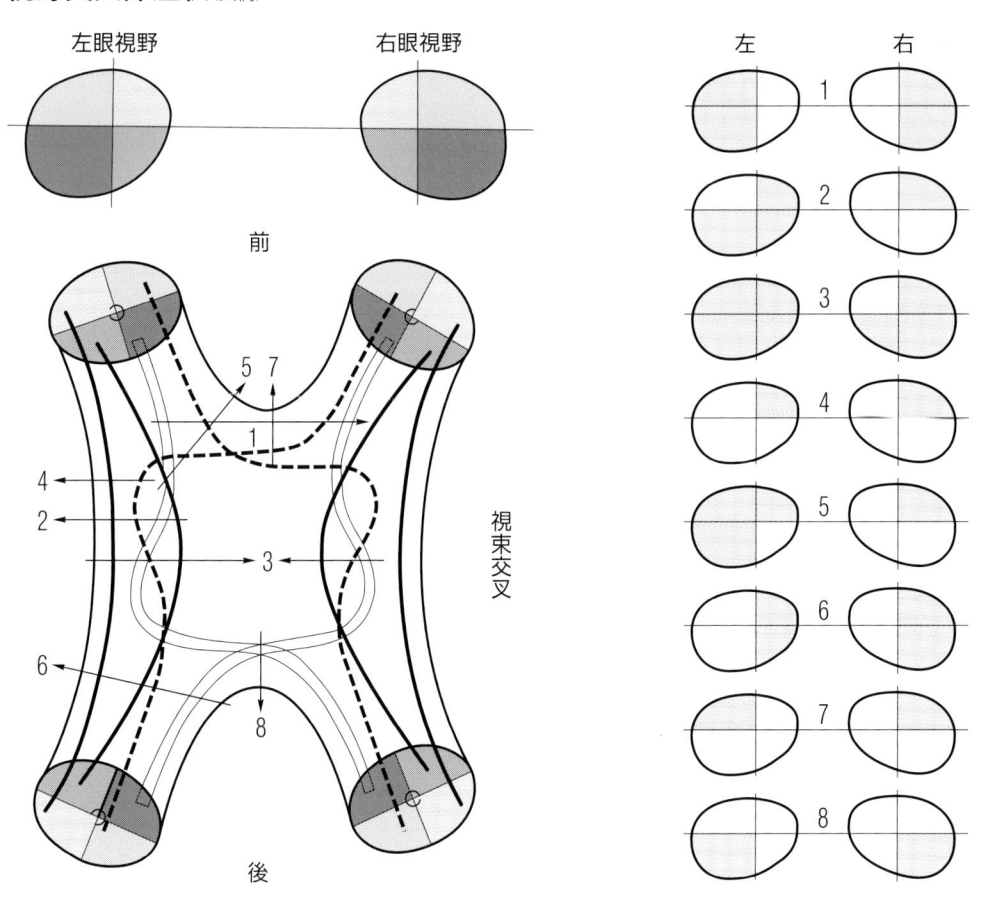

左眼視野　　右眼視野

左　右

前

視束交叉

後

左図1から8の部分で障害されたとき，右図にあるような半盲が生ずる．

視野と視覚伝導路

1. 視野の概念

　視線を1点に固定して関接視で見ることができる全範囲を視野 visual field, あるいは静視野という. 眼球を動かしたときの視野は動視野という. 視野の広さは, 指標を上下左右に動かして測定するので, 視標の大きさ, 形, 色, 明るさ, さらには鼻の高さなどによっても影響を受ける. したがって, 視野は単にその広さのみでなく, 識別能まで加味した広がりとして捉える必要がある. なお, 網膜の視神経乳頭部は視細胞を欠いており, この部位に相当して視野の欠損がみられる. これを生理的暗点（マリオット盲点 Mariotte blind spot）といい, 注視点の耳側約15°の位置にある.

2. 視野の種類

　通常視野の測定を行うときは片一眼視野を調べることが多い. このときは, 視標の色調により, 白, 黄, 青, 赤, 緑の順に視野が小さくなる. 当然, 両眼視野なら左右の視野が重なり広くなる. また, 顔面を固定し眼球を動かして計測した視野では, 外眼筋の障害が反映されてくる.
　その他の視野としては次のようなものがある.
(1) 形態視野：星形や三角形などの視標を用いて, それらの形を認識する範囲を測定する. 網膜の錐体の働きを反映している.
(2) 中心視野：視野中心の約30°以内を検査するもので, 特に中心暗点（視野の中心付近の視野障害, つまり黄斑部付近の異常）や生理的暗点の検出に用いられる.
(3) 光覚視野：視力低下のあるときなどに, 視標に灯火を用いたときの視野.

3. 視覚の伝導路

　網膜の節細胞の軸索は集合して視神経 optic nerve となる. マクロ的にみると, 左右の視神経はやがて融合し, 視交叉 optic chiasm を形成し, 再び左右に分かれて間脳（大脳と中脳の間）に至る. ミクロ的には, 視神経線維群のうち, 網膜の外側（耳側）からくるもの（鼻側の像を伝える）は, 視交叉で交叉せず, 視床の一部である同側の外側膝状体 lateral geniculate body に入る. 網膜の内側（鼻側）からくるものは, 視交叉で交叉し, 反対側の外側膝状体に入る. したがって, 右側の外側膝状体には両方の網膜のそれぞれ右半分の神経線維（視野の左半分を伝える）が入り込むことになる. 外側膝状体のニューロンの軸索は, 大脳側頭葉の中を視放線となって走り, 後頭葉鳥距溝の有線領 striate area 第17野に達し, この部位で感覚として成立する. ここに接する第18, 第19野は視覚連合野 visual association と呼ばれ, 両眼視や固視, また眼球運動の反射などに関係する.
　視神経線維の一部は, 外束膝状体の手前で視蓋前域 pretectal area に至りニューロンを替える. 次のニューロンは, 半分は同側の, もう半分は反対側の動眼神経の副交感神経核に達し, ここからの遠心性線維は毛様体神経節でニューロンを替えた後, 瞳孔括約筋を収縮させる. このため, たとえ片眼にのみ光が入射しても, 両眼共に縮瞳する. これを対光反射 light reflex（正確には共感性瞳孔反応 consensual light response）といい, 中脳機能を診るうえで臨床上きわめて重要な反射である. さらに, 視神経線維の一部は上丘へも達している.
　近くの物にピントを合わせると反射的に縮瞳が起こる. これを輻輳反射という. すなわち, 近くの像を見るときは, 調節, 輻輳, さらに縮瞳が同時に起こっているわけである. この反射経路はまだよくわかっていない.

4. 半盲 hemianopsia

　網膜の視細胞とその経路, さらに大脳皮質の感覚ニューロンは, それぞれ互いに正確に対応している. したがって, 上記のいずれかの部位の障害は, その障害部位に応じた特徴的な視野異常として現れてくる. 半盲はその代表的なものであり, 視交叉部もしくはそれより中枢側の障害で生じ, さまざまな種類がある.
　下垂体は視交叉部の近くにある. そのため, 腫瘍などで下垂体が腫大すると, 視交叉部を圧迫する. もしこのとき, 腫瘍が視交叉の正中部を圧迫すると, 交叉性の線維を傷害するので, 視野異常としては両耳側半盲の形で出現する（図では1に相当する）.
　視放線もしくはそれより上位の障害のときは, 両側の黄斑部の視力は残ることが多い. これを黄斑部回避 macular sparine といい, 黄斑部からの線維は後頭葉に広く分布しているからと考えられている.

図245 視覚(5) 視力

視標と視覚の関係

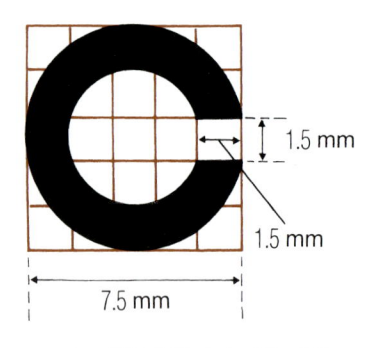

Landolt環

Landolt環は直径:太さ:切れ目が 5:1:1の環である．

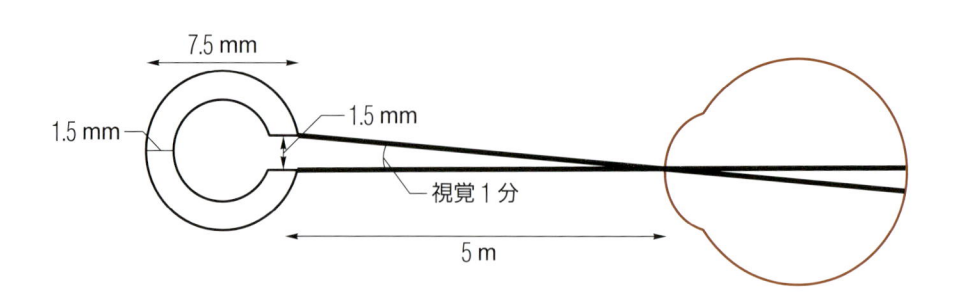

5mの距離からは1.5mmの切れ目視覚1分となる．これが識別可能限界なら視力1.0とする．

立体画像

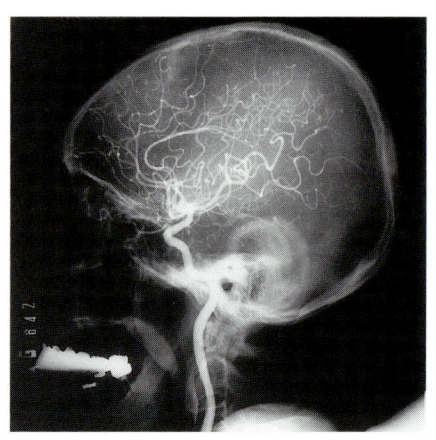

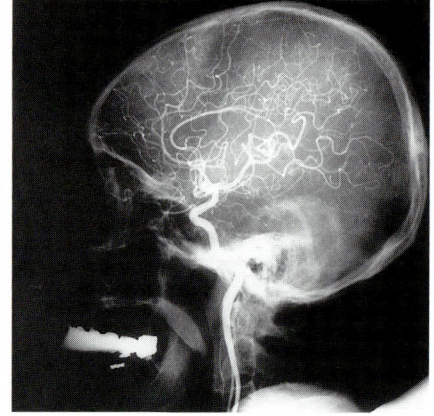

暗順応曲線

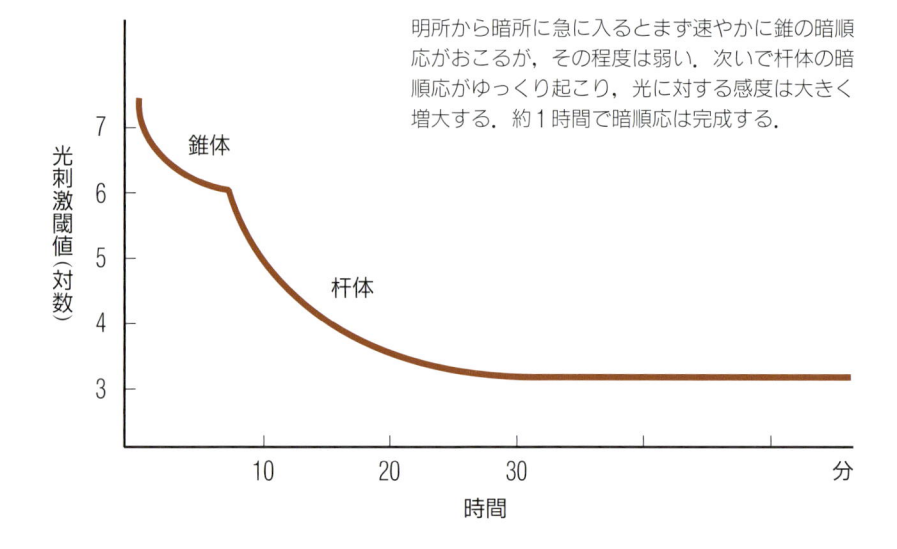

明所から暗所に急に入るとまず速やかに錐の暗順応がおこるが，その程度は弱い．次いで杆体の暗順応がゆっくり起こり，光に対する感度は大きく増大する．約1時間で暗順応は完成する．

縦軸：光刺激閾値（対数）
横軸：時間（分）
曲線：錐体、杆体

視力

1. 視力 visual acuity とは

　視力とは眼の認識力のことであり，視線 visual axis の中心で最もすぐれている．視線の中心から少しでもはずれると，視力はとたんに低下する．視力にはいくつかの段階がある．まず，ある点の存在だけを認識できる段階（視認最小閾）がある．ついで，形態を認識できる段階となり，これには2点を判別できる段階（分離最小閾），さらに文字を判読できる段階（可読最小閾）などがある．一般に視力といえば，視線の中心での形態識別能のことである．

　視標の両端が眼になす角度を視角 visual angle といい，この分単位で表した視角をもとにして，識別可能な最小視角の逆数を視力としている．たとえば，最小視角1分（1度の1/60）の眼は視力1.0，2分なら0.5である．なお欧米では分数で表すこともある．実際の視力測定には，切れ目をもったランドルト環 Landolt ring をよく用いる．この環の切れ目の視角が1分のとき，視力1.0になるわけである．同じ原理により，文字を読ませることもできる．このときは可読最小閾を測定したことになる．

2. 視力と網膜中心窩

　視線の中心は網膜の中心窩に結像する．この部位では，双極細胞などは周辺に圧排されており，錐体のみがぎっしりと詰まっている．また，眼の分解能は網膜の錐体の間隔に依存する．中心窩における錐体の間隔は約 2.5 μm であり，これは視角に換算すると35秒である．理論上は，このときの視力は約2.0に相当する．現実には1.2以上を正常視力としている．

3. 両眼視 binocular vision

　ヒトの眼は正面を向いているため，左右の視野は重なっている部分が多い．したがって，ヒトは1つの物体を同時に両眼で見ることができ，この両眼視で得られた像は，左右でわずかに異なっている．これを視差 parallax といい，この視差などにより遠近感や立体感が生じ，物体を3次元的に認識できる．これは視覚のもつ非常に複雑な統合機能の1つの例である．また，両眼視はマリオット盲点を互いにカバーする作用もある．

　視標が静止状態のみならず，たとえ3次元的に動いたときにも，注視すべき物体の像は常に網膜の中心窩上に結ばれ続けなければならない．そのための統合的な眼球運動ができなくなったとき，つまり，両眼で同じ物体を見ることができないときは，左右の像が重なり合わなくなり，左右の統合が起こらず複視（二重視）diplopia となる．ふつうこのようなときは，複視を防ぐために，中枢レベルで片眼に抑制 suppression がかかり，片方の像を消してしまうことが多い．

　また，動物によっては，2個の眼球が前方ではなく，両側に付いているものもある．こういった動物は，立体視 stereopsis は不可能であるが広い視野を得ている．逆にいうと，ヒトは視野よりも立体視を優先させているわけである．

4. 明順応 light adaptation, 暗順応 dark adaptation

　暗い所から急に明るい所に行くと，最初はまぶしいが数分で慣れてくる．これを明順応という．逆に明るい所から急に暗い所に行くと，数十分かかって，だんだんと見えるようになってくる．これを暗順応といい，錐体で約10倍，杆体は約10,000倍も，光に対して感受性が高まる．完全に暗順応した杆体は，たった1個の光子にも反応することができる．視細胞の対応できる光量幅は順応なしでは1,000倍程度である．しかし明暗順応により，暗い所から明るい所まで光量に対する可視域を広げ，これに瞳孔での光量調節も加わり，最終的には約100万倍以上の光量幅に対応できる．そのため，ヒトは直射日光下でも夜の星明かりの下でも物を見ることができる．

5. 残像 afterimage

　刺激光を一定の頻度で点滅させ，この頻度を増やしていくと，ある一定数以上でちらつきが融合し，持続した光として見えるようになる．映画やテレビはこの原理を応用したものである．残像の程度は疲労度をよく反映する．そのため，このちらつきの最小頻度は疲労度の検査に利用されておりフリッカー値 flicker fusion frequency と呼ばれている．

　また，ある視標を見つめておき，急にその視標を除去しても，しばらくの間はその像が見えている．これを陽性残像 positive afterimage という．このとき背景も同時に変えると，陰性残像 negative afterimage といわれる補色を帯びた像が残ることもある．

図246　視覚(6)　色覚

3種の錐状体色素の吸収スペクトル(ヒト)

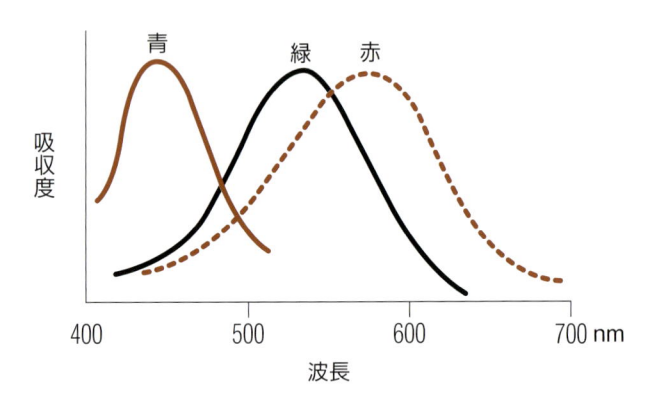

ヒトには3種の錐体がある．それらは440 nm，530 nm，560 nm に吸収のピークを持っており，それぞれ青，緑，赤に感じる．3色説に一致する．

コイ水平細胞のスペクトル応答

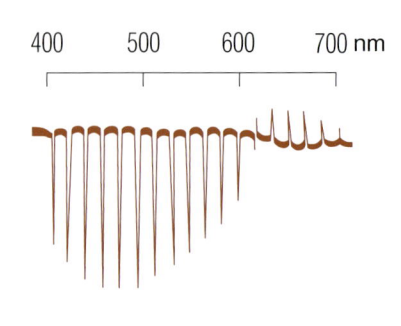

コイ水平細胞の中には，短波長光に対しては過分極，長波長光に対しては脱分極を示すものがある．このような細胞を二相性C型細胞といい反対色説に一致する．（Tomita. T. 1965）

色覚検査表

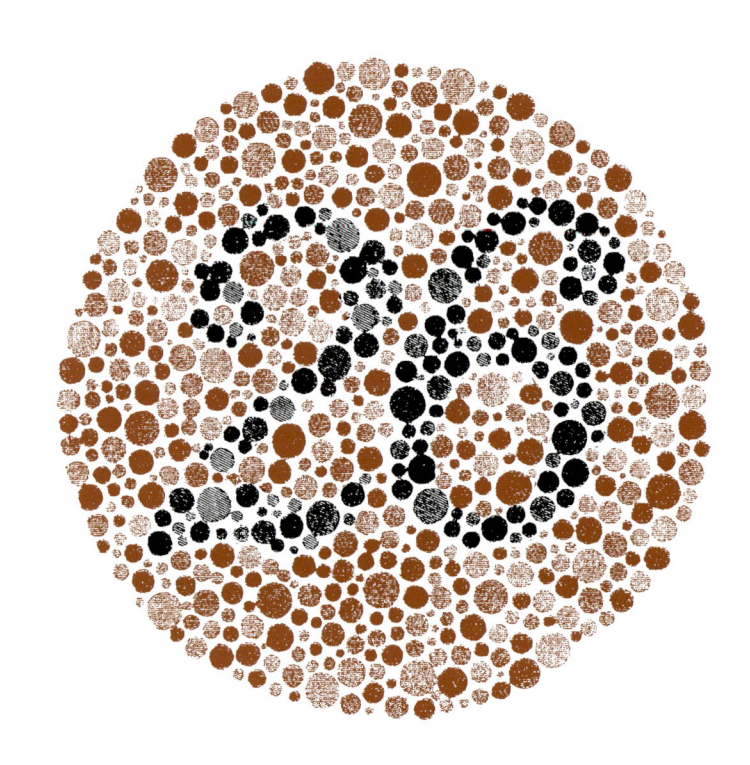

色覚

1. 色の一般的性質

　色には明度 luminosity，飽和度 saturation，色調（色相）hue の 3 要素がある．明度は明るさを示す．飽和度は彩度ともいい，色の純度を表す．色調は光の波長のスペクトル特性によって決まる．

　単色光は単一の波長の光のみから成り立っており，その波長に応じた色調を呈する．2 つ以上の単色光を混合すると異なった色調になる．これを混合色という．一般的に 3 種以上の単色光により，ほとんどすべての色を作り出すことができる．どんな色でもよいが，ふつうは赤，緑，青を用いるので，これらを原色 primary color という．また，ある特定の 2 つの波長（たとえば赤と青緑）を混合すると白色になり，このような色を互いに補色（余色）complementary color といい，対比効果が強い．自然界の光は，単色光が多数混じり合ったものであり，その種類，混合度などによってさまざまな色を生じている．ヒトは 100 以上の色調を区別できるが，単色光によるものと混色との区別はつかない．

2. 色覚のしくみ

　色覚発生に関する説には，ヤング-ヘルムホルツ Young-Helmholtz の 3 色説 trichromatic theory や，ヘーリンク Hering の反対色説 opponent color theory などがある．3 色説とは，3 原色の感光物質を想定し，すべての色はこの割合によって生じるという説である．近年，赤，緑，青の波長に対して最大感度をもつ 3 種の錐体が確認され，この説が正しいことが証明された．なお，ヒトにおけるこれら 3 種の感光物質自体はまだ抽出精製されていない．しかしその遺伝子は同定されているので，その詳細はもうすぐ明らかになるであろう．

　また，反対色説とは，赤緑，黄青，白黒に対応する 3 種の物質を想定し，これらの物質の分解，合成により色覚を生じるという説である．この説は，視細胞レベルでは正しくないが，2 次ニューロン以上では，あてはまる例があることが明らかになった．たとえば，双極細胞の中には，網膜のある部位に赤色光を当てると過分極を起こし，緑色光では脱分極を起こすものがある．この反応は周辺の色調により変化するので，色のコントラストに関与していると考えられている．

　すなわち，光刺激は，3 色説に従って受容器である錐体に興奮を起こし，反対色説に従って処理を受けながら視覚路を進み，大脳皮質で最終的な色の感覚として捉えられる，といえる．

3. 色覚の異常

　色調識別能もしくは彩度識別能が障害された状態を色覚異常という．後天性の色覚異常は，薬物の副作用や，網膜や視路の疾患などに伴い出現し，発病初期は自覚することが多く，片眼のみのこともある．先天性の色覚異常には色盲 color blindness と色弱 color weakness とがあり，無自覚で両眼に起こる．色覚異常の検出には仮性同色表を用いる．これは日本で発達したものであり，石原式色覚検査表が代表である．

　先天性の色盲は，錐体にある 3 種の色覚物質（赤，緑，青）のうち，全種（全色盲）もしくは 1 種（部分色盲）を欠いたものである．全色盲はまれな疾患で，錐体機能を完全に欠いているので，色を全く認識できず，視力障害を伴う．全色盲は色覚物質の異常というよりは錐体そのものの異常である．

　部分色盲のほとんどは赤緑色盲であり，赤物質を欠いたものを第 1 色盲，緑物質を欠いたものを第 2 色盲と区別する．両者のスペクトル感度の特性は異なっているが，どちらも赤と緑を認識することができず，赤と緑は灰色に見えてしまう．従って，色覚は黄色と青から成り立つことになる．色弱とは，色覚物質は存在するが，その吸収スペクトルが正常とは異なっているものである．この原因は，色覚物質をコードしている遺伝子に小さな変異があり，正常とは違ったアミノ酸配列の色覚物質を産生しているせいであろう．色弱を軽い色盲のことだと誤解してはならない．ただし臨床症状からは，色盲と色弱の区別が判然としないことも多い．色弱の種類は，色盲と同じく，赤緑色弱が最も多く，第 1 色弱，第 2 色弱の区別がある．

　全色盲は常染色体劣性遺伝である．また，赤物質と緑物質の遺伝子は X 染色体上にあるから，先天性赤緑色覚異常は X 染色体による伴性劣性遺伝である．この頻度には民族差があり，日本人は白人に比べて少なく，男子約 5％，女子約 0.2％ である．なお理論的には，青物質（この遺伝子は第 7 常染色体上にある）の異常や 2 種の色覚物質の異常が存在するはずであるが，実際には非常にまれである．

図247　聴覚⑴　聴覚器の構造

耳の構造

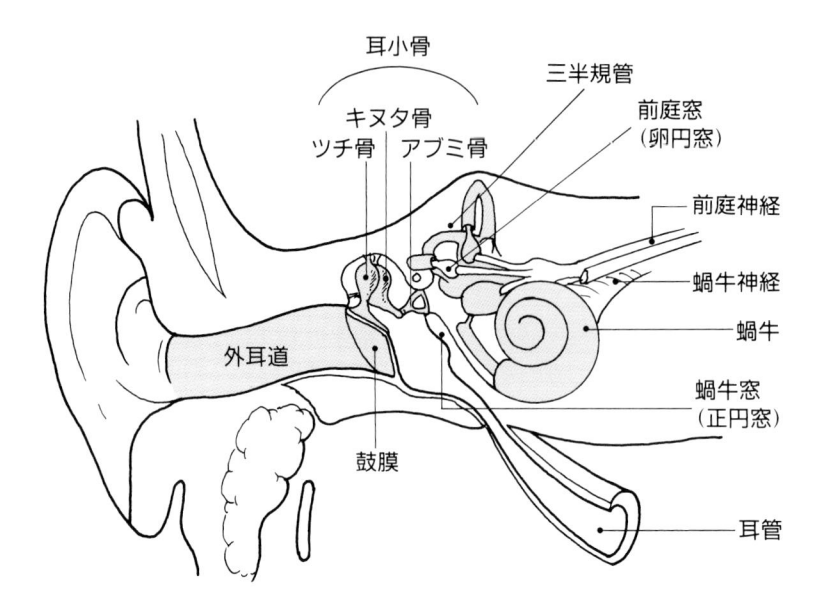

伝音機能の模式図（面積比）

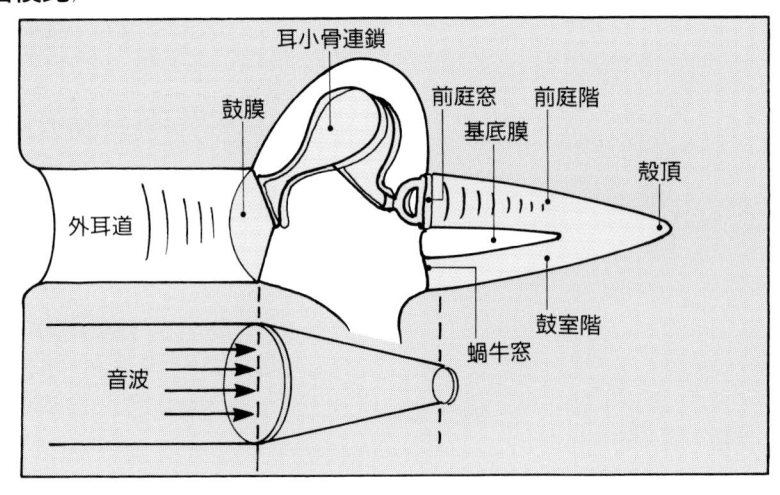

迷路の構造

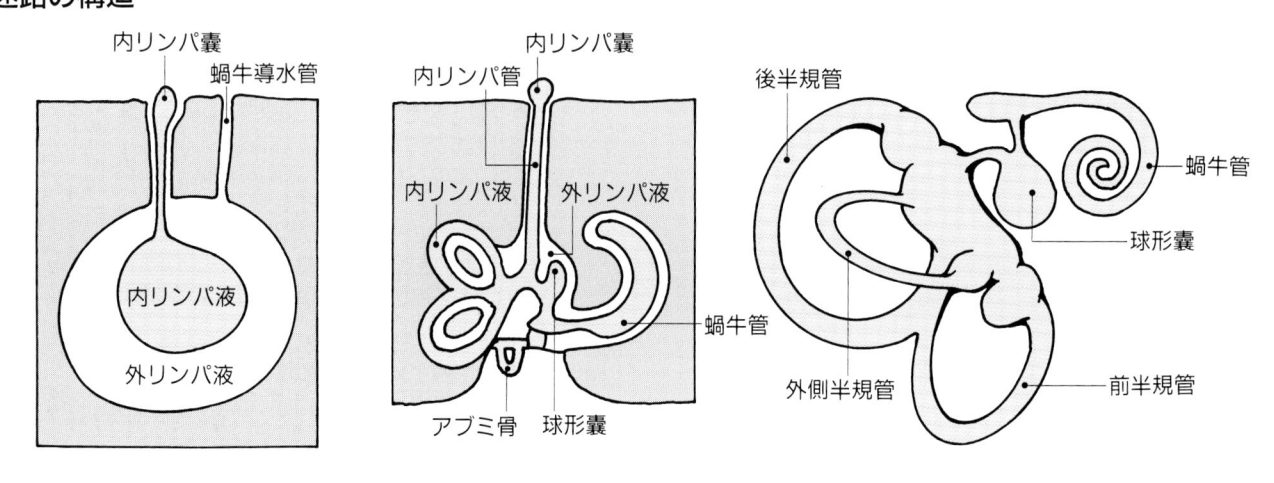

6 聴覚器の構造

1. 耳のしくみ

耳は，外耳，中耳，内耳に分けられ，外耳の一部を除き，その大部分は側頭骨の中にある．外界の音は，外耳と中耳を経由して，効率よく内耳に導かれ，そこで聴覚としてとらえられる．また，平衡感覚器も内耳に存在する．

2. 外耳 external ear

外耳は耳介と外耳道からなる．元来，耳介は集音器であるが，ヒトでは音源の方向を知るためには役立っているものの，集音作用そのものはほとんどない．耳介を動かす耳介筋の機能は，ヒトではほとんど退化している．

外耳道は外耳孔より鼓膜に至る管である．鼓膜を底とする盲管ともみなすことができ，ある範囲の周波数の音に対しては共鳴し，その音圧を増す．外耳道内には耳道腺および脂腺が存在し，ここからの分泌物が剝離上皮と一緒になって耳垢（じこう）をつくる．耳垢には湿性耳垢と乾性耳垢とがあり，この性質は遺伝し，前者が優性である．湿性耳垢の率は，日本人では約 16% であるが，白人は 97.5%，黒人 99.5% である．

3. 中耳 middle ear

中耳は鼓室 tympanic cavity と耳管 auditory tube（欧氏管 Eustachian tube）とからなる．外耳との境界は鼓膜 tympanic membrane であり，内耳とは蝸牛窓および前庭窓とで接している．鼓膜は，外耳道軸に対して約 40° 傾いて存在し，厚さ約 0.1 mm の薄い半透明の膜で，真珠様白色を呈している．鼓膜の外層は外耳道の表皮が伸びたもので，中層は結合線維，内層は中耳粘膜である．鼓膜には神経，血管，リンパ管なども存在し，その薄さの割りには丈夫である．

鼓室内には耳小骨 auditory ossicles が存在する．ツチ骨 malleus は鼓膜に接し，さらに，キヌタ骨 incus を介してアブミ骨 stapes につながっている．アブミ骨は前庭窓内に固定され，内耳にある外リンパに直接接している．

聴覚器においては，「音」という空気の振動を，内耳にあるリンパの振動に変換しなければならない．しかし，音波が空気から水へ達するときは，水面でその音響エネルギーのほとんどが反射されてしまう．つまり，音から空気から直接水へはほとんど伝播しない．そのため，中耳は外耳の振動を効率よく内耳に伝えることができるような構造になっている．すなわち，音波を鼓膜で受け，気体の振動を固体の振動に変える．そして，ツチ骨→キヌタ骨→アブミ骨へと伝える．アブミ骨底は内耳のリンパに直接接しており，アブミ骨の振動はそのままリンパの振動に変わる．しかもアブミ骨底の面積は，鼓膜の面積に比べ約 1/17 と狭いので，その分圧力を増すことになる．このように中耳は，音波すなわち気体の振動を，効率よく液体振動に変換することができる．なお，耳小骨の動きには，てこの原理による増幅作用もあるが，ヒトではあまり大きな意義をもっていない．

耳管とは鼓室と上咽頭を結んでいる管で，普段は圧迫されてつぶれているが嚥下やあくびにより通じる．このとき，空気は鼓室に出入りし，鼓室圧と外気圧とが等しくなる．耳管が閉鎖したままだと，鼓室内の空気が吸収され，圧が下がり鼓膜が内側に引っ張られる．その結果，鼓膜や耳小骨の動きは制限され，聴力が低下したり耳鳴り tinnitus がきたりする．

4. 内耳 internal ear

内耳は非常に複雑な袋状の形態をしており，別名迷路 labyrinth ともいう．内耳は側頭骨中に埋まっているので，その全体を骨迷路といい，中に外リンパ perilymph を満たしている．さらにこの中に膜迷路という盲管嚢があり，膜迷路の中には内リンパ endolymph が入っている．すなわち，迷路は 2 重の袋からなっており，内側の袋が膜迷路，外側の袋が骨迷路であり，膜迷路の中は内リンパ，骨迷路と膜迷路の間は外リンパで満たされているわけである．

この 2 重の袋はその位置により 3 部に分けられ，それぞれ蝸牛，前庭，三半規管といわれる．これらは互いに交通し，蝸牛は聴覚の，前庭と三半規管は平衡感覚の直接の受容器である．

図248 聴覚(2) 内耳と聴覚中枢

蝸牛の微細構造(断面図)

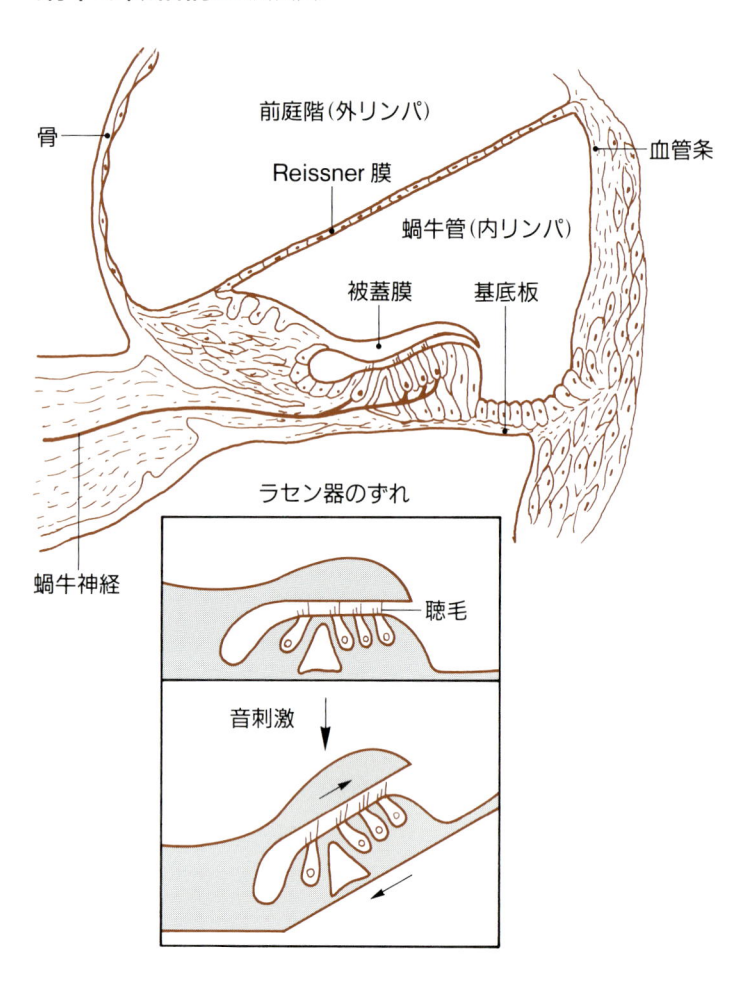

- 骨
- 前庭階(外リンパ)
- Reissner膜
- 血管条
- 蝸牛管(内リンパ)
- 被蓋膜
- 基底板
- 蝸牛神経

ラセン器のずれ
- 聴毛
- 音刺激

聴覚の主な伝導路

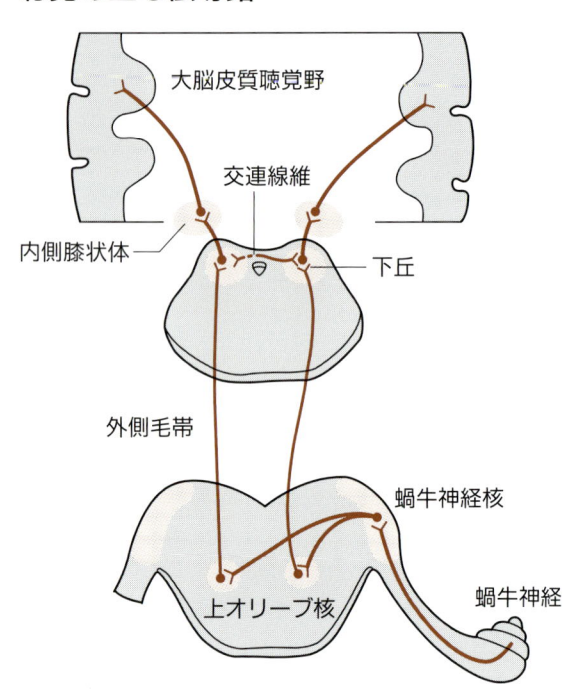

- 大脳皮質聴覚野
- 交連線維
- 内側膝状体
- 下丘
- 外側毛帯
- 蝸牛神経核
- 上オリーブ核
- 蝸牛神経

蝸牛基底板における進行波の状況(場所説)

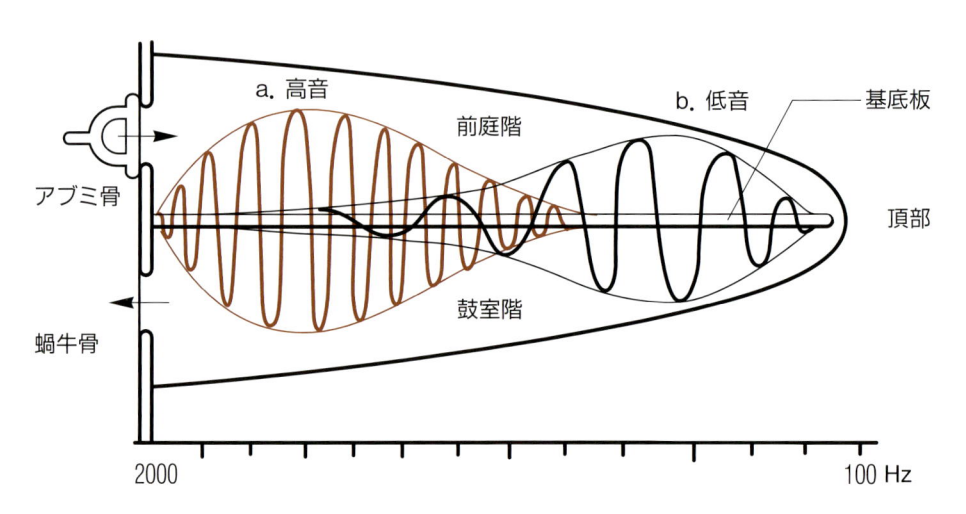

- a. 高音
- b. 低音
- 基底板
- 前庭階
- アブミ骨
- 頂部
- 鼓室階
- 蝸牛骨
- 2000　　　　100 Hz

内耳と聴覚中枢

1. 蝸牛 cochlea

蝸牛は2.5回転した巻貝様の管で聴覚受容器である．断面内腔は3室に分かれ，前庭階，鼓室階，蝸牛管という．前2者は蝸牛頂部で互いに交通し，外リンパを入れる．蝸牛管は内リンパを満たす．

音波の直接の受容器は，基底板 basilar membrane の上にあるラセン器（コルチ器 spiral organ of Corti）の有毛細胞である．有毛細胞は整然と並んだ多数の聴毛をもつ．聴毛は不動毛であり，その直上には蓋膜がある．音波の振動により有毛細胞と蓋膜との間にずれが生じ，そのずれに応じて聴毛は屈曲させられる．この聴毛の屈曲により有毛細胞は興奮する．このようにして，音波は有毛細胞を興奮させ，この興奮は蝸牛神経に伝えられる．

音波の振動はアブミ骨のはまっている前庭窓より前庭階を通り，蝸牛頂部で鼓室階に移り，蝸牛窓へと伝わる．このとき基底板も同時に振動するが，音波の周波数と基底板の最大振幅部位との間には密接な関係がある．これは進行波といわれ，高音では前庭窓に近い所が，逆に低音では蝸牛頂部に近い所が大きく振動する．すなわち蝸牛は，音の高さを基底板の振幅部位の違いにより識別していると考えられており，場所説と呼ばれている．

2. 蝸牛の電気変化

外リンパのイオン組成は細胞外液によく似て，高 Na，低 K である．それに対し，内リンパは細胞内液によく似て，低 Na，高 K である．しかし，内リンパを満たした蝸牛管内は，外リンパの前庭階に比べ，50～100 mV の陽性の電位を示す．これを蝸牛内電位 endocochlear potential（EP）という．蝸牛内電位が内外リンパのイオン差によって生じたものでないことは，極性が逆のことからも明らかである．この電位は辺縁細胞のイオンポンプによって生じている，と考えられている．

蝸牛窓に電極を置くと，音波に一致した電気的変動を記録することができる．これを蝸牛マイクロホン電位 cochlear microphonic potential（CM）という．これはすべての有毛細胞から発生した電気ベクトルの総和と考えられている．

3. 聴覚伝導路

有毛細胞の興奮は，蝸牛神経の樹状突起に伝えられ，この軸索は蝸牛神経核に達する．次に両側の上オリーブ核で一部の線維を替えたのち，外側毛帯を経由して下丘に至り，ここでさらに一部の線維はニューロンを替える．そして内側膝状体に達する．次の線維は聴放線となり，大脳皮質聴覚野に至る．また，交連線維も多く，片側の聴覚刺激は両側の大脳皮質を興奮させることができる．ただし，聴覚の伝導路は非常に複雑であり，ここに示した古典的伝導路以外にも，さまざまな経路がある．

聴覚伝導の各神経線維は，ある特定の音響周波数にのみ興奮している．ただし，音が大きくなるに従い，興奮を起こすことのできる周波数の幅も広くなる．このような周波数弁別は，上位ニューロンほど精密になっていく．すなわち，聴覚刺激は音の分析を受けながら上行していき，大脳皮質で最終的な認識が行われていることになる．

4. 聴覚中枢

聴覚中枢は大脳皮質側頭葉第41，第42野に存在する．ネコやサルでは，聴覚野のニューロンは，周波数別に配列されているともいわれているが，実際には非常に複雑であり，はっきりした局在の規則性はみられていない．また，音の識別は言語の識別と深い関係があり，言葉は最終的には言語中枢に伝えられ，そこで認識される．

視覚においては，複数の波長の光が混合すると1つの色を呈し，その構成成分を識別できないが，聴力においては，複数の音が混合してもそれぞれの音を別々に識別できる．たとえば，黄色と青色の光を混ぜると緑に見えるが，ドとミの音を混ぜてもレには聞こえない．さらに，オーケストラの音の中からある特定の楽器の音だけを抜き出して聴き取ることもできるのである．このような音の選別は中枢レベルで行われているが，この機構の詳細はまだよくわかっていない．

図249 聴覚(3) 聴力

聴覚

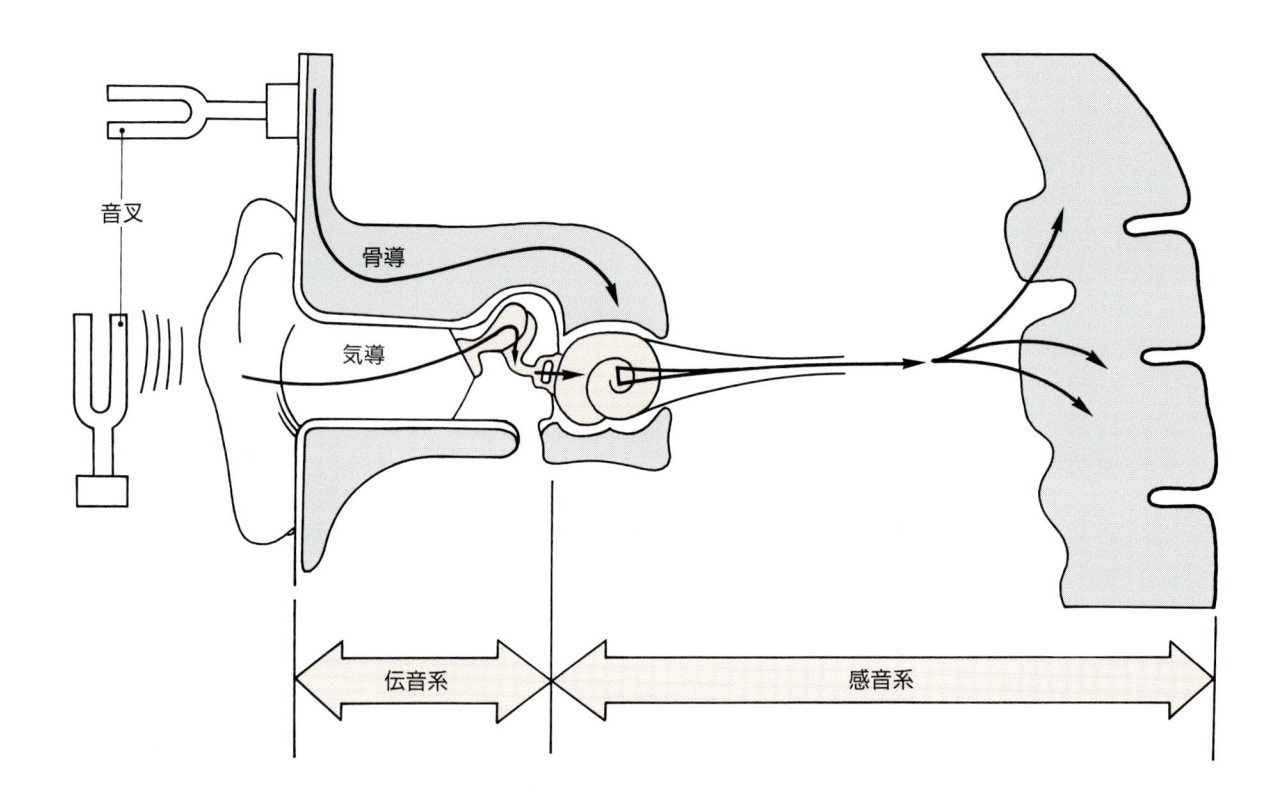

騒音性難聴オージオグラム（C^5 dip 型）

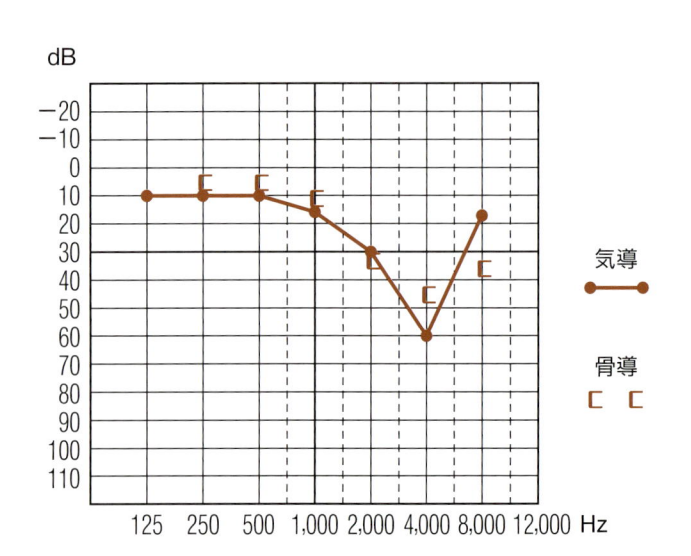

dB，音響エネルギー，音の大きさの関係

dBの差	音響エネルギーの割合	音の大きさの割合
0	1	1
10	10	3.2
20	10^2	10
30	10^3	32
40	10^4	10^2
60	10^6	10^3
80	10^8	10^4
100	10^{10}	10^5

音の大きさは音響エネルギーの平方根に比例する．音響エネルギーの対数をとり，10倍したものがdBである．よって，音響エネルギーは10 dBごとに10倍ずつ大きくなり，音の大きさは20 dBごとに10倍ずつ大きくなる．

聴力

1. 音の性質

音は波である．その物理的成分には，音の高さ，音の大きさ，音色があり，これらはそれぞれの周波数（振動数），波高（振幅），波形として表現される．

音の高さの単位にはHzを用いる．ヒトの可聴域はおよそ20～20,000 Hzの範囲であるが，イルカやコウモリなどでは約150,000 Hz程度まで聴くことができる．

音の大きさは音響エネルギーの平方根に比例し，その単位は対数比の10倍の値をとり，デシベル（dB）を用いる．すなわち，音響エネルギーは音の大きさの2乗に比例する．物理学的に 2×10^{-9} N/cm² （10^{-16} W/cm²）の音を基準音とし，このエネルギーをもった音を0 dBと規定してある．したがって，10 dBの音とは基準音の10倍の音響エネルギーをもった音，20 dBの音とは基準音の100倍の音響エネルギー（音の大きさとしては10倍）の音である．以上は音の絶対的な大きさであるが，相対的に2つの音の大きさの比較時にも，両者のエネルギー比をとり，dBで表す．

なお，dBはあくまで物理的音量であり，ヒトの聴覚の感度は音の周波数により異なっている．したがって，感覚音量はdBには必ずしも比例しない．そこで，感覚音量として表現するときは，それぞれの周波数における音響エネルギーを1,000 Hzの純音に補正して，ホンphonという単位を用いる．80ホンの音とは，50 Hzなら85 dB，1,000 Hzなら80 dB，4,000 Hzなら75 dBの強さの純音である．

音色は音の波形のことであるが，その物理的要因に関してはまだよくわかっていない．

2. 伝音系と感音系

音という外界の振動は，内耳で神経インパルスに変換され中枢に送られる．すなわち，聴覚経路は内耳までの物理的経路と，内耳以降の神経経路の2者に分けられる．前者の経路を伝音系，後者を感音系という．両者がともに正常なとき，初めて正常な聴力が得られる．

伝音系では，音の振動は外気→外耳→中耳→内耳と伝わるが，これ以外にも身体自身，特に骨を伝わって直接内耳に達する経路もある．前者を気導 air conduction，後者を骨導 bone conductionという．振動している音叉を外耳孔の傍に保持したときは気導，音叉の柄の端を乳様突起に立てたときが骨導である．健常者では骨導が聞こえなくなった直後にその音叉を外耳孔に近づけると，まだ音叉音を聴取することができる．これをリンネ Rinne 試験という．

3. オージオメトリ（聴力検査）audiometry

オージオメータ audiometer は指定する高さと強さの純音をつくり出す機械である．気導も骨導も検査できるようになっており，これを用いて聴力の程度を調べることができる．横軸に周波数をとり，縦軸にそのときの聴覚閾値（聴力損失という）をdBでとった抽記図をオージオグラム audiogramといい，この検査法のことをオージオメトリーという．このときは，各周波数において健常者が聞き取ることのできる最小音を0 dBとしてある．

聴力損失の程度は周波数により異なることがあるので，聴力障害の種類によりオージオグラムは特徴的なパターンを示すことがある．たとえば，高齢者やストレプトマイシン難聴では高音域の聴力低下が著しく，職業性難聴では原因となる騒音域（4,000 Hz付近が多く，音の高さでは C^5 に当たる）での聴力低下が著しい．

以上は純音を用いた検査であるが，日常生活で重要なのは言語の聴取能力である．そこで，語音を用いた言語弁別能の検査を，特に語音オージオメトリ speech audiometry という．主に500～3,000 Hzが会話に用いられる周波数で，この周波数の範囲を言語帯域 speech range という．

4. 難聴（聴力低下）hypacusis, deafness

聴力の低下を難聴という．聴力損失が30 dB以上では社会生活に支障をきたし，90 dB以上ならろう（聾）deafであり，言語音の聴取は不可能である．dBで表示困難な聴力の障害を一般に聴覚（聴力）不全 dysacusis という．

難聴はその障害部位により，伝音性難聴 conduction deafnessと感音性難聴 perceptive deafnessとに分けられる．外耳または中耳の疾患による難聴が伝音性難聴，内耳および神経の疾患によるものが感音性難聴である．

音叉を用いると，この両者を鑑別できることもある．たとえば，伝音性難聴のときは，骨導のほうが気導より感度が高くなることがある（リンネ試験陽性）．また，片側耳に難聴がある場合には，音叉を前頭部の正中に立てると，伝音性難聴のときは患側へ，感音性難聴のときは健側へ，音叉の音がかたよって聞こえる．これをウェーバー Weber 試験という．片耳を指でふさぎ自分自身でウェーバー試験をやってみるとよい．

図 250　平衡感覚

三半規管と平衡斑

3本の半規管は互いに直角をなしている．卵形嚢は水平上向き，球形嚢は垂直内側を向いて存在している．

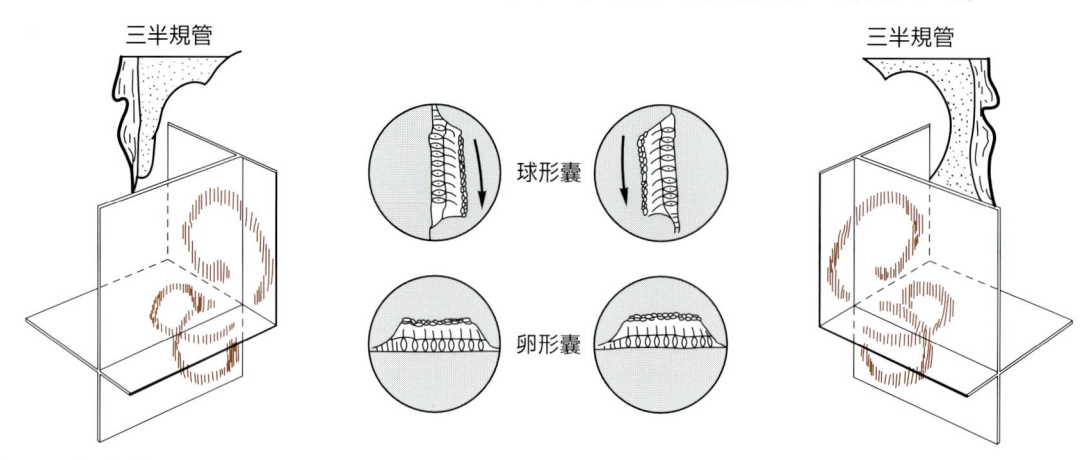

有毛細胞への刺激条件

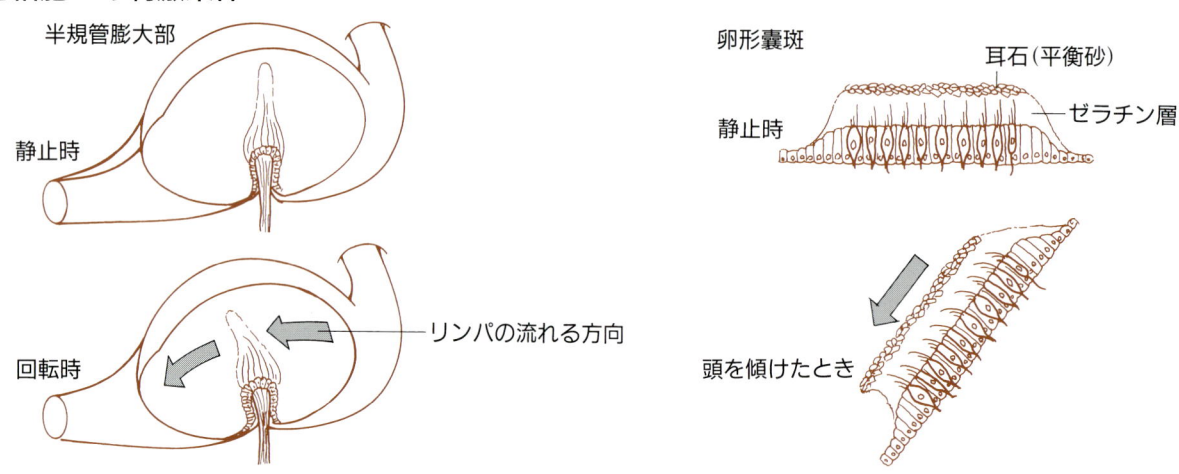

頭を回転させると慣性力により相対的なリンパの流れが生じ，有毛細胞を刺激する．頭の回転を止めた時は逆の現象がおこる．

平衡斑では有毛細胞の上にゼラチン層を介して重い耳石が乗っている．平衡斑が傾くと耳石の位置が重力によりずれて有毛細胞を刺激する．

前庭有毛細胞

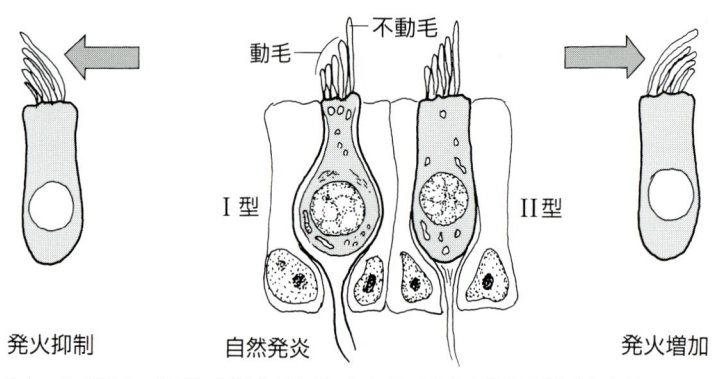

前庭の有毛細胞には丸く太ったⅠ型と，細長いⅡ型とがある．1本の不動毛と多数の動毛とを持っている．この毛が不動毛の方に傾くと発火が増加（興奮増加）し，動毛の方に傾くと発火が減少（興奮抑制）する．不動毛といっても動かないわけではない．

7 平衡感覚

1. 平衡感覚受容器 stato(re)ceptor

　私たちはからだの位置や向き，さらには動きの開始停止（正負の加速度）を，常に無意識に確認しながら生活している．これを平衡感覚といい，全身からの情報で成り立っているが，その中でも内耳（前庭と三半規管）は特に重要な平衡感覚受容器である．

　前庭は重力の受容器であり，膜迷路の2カ所の膨らみ，つまり球形嚢と卵形嚢のことである．この内腔には，小さな粒子である平衡砂（耳石）を多数上に乗せた有毛細胞があり，平衡斑と呼ばれている．重力により，頭の角度に応じた平行砂のずれが生じ，このずれが有毛細胞を刺激する．平衡斑の向きは，身体の水平面に対し，卵形嚢では平行（上向き）であり，球形嚢では垂直（外向き）である．両者は互いに直角であるから，いかなる方向にも反応できる．このようにして，前庭は重力の方向，すなわち頭の向きを知ることができるのである．なお，直線加速度や遠心力も重力と同種の力なので，これらも前庭で認識している．

　三半規管は3本の管からなる角加速度の受容器である．この内腔には，やはり有毛細胞をもち，内リンパを満たしている．頭を回転させると角加速度が三半規管に加わり，相対的な内リンパの流れが起こる．この流れが有毛細胞を刺激し，角加速度を認識させる．しかも，この3本の管は3次元的に互いに直角に位置しているので，すべての方向の角加速度をとらえることができる．

　なお，前庭と三半規管およびその伝導路をまとめて，前庭あるいは前庭系と呼ぶこともある．

2. 平衡感覚の伝導路と中枢

　平衡感覚は聴覚に比べ系統発生学的に古く，深部知覚や小脳，さらに全身の骨格筋（特に外眼筋）などと深い関係がある．前庭と三半規管の有毛細胞の興奮は，前庭神経を介して前庭神経核に伝えられる．前庭神経核は運動を制御している脳脊髄の各部位，たとえば小脳，外眼筋運動神経核，脊髄前角へと線維を伸ばしている．さらに，大脳基底核，視床，視床下部，脳幹網様体などとも密接な連絡を保っており，錐体外路系において重要な役割を果たしている．

3. 眼振 nystagmus

　私たちの眼は，固定した物体は注視し，動いている物体は追視できるようになっている．たとえば，電車の窓から外を眺めると，外の景色を追視する方向に眼球は動く．視標が視野外に去ると，眼球は正面に戻り，再び追視運動が起こる．こうして眼球のゆれが生じる．このような眼球の運動を眼振（眼球振盪）という．上記のものは視線運動性眼振といい，正常なものである．

　注視や追視などの眼球運動は，視覚路と眼球運動路の総合作用であり，これには前庭や小脳が大きな役割を果たしている．この総合作用のどこかに障害があると，正常な眼球運動が営めなくなる．そのときの症状の1例が眼振である．たとえば，ある1点を注視しようとしても，眼球の向きや頭部の向きにより，ある決まった方向に眼球がゆれることがある．これが異常眼振であり，臨床的に非常に重要である．

4. めまい head swimming

　めまいは眩暈（げんうん）ともいい，その日本語は広い意味に使われている．症状からは大きく3つに分けられる．すなわち，①回転性のめまい vertigo，②ふらつき感を伴った非回転性のめまい dizziness，③気が遠くなる感じのめまい，である．このように，日本語の「めまい」はこれらを区別せずに使われているので，詳細な表現が必要なときは注意しなければならない．非常におおまかにいって，①の回転性めまいとは，眼前の静止した物体が動いて見える状態であり，原因は前庭系の障害のことが多い．②のめまいは，身体の平衡を保つことが困難な状態であり，聴力や視力さらに思考力などの低下を伴うこともある．前庭系以外の中枢神経に障害のあることが多い．③のめまいは，大きな心配事や一過性脳虚血などで起こるものであり，精神的あるいは内科的な障害が原因であることが多い．

　内耳は重要な末梢の平衡感覚器なので，この部位の障害ではめまいの生じる率が高くなる．メニエル病 Ménière's disease はその代表的なものであり，回転性めまい発作に嘔気や眼振を伴う．さらに，耳鳴や難聴などの蝸牛症状もある．原因は不明であるが，その本体は内耳の障害と考えられている．

　加速度病は動揺病や乗り物酔いとも呼ばれており，加速度刺激の反復により広義の前庭系が過度に興奮することによって起こる疾患である．視覚と平衡感覚などの情報間に矛盾が生じたり，現在の情報と過去の動きの記憶が著しく異なるときに発病するという感覚矛盾説で説明されている．また逆に，酒酔いは前庭系が過度に抑制された状態である．そのため乗り物酔いと酒酔いは共存しにくい．同様の理由で，内耳性の聴覚不全では乗り物酔いやめまいが起こりにくいことがある．

図 251 味覚

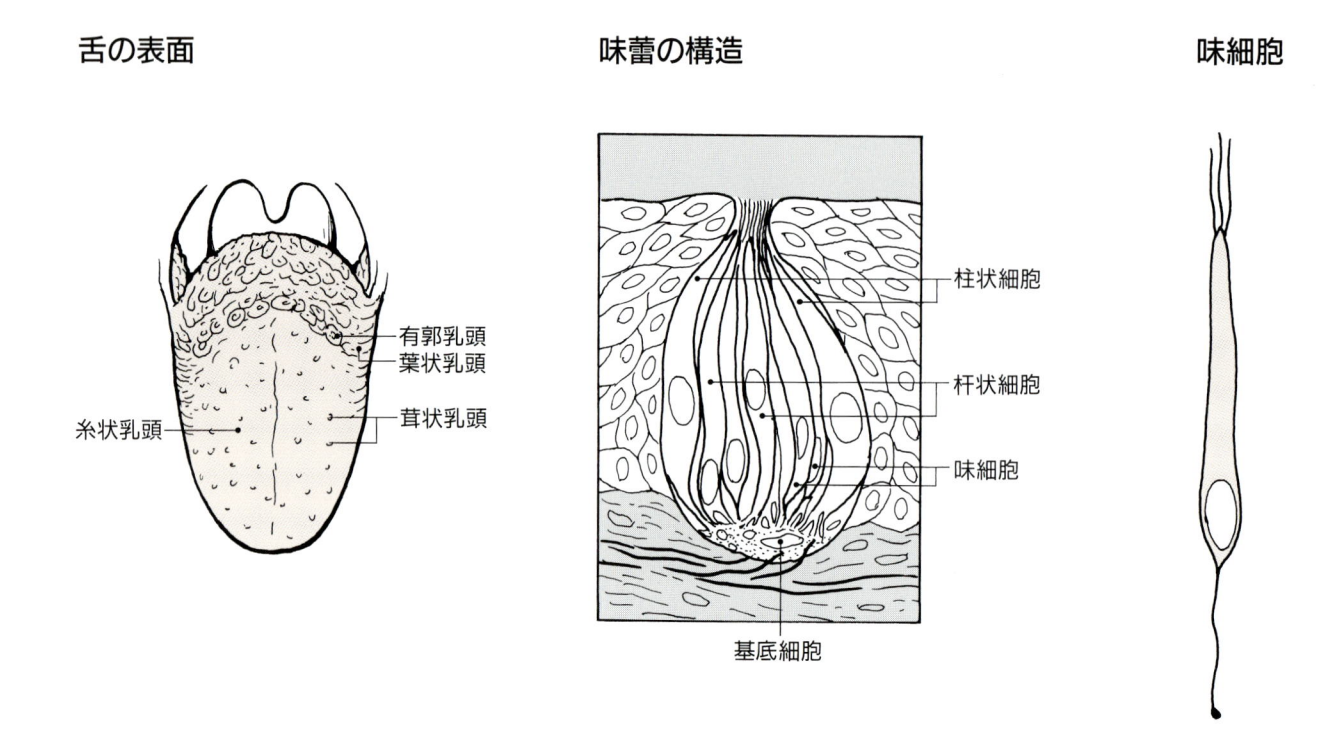

舌の表面

- 有郭乳頭
- 葉状乳頭
- 茸状乳頭
- 糸状乳頭

味蕾の構造

- 柱状細胞
- 杆状細胞
- 味細胞
- 基底細胞

味細胞

味覚伝導路

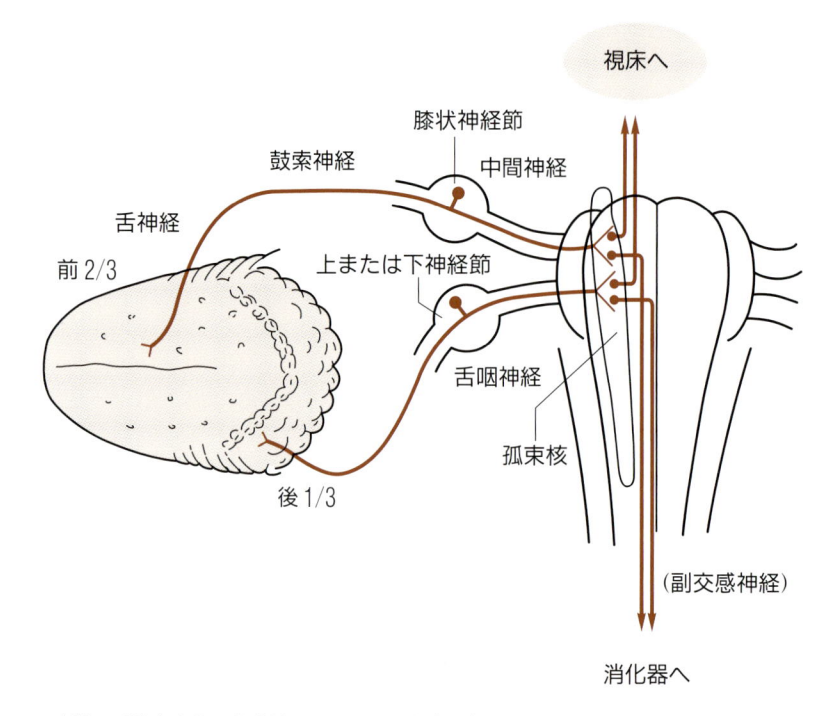

- 視床へ
- 膝状神経節
- 鼓索神経
- 中間神経
- 舌神経
- 前 2/3
- 上または下神経節
- 舌咽神経
- 後 1/3
- 孤束核
- (副交感神経)
- 消化器へ

味覚は舌前方 2/3 は鼓索神経を，また舌後方 1/3 は舌咽神経（Ⅸ）を経由して孤束核に至る．なお，顔面神経（Ⅶ）の味覚・副交感枝が中間神経であり，その枝の 1 つが鼓索神経である．

8　味覚

1. 味覚 gustation とは

　味覚は水溶性の化学物質が口腔内の味覚受容器に直接接触することにより生じる感覚である．味覚受容器は，哺乳類，爬虫類，両生類では，味蕾 taste bud として分化しており，口腔内，特に舌表面に密に存在している．舌表面には乳頭と呼ばれる小突起が密生しており，このうち茸状乳頭，葉状乳頭，有郭乳頭に味蕾は多く存在している．

　舌表面の非常に細かな突起が糸状乳頭である．糸状乳頭には味蕾は存在せず，その先端は角化を伴う．消化器疾患や全身衰弱などのときに舌表面が白色に変化することがある．これは舌苔と呼ばれており，その本体は糸状乳頭の角化増加に細菌の増殖が加わったものである．

　味蕾の数はラットでは約 1,000 ～ 2,000 個である．ヒトでの数はまだよくわかっていないが 10,000 個程度だという説がある．なお，鳥類や魚類では口腔内に味蕾は確認されていない．

2. 味覚の性質

　基本的な味覚は，甘味，酸味，塩味，苦味の4種類に分けられる．これらの味覚の感度には局在があり，Kiesow は，ヒトでは舌尖で甘味，側縁で酸味，舌尖と周縁で塩味，後部で苦味が敏感であると報告している．しかし最近の詳細な研究によると，4基本味とも舌後方のほうがより敏感であるらしい．

　呈味物質の物理化学的な性質はあまりよくわかっていない．呈味物質の化学構造と味覚とは，必ずしも対応しているわけではなく，たとえば，サッカリンとショ糖のように化学的に全く異なるものでも，似た味を呈するものがある．また食塩のように，濃度によって異なった味を呈するものもある．しかし一般的にいって，酸味は水素イオンと関係が深く，塩味は無機塩の陰イオンと関係が深い．味覚の閾値濃度は物質により非常にまちまちである．

　味蕾細胞の正常な代謝には亜鉛が不可欠であり，亜鉛欠乏では味蕾レベルでの味覚障害を生じる．なお味覚欠損のことを味盲 taste blindness という．フェニールチオカルバミド（PTC）は，日本人の約 90％（白人は約 70％）は苦味を感じるが，残り約 10％ は無味と感じる．この PTC 味盲は常染色体劣性遺伝をし，他の呈味物質に対する味覚閾値は正常である．

　味に対する感受性は，個人により非常に異なっており，さらに同一人でも，検査時のからだの状態によって変化してくる．味覚には前述の4種のみならず，うま味，渋味，えぐ味なども考えられており，いわゆる「飲食物の味」というものは，さらに触覚，温度覚，痛覚，嗅覚，視覚，聴覚，過去の経験（条件反射など），そのときのからだの状態，周囲の環境なども加わって総合的に形成されたものである．

　味に対する感受性は動物によって非常に異なっている．味覚神経からのインパルスを記録すると，たとえばネコでは，水でインパルスを生じ，ショ糖では生じない．ひょっとしたら，ネコは水を味わうことができ，ショ糖を無味と感じているのかもしれない．

3. 味覚受容器

　味覚受容器は味蕾である．舌表面は厚い重層偏平上皮に覆われており，味蕾はその中にうずもれるようにして存在している．ヒトの味蕾は，直径約 60 ～ 80 μm，幅約 40 μm の球形～卵形をしている．この内部に細長い味細胞を 20 ～ 30 個含んでおり，これが味覚の直接の受容器である．その他，味蕾内には細長い支持細胞と下部に基底細胞とが存在する．味蕾の先端には味孔という小孔があいており，呈味物質はこの味孔を通じて味細胞の先端に直接接触することにより，味細胞の興奮を起こしている．

　味細胞に微小電極を挿入すると，外に対して −20 ～ −60 mV の電位を記録することができる．このとき，試験液を舌に作用させると，その濃度に従って緩やかな正の電位を生じる．しかし，この電位は4つの基本的な味に対して特異的なものではなく，複数の味に対して反応する．1つの味に対してのみ特異的に反応する受容器あるいは神経線維の存在については否定的である．

4. 味覚伝導路

　舌の前 2/3 の味覚は舌神経と鼓索神経とを経由して，顔面神経（Ⅶ）とともに脳幹に至る．舌の後 1/3 は舌咽神経（Ⅸ）により，また咽頭，喉頭は迷走神経（Ⅹ）により支配されている．これらの線維はすべて延髄の孤束核に達している．ここからの2次ニューロンは，反対側の内側毛帯を通り視床に至り，3次ニューロンを介して，大脳皮質の中心後回の基底部（顔面の皮膚感覚を支配する領域）に投射される．

　孤束核は受け取った味覚情報を自律神経系にも伝えており，その例として，唾液分泌亢進や味覚性発汗などの反応が有名である．また，たとえば酸味刺激は，孤束核から延髄の循環中枢に伝えられ，自律神経を介して心拍数や血圧の上昇をもたらしている．

図252 嗅覚

嗅覚のしくみ

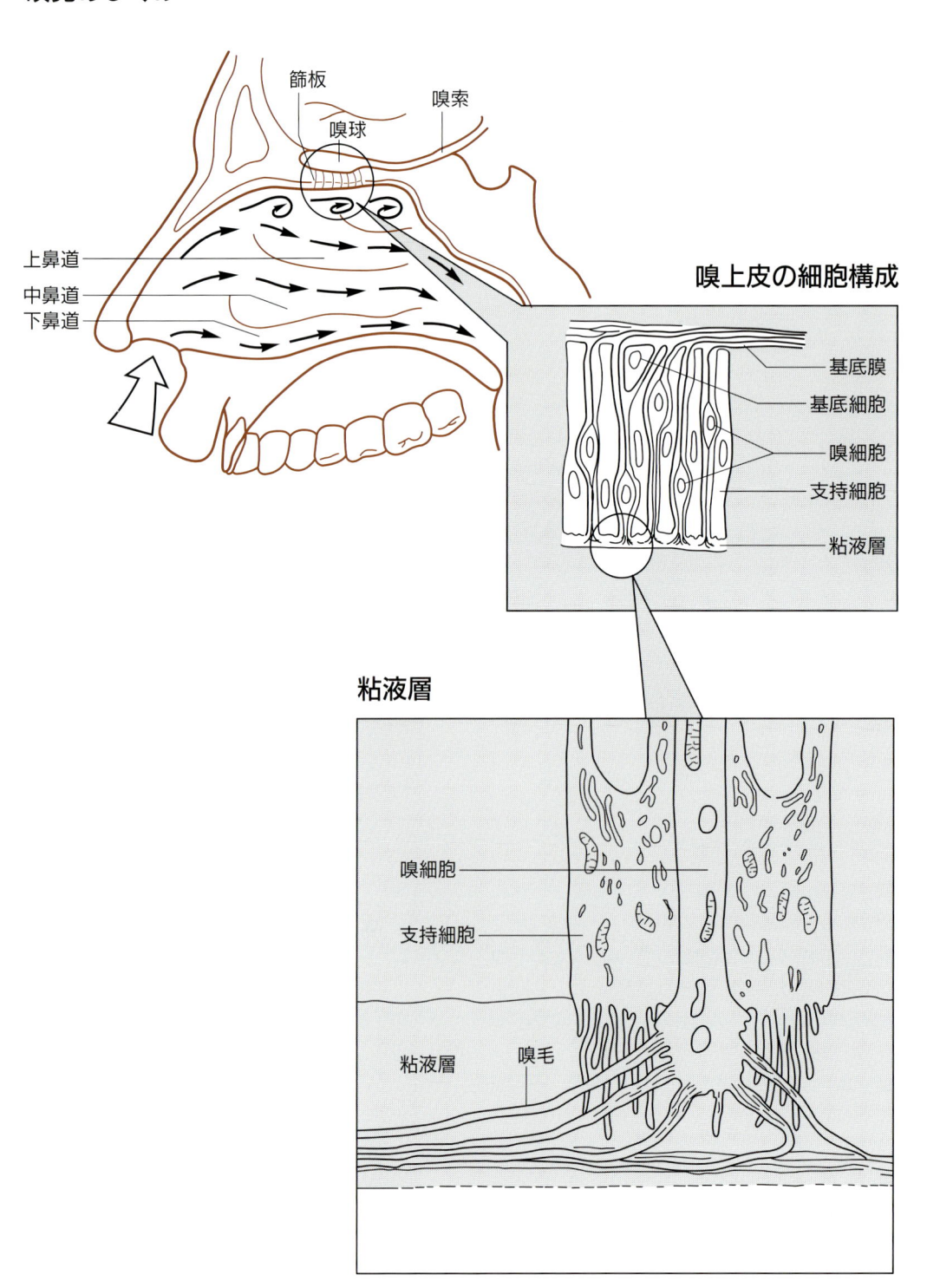

- 篩板
- 嗅索
- 嗅球
- 上鼻道
- 中鼻道
- 下鼻道

嗅上皮の細胞構成

- 基底膜
- 基底細胞
- 嗅細胞
- 支持細胞
- 粘液層

粘液層

- 嗅細胞
- 支持細胞
- 粘液層
- 嗅毛

9 嗅覚

1. 嗅覚の性質

　嗅覚 olfaction は系統発生学的に非常に古くから存在し，ヒト以外の動物ではきわめて重要な感覚である．水棲動物は液体中の匂いを嗅覚器で感じ取る．生物の進化に伴い，陸棲動物では気体中の匂いを感受するようになり，嗅覚器の位置も気道上に移動した．しかし気化した化学物質を直接感じ取るのではなく，いったん鼻粘膜の粘液に溶かしたのち，この液体の匂いを感受している．

　ヒトでは，嗅覚器は鼻腔の最上部の嗅粘膜中にある．通常の呼吸では，吸気の主流は中鼻道であるが，「かぐ」動作をすると乱流が起こり，鼻腔上部の嗅粘膜まで多量の吸気が運ばれ，匂いがより鮮明にわかるようになる．

　哺乳類のなかでは，ヒトの嗅覚は退化しているほうであるが，それでも数千種以上の匂いを識別でき，匂いとして捉えることのできる匂い分子の種類は40万種以上ある．ある匂いをかがせ，その存在がわかる最低濃度を感覚閾（もしくは検知閾）といい，匂いの種類がわかる最低濃度を特殊閾（もしくは認知閾）という．たとえば，メルカプタン（ニンニク臭）の感覚閾は約 $4\times10^{-8} \sim 10^{-10}$ mg/l とかなり低い．ただし，個人差や検査時の身体条件による差が非常に大きい．

　嗅覚は順応が強く，いかに強烈な匂いであっても，その後速やかに感じなくなってしまう．このとき，他の匂いに対する反応性は，ほとんど影響を受けずに残っていることもあれば，かなり影響を受けていることもある．後者が脱臭剤の原理であり，ある匂いを，他の匂いでもって，変化させたり，覆い隠したりすることができる．ただし，複数の匂いを混ぜ合わせることにより，無臭とすることは不可能である．

2. 伝導路と嗅覚中枢

　嗅上皮は嗅細胞 olfactory cell，支持細胞 supporting cell および基底細胞 basal cell とからなる．このうち嗅細胞が直接の嗅覚の受容器であり，その数は哺乳類で数千万個存在する．嗅細胞は典型的な双極細胞で，長さ $1\sim2\,\mu$m の嗅毛 olfactory cilium を数本もっており，これらは嗅上皮の粘液中で浮遊している．また，基底部からは1本の無髄線維を出しており，これらの線維は小さな束（嗅神経 olfactory filum）をつくり，篩骨の篩板を通り抜けて頭蓋内に入り，嗅球 olfactory bulb に達している．

　嗅球からの線維は，外側嗅索 lateral olfactory tract となり，嗅皮質 olfactory cortex へと至る．嗅皮質は辺縁系 limbic system（旧皮質 pareocortex）に属している．このことは，嗅覚と他の辺縁系機能，たとえば本能行動（摂食行為，性行為など）や情動行動（怒り，快感など）など，との深い関係を示している．すなわち，嗅覚は，下等な動物でさえ所持している，かなり原始的で重要な感覚であるといえる．

　本来ならば，嗅皮質から，新皮質 neocortex である大脳皮質への経路が存在するはずであるが，ヒトの大脳皮質での嗅覚中枢の位置は，まだよくわかっていない．しかし，イヌ，ネコ，ウサギなどでは，前頭葉に嗅覚中枢の存在が確認されている．なお，嗅覚の原始性からか，嗅覚伝導路のほとんどは他感覚と異なり視床を経由していない．

　また上記以外にも，嗅覚の伝導路は非常に複雑な回路網を形成しており，たとえば順応は，このうちの抑制回路を介すると考えられている．

3. 匂いの識別

　匂い分子は嗅毛上の匂い分子受容蛋白質と結合する．遺伝子解析により，約1,000種類もの異なった匂い受容蛋白質が存在することが明らかとなっている．1個の嗅細胞はある特定の1つの匂いにのみ反応するわけではなく，複数の種類の匂いに応答するから，1個の嗅細胞は複数の匂い受容蛋白質を発現していると考えられている．このことは，匂いの最終的な識別は，感覚受容器である嗅細胞ではなく，もっと上位レベルで行われていることを示している．しかしあたかもリンパ球のように，1個の嗅細胞は1種類の匂い受容蛋白質のみを発現しているという考え方もある．さらに，ウサギ嗅球のニューロンは立体構造の類似した匂い分子群に選択的に興奮することがわかっており，視覚や体性感覚の受容野のような「匂い分子の受容野」が，もしかしたら存在するかもしれない．

　視覚における3原色のように，嗅覚においてもいくつかの原臭の組み合わせで，すべての匂いを表現しようと試みられているが，現在のところ，まだ原臭の確定には成功していない．

索引

[f は図（figure）掲出ページを，t は表（table）掲出ページを示す．]

和文索引

数字・記号

1回換気量 132f, 133, 135
　──，安静時と運動時の 24f
1回拍出量 83
　──，安静時と運動時の 24f
1型糖尿病 341
1秒率 135
　──の減少する疾患 139
　──の算出 136f
1秒量 135
2・3-ジホスフォグリセリン酸塩（2,3 DPG） 39
2段脈 97
2点閾値 476f
2糖類 222f
3-メトキシ-4-ハイドロキシマンデル酸 317
3カルボン酸回路 241
3層単位膜 8f
3大栄養素
　──の栄養学的特徴 235
　──の管腔内消化と膜消化 206f
　──の熱量と酸素消費量 253t
3炭糖 222f
3段脈 97
5炭糖 222f
6炭糖 222f
17-ケトステロイド（KS） 359
75 g OGTT における判定区分と判定基準 339t
　Ⅰa・Ⅰ・Ⅱ・Ⅲ線維 437
　Ⅰa 線維抑制の経路，脊髄における 436f
　Ⅰ型・Ⅱ型・Ⅲ型・Ⅳ型アレルギー 69
　Ⅰ神経～Ⅺ神経 439
　Ⅻ神経 441
α・リポ酸 233t
α-アクチニン 453
α-運動細胞 429
α-運動神経 451, 469
α-ケトグルタール酸 241, 249
α-ケト酸 249
α-でんぷん 159, 223

α₁-グロブリン分画 58f
α 受容器 447
α 受容体 103
　──，冠血管の 115
α 線維 429
α 波 410t, 411
　── 減弱 411
　── 阻止 411
β-MSH 分泌抑制ホルモン 344f
β-MSH 放出ホルモン 344f
β-エンドルフィン 479
β-グロブリン分画 58f
β-でんぷん 159, 223
β 細胞，膵臓 329
β 受容器 447
β 受容体，冠血管の 115
β 波 410t, 411
γ-運動神経 451
γ-グロブリン分画 58f
γ 線維 429
γ バイアス 481
δ 波 410t, 411
θ 波 410t, 411
φ 分画 58f

あ

アウエルバッハ神経叢 176f, 185, 187
あえぎ呼吸中枢 144f, 145
アキレス腱反射 435
アクセロフトール 232t
アクチン 451, 462f
アクチンフィラメント 453, 463
アシドーシス 21, 27, 245
アスコルビン酸 233t
アスパラギン酸 228t
アセチルコリン 103, 171, 469
アセトン体 245
アテトーゼ 419
アデニールサイクラーゼ 353
アデルミン 233t
アトウォーター係数 253
アドレナリン 303t, 315, 317

　──，血糖と 335
　── とノルアドレナリン 318t
　── の作用と体温 269
アドレナリン作動性伝達物質 447t
アドレナリン作動性ニューロン 445
アナフィラキシー 69
アブミ骨 497
アポクリン腺 271
アミノ基転移酵素 249
アミノ基転移反応 247, 248f
アミノ酸 247
　── の化学構造と一般性状 227
　── の吸収 203
　── の種類 227
　── の脱炭酸 249
　── の分類 226t
アミノ酸スコアー 236t, 237
アミラーゼ 159
アミロース 159
アミロプシン 179
アミロペクチン 159
アラキドン酸 232t
アラニン 226t
アラビノース 221
アルカリ血症 21, 27
アルカリ度，食品の 218t, 219
アルカリ予備 19
アルカローシス 21, 27
アルギナーゼ 185
アルギニン 228t
アルドステロン 303t, 321
　── とむくみ 33
アルド糖 221
アルブミノイド 229
アルブミン 229
　── 分画 58f
アレルギー 68f
　── の機序 68f
アンジオテンシノーゲン 111
アンジオテンシンⅠ 111, 325
アンジオテンシンⅡ 111, 303t, 325
アンドロゲン 323, 359
アンドロステロン 321

アンモニウム塩の排泄　21
亜鉛　230t
汗と尿の成分の比較　270t
悪性貧血　44t
圧窩　31
圧覚の伝導路　430f
圧受容器　93
安静　23
　──　にしている人の献立例　254t
　──　の意義　23
　──　の生理的効用　22f
安静時エネルギー消費量，年齢区分別　254t
安静時の血液循環の模式図と血液分布　72f
暗順応　493
暗順応曲線　492f
暗帯　453

い

イオウ　230t
イオン輸送との対比，拡散と　12t
イソロイシン　226t
イヌリン　287
イノシトール　233t
インスリン　303t, 329
　──　とグルカゴン　332f
　──　の作用機序　331, 338f
　──　の生合成と分泌　329
　──　の生理作用　329, 330f
　──　の分泌　330f, 337
インスリンアンタゴニスト　339
インスリン依存性糖尿病　339
インスリン非依存性糖尿病　339
インスリン分泌調節　331
インターロイキン(IL)　67
インパルス　387
　──　による局所電流，軸索を伝導する　384f
胃　154f, 198f
　──　における消化　165
　──　の運動　173
　──　の筋層　164f
　──　の構造と形状　164f
　──　の蠕動運動　172f
　──　の名称　164f
胃液　165
　──　による消化　166f
　──　の成分と性状　165
　──　の生理作用　165
　──　の分泌機序　168f, 170f, 171
　──　の分泌の経過　169
胃回腸反射　187
胃結腸（大腸）反射　189
胃酸の分泌　171
胃小腸反射　187
胃腺の種類　165
胃腺の分布　164f
胃相　168f

　──，胃液分泌の　169
胃体部　164f
胃腸相　161
胃底腺　164f, 165t
　──　の細胞　164f
　──　の細胞とその分布　166f
胃底部　164f
胃内の消化　166f
胃内容の移送　173
胃内容の重積　172f
胃リパーゼ　167
異化作用　239
異形赤血球症　37
異常眼振　503
異常脳波　413
異所的興奮　97
異物の除去反応　70f
異名性運動　485
移行上皮　4f
移植片対宿主反応　299
移植免疫とHLA抗原　299
意識　423
石原式色覚検査表　495
怒り　407
閾下縁　393
痛みの伝導路　479
一方向伝導　391
一般生理　1
咽頭　154f
咽頭期，嚥下の　163
咽頭期の障害　163
陰核　364f, 365
陰茎，睾丸，陰毛の発達　351f
陰茎海綿体　358f, 363
陰茎深動脈　363
陰茎背動脈　363
陰性後電位　387
陰性残像　493
陰嚢　358f
陰毛の発生　351f
飲行動　407
飲作用　11, 201
飲水中枢　483

う

ウィリスの動脈論　119
ウェーバー試験　501
ウェーバーの法則　475
　──，識別閾と　474f
ウェーバー-フェヒナーの対数法則　475
ウェルニッケ中枢　402f
ウォーラー変性　383
ウロビリノーゲン　213, 215
右脚　74f
右脚ブロック　94f
右軸偏位，電気軸の　89
右室　74f

右心耳　74f
右心室　74f, 114f
右心房　114f
右房　74f
右方移動　47
運動
　──　と血流分布　22f
　──　と代謝　256f, 258f, 259
　──　とは　259
　──　による呼吸・心臓循環機能の変動　24t
　──　の大きさ　468t
　──　の解離，小脳摘出による　427
　──　の強度とエネルギーの供給　261
　──　の強度の目安，日常生活活動と　256t
運動異常性下痢　195
運動核　422f
運動過剰　419
運動強度と継続時間，スポーツにおける　256f
運動強度によるエネルギー供給の差異　260f
運動系　449
運動時の血流配分　259
運動時の呼吸ガス代謝　259
運動神経　381, 451
　──　と運動神経終末　468f
運動神経支配　468f
運動性言語中枢　403f
運動性失語症　404t, 405
運動性ニューロン　429
運動単位　469
運動麻痺　433
運動野　399, 402f

え

エアートラッピング　139
エイズ　69
エクリン腺　271
エストラジオール　367
エストリオール　367
エストロゲン　302t, 303t, 344f, 365, 369
　──　の生合成と代謝　366f
エストロゲン優位筋　367
エストロン　367
エネルギー　217
　──　と安静　23
　──　の供給，運動の強度と　261
　──　の産生　250f
　──　の配分　260f
エネルギー源と代謝，筋活動における　467
エネルギー消費量，レジャー活動の　256t
エネルギー所要量　257
エネルギー代謝　251
エネルギー保存の法則　217
エネルギー率　257
エピネフリン　303t, 317
エリスロポエチン　41, 303t

エルゴステロール　225
エレプシン　185
エンテロガストロン　169,303t
エンテロキナーゼ　179,185
エンテロクリニン　185,303t
エンドルフィン　477
永久歯,乳歯と　158t
栄養　217
栄養価,蛋白質の　236t,237
栄養学的特徴,3大栄養素の　235
栄養所要量→食事摂取基準　234t
栄養素　217
　──,作用の面から分類した　218t
　──の出納　239
衛星(サテライト)細胞　450f,451
液性協関　1
液性免疫　64f
腋窩温度,健康者の　264f
腋窩温の測定　267
腋窩神経の分布と皮節　440f
腋窩皮膚温度の状態　264f
円回内筋　448f
円柱　292f
延髄　380f,394f,395f,422f,442f
塩基性アミノ酸　228t
塩析 salting out　229
遠位尿細管　276f,285
遠視　487
遠視眼と近視眼　486f
遠心性神経　381
遠心性ニューロン,受容性ニューロンと
　　　　　　　　　　　　　　382f
遠点,視覚の　487
鉛直束　398f
縁上回　395f
嚥下,咀嚼と　162f,163
嚥下運動　162f,163
嚥下困難　163
嚥下反射　163

お

オージオグラム　501
オージオメトリ　501
オーソ睡眠　417
　──とパラ睡眠　416f
オーバーシュート　81
オールアウトをきたす運動　260f
オキシ・モノアミノ・モノカルボン酸　226t
オキシトシン　303t,342f,347,379
　──の分泌調節　347
オピエートレセプター　479
オピオイドペプチド　477
オプソニン化　67
オリーブ　423
オリーブ核　422f
オリーブ脊髄路　431
オルニチン回路　249

オロット酸　233t
折り込みナイフ現象　423
悪寒　275
黄体　365,369
　──の変化,妊娠経過中における　368f
黄体形成(化)ホルモン
　　　　　302f,342f,344f,345,367
　──放出因子　345
　──放出ホルモン　344f
黄体放出ホルモン　302t
黄体刺激ホルモン(プロラクチン)
　　　　　　　　　302t,342f,345
　──放出抑制因子　346
黄体ホルモン　367,371
黄体ホルモン期　371
黄疸　212f,213
　──の分類　213,214f
黄斑　484f,489
嘔気と嘔吐　175
嘔吐　483
　──の原因と分類　175
　──の成因とその神経支配　174f
横臥位での平均動静脈圧　22f
横隔運動ニューロン　146f
横隔神経　129
横隔膜　127,154f
横行結腸　154f
横行結腸間膜　154f
横行小管　75,451
横行小管系　453
横紋筋　449f
横紋筋線維　453
恐れ　407
重さの単位　14t
温覚　477
　──の伝導路　430f
温度感覚　477
温熱性発汗　270f,271,273
　──と精神性発汗の比較　270f

か

カイロミクロン　205,243t
カゼイン　379
カテコール-O-メチルトランスフェラーゼ
　　　　　　　　　　　　317,447
カテコールアミン　317
カテプシン　167
カリウム　230t
カルシウム　230t
カルシウムイオンの動き,細胞内　464f
カルシウムイオンの動員,筋収縮と　465
カルシウムチャネル　465
カルシウムポンプ　465
カルジオリピン　71
カルシトニン　303t,313
カルシフェロール　232t
カルボキシペプチダーゼ　179

カロチノイド　232t
カロチン　232t
カロリー　217
ガス交換　129,140f,141
　──,組織での　142f
　──,肺胞での　142f
　──と血流　149
ガストリン　169,171,209,303t
ガストロザイミン　169
ガストロセクレチン　169
ガスの運搬　141
ガラクトース　185,222f,223
ガラス円柱　292f
ガングリオシド　8f
ガンマ環　437
からだの成分　217
下顎骨　162f
下顎神経節　442f
下眼瞼　484f
下丘　422f
下行結腸　198f
下行性伝導路　431
下斜筋　484f,485
下小脳脚　422f,423
下垂体　300f,343,394f,395f
下垂体機能の調節　423
下垂体後葉ホルモン　346
下垂体前葉ホルモン　343
　──,血糖と　335
下垂体中葉ホルモン　346
下垂体ホルモン　342f
　──の異常　347
下垂体門脈系　73
下髄帆　422f
下前頭回　395f
下側頭回　395f
下大静脈　120f,198f
下唾液核　422f
下腸間膜静脈　198f
下腸間膜神経節　442f
下直筋　484f,485
下頭頂溝　395f
下頭頂小葉　394f
下腹神経叢　444t
下部尿路の神経支配　291
下部脳幹　423
化学受容器　93
化学受容器引き金帯　175
化学相,胃液分泌の　169
化学的消化　155
化学的調節,呼吸の　147
化学的な機序,消化液分泌の　156
化学的ポテンシャルの勾配　11
化学的溶血　41
可読最小閾　493
可避尿　28f,29
可変部　65
可溶性フィブリン　53

加速度病　503
果糖　222f, 223
家族性非溶血性黄疸　215
荷重(負荷)-速度曲線　461
過換気　151
過呼吸　151
過常期　81
過分極　385
過膨張，肺の　133
蝸牛　497, 499
　　――の微細構造　498f
蝸牛神経　499
蝸牛神経核　422f
蝸牛内電位　499
蝸牛マイクロホン電位　499
顆粒円柱　292f
顆粒性白血球　47
灰白質　399
　　――，脊髄の　429
回外筋　449
回旋枝　115
回腸　154f, 185
回転性のめまい　503
回内筋　449
回復熱　461
回盲部弁　187
快感　363, 407
海馬　394f, 406f
海馬回　406f
開散　485
解糖　241
解離　15
解離恒数(Ka)，酸とその　14t
潰瘍性大腸炎　68t
外因性機序，血液凝固の　52f, 53
外因性不眠　417
外陰部神経末梢球　430f
外眼筋　485
　　――とその神経支配　484f
　　――の働き　484f
外呼吸　127
外耳　497
外耳孔　497
外耳道　497
外側溝　394f, 395f, 398f
外側広筋　448f
外側膝状体　422f
外側上腕皮神経の分布と皮節　440f
外側前腕皮神経の分布と皮節　440f
外側大腿皮神経の分布と皮節　440f
外直筋　484f, 485
　　――(外転神経)　484f
外転神経(Ⅵ)　394f, 422f, 439, 485
外転神経核　422f
外套　380f
外尿道括約筋　289
外包　395f, 422f
外肋間神経の分布と皮節　440f

鉤型，胃の形状　164f
角回　395f
角膜　484f, 485
角膜反射　485
拡散係数　141
拡散現象　11
拡散とイオン輸送との対比　12t
拡散と浸透　10f, 200f
拡張期血圧　105
拡張期雑音　85
核　3
核(形)移動　47
核黄疸　119, 213
核小体　2f, 3
核蛋白質　229
核膜　2f
核膜小孔　2f
覚醒反応　411
顎下神経節　442f
顎下腺　154f, 162f
括約筋　449
活性トロンボプラスチン　53
　　――の形成　53
活動化熱　461
活動代謝と生活活動指数　257
活動電位　385
　　――，骨格筋細胞の　457
　　――，神経内導出法による　384f
活動電流　386f
渇感　483
渇中枢　407
滑車　484f
滑車神経　394f, 422f, 438f, 439, 485
滑車核　422f
滑走　465
滑面小胞体　2f, 3, 197
褐色細胞腫　319
干渉，神経線維の　389
完全強縮　459
完全房室ブロック　94f
汗腺と汗　271
肝円索　210f
肝冠状間膜　154f
肝血流量　121
肝後性黄疸　213, 215
肝細胞索　210f
肝細胞性黄疸　215
肝循環　121
肝静脈　120f, 210f
肝静脈洞　121
肝性黄疸　213, 214f
肝前性黄疸　213, 215
肝臓　154f, 198f, 210f, 211
　　――の機能　211
肝臓胆汁　181
肝内性胆汁うっ滞　214t
杆(状)体　489
冠循環　114f, 115

冠循環系　115
冠状循環系路　114f
冠状洞血流　114f
冠状動脈　114f
冠動脈の特徴　99
寒冷と甲状腺ホルモン分泌　307
換気(量)/血流(量)比　149
換気障害，最大換気量と　138f
換気障害の分類　138f
換気と血流　149
換気能力　137
換気率　135
換気量　135
　　――と血流量の比　148f
　　――の変化　151
　　――の変化，運動による　24f
換気量/血流比　149
間欠性糞便失禁　191
間歇熱　274f
間質細胞　358f
間質細胞刺激ホルモン　302t, 345, 359
間接型ビリルビン　213
間脳　380f, 421
　　――と脳幹　421
寛骨　6f
感音系，伝音系と　501
感音性難聴　501
感覚器の興奮度と刺激との関係　474f
感覚系　475
感覚受容器　475
　　――の神経線維とその伝導路　478t
感覚上皮　5
感覚性言語中枢　403f
感覚性失語症　404t, 405
感覚点　477
感覚の質　475
感覚発作　413
感覚野　402f
幹細胞　39
管腔内消化　207
関連痛　99, 483
　　――と皮節　441
　　――の成因に関する説　482f
　　――の皮膚投射範囲　482f
緩徐筋線維　455
緩衝液　15
緩衝系，血液の　17
緩衝作用　15
　　――，ヘモグロビン(Hb)の　18f
含硫アミノ酸　228t
眼窩回　394f
眼球運動　485
眼球運動中枢　402f
眼球振盪　503
眼球の構造　484f
眼球の保護　485
眼瞼　485
眼瞼下垂　485

眼振　503
眼底　489
眼房水　485
眼輪筋　484f
顔面神経(Ⅶ)　394f, 422f, 438f, 439
顔面神経核　422f
顔面神経知覚核　422f

き

キシロース　221
キヌタ骨　497
キモトリプシノーゲン　179
キャッスル内因子　167
キャリアー　11
キラーT細胞→細胞傷害性T細胞　67
企図振戦, 小脳摘出による　427
気温の変化と体温の調節　272f
気管　128f
気管支　128f
気管竜骨　126f
気胸　127
気道　127
── の抵抗　137
気流速度　131
記憶　408f, 409
── の座　409
── の半球間転移　408f
起立性低血圧　111
飢餓感　483
飢餓収縮　173
亀頭　358f
基質準位リン酸化　251
基礎体温　267, 369
基礎代謝　254t, 255
──, 発熱と　275
── と体温　269
基準代謝基準値　255
──, 性・年齢階層別　254t
基準代謝率　255
── を左右する因子　255
基礎代謝量　254t
揮発性酸　285
期外収縮　95
── 発生の機序　96f
器官および系統　7
器官生理　1
機械的消化　155
機械的通過障害　163
── による便秘　193
機械的な機序, 消化液分泌の　156
機能的残気量　132f, 133
機能的心雑音　85
機能的通過障害　163
機能の局在　399
偽思春期早発症　361
偽餌法　167f
疑核　422f

拮抗筋　449
拮抗支配, 自律神経系の　443
胸ブロック　95
逆説睡眠　417
逆説性睡眠　411
逆蠕動　173
逆蠕動運動　187
逆行性変性　383
旧小脳　427
旧皮質　399
求心性神経　381
吸引　163
吸収　197
── の機序　199
── のしくみ　200f
── の部位　201
吸収上皮　5
吸息運動　131
吸息性反射　147
吸息中枢　144f, 145
吸息ニューロン　146f
吸息抑制反射　147
急性腎不全　295
急性脊髄前角炎　473
急性の下痢　194f
急性白血病　44t
急性便秘　193
急速充実期, 心臓の　79
急速拍出期, 心臓の　79
球形嚢　503
球状核　427
嗅覚　506f, 507
嗅球　394f, 406f, 506f
嗅結節　406f
嗅細胞　507
嗅索　394f, 406f, 506f
嗅上皮の細胞構成　506f
嗅神経(Ⅰ)　394f, 438f, 439, 507
嗅傍野　395f
嗅毛　507
牛角型　164f
巨核細胞　51
巨核赤血球性貧血　43
巨人症　349f
拒絶反応と免疫抑制薬　299
挙筋　449
虚血性心疾患　115
共役輸送　201
共感性瞳孔反応　491
共通代謝経路　241
共役偏位　401
協同運動の失調, 小脳異常による　427
協力筋　449
狭心症　99
胸郭　127
胸郭コンプライアンス　137
胸管　198f
胸管リンパ　125

胸腔内圧　131
胸骨舌骨筋　448f
胸鎖乳突筋　448f
胸式呼吸　131
胸神経　429
胸髄　380f, 442f
胸腺　300f
──, 松果体と　357
胸腺由来リンパ球　49
胸部交感神経　444t
胸部誘導　86f
胸膜　127
胸膜炎　127
胸腰髄部, 自律神経系の　443
強縮　459
強膜　484f, 485
境界板　75
橋　380f, 394f, 395f, 422f
頬筋　162f
凝固時間, 血液の　55
凝集原　61
凝集素　61
局所循環　73
局所電流　389
極限尿意　291
極性逆転　81
近位尿細管　276f, 283
近視　487
近視眼, 遠視眼と　486f
近点, 視覚の　487
金属蛋白質　229
筋
── の神経支配　469
── の疲労　467
── の力学的模型　460f
筋萎縮性側索硬化症　473
筋芽細胞(ミオブラスト)　450f
筋活動　471
筋活動時の化学的変化　467
筋緊張の低下, 小脳摘出による　427
筋原質膜(サルコレンマ)　450f
筋原性筋萎縮症　473
筋原節　103
筋原線維　450f, 453, 468f
筋細胞の活動電位　456f
筋細胞膜の性質　457
筋持久力　471
──, 最大筋力と　470f, 471
筋収縮
── とカルシウムイオンの動員　465
── のエネルギー　466f
── の制御　464f, 465
── のタイプ　458f, 470f
筋受容器　480f, 481
筋鞘　453
筋小胞体　75, 468f
筋性嚥下困難　163
筋性動脈　101

筋節　451,453
筋節張と発生張力との関係　460f
筋線維　451
　　──との関係，筋紡錘，腱器官と　436f
筋線維数　451
筋頭　448f
筋肉
　　──におけるエネルギーの産生　262f
　　──の障害　472f
　　──の分類　449f
筋肉運動　449
筋肉系　6f
筋尾　448f
筋皮神経　380f
筋腹　448f
筋紡錘　435,480f,481
　　──，腱器官と筋線維との関係　436f
筋ポンプ，静脈弁と　112f
筋ポンプ作用　113
筋膜　449
筋力の強さ　471
緊張性(持続性)頸反射　425
緊張性(持続性)迷路反射　425
緊張性支配，自律神経系の　443
緊張性収縮，胃の　173

く

クエン酸回路　241
クスマウル型(大)呼吸　150f,151
クッシング症候群　351f
クラウゼ小体　430f,477
クリアランス，各物質の　286f
クリステ　2f,3
クリスマス因子　53
クレアチニン　287
クレアチニンクリアランス値，内因性　287
クレチン病　305,309,349f
クレブス回路　241,244f
クローヌス　435
クロール　230t
クロール移動　21,143
グアニールサイクラーゼ　354
グッドパスチャー症候群　68t
グラーフ　365
グラーフ卵胞　369
グリア(膠)細胞　383
グリコカリックス　8f,207
グリコゲン　222f,223,335
　　──の合成，単糖類から　239
グリコヘモグロビン　341
グリシン　226t
グリセリド　205
グリセリンアルデヒド　221,222f
グリセロール　205,243
　　──の分解　243
グルカゴン　303t,333
　　──，インスリンと　332f

──，血糖と　335
──の作用機序　333
──の生理作用　333
──の分泌調節　333
グルクロン酸抱合　213
グルコーストランスポーター　339
グルタミン酸　228t
グルタメート・オキザロアセテート・
　　　　トランスアミナーゼ　249
グルタメート・ピルベート・
　　　　トランスアミナーゼ　249
グルテリン　229
グレーブス病　311,349f
グロビン　37
グロブリン　229
空間的促通　393
空間ベクトル心電図　89
空腸　154f,176f,185
空腹中枢　407,483
屈曲反射　435,435
屈筋　449
屈筋反射　435
屈折異常　487

け

ケトーシス　245
ケト糖　221
ケトン血症　245
ケトン症　245
ケトン体　245
　　──の生成　244f,245
ゲル内沈降反応　70f
下痢　194f,195
解毒，腎による　281
解毒作用，肝臓の　211
形質細胞　67
形質膜　2f
形態視野　491
系統　6f
　　──，器官および　7
脛骨　6f
経口的ブドウ糖負荷試験　341
痙縮　459
痙攣性便秘　192f,193
稽留熱　274f
頸神経　429
頸神経後枝の分布と皮節　440f
頸髄　380f,442f
頸動脈小体　93
頸動脈小体(球)反射　147
頸動脈洞反射　93,147
頸皮神経の分布と皮節　440f
警告反応期　327
血圧　105
　　──・血流速度・脈波　104f
　　──と脳血流の関係図　118f
　　──に関する諸因子　106f

──の測定，正しい　107
──の年齢による変化　108f
血圧上昇作用，ADHの　347
血圧測定　106f
血圧調節神経　93
血液　35
──の遺伝，ABO式における　61
──の緩衝系　17
──の浸透圧　35
──の組成　34f
──の判定，ABO式　61
──の比重　35
血液ガスの分圧，呼吸ガスおよび　141t
血液型　61
血液不適合　62f
──，ABO式における　63
血液凝固　53
──と止血　53
──の経過　53
血液凝固機序　50f
血液凝固機転　52f
血液凝固作用，肝臓の　211
血液凝固スクリーニングテスト　54t
血液浄化法　296f,297
血液透析(HD)　297
──とCAPDの特徴　297t
血液毒による溶血　41
血液-脳関門　119
血液分布，安静時の血液循環の模式図と　72f
血液量　34f
──の生理的変動　34f
──の調節，肝臓の　211
──の配分　34f
血液濾過透析法　297
血管因子　55
血管運動拡張中枢　103
血管運動収縮中枢　103
血管運動神経　103
血管運動神経支配　101
血管運動性調節機転　102f
血管運動中枢　91,93,103
血管外因子　55
血管拡張神経　101,103
血管拡張中枢　91
血管系　101
血管収縮神経　103
血管収縮中枢　91
血管収縮物質　103
血管内因子　55
血管内皮　5
血管の神経性調節　103
血管反射　93
血球芽細胞　39
血球像，白血球の　47
血色素(Hb)　37
──のO₂運搬能　39
血漿　57
血漿総蛋白質濃度　57

血漿蛋白質　56f,57
　──の緩衝作用　19
　──の生成と補充　59
血漿中の重炭酸-炭酸系によるpHの調節
　　　　　　　　　　　　　　　16f
血小板　51
　──の生成と機能　50f
血小板因子　51
血小板血栓　51
血小板変態　51
血漿リポ蛋白　243t
血中ブドウ糖　59
血中無機成分　59
血糖　59
　──の調節　334f
　──の調節に関係するホルモン　334f
血餅退縮因子　51
血友病　53
血流，ガス交換と　149
血流速度　105
血流配分の模型図　22f
血流量，内圧の測定　79
血流量の比，換気量と　148f
結合組織　5
結膜　485
楔状束小脳路　431
楔前部　395f
楔部　395f
月経　365
　──の特徴　371
月経黄体　369
月経周期　369
月経初潮　367
嫌悪系　407
腱　448f
腱画　448f
腱器官　435
腱反射　435,481
腱紡錘　481
瞼板腺　484f
言語運動中枢　402f
言語感覚中枢　402f
言語中枢　403f
言語野と中枢性言語のしくみ　403f
限界電流　385
限外濾過　279
原形質膜　3
原始細胞　369
原色　495
原尿　277
減換気　151
減却　393
減呼吸　151
減数分裂　373
眩暈　503

こ

コーリー回路とブドウ糖・アラニン回路
　　　　　　　　　　　　　　　263f
コバラミン　233t
コバルト　230t
コリン　233t
コリン作動性神経　101,103
コリン作動性伝達物質　447t
コリン作動性ニューロン　445
コルサコフ症候群　409
コルチ器　499
コルチコステロン　302t,321
コルチゾール　302t,321
コルチゾン　302t
コレステロール　225
コレステロール核　224f
コレチストキニン・パンクレオザイミン
　　　　　　　　　　　　209,303t
コロトコフ音　107
　──の分類　106f
ゴナドトロピン　359,367
ゴルジ-マッツォニー小体　477
ゴルジ腱器官　481
ゴルジ装置　2f,3
　──の役割，小胞体と　4f
ゴルジ複合体　2f
小人症　349f
古小脳　427
古皮質　399
呼吸
　──と腎臓による酸-塩基平衡　20f
　──によるO₂の摂取，運動時の　259
　──による胸腔内圧と血流の変化　112f
　──による酸-塩基平衡の調節　21
　──の化学的調節　147
　──の型　151
　──の馴化　152f
　──の神経性(反射的)調節　147
　──の深さの変化　151
呼吸・心臓循環機能の変動，運動による
　　　　　　　　　　　　　　　24t
呼吸運動　130f,131
　──の調節　145,146f
呼吸ガスおよび血液ガスの分圧　141t
呼吸ガス代謝，運動時の　259
呼吸器系　7f,126f,127
呼吸機能，安静と　25
呼吸器の構造　127
呼吸曲線(型)　144f
呼吸困難　151
　──の分類　150t
呼吸困難指数　153
呼吸細気管支　128f
呼吸鎖リン酸化　251
呼吸弛緩(圧)曲線　137
呼吸商　141,253

呼吸上皮　5
呼吸数　133,133t
　──と深さの変化　151
　──の変化　151
呼吸性アシドーシス　29
呼吸性アルカローシス　29
呼吸性不整脈　91
呼吸中枢　144f,145
呼吸抵抗　137
呼吸当量　135
呼吸ポンプ作用　113
呼吸流量曲線　138f
呼息運動　131
呼息性反射　147
呼息中枢　145
呼息ニューロン　146f
呼息抑制反射　147
固縮　419
固定アルカリ　19
固有心筋　75
　──の興奮性と不応期　80f
孤束核　422f
個人差，体温の　267
鼓室　497
鼓膜　497
糊精　223
五炭糖　221
語音オージオメトリ　501
語漏症　405
口渇感　29
口腔　154f
　──の縦断面　158f
口腔温の測定　267
口腔期　163
　──，嚥下の　163
口腔内の消化　158f,159
口輪筋　448f
広靱帯　364f
甲状腺　300f,305
甲状腺機能亢進　311
甲状腺機能低下　311
甲状腺刺激ホルモン
　　　　302t,307,342f,344f,345
甲状腺刺激ホルモン放出因子　302t
甲状腺刺激ホルモン放出ホルモン　307,344f
甲状腺腫　311
甲状腺中毒　309
甲状腺ホルモン　304f,305,344f
　──と他のホルモンとの代謝関係　310f
　──の生合成と分解　306f
　──の生理作用　310f
　──の分泌調節　308f
甲状腺ホルモン作用と体温　269
交易血管　101
交感神経　445
　──の肺支配　129
交感神経幹　442f
交感神経系　443

交感神経支配，心臓の　91
交感神経性収縮神経　101
交感神経-レニン-アンジオテンシン系　325
交叉性伸展反射　434f, 435
交尾行動　363
光覚視野　491
向反発作　413
好塩基球　49, 69
好塩基性赤芽球　39
好塩基性白血球　49
好酸球　49, 69
好酸性白血球　49
　── の増加　47
好中球　49
好中球増多　49
好中性白血球　47, 49
　── の増加　47
更年期　367
抗炎症，抗アレルギー作用，糖質
　　　　　　　　コルチコイドの　321
抗血友病因子A　53
抗血友病因子B　53
抗原　65
　── の基本構造　64f
抗原提示　67
抗体　65
　── のクラス　64t
抗体依存性細胞傷害活性　67
抗体産生曲線　70f
抗利尿作用，ADHの　347
抗利尿ホルモン　303t, 342f, 347
　── とむくみ　33
肛門脊髄中枢　191
拘縮　459
拘束性換気障害　139
咬筋　162f
後下行枝　114f
後交通動脈　118f
後索路　429
後下小脳動脈　118f
後大脳動脈　118f
後天性免疫不全症候群　69
後葉，小脳　426f
後過分極　387
後言語野　403f, 404f
後交連　395f
後索路　479
後鎖骨上神経の分布と皮節　440f
後仙骨枝の分布と皮節　440f
後側前腕皮神経の分布と皮節　440f
後脱分極　387
後大腿皮神経の分布と皮節　440f
後中心回　394f, 395f
後頭極　394f, 395f
後頭葉　394f
後発射　393
後連合野　403f
後肋間神経の分布と皮節　440f

恒常性，体温の維持と　265
恒常性維持　1
虹彩　484f, 485
高血糖　335
高血圧　109, 110f
　── と心循環系障害　110f
高山病　153
高色素性貧血　42f
高所環境と呼吸　153
高所馴化　153
高張尿　293
高比重リポ蛋白　243t
航空病　153
喉頭　154f
硬蛋白　229
硬直　459
鉤　394f, 398f, 406f
鉤状突起　176f
構音障害　405
構音不能　405
睾丸　358f
酵素，からだの　217
酵素の分類　218t
膠質浸透圧　35
　──，血液の　33
　──，組織液の　33
興奮-収縮連関　462f, 463
興奮性，神経活動電位の諸相と　384f
興奮性化学シナプス　391, 392f
興奮性細胞　457
興奮性シナプス後電位　391
興奮性電気シナプス　391
興奮性伝達物質　391
興奮伝導の3原則　387
興奮度と刺激との関係，感覚器の　474f
合胞体　375
黒質　419
骨格筋　449
　── の構造　452f
　── の神経支配　480f
　── の微細構造　450f, 454f
　── の力学的性質　460f
骨格筋細胞の活動電位　457
骨格筋細胞の静止電位　457
骨格筋線維の分類とその呼び方　454t
骨格系　6f
骨髄由来リンパ球　49
骨盤神経　442f
昏睡，糖尿病の病型と　340t
混合性換気機能障害　139
混合腺　159
混濁尿の鑑別法　292f

さ

サイアミン　232t
サイクリックAMP　352f
サイクリックGMP　354

サイクリックヌクレオチド　355
サイトカイン　66t, 67
サイモシン　357
サイロカルシトニン　303t, 313
サイロキシン　302t, 305
サイロキシン結合アルブミン　307
サイロキシン結合グロブリン　307
サイロキシン結合蛋白　307
サイロキシン結合プレアルブミン　307
サイログロブリン　305
サルコレンマ　453
左脚　74f
左脚後枝　74f
左脚前枝　74f
左脚ブロック　94f
左軸偏位，電気軸の　89
左心耳　74f
左(心)室　74f, 114f
左(心)房　116f
左方移動　47
鎖骨　6f
鎖骨上神経の分布と皮節　440f
坐骨神経　380f
再吸収と分泌，尿細管における　283
再生不良性貧血　44t
再分極　81, 387
彩度　495
細気管支　128f
細菌学的消化　155
細菌性毒素による溶血　41
細胞　2f
　── と組織　3
細胞傷害性T細胞　67
細胞性免疫　66f, 67
細胞生理　1
細胞内カルシウムイオンの動き　464f
細胞内小器官と導入体　2f
細胞膜　3
　── の構造　8f, 9
　── の電気現象　385
　── の透過性　9
最大O_2負債量　259
最大換気量　135
　── と換気障害　138f
最大吸気量　132f
最大筋力　471
　── と筋持久力　470f, 471
最大刺激　459
臍静脈　123
臍動脈　123
臍帯　375
臍帯動脈　377
酢酸　14t
錯書症　405
錯読症　405
刷子間隙　205
刷子縁　2f
三角筋　6f, 448f

三叉神経(Ⅴ) 394f,422f,439
　──の分布と皮節 440f
三叉神経運動核 422f
三叉神経運動根 422f
三叉神経上知覚核 422f
三叉神経脊髄路核 422f
三叉神経知覚根 422f
三叉神経中脳路核 422f
三尖弁閉鎖不全症 85
三炭糖 221
三頭筋反射 435
三半規管 497
　──と平衡斑 502f
山岳病 153
散大筋 449
酸度，食品の 218t,219
酸
　──とその解離恒数(Ka) 14t
　──の解離恒数 17
　──の分泌 285
酸塩基平衡
　──，呼吸と腎臓による 20f
　──と血液 35
酸塩基平衡調節 16f
　──，呼吸による 21
　──，腎臓における 21
　──，体液における 17
酸-塩基平衡異常 26f
酸化水 29
酸化的脱アミノ基作用 248f,249
酸化的リン酸化 251
酸血症 21,27
酸性アミノ酸 228t
酸性症 245
残気量 132f,133
残像 493
残尿 289
残余窒素 59

し

シェーグレン症候群 68t
シスチン 228t
システイン 228t
シストメトリ 291
シトステロール 225
シトリン 233t
シナプス 383,390f
　──の構造 390f
　──の伝達 391
　──の伝達と抑制 392f
シナプス回路 391
シナプス間隙 391
シナプス後抑制 393
シナプス小頭 391
シナプス小胞 391
シナプス前抑制 393
シナプス遅延 391

シナプスボタン 391
シモンズ病 347,349f
シャルコー関節 435
シュウ酸カルシウム結晶 292f
シュワン細胞 381,468f
シュワン鞘 381
ショック相 327
シンチチウム 375
ジアミノ・モノカルボン酸 228t
ジオキシリボース 222f
ジオプトリ 487
ジストロフィン 472f,473
ジヒドロキシアセトン 221,222f
ジペプチダーゼ 207
ジャクソンてんかん 413
しょ糖 222f,223
子宮 154f,364f,365
子宮筋の収縮，オキシトシンによる 347
子宮頸 364f
子宮周期 369
子宮体 364f
子宮底 364f
子宮内圧変化，分娩時の 378f
子宮内膜と卵管 365
支持組織 5
支持反射 425
止血，血液凝固と 53
止血機構 51
止血のしくみ 55
四丘板 395f
弛緩性便秘 192f,193
弛緩熱 461
弛張熱 274f
糸球体 277
　──での濾過のしくみ 279
　──における濾過 278f
糸球体嚢 279
　──の断面図 278f
糸球体濾液 277
糸球体濾過量 281
糸粒体 3
刺激伝導系 75
刺激分泌関連 317
姿勢反射 424f,425
　──，主な 424t
屍体腎 299
脂質 183,225
　──，からだの 217
　──，血漿中の 59
　──の栄養学的特徴 235
　──のエネルギー 253
　──の代謝 242f
　──の分布，体内の 243
　──の分類 224f
　──の輸送とリポ蛋白 243
脂質2層膜構造 8f
脂質代謝 243
　──，肝臓の 211

　──，グルカゴンと 333
脂肪 225
　──の吸収 202f,205
　──の合成 245
　──の分解 243,244f,245
脂肪酸 225,243
脂肪回路 245
脂肪小滴 2f
脂肪性下痢 195
脂肪族アミノ酸 226t
脂肪代謝
　──，インスリンと 331
　──，甲状腺ホルモンと 309
　──，糖質コルチコイドと 321
脂肪分解酵素 179
脂溶性ビタミン 232t
視角 493
視覚 484f,485
　──の関係，視標と 492f
　──の両眼間転移 408f
視覚像の想起，電気刺激による 408f
視覚野 401,402f
視覚領，視野と 408f
視紅 489
視交叉 394f,395f
視差 493
視索 394f
視床 394f,395f,421
視床下部 394f,421
視床・下垂体門脈系 343
視床・下垂体路 421
視床性てんかん 413
視床調節系 414f
視床前核 406f
視床投射系 421
視神経(視束)(Ⅱ) 394f,422f,438f,439,484f
視線 493
視標と視覚の関係 492f
視野 490f
　──と視覚領 408f
　──と視野伝導路 491
視野交叉部症状 490f
視野伝導路，視野と 491
視力と網膜中心窩 493
歯状回 406f
歯状核 422f,427
篩板 506f
耳下腺 154f
耳管 497
耳垢 497
耳神経節 442f
耳道腺 497
自己 self と非自己 not self 65
自己免疫疾患 69
　──の例 68t
自己免疫性溶血 41
自己免疫性溶血性貧血 68t
自由(神経)終末 430f,476f,477

自律神経系　442f,443
　──,心臓への　90f
　──と唾液分泌　161t
　──の伝達物質とその標的器官　446f
自律神経系支配の特色　443
自律神経支配,心臓と血管の　102t
自律神経の化学伝達　445
自律性支配,自律神経系の　443
自律性反射　435
持続性吸息中枢　145
持続性呼吸　144f
持続的外来(携行式)腹膜透析法　297
時間的促通　393
時間肺活量　133
色覚　494f,495
色覚異常　495
色覚検査表　494f
色弱　495
色素指数　41
　──による貧血の分類　42f
色素蛋白質　229
色調　495
色盲　489,495
識別閾　475
　──とウェーバーの法則　474f
軸索(突起)　381
　──を伝導するインパルスによる局所電流　384f
軸索丘　381
軸索形質　381
舌の表面　504f
失禁　291
失語症症候群　405
失語症の症状　404t
失書症　405
失読症　405
湿潤,催滑作用,唾液の　159
膝蓋腱反射　434f,435,481
射精　359
射精管　358f,359
射精現象　363
蛇毒因子　51
尺骨　6f
尺骨神経　380f
　──の分布と皮節　440f
主細胞　165
主要組織適合性抗原複合体　299
寿命,赤血球の　39
受精　372f,373
受精卵から着床まで　372f
受動輸送　9,199
　──と能動輸送,尿細管における　283
受容性ニューロンと遠心性ニューロン　382f
授乳性無月経　379
樹状突起　381
収縮期雑音　85
収縮血圧　105
収縮時間　459

収縮蛋白　451
収束　391
周期性基礎体温　267
周期性呼吸　151
周期的抑制説　145
終槽　453
終脳　380f
終板　469
　──電位　469
終末細気管支　128f
習慣性(常習性)便秘　193
習慣性(直腸性)便秘　192f
就眠困難　417
集合管　285
集団行動　407
十二指腸　154f,164f,176f,185
十二指腸腺　185
重症筋無力症　68t,469,473
　──の筋電図　472f
重層円柱上皮　4f
重炭酸-炭酸緩衝系　17
　──による pH の調節　16f
重炭酸塩　17
　──の再吸収　21
絨毛　197,197
絨毛性ゴナドトロピン　367
絨毛性成長ホルモン・プロラクチン　303t
出血性傾向,出血と　54f
出血と出血性傾向　54f
瞬目　485
順応　475
循環系　6f
　──,甲状腺ホルモンと　309
循環と安静　23
循環の調節　92f
馴化作用　37,41
処女膜　364f
初乳　379
女性化乳房　361
女性生殖器　365
女性の性的発育　367
女性ホルモン　367
　──,年齢と　366f
助産婦姿勢　313
徐波　410t
徐波睡眠　411,417
徐脈,スポーツマンの　91
除神経筋　469
除神経性過敏　469
除脳固縮　423
　──,除脳法と　424f
　──,ネコの　424f
除脳動物　425
除脳法と除脳固縮　424f
小胃法　167f
小陰唇　364f,365
小膠細胞　383
小十二指腸乳頭　176f

小循環　73
小循環系,大循環系と　72f
小節葉,小脳　426f
小腸液　185
　──による消化　185
　──の生理作用　185
小腸小腸反射　187
小腸内容の移送　187
小腸における消化　176f,177
小腸粘膜細胞膜の構成　197
小腸の運動　187
小腸壁の構造　196f,197
小内臓神経　442f,444t
小脳　380f,394f,395f,422f,426f,427
　──との線維連絡,大脳皮質運動野と　427f
小脳性運動失調　427
小脳皮質　427
　──の組織構造　426f
小胞体　2f,3
　──とゴルジ装置の役割　4f
小網　154f
小葉間静脈　120f
小彎　164f
小腸液の分泌機序　185
少呼吸　151
少糖類　222f
少量便性下痢　195
松果体　300f,356f,395f,422f
　──と胸腺　357
消化　155
　──,胃液による　166f
　──,小腸における　176f,177
　──,膵液による　178f,179
　──の生理作用　155
消化液
　──の一般性状と生理作用　157t
　──の分泌機序　156f
　──の分泌とその機構　155
消化管ホルモン　179,208f,209
消化器系　7f,154f
消化作用,唾液の　159
硝子体　484f,485
傷害反射　435
衝撃　387
漿液腺　159
漿膜　176f
上・下舌枝　116f
上位脊髄小脳路　431
上陥凹　154f
上眼瞼　484f
上丘　422f
上頸神経節　442f
上瞼挙筋　484f
上言語野　403f,404f
上行結腸　198f
上行性伝導路　429
上行大動脈　116f

上喉頭反射　93
上後頭回　394f
上後頭溝　394f
上室性期外収縮　94f
上斜筋(滑車神経)　484f
上小脳脚　422f
上前頭回　394f,395f
上前頭溝　394f
上側頭回　395f
上側頭溝　395f
上大静脈　74f,116f,120f,126f
上大動脈　126f
上大脳動脈　118f
上唾液核　422f
上腸間膜静脈　198f
上腸間膜神経節　442f
上直筋　484f,485
上頭頂小葉　394f
上皮円柱　292f
上皮小体　313
上皮組織　5
　──　と腺　4f
上腕骨　6f
上腕三頭筋　448f,452f
上腕二頭筋　6f,448f,452f
条件反射，唾液分泌の　161
情動　407
　──　行動　407,423
常習性(直腸性)便秘　191
蒸発　271
静脈圧　113
　──，立位時の　112f
　──　に対する重力の影響，動脈圧および
　　　　　　　　　　　　　22f
静脈管，胎児の　123
静脈還流　112f
　──　の特性　113
静脈交叉現象，網膜の　488f
静脈の血流速度　105t
静脈弁と筋ポンプ　112f
静脈瘤　113,121
食塊　163
食行動　407
食作用　11
食餌性糖尿　339
食事摂取基準，日本人の　234t
食道　154f
　──　の蠕動運動　162f
食道期，嚥下の　163
　──　の障害　163
食品　219
食物繊維　219
食物繊維量，食品中の　219t
食物の成分　219
食物の特異動的作用　255
食物の熱量計算　253
食欲中枢　407
触圧覚　477

触覚入力，小脳への　426f
触覚の伝導路　430f
職業性難聴　501
心音　84f,85
心音・心雑音の周波数と強度分布　84f
心音・心雑音の聴取部位　84f
心音図，正常および異常　84f
心音図法　85
心カテーテル法　79
心筋
　──　の活動電位の特徴　80f
　──　の活動と心電図　88f,89
　──　の機械的特性　77
　──　の自動性と収縮　76f,77
　──　の収縮と拡張　79
　──　の静止電位と活動電位　81
　──　の電気現象　80f
心筋虚血，冠動脈と　115
心筋梗塞　99
　──，冠循環と　115
心筋細胞の電気現象　81
心筋傷害　98f,99
心雑音　85
心指数　83
　──，年齢別の　82f
心室　75
心室筋・心房筋の性質　75
心室細動　94f,95
心室性期外収縮　94f,96f,97
心室性頻脈　94f
心室粗動　95
心室内圧および容積の変動，心拍動に伴う
　　　　　　　　　　　　　76f
心周期　79
　──　に伴う諸変化　78f
心尖拍動曲線　79
心臓
　──　と血管の自律神経支配　102t
　──　の構造　74f,75
　──　の神経支配　90f
心臓・血管系と副腎髄質ホルモン　317
心臓循環反射　93
心臓性呼吸困難　150t
心臓促進中枢　93
心臓中枢　91
心臓反射　93
　──　のプロセス　93
心臓抑制中枢　91,93
心電図(ECG)　87
　──，貫壁性心筋梗塞と　98f
　──，心筋障害と　98f
　──，心筋の活動と　89
　──，正常　86f
　──　の導出　86f
心電図波型，各誘導による正常　86f
心電図変化，心筋梗塞の　99
心拍出係数　83
心拍出量　82f,83

　──　の測定　83
心拍数の心拍出量に及ぼす影響　82f
心房　75
心房(洞)性頻脈　94f
心房細動　94f,95
心房性期外収縮　96f,97
心房粗動　94f,95
身体の働きと生理学　1
身体部位認識不能　403f
伸筋　449
伸長性(偏心性)収縮　471
伸長性収縮　470f
伸張反射　423,481
伸展反射　435
侵害刺激　477
侵害受容反射　435
神経因性膀胱　291
神経活動電位の諸相と興奮性　384f
神経筋接合部　469
神経系　6f
　──，甲状腺ホルモンと　309
神経経路，体温調節の　273
神経元　381
神経原性筋萎縮症　473
神経細胞とシナプス　390f
神経支配，心臓の　90f
神経支配比　469
神経鞘　381
神経性嚥下困難　163
神経性協関　1
神経性(反射的)調節
　──，血管の　103
　──，呼吸の　147
　──，唾液分泌の　160f
　──，胆汁分泌の　183
神経性の機序，消化液分泌の　155
神経性反射，勃起現象の　363
神経線維　381
　──　とその伝導路，感覚受容器の　478t
　──　の性質　388t
神経相，胃液分泌の　169
神経内導出法による活動電位　384f
神経の興奮と伝導　384f,385,386f
神経分泌　343,347
振戦，小脳摘出による　427
振動覚　477
浸透，拡散と　10f,200f
浸透圧と浸透現象　10f,200f
浸透現象　13
　──，浸透圧と　10f
浸透性下痢　195
深睡眠期　411
深腓骨神経の分布と皮節　440f
深部感覚　479
進行性筋ジストロフィー　473
新小脳　427
新皮質　399
　──　の機能　402f

親水性領域，2層膜の　8f
人工腎臓　297
人体代謝量の測定　253
仁　3
陣痛　379
陣痛発作の起点および進行順序　378f
腎移植　298f, 299
腎盂　276f, 277
腎盂腎炎　289
腎機能，安静と　25
腎クリアランス　286f, 287
腎血漿流量　281
腎血液流量　281
腎糸球体と尿細管周囲毛細管　72f
腎小体　276f, 278f, 279
腎性糖尿　337
腎臓
　──からの水の排泄　29
　──における酸-塩基平衡の調節　21
　──の位置と構造　276f, 277
　──の緩衝作用　20f
　──の機能　277
　──の自己調節　280f, 281
腎臓血因子　303t
腎単位　277
腎柱　276f, 277
腎動脈　277
腎乳頭　276f
腎杯　276f
腎不全　294f, 295
　──の病態生理　295
靱帯　449

す

スクラーゼ　184f, 185
スターリングの法則　31
スチーブンスのべき法則　475
ステアプシン　179
ステロール核　224f
ステロールの構造　224f
ステロイドホルモン　315
ストレスと安静　23
ストレスと甲状腺ホルモン分泌　307
ストレッサーと生体内の防衛機構　326f
ストレプトマイシン難聴　501
スパイク電位　387
スパイログラムの1例　136f
スフィンゴミエリン　225
スポーツ心　83
スポーツにおける運動強度と継続時間　256f
スレオニン　226t
水晶体　484f, 485
水性下痢　195
水素イオン指標　15
水素イオンとヒドロニウムイオン　14f
水素イオン濃度　15
　──，体液の　14t

──と酸-塩基平衡，体液の　15
水毒症　29
水分代謝　423
　──の調節，唾液の　161
水平注視運動　485
水溶性ビタミン　232t
垂直注視運動　485
推尺異常，小脳摘出による　427
睡眠　414f, 415
　──と不眠　415
　──の型　416f
　──の成因　415
　──の深さと脳波　416f
　──のリズムと型　415
睡眠学説の模型図，Jouvetの　414f
睡眠浅薄　417
睡眠中絶　417
膵液
　──による消化　178f, 179
　──の生成，膵腺房細胞における　179
　──の生理作用　179
　──の分泌機序　180f, 181
膵管　176f
膵切痕　176f
膵腺房細胞における膵液の生成　179
膵臓　154f, 198f
　──と膵液　179
　──とそのホルモン　328f
　──のホルモン　329
　──β細胞　329
膵体　176f
膵頭　176f
膵尾　176f
膵リパーゼ　179
錘外筋線維　481
錐(状)体，網膜の　489
錐体　423
錐体外路系，大脳基底核と　418f
錐体外路系運動野　402f
錐体外路性不随意運動　419
錐体路　431, 432f
錐体系運動野　402f
随意運動系の障害部位　433
随意筋　449f
随意尿　29
髄質，腎　277
髄鞘　381
髄節反射　435

せ

セクレチン　181, 209, 303t
セコンドウィンド　259
セファリン　225
セリン　226t
セルロース　222f, 223
正視　487
正色素性貧血　42f

正常血圧　109
正常体温　265
正常脳波　411
正赤芽球　39
正中溝　422f
正中神経　380f
　──の分布と皮節　440f
生活活動強度の区分　254t
生活活動指数，活動代謝と　257
生殖系　7f, 359
生殖行動　363
　──の中枢とホルモン　362f
生物価　237
生理的暗点　491
生理的食塩水　35
成長ホルモン　302t, 342f, 343, 344f
成長ホルモン分泌抑制ホルモン　344f
成長ホルモン放出ホルモン　302t, 344f
成長ホルモン放出抑制ホルモン　302t
成乳　379
制御性T細胞　67
性行動　363, 407
性腺刺激ホルモン　345, 359, 367, 377
性染色体　373
性的発育，男性の　361
性・年齢階層別基礎代謝基準値　254t
星細胞　210f, 211
星状膠細胞　383
清浄作用，唾液の　159
精液　359
精管　358f
精子　359
　──が卵子に進入する過程　372f
　──の形態　358f
精子形成　344f
精子形成不全　361
精子形成ホルモン　302t, 345, 359
精漿　359
精神運動発作　413
精神性発汗　270f, 271, 273
　──の比較，温熱性発汗と　270f
精神相　161
　──，胃液分泌の　169
精神盲　403f
精神聾　403f
精巣　300f, 358f
　──のホルモン　359
精巣機能の異常　361
精巣上体　359
精嚢腺　359
精母細胞　358f
静止(膜)電位　385
静止長　461
静止張力　461
静止電位，骨格筋細胞の　457
静止電位と発火レベル　80f
静止電流　385
静的肺コンプライアンス　137

赤核　419,422f
赤核脊髄路　431
赤筋　455
赤筋線維　455
赤血球　36f,37
　──の生成　39
　──の生成障害による貧血　38f
　──の生成部位　38f
　──の崩壊　39
赤血球円柱　292f
赤血球数　37
　──の生理的変動　37
赤血球生成の調節　41
赤血球大小不同症　37
赤血球抵抗　40f
赤血球平均恒数，貧血の型と　44f
脊髄　6f,380f,394f,395f,428f,429
　──との横断面，脊柱と　428f
　──の上行性および下行性の伝導経路
　　　　　　　　　　　　　　　428f
　──の全景　428f
　──の損傷による障害　433
脊髄オリーブ核小脳路　431
脊髄吸息ニューロン　146f
脊髄呼息ニューロン　146f
脊髄視床路　429,479
脊髄小脳路　429
脊髄ショック　433
脊髄神経　429,439,441,444t
　──との関係，内臓と　441f
脊髄性進行性筋萎縮症　473
脊髄節間反射　435
脊髄反射　433,435
　──とその中枢部位　437t
　──の中枢　437
脊髄反射弓の模型　434f
脊髄網様体小脳路　431
脊柱　6f
　──と脊髄との横断面　428f
接着斑　197
摂食の調節　423
節後線維　443
節前線維　443
舌下温　267
舌下腺　154f,162f
舌中隔　162f
舌咽神経(Ⅸ)　394f,422f,438f,439
舌咽神経背側核　422f
舌下神経(Ⅻ)　394f,422f,438f,441
舌下神経核　422f
舌下神経三角　422f
舌状回　395f
絶対不応期　81,389
絶縁性伝導　387
仙骨子宮靱帯　364f
仙骨神経　429
仙髄　380f,442f
浅橈骨神経の分布と皮節　440f

浅腓骨神経の分布と皮節　440f
栓状核　427
腺　5
　──，上皮組織と　4f
　──の種類　4f
腺上皮　5
潜在睾丸　361
潜在性黄疸　213
潜在性浮腫　31
潜水反射　93
線維素溶解現象　53
線状体　380f,399
線条体淡蒼球系　419
線毛上皮　5
繊維網構造　197
全か無の法則　459
全血液量　35
全色盲　495
全失語症　404t,405
全身性エリテマトーデス(SLE)　68t
全肺気量　132f,133
全肺容量　132f
全般性てんかん　413
前運動野　401
前鋸筋　448f
前筋芽細胞　450f
前脛骨筋　6f,448f
前下行枝　114f,115
前言語野　403f,404f
前交通動脈　118f
前交連　395f,399
前肢後肢反射　435
前下小脳動脈　118f
前障　380f,394f,395f,398f,399,419
前赤芽球　39
前大腿皮神経の分布と皮節　440f
前大脳動脈　118f
前中心回　394f,395f
前庭　497
前庭系　503
前庭神経　438f
前庭神経核　422f
前庭脊髄路　431
前庭有毛細胞　502f
前頭極　394f,395f
前頭筋　448f
前頭後頭束　398f
前頭前野　403f
前頭連合野　403f
前脳　380f
前葉，小脳　426f
前立腺　289,358f,359
前立腺癌　289
前立腺肥大症　289
前肋間神経の分布と皮節　440f
蠕動運動　173
　──，胃の　173
　──，小腸の　187

　──，食道の　162f
　──，尿管の　288f,289

そ

ソマトスタチン　209,302t
咀嚼　162f
　──と嚥下　162f,163
　──と吸引　163
咀嚼運動　163
咀嚼筋神経　438f
疎水性領域，2層膜の　8f
粗面小胞体　2f,3,197
組織　5
　──，細胞と　3
　──でのガス交換　142f
組織圧とむくみ　33
組織因子　55
組織液　125
組織呼吸　127
双極肢誘導　86f
双極導出　87
双極誘導　87
早期視細胞電位　489
走化性，白血球の　47
相性および単相性活動電位　387
相性基礎体温　266f
相対不応期　81,389
相反神経支配　435
　──，自律神経系の　443
桑実胚　375
僧帽筋　448f
僧帽弁狭窄　85
僧帽弁閉鎖不全症　85
総(大)蠕動　189
総肝管　176f
総胆管　176f
総腓骨神経の分布と皮節　440f
臓器感覚　483
臓器循環　73
促進　393
促進拡散　10f,11,199,200f
促進グロブリン不活性化因子　51
促通　393
速呼吸　151
速(動)筋線維　455
側頭極　395f
側頭後頭束　398f
側頭葉　394f,398f
側頭葉前極　406f
側頭連合野　403f
側脳室　394f,395f
側副換気　129
続発性低血圧　111
損傷電位　385

た

ダイニン　373
ダグラス窩　364f
田原の結節　75
立ち直り（正向）反射　425
　――, ネコの　424f
多呼吸　151
多染性赤芽球　39
多糖類　222f, 223
　――の分類　222t
多尿　293
多列円柱上皮　4f
唾液腺　154f
　――とその開口部　158f
　――の種類　159
　――の内分泌　161
唾液
　――の性状とその組成　159
　――の生成と分泌　158f
　――の生理作用　159
　――の分泌機序　160f, 161
唾液分泌
　――, 自律神経系と　161t
　――の経過　161
　――の神経性調節　160f
　――の神経中枢　161
代謝　239
代謝水　28f, 29
代謝性アシドーシス　29, 285
代謝促進作用甲状腺ホルモンの　309
体位と呼吸機能　139
体位による肺気量分画の変化　134t
体液　26f, 27
　――における酸-塩基平衡の調節　17
　――の水素イオン濃度　14t
　――の水素イオン濃度と酸-塩基平衡　15
　――の調節, 全身性因子による　32f
　――沸騰　153
体液性経路, 体温調節の　273
体液性調節　301
　――, 血管の　103
　――, 胆汁分泌の　183
体液調節因子とむくみ　33
体温　265
　――の生理的変動　266f
　――の分布　264f
　――の平衡とその調節　269
体温調節　268f, 421
　――, 安静と　25
　――, 気温の変化と　272f
　――, 唾液による　161
　――のしくみ　272f
　――の神経路　272f
　――の模型　272f
体温調節中枢　273
体温調節レベルと発熱　274f

体循環　73
体性感覚　474t, 476f
体性感覚野　401, 402f
体性神経系　439
体性反射　435
体内時計　357
体内の脂質の分布　243
体熱
　――の産生　269
　――の生産量と放散量　268f
　――の平衡　268f, 269
体熱放散の割合　268f
体表面積　255
対光反射　491
対向流系　285
対流, 体熱の　271
胎児循環　123
　――の特徴　122f
胎児赤芽球症　63
胎児ヘモグロビン　123
胎盤　123
　――, 着床と　374f
　――とホルモン　377
　――の機能　377
　――の形成　375
　――の構造, ヒトの　122f
耐糖能低下, 糖尿病とそれに関連する　338t
帯状回　395f, 406f
帯状溝　395f
帯状束　398f
大陰唇　364f, 365
大胸筋　6f, 448f
大十二指腸乳頭　176f
大循環　73
大循環系と小循環系　72f
大静脈の血流速度　105t
大前庭腺　365
大腿筋膜張筋　448f
大腿骨　6f
大腿四頭筋　6f
大腿神経　380f
大腿直筋　448f
大腸性便秘　193
大腸における消化　188f, 189
大腸の運動　189
大動脈小体(球)反射　147
大動脈体　93
大動脈の血流速度　105t
大動脈反射　147
大動脈弁狭窄　85
大動脈弁閉鎖不全症　85
大動脈弓　74f, 116f
大動脈弓反射　93
大内臓神経　442f, 444t
大脳　394f
大脳核　399
大脳基底核　419
　――と錐体外路系　418f

　――とドーパミン　419
大脳脚　395f, 422f
大脳縦裂　394f
大脳前交連　398f
大脳の連合機能　403f
大脳半球　380f
　――と記憶　409
　――の神経線維の走行　398f
大脳皮質　395f, 398f
　――の機能　399
　――の構造　399
　――の細胞構築学的地図　398f
　――の層構造, 各種染色法による　400f
大脳皮質運動野と小脳との線維連絡　427f
大脳辺縁系　406f, 407
大便失禁　191
大網　154f
大彎　164f
代償性休止　97
第1運動野　401
第1次性徴　361
第1次精母細胞　358f
第1体性感覚野　401
第1聴覚野　401
第Ⅰ度房室ブロック　94f
第2次性徴　361, 367
第2体性感覚野　401
第2聴覚野　401
第三脳室　394f, 395f, 422f
第三脳室派絡叢　395f
第四脳室髄条　422f
脱核　39
脱顆粒現象　69
脱分極　81, 385
担体　11
単相性活動電位, 相性および　387
単一収縮　459
単一多糖類　222f
単位の表現法　14t
単位膜　197
単位膜説　197
単管状腺　4f
単球　47, 49
　――の増加　47
単球増多　49
単極導出　87
単極誘導　87
単シナプス経路　393
単純脂質　225
単純蛋白質　229
単層円柱上皮　4f
単層扁平上皮　4f
単層立方上皮　4f
単糖類　221, 222f
　――からグリコゲンの合成　239
単胞状腺　4f
炭酸　14t
炭酸脱水酵素　285

胆外性胆汁うっ滞　214t
胆管胆汁　181
胆細管　210f
胆汁　211
　――による消化と分泌機序　181,182f
　――の生成　211
　――の成分　181
　――の生理作用　183
　――の腸肝循環　182f
　――の分泌機序　183
胆汁酸　181,183
胆汁色素　183
胆嚢　176f
胆嚢管　176f
胆嚢胆汁　181
淡蒼球　380f,394f,395f,399,419
淡蒼部　398f
蛋白価　237
蛋白緩衝系　17,19
蛋白結合ヨード　305
蛋白脂質　225
蛋白質　227
　――,からだの　217
　――のエネルギー　253
　――の栄養価　236t,237
　――の栄養学的特徴　235
　――の吸収　202f,203
　――の合成　247
　――の組成と分子量　227
　――の必須アミノ酸組成　236t
　――の分解　247,248f
　――の分解亢進,発熱と　275
蛋白質所要量　237
蛋白線糸　453
蛋白代謝　246f,247
　――,インスリンと　331
　――,肝臓の　211
　――,グルカゴンと　333
　――,甲状腺ホルモンと　309
　――,糖質コルチコイドと　321
蛋白分解酵素　8f,165,179
短期記憶　409
短縮収縮　470f
短縮性(同心性)収縮　471
短縮熱　461
端板　469
男性生殖器　359
　――と精巣のホルモン　359
男性の性的発育　361
男性ホルモン　359
弾性動脈　101

ち

チアミン　232t
チェーン-ストークス型呼吸　150f,151
チェックバルブ機構　139
チオクト酸　233t

チューブリン　373
チロジン　226t
チン小帯　484f
知覚　475
　――の伝導路　479
恥丘　365
恥骨結合　154f
遅筋線維　455
遅呼吸　151
縮まり反応　423
腟温　267
腟　364f,365
腟周期　371
腟前庭　365
着床　365,375
　――と胎盤　374f
　――まで,受精卵から　372f
中隔　75,406f
中隔核　419
中間筋線維　455
中間代謝　239
中空線維型(ホローファイバー型)透析器
　　　　　297
中継　393
中頸神経節　442f
中耳　497
中小脳脚　422f
中心窩　489
中心管　422f
中心溝　394f,395f,398f
中心後溝　395f
中心視野　491
中心小体　2f,3
中心静脈　120f
中心前溝　394f,395f
中心乳糜管　197
中心傍小葉　395f
中枢神経系　381
中枢神経分泌相　168f
中枢性言語のしくみ　403f,404f
　――,言語野と　403f,404f
中枢部位,脊髄反射とその　437t
中性アミノ酸　226t
中性脂肪　225
中性溶液　15
中前頭回　394f,395f
中側頭回　395f
中側頭溝　395f
中大脳動脈　118f
中毒性甲状腺腫　311
中脳　380f
中脳蓋　422f
中脳水道　422f,423
虫垂　154f
虫部錐体,小脳　426f
長期記憶　409
長経路反射　435
長鎖脂肪酸　205

長指伸筋　448f
長橈側手根伸筋　448f
長内転筋　448f
長腓骨筋　6f,448f
張力-長さ曲線　461
跳躍伝導　389
鳥距溝　395f,398f,401
超高比重リポ蛋白　243t
超低比重リポ蛋白　243t
腸胃反射　173
腸肝循環,胆汁酸の　183
腸間膜　154f,176f
腸間膜根　154f
腸骨下腹神経の分布と皮節　440f
腸骨鼠径神経の分布と皮節　440f
腸性グルカゴン　303t
腸腺　185
腸相　168f
　――,胃液分泌の　169
　――,膵液分泌の　181
蝶形口蓋神経節　442f
調節性T細胞→制御性T細胞　67
調節性内斜視　487
調節力　487
聴覚　496f
聴覚(聴力)不全　501
聴覚器の構造　497
聴覚中枢　499
　――,内耳と　498f
聴覚伝導路　498f,499
聴覚野　401,402f
聴診間隙　107
聴毛　499
聴力　500f
聴力検査　501
聴力低下　501
直接型ビリルビン　213
直腸　154f,198f
直腸温の測定　267
直腸子宮窩　154f,364f
直腸性便秘　193
直回　394f
直行蠕動　187

つ

ツチ骨　497
追視運動　503
椎骨動脈　118f,119
痛覚　477
　――の伝導路　430f

て

テストステロン　302t,321,344f,359
デオキシヌクレアーゼ　179
デオキシリボ核酸　3
デキストリン　223

デシベル(dB) 501
デスモソーム 5,75
デッドポイント 259
デュシェンヌ型筋ジストロフィー 473
てんかん 413
　　── の脳波 412f
でんぷん 222f,223
低O_2の影響，呼吸と 153
低圧の影響，呼吸と 153
低血糖 335
低血圧 109,111
低色素性貧血 42f
低蛋白血症 59
低張尿 293
低比重リポ蛋白 243t
定常状態に入り得る運動 260f
抵抗期 327
停滞性黄疸 215
適合刺激 475
鉄 230t
　　── の代謝 42f
鉄(Fe)欠乏性貧血 43,44t
転移RNA 3
伝音機能の模式図 496f
伝音系と感音系 501
伝音性難聴 501
伝導性失語症 405
伝達物質とその標的器官，自律神経系の
　　　　　　　　　　　　　　　446f
伝導 387
　　──，体熱の 271
伝導経路，脊髄の上行性および下行性の
　　　　　　　　　　　　　　　428f
伝導性失語症 404t
伝導路 479
電解質，体液と 27
電解質コルチコイド 315
　　── の生理作用 321
　　── の分泌調節 323
電気泳動現象 229
電気化学ポテンシャル勾配 13
電気的シナプス 391

と

トコフェロール 232t
トリグリセリド 205
トリプシノーゲン 179,185
トリプトファン 226t
トリヨードサイロニン 302t
トロポニン 462f,463
トロポミオシン 462f
トロンビン 53
トロンボプラスチン抑制因子 51
トロンボポエチン 51
ドーパミン，大脳基底核と 419
ドナー 299
ドナン効果 21

ドナンの膜平衡 12f,13
跳び直り反射 425
努力性肺活量 133
度量衡換算表 14t
逃避反射 435
透過性，細胞膜の 9
透過性，毛細血管の 31
透析器 297
等尺性収縮 77,459,470f,471
等速性収縮 471
等張液 35
等張性収縮 77,459
等張尿 293
等容性収縮 77
等容性収縮期，心臓の 79
等容性弛緩期，心臓の 79
糖脂質 225
糖質 221
　　──，からだの 217
　　── の栄養学的特徴 235
　　── のエネルギー 253
　　── の化学 220f
　　── の吸収 202f,203
　　── の代謝 238f
　　── の分類 222f
糖質コルチコイド 315
　　──（コルチゾール）の分泌調節 322f
　　── の生理作用 321
　　── の分泌調節 323
糖質分解酵素 179
糖(炭水化物)代謝 239
　　──，アドレナリンと 319
　　──，インスリンと 331
　　──，肝臓の 211
　　──，グルカゴンと 333
　　──，甲状腺ホルモンと 309
　　──，糖質コルチコイドと 321
糖蛋白質 229
糖尿 335
糖尿病に関連する耐糖能低下 338t
糖尿病の病型と昏睡 340t
糖
　　── の酸化過程 244f
　　── の酸化反応 241
　　── の利用 239
糖排出閾，腎臓の 335
糖輸送担体 339
　　── の種類と構造 338f
頭・仙髄部，自律神経系の 443
頭蓋 6f
頭頂間溝 394f
頭頂後頭溝 394f,395f
頭頂連合野 403f
頭部交感神経 444t
橈骨 6f
橈骨神経 380f
　　── の分布と皮節 440f
橈側手根屈筋 448f

同化作用 239
同名性運動 485
洞(房)結節 74f,75
洞性期外収縮 97
洞性徐脈 95
洞性頻脈 95
洞性不整脈 95
洞様血管 210f
動眼神経(Ⅲ) 394f,422f,439,484f,485
動眼神経核 422f
動眼神経副核 422f
動静脈の酸素飽和度と分圧 123t
動的肺コンプライアンス 137
動脈圧および静脈圧に対する重力の影響
　　　　　　　　　　　　　　　22f
動脈管 123
動脈血圧の測定 107
動脈の血流速度 105t
動揺病 503
銅 230t
導管腔内でのHCO_3^-の生成 180f
瞳孔 485
特殊(視床)投射系 421
特殊感覚 474t
特殊換気能 135
特殊心筋 75
特発性血小板減少性紫斑病 68t
読字不能 401
突発性異常，成人覚醒脳波の 413
突発性異常脳波 412f

な

ナイアシン 232t
ナトリウム 230t
ナトリウム/カルシウム交換系 465
ナトリウム−カルシウムポンプ 465
慣れ 475
内因性機序，血液凝固の 52f,53
内因性不眠 417
内頸動脈 119
内呼吸 127
内耳 497
内耳神経(Ⅷ) 394f,422f,438f,439
内耳と聴覚中枢 498f,499
内臓感覚 474t,482f,483
内臓循環 121
　　── の系路 120f
内臓痛覚 483
内臓と脊髄神経との関係 441f
内側膝状体 422f
内側広筋 448f
内側上腕皮神経の分布と皮節 440f
内側前腕皮神経の分布と皮節 440f
内直筋 484f,485
内転筋 449
内尿道括約筋 289
内皮質脊髄路 431

内部環境　1
内分泌　301
　——，発熱と　275
内分泌系　300f
内分泌腺　301
内包　394f,395f
長さの単位　14t
軟化作用，唾液の　159
難消化性物質　219
難聴　501

に

2型糖尿病　341
ニコチン酸　232t
ニッスル小体　381
ニューロパチー　473
ニューロン　381,382f
　——，迷走神経と交感神経の　446f
　——の構造　382f
　——のシナプス回路　392f
二重支配，自律神経系の　443
二点弁別閾値　477
二頭筋反射　435
二糖類　223
二糖類分解酵素　207
肉柱　75
日常生活活動と運動の強度の目安　256t
日内運動，肺活量の　139
日内変動，体温の　266f,267
乳酸　14t
乳酸回路　263
乳酸脱水素酵素　241
乳歯と永久歯　158t
乳汁分泌とホルモン　378f,379
乳状脂粒　205
乳腺刺激ホルモン　345
乳糖　222f,223
乳頭　484f
乳頭筋　75
乳頭体　394f,395f,406f
乳房の発育　351f
乳幼児期の体温　266f,267
尿意　483
　——と排尿　291
尿管　289
尿検査　293
尿細管再吸収極量（尿細管分泌極量）　283
尿細管周囲毛細管，腎糸球体と　72f
尿細管における水と電解質の再吸収と分泌
　　　　　　　　　　　　　　　　282f
尿酸結晶　292f
尿酸ナトリウム結晶　292f
尿失禁　293
尿浸透圧　293
尿素回路　248f,249
尿中ホルモン分泌量の変動，妊娠経過に伴う
　　　　　　　　　　　　　　　　376f

尿沈渣　292f,293
尿道　289,358f
尿道海綿体　358f,363
尿道球腺　358f,359
尿道口　358f
尿糖発生のしくみ　335
尿毒症症状　294f
尿の逆流　289
尿の濃縮機転　284f
尿比重　293
尿量　293
尿路　288f,289
妊娠　373
　——と甲状腺ホルモン分泌　307
　——の生物学的診断法　377
妊娠黄体　365,368f,369
妊娠経過中における黄体の変化　368f
妊娠経過に伴う尿中ホルモン分泌量の変動
　　　　　　　　　　　　　　　　376f
妊娠診断法，血清学的　377
認知　403f,475

ぬ

ヌクレアーゼ　179
ヌクレオチド　179
ヌル細胞　67

ね

ネフローゼ症候群　295
ネフロン　276f,277
熱型　275
　——，発熱と　274f
　——のパターン　274f
熱の発生　461
熱の分利　275
熱量産生作用甲状腺ホルモンの　309
年齢区分別安静時エネルギー消費量　254t
年齢と甲状腺ホルモン分泌　307
年齢と女性ホルモン　366f
年齢と男性ホルモン　360f
粘液　167
　——の分泌　171
粘液水腫　305,311,349f
粘液腺　154f,159,176f
粘膜　176f
粘膜下組織　176f
粘膜筋層　176f
粘膜弁　288f,289

の

ノイロフィラメント　468f
ノルアドレナリン　103,303t,315,317
　——，アドレナリンと　318t
ノルエピネフリン　303t,317
ノンレム睡眠　417

伸び（延長）反応　423
能動汗腺　271
能動輸送　10f,11,199,200f
脳幹　422f
　——，間脳と　421
　——の化学受容器　147
脳幹網様体　419,423,425
脳幹賦活系　414f,415
脳弓　395f,406f
脳弓交連　399
脳血流に影響する因子　118f
脳循環　119
　——の特徴　118f,119
脳循環血液量　119
脳循環血流の調節　119
脳神経　439
脳髄　380f
脳性麻痺の小児，頸反射，　424f
脳相　161,168f
　——，胃液分泌の　169
　——，膵液分泌の　181
脳底動脈　118f,119
脳電図　410f,411
　——の波形，基礎的な　410f
脳の動脈　118f
脳の発達と分化　396f,397
脳波　411
　——，睡眠の深さと　416f
　——と疾病　413
　——による表在性脳障害部位の判定　412f
　——の構成　411
　——の種類，基礎的　410t
脳波発生のしくみ　411
脳梁　394f,395f,398f,399
脳梁幹　395f
脳梁下回　395f
脳梁膝　395f
脳梁放射　398f
脳梁膨大　395f
嚢胞性線維性骨炎　313

は

ハッサル小体　357
バセドウ病　311,349f
バゾプレッシン　303t,342f,347
バリン　226t
バンチ症候群　44t
パーキンソン病　419
パチニ小体　430f,477
パパイン　8f
パブロフの小胃法と偽餌法　167
パラアミノ安息香酸　233t
パラアミノ馬尿酸　287
パラガングリオーマ　319
パラ睡眠　417
　——，オーソ睡眠と　416f
パラソルモン　303t,313

――の分泌調節　313
パンクレオザイミン　181
パントテン酸　233t
吐き気　483
把握反射　425
排泄系　277
排泄作用，唾液の　161
排尿　291
排尿反射中枢　291
排便　191
　　――のしくみ，便意と　190f
排便反射　191
排卵　365,369
排卵周期　369
排卵性月経　371
背側脊髄小脳路　429
肺　127
　　――の血管系　129
　　――の減少する疾患　139
　　――の神経支配　129
肺活量　132f,133
肺換気機能の障害　139
肺機能　136
肺・胸郭系の弾性　137
肺胸膜　127
肺気量の正常値　134t
肺気量分画の変化，体位による　134t
肺活量予測値を算出するノモグラム　134f
肺血管内圧　117
肺高血圧　117
肺コンプライアンス　137
肺循環　73
肺循環系　129
肺循環血流の測定　117
　　――と内圧変動　116f
　　――の調節　117
　　――の特徴　116f,117
肺静脈　126f
肺性呼吸困難　150t
肺動脈　74f,126f
肺動脈弁閉鎖不全症　85
肺内圧　131
　　――と肺容積の関係　136f
肺内ガスの交換量　141
肺内ガスの分布　141
肺内血流の部位による違い　149
肺粘性抵抗　137
肺胞　127,129
　　――でのガス交換　142f
肺胞管　128f
肺胞気-動脈血(分圧)較差　149
肺胞気-動脈血 CO_2 分圧較差　149
肺胞気-動脈血 O_2 分圧較差　149
肺胞気の組成の変動　130f
肺胞上皮細胞　129
肺胞嚢　128f
肺迷走神経反射　147
肺容積の関係，肺内圧　136f

肺容量　132f,134f,137
胚芽上皮　5
胚板　375
白筋　455
白筋線維　455
白質　395f,399
　　――，脊髄の　429
白色血栓　51
白体　365,369
白内障　485
白血球　47
　　――の機能　46f
　　――の生成と分類　46f
白血球円柱　292f
白血球数とその生理的変動　47
麦芽糖　222f,223
橋本病　68t
発火レベル　387
　　――，静止電位と　80f
発汗　269,270f,271
発散　391,393
発射圏　393
発情ホルモン　367
発熱　275
　　――，体温調節レベルと　274f
　　――と熱型　274f
　　――の原因と熱型　275
　　――のしくみ　275
発熱時における体内の変化　275
半球間転移　409
半側発汗　273
　　――，皮膚圧部位と　270f
半透膜　9
半盲　491
反響様言語模倣　405
反射　435
反射弓　435
反射相，胃液分泌の　169
反射中枢　435
反ショック相　327
反復刺激による活動電位の増大　393
汎下垂体機能低下症　347
汎性平衡反応　425
汎適応症候群　326f,327

ひ

ヒス束　74f
ヒス束心電図　89
ヒスタミン　171
ヒスタミン受容体　171
ヒスチジン　228t
ヒストン　229
ヒト絨毛ゴナドトロピン　303t,377
ヒト成長ホルモン　343
ヒト免疫不全ウイルス　69
ヒドロキシプロリン　226t
ヒドロニウムイオン，水素イオンと　14f

ビオー型呼吸　150f,151
ビオチン　233t
ビタミン　231
　　――，体内の　219
　　――・ホルモン代謝，肝臓の　211
　　――A, B_1, B_2, D, E, F, K　232t
　　――B_6, B_{12}, B_{13}, C, H, L_1, P　233t
ビタミン B_{12} 欠乏による貧血　43
ビタミン代謝，甲状腺ホルモンと　309
ビリキニン　185,303t
ビリベルディン　213
ビリルビン　183,213
　　――の生成と排泄　213
　　――の生成と分解　212f
　　――の動態による疾病　215
　　――の濾過　278f
ビリルビン排泄までの経路と障害　214f
ビルベルディン　183
ピノサイトーシス　10f,200f
ピリドキシン　233t
ピルビン酸　241
引っ搔き反射　435
皮(膚)節　441
皮質，腎　277
皮質脊髄路　432f
皮節と末梢神経の分布　440f
皮膚感覚と受容器　477
皮膚の感覚受容器　476f
皮膚分節　479
肥大心　83
肥満細胞　69
非回転性のめまい　503
非自己への反応　71
非周期性呼吸　151
非蛋白呼吸商　253
非蛋白性窒素　59
非中毒性甲状腺腫　311
非電解質能動輸送における三重複合体仮説
　　　　10f
非特殊投射系　421
非突発性異常，成人覚醒脳波の　413
疲憊期　327
疲労，感覚の　475
疲労，シナプスの　393
被蓋脊髄路　431
被殻　394f,395f,398f,399,419
被覆上皮　5
脾循環　121
脾臓　198f
腓骨　6f
腓腹神経の分布と皮節　440f
尾骨神経　429
尾状核　394f,399,419
微絨毛　2f
微小絨毛　197
鼻涙管　485
糜粥　173
左回旋枝　114f

左冠状動脈　74f, 114f
左冠動脈　115
左冠動脈血流　115
左気管支　116f
左鎖骨下動脈　74f
左上葉気管支　116f
左下葉気管支　116f
左総頸動脈　74f, 116f
左肺静脈　74f
左肺動脈　116f
左迷走神経　116f
左腕頭静脈　116f
左腕頭動脈　116f
必須アミノ酸　227
病的な呼吸の型　151
貧血　43
── , 赤血球の生成とその障害による　38f
── の型と赤血球平均恒数　44f
貧血症の臨床症状と検査所見　44t
貧血の分類　45
── , 色素指数による　42f

ふ

フィブリノゲン　53
フィブリン　53
フィブリン分解産物　53
フィブリン溶解現象　53
フィロキノン　232t
フェニールアラニン　226t
フォラシン　233t
フライの刺激毛　477
フリッカー値　493
フレーリッヒ小人症　349f
ブタノール抽出性ヨード　307
ブドウ糖　222f, 223
── および無機リンのTm　282f
── の取り込み, 細胞膜における　339
ブドウ糖・アラニン回路, コーリー回路と　263f
ブドウ糖尿細管最大吸収量　335
ブドウ糖輸送体の各種　203t
ブドウ膜　485
ブラウン-セカール症候群　433, 479
プチアリン　159
プライス・ジョーンズ曲線　36f
プラトー相　81
プランマー病　311
プルキンエ線維　74f, 75
プレグナンジオール　367
プレグネノロン　321
ブローカ中枢　402f
プロインスリン　329
── , ブタの　328f
プロゲステロン　302t, 303t, 321, 344f, 365, 367
── の生合成とその主要代謝経路　366f
プロゲステロン優位筋　367

プロタミン　229
プロテインスコアー　236t, 237
── の算出　236t
プロトロンビン　53
プロビタミン　231
── A　232t
── D　232t
プロラクチン　302t, 342f, 344f, 345, 379
プロラクチン分泌抑制ホルモン　344f
プロラクチン放出ホルモン　344f
プロラクチン抑制ホルモン　302t
プロラミン　229
プロリン　226t
不応期, 心筋の　81
不快感　407
不可欠アミノ酸　227
不可避尿　28f
不感蒸泄　28f, 29, 271
不完全強縮　459
不完全月経　371
不揮発性酸　285
不均等換気　143
不均等分布　143
不減衰伝導　387
不随意運動　419
不随意筋　449f
不整脈　95
── の心電図　94f
不定熱　274f
不適合刺激　475
不妊症　359, 361
不飽和脂肪酸　224f, 224t
── , 飽和と　224f
不眠　417
── , 睡眠と　416f
付着帯　197
浮腫　31
踏み直り反射　425
部分色盲　495
部分性てんかん　413
舞踏病　419
伏在神経の分布と皮節　440f
副交感神経　445
副交感神経系　443
副交感神経支配, 心臓の　91
副甲状腺(上皮小体)　300f, 313
── とそのホルモン　312f
副甲状腺機能亢進　313
副甲状腺性テタニー　313
副腎　300f, 314f
副神経(XI)　394f, 422f, 438f, 439
副神経核　422f
副腎髄質　317
副腎髄質ホルモン　315, 317
── の生合成　317
── の生理作用　317
── の分解　317
── の分泌調節　317

副腎性性ホルモンの生理作用　323
副腎皮質機能亢進　325
副腎皮質機能低下　325
副腎皮質グルココルチコイド　344f
副腎皮質刺激ホルモン　302t, 303t, 342f, 344f, 345
副腎皮質刺激ホルモン放出因子　345
副腎皮質刺激ホルモン放出ホルモン　302t, 344f
副腎皮質のホルモン　315
副腎皮質不全　325
副腎皮質ホルモン　321
── , 血糖と　335
── の生合成　321
── の生成　320f
── の代謝, 分解　323
── の分解　322f
副膵管　176f
副副甲状腺　313
腹腔臓器の血流量　120f
腹式呼吸　131
腹水　121
腹側脊髄小脳路　429
腹大動脈　154f
腹直筋　6f, 448f
腹直筋鞘　448f
腹部循環系　120f, 121
腹部循環の調節　121
腹膜　154f
腹膜透析　297
腹腔神経節　442f
複管状腺　4f
複合多糖類　222f
複合蛋白質　229
複合物質　225
複合ミセル　205
複視(二重視)　493
複シナプス経路　393
複胞状腺　4f
輻射　269
輻輳　485, 487
輻輳反射　491
物理的溶血　41
振子運動, 小腸の　187
分解蛋白質　229
分割　375
分極　385
分時(毎分)拍出量　83
分節運動, 小腸の　187
分泌顆粒　2f
分泌された酸のゆくえ, 尿細管で　284f
分泌上皮　5
分泌神経　381
分泌細胞に対する分泌機序　156
分娩　378f, 379
分娩時の子宮内圧変化　378f
分離最小閾　493
分量を表す記号　14t

分裂誘導因子　67
噴門　164f
噴門腺　164f,165t
噴門部　164f
糞便　191
糞便中への水の排泄　29

へ

ヘスペリジン　233t
ヘマトクリット　37
ヘム　37
ヘモグロビン（Hb）　36f,37,183
　―― の緩衝作用　18f,19
　―― の合成　40f
ヘモグロビンF　123
ヘモグロビン尿　41
ヘリコバクター・ピロリ　171
ヘルパーT細胞　67
ヘンレループ　285
　―― 下行脚　276f
　―― 上行脚　276f
ベイリス・スターリングの腸の法則　187
ベインブリッジ反射　93
ベクトル心電図　89
ベル・マジェンディーの法則　429
ペースメーカー電位　81
ペニシリンショック　69
ペプシノーゲン　165
　―― の分泌　171
ペプシン　165
ペプチダーゼ　184f
ペプチド結合　227
平滑筋　449f
平均血圧　105
平均赤血球血色素濃度（MCHC）　38f
平均赤血球血色素量（MCH）　38f
平均赤血球容積（MCV）　38f
平均電気軸　89
平均動静脈圧，横臥位での　22f
平衡感覚　502f,503
　―― の伝導路と中枢　503
平衡感覚受容器　503
平衡電位　13,385
平衡斑，三半規管と　502f
平坦相　81
閉鎖神経の分布と皮節　440f
閉鎖帯　197
閉鎖卵胞　365
閉止期　367
閉塞　393
閉塞性（機械的）黄疸　214f,215
閉塞性換気障害　139
閉尿　293
壁細胞　165
　―― でのHCl生成　166f
壁側胸膜　127
片葉，小脳　426f

片葉小節葉　427
扁桃核　380f,406f
扁桃体（核）　399,419
変時作用　91
変性蛋白質　229
変速作用　91
変伝導作用　91
変閾作用　91
変力作用　91
辺縁趨向　47
偏向運動　401
弁口狭窄　85
弁口閉鎖不全　85
便意　191,483
　―― と排便のしくみ　190f
傍細胞　165
便秘　193
　―― の分類　193

ほ

ホスファターゼ　185
ホスフォジエステラーゼ　353
ホメオスターシス　1
ホルモン　301
　――，胎盤と　377
　――，乳汁分泌と　378f,379
　―― の一般的な作用　301
ホルモンの作用機序　301
　―― とcyclic AMP　353
ホルモン補充療法　367
ホン　501
ボーマン腔　279
ボーマン嚢　279
ボアの効果　39
ポリソーム　3
ポリヌクレオチド　179
ポリペプチド　227
補助運動野　401,402f
補助感覚野　402f
補色　495
補足言語中枢　403f
補体　65
母子免疫　71
母体と胎児の循環　122f
包皮　358f
芳香環アミノ酸　226t
放散，体熱の　269
胞状管状腺　4f
胞胚　375
峰熱　274f
報酬系　407
飽和指数　41
飽和脂肪酸　224f
飽和度，色の　495
飽和と不飽和脂肪酸　224f
膀胱　154f,289,358f
　―― の自浄作用　289,290f
膀胱子宮窩　154f,364f

膀胱内圧曲線　290f
膀胱内圧測定法（シストメトリ）　291
膀胱内圧容量曲線　291
膀胱容量　291
縫工筋　6f,448f
乏突起膠細胞　383
乏尿　293
防御反射　435
房室結節　74f,75
　―― 性期外収縮　96f,97
房室刺激伝導系　75
房室束　75
房室ブロック　95
紡錘波　411
傍細胞　165
傍糸球体装置　325
発作性頻拍　95
勃起現象　363
　―― の神経経路　362f
　―― の神経性反射　363
勃起中枢　363
本態性高血圧　111
本態性低血圧　111
本能的行動　407

ま

マイスネル小体　430f,477
マイスネル神経叢　176f,185,187
マグネシウム　230t
マクロファージ　67
　―― による抗原提示　66f
マトリックス　3
マリオット盲点　491
マルターゼ　179,184f,185
マンガン　230t
マンシェット　106f
　―― の幅，体格・年齢と　107
マンノース　223
麻痺型呼吸　151
麻痺性糞便失禁　191
毎分換気量　135
膜消化　207
膜電位　385
膜透過の機序　9,10f
末梢神経系　381,438f,439
末梢神経の分布，皮節と　440f
末端肥大症　343,349f
慢性関節リウマチ　68t
慢性腎不全　295
　―― の病期　295
慢性の下痢　194f
慢性便秘　193
満腹中枢　407,483

み

ミオグロビン　455

ミオシン　451
ミオシンフィラメント　453,463
ミオシン分子の構造　462f
ミオパチー　473
ミオフィブリル　450f
ミクロソーム　3
ミセル　205
ミトコンドリア　2f,3
ミネラル　231
ミネラルコルチコイドの分泌調節　324f
ミューラーの特殊感覚エネルギーの法則
　　　　　　　　　　　　　　　475
右回旋枝　114f
右冠状動脈　74f,114f
右冠動脈　115
　── 血流　115
右上葉気管支　116f
右総頸動脈　116f
右腕頭静脈　116f
右腕頭動脈　116f
水
　── ・電解質の代謝，発熱と　275
　── および電解質の吸収　205
　── のイオン積　15
　── の一般作用　27
　── の解離　15
　── の重要性と生理作用　27
　── の出納　28f
　── の摂取　29
　── の排泄　29
　── の物理化学的特性　27
　── の分布，体内の　27
耳鳴り　497
耳の構造　496f
味覚　504f
味覚受容器　505
味覚性発汗　271,273
味覚相　161
味覚伝導路　504f,505
味覚の性質　505
味細胞　504f
味蕾　505
　── の構造　504f
密集斑　325
脈圧　105
脈波　105
脈波曲線，各動脈における　104f
脈拍　105
脈波数の変化，運動による　24f
脈絡叢　395f
脈絡膜　484f,485

む

むくみ　31
　── 発生のしくみ　30f
矛盾温覚　477
矛盾冷覚　477

無顆粒性白血球　47
無機質　230f,231
無機成分，からだの　217
無気的過程によるATPの産生　251
無酸素型呼吸　151
無条件反射，唾液分泌の　161
無髄神経線維　383
無動症　419
無尿　293
無排卵性月経　371

め

メサンギウム細胞　278f
メズサの頭　121
メゾアクソン　383
メチオニン　228t
メチオニン-エンケファリン　479
メッケル円板　430f
メッセンジャーRNA　3
メナジオン誘導体　232t
メニエル病　503
メラトニン　357
メラニン細胞刺激ホルモン
　　　　　　302t,342f,344f,346
メルケル板　477
めまい　503
明順応　493
明帯　453
明度　495
迷走神経（X）　394f,422f,438f,439
　── と交感神経のニューロン　446f
　── の肺支配　129
迷走神経灰白翼核　422f
迷走神経三角　422f
迷走神経背側核　422f
迷走神経抑制　91
迷路　497
　── の構造　496f
迷路動脈　118f
免疫　65
免疫寛容　65
免疫反応性インスリン　341
免疫複合体　69
免疫抑制薬，拒絶反応と　299

も

モザイク説，Pageの　110f,111
モチリン　209
モノアミノ・ジカルボン酸　228t
モノアミンオキシダーゼ　317,447
モノアミン作動性下行路　431
モノグリセリド　205
モノクローナル抗体　71
毛根神経分枝　430f
毛細血管　101
　── の透過性　31

毛包受容器　476f
毛様体　484f,485
毛様体筋　485
毛様体神経節　442f
盲腸　198f
網赤血球　39
網囊　154f
網囊孔　154f
網膜　484f,488f,489
　── の構造模型図　488f
網膜中心窩，視力と　493
網膜中心動静脈　484f
網膜電図　488f,489
網様体脊髄路　431
網様体賦活系　414f
木糖　221
門脈　73,120f,121,198f,210f,211
門脈系　198f,199

や

夜盲　489

ゆ

有機成分，からだの　217
有気的過程によるATPの産生　251
有効濾過圧　280f
有髄神経線維　381
有線野　401
有毛細胞　499
幽門　164f
幽門腺　164f,165t
幽門部　164f
遊出，白血球の　47
遊離リボソーム　2f
誘導脂質　225
誘導蛋白質　229

よ

ヨードと甲状腺ホルモン分泌　307
ヨードポンプ　305
ヨウ素　230t
腰神経　429
腰神経後枝の分布と皮節　440f
腰髄　380f,442f
腰鼠径神経の分布と皮節　440f
予備吸気量　132f,133
予備呼気量　132f,133
容積指数　41
容量血管　101
溶血　41
溶血現象　40f
溶血性黄疸　214f,215
溶血性貧血　44t
羊膜腔　375
葉酸　233t

葉酸欠乏による貧血　43
陽性後電位　387
陽性残像　493
抑制　393
抑制性化学シナプス　391,392f
抑制性シナプス後電位　391
抑制性伝達物質　391
抑制ニューロン　393

ら

ラクターゼ　184f,185
ラクトアルブミン　379
ラクトグロブリン　379
ラクトフラビン　232t
ラセン器　499
ラムノース　221
ランドルト環　493
ランヴィエの絞輪　383
卵円孔　123
卵黄嚢　375
卵管　364f,365
── ,子宮内膜と　365
卵管采　364f
卵形嚢　503
卵巣　300f,364f,365
──・月経周期　370f
卵巣欠落症状　367
卵巣周期　368f,369
卵巣経過中の卵胞と黄体の発育過程　368f
卵巣靱帯　364f
卵巣提索　364f
卵胞　365
卵胞刺激ホルモン
　　302t,342f,344f,345,359,367
卵胞刺激ホルモン放出因子　345
卵胞刺激ホルモン放出ホルモン　302t,344f
卵胞と黄体の発育過程，卵巣周期経過中の
　　368f
卵胞ホルモン　365,367,371
卵胞ホルモン期　371
乱視　487
乱視眼と乱視表　486f

り

リジン　228t

リソソーム　2f,3
── の働き　4f
リノール酸　232t
リノレン酸　232t
リパーゼ　243
リボース　221,222f
リボソーム　2f,3
リボソームRNA　3
リポ蛋白(質)　225,229
リボヌクレアーゼ　179
リボフラビン　232t
リラキシン　302t
リン　230t
リン酸(塩)緩衝系　17,19
リン脂質　225
リン脂質2層膜　8f
リン蛋白質　229
リンネ試験陽性　501
リンパ
── の循環　124f
── の性質　125
── の流れとむくみ　33
リンパ管　198f
リンパ球　47,48f,49,67
── の分化　66f
リンパ節　125
リンパ毛細管　125
リンパ流　125
梨状葉　406f
律動性収縮，小腸の　187
立体画像　492f
立体視　493
硫酸　14t
瘤波　411
両眼間転移　409
両眼視　493
両側性伝導　387
両耳側半盲　491
菱形窩　422f
緑内障　485
輪筋　449
輪状筋　176f
輪状ヒダ　185,197
臨界脱分極　393

る

ルイス体　419
ルチン　233t
ルフィニ小体　430f,477
ルブナーの係数　253
涙器　485
類洞　210f

れ

レシチン　225
レシピエント　299
レジャー活動のエネルギー消費量　256t
レニン　111,303t,325
レニン-アンジオテンシン-アルドステロン系　323
レム睡眠　417
レンズ核　394f,395f,399,419
レンニン　167
冷覚　477
連結橋　461
連合機能，大脳の　403f
連合野　403f

ろ

ローラン小人症　349f
ロイコタキシン　47
ロイシン　226t
ロドプシン　489
ロンベルグ症状　429
濾過のしくみ，糸球体での　279
濾過率　281
濾胞甲状腺　305
老視　487
蠟　225
六炭糖　221
肋間上腕皮神経の分布と皮節　440f
肋骨　6f

わ

腕橈骨筋　6f,448f
腕頭動脈　74f
腋毛の発生　351f

欧文索引

2,3-diphosphoglycerate (2,3 DPG) 39
3-methoxy-4-hydroxy mandelic acid 317
5-HTP 419
α-attenuation 411
α-bloking 411
α-glucosidase 179
α-moto neuron 469
ρ-aminohippuric acid (PAH) 287

A

A 429
A 帯 468f
A 胆汁 181
Aβ 線維 479
Aδ 線維 479
a-ADco$_2$ 149
A-aDo$_2$ 149
A-band 453
A-V block 95
ABO 式血液型 60f, 61
absolute refractory period 81, 389
accessory parathyroid 313
acclimatization 37, 41
acetone body 245
acetyl coenzyme A 469
acetylcholine (ACh) 469
Achilles reflex 435
acidosis 21, 27
acromegaly 343
ACTH (adrenocorticotrophic hormone) 302t, 303t, 323, 325, 342f, 345
—— 放出因子 323
actin 451
actin filament 453
action potential 385
active transport 11
Adams-Stokes 症候群 95
adaptation 475
adductor 449
adenosin-3′,5′-monophosphate (AMP) 353
ADH (antidiuretic hormone) 303t, 342f
—— の分泌調節 347
ADP 241
adrenal gland 315
adrenaline 303t, 317
adrenergic neuron 445
adversive movement 401
afferent nerve 381
after-depolarization 387
after-hyper-polarization 387
afterimage 493

agglutinin 61
agglutinogen 61
aglanular leucocyte 47
agraphia 405
AHF 53
AIDS 69
air flow 131
air trapping 139
air verosity 131
airway 127
airway resistance (Raw) 137
akinesia 419
alanine 226t
albumin 229
albuminoid 229
aldose 221
aldosterone 303t, 321
—— とむくみ 33
alexia 401, 405
alkali reserve 19
alkalosis 21, 27
all or none law 459
alpha receptor 447
ALT (alanine aminotransferase) 249
alveolar arterial difference A-a gradient (A-aD) 149
alveolus 127
amino acid score 237
aminotransferase 249
amniotic cavity 375
amylase 159
amylopsin 179
anabolism 239
anartheria 405
androgen 323, 359
anemia 43
angina pectoris 99
angiotensin II 303t
angiotensinogen 111
antagonist 449
anterior speech area 403f
antibody (Ab) 65
antibody dependent cell mediated cytotoxity (ADCC) 67
antidiuretic hormone (ADH) とむくみ 33
antigen (Ag) 65
antiperistalsis 173, 187
anuria 293
aortic body 93
aortic reflex 147
apex cardiogram 79
aphasia syndrome 405
apneustic center 145

apperception 475
appetite center 407
aqueductus cerebri 423
arabinose 221
arginase 185
arginine 228t
arterial pulse 105
ascites 121
aspartic acid 228t
association area 403f
AST (aspartate aminotransferase) 249
astrocyte 383
athetosis 419
ATP 241
—— の分解と生成, 筋活動における 467
ATP の産生, 無気的過程による 251
——, 有気的過程による 251
atrial fibrillation 95
atrial flutter 95
atrioventricular bundle 75
atrioventricular conduction system 75
atrioventricular node 75
atrium 75
Atwater 係数 253
audiometry 501
auditory area 401
Auerbach's plexus 185
auscultatory gap 107
autoimmune disease 69
autonomic reflex 435
autotopagnosia 403f
AV node 75
aversive system 407
axon 381
axonhillock 381
axonplasma 381

B

B 細胞 (B cell) 49, 67
B 胆汁 181
B リンパ球 67
Bainbridge reflex 93
balance of nutrients 239
baroceptor 93
basal body temperature 267
basal metabolic rate (BMR) 255
basal metabolism (BM) 255
—— と体温 269
Basedow 病 311
basophil (leucocyte) 49, 69
basophilic erythroblast 39
Bauhin 弁 187

Bayliss-Starling の腸の法則　187
Bell-Magendie の法則　429,469
BET (butanol extractable iodine)　307
beta receptor　447
bicarbonate-carbonic acid buffer system
　　　　　　　　　　　　　　　　17
biceps reflex　435
bigeminal pulse　97
bilateral hump　411
bile pigment　183
bilirubin　183
biliverdin　183,213
binocular vision　493
biological clock　357
biological value　237
Biot's respiration　151
bipolar lead　87
bladder bile　181
blastocyte　375
blood brain barrier (BBB)　119
blood flow velocity　105
blood glucose　59
blood group (type)　61
blood sugar　59
body surface area　255
body temperature　265
Bohr effect　39
bone marrow derived lymphocyte　49
Bowman's capsule　279
bradypnea　151
brain stem reticular formation　423
brain wave　411
brainstem reticular activating system
　　　　　　　　　　　　(RAS)　415
brainstem reticular formation　419
Broca 中枢　403f
Brodmann　399
Brown-Séquard syndrome　433,479
Brunner 腺　185
buffer nerve　93
BUN と GFR の関係図　294f

C

C 線維　479
C 胆汁　181
Ca　230t
Ca^{2+}, 筋収縮と　465
calcitonin　303t,313
calorie, calory　217
capacitance vessel　101
CAPD の特徴, 血液透析(HD)と　297t
carbohydrate　221
carboxypeptidase　179
cardiac center　91
cardiac index　83
cardio-accelerator center　93
cardio-inhibitory center　91,93

cardiovascular reflex　93
carotid body　93
──── reflex　147
carotid sinus reflex　147
carrier-mediated diffusion　11
Castle's intrinsic factor　167
catabolism　239
catecholamine　317
caudate nucleus　399
Ca 代謝と PTH　313
CCK-PZ (cholecystokinin-pancreozymine)
　　　　　　　　　　　　　　209,303t
Ccr　287
cell membrane　3
cell physiology　1
cellulose　223
central fovea　489
central nervous system　381
centrioles　3
centrum anospinal　191
cephalin　225
cerebellar ataxia　427
CGP (chorionic growth hormone
　　　　　　　　　　prolactin)　303t
Charcot 関節　435
check valve 機構　139
chemoreceptor　93
──── trigger zone　175
chemosensitive area (CSA)　147
chemotaxis　47
Cheyne-Stokes respiration　151
chill　275
chloride shift　21,143
cholecystokinin-pancreozymin (CCK-PZ)
　　　　　　　　　　　　　　209,303t
cholesterine　225
cholesterol　225
cholinergic fiber　101
cholinergic neuron　445
chorea　419
chorionic gonadotropin　367
chromoprotein　229
chylomicron　205
chymotrypsinogen　179
circle of Willis　119
Cl　230t
clasp-knife phenomen　423
claustrum　399
clonus　435
Co　230t
co-lateral ventilation　129
co-ordination mechanism　1
co-transport　201
CO_2 の運搬　143
CO_2 の影響, 呼吸運動　147
CoA　469
coagulation time　55
cochlear microphonic potential (CM)
　　　　　　　　　　　　　　499
colloid osmotic pressure　35
color blindness　489,495
color weakness　495
combined ventilatory impairment　139
commissura anterior　399
commissura fornicis　399
common metabolic pathway　241
compensatory pause　97
complement (C)　65
complementary volume　133
complete tetanus　459
compound lipids　225
compound protein　229
COMT (catechol-O-methyltransferase)
　　　　　　　　　　　　　　317,447
concentric contraction　471
conduct　387
conduction deafness　501
conductive aphasia　405
cone　489
conective tissue　5
conjugate deviation　401
consensual light response　491
conservation of energy　217
constipation　193
continuous ambulatory peritoneal dialysis
　　　　　　　　　　　　(CAPD)　297
contraction time　459
contracture　459
contraversive seizure　413
convergence　485,487
Cori cycle　263
corpus (nucleus) amygdalae　419
corpus albicans　365,369
corpus amygdaloideum　399
corpus callosum　399
corpus luteum　365,369
──── homone　367
corpus luysi　419
corticosterone　302t,321
corticotropin　345
cortisol　302t,321
cortisone　302t
countercurrent system　285
Cowper 腺　359
cranial nerves　439
creatinin　287
cretinism　305,309
CRF (corticotropin releasing factor)
　　　　　　　　　　　302t,323,345
Crigler-Najjar 症候群　214t
crisis　275
cristae　3
critical depolarization　393
cross bridge　461
crossed extension reflex　435
Cu　230t

cuneocerebellar tract　431
Cushing 症候群　325
Cushing 病　325
cyclic AMP　352f, 353
cyclic GMP　354
cyclic nucleotides と Ca^{2+}　355
cysteine　228t
cystine　228t
cystometry　291
Czermak の効果　93

D

D 型糖質　221
D-glucose　223
dark adaptation　493
daustrum　419
dead point　259
deafness　501
decarboxylation　249
decebrate rigidity　423
deep sensation　479
deep sleep　411
defecation reflex　191
defence reflex　435
deflation reflex　147
degenerated protein　229
delivery　379
demarcation current　385
dendrite　381
denervated muscle　469
denervation hypersensitivity　469
deoxynuclease　179
depolarization　81, 385
derived lipid　225
dermatome　441, 479
desire of defecation　483
desire of micturition　483
desmosome　5, 75, 197
dextrin　223
dextrose　223
dializer　297
diastolic pressure　105
diencephalon　421
diffusion　11
diffusion coefficient　141
dihydroxyacetone　221
dilator　449
diopter (D)　487
diplopia　493
disaccharide　223
disartheria　405
discharge zone　393
discrimination threshold　475
dissociation curve　39
divergence　485
dizziness　503
DNA　3

DOC (11-deoxycorticosterone)　321
Donnan effect　21
Donnan equilibrium　13
donner　299
dorsal spinocerebellar tract　429
drinking center　483
Dubin-Johnson 症候群　214t
duct bile　181
ductus arteriosus　123
duodenum　185
dynamic pulmonary compliance　137
dysacusis　501
dyspenic index　153
dyspnea　151
dystrophin　473

E

early receptor potential (ERP)　489
eccentric contraction　471
echolalia　405
ectopic focus　97
efferent nerve　381
Einthoven の正三角形模型　89
ejaculation　363
electrical axis　89
electrocardiogram (ECG, EKG)　87
electroencephalogram (EEG)　411
electroretinogram (ERG)　489
Embden-Myerhof の経路　241
embryonic urea　375
emergy　217
emotion　407
emotional behavior　407
endocochlear potential (EP)　499
endocrin gland　301
endoplasmic reticulum　3
endorphins　477
endplate potential (EPP)　469
energy metabolism　251
enterocrinin　185, 303t
enterogastric reflex　173
enterogastrone　303t
enteroglucagon　303t
enterohepatic circulation　183
enterokinase　179
eosinophil　69
eosinophil leucocyte　49
epilepsy　413
epinephrine　303t, 317
epithelium　5
Epithelkörperchen　313
equilibrium potential　13
erection　363
erepsin　185
ergosterine　225
ergosterol　225
erythroblastosis fetalis　63

erythropoietin　41, 303t
estrogen　302t, 303t, 365, 367
estrogenic hormone　367
exchange vessel　101
excitable cells　457
excitation conduction system　75
excitation-contraction coupling　463
excitatory postsynaptic potential (EPSP)　391
excitatory transmitter　391
expiratory center　145
expiratory reserve volume (ERV)　133
extensor　449
external ear　497
external respiration　127

F

Fab 部　65
facilitated diffusion　11
far point　487
fat　225
fatty acid　225
fatty acid cycle　245
Fc 部　65
Fe　230t
feces　191
Fenn の効果　461
fertilization　373
$FEV_{1.0}$　135
FG 線維　455
fibrin degradation products (FDP)　53
fibrin monomer　53
fibrinolysis　53
filtration fraction (FF)　281
firing level　387
fixed alkali　19
flexion reflex　435
flexor　449
flicker fusion frequency　493
FOG 線維　455
follicle hormone　367
foramen ovale　123
forced vital capacity (FVC)　133
Frank-Starling の法則　77
Frey の刺激毛　477
Friedman 反応　377
frontal association area　403f
fructose　223
FSH (follicle stimulating hormone)
　　　　　302t, 342f, 345, 359, 367, 369
FSH-RF (follicle stimulating hormone
　　　releasing factor)　302t, 345
functional herat murmur　85
functional localization　399
functional residual capacity (FRC)　133

G

G 細胞　171
galactose　185, 223
gamma (γ) roop　437
gamma-amino-butylic acid (GABA)　419
GAS (general adaptation syndrome)　327
gasping center　145
gastric juice　165
gastric lipase　167
gastrin (Ga)　209, 303t
gastrocolic reflex　189
gastroenteric reflex　187
gastroileal reflex　187
GFR の関係図，BUN と　294f
GFR の測定法，RPF と　287
GH (growth hormone)　302t, 342f, 343
GHRF (growth hormone releasing factor)　302t
Gilbert 病（I 型，II 型）　214t, 215
GIP (gastric inhibitory polypeptide)　209
gland　5
glanular leucocyte　47
glia cell　383
globin　37
globulin　229
globus pallidus　399, 419
glucagon　303t, 333
glucocorticoid　315
glucose uria　335
GLUT　339
glutamate oxaloacetate transaminase (GOT)　249
glutamate pyruvate transaminase (GPT)　249
glutamic acid　228t
glutelin　229
glyceraldehyde　221
glycine　226t
glycocalyx　207
glycogen　223
glycolipid　225
glycolysis　241
glycoprotein　229
goiter　311
Golgi complex or apparatus　3
Golgi-Mazzoni 小体　477
gonadotrophic hormone　345
gonadotropin　359, 367
Graaf　365
graft-versus-host reaction　299
Graves 病　311
greater circulation　73
gregarious behavior　407
GRIF (growth hormone release inhibiting factor)　302t
gromerular filtration rate (GFR)　281
guanyl cyclase　354
gynecomastia　361

H

H 帯　453
H^+ の排泄　21
H-band　453
H_2-リセプター　171
habituation　475
hand-foot reflex　435
Hassal's corpuscle　357
HbA1c　341
hCG (human chorionic gonadotropin)　303t, 377
HCl　165
HCl 生成，壁細胞での　165, 166f
HCO_3^- と反応　285
HCO_3^- の生成，導管腔内での　180f
HDL　243t
head swimming　503
heart catheterization　79
heart murmur　85
heart reflex　93
helicobacter-pylori　171
hematocrit　37
heme　37
hemianopsia　491
hemiballism (hemichorea)　419
hemoblast　39
hemodiafiltration (HDF)　297
hemodialysis (HD)　297
hemoglobin (Hb)　37
hemoglobin uria　41
hemolysis　41
Henderson-Hasselbalch の式　15
hepatic bile　181
―― circulation　121
―― jaundice　213
―― portal vein system　199
Hering-Breuer 反射　93, 147
hexose　221
hGH (human growth hormone)　343
Hill の荷重（張力）速度関係様式　461
Hill の式　77
histidine　228t
histone　229
His 束　75
HIV　69
HLA 抗原，移植免疫と　299
HLA の種類　298f
homeostasis　1
hormone　301
HPO_4^{2-} と反応　285
HRT　367
humoral co-ordination　1
hunger center　407, 483
hydroxyproline　226t

hypacusis　501
hyper (metr) opia　487
hypercorticism　325
hyperglycemia　335
hyperkinesis　419
hyperpnea　151
hyperpolarization　385
hypertension　109
hyperthyroidism　311
hyperventilation　151
hypocorticism　325
hypoglycemia　335
hypophyseal portal system　73
hypopnea　151
hypoproteinemia　59
hypotension　109
hypothalamic hypophysial tract　421
hypothalamo-hypophysial portal system　343
hypothalamus　421
hypothyroidism　311
hypoventilation　151

I

I　230t
I 帯　453, 468f
ICSH (interstitial cell stimulating hormone)　302t, 345, 359
ileocecale valve　187
ileum　185
immunoreactive insulin (IRI)　341
implantation　375
impulse　387
incomplete tetanus　459
induction protein　229
inflation reflex　147
inhibition　393
inhibitory neuron　393
inhibitory postsynaptic potential (IPSP)　391
inhibitory transmitter　391
injury potential　385
innervation ratio　469
inorganic component　59
inorganic substance　231
insensible perspiration　29
inspiratory center　145
inspiratory reserve volume (IRV)　133
insulin　303t, 329
insulin antagonist　339
insulin-dependent diabetes mellitus (IDDM)　339
intercalated disc　75
interhemispheric transfer　409
intermediate junction　197
internal environment　1
internal respiration　127

interocular transfer 409
intersegmental reflex 435
intestino intestinal reflex 187
intracanal digestion 207
intrapleural pressure 131
intrapulmonic pressure 131
intrathoracic pressure 131
inulin 287
involuntary movement 419
iodide pump 305
ionic product 15
isoleucine 226t
isokinetic contraction 471
isometric contraction 77, 459, 471
isotonic contraction 77, 459
isovolumetric contraction 77

J

Jacksonian epilepsy 413
jaundice 213
jejunum 185
JGA〔juxtaglomerurar apparatus (cell)〕 325

K

K 230t
kathepsin 167
keton body 245
ketose 221
ketosis 245
Korotkoff 音 107
Korsakoff syndrome 409
Krause 小体 477
Krause 膜 453
Krebs cycle 241
Kupffer's cell 211
Kussmaul breathing 151

L

L-アミノ酸 249
L 型 221
L 鎖 65
labor pain 379
labyrinth 497
lactase 185
lactic acid cycle 263
lactogenic hormone 345
lactose 223
LAK 細胞 67
Landolt ring 493
LDH 241
LDL 243t
lecithin 225
Lee-White 法 55
lengthening reaction 423

lesser circulation 73
leucine 226t
leucotaxine 47
levator 449
levulose 223
Leydig cell 359
LH (luteinizing hormone) 302t, 342f, 345, 367
LH surge 369
LH-RF (luteinizing hormone releasing factor) 345
Lieberkühn 腺 185
light adaptation 493
light reflex 491
lipase 243
lipid 225
lipid metabolism 243
lipoprotein 225, 229
lipoprotein leaflet theory 197
load-velocity curve 461
logorrhoea 405
Lohmann 反応 467
long spinal reflex 435
long-chain fatty acid (LCFA) 205
long-term memory 409
LRF (leteinizing hormone releasing factor) 302t
LTH (luteotrophic hormone) 302t, 342f, 345
lymphocyte 47, 49, 67
lymphokine activated keller cell 67
Lynen cycle 245
lysine 228t
lysosome 3

M

M 蛋白 453
macrocyte 37
macrophage 67
macula densa 325
maltase 179, 185
maltose 223
mannnose 223
MAO (monoamine oxydase) 317, 447
margination 47
Mariotte blind spot 491
mass peristalsis 189
mast cell 69
mastication 163
matrix 3
maximal breathing capacity (MBC) 135
maximal stimulus 459
maximal voluntary ventilation (MVV) 135
maximum muscular strength 471
maximum oxygen debt (VO_2 debt) 259
MCH (mean corpuscular hemoglobin) 38f
MCHC (mean corpuscular hemoglobin concentration) 38f
MCV (mean corpuscular volume) 38f
mean pressure 105
measaxon 383
megacyte 37
megakaryocyte 51
Meissner's plexus 185
Meissner 小体 476f, 477
melatonin 357
membrane digestion 207
Ménière's disease 503
menstrual cycle 369
menstruation 365
Merkel 触板 476f
Merkel 板 477
Merseburg の 3 徴 311
metabolic water 29
metabolism 239
metal protein 229
methionine 228t
methionine-enkephalin 479
METs 256t
Mg 230t
MHC 299
micelle 205
microcyte 37
microglia cell 383
microsome 3
microvilli 197
MIF, MSH releasing inhibitory factor 346
milieu interieur 1
milking action 113
mineral 231
minerelcorticoid 315
minute volume 83
mitochondria 3
mitogen 67
mixed micelle 205
Mn 230t
MN 式血液型 63
monoclonal Ab 71
monocyte 47, 49
monocytosis 49
monoglyceride (MG) 205
monosaccharide 221
monosynaptic pathway 393
morula 375
motillin 209
motor aphasia 405
motor area 399
motor nerve 381, 451
motor speech center 403f
MRF, MSH releasing factor 346
mRNA 3
MSH (melanocyte stimulating hormone)

　　　　　　　　　　　　301, 342f, 346
　―― 放出因子　346
　―― 放出抑制因子　346
mucosal valve　289
mucus　167
Müller の特殊感覚エネルギーの法則　475
muscle fiber　451
muscle spindle　435, 481
muscular endurance　471
myelin　381
myocardial infarction　99
myofibril　453
myogenic theory　103
myoglobin　455
myopathy　473
myopia　487
myosin　451
myosin filament　453
myxedema　305, 311

N

Na　230t
Na-K 交換ポンプ系　10f
Na-K の平衡失調　325
natural killer cell　67
nausea　175, 483
near point　487
negative after-potential　387
negative afterimage　493
negative oxygen balance　259
nephron　277
nephrotic syndrome　295
neruilemma　381
nerve fiber　381
nervi olfactorii　439
nervus
　―― abducens　439
　―― accessorius　439
　―― facialis　439
　―― glossopharyngeus　439
　―― hypoglossus　441
　―― oculomotorius　439
　―― opticus　439
　―― trigeminus　439
　―― trochlearis　439
　―― vagus　439
　―― vestibulocochlearis　439
neural co-ordination　1
neurogenic bladder　291
neuromuscular junction (NMJ)　469
neuron　381
neurosecretion　343, 347
neutral fat　225
neutrophil leucocyte　49
neutrophilia, leucocytosis　49
newropathy　473
NH_3 と反応　285

night blindness　489
NK 細胞　67
nociceptive reflex　435
non rapid eye movement sleep (NREM)
　　　　　　　　　　　　　　　417
non-insulin-dependent diabetes mellitus
　　　　　　　　　　　(NIDDM)　339
non-uniform distribution　143
nonprotein nitrogen (NPN)　59
nonprotein RQ　253
nontoxic goiter　311
noradrenaline　303t, 317
norepinephrine　303t, 317
normocyte　37
normoerythroblast　39
noxious stimulus　477
nuclear shift, Kernverschiebung　47
nuclease　179
nucleolus　3
nucleoprotein　229
nucleotide　179
nucleus　3
　―― caudatus　419
　―― lentiformis　399, 419
　―― ruber　419
　―― septalis　419
null cell　67
nutrients　217
nystagmus　503

O

O_2 解離曲線　36f, 39
O_2 摂取量と換気量，心拍出量の関係　261
O_2 の運搬　143
O_2 の影響，呼吸運動と　147
O_2 負債　259
obsteric position　313
oligodendrocyte　383
oligopnea　151
oliguria　293
oliva　423
opiate receptor　479
opioid peptides　477
oral glucose tolerance test (OGTT)　341
orbicular　449
organ circulation　73
organ physiology　1
organic sensation　483
orgasm　363
ornithine cycle　249
osmosis　13
osteitis fibrosa cystica　313
Ouchterlon 法　70f
ovarian cycle　369
ovary　365
overshoot　81
ovulation　365, 369

ovulation cycle　369
oxidation's water　29
oxidative deamination　249
oxidative phosphorylation　251
oxygen debt　259
oxytocin　303t, 347

P

P　230t
P 波の生理的意義　87t
P 物質　479
pacemaker potential　75, 81
Pacini 小体　476f, 477
Page のモザイク説　110f, 111
pain　477
pancreatic lipase　179
pancreozymin　181
$\bar{P}_{O_2}$　141
$\bar{P}_{aO_2}$　141
papillary muscle　75
para-sleep　417
paradoxical cold sensation　477
paradoxical sleep　411, 417
paradoxical warm sensation　477
paraganglioma　319
paragraphia　405
paralexia　405
parallax　493
parasympathetic nerve, parasympathicus
　　　　　　　　　　　　　　　445
parasympathetic system　443
parathormone (PTH)　303t, 313
parathyroid gland　313
parathyroid tetany　313
parietal association area　403f
parkinsonism　419
paroxysmal tachycardia　95
partial epilepsy　413
parturition　379
passive transport　9
patellar tendon reflex　435
PBI (protein bound iodine)　305
pedunculus　423
pentose　221
pepsin　165
pepsinogen　165
peptide bond　227
peptides protein　229
perception　475
perceptive deafness　501
periodic breathing　151
periodic inhibition theory　145
peripheral nervous system　381, 439
peristaltic rush　187
peritoneal dialysis (PD)　297
pH　15
　―― の調節　16f

pH-[HCO$_3^-$]ダイアグラム 16f
phagocytosis 11
phenylalanine 226t
pheochromcytoma 319
phon 501
phonocardiography (PCG) 85
phosphatase 185
phosphate buffer system 17
phosphatid 225
phosphatidyl choline 225
phosphodiesterase 353
phospholipid 225
phosphoprotein 229
physical hemolysis 41
PIF (prolactin inhibiting factor) 302t
pinocytosis 11, 201
plasma 57
plasma cell 67
plasma membrane 3
plasma protein 57
plasma total protein 57
plateau phase 81
platelet plug 51
platelet, thrombocyte 51
pleasantness 407
plicae circulares 185, 197
Plummer 病 311
pneumothorax 127
polarize 385
polychromatophilic erythroblast 39
polynucleotide 179
polypnea 151
polysaccharide 223
polysome 3
polysynaptic pathway 393
polyuria 293
portal vein 73, 121
positive after-potential 387
positive afterimage 493
posterior association area 403f
posterior speech area 403f
postganglionar fiber 443
posthepatic jaundice 213
postsynaptic inhibition 393
PQ 波の生理的意義 87t
precipitation 229
prefrontal area 403f
preganglionar fiber 443
pregnandiol 367
pregnenolone 321
prehepatic jaundice 213
premotor area 401
presynaptic inhibition 393
Price-Jones 曲線 37
primary auditory area 401
primary follicle 369
primary motor area 401
primary somatosensory area 401

PRL 342f
── inhibiting factor 346
──, prolactin 345
proerythroblast 39
progesterone 302t, 303t, 321, 365, 367
prolactine 302t
prolamin 229
proline 226t
pronator 449
proper cardiac muscle 75
prostate 289
protamine 229
protein 227
protein buffer system 17
protein filament 453
protein metabolism 247
protein score 237
proteolipid 225
protoplasmic membrane 3
provitamin 231
psychic blindness 403f
psychic deafness 403f
psycho-motor seizure 413
PTH (parathormone) 313
ptyalin 159
pulmonary circulation 73
pulmonary compliance 137
pulmonary resistance (R$_1$) 137
pulse pressure 105
pulse wave 105
Purkinje fiber 75
Purkinje-Sanson の鏡像 486f
putamen 399, 419
pyramis 423

Q

QRS 波の生理的意義 87t
QT 波の生理的意義 87t

R

Ranvier node 383
rapid eye movement sleep (REM) 417
RBF, GFR の変化 280f
recipient 299
reciprocal innervation 435
recognition 403f
red blood corpuscle (RBC), erythrocyte 37
REF (renal erythropoietic factor) 303t
referred pain 99, 483
reflex arc 435
reflex center 435
refractory period 81
regional circulation 73
regional inhomogeneity 143
regmental reflex 435

relative metabolic rate (RMR) 257
relative refractory period 81, 389
relaxation curve 137
relaxins 302t
renal blood flow (RBF) 281
renal failure 295
renal plasma flow (RPF) 281
renin 111, 303t, 325
rennin 167
repolarization 81, 387
residual volume (RV) 133
respiratory arrhythmia 91
respiratory quotient (RQ) 141, 253
respiratory resistance (Rrs) 137
resting (membrane) potential 385
resting length 461
resting tension 461
reststickstoff, rest-N 59
reticulocyte 39
retrograde degeneration 383
reward system 407
Rh factor 63
rhamnose 221
rhodopsin 489
Rh 因子 62f, 63
ribonuclease 179
ribose 221
ribosome 3
rigidity 419
rigor 459
RNA 3
rod 489
Ronberg 429
rostral spinocerebellar tract 431
Rotor 型過ビリルビン血症 214t
rough surfaced endoplasmic reticulum 197
RPF と GFR の測定法 287
rRNA 3
Rubner の係数 253
Ruffini 小体 476f, 477

S

S 230t
S 状結腸 154f, 198f
S 状結腸根 154f
saccharose 223
Sahli-Fonio 法 55
sarcolemma 453
sarcomere 451, 453
sarcoplasmic reticulum (SR) 75
satellite cell 451
satiety center 407, 483
Schwann cell 381
Schwann's sheath 381
scratch reflex 435
second wind 259

secondary auditory area 401
secondary somatosensory area 401
secretin 181, 209, 303t
secretory nerve 381
segmentation 375
semen 359
sensory aphasia 405
sensory speech center 403f
sensory spot 477
septum 75
serine 226t
sexual behavior 407
sham fear 407
sham rage 407
shift to the left, Linksvershiebung 47
shift to the right, Rechtvershiebing 47
shizocyte 37
short-term memory 409
shortening reaction 423
Simmonds病 347
simple lipid 225
simple protein 229
sinoatrial node 75
sinus 75
sinus arrythmia 95
sinus bradycardia 95
sinus tachycardia 95
sinusoid 121
sitosterine 225
sitosterol 225
skleroprotein 229
sleeplessness 417
sliding 465
slow wave sleep (SWS) 411, 417
smooth surfaced endoplasmic reticulum
　　　　　　　　　　　　　　197
somatic nervous system 439
somatic reflex 435
somatosensory area 401
somatosensory seizure 413
somatostatin 209, 302t
SO線維 455
spatial facilitation 393
spatial vector cardiogram 89
specific cardiac muscle 75
specific dynamic action (SDA) 255
speech audiometry 501
spermatogenic homone 302t, 345, 359
spermatoza 359
sphingomyelin 225
spike potential 387
spinal nerve 441
spinal reflex 433
spinal shock 433
spindle wave 411
spino-olive-cerebellar tract 431
spinoreticulo-cerebellar tract 431
splenic circulation 121

starch 223
Starlingの法則 31f
static pulmonary compliance 137
stato(re)ceptor 503
stavation 483
steapsin 179
stem cell 39
steroid hormone 315
Stevensのべき法則 475
STH (somatotrophic hormone) 302t
stimulus-secretion coupling 317
stretch reflex 435, 481
striate area 401
striatum 399
striopallidum system 419
stroke volume 83
ST波の生理的意義 87t
subliminal fringe 393
substance P (SP) 209, 479
substantia nigra 419
sucrase 185
sucrose 223
sulcus calcarinus 401
superior speech area 403f
supernormal phase 81
supinator 449
supplementary motor area 401
swallowing reflex 163
Swanの5点 107
sweating 271
sympathetic nerve, sympathicus 445
sympathetic system 443
synaps 383
synaptic button 391
synaptic cleft 391
synaptic knob 391
synaptic vesicle 391
syncitium 375
synergist 449
systemic circulation 73
systolic pressure 105

T

T細胞 49, 67
T波の生理的意義 87
T-管 75, 451, 453
T_3 (triiodothyronine) 302t
T_4 (thyroxine) 302t
T_4, T_3の動態の比較 304f
tachpnea 151
TBA (thyroxine bound albumin) 307
TBG (thyroxine bound globulin) 307
TBP (thyroxine bound protein) 307
TBPA (thyroxine bound prealbumin)
　　　　　　　　　　　　　　307
TCA cycle 241
temporal association area 403f

temporal facilitation 393
tendon jerk 435, 481
tendon organ 435
tendon reflex 435
tendon spindle 481
tension-length curve 461
terminal cistermae 453
terminal web 197
testosterone 302t, 359
tetanus 459
tetraiodothyronine 302t
thalamic and hypothalamic epilepsy 413
thalamus 421
thermal sensation 477
thick filament 453
thirst 483
thirst center 407
threonine 226t
thrombopoietin 51
thymosin 357
thymus derived lymphocyte 49
thyrocalcitonin 303t, 313
thyroglobulin 305
thyroid gland 305
thyrotoxicosis 309
thyrotropin 345
thyroxine 305
tidal voluce (TV) 133
tight junction 197
―― permeability 201
timed vital capacity (TVC) 133
tissue 5
tissue fluid 125
Tm 283
TmG (transport maximum glucose) 335
total aphasia 405
total lung capacity 133
toutch, pressure sensation 477
toxic goiter 311
trabecula 75
tractus
　―― corticospinalis 431
　―― dorsalis 429
　―― olivespinalis 431
　―― pyramidalis 431
　―― reticulospinalis 431
　―― rubrospinalis 431
　―― spinocerebellaris 429
　―― spinothalamicus 429
　―― tectospinalis 431
　―― vestibulospinalis 431
transaminase 249
transamination 247
transverse tubule 451
TRF (thyrotropin releasing factor) 302t
TRH (thyrotropin releasing hormone)
　　　　　　　　　　　　　　307
tricarboxylicacid cycle 241

triceps reflex　435
trigeminal pulse　97
triglyceride（TG）　205
triose　221
tRNA　3
Trousseau　313
trypsinogen　179
tryptophane　226t
TSH（thyroid stimulating hormone）
　　　　　　　　　302t, 342f, 345
――, thyrotrophic hormone　307
twitch　459
two-point threshold　477
type IIA fiber　455
type IIB fiber　455
tyrosine　226t

U

umbilical artery　123
umbilical cord　375
umbilical vein　123
unipolar lead　87
unit membrane　197
―― theory　197
unpleasantness　407
urea cycle　249
ureter　289
urinary incontinence　293
urinary retention　293
urinary tract　289
urobilinogen　213
Ussingの式　13
uterine cycle　369

V

$\dot{V}_{O_2}$　141
$\dot{V}/\dot{Q}$　149
$\dot{V}/\dot{Q}$値とその異常　153
vagal restraint　91
vaginal cycle　371
Valine　226t
variable region　65
varix　113
vascular reflex　93
vasoconstrictor center　91, 103
vasoconstrictor nerve　103
vasodilator center　91, 103
vasodilator nerve　103
vasomotor center　91, 93, 103
vasomotor nerve　103
vasopressin　303t
vector cardiogram　89
vena portae　211
ventilation-perfusion ratio（$\dot{V}/\dot{Q}$）　149
ventilatory equivalent　135
ventral spinocerebellar tract　429
ventricle　75
ventricular fibrillation　95
ventricular flutter　95
vertigo　503
VHDL　243t
vibration sensation　477
villi　197
villikinin　185, 303t
VIP（vasoactive intestinal peptide）　209
visceral pain　483
viscous metamorphosis　51

visual area　401
vital capacity　133
VLDL　243t
VMA（vanillyl mandelic acid vomiting）
　　　　　　　　　175, 317

W

Waller degeneration　383
water intoxication　29
wax　225
Weber-Fechnerの対数法則　475
Weber試験　501
Weberの法則　474f, 475
Wernicke中枢　403f
white muscle　455
Wintrobeの平均赤血球恒数　38f
withdrawal reflex　435

X

X-性染色体　373
xylose　221

Y

Y-性染色体　373
yellow macula　489
yolk sac　375

Z

Zn　230t
Z帯　451, 453, 468f